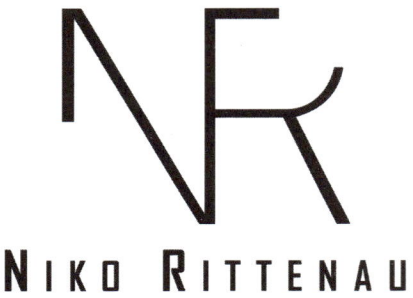

NIKO RITTENAU

Web
www.nikorittenau.com

Youtube
www.youtube.com/nikorittenau

Instagram
www.instagram.com/niko_rittenau

Facebook
www.facebook.com/niko.rittenau

Der Wahlberliner **Niko Rittenau** ist Ernährungswissenschaftler mit dem Fokus auf pflanzliche Ernährung. Er kombiniert seine kulinarischen Fertigkeiten mit dem Ernährungswissen seiner akademischen Laufbahn, um Innovationen zu kreieren, bei denen guter Geschmack auf Gesundheitsbewusstsein und nachhaltigen Konsum trifft. In Vorträgen und Seminaren zeigt er seine Version von bedarfsgerechter Ernährung für eine wachsende Weltbevölkerung und fördert die Achtsamkeit gegenüber hochwertigen Lebensmitteln. Niko absolvierte einen Bachelorstudiengang der Ernährungsberatung sowie ein Masterstudium in Mikronährstofftherapie und Regulationsmedizin.

Niko Rittenau

Vegan-Klischee ade!

Wissenschaftliche Antworten
auf kritische Fragen
zu pflanzlicher Ernährung

BECKER
JOEST
VOLK
VERLAG

Vorbemerkung

Im Sinne des Gleichstellungsgedankens mögen Personalbezeichnungen wie Veganer im weiteren Verlauf des Buches bitte im Sinne von Veganer*Innen verstanden werden, um neben dem weiblichen und männlichen Geschlecht auch alle Menschen zu inkludieren, die sich nicht einem der beiden Geschlechter zugehörig fühlen.

An einigen Stellen des Buches wird auf die Ergebnisse von Tierversuchen verwiesen. Dies soll zu keinem Zeitpunkt eine Rechtfertigung von Tierversuchen darstellen. Die Ärzte gegen Tierversuche e. V. informieren über tierversuchsfreie Forschungsmethoden.

Aus Rechtsgründen wird darauf hingewiesen, dass der Inhalt dieses Buches keinen Ersatz für einen ärztlichen Rat oder eine medizinische Behandlung darstellt. Sämtliche Aussagen in diesem Buch wurden sorgfältig recherchiert und nach bestem Wissen und Gewissen ausgewählt, um ein objektives Bild aller Sachverhalte zu liefern. Ernährungswissenschaftliche Erkenntnisse können sich im Verlauf der Zeit allerdings ändern und trotz des aktiven Bemühens, alle Inhalte des Buches stets auf dem neuesten Stand zu halten, kann dafür keine Gewährleistung übernommen werden. Korrekturen und Updates der Buchinhalte auf dem aktuellsten Stand finden sich unter **www.nikorittenau.com/vka-update**

Die Informationen in diesem Buch bauen auf den wissenschaftlichen Erkenntnissen einer Vielzahl von Pionieren der Ernährungswissenschaft und Ernährungsmedizin auf und so gilt all diesen Personen der größte Dank und Respekt für ihre Arbeit. Es sind zu viele, um sie alle zu nennen, aber am Ende des Buches wird jenen gedankt, die den größten Einfluss auf das vorliegende Buch gehabt haben.

Erweiterte Originalausgabe
Becker Joest Volk Verlag GmbH & Co. KG
Bahnhofsallee 5, 40721 Hilden, Deutschland
© 2020 – alle Rechte vorbehalten
2. Auflage November 2020
Druck: Himmer GmbH Druckerei & Verlag

ISBN 978-3-95453-189-9

Copyright © 2018 der Originalausgabe:
Ventil Verlag UG (haftungsbeschränkt) & Co. KG, Mainz 2018
Edition Kochen ohne Knochen
Texte: Niko Rittenau
Gesamtgestaltung: Oliver Schmitt
Cover unter Verwendung eines Fotos von Claudia Weingart
(Bildbearbeitung: Moritz Thau)

**BECKER
JOEST
VOLK
VERLAG**

www.bjvv.de

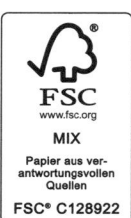

Inhalt

Vorwort von Dr. Melanie Joy

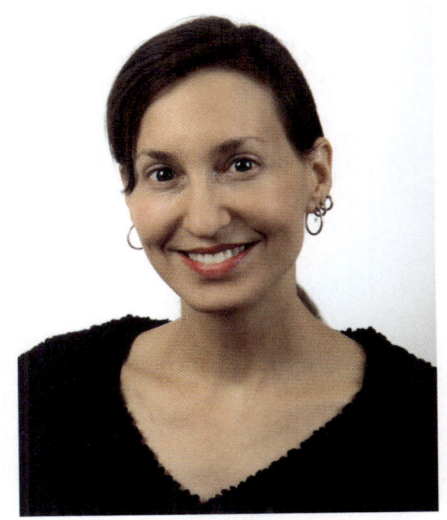

M it großer Freude schreibe ich dieses Vorwort zu »Vegan-Klischee ade!«, da es meiner Ansicht nach eine essenzielle Informationsquelle für alle Personen darstellt, die an veganer Ernährung interessiert sind. Das Buch gibt sowohl Veganern als auch Nicht-Veganern das nötige Wissen über die pflanzliche Ernährung, damit diese bessere Ernährungsentscheidungen treffen können. Es befähigt Veganer dazu, gesünder zu essen, und es lädt Nicht-Veganer ein, ihre eventuell vorhandenen Vorurteile zu den gesundheitlichen Aspekten einer vollwertigen veganen Ernährung auf Basis wissenschaftlicher Literatur zu hinterfragen.

»Vegan-Klischee ade!« behandelt das Thema der pflanzlichen Ernährung evidenzbasiert und ist dadurch eine dringend notwendige Ergänzung zur existierenden Ernährungsfachliteratur. Diese neutrale Haltung zieht sich durch das gesamte Werk und ist gerade bei diesem Thema von besonderer Bedeutung. Mitunter wird Ernährungsfachkräften mit Fokus auf vegane Ernährung unterstellt, sie hätten Vorurteile gegenüber der existierenden Datenlage und würden diese zu einseitig beleuchten, damit diese ihren eigenen Vorurteilen gerecht wird. Dies ist selbstverständlich entschieden abzulehnen, jedoch wird dabei oft übersehen, dass auch viele der konventionellen Fachbücher zu mischköstlichen Ernährungsformen ebenfalls von Personen geschrieben wurden, die - wenngleich unwissentlich - auch in ihrer Wahrnehmung befangen sind.

Die Vorurteile vieler mischköstlicher Kolleginnen und Kollegen, von denen ich schreibe, leiten sich ab von dem, was ich in meiner Arbeit als Psychologin als »Karnismus« definiere. Karnismus beschreibt die zumeist nicht wahrgenommene Weltanschauung, dass der Konsum tierischer Produkte normal, natürlich und notwendig sei. Darüber hinaus konditioniert er Menschen darauf, nur gewisse Tiere als essbare Nutztiere zu klassifizieren. Im Grunde genommen ist der Karnismus das Gegenteil des Veganismus. Viele Menschen glauben irrtümlich, dass nur Veganer und Vegetarier einem bestimmten Wertesystem in Bezug auf ihre Ernährungsgewohnheiten folgen. Dies ist allerdings nicht korrekt. Der einzige Grund, warum wir von klein auf gelernt haben zu glauben, dass es in Ordnung sei, ein Schwein aber keinen Hund zu essen oder die Haut einer Kuh aber nicht die einer Katze zu tragen, ist, dass Menschen kulturell bedingt bestimmten karnistischen Glaubenssätzen folgen. Da allerdings die Bevölkerungsmehrheit der westlichen Welt diesem Wertesystem folgt, wird dies oft nicht erkannt und demnach auch nicht hinterfragt.

Unser gesellschaftliches System ist so gestrickt, dass wir in vielen Lebensbereichen davon abgehalten werden, die Frage zu stellen, warum wir gewisse Tiere essen und andere nicht - oder warum wir überhaupt Tiere essen und auf andere Weisen ausbeuten. Die meisten Menschen würden niemals willentlich unnötige Gewalt an Tieren unterstützen. Erst die Glaubenssätze des Karnismus ermöglichen dies auf gesellschaftlicher Ebene. Dadurch halten sich auch wissenschaftlich längst widerlegte Mythen hartnäckig in der öffentlichen Wahrnehmung, die eine objektive Auseinandersetzung mit unseren Essgewohnheiten erschweren. Wie erwähnt, lässt uns das Glaubenssystem des Karnismus in der Annahme, dass es normal, natürlich und notwendig sei, Tiere zu essen. Durch dieses Weltbild glauben wir ferner, dass es falsch wäre, *keine* Tiere zu essen - und dass Veganismus daher im Umkehrschluss unnormal, unnatürlich und unnötig sei.

Diese Weltanschauung ist institutionalisiert und dadurch fest in unserer Gesellschaft verankert. Sie wird von den allermeisten Bildungseinrichtungen akzeptiert und reproduziert. Wenn Menschen also Ernährungswissenschaft studieren, dann studieren sie eine karnistisch geprägte Form der Ernährungswissenschaft. Dies wird deutlich, wenn man einen Blick auf das Curriculum gängiger ernährungswissenschaftlicher Studiengänge und deren Lehrinhalte wirft. Gleiches gilt auch für andere Studiengänge und zieht sich ebenso durch die westliche Kochlehre und andere Berufe, die direkte oder indirekte Berührungspunkte mit Tieren oder tierischen Produkten haben.

Darüber hinaus neigen wir dazu, in erster Linie das wahrzunehmen und uns zu merken, was unsere bereits bestehenden Annahmen bestätigt. In der Psychologie bezeichnet man dieses Phänomen als den sogenannten Bestätigungsfehler (Confirmation Bias). Dieser beschreibt unsere Neigung, eigene Bewusstseinslücken durch die selektive Aufnahme von Informationen aufrechtzuerhalten und ungewollt Informationen zu verzerren, die diese Lücken schließen könnten. Dadurch werden die eigenen Glaubenssätze unbewusst bestätigt und weiter bestärkt. Es ist schwer möglich, sich gänzlich von dieser Voreingenommenheit zu lösen. Sich der eigenen Vorurteile bewusst zu werden, ist jedoch ein erster wichtiger Schritt hin zu einer objektiveren Auseinandersetzung mit der Datenlage.

Dankenswerterweise schafft Niko Rittenau genau dies und hat viel Zeit aufgewendet, die ernährungswissenschaftliche Literatur zu analysieren und alle relevanten Daten leicht verständlich in diesem ausführlichen Werk zugänglich zu machen. Statt seine persönlichen Überzeugungen Einfluss auf seine Darstellung nehmen zu lassen, arbeitet er besonders gewissenhaft und transparent, immer bereit, sich selbst und seine Thesen zu hinterfragen. Ich bin dankbar, dass dieses Buch existiert und optimistisch, dass es eine weitreichende Veränderung in der Außenwahrnehmung der veganen Ernährung bewirken wird.

Dr. Melanie Joy
Autorin u. a. von »Warum wir Hunde lieben, Schweine essen und Kühe anziehen«, »Beyond Beliefs: A Guide to Improving Relationships and Communication Among Vegans, Vegetarians, and Meat Eaters« und »Powerarchy: Understanding the Psychology of Oppression for Social Transformation«

Einleitung

O bwohl mittlerweile sowohl eine Vielzahl von wissenschaftlichen Veröffentlichungen als auch eine Reihe von Positionspapieren internationaler Ernährungsgesellschaften zeigen, dass eine gut geplante vegane Ernährung in jeder Phase des Lebenszyklus bedarfsdeckend ist, kursiert weiterhin eine Vielzahl an Klischees und Mythen rund um den gesundheitlichen Wert einer rein pflanzlichen Ernährung. Eine vegane Ernährung ist nicht die Lösung für alle Probleme dieser Welt und auch nicht das Wundermittel, zu dem es manchmal ernannt wird, aber sie ist eine sehr einfache und effiziente Möglichkeit, Umwelt- und Tierschutz mit gesunder Ernährung zu kombinieren. Das vorliegende Buch versucht keineswegs, auf Biegen und Brechen eine vegane Ernährung als das Optimum in allen ernährungsphysiologischen Gesichtspunkten darzustellen. Es geht im Gegenteil darum, nicht nur die Vorbehalte gegenüber einer veganen Ernährung evidenzbasiert zu entkräften, sondern auch eine Reihe von falschen Vorstellungen zu korrigieren, die sich innerhalb der veganen Bewegung festgesetzt haben und zu Lasten der Gesundheit vegan lebender Menschen gehen können.

Das vorliegende Buch zeigt anhand der aktuellen wissenschaftlichen Literatur nicht nur, dass eine rein pflanzliche Ernährung bedarfsdeckend und gesundheitsförderlich ist. Es geht noch einen Schritt weiter und erläutert, aus welchen Quellen die Kritik an der veganen Ernährung stammt und erklärt, welche Fehlinterpretationen der ernährungswissenschaftlichen Daten dazu geführt haben, dass diese Mythen entstehen konnten. Geschrieben wurde dieses Buch einerseits für vegan lebende Menschen, die damit ein Handbuch erhalten, mit dessen Hilfe sie die bestmöglichen Ernährungsentscheidungen für sich und ihre Familie treffen können. Andererseits wurde es aber auch für alle an Ernährung interessierten Menschen geschrieben, die nachfolgend die Quintessenz der ernährungswissenschaftlichen Datenlage zu vielen Bereichen der veganen Ernährung erhalten. Nicht zuletzt soll es auch denen, die (noch) skeptisch gegenüber der veganen Ernährung sind, die Antworten auf ihre Vorbehalte liefern, um diese aufzulösen.

Im ersten Teil des Buches werden die bei veganer Ernährung tendenziell kritischen Nährstoffe beleuchtet und es wird gezeigt, wie diese im Rahmen einer veganen Ernährung optimal gedeckt werden können. Der zweite Teil des Buches widmet sich den fünf Hauptlebensmittelgruppen, aus denen eine vollwertige vegane Ernährung besteht. Zahlreiche Vorurteile, die diese Lebensmittel betreffen, werden erläutert und auf ihren Wahrheitsgehalt überprüft. Abschließend widmet sich das Buch der Sojakontroverse. Die Ursprünge der zahlreichen Mythen über Soja werden diskutiert und anhand der aktuellen Datenlage und den Positionspapieren führender Ernährungs-, Gesundheits- und Krebsgesellschaften korrigiert.

Was Ernährungsgesellschaften über vegane Ernährung sagen

Wenngleich bei weitem noch nicht jede Ernährungsgesellschaft konkrete Positionspapiere zu veganer Ernährung herausgegeben hat, gibt es dennoch seit einigen Jahren bereits eine ganze Reihe an Veröffentlichungen aus vielen Teilen der Welt, die sich dem Thema widmen und positiv über eine vegane Ernährung in jeder Lebensphase schreiben. In Deutschland hat die Deutsche Gesellschaft für Ernährung e. V. (DGE) im Jahr 2016 ebenfalls ein Positionspapier veröffentlicht, in dem sie allerdings über den ernährungsphysiologischen Wert einer veganen Ernährung kritisch resümiert:

»Bei einer rein pflanzlichen Ernährung ist eine ausreichende Versorgung mit einigen Nährstoffen nicht oder nur schwer möglich. Der kritischste Nährstoff ist Vitamin B_{12}. Zu den potenziell kritischen Nährstoffen bei veganer Ernährung gehören außerdem Protein bzw. unentbehrliche Aminosäuren und langkettige Omega-3-Fettsäuren sowie weitere Vitamine (Riboflavin, Vitamin D) und Mineralstoffe (Kalzium, Eisen, Jod, Zink, Selen). Für Schwangere, Stillende, Säuglinge, Kinder und Jugendliche wird eine vegane Ernährung von der DGE nicht empfohlen.«[1]

Auch die Schweizerische Gesellschaft für Ernährung (SGE) teilte in einer Pressemitteilung mit, dass sie eine vegane Ernährung nicht für die breite Bevölkerung empfiehlt und dass vor allem bei einer veganen Ernährung für Kinder, Schwangere oder Stillende ein besonderes Augenmerk auf die Nährstoffversorgung gelegt werden muss.[2] Die Österreichische Gesellschaft für Ernährung (ÖGE) zitiert in ihrer Stellungnahme zu veganer Ernährung sowohl die kritische Position der DGE als auch das weitaus positivere Positionspapier der amerikanischen Academy of Nutrition and Dietetics (AND). Sie bleibt in ihrer Betrachtung der veganen Ernährung weitestgehend neutral und benennt sowohl potenzielle gesundheitliche Vor- als auch Nachteile.[3]

Da viele Menschen zu Informationszwecken oft nur die Zusammenfassung von Veröffentlichungen wie jener der DGE lesen, ist es nicht weiter verwunderlich, wenn einige von ihnen in dieser Stellungnahme eine klare Ablehnung gegenüber einer veganen Ernährung lesen und dieser kritisch gegenüberstehen. Auf der anderen Seite nehmen viele vegan lebende Menschen diese Veröffentlichung zum Anlass, die Arbeit der DGE insgesamt abzulehnen. Beiden Seiten würde es gut tun, sich die Veröffentlichung in der Gänze durchzulesen, denn beide wären von der Gesamtheit der Inhalte vermutlich überrascht. Entgegen der etwas unglücklichen Formulierung der Zusammenfassung leisten die Autoren der Veröffentlichung nämlich grundsätzlich sehr gute Arbeit und liefern einen umfangreichen Bericht über die Datenlage zu veganer Ernährung, der insgesamt weitaus positiver ausfällt, als es die Zusammenfassung vermuten lässt.

So schreiben die DGE-Autoren: Es »[...] kann angenommen werden, dass eine pflanzenbetonte Ernährungsform (mit oder ohne einen geringen Fleischanteil) gegenüber der derzeitig in Deutschland üblichen Ernährung mit einer Risikosenkung für ernährungsmitbedingte Krankheiten verbunden ist.«[4] Außerdem ergänzen sie: »[...] durch eine gezielte Lebensmittelauswahl und gute Planung ist es möglich, eine vegane Kost zusammenzustellen, bei der kein Nährstoffmangel auftritt.«[5] Die Autoren schreiben, dass jede Ernährungsweise, die essenzielle Nährstoffe und Energie nicht bedarfsgerecht zuführt, ungünstig auf die Gesundheit wirken kann und empfehlen daher Anhängern jeder Ernährungsform, auf eine gut geplante Ernährung zu achten. Damit die DGE eine vegane Ernährung als bedarfsgerecht ansieht, müssen laut ihrem Positionspapier vor allem drei wichtige Punkte erfüllt werden, die für die meisten vegan lebenden Menschen keine große Schwierigkeit darstellen sollten:

- Die dauerhafte Einnahme eines Vitamin-B_{12}-Präparats sowie eine regelmäßige Kontrolle der B_{12}-Werte
- Eine gezielte Zufuhr nährstoffdichter und gegebenenfalls angereicherter Lebensmittel zur Vorbeugung von Mängeln an kritischen Nährstoffen
- Eine gezielte Ernährungsberatung durch eine Fachkraft, um ein Grundverständnis über die eigene Ernährung zu erlangen

Die DGE nennt in ihrem Positionspapier die Studien, die die Möglichkeit aufzeigen, dass Vitamin B_{12} in gewissen Algenarten ebenso wie in mit den richtigen Bakterien fermentierten Produkten vorhanden sein kann. Sie rät jedoch strikt davon ab, diese unsicheren Quellen für die eigene Bedarfsdeckung zu verwenden. Dies steht im Einklang mit den Empfehlungen anderer Gesellschaften und Fachleute, die ebenfalls explizit zur Einnahme von B_{12}-Supplementen oder angereicherten Lebensmitteln raten, wie im Kapitel zu Vitamin B_{12} noch ausführlich dargestellt wird. Diese Empfehlung gilt aber nicht nur für Veganer, sondern wird in den USA außerdem von den National Institutes of Health (NIH) allen Menschen über 50 Jahren unabhängig von ihrer Ernährungsweise empfohlen, um die sinkende Aufnahmerate an B_{12} aus Lebensmitteln mit steigendem Alter zu kompensieren.[6] Die zweite Voraussetzung der DGE zur gezielten Zufuhr nährstoffdichter Lebensmittel sowie die ein oder andere unterstützende Nahrungsergänzung hilft Menschen

Abb. 1: **Vergleich zwischen dem DGE-Ernährungskreis und dem veganen Ernährungsteller (Vegan Plate)**[7,8]

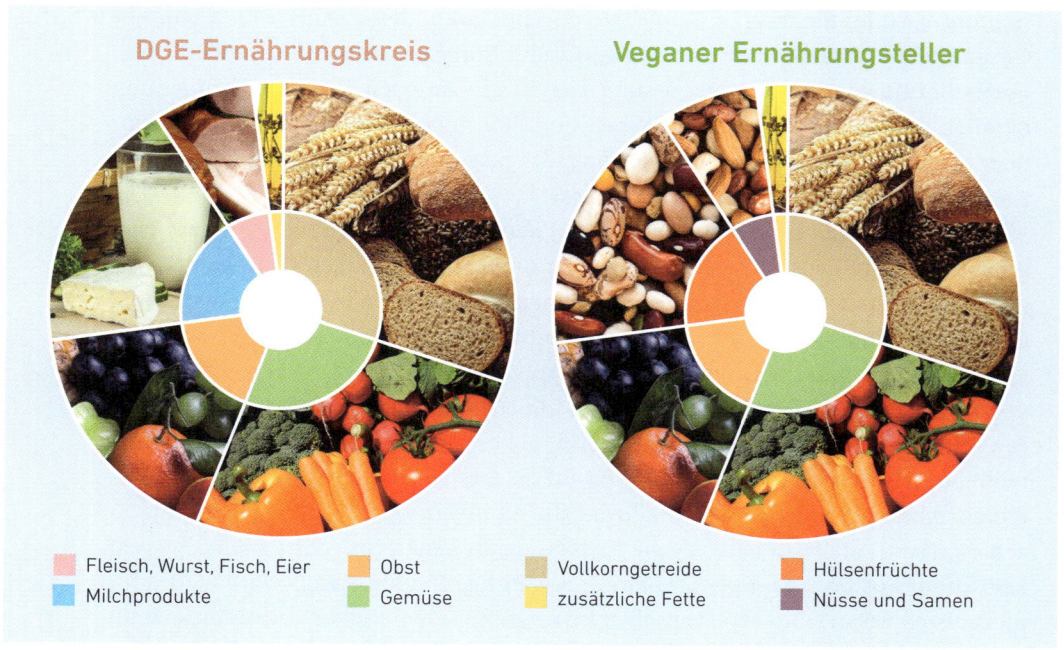

Der vegane Ernährungsteller ist zu 75 % identisch mit dem DGE-Ernährungskreis. Fleisch, Wurst, Fisch, Eier, Milch und Käse werden in der veganen Ernährung durch Hülsenfrüchte, Nüsse und Samen ersetzt und ein Nahrungsergänzungsmittel mit Vitamin B_{12} eingenommen.

vieler Ernährungsformen, sich im Alltag bedarfsgerecht zu ernähren, und so kann diese Empfehlung auch für vegan lebende Menschen nur begrüßt werden. Neben der ausreichenden Mikronährstoffzufuhr sollte auch ein Fokus auf der Kalorienbedarfsdeckung insgesamt liegen.

Als dritte Voraussetzung für eine bedarfsgerechte vegane Ernährung wird von der DGE eine gezielte Beratung durch eine Fachperson genannt. Dieser Informationsbedarf war nicht nur einer der Gründe für die Entstehung dieses Buches, sondern auch für die Konzeption meiner Ernährungsseminarreihe, die mehrmals jährlich und in konzentrierter Form das benötigte Basiswissen vermittelt, um sich in jeder Phase des Lebenszyklus bedarfsdeckend zu ernähren.

Wie man sieht, sind die Einwände der DGE gegenüber einer veganen Ernährung für Erwachsene recht gering. Dies ist auch nicht weiter verwunderlich, da eine vollwertige vegane Ernährung eine sehr hohe Deckungsgleichheit mit den Empfehlungen der DGE hat. Abb. 1 zeigt die prozentuale Verteilung der unterschiedlichen Lebensmittel im Ernährungskreis der DGE im Vergleich zu einem veganen Ernährungskreis und somit die hohe Übereinstimmung zwischen den beiden Ernährungsweisen.

Wie aus Abb. 1 ersichtlich wird, empfiehlt auch die DGE eine Ernährung, die zu etwa 75 % rein pflanzlich ist. Auch in ihrer Veröffentlichung »Vollwertig essen und trinken nach den 10 Regeln der DGE« empfiehlt die DGE in Bezug auf die Menge an tierischen und pflanzlichen Lebensmitteln in der Ernährung: »Wählen Sie überwiegend pflanzliche Lebensmittel.«[9] Quantitativ empfiehlt die DGE in ihrem Kreis etwa 30 % Vollkorngetreide, 26 % Gemüse, 17 % Obst und 2 % zusätzliche Fette.[10] Diese Fette können laut DGE sowohl tierischer als auch pflanzlicher Herkunft sein, aber die Empfehlung lautet auch hier: »Bevorzugen Sie pflanzliche Öle wie Rapsöl und daraus hergestellte Streichfette.«[11] Was noch übrig bleibt, sind 7 % Fleisch, Wurst, Fisch und Eier sowie 18 % Milchprodukte.[12] Die DGE schreibt zu den Ähnlichkeiten zwischen ihren offiziellen Empfehlungen und einer veganen Ernährung: »Ein Vergleich der vollwertigen Ernährung nach den Empfehlungen der DGE mit den Empfehlungen für eine vegane Ernährung nach der Gießener vegetarischen Lebensmittelpyramide zeigt, dass die Basis jeweils gleich ist und die entsprechenden lebensmittelbezogenen Empfehlungen sehr ähnlich sind«.[13]

Wie die Autoren des Positionspapiers erklären, können diese 25 % an tierischen Produkten auch durch pflanzliche Lebensmittel ersetzt werden, solange die pflanzlichen Alternativen ebenso in der Lage sind, jene kritischen Nährstoffe zu liefern, die ansonsten durch die tierischen Produkte zugeführt würden.

Vegane Ernährung in Schwangerschaft und Stillzeit

Die Vorbehalte der DGE gegenüber einer veganen Ernährungsweise beziehen sich also nicht auf die Gesamtbevölkerung, sondern in erster Linie auf Bevölkerungsgruppen mit einem erhöhten Nährstoffbedarf wie Schwangere, Stillende und Kinder. Diese Schlussfolgerung begründen die Autoren unter anderem mit der unvollständigen Datenlage zu diesen Bevölkerungsgruppen. Trotz der eingeschränkten Studienlage kommt eine systematische Übersichtsarbeit aus dem Jahr 2015 allerdings zu dem Ergebnis, dass eine gut zusammengestellte vegane Kost in der Schwangerschaft als sicher und bedarfsdeckend angesehen werden kann.[14]

Unterschiedliche Lebensphasen gehen mit unterschiedlichen Nährstoffbedürfnissen einher und so sollte vor allem während der Schwangerschaft und der Stillzeit ein besonderer Fokus auf die adäquate Nährstoffzufuhr gelegt werden. Abb. 2 (siehe folgende Seite) zeigt die kritischen Nährstoffe der veganen Ernährung sowie deren Mehrbedarf in der Schwangerschaft und Stillzeit.

Wie in der Grafik zu sehen, ist der Bedarf an unterschiedlichen Nährstoffen in der Schwangerschaft und/oder Stillzeit erhöht und diesem erhöhten Bedarf ist durch nährstoffdichte Lebensmittel Folge zu leisten. Folat/Folsäure ist in erster Linie ein kritischer Nährstoff der westlichen Durchschnittskost und kann mit einer vollwertigen veganen Ernährung wesentlich besser zugeführt werden. Auf-

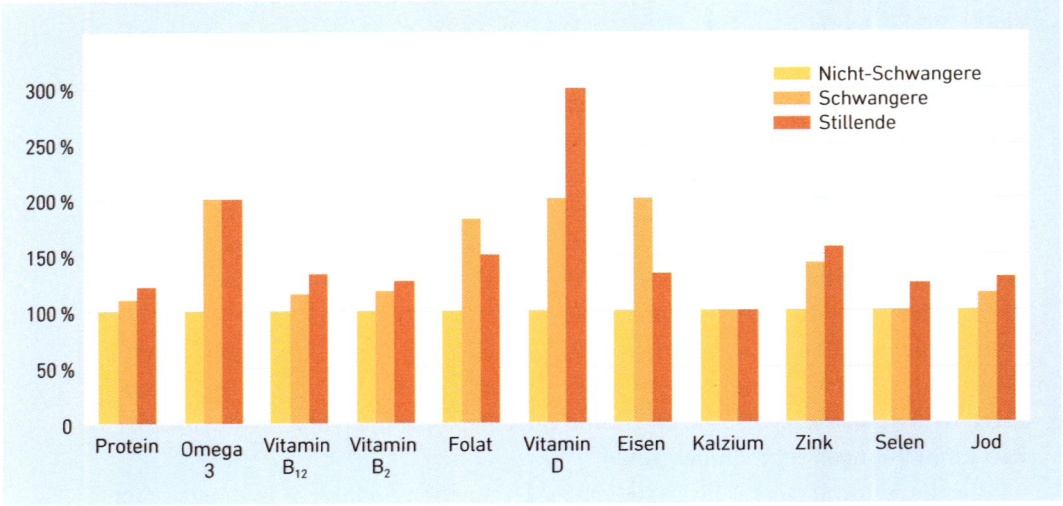

grund der immensen Bedeutung von Folat während der Schwangerschaft wurde er dennoch in Abb. 2 mit aufgenommen. Alle anderen Nährstoffe beziehen sich explizit auf eine vegane Ernährung, wobei beispielsweise Jod auch in der Mischkost in vielen Fällen defizitär sein kann.

In Bezug auf die Ernährung des Säuglings sollte sich im ersten Halbjahr in der Regel die Frage nach der Ernährungsweise ohnehin nicht stellen, da während dieser Zeit Muttermilch das ideale Nahrungsmittel darstellt.[17] Stillen ist die optimale Ernährungsform des Säuglings und deckt durch eine ausgewogen ernährte Mutter den Nährstoffbedarf eines gesunden Säuglings in den ersten sechs Lebensmonaten zur Gänze.[18] Um eine optimale Versorgung des Säuglings bei veganer Ernährung während der ersten Lebensjahre zu gewährleisten, empfiehlt die portugiesische Ernährungsgesellschaft Direcção-Geral de Saúde (DGS) außerdem, dass die Stilldauer bei vegan ernährten Säuglingen nach den ersten sechs Monaten des Vollstillens zusätzlich zur anschließenden Beikost bis zum zweiten Lebensjahr fortgeführt wird.[19] Obwohl die DGE also zum aktuellen Zeitpunkt (Stand September 2020) eine vegane Ernährung für Schwangere, Stillende und heranwachsende Kinder nicht empfiehlt, ist eine ganze Reihe internationaler Ernährungsgesellschaften aufgrund der verfügbaren ernährungswissenschaftlichen Daten der Ansicht, dass eine vegane Ernährung - vorausgesetzt, sie ist bedarfsdeckend zusammengestellt - für jeden Lebensabschnitt geeignet ist. Was Ernährungsgesellschaften aus den USA, Kanada, Australien, Großbritannien und Portugal in ihren Positionspapieren sagen, ist in Abb. 3 zusammengefasst.

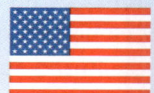

Academy of Nutrition and Dietetics (AND), USA 2016

»Es ist die Position der Academy of Nutrition and Dietetics, dass eine gut geplante vegetarische Ernährung, inklusive einer veganen Ernährung, gesund und bedarfsgerecht ist und womöglich gesundheitliche Vorteile in der Prävention und Therapie einiger Erkrankungen bieten könnte. Diese Ernährungsweisen sind angemessen für alle Lebensabschnitte inklusive der Schwangerschaft, Stillzeit, dem Säuglings-, Kindes- und Jugendalter sowie für Senioren und Athleten.«

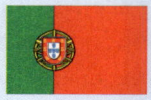

Direcção-Geral de Saúde (DGS), Portugal 2015

»Wenn sie richtig geplant sind, können vegetarische Kostformen, inklusive lacto-ovo vegetarischer und veganer Ernährungweisen, gesund und bedarfsdeckend in jeder Phase des Lebenszyklus und außerdem effektiv in der Prävention und Therapie einiger chronischer Erkrankungen sein.«

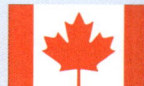

Dietitians of Canada (DC), Kanada 2014

»Eine gesunde vegane Ernährung bietet viele gesundheitliche Vorteile wie geringere Raten an Adipositas, Herzerkrankungen, Bluthochdruck, Hypercholesterinämie, Typ-2-Diabetes und an einigen Krebsarten. [...] Eine gesunde vegane Ernährung kann den menschlichen Nährstoffbedarf in jeder Phase des Lebens inklusive der Schwangerschaft, der Stillzeit und des Seniorenalters decken.«

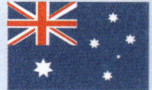

National Health and Medical Research Council of Australia (NHMRC), Australien 2013

»Adäquat geplante vegetarische Ernährungsformen, inklusive veganer Ernährungsweisen, sind gesund und bedarfsdeckend. Gut geplante vegetarische Kostformen sind für Menschen in jeder Lebensphase angemessen. Menschen, welche einer veganen Ernährung folgen, können ihren Nährstoffbedarf decken, so lange sie auch ihren Kalorienbedarf decken und eine angemessene Vielfalt an pflanzlichen Lebensmitteln über den Tag verteilt konsumieren.«

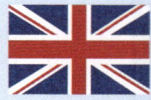

British Nutrition Foundation (BNF), Großbritannien 2005

»Eine gut geplante, ausgewogene, vegetarische oder vegane Ernährung kann ernährungsphysiologisch angemessen sein [...]. Studien mit vegetarischen und veganen Kindern aus Großbritannien haben gezeigt, dass ihr Wachstum und ihre Entwicklung im Normbereich lagen.«

Wie die Positionen der Ernährungsgesellschaften zeigen, spricht sehr viel dafür, dass eine vegane Ernährung in jedem Lebensabschnitt bedarfsdeckend sein kann, sofern die Eltern einige Grundsätze in der Ernährung ihres Nachwuchses beachten. Diese Grundsätze zur Nährstoffbedarfsdeckung werden im Laufe dieses Buches allesamt angesprochen. Im Herbst 2017 ging die British Dietetic Association (BDA) sogar noch einen Schritt weiter und verkündete offiziell die Zusammenarbeit mit der Vegan Society in England, um »zu zeigen, dass es möglich ist, einer gut geplanten, pflanzlichen Ernährung zu folgen, die die Gesundheit von Personen in jedem Alter und während der Schwangerschaft gewährleistet.«[25] Dieser Zusammenschluss einer anerkannten Ernährungsgesellschaft mit einer veganen Vereinigung und deren Schlussfolgerung unterstreicht, dass die wissenschaftlichen Fakten dafür sprechen, dass eine gut geplante vegane Ernährung alle Nährstoffbedürfnisse des Körpers erfüllen kann. Wie die Academy of Nutrition and Dietetics (AND) in ihrem Positionspapier darüber hinaus in Übereinstimmung mit anderen Gesellschaften schreibt, sind gut geplante vegane Ernährungsformen nicht nur sicher und bedarfsdeckend für jede Lebensphase, sondern reduzieren durch den hohen Konsum an Obst, Gemüse, Vollkorngetreide, Hülsenfrüchten, Nüssen und Samen auch das Risiko für chronisch-degenerative Erkrankungen.[26]

Darum empfiehlt die DGE eine vegane Ernährung (noch) nicht

Da allen Ernährungsfachgesellschaften dieselbe ernährungswissenschaftliche Primärliteratur zur Verfügung steht, verwundert es bisweilen, weshalb die unterschiedlichen Institutionen der einzelnen Länder zu so konträren Schlussfolgerungen kommen. Der Grund hierfür ist allerdings keineswegs eine Uneinigkeit unter Fachleuten oder gar eine unzureichende Datenlage. Die zurückhaltenden Empfehlungen aus Deutschland, Österreich und der Schweiz – ganz im Gegensatz zu Ländern wie den USA, Kanada oder Großbritannien – sind zum einen auf die unterschiedlich gute Verfügbarkeit mit angereicherten Lebensmitteln zur Deckung kritischer Nährstoffe und zum anderen auf den unterschiedlichen Mineralstoffgehalt der Böden in den einzelnen Ländern zurückzuführen. Folglich haben pflanzliche Agrarprodukte aus Deutschland gänzlich andere Mineralstoffgehalte im Vergleich zu beispielsweise kanadischen oder US-amerikanischen Produkten.

In den USA kommt eine Anreicherung von Lebensmitteln mit Vitaminen, die in einer veganen Ernährung kritisch sein können, wesentlich häufiger vor und somit erhalten vegan lebende Menschen dort durch den täglichen Konsum von angereicherter Pflanzenmilch (=Pflanzendrinks), angereicherten Pflanzenjoghurts und weiteren angereicherten pflanzlichen Produkten zum Beispiel genügend B_{12}, sodass sie nicht auf eine spezielle Zufuhr achten müssen. Das ist ein wichtiger Unterschied.

Wenn man sich nicht aktiv um die B_{12}-Versorgung kümmert, hat man in Deutschland nämlich relativ wenig Quellen, die automatisch B_{12} liefern. Laut EU-Bioverordnung ist die Anreicherung von Bio-Produkten mit zugesetzten Vitaminen sogar gänzlich untersagt.[27] Insofern findet man in Deutschland und in Österreich keine Bio-Produkte, also auch keine Bio-Pflanzenmilch, keine Bio-Pflanzenjoghurts etc., die mit B_{12} angereichert sind. Somit muss man sich in Deutschland im Gegensatz zu den USA aktiv um seine B_{12}-Versorgung durch Nahrungsergänzungsmittel kümmern. Es gilt also, Ausnahmeregelungen anzudenken, um pflanzliche Milch- und Joghurtalternativen anreichern zu dürfen, und somit vegan lebenden Menschen beim Verzehr von Bio-Produkten eine ausreichende B_{12}-Versorgung zu ermöglichen. Auch unter den Nicht-Bio-Produkten ist die Auswahl an angereicherten Lebensmitteln relativ dürftig. Dies ist einer der Punkte, der zumindest einen Teilaspekt der gegensätzlichen Empfehlungen zwischen den einzelnen Ländern erklärt.

Der zweite Grund für die unterschiedlichen Empfehlungen zu veganer Ernährung lässt sich wie bereits erwähnt auf die teils erheblichen Unterschiede im Mineralstoffgehalt der Böden in den verschiedenen Regionen zurückführen. In Deutschland und Österreich sowie in vielen anderen europäischen Ländern sind die Böden beispielsweise wesentlich selenärmer, als dies in den USA und in Kanada der Fall ist.[28] Dort sind aufgrund selenreicherer Böden herkömmliche Vollkorngetreideprodukte und Hülsenfrüchte gute Selenquellen. Hierzulande tragen diese meist nicht nennenswert zur Selenversorgung bei. Getreide aus den USA hatte zum Beispiel in einer Untersuchung bis zu 100 Mikrogramm (µg) Selen pro 100 Gramm, während Getreide aus Deutschland in einer Studie weniger als fünf Mikrogramm (µg) pro 100 Gramm aufwies.[29] Dementsprechend ist Selen in Deutschland für vegan lebende Menschen ein kritischerer Nährstoff, weil deutsche Böden im Durchschnitt sehr arm an diesem Mineralstoff sind.[30]

Die mischköstliche Bevölkerung in Deutschland hat außerdem den Vorteil, dass in der sogenannten Nutztierhaltung selenreiche Mineralstoffmischungen bei der Mast verwendet werden, um einen kontinuierlich hohen Selengehalt in Fleisch, Milchprodukten und Eiern zu garantieren. In der EU darf Tierfutter mit bis zu 500 Mikrogramm (µg) Selen pro Kilogramm Futtermittel angereichert werden.[31]

Es existiert also definitiv ein Unterschied in der Vitaminversorgung in Bezug auf beispielsweise Vitamin B_{12} und in der Mineralstoffversorgung bei Selen und anderen Mineralien. So erklären sich auch einige Unterschiede in den Empfehlungen. Daher gilt in selenarmen Gebieten die dringende Empfehlung, dem Vorbild Finnlands zu folgen und, anstatt die Tierfuttermittel mit Selen anzureichern, dafür Sorge zu tragen, dass die Böden durch selenhaltige Mineraldünger entsprechend aufgewertet werden. Finnland begann bereits 1984 mit der systematischen Selen-Anreicherung der Böden und ist bis heute das einzige europäische Land mit dieser Strategie.[32] Durch diese systematische Anreicherung erhöhte sich der Selengehalt des finnischen Weizens um das Zehnfache und der Gehalt an Selen in manchen Gemüsesorten wie Zwiebeln, Knoblauch und Brokkoli sogar um mehr als das Einhundertfache.[33] Es gilt auch in Deutschland zukünftig diesem Positivbeispiel zu folgen.

Wenn man auf die Summe der Positionspapiere und Veröffentlichungen in der ernährungswissenschaftlichen Literatur blickt, dann zeigt sich in der Mehrheit von ihnen, dass eine vegane Ernährung bei guter Planung in jeder Phase des Lebens bedarfsdeckend ist und darüber hinaus mit einigen gesundheitlichen Vorteilen im Vergleich zur westlichen Mischkost einhergehen kann.[34] Der Hauptgrund, weshalb nicht in allen Ländern durchwegs eine vegane Ernährung für jede Bevölkerungsgruppe empfohlen wird, ist weniger die nicht mögliche Umsetzbarkeit. Die Sorge einiger Fachgesellschaften beruht vielmehr auf dem kaum vorhandenen Ernährungswissen der Durchschnittsbevölkerung aufgrund fehlender Ernährungslehre in der Schulbildung und mangelnder hochwertiger Berichterstattung über Ernährung in den Medien. Viele Menschen interessieren sich außerdem mehr für ihr Auto als für ihren Körper und widmen jenem auch meist mehr Zeit und Aufmerksamkeit. Die Tatsache, dass die deutsche Allgemeinbevölkerung heute mehr über ihr Handy als über ihren Nährstoffbedarf weiß, sollte aber nicht dazu verleiten, dies auch auf den Durchschnitt der vegan lebenden Menschen zu übertragen. Wie eine Befragung des Bundesinstitutes für Risikobewertung (BfR) zeigt, haben Veganer nämlich überdurchschnittlich gute Ernährungskenntnisse.[35] Wie das BfR betont, wird im Rahmen der meisten veganen Ernährungsformen sehr viel Aufwand unternommen, um sich bestmöglich über die eigene Ernährung zu informieren. Die allermeisten vegan lebenden Menschen wissen über die Notwendigkeit einer zuverlässigen B_{12}-Versorgung, die kritischen Nährstoffe einer pflanzlichen Ernährung und viele weitere ernährungsbezogene Themen bestens Bescheid.

Eine vegane Ernährung ≠ eine vollwertig pflanzliche Ernährung

Obwohl der Konsens der Ernährungsfachgesellschaften der zuvor genannten Länder lautet, dass Menschen wesentlich mehr pflanzliche und weniger tierische Lebensmittel verzehren sollten, ist die Gesamtheit der Datenlage zu rein pflanzlichen Ernährungsweisen dennoch gemischt und nicht in jeder Studie schnitten vegan lebende Menschen durchweg besser als Mischköstler ab. Um wissenschaftlich fundierte Aussagen treffen zu können, wäre es ideal, auf eine große Reihe an Interventionsstudien mit genau festgelegten Speiseplänen zurückgreifen zu können, in denen es Kontrollgruppen gibt und deren Studiendesign keinen Spielraum für Spekulation in der Ernährungs- und Lebensweise der Probanden lässt. Leider sind derartige Studien schwer umsetzbar, da man in Ernährungsfragen unweigerlich lange Beobachtungszeiträume zur Beurteilung der mittel- und langfristigen gesundheitlichen Auswirkungen benötigt und sehr viele Einflussfaktoren die gesundheitlichen Langzeitfolgen gewisser Ernährungsinterventionen beeinflussen. Selbst bei der Untersuchung eines einzelnen Nährstoffs oder eines einzelnen Nahrungsmittels und seiner gesundheitlichen Auswirkungen gibt es oft viele Widersprüche in der Summe der Daten und um ein noch Vielfaches höher ist die Anfälligkeit für Fehler und Ungenauigkeiten beim Vergleich der gesamten Ernährungsweise von verschiedenen Gruppen untereinander. Eine klare und abgegrenzte Definition zur wissenschaftlichen Untersuchung bietet die vegane Ernährung nicht, da das einzige verbindliche Kriterium der veganen Ernährung lautet, dass keine tierischen Produkte verzehrt werden. Dies lässt allerdings ein sehr weites Feld an unterschiedlichen Ernährungsweisen zu. Diese können entweder sehr gesund oder weniger gesund sein, weil es mittlerweile beinahe die gesamte Reihe an ungesundem Fast- und Junkfood sowie die meisten Süßigkeiten und Softdrinks auch in einer veganen Variante gibt. Dadurch kann ungesunde westliche Mischkost zu großen Teilen rein pflanzlich nachgestellt werden, was sie aber nicht wesentlich gesünder macht. Ebenso wichtig wie die Definition, was in einer veganen Ernährung nicht gegessen wird, wäre eine Definition, woraus eine gesunde vegane Ernährung zusammengestellt ist und welche Produkte zwar pflanzlich sind, aber gesundheitlich abträglich wirken.

Viele Menschen entscheiden sich in erster Linie aus tierethischen Motiven für eine vegane Ernährung und haben möglicherweise nicht immer den Anspruch, dass ihre Ernährung sonderlich vollwertig und gesund sein muss. In dieser Ernährungsweise spielen dann ebenso hoch verarbeitete Produkte, Weißmehl, Zucker und größere Mengen an Salz und versteckten (Trans-)Fetten eine Rolle. Andere Menschen entschließen sich hingegen überwiegend aus gesundheitlichen Motiven für eine vegane Ernährung und wählen vollwertige Getreide, Hülsenfrüchte, Obst, Gemüse, Nüsse und Samen und achten auf kritische Nährstoffe.

Beide Gruppen werden in Studien zu einer Kategorie zusammengefasst, obwohl sich ihre Ernährungsweisen und oft auch die gesamte Lebensweise von Grund auf unterscheiden.[36] Dies führt dazu, dass zum einen eventuell die negativen Effekte einer veganen Junkfood-Ernährung durch die gesundheitsmotivierten Veganer in der gleichen Gruppe relativiert werden, und zum anderen dazu, dass die Junkfood-Veganer in der Gruppe die gesundheitlichen Vorteile der vollwertigen Ernährung der gesundheitsbewussten Veganer relativieren. In zukünftigen Studien sollte also nicht nur zwischen vegan, vegetarisch und mischköstlich unterschieden werden, sondern auch differenziert werden, welche Qualität von veganer Ernährung die Teilnehmer praktizieren.[37]

Daher verwundert es auch nicht, dass eine vegane Ernährung nicht in jeder Studie so gut abschneidet, wie man es von einer vollwertigen pflanzlichen Ernährung erwarten würde. Vergleicht man beispielsweise die Ernährungsmuster der veganen Gruppe in der sogenannten Adventist Health Study 2 (AHS-2) mit jener aus der EPIC Oxford Study, so wird deutlich, dass letztere durchschnittlich eine wesentlich geringere Zufuhr an Ballaststoffen und Vitamin C aufwies, was wiederum auf eine geringere Zufuhr an ballaststoffreichen Vollkorngetreiden und Hülsenfrüchten sowie Vitamin-C-reichem Obst und Gemüse schließen lässt.[38] Auch in der vegetarischen Ernährung spiegelt sich dieses Phänomen der motivbedingten Ernährungsgestaltung wider. So erklärt es sich auch, dass die gesundheitsbewussteren vegetarischen Adventisten im Vergleich zu den mischköstlichen Adventisten eine höhere Lebenserwartung sowie eine niedrigere Rate an Dickdarmkrebs aufwiesen, während dies bei den britischen Vegetariern der EPIC Oxford Study nicht gezeigt werden konnte.[39]

Außerdem ist es wichtig anzumerken, dass viele Menschen sich oft jahrzehntelang ungesund ernähren, bevor sie eine Ernährungsumstellung vornehmen. Chronische Erkrankungen entwickeln sich jedoch über viele Jahre und Jahrzehnte und einige können auch erst auftreten, nachdem man längst eine gesündere Ernährung adaptiert hat. Andererseits gibt eine Erkrankung einigen Menschen überhaupt erst den Anlass, ihre Ernährung und ihren Lebensstil zu reflektieren und diese zu ändern. Diese und weitere Limitierungen gilt es in der Bewertung der Daten zu veganer Ernährung zu beachten.

Um nicht nur eine vegane Ernährung, sondern eine vollwertige Art der pflanzlichen Ernährung zu beschreiben, wird im englischsprachigen Raum stattdessen von einer »Whole-Food, Plant-Based Diet« gesprochen.[40] Selbst innerhalb dieser Kategorie können aber auch noch weitere Unterteilungen getroffen werden, da auch nicht jedes vollwertige pflanzliche Lebensmittel gleich nährstoffreich ist. Ein Beispiel dafür ist die »Nutritarian Diet« nach Dr. Joel Fuhrman, die nicht nur vollwertig pflanzlich ist, sondern einen besonderen Schwerpunkt auf Lebensmittel mit einem besonders guten Verhältnis von Kalorien zu Nährstoffen legt.[41]

Wie immer man die gesunde pflanzliche Ernährungsweise auch nennen mag – die Quintessenz ist, dass zwar jede vollwertige rein pflanzliche Ernährung automatisch eine vegane Ernährung ist, aber nicht jede vegane Ernährung auch eine vollwertige rein pflanzliche Ernährung darstellt. Das Ziel sollte es aber sein, nicht nur Tier- und Umweltschutz mit Messer und Gabel zu betreiben, sondern auch die eigene Gesundheit zu schützen. Diesem Ziel kann nur eine Ernährung entsprechen, die nicht die ungesunden westlichen Ernährungsmuster mit veganen Lebensmitteln nachstellt, sondern als vollwertige vegane Ernährung die Speisen völlig neu überdenkt: Mit vermehrt Vollkorn- statt Weißmehl, Süße bevorzugt aus Früchten statt raffiniertem Zucker, proteinreichen Hülsenfrüchten statt Proteinisolaten, Fetten bevorzugt aus Nüssen, Samen und anderen fettreichen vollwertigen Lebensmitteln sowie weniger isolierten Fetten.

Optimal versorgt mit veganer Ernährung

Wenn in Veröffentlichungen wie in jener der Deutschen Gesellschaft für Ernährung e. V. (DGE) von sogenannten kritischen Nährstoffen in der veganen Ernährung gesprochen wird, dann heißt das nicht zwangsläufig, dass diese in jedem Fall in jeder veganen Ernährung kritisch sind, sondern lediglich, dass diese Nährstoffe in der gängigen Lebensmittelauswahl vieler vegan lebender Menschen potenziell zu kurz kommen können. Dennoch gibt es zu jedem dieser Nährstoffe eine ganze Reihe an pflanzlichen Lebensmitteln, die eine Bedarfsdeckung des jeweiligen Nährstoffs sicherstellen können.

Abb. 4: **Darstellung der kritischen Nährstoffe bei veganer Ernährung nach Schweregrad**[1]

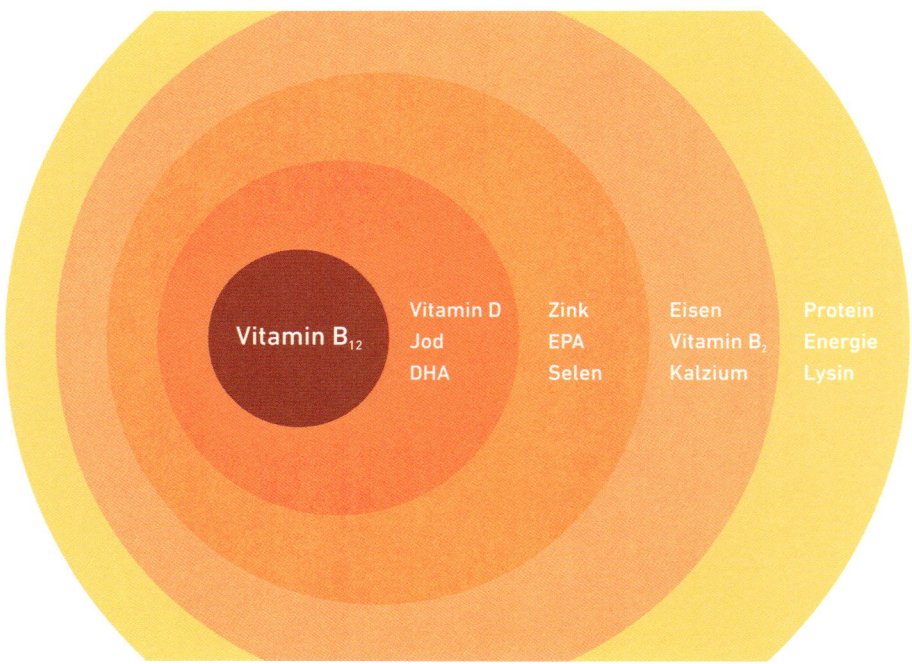

Vitamin B$_{12}$

Vitamin D
Jod
DHA

Zink
EPA
Selen

Eisen
Vitamin B$_2$
Kalzium

Protein
Energie
Lysin

Die DGE nennt in ihrem Positionspapier eine Reihe von potenziell kritischen Nährstoffen in der veganen Ernährung. Die von ihr genannten Nährstoffe sind allerdings nicht alle als gleich kritisch zu bewerten. Abb. 4 greift diesen Umstand auf und zeigt, wie schwer jeder einzelne dieser kritischen Nährstoffe durch rein pflanzliche Lebensmittel zu decken ist.

Die Abbildung stellt dar, wie - ausgehend vom Zentrum mit Vitamin B_{12} als kritischstem Nährstoff - die Bedarfsdeckung über die vegane Ernährung umso leichter wird, je weiter außen ein Nährstoff angesiedelt ist. Alle restlichen Nährstoffe, die nicht in der Abbildung genannt werden, sind in der veganen Ernährung weder von Seiten der DGE noch von anderen Fachgesellschaften als kritisch zu bewerten und werden im Rahmen einer insgesamt ausgewogenen, kaloriendeckenden veganen Kost automatisch abgedeckt. Wie im Laufe dieses Buches gezeigt wird, könnten sämtliche dieser kritischen Nährstoffe in der Theorie auch vollständig über die Nahrungszufuhr abgedeckt werden. In der Praxis wird man allerdings gerade die kritischen unter ihnen, wie das Vitamin B_{12}, einfachheitshalber über Nahrungsergänzungsmittel zuführen, weil die pflanzlichen Quellen entweder noch zu wenig erforscht oder nicht gut genug für jeden verfügbar sind.

Alle in Abb. 4 abgebildeten Nährstoffe werden in diesem Buch der Reihe nach vorgestellt und im Detail erläutert. Es wird gezeigt, aus welchen Gründen sie als kritisch deklariert werden, über welche pflanzlichen Lebensmittel man sie am besten zuführen kann und welche weiteren Punkte es zu beachten gilt. Bei aller Wichtigkeit einer gut geplanten veganen Ernährung sollte dabei aber die Freude am Essen niemals auf der Strecke bleiben, und es gilt eine Ernährungsweise zu finden, die alltagstauglich, machbar und genussvoll ist und das eigene Leben bereichert und nicht unnötig verkompliziert.

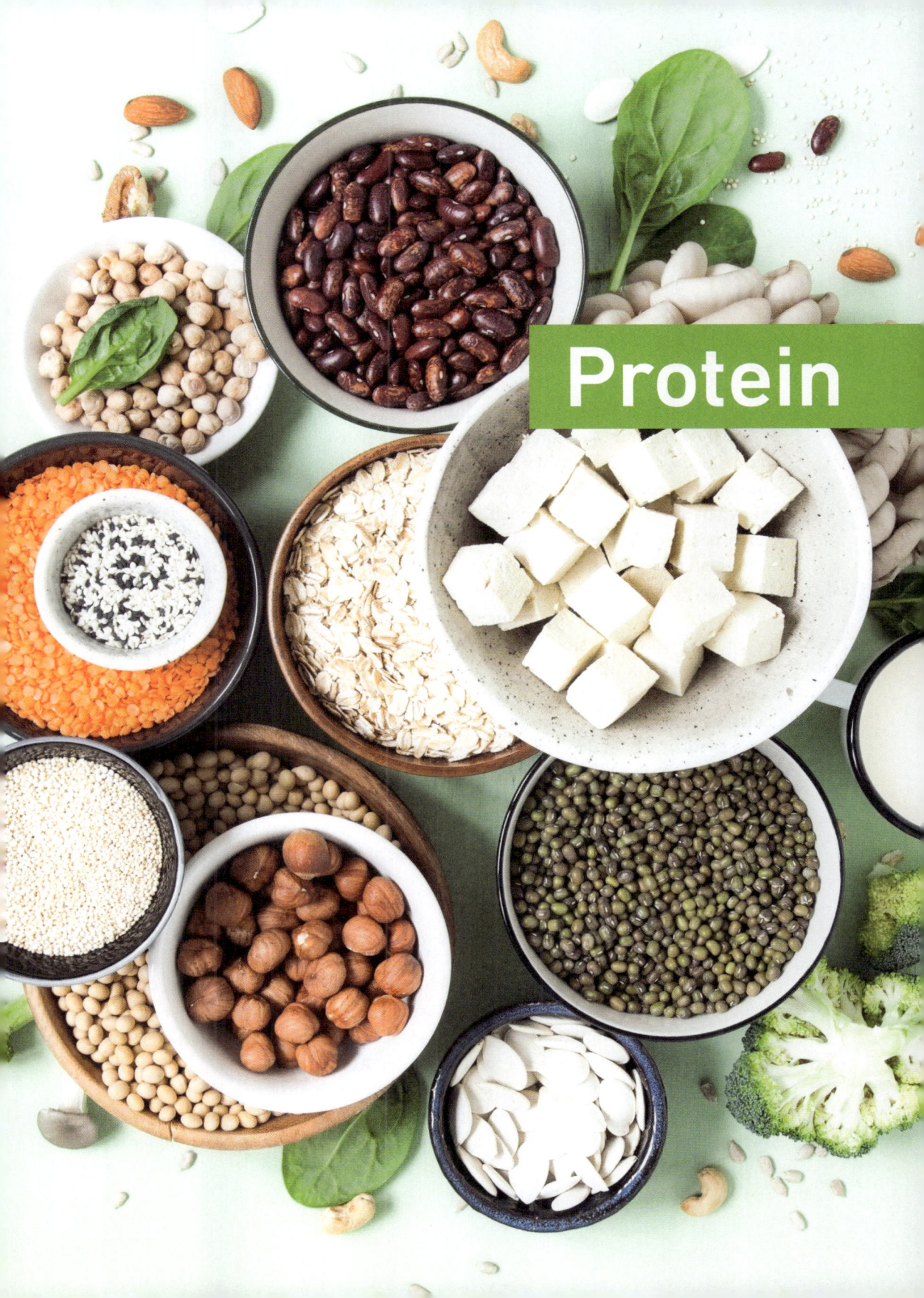

Protein

O bwohl dutzende vegane Athleten weltweit Bestleistungen in vielen unterschiedlichen sportlichen Disziplinen aufstellen konnten, wird eine vegane Ernährung fälschlicherweise noch immer in einigen Veröffentlichungen mit einem Mangel an Kraft, Ausdauer und Leistungsfähigkeit sowie einer Unterversorgung mit Protein assoziiert. Erfolgreiche Athleten wie Patrik Baboumian, der als veganer Strongman unter anderem 2013 den Weltrekord im Yoke-Walk über zehn Meter mit 555 kg Gewicht auf dem Rücken erzielte,[1] zeigen allerdings, dass die körperliche Kraft auch nach Jahren der rein pflanzlichen Ernährung nicht nachlässt. Der vegane Ultramarathon-Läufer Scott Jurek, der sich bereits seit 1999 vegan ernährt, hat viele Rekorde gebrochen und unter anderem sieben Mal in Folge den Western States Endurance Run (160 km) gewonnen.[2]

Selbstverständlich sind solche Einzelfälle keine evidenzbasierten Beweise für den Nutzen einer pflanzlichen Ernährung, aber sie fügen ein weiteres Stück zu den Veröffentlichungen über die Proteinbedarfsdeckung bei veganer Ernährung in der wissenschaftlichen Literatur hinzu. Diese und hunderte weitere Athleten zeigen, dass es nicht nur in der Theorie funktioniert, sondern auch in der Praxis. Da die DGE Protein allerdings als einen der kritischen Nährstoffe bei veganer Ernährung nennt,[3] wird in diesem Kapitel ausführlich dargestellt, wie eine vegane Ernährung ausreichend hochwertiges Protein enthalten kann und unter welchen Umständen eine rein pflanzliche Kost tatsächlich defizitär an Protein sein könnte.

Grundlegendes zu Protein

Das Wort Protein leitet sich vom griechischen Wort »Proteios« ab, was so viel bedeutet wie »an erster Stelle«. Die Namensherkunft signalisiert bereits die Sicht der Ernährungswissenschaft auf Protein seit seiner Entdeckung und Benennung. Die wichtigste Funktion der Proteine ist der Aufbau von Körpergewebe, aber sie werden im Körper ebenso für eine Reihe weiterer Aufgaben benötigt. In den meisten Nahrungsproteinen kommen 20 für den Menschen relevante Aminosäuren vor, aber nur acht davon können vom Körper nicht selbst gebildet werden, gelten daher als »essenziell« (überlebensnotwendig) und müssen zwingend über die Nahrung zugeführt werden.[4] Einige weitere Aminosäuren sind nur unter bestimmten Umständen essenziell und werden daher als »bedingt essenziell« oder »semiessenziell« bezeichnet. So wird beispielsweise die Aminosäure Histidin in manchen Veröffentlichungen als neunte essenzielle Aminosäure angeführt und in wieder anderen lediglich als semiessenziell. Sie ist für Erwachsene nicht essenziell, ist dies jedoch im Säuglingsalter. Alle weiteren der insgesamt 20 relevanten Aminosäuren sind deshalb nicht essenziell, weil sie vom Körper unter der Voraussetzung einer insgesamt ausreichenden Versorgungslage selbst gebildet werden können. Letztlich ist für den Körper also gar nicht das Protein selbst von Bedeutung, sondern lediglich bestimmte Aminosäuren.[5] Da diese aber in der Regel über Nahrungsprotein und nicht in isolierter Form zugeführt werden, wird im Nachfolgenden vom Proteinbedarf gesprochen.

Die acht essenziellen Aminosäuren sind Phenylalanin, Isoleucin, Lysin, Valin, Methionin, Leucin, Threonin und Tryptophan. Um die ausreichende Zufuhr all dieser Aminosäuren sicherzustellen, wurden zwar von offizieller Seite auch für jede einzelne von ihnen separate Zufuhrempfehlungen erarbeitet, aber durch die Tipps zur bedarfsgerechten Lebensmittelauswahl zur Proteinversorgung aus diesem Kapitel muss man sich nicht weiter um diese einzelnen separaten Zufuhrempfehlungen bemühen, solange man die Gesamtzufuhr an Protein durch die Auswahl der richtigen pflanzlichen Lebensmittel beachtet.

Proteinbedarfsberechnung

Die offizielle Verzehrempfehlung für die tägliche Proteinzufuhr beträgt laut der DGE 0,8 g Protein pro Kilogramm Körpergewicht für Personen mit Normalgewicht.[6] Dies deckt sich mit den Empfehlungen vieler weiterer Ernährungs- und Gesundheitsgesellschaften, wie die Empfehlung der World Health Organization (WHO), in der eine tägliche Zufuhr in Höhe von 0,83 g Protein pro Kilogramm Körpergewicht für gut verdauliche Proteine empfohlen wird.[7] Menschen mit Übergewicht sollten zur Berechnung ihres täglichen Proteinbedarfs nicht ihr tatsächliches Körpergewicht als Berechnungsgrundlage heranziehen, sondern ihr jeweiliges theoretisches Normal- bzw. Idealgewicht. Ansonsten würden diese Personen ihren Proteinbedarf überschätzen. Das Idealgewicht kann nach unterschiedlichen Methoden wie beispielsweise dem Broca-Index oder der Hamwi-Formel berechnet oder anhand von standardisierten, geschlechterspezifischen Tabellen ermittelt werden.[8] In den offiziell empfohlenen 0,8 g Protein pro Kilogramm Körpergewicht ist außerdem bereits ein Sicherheitszuschlag einkalkuliert, um individuelle Schwankungen auszugleichen. Somit gelten diese Werte nicht als absolute Minimalzufuhr, sondern bereits als Optimalzufuhr. Die eigentlich benötigte tägliche

Menge an Protein beträgt laut der European Food Safety Authority (EFSA) lediglich 0,66 g Protein pro Kilogramm Körpergewicht unter der Voraussetzung der Zufuhr von gut verdaulichen und hochwertigen Proteinen.[9]

Wenn man von einer normalgewichtigen, 60 kg schweren weiblichen Person ausgeht, hätte sie laut der Empfehlung der DGE in Höhe von 0,8 g Protein pro Kilogramm Körpergewicht einen täglichen Proteinbedarf von 48 g. Dies entspricht bei einer durchschnittlichen Kaloriendichte von 4,1 kcal für jedes Gramm Protein einer täglichen Zufuhr von knapp 197 kcal aus Proteinen pro Tag. Das wiederum sind bei einem durchschnittlichen Energiebedarf für Frauen in Höhe von 1.800–2.100 kcal pro Tag[10] in Abhängigkeit des Aktivitätslevels etwa 10 % der Nahrungsenergie. Wie an späterer Stelle noch ausführlich dargestellt wird, empfehlen einige Quellen bei rein veganer Ernährung eine etwas höhere Zufuhr von 0,9 g pro kg Körpergewicht, weshalb zukünftig mit dieser Zahl gerechnet wird.

Sportler haben zwar in Summe einen höheren Proteinbedarf, jedoch haben sie auch einen gesteigerten Kalorienbedarf und so vergrößert sich durch die höhere Kalorienaufnahme auch die Proteinzufuhr in ausreichendem Maße, wenn die sogenannte Protein-Energy Ratio, also der prozentuale Anteil an Kalorien aus Proteinen im Verhältnis zur Gesamtkalorienaufnahme, ausreichend hoch ist. Wenn dieses Verhältnis 10 % oder mehr beträgt, genügt dies auch bei etwas geringerer Verwertbarkeit der Proteine.[11]

Erhalten Veganer genügend Protein?

Die Antwort auf die Frage, ob eine rein pflanzliche Ernährung den Proteinbedarf des Menschen decken kann, gab der amerikanische Ernährungswissenschaftler Dr. David Mark Hegsted in seiner Veröffentlichung zum Proteinbedarf des Menschen bereits 1946.[12] Darin betonte er, dass eine auf Getreide basierende, rein pflanzliche Ernährung den Proteinbedarf des Menschen bei ausreichender Kalorienzufuhr decken kann. Er stützte sich dabei auf die Ergebnisse seiner Untersuchung von 26 Teilnehmern, die mit einer rein pflanzlichen Kost mit einem Proteinanteil von lediglich 0,5 g Protein pro kg Körpergewicht bereits eine positive Stickstoffbilanz erreichen konnten. Eine positive Stickstoffbilanz stellt dabei einen relevanten Parameter dar, um zu zeigen, dass ein Individuum ausreichend mit Protein versorgt ist.

Auch die Wissenschaftler Dr. Vernon Young und Dr. Peter Pellett bestätigten die Möglichkeit zur rein pflanzlichen Proteinbedarfsdeckung in ihrer 1994 erschienenen Arbeit über die Bedeutung der pflanzlichen Proteine in der menschlichen Ernährung. Diese Veröffentlichung zeigte ebenfalls, dass im Rahmen einer ausgewogenen, rein pflanzlichen Ernährung eine Unterversorgung mit Protein bei ausreichender Kalorienzufuhr nicht zu befürchten ist.[13] Ferner wiesen die beiden auch schon damals auf die Gefahr hin, dass anhand der gängigen Tierversuche mit Ratten zur Beurteilung der Proteinqualität die Rolle der pflanzlichen Proteine in der Ernährung des Menschen potenziell unterschätzt werden könnte. Frühe Versuche zur Qualitätsmessung von Proteinen wurden hauptsächlich mit Nagetieren durchgeführt, an die man unterschiedliche Proteinarten verfütterte, um anhand ihres Wachstums Rückschlüsse auf die Proteinqualität zu ziehen. Da pflanzliche Proteine aber oft von jenen Aminosäuren weniger aufweisen, an denen Ratten einen höheren Bedarf als Menschen haben, können Fütterungsversuche mit Ratten die Wertigkeit von pflanzlichen Proteinträgern für den Menschen unterschätzen.[14] Am Ende ihrer Veröffentlichung listeten die beiden Wissenschaftler in einer übersichtlichen Tabelle alle gängigen Mythen über Proteine auf und zeigten, wie die Realität in Bezug auf diese Themen tatsächlich aussieht. Diese Vorgehensweise diente als Anregung, in diesem Buch am Ende jedes einzelnen Kapitels ebenfalls eine derartige Tabelle mit den häufigsten Mythen rund um das jeweilige Thema anzuhängen.

Auch haben mehrere Untersuchungen aus Großbritannien[15], Schweden[16], Deutschland[17], der Schweiz[18] und den USA[19] erneut bestätigt, dass vegan lebende Menschen im Durchschnitt mehr als 10 % ihrer Kalorien aus Protein beziehen und damit die offiziellen Empfehlungen für die tägliche Proteinaufnahme erreichen, wenn sie ihren Kalorienbedarf decken. Spätestens seit dem wegweisenden, erstmals 2003 erschienenen Positionspapier der amerikanischen Academy of Nutrition and Dietetics (AND, vormals American Dietetic Association, ADA) wurde auch von offizieller Seite bestätigt, dass eine vegane Ernährung bei entsprechend guter Zusammenstellung in jeder Phase des Lebenszyklus eine ausreichende Proteinversorgung sicherstellen kann.[20] Dieses Positionspapier wurde 2009[21] sowie zuletzt 2016[22] aktualisiert und empfiehlt seit der Erstveröffentlichung konstant eine vegane Ernährung für jede Person und jede Sportart in jeder Phase des Lebens. Auch andere Ernährungsgesellschaften wie beispielsweise die British Dietetic Association (BDA) sehen bei einer gut zusammengestellten veganen Kost in keiner Lebensphase irgendwelche Schwierigkeiten in Bezug auf die Proteinversorgung.[23] Die Dietitians Association of Australia (DAA) erwähnt in ihrer Stellungnahme zu veganer Ernährung das Thema Proteinmangel nicht einmal gesondert, sondern weist lediglich auf die Wichtigkeit einer guten Versorgung mit Eisen, Kalzium, Vitamin B_{12} und Omega-3-Fettsäuren hin.[24]

Die American Heart Association (AHA) betont ebenfalls, dass man keine tierischen Produkte zu sich nehmen muss, um ausreichend versorgt zu sein, und dass pflanzliche Proteine genügend essenzielle Aminosäuren enthalten, solange man abwechslungsreich isst und seinen Kalorienbedarf deckt.[25]

Pflanzliche Proteinlieferanten

Dass man als vegan lebende Person quantitativ genügend Protein bekommt, um seinen täglichen Bedarf zu decken, ist auch ganz einfach selbst nachzurechnen, indem man auf Seiten mit kostenlosen Nährwertrechnern wie Cronometer (www.cronometer.com) eine beliebige Auswahl an Hülsenfrüchten, Vollkorngetreiden, Nüssen und Samen in der Höhe der eigenen Kalorienbilanz eingibt. Man wird merken, dass man bereits weit vor dem Erreichen der Kalorienbedarfsgrenze ausreichend Protein zugeführt hat, um für die restlichen Kalorien noch ausreichende Mengen an proteinärmerem, aber sehr gesundem Obst und Gemüse für eine insgesamt bedarfsgerechte Ernährung einbauen zu können. Der Proteingehalt von verarbeiteten Lebensmitteln wie Tofu kann von Hersteller zu Hersteller allerdings erheblich variieren, daher sollte man bei diesen Produkten zur tatsächlichen Berechnung immer einen Blick auf die jeweiligen Nährwertangaben der Lebensmittelpackung werfen. Zu beachten gilt weiterhin, dass Trockenprodukte wie Linsen und Pasta durch das Kochen ihre Masse deutlich erhöhen und man daher bei der Proteinberechnung immer zwischen Trockengewicht (ungekocht) und dem Gewicht im gekochten Zustand unterscheiden sollte. Diese Verwechslung führte in der Vergangenheit auch im Internet immer wieder zu Grafiken mit Gegenüberstellungen vom Proteingehalt von Hülsenfrüchten und Fleisch, in denen plötzlich schwarze Bohnen fast doppelt so viel Protein enthielten wie Rindfleisch. Hier wurden jedoch getrocknete Bohnen mit rohem Rindfleisch verglichen, was ein unrealistisches Bild auf die Bohnen wirft, da die Gewichtszunahme beim Kochen der Bohnen wesentlich höher als die des Fleischs ist. Daher gilt es, gekochte Hülsenfrüchte mit zubereitetem Fleisch zu vergleichen. Hülsenfrüchte enthalten im gekochten Zustand immer noch genügend Protein und andere Nährstoffe und müssen auch dann nicht den Vergleich mit tierischen Proteinträgern scheuen. Abb. 5 zeigt die Gewichtszunahme von Trockenprodukten wie Hülsenfrüchten, Pasta, Getreide und weiteren Lebensmitteln durch die Zubereitung.

Um den Proteingehalt der einzelnen Lebensmittel im gekochten Zustand mithilfe der in der Abbildung gezeigten Faktoren zu berechnen, muss man zuvor in Nährwerttabellen die Proteinmenge im Trockenprodukt heranziehen und im Anschluss mithilfe eines Dreisatzes errechnen, wie viel Protein das zubereitete Produkt im Vergleich zum Trockenprodukt enthält. Wenn man beispielsweise rote Linsen mit einem Proteingehalt von 24 g pro 100 g Trockengewicht heranzieht, dann werden diese laut Abb. 5 mit dem Faktor 2,25 multipliziert, um in etwa auf ihr durchschnittliches Gewicht im gekochten Zustand zu kommen. So ergeben 100 g getrocknete Linsen im Durchschnitt 225 g gekochte Linsen, die weiterhin 24 g Protein enthalten. Diese 24 g sind durch das Kochen allerdings nicht mehr auf 100 g, sondern auf 225 g verteilt, weil die Linsen während der Zubereitung Wasser aufgenommen und so an

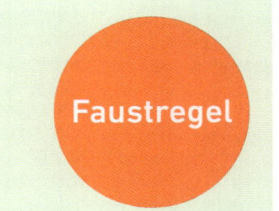

Gewichtsveränderungen bei getrockneten Getreiden und Hülsenfrüchten durch Kochen

- Intaktes Vollkorngetreide (Dinkel, Hafer, etc.) ×2
- Hülsenfrüchte ×2,25
- Hülsenfrucht- & Getreidepasta ×2,25
- Amaranth ×2,5
- Quinoa/Buchweizen/Hirse ×2,75
- Couscous ×3
- Sonnenblumenhack & Sojaschnetzel (TVP) ×3,25

Trockengewicht × Faktor = Gewicht in gekochter Form

Gewicht in gekochter Form ÷ Faktor = Trockengewicht

Genaues Gewicht abhängig von genauer Sorte, Einweich- und Garzeit

Gewicht zugelegt haben. Daher enthalten die gekochten Linsen pro 100 g gerundet nur noch etwa 10 g Protein. Die genaue Höhe der Gewichtszunahme ist allerdings von Sorte zu Sorte ebenso wie in Abhängigkeit der genauen Einweich- und Garzeit sowie der verwendeten Wassermenge unterschiedlich und soll nur als ungefährer Richtwert dienen. Die dargestellten Werte sind Durchschnittswerte und derselbe Quinoa kann beispielsweise in Abhängigkeit der Einweich- und Kochzeit sein Gewicht um den Faktor 2,75 oder 3 oder sogar bis zu 3,25 erhöhen, wenn dieser sehr weich gekocht wird, nachdem er zuvor eingeweicht wurde. Ähnliche Schwankungen kann man auch bei anderen Trockenprodukten feststellen. Wenn man also genau wissen möchte, wie hoch die Gewichtszunahme anhand der eigenen präferierten Zubereitungsweise ausfällt, lohnt es sich, dies in der eigenen Küche zu testen, um so zukünftig genauere Berechnungen anstellen zu können.

Die nachfolgende Abb. 6 zeigt den Proteingehalt einer Reihe von guten pflanzlichen Proteinlieferanten, wobei der Proteingehalt gängiger Trockenprodukte wie Hülsenfrüchte und Getreide bereits auf den Gehalt im gekochten Zustand umgerechnet wurde. So kann man einen ersten Überblick darüber erhalten, welche pflanzlichen Lebensmittel besonders gut dazu geeignet sind, den täglichen Proteinbedarf rein pflanzlich zu decken.

Wie durch Abb. 6 deutlich wird, enthalten einige pflanzliche Lebensmittel durchaus beachtliche Mengen an Protein. Die Spitzenreiter unter den pflanzlichen Proteinlieferanten wie Kürbiskerne, Hanfsamen, Erdnüsse und weitere stellen sehr große Mengen an Protein bereit, allerdings enthalten sie auch größere Mengen an Fett und damit an Kalorien, weswegen sie nicht die primäre Proteinquelle in einer veganen Ernährung darstellen sollten. Sie sind großartige Ergänzungen,

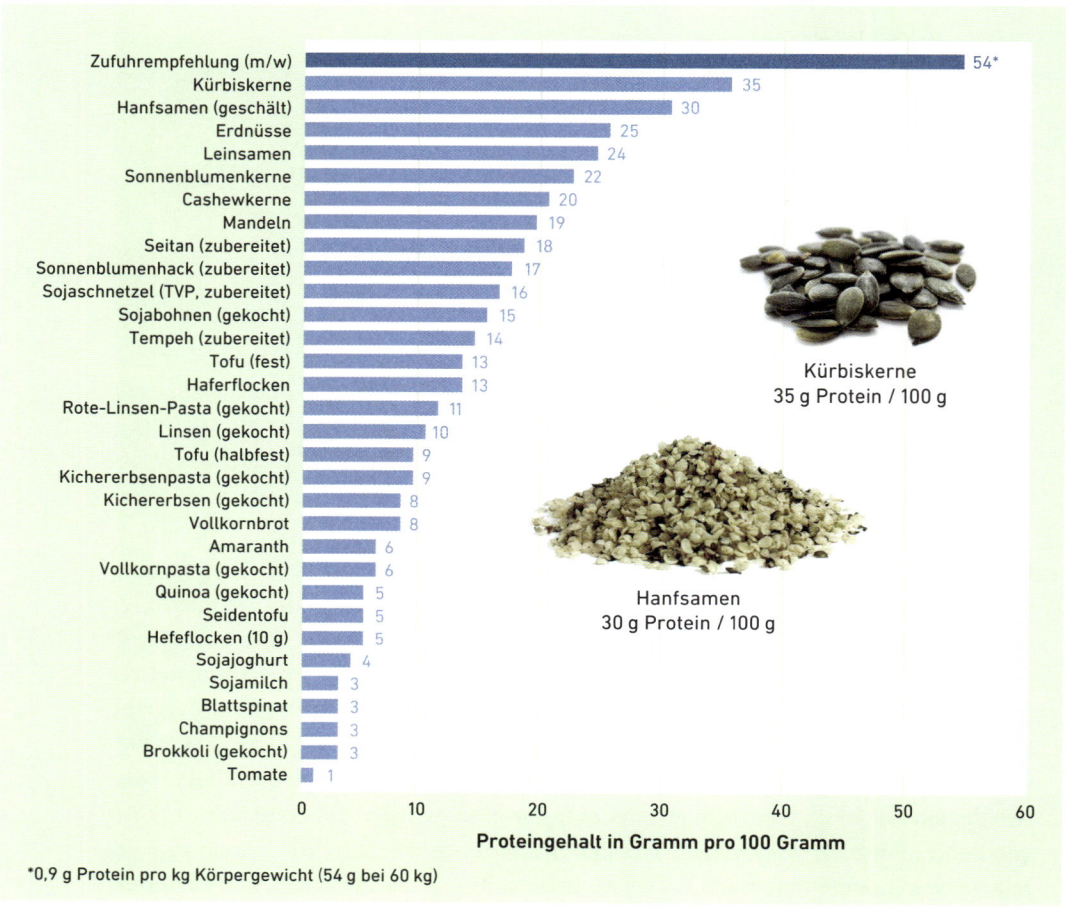

Proteingehalt in Gramm pro 100 Gramm

Kürbiskerne
35 g Protein / 100 g

Hanfsamen
30 g Protein / 100 g

*0,9 g Protein pro kg Körpergewicht (54 g bei 60 kg)

aber die primären pflanzlichen Lebensmittel zur Proteinversorgung stellen Hülsenfrüchte und Vollkorngetreide sowie aus ihnen hergestellte Produkte dar. Diese haben zwar etwas weniger Protein pro 100 g, allerdings auch weitaus weniger Kalorien durch ihren geringeren Fettanteil, wodurch sie relativ gesehen die besseren Proteinquellen sind.

Wie einfach man die Zufuhrempfehlung an Protein in einer veganen Ernährung durch Hülsenfrüchte und Vollkorngetreide ergänzt durch Nüsse und Samen decken kann, macht das nachfolgende Beispiel deutlich. Wenn die 60 kg schwere Testperson sich zum Frühstück beispielsweise für Rührtofu aus 120 g Tofu (15 g Protein) mit 100 g Pilzen (3 g Protein), 10 g Kürbiskernen (3,5 g) und zwei Scheiben Pumpernickel (5 g Protein) entscheidet und zum Mittagessen 180 g gekochte Linsenpasta (Trockengewicht 80 g, 22 g) mit 200 g Tomatensauce (3 g Protein) und

20 g Cashews (4 g) kocht, hat sie nach dieser sehr vereinfachten Rechnung bereits mehr als 55 g Protein zu sich genommen. So hat sie bereits innerhalb der ersten Tageshälfte mehr als ihren kompletten Proteinbedarf gedeckt. Statt dieser Zusammenstellung wären auch Vollkornbrot mit Hummus (mit Tahini) und Paprika oder Haferflocken mit Sojamilch, Nüssen, geschroteten Leinsamen und Obst zum Frühstück ein proteinreicher Start gewesen. Zum Mittagessen könnte sie beispielsweise einen schnellen Quinoasalat mit Blattspinat und Erbsen mit einem Erdnussdressing oder eine Linsensuppe mit braunem Reis und gerösteten Mandelsplittern essen. Zum Abendessen könnte sie sich für ein cremiges Gemüse-Kichererbsencurry mit ein wenig Mandelmus und Hirse als Beilage oder für eine Gemüsepfanne mit Tempeh und Quinoa und gerösteten Sonnenblumenkernen entscheiden. Egal, was auch immer sie auswählt, solange sie Vollkorngetreide und Hülsenfrüchte, ergänzt durch Nüsse und einige Samen zum täglichen Bestandteil ihrer Ernährung macht, ist sie in Bezug auf ihre Proteinversorgung bestens bedient. Bei all dem berechtigten Fokus auf Protein darf allerdings auch die Gemüse- und Obstzufuhr nicht vernachlässigt werden. Beide Lebensmittelgruppen bieten zwar keine großen Mengen an Protein, aber sie sind reich an einer ganzen Reihe von Vitaminen und sekundären Pflanzenstoffen und sollten daher ebenfalls eine wichtige Rolle in jeder veganen Ernährung spielen.

Pflanzliches Protein vs. tierisches Protein

In der oft einseitig geführten Diskussion, ob nun tierische oder pflanzliche Lebensmittel die besseren Proteinlieferanten sind, geht sehr oft verloren, dass man Lebensmittel nicht nur ausschließlich aufgrund ihres Proteingehaltes verzehrt. Wenn man Walnüsse isst, dann ist nicht nur ihr Proteinanteil von Interesse, sondern auch ihr hoher Anteil an Omega-3-Fettsäuren und Vitamin E, und wenn man über Tempeh spricht, dann sollte man neben seinem Proteingehalt auch die Ballaststoffe, seine sekundären Pflanzenstoffe und das gute Fettsäurespektrum schätzen. Lebensmittel kommen immer als Nährstoffpaket und sollten auch als solches gesehen werden. Daher ergeben Vergleiche darüber, welches Lebensmittel nun mehr Protein hat, nur bedingt Sinn. Dennoch ist es von Bedeutung, an dieser Stelle die zwei unterschiedlichen Bewertungsgrundlagen zu erwähnen, nach denen proteinreiche Lebensmittel eingestuft werden können. Die eine Methode bezieht sich auf ihren absoluten Proteingehalt, der in dieser Form auch auf den Nährwertangaben auf der Verpackung des Lebensmittels zu finden ist. Wenn man unverpackte Ware kauft oder aus einem anderen Grund kein Proteingehalt auf der Verpackung ausgezeichnet ist, genügt ein Blick in eine Nährwerttabelle, die man von vielen unterschiedlichen Autoren beziehen kann. Die andere, ebenso relevante Methode bezieht sich auf den Proteingehalt im Verhältnis zur Gesamt-

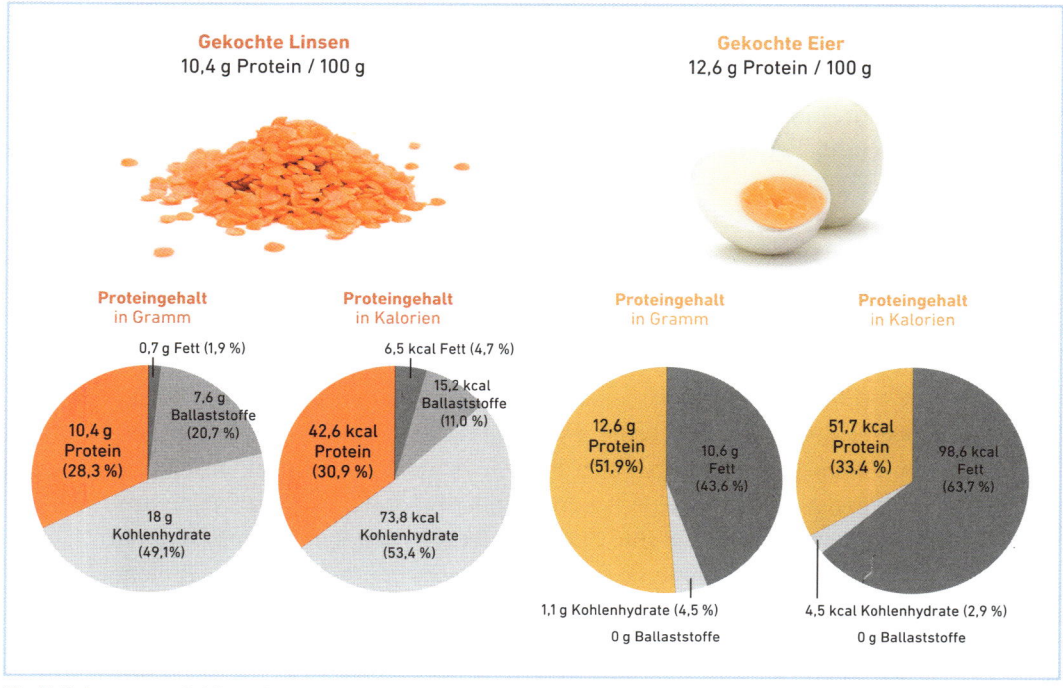

Gekochte Linsen
10,4 g Protein / 100 g

Gekochte Eier
12,6 g Protein / 100 g

Proteingehalt in Gramm

Proteingehalt in Kalorien

Proteingehalt in Gramm

Proteingehalt in Kalorien

0,7 g Fett (1,9 %)

7,6 g Ballaststoffe (20,7 %)

10,4 g Protein (28,3 %)

18 g Kohlenhydrate (49,1 %)

6,5 kcal Fett (4,7 %)

15,2 kcal Ballaststoffe (11,0 %)

42,6 kcal Protein (30,9 %)

73,8 kcal Kohlenhydrate (53,4 %)

12,6 g Protein (51,9 %)

10,6 g Fett (43,6 %)

1,1 g Kohlenhydrate (4,5 %)

0 g Ballaststoffe

51,7 kcal Protein (33,4 %)

98,6 kcal Fett (63,7 %)

4,5 kcal Kohlenhydrate (2,9 %)

0 g Ballaststoffe

Ein Ei liefert zwar viel Protein, aber wesentlich mehr Kalorien aus Fett als aus Protein.

kalorienzahl des Lebensmittels. Da tierische Produkte keine Ballaststoffe enthalten, ist ihr Kaloriengehalt meist dichter konzentriert als es bei pflanzlichen Lebensmitteln der Fall ist. Da der tägliche Nahrungsbedarf in den allermeisten Fällen in Kalorien gemessen wird, ist diese Einschätzung durchaus von Bedeutung und so ist das tatsächliche kalorische Verhältnis von Fett zu Protein und Kohlenhydraten zueinander wichtig. Ein Gramm Fett wiegt natürlich gleich viel wie ein Gramm Protein oder ein Gramm Kohlenhydrate, aber es hat mehr als doppelt so viele Kalorien wie diese beiden. Abb. 7 macht diesen Unterschied im Proteingehalt bezogen auf Gewicht und Kalorien am Beispiel von gekochten Linsen und gekochten Eiern deutlich.

Wie die Abbildung zeigt, enthalten gekochte Eier (verzehrbarer Anteil ohne Schale) pro 100 g etwa 12,6 g Protein, 10,6 g Fett und knapp 1,1 g Kohlenhydrate.[30] So haben Eier, bezogen auf die Menge an Protein, Fett und Kohlenhydrate in Gramm ein Verhältnis von 51,9 % Protein zu 43,6 % Fett, 4,5 % Kohlenhydraten und 0 % Ballaststoffe. Daraus könnte man den Rückschluss ziehen, dass Eier zu knapp über die Hälfte aus Protein bestehen und in Bezug auf das Gewicht der Makronährstoffe tun sie das auch. Da Fett mit 9,3 kcal aber durchschnittlich mehr als doppelt so viel Kalorien wie Proteine und Kohlenhydrate (jeweils etwa 4,1 kcal/g) liefert, sieht das Verhältnis, bezogen auf die Kalorienmenge, anders aus und Eier kommen dabei nur mehr auf einen Proteingehalt von etwa einem Drittel. In Bezug auf die Kalorien bestehen Eier nämlich aus etwa 33,4 % Protein (51,7 kcal), 63,7 % Fett (98,6 kcal), zu 2,9 % aus Kohlenhydraten (4,5 kcal) und weiterhin zu 0 % (0 kcal) aus Ballaststoffen. Man merkt in dieser Betrachtungsweise also, dass ein Ei auch in diesem Kontext zwar viel Protein liefert, aber im Grunde liefert es noch wesentlich mehr Kalorien aus Fett als aus Protein.

Die gekochten roten Linsen enthalten pro 100 g etwa 10,4 g Protein, 0,7 g Fett, 18,0 g Kohlenhydrate und 7,6 g Ballaststoffe.[31] Somit haben Linsen, bezogen auf die Menge der Makronährstoffe untereinander, ein Verhältnis von 28,3 % Protein zu 1,9 % Fett, 49,1 % Kohlenhydrate und 20,7 % Ballaststoffe. Ballaststoffe sind zwar auch Kohlenhydrate, aber da sie der Organismus nur in sehr geringem Maße zur Energiegewinnung nutzen kann, werden sie in den gängigen Nährwerttabellen nur mit 2 anstatt mit 4,1 kcal/g gezählt. Wenn man den Gehalt der Makronährstoffe im prozentualen Verhältnis in Bezug auf den Kaloriengehalt ihrer Makronährstoffe setzt, dann enthalten Linsen 30,9 % Protein (42,6 kcal), 4,7 % Fett (6,5 kcal), 53,4 % Kohlenhydrate (73,8 kcal) und 11,0 % Ballaststoffe (15,2 kcal). Man sieht anhand von Abb. 7 also, dass sich der prozentuale Proteingehalt im Ei zwischen den beiden Betrachtungsweisen deutlich unterscheidet (51,9 % vs. 33,4 % Proteingehalt). Dies liegt am höheren Anteil an kalorienreichem Fett im Eigelb im Vergleich zum geringen Fettgehalt der Linsen. Im prozentualen Verhältnis weisen die Linsen mit knapp einem Drittel an Protein schon beinahe denselben Proteingehalt der Eier auf. Noch näher kommen sie ihrem Wert, wenn man im nächsten Schritt ausrechnet, wie viel mehr Linsen man aufgrund ihrer etwas geringeren kalorischen Dichte zu sich nehmen kann, um auf die gleiche Kalorienmenge wie beim Ei zu kommen.

Gekochte Eier enthalten durchschnittlich 155 kcal/100 g verzehrbarem Ei (ohne Schale).[32] Frisch gekochte rote Linsen haben pro 100 g circa 138 kcal.[33] Man kann also etwa 112 g Linsen essen, um auch durch Linsen dieselbe Kalorienmenge der Eier in Höhe von 155 kcal aufzunehmen, und erhält dadurch 11,6 g Protein, was wiederum nur 1 g weniger als im Ei ist.

Proteinmangel heißt Kalorienmangel

Proteinmängel sind in den meisten Fällen an Kalorienmängel geknüpft und in ausgewogenen veganen Ernährungsweisen nicht zu erwarten. Allerdings zeigt beispielsweise die Deutsche Vegan-Studie (DVS), dass die dort untersuchten Veganer im Durchschnitt zwar über 10 % ihrer Nahrungsenergie in Form von Protein aufgenommen haben, aber dennoch etwa ein Viertel der Probanden nicht die empfohlene tägliche Gesamtmenge für Protein verzehrte.[34] Das lag allerdings schlicht daran, dass diese Personen nicht genügend Kalorien zu sich genommen haben.

Relativ gesehen hatten sie also durchaus genügend Protein konsumiert und sie hätten mit dieser Nahrungsmittelauswahl ihren Proteinbedarf auch decken können, wenn sie genug davon gegessen hätten, um auch ihren Kalorienbedarf zu decken. Daher kann man vereinfacht sagen: Proteinmangel in einer veganen Ernährung heißt zumeist auch Kalorienmangel und beides kann durch ausreichende Kalorienzufuhr in Form von abwechslungsreich zusammengestellten vollwertigen pflanzlichen Lebensmitteln vermieden werden.

Eventuelle Ausnahmen zu dieser verallgemeinernden Aussage bilden lediglich einige wenige, sehr restriktive Formen der veganen Ernährung. Zu ihnen gehören unter anderem stark eingeschränkte Rohkosternährungsformen, die überwiegend oder gänzlich auf Vollkorngetreide und Hülsenfrüchte verzichten. Wie die Daten der Gießener Rohkoststudie zeigen, kommt Protein ebenso wie Nahrungsenergie bei einigen der rein rohköstlich essenden Personen demnach tatsächlich zu kurz.[35] Auch reine Frutarier, die den sehr restriktiven Vorgaben von Ernährungskonzepten wie der 80/10/10-Diet nach Dr. Douglas Graham folgen, laufen Gefahr, zu wenig Protein und zu wenig andere essenzielle Nährstoffe aufzunehmen. 80/10/10 steht in diesem Zusammenhang für das Makronährstoffverhältnis Kohlenhydrate/Fett/Protein. Auch wenn diese Ernährung 10 % Protein anpeilt, erreichen einige ihrer Anhänger aufgrund des großen Obstanteils und der geringen Menge an Blattgemüse, Nüssen und Samen und dem gänzlichen Fehlen von Vollkorngetreiden und Hülsenfrüchten diese 10 % nicht. Aussagen in der 80/10/10-Diet wie beispielsweise »Früchte enthalten alle Nährstoffe, die unser Körper braucht, und zwar genau in den von uns benötigten Verhältnissen«[36] sind schlichtweg falsch und vermitteln ein falsches Bild einer bedarfsgerechten pflanzlichen Ernährung. Selbst in Kombination mit reichlich dunkelgrünem Blattgemüse erreicht man rein rechnerisch im Rahmen einer kaloriendeckenden 80/10/10-Ernährung in einigen Fällen nicht die wünschenswerte Zufuhr an Protein und einigen anderen essenziellen Nährstoffen. Lediglich durch eine sehr hohe Zufuhr von Nüssen und Samen könnte man die Zufuhrempfehlung an Protein erreichen, wodurch man allerdings die Vorgabe der 80/10/10-Ernährung in Bezug auf die 10%-Grenze an Fett bei weitem überschreiten würde.

Man kann dies erneut sehr einfach selbst verifizieren, indem man eine beliebige Zusammenstellung von Obst, (Blatt-)Gemüse und kleinen Mengen an Nüssen in Höhe des eigenen Kalorienbedarfs auf www.cronometer.com eingibt und sich die Protein-, Aminosäuren- und generelle Nährstoffzufuhr errechnen lässt. Die in diesen Veröffentlichungen getätigten negativen Behauptungen gegen den Konsum von Hülsenfrüchten und Vollkorngetreiden entsprechen außerdem nicht dem aktuellen wissenschaftlichen Kenntnisstand, wie in den Kapiteln zu Hülsenfrüchten und Vollkorngetreide jeweils gezeigt wird, und so gibt es keinen Grund, diese beiden gesunden und wichtigen Lebensmittelgruppen aus dem veganen

Speiseplan zu streichen. Wenn im Laufe dieses Buches also von einer veganen Ernährung gesprochen wird, dann meint dies keineswegs irgendwelche speziellen, sehr restriktiven Ausprägungen einer pflanzlichen Ernährung, sondern eine ausgewogene, vollwertige, pflanzliche Ernährung mit reichlich Vollkorngetreiden, Hülsenfrüchten, Gemüse, Obst, Nüssen und Samen.

Die optimale Proteinversorgung

Obwohl es rein rechnerisch kaum möglich ist, das Mindestmaß an Protein im Rahmen einer vollwertigen, kaloriendeckenden veganen Ernährung zu unterschreiten, sollte das Ziel dennoch keine ausreichende, sondern eine *optimale* Proteinversorgung sein. Auch diese lässt sich problemlos rein pflanzlich gestalten und erfordert nur das Beachten einiger weniger Punkte. Neben der Einhaltung der Kalorienzufuhr ist es vor allem ein einziges wesentliches Hindernis, das zwischen manchen Veganern und deren optimaler Versorgung mit Protein steht: Der mangelnde Verzehr von Hülsenfrüchten. Hülsenfrüchte sind in vielerlei Hinsicht ernährungsphysiologisch wertvoll, aber in diesem Kontext ist vor allem ihr relativ hoher Gehalt an der essenziellen Aminosäure Lysin von großer Bedeutung.[37] Viele vegan lebende Menschen essen zu selten Hülsenfrüchte und versäumen daher die Gruppe der besten Protein- und Lysinlieferanten in der pflanzlichen Ernährung. Dies trifft vor allem dann zu, wenn man ihren Proteingehalt im Verhältnis zu ihrem Kaloriengehalt betrachtet. Nüsse und Samen enthalten auch viel Protein und teils auch viel Lysin, aber liefern pro 100 g aufgrund ihres höheren Fettgehaltes wesentlich mehr Kalorien.

Lysin ist relevant für den Aufbau von Muskelprotein, einigen Hormonen und Enzymen[38] sowie für die Wundheilung[39] und den optimalen Kalzium-[40] und Eisenstoffwechsel[41] im Organismus und kann vermutlich auch bei Haarausfall eine protektive Rolle spielen.[42] Laut der WHO benötigt der Mensch etwa 30 mg Lysin pro kg Körpergewicht (inkl. Sicherheitszuschlag).[43] Im Falle der 60 kg schweren Beispielperson wären dies 1.800 mg pro Tag. Würde die Beispielperson versuchen, ihren Lysingehalt ohne Hülsenfrüchte, sondern beispielsweise auf Basis von Getreide zu erreichen, wäre dies zwar möglich, aber nicht ganz so spielend umsetzbar wie mit Hülsenfrüchten. Wenn sie auf Hülsenfrüchte zurückgreifen würde, bräuchte sie lediglich etwa 190 g gekochte Erbsen oder 200 g gekochte Mungbohnen, um ihren Lysinbedarf in Höhe von 1.800 mg zu decken. So viel muss aber selbstverständlich niemand essen, da ja auch andere Lebensmittel im Speiseplan Lysin liefern, aber es zeigt, welch gute Lysinlieferanten sie sind. Um diesen Bedarf mit Getreide zu decken, müsste sie etwa 600 g Vollkornbrot oder 400 g Haferflocken essen. In Form von Nüssen müsste sie 240 g Cashewkerne oder 310 g Mandeln essen, was aufgrund der hohen Kalorienmenge der Nüsse aber beinahe ihren gesamten

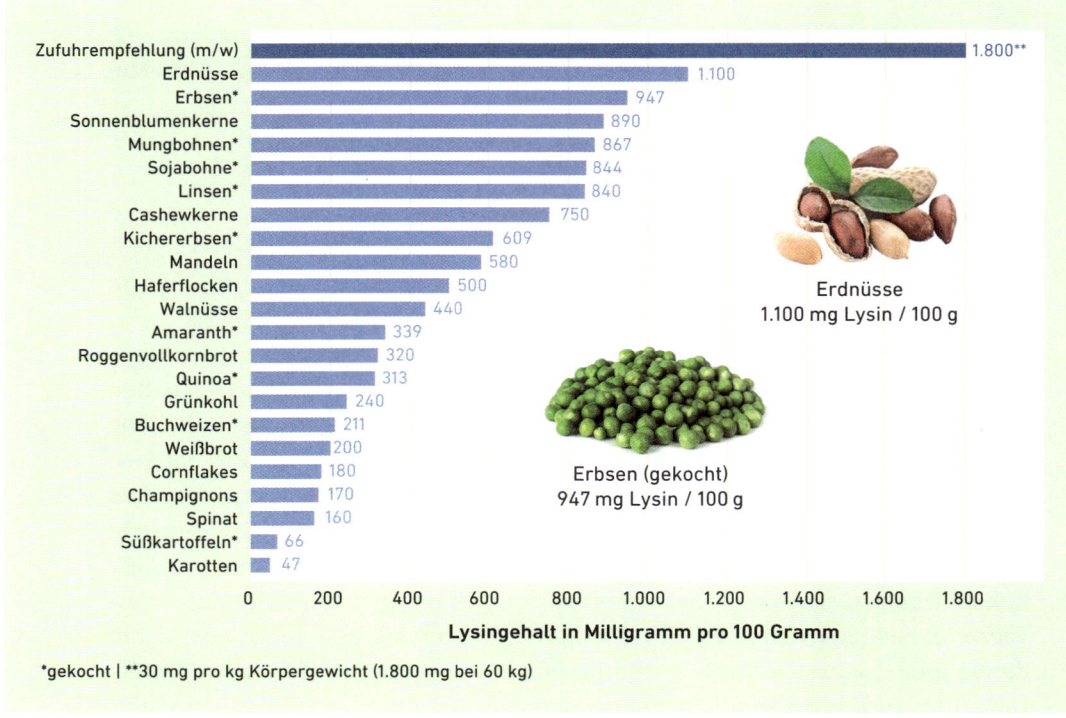

	Lysingehalt in Milligramm pro 100 Gramm
Zufuhrempfehlung (m/w)	1.800**
Erdnüsse	1.100
Erbsen*	947
Sonnenblumenkerne	890
Mungbohnen*	867
Sojabohne*	844
Linsen*	840
Cashewkerne	750
Kichererbsen*	609
Mandeln	580
Haferflocken	500
Walnüsse	440
Amaranth*	339
Roggenvollkornbrot	320
Quinoa*	313
Grünkohl	240
Buchweizen*	211
Weißbrot	200
Cornflakes	180
Champignons	170
Spinat	160
Süßkartoffeln*	66
Karotten	47

Erdnüsse
1.100 mg Lysin / 100 g

Erbsen (gekocht)
947 mg Lysin / 100 g

*gekocht | **30 mg pro kg Körpergewicht (1.800 mg bei 60 kg)

Kalorienbedarf des Tages decken würde.[44] Der Protein- und Lysingehalt von Obst und Gemüse ist sehr gering und so wären die Lysingehalte hier noch wesentlich geringer. Abb. 8 zeigt einige Lysinwerte von ausgewählten Lebensmitteln zur besseren Vergleichbarkeit.

Pflanzliche Lebensmittel mit einem geringeren Lysingehalt sind an sich keine schlechten Lebensmittel, denn sie haben zum Teil viele andere wichtige Nährstoffe, aber sie tragen eben nicht merklich zur Lysinversorgung bei und sollten dadurch im Rahmen der täglichen Speiseplanung durch einige lysinreiche Lebensmittel ergänzt werden. Sollte jemand überhaupt keine Hülsenfrüchte essen wollen, ist es auch möglich, den Bedarf an Lysin mit einigen Pseudogetreiden wie Quinoa und Amaranth kombiniert mit Nüssen wie Cashews und Mandeln oder entölten Nussmehlen zu decken, aber aufgrund ihrer vielfältigen positiven Wirkung sollten Hülsenfrüchte nach Möglichkeit täglich oder zumindest mehrmals wöchentlich gegessen werden. Quinoa und Amaranth wachsen mittlerweile auch in Deutschland und können daher auch regional bezogen werden.

Bewertung von Proteinen

Protein aus pflanzlichen Quellen wurde in der Vergangenheit oft als minderwertig im Vergleich zu tierischem Protein dargestellt. Diese Annahme entstammt allerdings aus Versuchen zur Bewertung von Proteinen, die alle starke Limitierungen aufweisen und so die tatsächliche Bedarfsdeckung durch pflanzliche Proteine nicht adäquat abbilden können. Es gab im Laufe der vergangenen Jahrzehnte im Wesentlichen drei relevante Bewertungssysteme zur Klassifizierung von Proteinen: Das Protein-Effizienz-Verhältnis (PEV), die biologische Wertigkeit (BW) und den PDCAAS (Protein Digestibility Corrected Amino Acid Score).

Das PEV bewertet ein Protein danach, wie sehr es das Wachstum von Ratten in Fütterungsversuchen unterstützt. Allerdings haben Ratten und andere Nagetiere im Vergleich zum Menschen einen weit höheren Bedarf an gewissen schwefelhaltigen Aminosäuren, wodurch die Ergebnisse aus den PEV-Messungen den Proteinbedarf des Menschen überschätzen und pflanzliche Proteine aufgrund ihres verhältnismäßig geringeren Gehalts an diesen schwefelhaltigen Aminosäuren unterschätzen.[46] Dies ist ein gutes Beispiel für die starken Limitierungen von Tierversuchen und die oftmals fehlende Übertragbarkeit auf den Menschen, weswegen Tierversuche nicht nur ethisch fragwürdig sind, sondern häufig auch in Bezug auf ihre Ergebnisse irreführend sein können.

Das vermutlich bekannteste Bewertungssystem für Proteine ist die sogenannte biologische Wertigkeit. Diese beurteilt, wie effektiv der Körper ein Nahrungsprotein verwertet. Optimal verwerten kann der Körper ein Nahrungsprotein, wenn es einen hohen Gehalt an essenziellen Aminosäuren hat, die dem Bedarf des Menschen bestmöglich entsprechen.[47] Auch dieses System hat gewisse Limitierungen, da durch einige Zubereitungsmethoden wie das Keimen[48] die Konzentration an essenziellen Aminosäuren in Hülsenfrüchten und Getreiden steigt. Ebenso wie der nachfolgend dargestellte PDCAAS muss außerdem bei der Interpretation der biologischen Wertigkeit stets das Aminosäurespektrum der gesamten Tageszufuhr an Stelle des Spektrums eines einzelnen Lebensmittels oder einer einzelnen Mahlzeit bewertet werden. Das ist wichtig, weil sich die Aminosäurespektren unterschiedlicher Lebensmittel im Laufe des Tages gegenseitig vervollständigen und damit aufwerten können.

Der PDCAAS (Protein Digestibility Corrected Amino Acid Score) ist der aktuelle mehrheitliche Konsens zur Bewertung von Nahrungsproteinen und beurteilt sowohl die Verdaulichkeit als auch die Aminosäurenzusammensetzung des Proteins im Verhältnis zum tatsächlichen Aminosäurenbedarf des Menschen.[49] Allerdings wird in den meisten Proteinbewertungen anhand des PDCAAS das Zusammenspiel unterschiedlicher Nahrungsproteine und deren gegenseitige Aufwertung ebenso wenig wie die Unterschiede und Veränderungen in der Verdaulichkeit durch die Zubereitung abgebildet. Das Kochen von pflanzlichen Proteinträgern wie Hülsenfrüchten kann einige der verdauungshemmenden Stoffe wie Enzym-Inhibitoren durch das Erhitzen drastisch reduzieren und so die Verdaulichkeit steigern.[50] Im Vergleich zu ihrem Rohzustand kann die Verdaulichkeit des Proteins von Hülsenfrüchten durch das Kochen um durchschnittlich etwa 15 % erhöht werden und wenn die Hülsenfrüchte vor dem Kochen zwölf Stunden eingeweicht werden, erhöht sich ihre Verdaulichkeit nach dem Einweichen und Kochen sogar insgesamt um 25 %.[51] In einer anderen Untersuchung konnten Kidneybohnen ihren PDCAAS-Wert durch das Erhitzen sogar fast verdoppeln.[52]

Egal, ob man nun einzelne Lebensmittel mit einem hohen oder niedrigen PDCAAS verzehrt – am Ende sind diese Werte im Alltag von Menschen mit kaloriendeckender, ausgewogener veganer Ernährung nicht von solch großer Bedeutung, wie es bei all den reduktionistischen Proteinexperimenten erscheinen mag. Diese Experimente wurden bereits in der Vergangenheit dafür kritisiert, dass sie den Aminosäurenbedarf (vor allem an Lysin) womöglich überschätzen und damit zu Empfehlungen führen, die vielleicht sogar etwas zu hoch gegriffen sind.[53]Außerdem berücksichtigen sie weder die Adaptionsfähigkeit des Organismus an unterschiedlich hohe Proteinzufuhren noch die vielen weiteren Einflussgrößen durch Zubereitung und Kombinationen in ausreichendem Maß.

Durch eine geringe Erhöhung der täglichen Proteinzufuhr, wie sie an späterer Stelle für vegan lebende Menschen als Vorsichtsmaßnahme vorgeschlagen und erklärt wird, können darüber hinaus ohnehin eventuelle geringere Wertigkeiten leicht kompensiert werden und so sollte die ausreichende Proteinversorgung beim Beachten der einfachen Handlungsempfehlungen in diesem Kapitel keine große Schwierigkeit darstellen.

Proteinkombinationen

Wenn Proteine überwiegend aus einer einzelnen Quelle bezogen werden und diese Quelle die essenziellen Aminosäuren nicht in einem ausreichenden Verhältnis zum menschlichen Bedarf enthält, kann es in der Theorie tatsächlich zu einem Mangel kommen. Wenn sich jemand also hauptsächlich nur von einer Getreidesorte ernähren würde, wäre dies nicht bedarfsdeckend in Bezug auf eine ganze Reihe an Nährstoffen und auch die Aminosäurenzufuhr würde darunter leiden.[54] Wenn man allerdings nicht *nur* Getreide oder nicht *nur* Hülsenfrüchte isst, sondern diese beiden Grundnahrungsmittel zusammen mit einer Nuss- und Samenauswahl über den Tag verteilt verzehrt, dann können sich diese pflanzlichen Proteinträger untereinander ergänzen und ihre jeweiligen limitierenden Aminosäuren gegenseitig ausgleichen und so ihre biologische Wertigkeit erhöhen.

Das Spiel der Proteinkombination ist eigentlich ganz einfach erklärt: Grund-

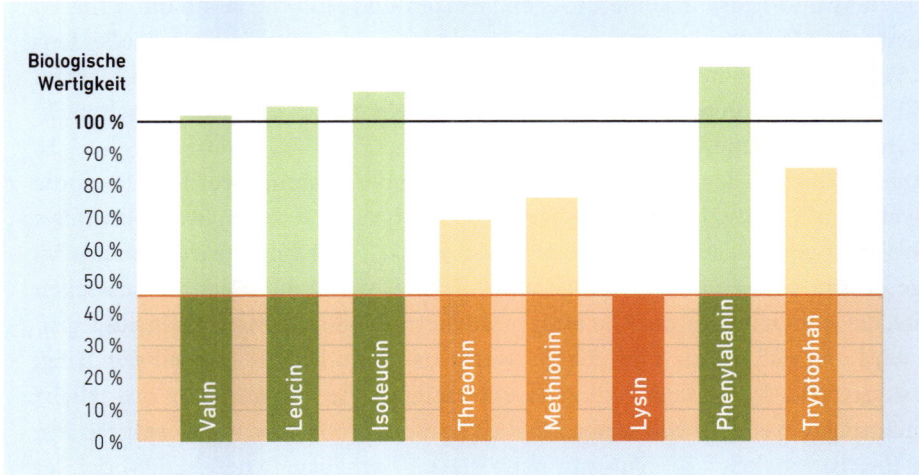

Biologische Wertigkeit

Valin — Leucin — Isoleucin — Threonin — Methionin — Lysin — Phenylalanin — Tryptophan

Die biologische Wertigkeit von 100 % entspricht dem Referenzprotein (Ei). Das geringe Vorhandensein von Lysin wirkt sich limitierend auf alle anderen Proteine aus.

sätzlich ist zwar richtig, dass alle pflanzlichen Proteine zumeist alle essenziellen Aminosäuren enthalten, aber manche von ihnen oft in einer zu geringen Menge, so dass sie als »unvollständig« bezeichnet werden. Die Aminosäure, die im Verhältnis zum Bedarf des menschlichen Körpers am geringsten in einem Protein vorhanden ist, wird als sogenannte limitierende Aminosäure bezeichnet und ist für die geringere biologische Wertigkeit mancher pflanzlicher Proteine verantwortlich.[55] Würde man sich beispielsweise ausschließlich von Weizen ernähren, würde man primär zu wenig von der essenziellen Aminosäure Lysin für eine optimale Verwertung des Proteins aufnehmen. Auch Threonin, Methionin und Tryptophan wären nicht im optimalen Maße vorhanden und wären nach Ausgleich des Lysindefizits die nächsten limitierenden Aminosäuren. Diesen Umstand stellt Abb. 9 zum besseren Verständnis bildlich dar.

Würde man ein sehr lysinreiches Lebensmittel zum Getreide hinzufügen, das die zu geringe Menge an Lysin komplett ausgleicht, würde dies die Wertigkeit des Proteins so weit erhöhen, bis man zur nächsten limitierenden Aminosäure stößt, was in diesem Beispiel Threonin wäre. Bringt das ergänzende sogenannte Komplementärprotein nicht nur ausreichend Lysin mit, sondern auch Threonin, würde sich die Wertigkeit erneut soweit erhöhen, bis man zur nächstgelegenen limitierenden Aminosäure kommt, die in diesem Beispiel Methionin, gefolgt von Tryptophan ist. Kann das Komplementärprotein auch genügend hiervon mitbringen, ergänzen sich die beiden Proteine und die optimale biologische Wertigkeit ist erreicht. Diese kann in der Theorie sogar über 100 betragen. Ein Blick auf traditionelle Länderküchen zeigt, dass die Kombination von lysinarmen Getreiden

Protein

mit lysinreichen Hülsenfrüchten ohnehin seit jeher Bestandteil vieler Gerichte ist. Sei es Reis und Hülsenfrüchte in Asien, Weizen und Hülsenfrüchte im vorderen Orient oder Mais und Hülsenfrüchte in Südamerika.[57] Gerichte wie gebratener Reis mit Tofu, Hummus aus Kichererbsen mit Fladenbrot, Kidneybohnen mit Mais im Chili und viele weitere vereinen bereits beide Lebensmittelgruppen zu schmackhaften, proteinreichen Mahlzeiten.

Dieses Konzept der gegenseitigen Aufwertung der Proteine wurde unter anderem auch im Jahr 1971 in dem erfolgreichen Buch »Diet for a small Planet« (»Die Öko-Diät«) von Frances Moore Lappé vorgestellt. Allerdings wurde damals im Zuge dessen eine Hypothese aufgestellt, die sich später als falsch herausstellen sollte, die jedoch immer noch in einigen Büchern, Blogs und Magazinen aufgegriffen wird und sich dadurch fälschlicherweise am Leben hält. Es handelt sich dabei um den Mythos, dass man zwingend unterschiedliche *unvollständige* pflanzliche Proteinträger *in einer gemeinsamen Mahlzeit* kombinieren muss, um so vollständige Proteine zu erhalten.[58] Die Autorin hatte diese Falschaussage bereits 1981 bei der Neuauflage ihres Buches selbst korrigiert und sagt darüber, dass sie mit ihrer Theorie der Proteinkombination einen unwahren Mythos erschaffen hat. Sie betont, dass es wesentlich einfacher ist, genügend hochwertiges pflanzliches Protein zu bekommen, als sie anfangs dachte.[59] Dr. Vernon Young und Dr. Peter Pellett haben ebenfalls in ihrer Publikation von 1994 klargestellt, dass es nicht auf die Aminosäurenzufuhr innerhalb einer Mahlzeit, sondern innerhalb eines gesamten Tages ankommt.[60] Die Wissenschaftler verweisen auf den wichtigen Umstand, dass der Körper über einen beträchtlichen Vorrat an freien Aminosäuren in der Muskulatur verfügt, in dem er gewisse Aminosäuren aus einer Mahlzeit zwischenspeichern kann. Wenn dann einige Stunden später eine andere Mahlzeit gegessen wird, in der eine oder mehrere essenzielle Aminosäuren zu kurz kommen, dann kann der Körper diese Mahlzeit einfach um diese fehlenden Aminosäuren aus seinem eigenen Vorrat aus der Muskulatur ergänzen.

Das heißt, dass beispielsweise die Aminosäuren aus dem Vollkornbrot am Morgen auch noch die des Tofus aus der Gemüsepfanne am Abend komplettieren können. Somit ist es zwar weiterhin von Bedeutung, dass man täglich alle acht essenziellen Aminosäuren in ausreichender Menge zuführt, aber es ist nicht notwendig, diese zwingend in einem Gericht zu kombinieren. Wenn man sich an die Empfehlung des American Institute for Cancer Research (AICR) und des World Cancer Research Fund International (WCRF) hält und zu jeder Mahlzeit Vollkorngetreide und/oder Hülsenfrüchte isst[61] und zumindest einmal pro Tag eine Handvoll Nüsse zu sich nimmt, gewährleistet man so automatisch auch die Proteinzufuhr mitsamt allen essenziellen Aminosäuren, wenn man ausreichend Kalorien zu sich nimmt.

Proteinempfehlungen für Veganer

Trotz der Steigerung der Verdaulichkeit von pflanzlichem Protein durch das Kochen sowie der ergänzenden Wirkung von Komplementärproteinen empfehlen manche Veröffentlichungen zur Sicherheit, die Zufuhrempfehlung an Protein für vegan lebende Menschen von 0,8 g pro kg Körpergewicht auf 1 g pro kg Körpergewicht zu erhöhen, um unter allen Umständen die Proteinversorgung zu gewährleisten.[62] Andere Veröffentlichungen empfehlen eine Erhöhung um lediglich 5-10 % bei rein pflanzlicher Ernährung, was gerundet etwa 0,9 g/kg Körpergewicht bedeuten würde.[63] Andererseits ergab eine Metaanalyse, dass auch im Rahmen einer ausschließlich pflanzlichen Proteinzufuhr bei der Kombination unterschiedlicher Komplementärproteine (z. B. Getreide mit Hülsenfrüchten) nicht von der Notwendigkeit einer höheren Proteinzufuhr auszugehen ist.[64] Für die Beispielperson mit 60 kg Körpergewicht würde eine Erhöhung auf 0,9 g/kg Körpergewicht eine Erhöhung der täglichen Gesamtzufuhr an Protein von 48 g auf 54 g bedeuten und eine Erhöhung auf 1 g/kg Körpergewicht würde den Gesamtbedarf auf 60 g erhöhen. Alle drei Empfehlungen sind durch eine rein pflanzliche Ernährung umsetzbar.

Um die tägliche Zufuhr von Protein leicht zu erhöhen, ist der Verzehr von gering verarbeiteten Sojaprodukten für alle Menschen, die nicht an einer Sojaallergie leiden, eine gute Empfehlung, aber auch alle anderen Hülsenfrüchte können einen wertvollen Beitrag leisten. Gering verarbeitet meint Produkte wie Sojabohnen, Edamame, Tofu und Tempeh. Trotz der höheren Verarbeitung sind aber auch zucker- und ölfreie Sojamilch und Sojajoghurt eine gute Alternative. Schon das Ersetzen von beispielsweise einer Portion Reismilch (0,1 g Protein pro 100 ml) durch Sojamilch (3,5 g pro 100 ml) im Müsli kann bei der Verwendung von 300 ml Pflanzenmilch bereits einen Unterschied von über 10 g Protein bei derselben Flüssigkeitsmenge machen. Ein paar knusprige geröstete Kichererbsen über dem Salat, etwas Tempeh zur Gemüsepfanne, Tofu zum Gemüsecurry oder ein Teil Hülsenfruchtpasta anstatt Getreidepasta sind nur ein paar Ideen, wie man im Grunde jedes Gericht durch die Zugabe von Hülsenfrüchten zu einer guten Proteinquelle machen kann, ohne das eigentliche Gericht stark zu verändern oder die Zufuhrmenge zu sehr zu erhöhen.

Wie die AND seit 2003 in ihrem Positionspapier zu vegetarischer und veganer Ernährung offiziell bestätigt, kann eine vegane Ernährung den Proteinbedarf von Menschen in allen Lebenslagen und bei jeder Sportart decken.[65] Tab. 1 gibt einen Überblick über die Proteinempfehlungen der DGE, die entsprechend der unterschiedlichen Empfehlungen für vegan lebende Personen um 10 % auf 0,9 g bzw. 25 % auf 1 g pro kg Körpergewicht angepasst wurden, um einen Überblick zu schaffen, in welcher Größenordnung die tägliche Gesamtproteinzufuhr von vegan lebenden Menschen sich in unterschiedlichen Phasen des Lebenszyklus bewegen

Tab. 1: **Proteinempfehlungen in Gramm pro Kilogramm Körpergewicht pro Tag**[66]

Personengruppe	Zufuhrempfehlung nach DGE	10 % Erhöhung	25 % Erhöhung
Säuglinge			
0 bis unter 1 Monat	2,5	Keine Erhöhung während der Stillzeit	
1 bis unter 2 Monate	1,8	Keine Erhöhung während der Stillzeit	
2 bis unter 4 Monate	1,4	Keine Erhöhung während der Stillzeit	
4 bis unter 12 Monate	1,3	1,4	1,6
Kinder			
1 bis unter 4 Jahre	1,0	1,1	1,3
4 bis unter 15 Jahre	0,9	1,0	1,1
15 bis unter 19 Jahre	0,8 (w) / 0,9 (m)	0,9 (w) / 1,0 (m)	1,0 (w) / 1,1 (m)
Erwachsene und Senioren			
19 bis unter 65 Jahre	0,8	0,9	1,0
65 Jahre und älter	1,0	1,1	1,3
Athleten			
Ausdauerathleten	1,0	1,1	1,3
Intermittierende Sportarten	1,4	1,5	1,8
Kraftsportler/Bodybuilder	1,6	1,8	2,0
Schwangerschaft und Stillzeit			
Schwangerschaft (ab 2. Trimester)	0,9	1,0	1,1
Schwangerschaft (ab 3. Trimester)	1,0	1,1	1,3
Stillzeit	1,2	1,3	1,5

sollte. Da die Datenlage nicht eindeutig für eine der drei Varianten steht, bleibt es jeder Person selbst überlassen, wo sie sich einreihen möchte. Die goldene Mitte zwischen 0,8 g und 1 g in Höhe von 0,9 g/kg Körpergewicht für Erwachsene mag für viele einen guten Mittelweg darstellen, der den Sicherheitspuffer noch etwas erhöht und gleichzeitig ohne größere Anstrengungen erreichbar ist.

Wie Tab. 1 zeigt, haben Frauen in der Schwangerschaft und Stillzeit einen erhöhten Proteinbedarf. Während sich der Bedarf an einigen Nährstoffen in der Schwangerschaft durchaus verdoppelt, ist dies bezogen auf Protein allerdings nicht der Fall. Die für nicht-schwangere Frauen empfohlene Tagesmenge an Protein erhöht sich in der Schwangerschaft um lediglich 20 % und in der Stillzeit um 35 % und wurde entsprechend den Empfehlungen für vegane Schwangerschaften nach oben angepasst.[67] Säuglinge haben im Verhältnis zu ihrem Körpergewicht den mit Abstand höchsten Bedarf an Protein, der in den ersten sechs Monaten der exklusiven Stillzeit allerdings ohnehin über die Muttermilch gedeckt wird.[68]

In den Folgemonaten und -jahren verringert sich sukzessive der prozentuale Proteinbedarf des Menschen, bis er mit etwa dem Erreichen der Volljährigkeit auf den Wert von 0,8 g/kg Körpergewicht sinkt, wo er bis zum Erreichen des 65. Lebensjahres konstant bleibt. Offiziell wird von Seiten der D-A-CH-Referenzwerte auch Menschen ab dem 65. Lebensjahr eine etwas höhere Proteinzufuhr empfohlen.[69] Einige weitere Veröffentlichungen bestätigen diese leicht erhöhte Zufuhrempfehlung im Alter und manche Quellen empfehlen sogar eine Erhöhung um bis zu 30 % auch bei mischköstlicher Ernährung.[70] Andere Wissenschaftler empfehlen zumindest eine moderate Erhöhung auf 1 g/kg Körpergewicht bei Mischkost.[71,72] Diese moderate Erhöhung wurde in der vorangegangenen Tabelle übernommen und entsprechend an die Empfehlung für vegan lebende Menschen angepasst. Hochaktiven Athleten wird von der International Society of Sports Nutrition (ISSN) eine wesentlich höhere Proteinzufuhr als der Normalbevölkerung empfohlen.[73] Darin empfehlen die Autoren eine Proteinzufuhr von 1,0–1,6 g/kg für Ausdauerathleten, 1,4–1,7 g/kg für intermittierende Sportarten wie Ballsport- und Kampfsportarten mit periodischer Ausdauer- und Kraftleistung sowie eine Menge von 1,4–2 g/kg für Kraftsportler.

Minimal- und Maximalzufuhr an Protein

Veganer nehmen zwar im Durchschnitt weniger Protein zu sich als Mischköstler, jedoch bedeutet weniger nicht zwangsläufig zu wenig. In einer vergleichenden Untersuchung aus der Schweiz verzehrte die omnivore Gruppe zwar durchschnittlich 85 g/Tag und die vegane Gruppe *nur* 65 g,[74] aber diese 65 g spiegelten 11 % ihrer durchschnittlichen Kalorienzufuhr wider und waren damit im Rahmen einer isokalorischen veganen Ernährung bedarfsdeckend. In einer weiteren Untersuchung nahmen Veganer im Durchschnitt sogar 14 % ihrer Nahrungsenergie in Form von Protein auf, wobei die Veganer mit der höchsten Proteinzufuhr innerhalb der Gruppe ganze 19 % der Nahrungskalorien aus Protein bezogen.[75] Selbst die Probanden aus der veganen Gruppe mit dem geringsten Proteinverzehr nahmen in dieser Untersuchung immer noch über 10 % der Kalorien aus Protein zu sich und so wiesen alle Gruppen eine adäquate »Protein-Energy Ratio« auf.

Bei allen Nährstoffen gibt es nicht nur eine empfohlene Minimalzufuhr, sondern auch eine berechnete Maximalzufuhr, die allerdings bei einem Nährstoff wie Protein deutlich weniger problematisch ist als bei manchen Mineralstoffen, deren therapeutische Breite viel geringer ist. Die Maximalzufuhr eines Nährstoffs, die man selbst über lange Zeit hinweg ohne gesundheitliches Risiko zu sich nehmen kann, wird als sogenanntes Tolerable Upper Intake Level (Upper Level, UL) bezeichnet. Für Protein konnte laut der European Food Safety Authority (EFSA) zwar aufgrund der begrenzten Datenlage kein UL festgelegt werden, aber laut der EFSA kann mindestens die doppelte Menge der offiziellen Zufuhrempfehlungen auch über längere Zeit ohne gesundheitliches Risiko verzehrt werden.[76] Die offizielle Empfehlung für nicht-schwangere Erwachsene beträgt 0,8 g Protein pro Kilogramm Körpergewicht bei Mischkost und somit können mindestens bis zu 1,6 g Protein pro Kilogramm Körpergewicht ohne abträgliche Langzeitfolgen zugeführt werden. Die 60 kg schwere Testperson könnte demnach also täglich bis zu 96 g Protein im Rahmen ihrer Ernährung verzehren. Geht man von einer etwas geringeren Verfügbarkeit pflanzlicher Proteine und einer Proteinempfehlung von 0,9-1,0 g/kg Körpergewicht aus, so ist das UL für rein pflanzliche Proteine mit 108-120 g/Tag sogar noch höher.

Fazit

Wie dieses Kapitel gezeigt hat, kann man in jeder Phase seines Lebens den Proteinbedarf rein pflanzlich decken. Frühere Untersuchungen zur Beurteilung der Wertigkeit von Proteinen haben pflanzliche Proteine verhältnismäßig schlecht bewertet, doch viele dieser Testergebnisse müssen aufgrund ihrer zahlreichen Limitierungen hinterfragt werden. Viele internationale Gesundheits- und Ernährungsgesellschaften sind sich heutzutage einig, dass eine gute Proteinversorgung auch rein pflanzlich möglich ist, wenn man einen ausgewogenen Speiseplan verfolgt und auf die Zufuhr tendenziell kritischer Aminosäuren wie Lysin achtet.

Da die essenzielle Aminosäure Lysin in erster Linie in Hülsenfrüchten in hoher Konzentration vorkommt, sollten Hülsenfrüchte einen täglichen Bestandteil einer pflanzlichen Ernährung bilden. Um die ausreichende Proteinversorgung für vegan lebende Menschen in jeder Lebenslage sicherzustellen, empfehlen einige Veröffentlichungen eine Erhöhung der Proteinzufuhr bei rein pflanzlicher Ernährung um 5-25 %, jedoch sehen nicht alle relevanten Veröffentlichungen diese Erhöhung als notwendig an. Entgegen früherer Vermutungen ist es außerdem nicht zwingend notwendig, die unterschiedlichen pflanzlichen Proteinträger innerhalb einer Mahlzeit zu kombinieren, um ihr Aminosäurespektrum zu vervollständigen. Es genügt, diese innerhalb eines Tages verteilt zu essen.

Nach dem Vorbild von Dr. Vernon Young und Dr. Peter Pellett, deren wichtige Veröffentlichung »Plant Proteins in Relation to Human Protein and Amino Acid Nutrition«[77] mit einer übersichtlichen Tabelle zu den häufigsten Proteinmythen sowie ihrer Richtigstellung endet, schließt auch in diesem Buch jedes Kapitel mit einer tabellarischen Gegenüberstellung der beschriebenen Mythen sowie mit der Realität ab.

Tab. 2: **Vorurteile gegenüber der Proteinversorgung bei veganer Ernährung**

Klischee	Realität
Die vegane Ernährung liefert nicht genügend Protein.	▶ Eine ausgewogen zusammengestellte vegane Kost liefert bei ausreichender Kalorienzufuhr alle essenziellen Aminosäuren und kann daher den Proteinbedarf decken.
Athleten können ihren erhöhten Proteinbedarf nicht rein vegan decken.	▶ Positionspapiere wie jenes der AND stellen klar, dass auch Athleten jeder Sportart ihren erhöhten Proteinbedarf rein pflanzlich decken können und viele erfolgreiche vegane Athleten leben es darüber hinaus tagtäglich vor.
Tierische Proteine sind hochwertiger als pflanzliche Proteine.	▶ Separat betrachtet haben pflanzliche Proteine eine geringere biologische Wertigkeit als tierische Proteine. Jedoch haben viele der Messmethoden zur Proteinbewertung aufgrund ihrer starken Limitierungen nur eine sehr bedingte Aussagekraft. Durch die Kombination von unterschiedlichen pflanzlichen Proteinträgern kann das Aminosäurespektrum von Pflanzen stark aufgewertet werden und steht dadurch tierischem Protein ebenbürtig gegenüber.
Zur Qualitätsverbesserung von pflanzlichen Proteinen müssen sich ergänzende Proteine zwingend innerhalb einer Mahlzeit gegessen werden.	▶ Die Aminosäuren unterschiedlicher Proteine können sich im Laufe des gesamten Tages ergänzen und müssen nicht zwingend innerhalb einer Mahlzeit zusammen zugeführt werden.
Veganer müssen mehr Protein essen, um die niedrigere Verdaulichkeit und Verfügbarkeit der pflanzlichen Proteine auszugleichen.	▶ Zum aktuellen Zeitpunkt herrscht kein Konsens darüber, ob Veganer tatsächlich mehr Protein zu sich nehmen sollten. Um auf Nummer sicher zu gehen, empfehlen einige Institutionen eine moderate Proteinzufuhrerhöhung um etwa 10 % bei rein veganer Kost.

Protein

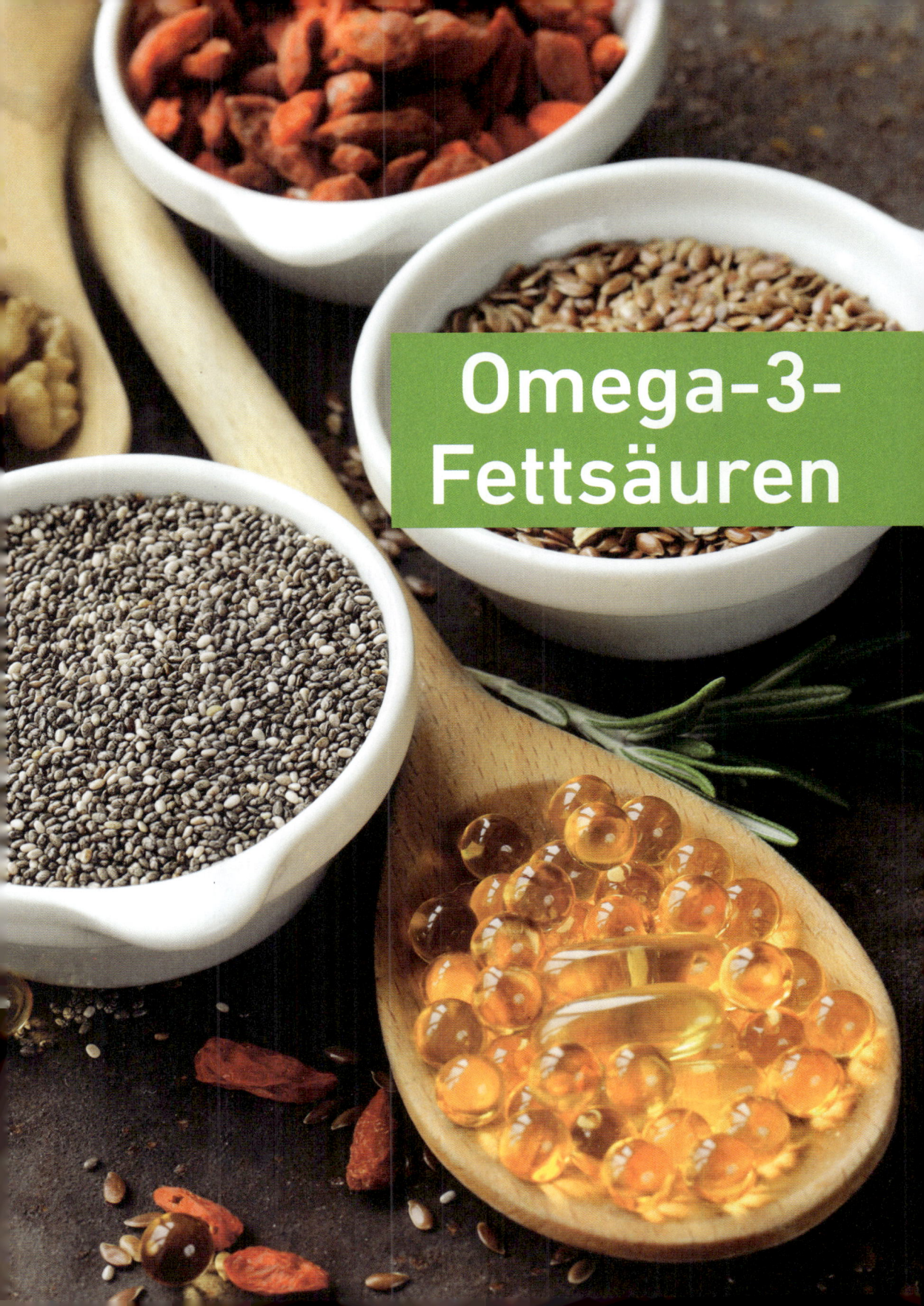

Omega-3-Fettsäuren

So wie Milch für die meisten Menschen den Inbegriff der optimalen Kalziumquelle darstellt, so ist Fisch für viele das Sinnbild der idealen Quelle für jene *guten Fette*, die man im Rahmen einer gesunden Ernährung zu sich nehmen sollte. Gemeint sind damit die langkettigen Omega-3-Fettsäuren Eicosapentaensäure (EPA) und Docosahexaensäure (DHA), welche in höherer Konzentration vor allem in fettreichen Kaltwasserfischen wie Lachs, Hering, Thunfisch und Sardine vorliegen, jedoch in geringeren Mengen auch in sehr vielen anderen Fischarten zu finden sind.[1]

Diese Fettsäuren standen bereits in früheren Beobachtungsstudien am Menschen im Zusammenhang mit einer Risikoreduktion in Bezug auf Herz-Kreislauf-Erkrankungen[2] und scheinen trotz teils widersprüchlicher Studienergebnisse überwiegend auch einen positiven Effekt auf den Erhalt der kognitiven Fähigkeiten im Alter zu haben.[3] Ein Verzicht auf Fisch wird daher von manchen Seiten als gesundheitlich abträglich bewertet und so stellt sich die Frage, welche gesundheitlichen Auswirkungen der Verzicht von Fisch im Rahmen einer veganen Ernährung hat.

In dieser Diskussion werden oftmals zwei wesentliche Punkte übersehen: Zum einen sind Fische nicht die eigentlichen Lieferanten der langkettigen Omega-3-Fettsäuren EPA und DHA, sondern sie akkumulieren in der Nahrungskette nur jene Fettsäuren in ihrem Gewebe, die ursprünglich aus gewissen Mikroalgen stammen.[4] In diesem Zusammenhang muss unterstrichen werden, dass tierische Produkte kein Monopol auf irgendeinen Nährstoff haben und in keinem Fall die ursprünglichen Quellen für all jene Nährstoffe sind, die sie enthalten. So wie jegliches Mineral ursprünglich aus dem Boden von der Pflanze aufgenommen wird und erst durch den Verzehr der Pflanze in den tierischen Organismus gelangt, wird auch jedes Vitamin im Ursprung von Mikroorganismen als Primär-Produzent synthetisiert und gelangt erst im Laufe der Nahrungskette in das tierische Gewebe. Ebenso funktioniert auch die marine Nahrungskette, in der Mikroalgen als Primär-Produzenten Omega-3-Fettsäuren synthetisieren, die dann von Primär-Konsumenten wie Zooplankton gefressen werden. Diese wiederum dienen Sekundär-Konsumenten wie Fischen als Nahrungsquelle. Diese Sekundär-Konsumenten werden im Anschluss von Tertiär-Konsumenten wie Lachsen gefressen. Durch diesen Prozess

Abb.10: **Anreicherung der marinen Omega-3-Fettsäuren aus pflanzlichen Quellen im Laufe der Nahrungskette**

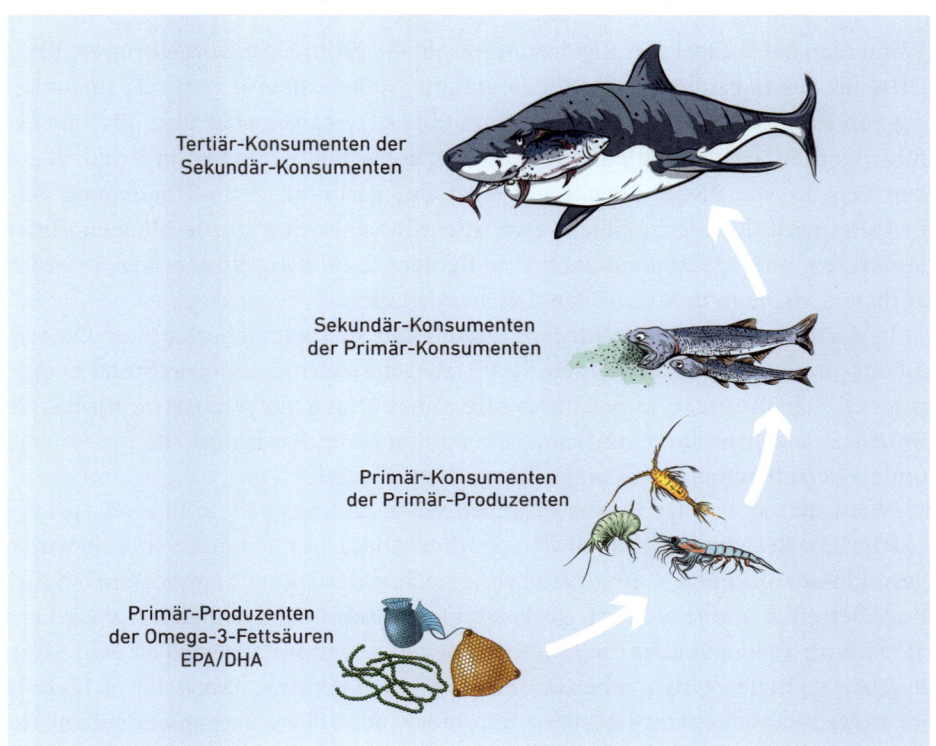

Tertiär-Konsumenten der
Sekundär-Konsumenten

Sekundär-Konsumenten
der Primär-Konsumenten

Primär-Konsumenten
der Primär-Produzenten

Primär-Produzenten
der Omega-3-Fettsäuren
EPA/DHA

reichern sich zwar die Omega-3-Fettsäuren im Gewebe des Lachses an, aber es wäre nicht korrekt, diese Fettsäure als tierischen Ursprungs zu bezeichnen.

Zum anderen besitzt der menschliche Körper grundsätzlich auch die Fähigkeit, diese langkettigen Fettsäuren selbst zu produzieren, wenn man ihm unter den richtigen Bedingungen die richtigen pflanzlichen Ausgangsstoffe zur Verfügung stellt. Dieser Umstand ist auch die Begründung dafür, dass EPA und DHA nicht als essenzielle (also überlebensnotwendige) Fettsäuren deklariert werden, sondern lediglich als semiessenziell.[5] Die Fähigkeit zur körpereigenen Produktion von EPA und DHA ist interindividuell von Mensch zu Mensch unterschiedlich und die Effektivität hängt von mehreren Faktoren ab, die in diesem Kapitel noch im Detail besprochen werden. Zu Beginn ist es aber wichtig zu verstehen, dass EPA und DHA ursprünglich aus Pflanzen stammen und die Möglichkeit zur Eigenproduktion grundsätzlich gegeben ist.

Am Beginn der Nahrungskette ansetzen

Wenn man bei mangelnder Eigensynthese auf die Zufuhr von vorgeformtem EPA/ DHA aus der Nahrung zurückgreifen möchte, sollten diese Fettsäuren, unabhängig von der Ernährungsweise, bevorzugt über Mikroalgen statt über Fisch zugeführt werden. Neben den ethischen und ökologischen Bedenken in Hinblick auf den Verzehr von Fischen spielt hier auch eine gesundheitliche Überlegung eine bedeutsame Rolle. Fische liefern zwar mehr oder weniger große Mengen dieser Fettsäuren, aber sie können auch eine Reihe von unerwünschten Begleitstoffen enthalten, die man in Mikroalgenöl nicht vorfindet.

In der Nahrungskette im Meer akkumulieren sich nämlich nicht nur Omega-3-Fettsäuren, sondern auch andere Stoffe, etwa die sogenannten persistenten organischen Schadstoffe, wie beispielsweise Dioxine und polychlorierte Biphenyle (PCBs). So macht es durchaus Sinn, weiter unten in der Nahrungskette anzusetzen, um die Schadstoffbelastung möglichst gering zu halten.

Nicht alle, aber einige Untersuchungen sehen im Konsum von Fisch die größte Quelle für Belastungen mit diesen Stoffen. Diese können nicht nur negative gesundheitliche Folgen für Erwachsene nach sich ziehen, sondern auch Säuglinge betreffen, die selbst noch gar keinen Fisch essen. Dies liegt daran, dass diese Stoffe zum Teil auch über die Muttermilch abgegeben werden und so dem Säugling bereits in den ersten Lebensmonaten schaden können.[6] Das heißt nicht, dass jeder Meeresfisch davon betroffen sein muss, aber diese Ergebnisse sollten für diese wichtige Thematik sensibilisieren und darauf aufmerksam machen, dass alternative, schadstofffreie und umweltfreundliche Quellen eine wünschenswerte Option sind.

Auch Aquakulturen scheinen keine Garantie dafür zu sein, dass die dort gezüchteten Fische nicht mit jenen Stoffen belastet sind. In einem groß angelegten Vergleich mit Lachsproben aus den USA und Europa wurde festgestellt, dass sowohl Wild- als auch Zuchtlachs zum Teil mit PCBs und Dioxinen belastet war. Die Konzentrationen in den über 450 Zuchtlachsen waren durchschnittlich sogar höher als in den wild gefangenen Lachsen.[7] Die Wissenschaftler schlussfolgerten daraus, dass einige Fische zwar eine gute Omega-3-Quelle darstellen, aber auch die Belastung mit Schadstoffen hoch sein kann und so letztendlich der gesundheitliche Nutzen des Fischkonsums relativiert werden könnte. Diese Beobachtung bestätigte auch eine weitere Untersuchung an rund 600 Proben aus Wild- und Zuchtlachsen.[8] Bei dieser gab es ebenfalls im Zuchtlachs höhere Schadstoffwerte als im Wildlachs und es konnte außerdem ein Zusammenhang zwischen der Belastung der jeweiligen Futtermittel und des Fischfleisches gezeigt werden. Somit scheint die höhere Belastung im Zuchtfisch zu großen Teilen auf das kontaminierte Futter zurückzugehen.

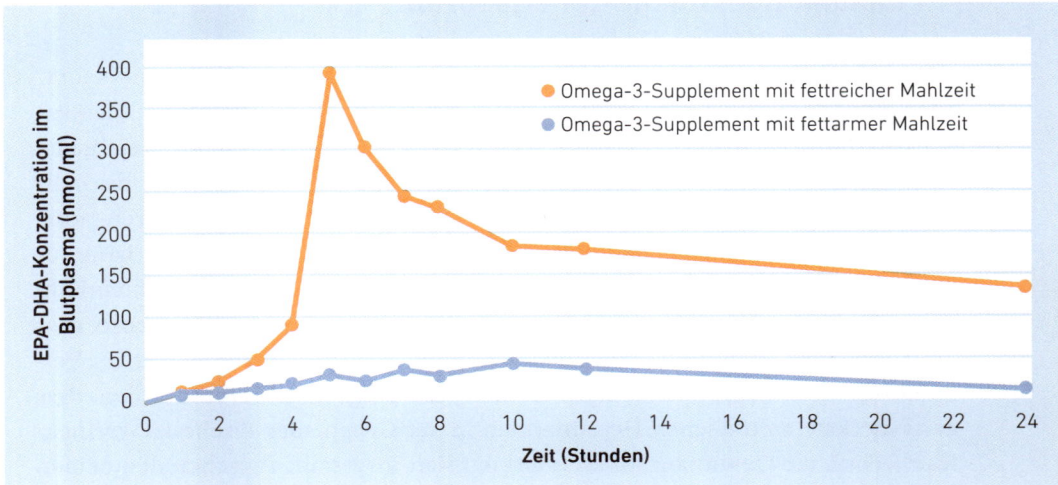

Auch abseits eventueller Belastungen mit unerwünschten Stoffen macht es Sinn, den Fisch als Zwischenglied für die EPA- und DHA-Versorgung auszuschließen und die steigende Nachfrage nach diesen Fettsäuren direkt durch Mikroalgen zu decken, aus denen sie ursprünglich stammen.[9] Mehrere Untersuchungen haben die Verträglichkeit, Wirksamkeit und Sicherheit von Mikroalgenöl getestet und kamen einheitlich zum selben Ergebnis: Algenöl aus unterschiedlichen Algenarten wie der Schizochytrium wird gut vertragen, bietet eine saubere und bioverfügbare Form von EPA/DHA und zeigt keine negativen Effekte.[10, 11, 12] Mikroalgenöle gibt es wie auch Fischöl in Kapselform oder in Flaschen. Um die Aufnahme von EPA und DHA aus Mikroalgenölkapseln (ebenso wie aus Fischölkapseln) zu optimieren, empfiehlt es sich, diese zusammen mit einer zusätzlichen Fettquelle einzunehmen. Das können eine Handvoll Nüsse oder auch eine ganze Mahlzeit mit ausreichender Fettmenge sein. Abb. 11 zeigt den Grund für diesen Hinweis: Durch die Zugabe einer weiteren Fettquelle steigt die Aufnahme der Omega-3-Fettsäuren um mehr als das Zehnfache.[13]

Obwohl Untersuchungen zeigen, dass sowohl die langkettigen Omega-3-Fettsäuren im ganzen Fisch[14, 15] als auch die kurzkettigen Omega-3-Fettsäuren in gemahlenen Leinsamen[16] recht stabil gegenüber Hitze sind, sollten neben Mikroalgen- auch Lein-, Hanf-, Chia- und Walnussöl ausschließlich für die kalte Küche verwendet werden, weil die isolierten Öle dieser Lebensmittel wesentlich weniger hitzestabil sind.[17] Wenn sie zum Aromatisieren von gekochten Speisen verwendet werden, sollten sie daher erst am Ende der Garzeit, nach dem Abstellen der Hitze, zugegeben werden. Ansonsten lassen sich auch wohlschmeckende kalte Dips und Dressings mit ihnen herstellen.

Langkettige Omega-3-Fettsäuren zum Schutz von Herz und Gehirn

Sehr gesunde Ernährungsweisen wie z. B. die mediterrane Ernährung, die eine effektive Strategie in der Prävention von Herzerkrankungen darstellt,[18] beinhalten Fisch. Auch Studien wie etwa die GISSI-Study (Gruppo Italiano per lo Studio della Streptochinasi nell'Infarto) zeigten eine Reduzierung der Todesfälle durch Herz-Kreislauf-Erkrankungen bei einer täglichen Supplementierung von EPA/DHA aus Fischöl in einer Höhe äquivalent zu der Zufuhr von etwa 100 g fettreichem Kaltwasserfisch.[19] Die DART-Study (Diet and Reinfarction Trial) berichtete ebenso, dass die Sterblichkeitsrate durch Herzinfarkte in der Gruppe der Fischesser im Vergleich zur Kontrollgruppe geringer ausfiel.[20] Allerdings muss betont werden, dass zwar die Rate an tödlichen Herzinfarkten in der Gruppe der Fischesser geringer war, jedoch die Gesamtanzahl an Infarkten sich insgesamt zwischen den beiden Gruppen nicht unterschied. Demgegenüber steht unter anderem die Lyon Diet Heart Study, die mithilfe von Omega-3-Fettsäuren im Rahmen von mediterranen Ernährungsmustern nicht nur die Rate an tödlichen Infarkten, sondern auch die Gesamt-Infarkt-Rate (tödliche und nicht-tödliche zusammengezählt) reduzieren konnte.[21] Nach einer durchschnittlichen Beobachtungszeit von etwas mehr als zwei Jahren traten in der Interventionsgruppe der mediterranen Ernährung mit Omega-3-Fettsäuren im Vergleich zur Kontrollgruppe nur ein Fünftel der tödlichen Herzinfarkte auf. Ebenso war die Rate der nicht-tödlichen Herzinfarkte nur ein Drittel so hoch wie in der Kontrollgruppe.

Das Interessante an dieser Studie ist aber vor allem, dass der Fischkonsum zwischen der Kontroll- und Interventionsgruppe nicht signifikant unterschiedlich ausfiel. Signifikante Unterschiede gab es lediglich in der Höhe des Konsums von mehr Brot, Früchten und Omega-3-reicher Margarine auf Rapsölbasis in der Interventionsgruppe sowie einem geringeren Verzehr von Butter, Sahne, Innereien, Fleisch und verarbeiteten Fleischprodukten, wie Würstchen und Speck, im Vergleich zur Kontrollgruppe. Mit anderen Worten: In dieser Untersuchung stammten die Omega-3-Fettsäuren gar nicht aus Fisch, sondern überwiegend aus pflanzlichen Quellen. Dennoch spielten sie eine Rolle in der Gesundheit der Probanden und so ist es fraglich, inwieweit langkettige Omega-3-Fettsäuren aus tierischen Produkten bei gleichzeitig guter Versorgung mit kurzkettigen Omega-3-Fettsäuren aus Pflanzen noch zusätzliche gesundheitliche Vorteile bringen können. Außerdem unterstreicht die Lyon Diet Heart Study, dass der Wert einer mediterranen Ernährungsweise vor allem auf den Synergieeffekten all ihrer gesunden Komponenten beruht und es zu kurz gedacht wäre, einen einzelnen Bestandteil wie den Fischkonsum als die alleinige Hauptursache für die präventive Wirkung hervorzuheben.[22] Die Eckpfeiler der mediterranen Ernährung sind Vollkorngetreide, Hülsenfrüchte,

Obst, Gemüse, Nüsse, ein erhöhter Verzehr von pflanzlichen Fetten aus Olivenöl und der regelmäßige Verzehr von Fisch.[23] Welcher Bestandteil im Rahmen dieser Ernährung in welcher Höhe zu den protektiven Effekten verhilft, ist schwer auszumachen. Die Daten zeigen aber nicht, dass man dem Fischverzehr alleine den Großteil der protektiven Effekte zuschreiben könnte.

Eine wichtige Frage, die man im Rahmen all dieser Untersuchungen außerdem stellen muss, lautet: Welche ungesünderen Lebensmittel hat das jeweilige Lebensmittel aus dem Speiseplan verdrängt bzw. reduziert? Da man pro Tag insgesamt nur eine gewisse Menge an Nahrung zu sich nehmen kann, geht eine Mehrzufuhr von einem Lebensmittel meist auf Kosten eines anderen. Wenn Fische im Speiseplan gesundheitlich abträglichere Lebensmittel wie rotes und verarbeitetes Fleisch ablösen, erhöhen sie damit nicht nur aufgrund ihrer Omega-3-Fettsäuren den Wert des Speiseplans, sondern sie reduzieren auch die Zufuhr ungesunder Lebensmittel und senken damit auch auf diesem Weg das Krankheitsrisiko. Daher muss stets ein Blick auf den gesamten Speiseplan geworfen werden, um zu sehen, welche Störfaktoren die Ergebnisse verzerren könnten und ob andere Variablen ausreichend beachtet wurden. So können in Untersuchungen Fischesser im Vergleich zu Fleischessern auch abseits des Fischkonsums eine gesündere Ernährungs- und Lebensweise führen und es ist wichtig, all diese Störfaktoren zu berücksichtigen.

Inwieweit man Omega-3-Fettsäuren in isolierter Form überhaupt für die Prävention von Herz-Kreislauf-Erkrankungen verantwortlich machen kann, sollte man sich seit dem Erscheinen einer großen Metaanalyse aus 20 randomisierten kontrollierten Experimenten aus dem Jahr 2012 ohnehin fragen.[24] Diese bis dato umfassendste und aktuellste Untersuchung stellt den allgemeinen Glauben vieler Mediziner und Wissenschaftler, dass Fischölkapseln sinnvoll sind, in Frage. Denn nach der Auswertung der Daten konnten die Autoren der Metaanalyse keinen signifikanten Zusammenhang zwischen der Supplementierung von Omega-3-Fettsäuren mit Fischölkapseln und einer geringeren Gesamtsterblichkeit oder der Sterblichkeit durch Herzerkrankungen und Schlaganfälle ausmachen.

Andererseits halten beispielsweise die evidenzbasierten Leitlinien zum Thema »Fettzufuhr und Prävention ausgewählter ernährungsmitbedingter Krankheiten« der DGE aus dem Jahr 2015 daran fest, dass die Evidenz für eine primäre Prävention der koronaren Herzkrankheit (KHK) durch eine Zufuhr von langkettigen Omega-3-Fettsäuren als »wahrscheinlich« eingestuft werden kann.[25] Ob diese nun tatsächlich für sich genommen oder erst in Kombination mit anderen schützenden Ernährungsfaktoren eine protektive Wirkung auf die Herz-Kreislauf-Gesundheit ausüben können, kann hoffentlich zukünftig anhand von mehr Daten mit noch größerer Sicherheit festgestellt werden.

Auch wenn die Zufuhr der langkettigen Omega-3-Fettsäuren EPA und DHA keine signifikanten Verbesserungen der Herz-Kreislauf-Gesundheit mit sich bringen sollte, gibt es dennoch ein weiteres wichtiges Feld in der Krankheitsprävention, in dem vor allem die Gabe von DHA von Nutzen sein könnte: Den Erhalt der kognitiven Fähigkeiten im Alter. 2014 erschien erstmals eine doppelblinde, placebokontrollierte Interventionsstudie, die zeigen konnte, dass langkettige Omega 3-Fettsäuren positive therapeutische Effekte auf die Hirnfunktion älterer Menschen haben können.[26] Daher ist es vermutlich vernünftig, die Versorgung mit langkettigen Omega-3-Fettsäuren zum Erhalt der langfristigen mentalen Gesundheit bereits präventiv sicherzustellen.

Die richtige Dosierung von Omega-3-Fettsäuren

Die gängige Dosis, die von der DGE,[27] der European Food Safety Authority (EFSA),[28] der WHO in Zusammenarbeit mit der Food and Agriculture Organization of the United Nations (FAO)[29] und weiteren Fachgesellschaften vorgeschlagen wird, beträgt 250 mg EPA/DHA, die meist im Verhältnis von 1:2 zueinander dosiert werden. Auch Dosierungen in Höhe von 500 mg werden von einigen Ernährungsgesellschaften in Ländern wie den USA[30] empfohlen. Die höhere Menge an DHA im Vergleich zu EPA liegt darin begründet, dass die körpereigene EPA-Synthese effizienter als die DHA-Synthese ist[31] und der Körper einen Teil des DHAs sogar wieder zurück in EPA konvertieren kann, wenn dies nötig ist.[32] Von daher ist DHA von den beiden langkettigen Fettsäuren die kritischere und wird auch meist in höherer Dosis als EPA empfohlen. Die EFSA setzt aufgrund mangelnder Datenlage zwar kein »Tolerable Upper Intake Level« (UL) fest, betont aber in ihrer Veröffentlichung, dass selbst Dosen von 1.000 mg auch bei langzeitiger Einnahme nach dem derzeitigen Kenntnisstand kein gesundheitliches Risiko darstellen.[33] Noch höhere Dosen von 2.000–6.000 mg EPA/DHA zeigten allerdings, vor allem bedingt durch das DHA, einen signifikanten Anstieg des LDL-Cholesterins, und darüber hinaus sind noch viele weitere Fragen zu den gesundheitlichen Auswirkungen solch hoher Dosen unbeantwortet.[34,35] Daher ist es für die Prävention empfehlenswert, bei der gängigen Zufuhr von 250–500 mg EPA/DHA zu bleiben und höhere therapeutische Dosen nur unter Anleitung einer Fachkraft zuzuführen.

Es waren auch 250 mg EPA/DHA aus Mikroalgen im Verhältnis 1:2, die während einer viermonatigen Interventionsstudie mit vegan lebenden Menschen deren Blutwerte stark verbessern konnten.[36] Als Kennzahl für die Omega-3-Versorgung wurde in dieser Untersuchung der sogenannte Omega-3-Index verwendet. Liegt dieser unter 4 %, besteht ein erhöhtes Herz-Kreislauf-Risiko. Bei einem Index von 4–8 % besteht ein mittlerer kardioprotektiver Schutz und mit über 8 % gilt man als optimal geschützt.[37] Die Veganer in dieser Studie waren zu Beginn der Untersuchung allesamt unter 4 % und konnten innerhalb der vier Monate mit der Dosis von 250 mg EPA/DHA zumindest den Schwellenwert von 4 % überschreiten. Da Untersuchungen allerdings nahelegen, dass der Optimalbereich laut Omega-3-Index bei über 8 % liegt, kann man während der ersten sechs bis acht Wochen bei entsprechend niedrigen Ausgangswerten die Zufuhr auch temporär erhöhen, um schnellstmöglich und effektiv über die 8-%-Grenze zu gelangen. In einer doppelblinden, placebokontrollierten Untersuchung aus Deutschland wurde einer Gruppe an vegetarisch essenden Personen über acht Wochen hinweg 940 mg DHA (kein EPA) verabreicht und der durchschnittliche Omega-3-Index der Probanden stieg von 4,8 % auf 8,4 % und landete damit im Bereich der Optimalversorgung.[38]

Schwangeren und stillenden Frauen empfiehlt die gemeinsame Veröffentlichung der WHO und FAO mindestens 300 mg der langkettigen Fettsäuren, wobei auch hier ein Verhältnis von mindestens 1:2 von EPA zu DHA gegeben sein sollte, damit die empfohlene Mindestzufuhr mit DHA von 200 mg pro Tag gewährleistet werden kann.[39]

Eine Metaanalyse von 2012 zweifelt die Vorteile einer zusätzlichen Ergänzung mit DHA jedoch bei schwangeren bzw. stillenden Frauen zur Optimierung der Gesundheit des Ungeborenen bzw. des Säuglings an.[40] Allerdings können diese Studienergebnisse mit mischköstlichen Frauen mit adäquater DHA-Zufuhr durch Fisch und Eier nicht ohne weiteres auf Veganerinnen übertragen werden. Diese nehmen normalerweise gar kein vorgeformtes DHA durch ihre rein pflanzliche Ernährung auf, sofern sie kein Mikroalgenöl konsumieren und haben damit andere Ausgangsvoraussetzungen als viele mischköstliche Frauen. Veganerinnen zeigten nämlich in Untersuchungen sowohl geringere Plasmawerte an DHA[41,42] als auch eine geringere DHA-Konzentration in ihrer Muttermilch[43] und könnten so im Vergleich zur Fisch und Eier essenden Allgemeinbevölkerung deutlicher von einer Supplementierung mit DHA aus Mikroalgen profitieren.[44] Aufgrund von Hinweisen in Bezug auf eine verminderte Sprachentwicklung bei Kleinkindern mit DHA-Mangel sollten in dieser wichtigen Phase des Lebens alle Eventualitäten ausgeräumt und auf Nummer sicher gegangen werden.[45]

Das Zusammenspiel der Omega-3- und Omega-6-Fettsäuren

Das gesamte Kapitel widmet sich zwar in erster Linie den Omega-3-Fettsäuren, jedoch stehen diese im engen Verhältnis zu den Omega-6-Fettsäuren, die zur zweiten Gruppe der essenziellen bzw. semiessenziellen Fettsäuren gehören. Aus diesem Grund wird an dieser Stelle auch kurz auf diese eingegangen.

Das Wissen darüber, dass es überhaupt überlebensnotwendige Fettsäuren gibt und der Mensch daher auf die Zufuhr gewisser Fettsäuren angewiesen ist, wurde erstmals durch zwei Veröffentlichungen in den Jahren 1929 und 1930 ersichtlich. Damals veröffentlichte das Paar Mildred und George Burr zwei wegweisende Artikel über lebensnotwendige Fettsäuren.[46, 47] Darin schlugen sie zum ersten Mal vor, dass Nahrungsfett weit mehr als nur ein Kalorienlieferant ist und dass unter den Fettsäuren auch solche existieren, die für den Organismus lebensnotwendig sind, die der Körper aber nicht selber bilden kann.[48] Daher werden heute von der Ernährungswissenschaft zwei Fettsäuren als essenziell deklariert: Eine Omega-3-Fettsäure namens Alpha-Linolensäure (ALA; Alpha-Linolenic Acid) und eine Omega-6-Fettsäure namens Linolsäure (LA; Linoleic Acid).[49] Diese beiden Fettsäuren müssen in ausreichender Menge über die Nahrung zugeführt werden, um den langfristigen Erhalt der Gesundheit zu gewährleisten. Die Symptome eines Mangels an essenziellen Fettsäuren sind vielfältig und reichen von stark erhöhtem Durstgefühl, häufigem Harnlassen, trockener Haut und trockenen Haaren über vermehrte Schuppenbildung und brüchige Nägel bis hin zu Kopf- und Bauchschmerzen.[50]

Aus der essenziellen Alpha-Linolensäure (ALA) kann der Körper unter den richtigen Bedingungen unter anderem die semiessenziellen, langkettigen Omega-3-Fettsäuren Eicosapentaensäure (EPA; Eicosapentaenoic Acid) und Docosahexaensäure (DHA; Docosahexaenoic Acid) selbst bilden. Ebenso kann er aus der essenziellen Linolsäure unter anderem die langkettige Omega-6-Fettsäure namens Arachidonsäure (AA; Arachidonic Acid) bilden, die ansonsten lediglich in tierischen Produkten und nicht in Pflanzen vorkommt.[51] Eine nicht ausreichende Versorgung mit den langkettigen Omega-3-Fettsäuren EPA und DHA steht in Verbindung mit dem vermehrten Auftreten von neurologischen Störungen wie Depressionen, Schizophrenie, Alzheimer und ADHS.[52] Des Weiteren legen Untersuchungen nahe, dass diese Fettsäuren in der Prävention von Bluthochdruck, Herzerkrankungen, Typ-2-Diabetes, rheumatoider Arthritis, Morbus Crohn, Colitis ulcerosa und Nierenerkrankungen wirksam sein können und außerdem stärkend auf das Immunsystem wirken.[53]

Während eine hohe Zufuhr von langkettigen Omega-3-Fettsäuren also mit positiven gesundheitlichen, entzündungshemmenden und gefäßerweiternden Effekten einhergeht, bringt eine vermehrte Zufuhr der Arachidonsäure gegenteilige, entzündungsfördernde und gefäßverengende Effekte mit sich.[54] Die Omega-3- und Omega-6-Fettsäuren beeinflussen sich dabei gegenseitig in ihrer Wirkung und können zueinander als Gegenspieler angesehen werden. Aus diesem Grund wurde vor allem in früheren Veröffentlichungen stets ein großer Fokus auf das Verhältnis der Omega-3- zu den Omega-6-Fettsäuren gelegt, der durch neuere Studienergebnisse allerdings zumindest ein Stück weit relativiert wird bzw. differenzierter betrachtet werden muss.[55] Vermutlich ist die wichtigste Betrachtung weder die Gesamtzufuhr noch das Verhältnis aller Omega-3- und Omega-6-Fettsäuren zueinander, sondern vielmehr nur das Verhältnis und die Gesamtzufuhr einzelner Fettsäuren aus diesen beiden Gruppen.[56]

Abb. 12 stellt vereinfacht die körpereigene Bildung der langkettigen, mehrfach ungesättigten Fettsäuren dar. Um die wesentliche Kernbotschaft möglichst ein-

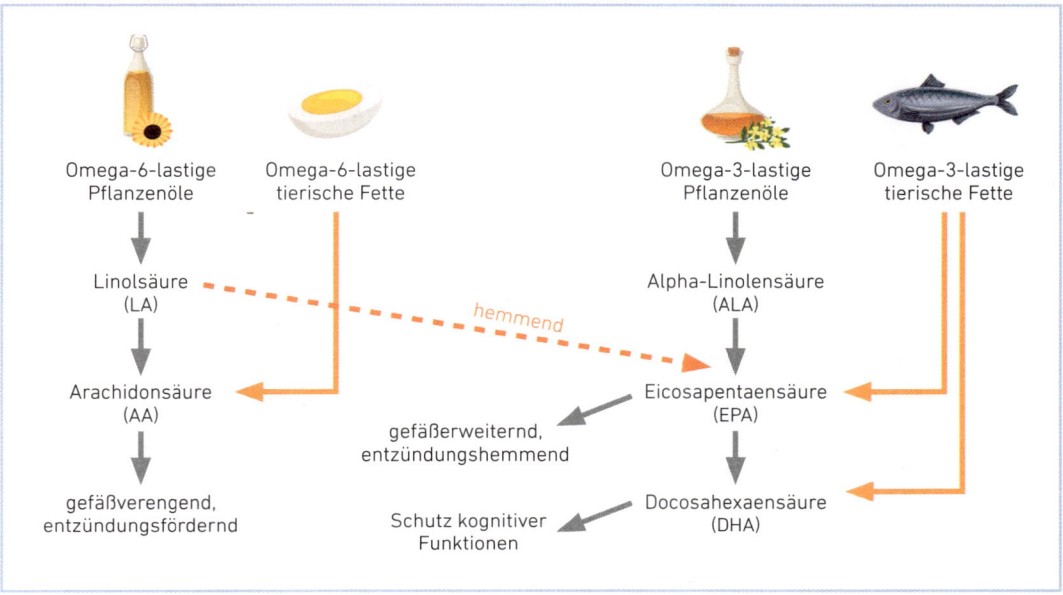

Die Omega-3- und Omega-6-Fettsäuren stehen zueinander in Konkurrenz um dasselbe Enzymsystem. Um mehr gesundheitsförderliches EPA und DHA aus ALA bilden zu können, muss die Zufuhr an LA niedrig gehalten werden.

fach zu halten, werden dabei gewisse Zwischenschritte in diesem Prozess nicht abgebildet. Wie man anhand der Abbildung erkennen kann, wirkt eine erhöhte Zufuhr an LA hemmend auf die Umwandlungsrate von ALA zu EPA und DHA. Umgekehrt wirkt eine vermehrte Zufuhr von ALA hemmend auf die Umwandlungsrate von LA zu AA. Dies liegt daran, dass beide Fettsäuren (LA und ALA) um dieselben Enzymsysteme für ihre Umwandlung zu den jeweiligen langkettigen Fettsäuren konkurrieren.[58] Diese Enzymsysteme sind in ihrer Kapazität begrenzt und so führt eine hohe Zufuhr einer der beiden Fettsäuren zu einer Hemmung der Umwandlung der jeweils anderen. Dieser Vorgang ist auch der Grund dafür, warum die Ernährungsgesellschaften in Deutschland, Österreich und der Schweiz ein bestimmtes Verhältnis dieser beiden Fettsäuren zueinander für ratsam erachten. Laut ihren Empfehlungen sollte das Verhältnis von LA zu ALA nicht höher als maximal 5:1 sein.[59] Für jedes Gramm ALA sollte die Ernährung also nicht mehr als 5 g LA enthalten. Die Idee hinter diesem Verhältnis ist, dass durch die reduzierte Zufuhr der LA auch weniger von der entzündungsfördernden, gefäßverengenden AA gebildet werden kann und gleichzeitig die Bildung der gesundheitsförderlichen Fettsäuren EPA und DHA nicht gemindert wird.[60]

Die Ernährung des Menschen enthielt im Laufe der Evolution nach Schätzungen von Wissenschaftlern ein Omega-6-zu-3-Verhältnis von etwa 1:1.[61] Heutzutage liegt das Verhältnis innerhalb der durchschnittlichen westlichen Ernährung, aufgrund der veränderten Essgewohnheiten allerdings bei 20:1 und höher. Dies kann einer von mehreren Faktoren in der Entstehung von entzündlichen Prozessen im Körper und damit einhergehenden chronisch-degenerativen Erkrankungen sein.[62] Dieses Verhältnis der Fettsäuren untereinander dürfte im Rahmen einer veganen Ernährung einen bedeutenderen Stellenwert als in einer durchschnittlichen Mischkost haben, weil in der pflanzlichen Ernährung überhaupt keine entzündungsförderliche AA durch tierische Produkte zugeführt wird und zumeist auch die Zufuhr von entzündungshemmendem EPA und DHA nur in geringen Mengen oder gar nicht stattfindet, wenn kein Mikroalgenöl zugeführt wird. In diesem Szenario stammt dann die Gesamtmenge an AA im Körper aus der Umwandlung von LA. EPA und DHA stammen ausschließlich aus der Umwandlung von ALA. Hier kann also das Verhältnis von LA zu ALA tatsächlich von wesentlicher Bedeutung sein, um die Bildung der langkettigen Fettsäuren günstig zu beeinflussen.[63]

Im Rahmen einer Mischkost mit durchschnittlichen Mengen an tierischen Produkten scheint dieses Verhältnis ein Stück weit an Bedeutung zu verlieren, weil ohnehin bereits vorgeformte AA über den Verzehr von fettreichem Fleisch und Wurstwaren sowie über Innereien und Eigelb zugeführt wird. Daher verliert die weitaus geringere Eigensynthese des Körpers an AA aus LA in diesem Kontext ein Stück weit an Relevanz.[64,65] Wenn sich eine vegan lebende Person für die Zufuhr von vorgeformten EPA und DHA aus Mikroalgenöl entscheidet, dann wird auch für sie dieses Verhältnis nicht mehr von derart großer Bedeutung wie in einer veganen Ernährung ohne Mikroalgenöl sein, weil auch sie dann genügend vorgeformte langkettige, entzündungshemmende Omega-3-Fettsäuren zuführt.

In der gesamten Diskussion rund um das Verhältnis der Omega-3- und Omega-6-Fettsäuren zueinander wird aber vor allem eine wichtige Tatsache nicht genug beachtet: Oft wird zu verallgemeinernd über ein Verhältnis von Omega-3- zu Omega-6-Fettsäuren gesprochen, ohne dabei zwischen den einzelnen Klassen der Fettsäuren zu unterscheiden. Diese Verallgemeinerung der Omega-3-Fettsäuren (ALA, EPA, DHA) und Omega-6-Fettsäuren (LA und AA) in manchen Veröffentlichungen führt oft fälschlicherweise dazu, dass ein größeres Augenmerk auf dem generellen Verhältnis aller Fettsäuren der beiden Klassen zueinander liegt, statt das Verhältnis der einzelnen Fettsäuren in diesen beiden Klassen zueinander zu bewerten. Denn diese wirken mitnichten identisch, nur weil sie innerhalb einer Gruppe zusammengefasst werden.[66] Diese unterschiedliche Wirkung ist auch der Grund dafür warum sich einige Fachgesellschaften und Fachkräfte inzwischen von einer strikten Fokussierung auf das Verhältnis von Omega-6- zu Omega-3-Fettsäuren lösen. Das Aufrechterhalten des Verhältnisses von LA zu ALA, vor allem bei fehlender Zufuhr der langkettigen Omega-3- und Omega-6-Fettsäuren, hat aber dennoch weiterhin eine Bedeutung in der veganen Ernährung, vor allem, um die Synthese von EPA und DHA zu optimieren.[67]

Tab. 3: **D-A-CH-Referenzwerte für Omega-6- & Omega-3-Zufuhr für beide Geschlechter nach Alter**

Alter	Linolsäure (LA) pro Tag	Alpha-Linolensäure (ALA) pro Tag	EPA/DHA pro Tag
Säuglinge			
0 bis 6 Monate	Ausreichende Zufuhr über Muttermilch	Ausreichende Zufuhr über Muttermilch	Ausreichende Zufuhr über Muttermilch
6 bis 12 Monate	3,5 % der Gesamtkalorien	0,5 % der Gesamtkalorien	10–12 mg/kg Körpergewicht
Kinder und Erwachsene			
1 bis 4 Jahre	3 % der Gesamtkalorien	0,5 % der Gesamtkalorien	10–12 mg/kg Körpergewicht
4 bis 10 Jahre	2,5 % der Gesamtkalorien	0,5 % der Gesamtkalorien	150–200 mg
10+ Jahre	2,5 % der Gesamtkalorien	0,5 % der Gesamtkalorien	250–500 mg
Schwangerschaft und Stillzeit			
Schwangere	2,5 % der Gesamtkalorien	0,5 % der Gesamtkalorien	300–500 mg (mind. 200 mg DHA)
Stillende	2,5 % der Gesamtkalorien	0,5 % der Gesamtkalorien	300–500 mg (mind. 200 mg DHA)

Omega-3-Fettsäuren

Der Omega-3- und Omega-6-Fettsäuren-Bedarf des Menschen

Um diesen komplexen Sachverhalt in Handlungstipps zu überführen, werden in Tab. 3 die Werte für die Mindestzufuhr an LA und ALA sowie EPA und DHA aufgeführt und im Anschluss die konkreten täglichen Zufuhrempfehlungen im Rahmen einer veganen Ernährung dargestellt.

Solange der Säugling gestillt wird, die Mutter adäquat mit allen essenziellen Fettsäuren versorgt ist und durch eine Ergänzung mit Mikroalgenöl auch die DHA-Versorgung der Mutter sichergestellt ist, wird auch der Säugling über die Muttermilch ausreichend versorgt.[68] Wenn der Säugling nicht gestillt wird, benötigt er eine ausreichende separate Zufuhr von DHA. Säuglingsanfangsnahrung auf pflanzlicher Basis wird oft bereits DHA zugesetzt, um eine Versorgung damit sicherzustellen. Sollte das Produkt jedoch kein DHA enthalten, wird eine Supplementierung in der Höhe von 10-12 mg/kg Körpergewicht empfohlen.

Die in Tab. 3 angegebenen Werte für die prozentuale Zufuhr an LA und ALA im Verhältnis zur Gesamtkalorienzufuhr verstehen sich als Minimalzufuhr und können auch durchaus in höherem Maße zugeführt werden. Sie gelten außerdem lediglich unter der Voraussetzung, dass EPA und DHA über die Nahrung aus Mikroalgen zugeführt werden. Das Institute of Medicine (IOM) hat für beide Fettsäuren daher auch eine sogenannte AMDR (Acceptable Macronutrient Distribution Range) festgelegt, die jene Schwankungsbreite der Zufuhr an Omega-3- und Omega-6-Fettsäuren aufzeigt, die im Rahmen einer ausgewogenen Ernährung zulässig ist. Diese Spannbreite beträgt für LA 5–10 % und für ALA 0,6–1,2 % der Gesamtenergie.[69] Wenn man von einer 60 kg schweren, 40-jährigen weiblichen Büroangestellten mit einem durchschnittlichen Kalorienbedarf in Höhe von 1.900 kcal pro Tag ausgeht, dann beträgt ihre Mindestzufuhr an essenziellen Fettsäuren etwa 5 g LA und etwa 1 g ALA.[70] Im Rahmen ihres gesamten Spielraums könnte sie aber zwischen 10–20 g LA und zwischen 1–2,5 g ALA zuführen, wenn sie ihre Versorgung mit EPA/DHA separat über Mikroalgenöl sicherstellt.[71] In einer Veröffentlichung speziell zum Thema der Optimierung einer Omega-3-Zufuhr bei veganer Ernährung wird im Falle einer fehlenden separaten EPA/DHA-Quelle aus Mikroalgenöl empfohlen, zur Kompensation die Zufuhr an ALA im Vergleich zu den offiziellen Empfehlungen mindestens zu verdoppeln.[72] So kann zumindest genügend Substrat für die endogene Bildung von EPA und DHA bereitgestellt werden. Durch die Erhöhung von ALA beim Beibehalten der Zufuhr von LA kann außerdem ein günstigeres Verhältnis von LA zu ALA in Höhe von mindestens 2:1 erreicht werden. In diesem Fall ist eine Zufuhr an ALA in Höhe von etwa 1–2 % der Gesamtkalorienzufuhr erstrebenswert. Dies würde bei der weiblichen Beispielperson mit 1.900 kcal eine Zufuhrempfehlung von etwa 2–4 g pro Tag ergeben. Wie hoch die Zufuhr im Endeffekt genau sein wird, entscheidet sich anhand der Zufuhr an LA, die mit höherer Zufuhr auch die benötigte Menge an ALA erhöht, um beim erwünschten Verhältnis von etwa 2:1 zu bleiben. Wenn die Person sich also für eine Zufuhr von 4 g ALA entscheidet, sollte sich ihre Zufuhr an LA im Bereich von etwa 8 g pro Tag bewegen.

Omega-3- und Omega-6-Fettsäuren in pflanzlichen Lebensmitteln

In welchen Mengen die Omega-3- und Omega-6-Fettsäuren in unterschiedlichen Lebensmitteln enthalten sind, stellen Abb. 13 und Abb. 14 auf der folgenden Seite dar. Sie zeigen jeweils den Gesamtgehalt an Omega-3- und Omega-6-Fettsäuren sowie ihr Verhältnis zueinander in ausgewählten Pflanzenölen und in vollwertigen fettreichen Lebensmitteln. Damit bekommt man ein Gefühl dafür, welche Lebensmittel es in diesem Kontext vermehrt zu verzehren und welche es tendenziell zu reduzieren gilt.

Damit die weibliche Beispielperson ihren Mindestbedarf an LA in Höhe von 5 g decken kann, könnte sie also beispielsweise täglich 18 g Sonnenblumenkerne oder 38 g Mandeln essen und hätte damit schon 100 % ihres Mindestbedarfs gedeckt.[75] 8 g (2 TL) Sonnenblumenöl liefern ebenfalls bereits den gesamten Mindestbedarf an LA. Durch die flexiblen Vorgaben und der großen Schwankungsbreite für die Zufuhr an Omega-6- und Omega-3-Fettsäuren könnte sie aber auch mehr als das Doppelte davon essen und wäre damit weiterhin im Normalbereich.

Abb. 13: Das Verhältnis von Omega-3- zu Omega-6-Fettsäuren in Pflanzenölen[73]

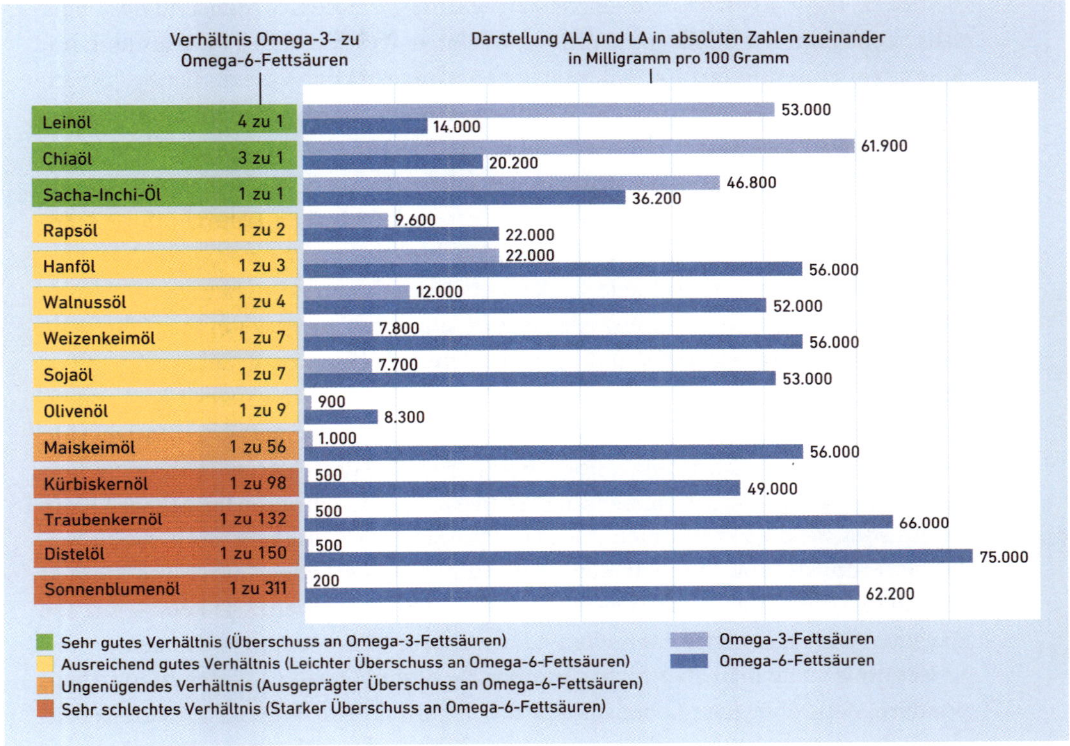

Verhältnis Omega-3- zu Omega-6-Fettsäuren

Darstellung ALA und LA in absoluten Zahlen zueinander in Milligramm pro 100 Gramm

Öl	Verhältnis	Omega-3	Omega-6
Leinöl	4 zu 1	53.000	14.000
Chiaöl	3 zu 1	61.900	20.200
Sacha-Inchi-Öl	1 zu 1	46.800	36.200
Rapsöl	1 zu 2	9.600	22.000
Hanföl	1 zu 3	22.000	56.000
Walnussöl	1 zu 4	12.000	52.000
Weizenkeimöl	1 zu 7	7.800	56.000
Sojaöl	1 zu 7	7.700	53.000
Olivenöl	1 zu 9	900	8.300
Maiskeimöl	1 zu 56	1.000	56.000
Kürbiskernöl	1 zu 98	500	49.000
Traubenkernöl	1 zu 132	500	66.000
Distelöl	1 zu 150	500	75.000
Sonnenblumenöl	1 zu 311	200	62.200

■ Sehr gutes Verhältnis (Überschuss an Omega-3-Fettsäuren)
■ Ausreichend gutes Verhältnis (Leichter Überschuss an Omega-6-Fettsäuren)
■ Ungenügendes Verhältnis (Ausgeprägter Überschuss an Omega-6-Fettsäuren)
■ Sehr schlechtes Verhältnis (Starker Überschuss an Omega-6-Fettsäuren)

■ Omega-3-Fettsäuren
■ Omega-6-Fettsäuren

Abb. 14: Das Verhältnis von Omega-3- zu Omega-6-Fettsäuren in Nüssen und Samen[74]

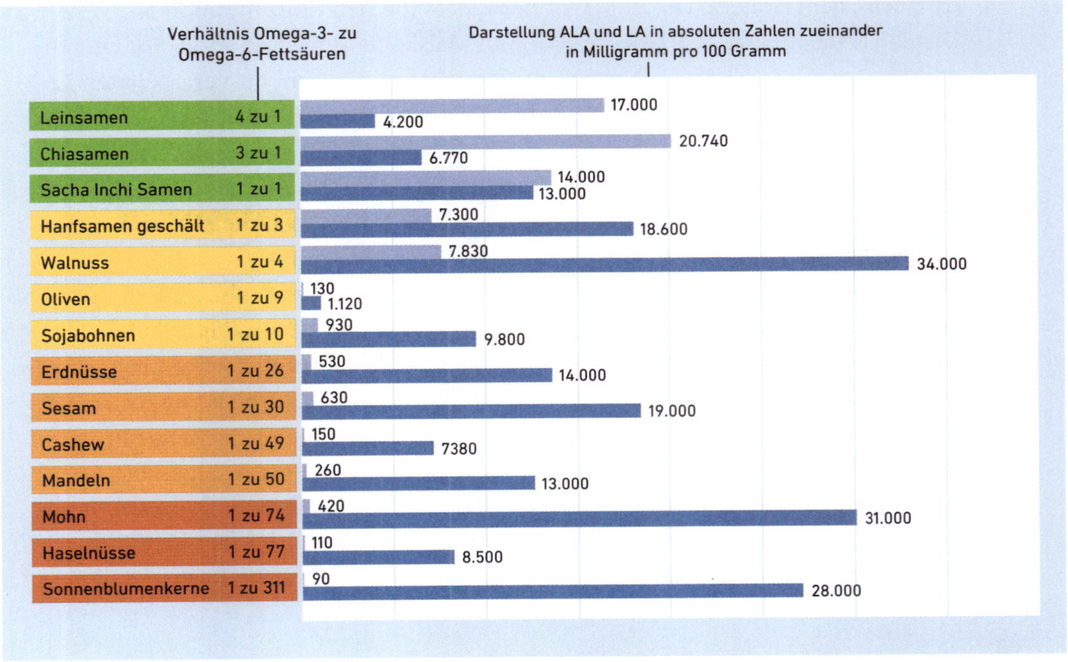

Verhältnis Omega-3- zu Omega-6-Fettsäuren

Darstellung ALA und LA in absoluten Zahlen zueinander in Milligramm pro 100 Gramm

Nuss/Samen	Verhältnis	Omega-3	Omega-6
Leinsamen	4 zu 1	17.000	4.200
Chiasamen	3 zu 1	20.740	6.770
Sacha Inchi Samen	1 zu 1	14.000	13.000
Hanfsamen geschält	1 zu 3	7.300	18.600
Walnuss	1 zu 4	7.830	34.000
Oliven	1 zu 9	130	1.120
Sojabohnen	1 zu 10	930	9.800
Erdnüsse	1 zu 26	530	14.000
Sesam	1 zu 30	630	19.000
Cashew	1 zu 49	150	7380
Mandeln	1 zu 50	260	13.000
Mohn	1 zu 74	420	31.000
Haselnüsse	1 zu 77	110	8.500
Sonnenblumenkerne	1 zu 311	90	28.000

Omega-3-Fettsäuren

Um den Mindestbedarf an ALA in Höhe von 1 g zu decken, genügen bereits 2 g Leinöl (½ TL), 6 g geschrotete Leinsamen oder 13 g Walnüsse. Aufgrund des ebenfalls recht hohen Gehalts an LA in der Walnuss würden jene 13 g Walnüsse mit 4,5 g LA auch schon fast 100 % des täglichen Mindestbedarfs dieser Omega-6-Fettsäure der Beispielperson decken. Würde die Person allerdings nicht über die besten Omega-3-Lieferanten in ihrer Ernährung Bescheid wissen und jene Walnüsse, Lein-, Chia- und Hanfsamen sowie deren Öle nicht zu sich nehmen, könnte sie mithilfe anderer Nüsse und Samen ihren Omega-3-Bedarf im Rahmen ihrer Kalorienbilanz und mit Blick auf die Omega-6-Höchstgrenzen kaum adäquat decken.

Um die großen Unterschiede in der Fettsäurenzusammensetzung zu verdeutlichen, sollen hier ein paar Beispiele genannt werden: Um 1 g der essenziellen ALA zu erhalten, genügen, wie bereits angegeben, etwa 6 g geschrotete Leinsamen. Allerdings bräuchte es knapp 160 g Sesamsamen oder mehr als ein ganzes Kilo Sonnenblumenkerne, um diesen 1 g an ALA zu erhalten. Die unterschiedlichen Samen sind also nicht beliebig austauschbar. Ebenso ist es auch bei den Nüssen. Während schon 13 g Walnüsse 1 g ALA liefern, benötigt die Beispielperson für dieselbe Menge knapp 190 g Erdnüsse oder etwas mehr als 380 g Mandeln. Sesamsamen, Sonnenblumenkerne, Erdnüsse und Mandeln sind weiterhin gesunde Lebensmittel und können und sollten auf täglicher Basis gegessen werden. Sie sind allerdings kein Ersatz für die guten Omega-3-Lieferanten wie Walnüsse, Lein-, Chia- oder Hanfsamen.

Kenntnis sollte man aber nicht nur über die besten Omega-3-Lieferanten haben, sondern auch über jene Lebensmittel, die unverhältnismäßig viel LA liefern und damit das angestrebte Verhältnis von LA zu ALA sabotieren könnten. Diese Lebensmittel gilt es im Rahmen der täglichen veganen Ernährung zu reduzieren. Das betrifft vor allem isolierte Öle mit einer besonders dichten Konzentration an LA, wie Distel-, Traubenkern-, Kürbiskern-, Mohn-, Maiskeim- und allen voran Sonnenblumenöl. Vor allem Letzteres kommt in einer großen Vielzahl an verarbeiteten Lebensmitteln vor und nur wenige pflanzliche Brotaufstriche, Pflanzenmilchsorten, Fertigsaucen oder andere Convenienceprodukte sind frei von Sonnenblumenöl. Convenienceprodukte gilt es außerdem auch aufgrund ihres oftmals hohen Gehalts an Salz, zugesetzten Fetten, Weißmehl, Zucker sowie ihrer oft hohen Kaloriendichte bei gleichzeitig niedriger Nährstoffdichte stark zu reduzieren.

Im eigenen Haushalt kann das einfache Ersetzen von Sonnenblumen- und Maiskeimöl durch Raps- oder Olivenöl bereits die Gesamtzufuhr an Omega-6-Fettsäuren stark reduzieren. Das heißt aber keineswegs, dass auch vollwertige Lebensmittel mit höherem Omega-6-Gehalt wie Sonnenblumen- oder Kürbiskerne gestrichen werden müssen. Dadurch, dass sie neben ihrem Öl auch noch jede Menge Protein, Ballaststoffe und weitere positive Inhaltsstoffe enthalten, liegt in ihnen das Omega-6-haltige Öl nicht so konzentriert vor wie in reinem Sonnenblumenöl. Auch wenn das Fettsäurespektrum in Sonnenblumen- oder Kürbiskernen identisch mit ihren isolierten Ölen ist, liefern diese Kerne noch zusätzlich eine ganze Reihe an wertvollen Inhaltsstoffen. Außerdem sind beide nicht nur schmackhafte, sondern im Vergleich zu Nüssen auch sehr preiswerte und regionale Nährstofflieferanten, die man gerne weiterhin in den eigenen Speiseplan inkludieren darf. Der Verzehr von Sonnenblumen- oder Kürbiskernen sollte allerdings nicht zu Lasten von beispielsweise Lein- oder Hanfsamen gehen, da deren tägliche Zufuhr ein wichtiger Baustein in einem ausgewogenen Speiseplan mit optimaler Omega-3-Versorgung darstellt.

Außerdem darf in der manchmal ausufernden Sorge um eine zu hohe Omega-6-Zufuhr auch nicht vergessen werden, dass eben auch LA essenziell ist und zwingend zugeführt werden muss. Kommt es durch die manchmal vorherrschende, übertriebene Angst vor den Omega-6-Fettsäuren im Rahmen einer veganen Ernährung zu einem größeren Verzicht auf LA, dann kann sich dies ebenfalls gesundheitlich abträglich auswirken.

Ein wirklicher Mangel an LA ist zwar unwahrscheinlich, aber durchaus möglich. Vor allem Menschen, die stark fettreduzierten veganen »High-Carb-Low-Fat«-Ernährungsweisen folgen, müssen trotz der reduzierten Zufuhr an Fett dringend ein Auge auf die Versorgung mit essenziellen Fettsäuren werfen und sich ohnehin überlegen, ob sie nicht doch einige vollwertige Fettträger wie Nüsse und Samen aufgrund ihres gesundheitlichen Mehrwertes in ihren Speiseplan einbauen möchten.[76,77,78] Diese sind nicht nur sehr nährstoffreich, sondern garantieren auch die Mindestmengen an LA und ALA. Denn wenn man im Rahmen einer Low-Fat-Ernährung neben den Ölen auch sämtliche Nüsse und Samen überwiegend meidet, dann kann es durchaus vorkommen, dass man einen Mangel an den beiden essenziellen Fettsäuren erleidet.

Gängige fettarme pflanzliche Lebensmittel wie Grünkohl, Spinat oder Quinoa sind zwar für sich genommen äußerst gesund, aber sie können kaum das Fehlen von Nüssen und Samen in einer pflanzlichen Ernährung kompensieren. Die 60 kg schwere Beispielperson müsste für die Zufuhr der täglichen Mindestmenge an ALA in Höhe von 1 g (1.000 mg) nämlich etwa 280 g Grünkohl, 750 g Spinat oder ganze 1,5 kg gekochten Quinoa essen.[79] Selbst recht fettreiche Lebensmittel wie Oliven oder Avocados liefern nur moderate Mengen an LA und äußerst geringe Mengen an ALA, weil ihr Fettsäurespektrum hauptsächlich aus einfach ungesättigten Fettsäuren besteht. Das ist gesundheitlich durchaus wertvoll und trägt zumindest nicht zum Überfluss an LA in der Ernährung bei. Gleichzeitig kommt es aber auch nicht zu einer ausreichenden Versorgung mit ALA. Um den täglichen Mindestbedarf an ALA durch Oliven oder Avocados zu decken, müsste die Beispielperson knapp 770 g Oliven oder etwa 630 g Avocadofruchtfleisch verzehren. Außerdem stellt 1 g ALA wie erwähnt die absolute Mindestzufuhr dar und viel mehr als 1 g wird man in nahezu nuss-, samen- und ölfreien Ernährungsweisen nicht zuführen können.

Die Mindestmenge an LA ohne Öle, Nüsse, Samen oder andere fettreiche Lebensmittel zu erhalten, ist möglich, allerdings nur, wenn man auf fettreichere

Getreide wie Hafer, Pseudogetreide wie Quinoa oder Amaranth und fettreichere Hülsenfrüchte wie Soja zurückgreift. Für gesunde Menschen spricht jedoch nichts gegen den täglichen Verzehr von Nüssen, Samen oder anderen fettreichen, vollwertigen Lebensmitteln, wie im Kapitel über Nüsse und Samen dargestellt wird. Im Gegenteil spricht aus gesundheitlichen Gründen sehr viel dafür. Somit kann für beinahe jede Person in jeder Lebensphase der tägliche Konsum von Nüssen und Samen empfohlen werden.

Optimierte Eigensynthese der langkettigen Omega-3-Fettsäuren

Die meisten Ernährungs- und Gesundheitsgesellschaften sind sich darüber einig, dass die separate Zufuhr der langkettigen Omega-3-Fettsäuren EPA und DHA zusätzlich zu einer ausreichenden Zufuhr an ALA gesundheitlich zuträglich ist und empfehlen eine tägliche Zufuhr in Höhe von 250–500 mg. Diese erfolgt bei den meisten Menschen zwar über tierische Produkte, kann aber auch über Mikroalgenöl gewährleistet werden. Dennoch öffnet der Umstand, dass EPA und DHA weniger reichlich in den gängigen pflanzlichen Lebensmitteln vorkommen, in manchen Diskussionen die Tür für Kritik an einer veganen Ernährung. Es ist korrekt, dass zum aktuellen Zeitpunkt in den meisten Supermärkten und auch in vielen Bioläden und Reformhäusern keine mit Mikroalgenöl angereicherten Lebensmittel angeboten werden und aufgrund der aktuell noch geringen Produktionszahlen Mikroalgenöle noch verhältnismäßig teuer sind. Dies wird sich aber voraussichtlich in den kommenden Jahren ändern und Mikroalgenöl wird als saubere, nachhaltige und effektive Omega-3-Quelle vermehrt Einzug in die Supermarkt-, Bioladen- und Reformhausregale halten. Abseits der externen Zufuhr scheint der Körper außerdem unter gewissen Umständen durchaus ausreichende Mengen an EPA und in manchen Fällen auch ausreichend DHA allein durch die ausreichende Zufuhr von ALA bilden zu können.

Im Rahmen einer typischen westlichen Ernährungs- und Lebensweise werden der Produktion der langkettigen Omega-3-Fettsäuren allerdings Steine in den Weg gelegt, wodurch in vielen Fällen die Eigensynthese des Körpers stark herabgesetzt wird und nicht ausreicht. Dies hat auch für eine Reihe von Studienergebnissen gesorgt, welche nur eine bedingte EPA- und manchmal eine kaum messbare DHA-Eigenproduktion festgestellt haben. Daher hat die Empfehlung der externen EPA/DHA-Zufuhr weiterhin Bestand. Es ist aber dennoch wichtig zu verstehen, dass es unter den richtigen Voraussetzungen zumindest denkbar wäre, den Bedarf ohne Mikroalgen aus der Eigensynthese aus ALA zu decken. Die veränderten Ernährungsgewohnheiten der letzten Jahrhunderte und das eingeschränkte, auf eine Mischkost zugeschnittene Lebensmittelangebot in Supermärkten erschweren oder verhindern dies aber in vielen Fällen. Welche Einflussfaktoren die Eigensynthese begünstigen und welche sie verringern, wird noch im Detail erklärt. Zunächst ist es aber interessant zu erfahren, wie hoch eigentlich die Umwandlungsrate von ALA zu EPA und DHA im Rahmen einer westlichen Mischkost oder im Rahmen einer (westlichen) veganen Ernährung ist.

Die Menge an EPA und DHA, die der Körper aus ALA produzieren kann, ist grundsätzlich bei Frauen im gebärfähigen Alter höher als bei gleichaltrigen Männern. Die genauen Werte für Männer sowie Frauen nach der Menopause schwanken von Quelle zu Quelle, aber werden durchschnittlich mit 5–8 % Umwandlungsrate von ALA zu EPA angegeben. Aus EPA kann der Körper dann im weiteren Verlauf DHA produzieren, wobei am Ende etwa 0,1–0,5 % der ursprünglichen ALA-Zufuhr zu DHA umgewandelt wird.[80, 81, 82] Andere Untersuchungen suggerieren zwar eine höhere Umwandlungsrate von ALA zu DHA von 2–4 %, jedoch weisen die Veröffentlichungen auch darauf hin, dass in wieder anderen Untersuchungen die Umwandlungsrate zu EPA weniger als 1 % und im Fall von DHA oft gar nicht mehr messbar war.[83, 84] Die Datenlage diesbezüglich ist also alles andere als eindeutig und spiegelt vermutlich die großen interindividuellen Unterschiede von Person zu Person wider.

Besser sieht es scheinbar in Bezug auf die Eigensynthese der langkettigen Omega-3-Fettsäuren bei Frauen im gebärfähigen Alter aus. Eine Untersuchung zeigte, dass diese Frauen im Durchschnitt 21 % des ALAs in EPA und immerhin bis zu 9 % in DHA umwandeln konnten.[85, 86] Die höhere Umwandlungsrate gebärfähiger Frauen mag nach Aussage der Wissenschaftler daran liegen, dass deren Stoffwechsel auch bei mangelnder Nahrungszufuhr mit EPA/DHA in der Lage sein muss, zumindest die Mindestmengen an EPA und DHA im Falle einer Schwangerschaft zu produzieren, um den heranwachsenden Fötus und nachfolgend den Säugling zu versorgen. Eine weitere Untersuchung verglich die Umwandlungsfähigkeit von vegan, vegetarisch und mischköstlich lebenden Menschen und zeigte, dass diese bei den Vegetariern und Veganern im Vergleich zu den Mischköstlern höher ausfiel.[87] Dies lässt auf eine gewisse Steigerung der Umwandlungsrate bei fehlender externer Zufuhr der vorgeformten langkettigen Omega-3-Fettsäuren bzw. auf ein Absinken bei kontinuierlicher Zufuhr von außen schließen. Auch eine 90-tägige Untersuchung unterstützt diese These. In dieser wurden den beiden Probandengruppen entweder hohe (6.500 mg/Tag) oder niedrige (<1.000 mg/Tag) Dosen an DHA zugeführt und am Ende der 90 Tage konnte nach dem Verabreichen von LA und ALA eine Reduktion in der Bildung der langkettigen Omega-3- und Omega-6-Fettsäuren um mehr als 70 % festgestellt werden.[88]

Selbst wenn man auch bei fehlender Zufuhr von EPA und DHA über die Nahrung weiterhin von der niedrigeren genannten Umwandlungsrate von ALA zu EPA in der Eigensynthese in Höhe von 5 % ausgeht, können bereits 30 g geschrotete Leinsamen oder 10 g Leinöl ausreichen, um selbst bei dieser niedrigeren Umwandlungsrate mit über 250 mg mehr als genügend EPA für die Tagesbedarfsdeckung zu produzieren. Man kann daran also deutlich erkennen, dass die Bedarfsdeckung an EPA keine Schwierigkeit darstellen muss, wenn man die Zufuhr des Vorgängers ALA aus Pflanzen im Auge behält. Der Anstieg an EPA nach dem Verzehr von Leinsamen konnte auch in entsprechenden Experimenten gemessen werden. In einer Untersuchung mit 110 Personen mit Bluthochdruck wurden über sechs Monate hinweg täglich jene 30 g gemahlene Leinsamen verzehrt, die den EPA-Bedarf auch bei regulärer Umwandlungsrate in der Theorie decken sollte. Unklar war aber, ob es auch für die DHA-Synthese ausreichen würde. Tatsächlich haben sich die EPA-Werte der Teilnehmer am Ende der Untersuchung um mehr als ein Viertel erhöht. Die DHA-Werte blieben dabei aber unverändert.[89] Allerdings wurde in dieser Untersuchung auch keine weitere Reduzierung der Menge an LA vorgenommen, der Untersuchungszeitraum war eventuell mit sechs Monaten zu kurz angesetzt, um die Auswirkungen auf die Plasmakonzentration an DHA zu testen und wie an späterer Stelle noch gezeigt wird, kann Hypertonie (Bluthochdruck) auch ein weiterer begrenzender Faktor in der Eigensynthese der langkettigen Fettsäuren sein.[90] Somit spiegeln diese und viele der anderen Studien zur Umwandlungsrate der Fettsäuren nicht die wahre Kapazität des Körpers wider und dienen daher nur bedingt als Informationsquelle zum Umwandlungspotenzial der Fettsäuren im Rahmen einer vollwertigen, gut zusammengestellten veganen Ernährung.

Da zum aktuellen Zeitpunkt keine Untersuchungen mit jungen, rundum gesunden vegan lebenden Menschen mit optimierter, vollwertiger pflanzlicher Ernährung und gesundem Lebensstil in Bezug auf die Umwandlungskapazität vorliegen, stellt die externe Zufuhr von EPA und DHA eher eine Vorsichtsmaßnahme aufgrund fehlender Daten als eine absolute Notwendigkeit dar. Jedoch ist man gut beraten, bis zum Vorliegen der entsprechenden Daten lieber auf Nummer sicher zu gehen. Vor allem Gruppen mit erhöhtem Bedarf, wie Schwangere, Stillende und Kinder, sollten diese Vorsichtsmaßnahme dringend ergreifen.

Wenn man testen möchte, ob man die eigene Umwandlungsrate von ALA zu EPA und DHA durch Optimierung der eigenen veganen Ernährung soweit verbessern kann, dass man einen Omega-3-Index von über 8 % erhält, kann man zahlreiche Veränderungen im eigenen veganen Speiseplan und im Lebensstil vornehmen, die zur Verbesserung der Eigensynthese führen können. Außerdem gibt es neben der Ernährung, dem Lebensstil und einiger nicht-beeinflussbarer Faktoren wie Genetik, Geschlecht und Alter noch einige Erkrankungen, die die Synthese ebenfalls beeinträchtigen können. Die Summe all dieser Einflussfaktoren stellt Abb. 15 dar, die im Anschluss vertiefend erklärt wird.

Es ist anzunehmen, dass Menschen, die gesund essen und leben, wesentlich bessere EPA- und DHA-Produzenten sind. Einige wenige Einflussfaktoren auf die Umwandlungsrate kann man selbst zwar nicht entscheidend verändern, aber ein

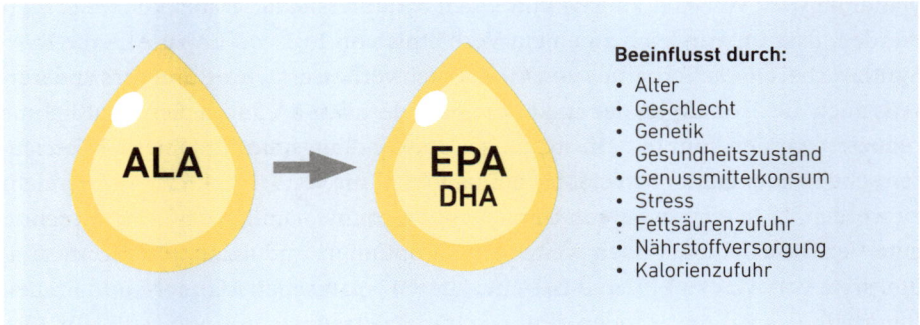

Beeinflusst durch:
- Alter
- Geschlecht
- Genetik
- Gesundheitszustand
- Genussmittelkonsum
- Stress
- Fettsäurenzufuhr
- Nährstoffversorgung
- Kalorienzufuhr

überwiegender Teil liegt in der eigenen Verantwortung. Zu den vermutlich nur sehr bedingt beeinflussbaren Faktoren zählt, dass die Umwandlungsrate im Laufe des Lebens abnimmt und dadurch jüngere Personen tendenziell eine höhere Konvertierungsrate als ältere Menschen aufweisen.[91] Neben vermuteten genetischen Unterschieden haben wie erwähnt Frauen zumindest während ihrer fruchtbaren Jahre eine höhere Umwandlungsrate als gleichaltrige Männer.[92]

Neben diesen Faktoren gibt es eine Reihe von Erkrankungen, welche die Verstoffwechselung der essenziellen Fettsäuren LA und ALA verändern und damit die Fähigkeiten des eigenen Körpers zur Eigensynthese der langkettigen Omega-3-Fettsäuren einschränken können. Diesen Erkrankungen kann man aber mit einer vollwertigen Ernährung und einem gesunden Lebensstil bestmöglich vorbeugen und auch therapeutisch noch viel erreichen. Erkrankungen wie Adipositas, Diabetes, metabolisches Syndrom, Arteriosklerose, Hypertonie, koronare Herzerkrankungen, Alzheimer, Krebserkrankungen und weitere wirken sich dabei abträglich auf den Stoffwechsel der essenziellen Fettsäuren aus.[93] Abgesehen davon sind aber alle anderen Einflussgrößen variabel und können zu den eigenen Gunsten verändert werden. Indem man weitestgehend auf Tabak, Alkohol und übermäßigen Koffeinkonsum verzichtet und das Stressniveau gering hält, kann man die Eigenproduktion von EPA und DHA positiv beeinflussen.[94,95] In Bezug auf die Ernährung gibt es darüber hinaus noch eine ganze Reihe an Einflussfaktoren.

Grundsätzlich muss zunächst die Zufuhrmenge an ALA sichergestellt werden, denn ohne das Grundsubstrat zur Bildung von EPA und DHA kann dessen Synthese auch unter den optimalsten Rahmenbedingungen nicht funktionieren. Dies kann durch den vermehrten Verzehr von Omega-3-haltigen Lebensmitteln leicht erreicht werden. Dafür kann man es sich zur Angewohnheit machen, gewisse Omega-3-Lieferanten wie Lein-, Hanf- und Chiasamen oder Walnüsse täglich in den eigenen Speiseplan zu integrieren. Wie bereits angeführt, sollte außerdem auf der anderen Seite der Omega-3-Gegenspieler LA reduziert werden, weil ein Überschuss an LA die Bildung von EPA und DHA aus ALA um bis zu 40 % reduzieren kann.[96]

Omega-3-Fettsäuren

Dies bestätigte unter anderem auch eine weitere Untersuchung, die die Umwandlungsrate von ALA zu EPA und LA zu AA untersuchte. Dabei konnte gezeigt werden, dass im Vergleich zu einem Verhältnis von 10:1 von LA zu ALA die EPA-Synthese bei einem Verhältnis von 4:1 deutlich verbessert wurde und dass andererseits auch die Produktion der entzündungsfördernden AA durch diese Maßnahme reduziert werden konnte.[97] Die maximale Umwandlungsrate der Omega-3-Fettsäuren scheint aber tatsächlich erst bei einem Verhältnis von 1:1 an LA zu ALA erreicht zu werden.[98,99] In einer weiteren Untersuchung konnte nämlich das ohnehin schon gute Verhältnis von 4:1 noch weiter auf 1:1 optimiert und dadurch die Umwandlungsrate von ALA zu EPA und DHA bei älteren japanischen Männern und Frauen innerhalb des zehnmonatigen Untersuchungszeitraumes um über 40 % für EPA und über 20 % für DHA erhöht werden.[100]

Um die Umwandlungskapazität des Körpers zu optimieren, ist darüber hinaus eine adäquate Grundversorgung mit allen wichtigen Nährstoffen sicherzustellen. Nur wenn die Kalorien-, Protein-, Vitamin- und Mineralstoffversorgung optimiert ist, können die Stoffwechselvorgänge in der Eigensynthese der langkettigen Fettsäuren bestmöglich verlaufen.[101] Mängel an essenziellen Aminosäuren, an Vitaminen, wie Vitamin C, Vitamin B_6, Biotin, Niacin und an Mineralstoffen, wie Zink, Magnesium und Kupfer, haben gezeigt, dass sie die notwendige Enzymaktivität zur Bildung von EPA und DHA einschränken können.[102,103] Außerdem kann die Zufuhr an Transfettsäuren, gesättigten Fettsäuren, Cholesterin und eine zu kalorienreiche Ernährung die Enzymaktivität ebenfalls weiter reduzieren.[104]

Obwohl auch eine hyperkalorische Ernährung in diesem Kontext abträglich wirken kann, gilt dasselbe auch für stark hypokalorische Ernährungsweisen, weswegen stets auf eine adäquate isokalorische Energiezufuhr zu achten ist, die weder viel zu viele, noch viel zu wenige Kalorien zuführt.[105] Da vegane Ernährungsweisen frei von Cholesterin sind und durchschnittlich nur geringe Mengen an gesättigten Fettsäuren aufweisen, sind diese beiden abträglichen Einflussgrößen in der pflanzlichen Ernährung zu vernachlässigen. Die Höhe an Transfettsäuren in der veganen Ernährung richtet sich in erster Linie nach der Höhe an industriell verarbeiteter Nahrung, bei deren Herstellung es zur Bildung von Transfetten kommen kann. Das Bundesinstitut für Risikobewertung (BfR) schreibt dazu, dass in Deutschland vor allem in Backwaren, frittierten Produkten, manchen Sorten von Margarine und einer Vielzahl an Süßwaren und Fertiggerichten teils höhere Mengen an Transfettsäuren enthalten sein können.[106] Der Gehalt an Transfettsäuren in Lebensmitteln scheint seitens der Produzenten in den vergangenen Jahren zwar gesunken zu sein,[107] aber der gesundheitliche Vorteil eines weitestgehenden Verzichts auf derartige Produkte geht ohnehin über die Nicht-Zufuhr von Transfettsäuren hinaus und sollte daher weiterhin angestrebt werden.

Ferner beginnt die ernährungswissenschaftliche Forschung allmählich auch abseits der Vitamine und Mineralstoffe Substanzen in Lebensmitteln zu entdecken, die die Umwandlungsrate von ALA hin zu EPA und DHA verbessern können. Viel Forschung steht hier noch aus, aber zumindest in einem Gewürz haben Wissenschaftler bereits eine vielversprechende Substanz zur Verbesserung der Eigensynthese an EPA und DHA gefunden. Die Rede ist vom sekundären Pflanzenstoff Curcumin in Kurkuma. Die Wissenschaftler vermuten, dass durch das Curcumin die Aktivität einiger Schlüsselenzyme im notwendigen Umwandlungsprozess von ALA zu EPA und DHA erhöht werden kann, was wiederum zu einer besseren Umwandlungsrate führt.[108] Da Kurkuma ohnehin ein sehr nährstoffreiches Gewürz ist, liefert diese neue Erkenntnis nur noch einen weiteren Grund für die tägliche Zufuhr in Form der frischen Wurzel oder des Pulvers. Wichtig ist dabei, dass Kurkuma stets in Verbindung mit schwarzem Pfeffer verwendet werden sollte, weil das Piperin als eine der bioaktiven Substanzen im schwarzen Pfeffer die Wirkung des im Kurkuma enthaltenen Stoffes Curcumin steigert.[109]

Zudem scheint die Höhe der Eigensynthese von DHA in Abhängigkeit von der Zufuhr von vorgeformten DHA aus der Nahrung zu stehen.[110] Dies wurde an früherer Stelle bereits angerissen, als die Hypothese einer Untersuchung vorgestellt wurde, nach der vegetarisch und vegan lebende Menschen womöglich höhere Konvertierungsraten der Fettsäuren im Vergleich zu Fisch essenden Mischköstlern aufweisen,[111] was durch die hemmende Wirkung von Nahrungs-DHA auf die DHA-Eigensynthese erklärt wird.[112] Das bedeutet, dass der Organismus weniger DHA selbst herstellt, wenn es in ausreichender Menge über die Nahrung zugeführt wird und im Umkehrschluss die Effektivität der Eigensynthese steigt, wenn das Angebot an langkettigen Omega-3-Fettsäuren knapp ist. Voraussetzung ist dabei natürlich stets das Vorhandensein des Ausgangsstoffes ALA.

In vielen Untersuchungen zeigten Veganer im Vergleich zu den Mischköstlern aber dennoch deutlich reduzierte Plasmakonzentrationen der langkettigen Fettsäuren EPA und DHA.[113,114,115] Dieser Umstand legt nahe, dass eine vegane Ernährung ohne Fokus auf die Optimierung der Eigensynthese und einer hohen Zufuhr an ALA in dieser Hinsicht nicht automatisch bedarfsdeckend ist. Interessanterweise belegte allerdings eine weitere Untersuchung mit den Daten der EPIC-Norfolk-Studie, dass unter den vegan lebenden Menschen in der Studie die Plasmakonzentrationen an EPA und DHA trotz fehlender Zufuhr über die Nahrung nicht bedeutend schlechter ausfielen als bei fischessenden Mischköstlern.[116] Die Veganer-Quote in der Studie war jedoch sehr gering und bis dato konnten auch keine weiteren Studienergebnisse diese Werte bestätigen. Es passt aber durchaus ins Bild, dass unter optimalen Voraussetzungen die Eigenproduktion des Körpers bei entsprechender ALA-Zufuhr ausreichend sein kann.

Die enttäuschenden Interventionsstudien zur Gabe von höheren Dosen an ALA ohne merkliche Erhöhung der DHA-Werte waren darüber hinaus in der Regel mit zwei,[117] vier[118] oder sechs[119] Wochen Laufzeit sehr kurz. Einige Wissenschaftler kritisierten, dass erst anhand von Studien mit längerer Laufzeit und verringerter, langfristiger LA-Zufuhr verlässliche Aussagen über die wahre Umwandlungskapazität des Körpers im Rahmen einer veganen Ernährung bei ausreichender Zufuhr an ALA getätigt werden können.[120,121] Diese Vermutung bestärkt auch die bereits zuvor genannte Studie mit älteren japanischen Männern und Frauen, in der das optimale Verhältnis an LA zu ALA von 1:1 nicht nur die Plasmakonzentration an EPA, sondern auch an DHA steigern konnte. Für diese Steigerung benötigte es allerdings zehn Monate.[122] Hätte man also auch diese Studie nur auf zwei, vier oder sechs Wochen angelegt, hätte man nicht die entsprechenden Ergebnisse erzielen können. Ob bei diesem ausgezeichneten Omega-6-zu-Omega-3-Verhältnis bei jüngeren Menschen die positiven Effekte auf die Plasmakonzentration an DHA schon wesentlich früher eingetreten wären, bleibt bis zur Veröffentlichung weiterer Untersuchungen spekulativ. In Summe legen solche Veröffentlichungen aber nahe, dass Kurzzeitstudien zur Bewertung der DHA-Werte bei ausschließlicher Zufuhr von ALA nicht aussagekräftig sein können und zumindest eine Laufzeit von etwa einem Jahr festgelegt werden sollte, um Veränderungen in der DHA-Eigensynthese in Untersuchungen zu messen.

Fazit

Der menschliche Körper ist auf die Zufuhr von essenziellen Fettsäuren angewiesen, da er diese nicht selbst bilden kann. Die überlebensnotwendige Omega-6-Fettsäure namens Linolsäure (LA) nimmt man in ausreichender Menge im Rahmen einer durchschnittlichen veganen Kost zu sich. Kritisch kann lediglich die Aufnahme der Omega-3-Fettsäure namens Alpha-Linolensäure (ALA) sein, die in manchen veganen Speiseplänen deutlich zu kurz kommt. Auch wenn die Rolle der unterschiedlichen Omega-3-Fettsäuren auf die langfristige Herzgesundheit und den Erhalt der kognitiven Fähigkeiten noch nicht endgültig geklärt werden konnte, ist es vernünftig, darauf zu achten, diese in ausreichender Höhe zuzuführen. Durch die tägliche Aufnahme der in diesem Kapitel vorgestellten Omega-3-Lieferanten wie Lein-, Hanf- oder Chiasamen sowie Walnüssen kann dies jedoch sichergestellt werden.

Kritisch kann ferner die Zufuhr der langkettigen Omega-3-Fettsäuren namens Eicosapentaensäure (EPA) und Docosahexaensäure (DHA) sein. Diese stammen zwar ursprünglich aus Mikroalgen, aber sie werden zumeist mit dem Verzehr von fettreichen Kaltwasserfischen in Verbindung gebracht. Da vegan lebende Menschen keinen Fisch essen, wird ihnen empfohlen, diese beiden Fettsäuren in Form von Mikroalgenöl oder damit angereicherten Lebensmitteln zuzuführen. Dies ist mehr eine Vorsichtsmaßnahme als absolut notwendig, weil im Rahmen einer optimierten veganen Ernährung die Chance gegeben ist, dass der Körper die Mindestmenge an jenen langkettigen Fettsäuren auf Dauer auch selbst aus ALA produzieren kann. Da dies allerdings nur unter den richtigen Rahmenbedingungen stattfinden kann und viele Menschen es nicht in Kauf nehmen möchten, alle in diesem Kapitel vorgestellten Optimierungen und Einschränkungen in ihrem Speiseplan vorzunehmen, ist eine Zufuhr von EPA und DHA aus pflanzlichen Quellen für viele Menschen der einfachere und sicherste Weg, um die Deckung des Fettsäurenbedarfs sicherzustellen. Dies gilt vor allem, solange die Datenlage nicht ausreicht, um wirklich fundierte Aussagen über die langfristige Eigenproduktion an DHA bei vollwertiger veganer Ernährung treffen zu können.

Bei einer Zufuhr der langkettigen Omega-3-Fettsäuren über die Nahrung gerät auch die Bedeutung des Verhältnisses von Omega-6-zu-Omega-3-Fettsäuren ein Stück weit in den Hintergrund und kann etwas entspannter gehandhabt werden. Ein Verhältnis von LA zu ALA in Höhe von 4:1 bis 5:1 ist in diesem Kontext dann vollkommen ausreichend und erleichtert die Alltagstauglichkeit des eigenen Speiseplans. Bei einer Mindestzugabe von 0,5 % der Nahrungsenergie in Form von ALA können also bis zu 2,5 % der Gesamtenergie in Form von LA zugeführt werden und die Menge kann entsprechend erhöht werden, wenn auch die Zugabe von ALA erhöht wird. Eine Zufuhr von EPA/DHA in Höhe von 250–500 mg ist darüber hinaus in Anlehnung an die Empfehlungen unterschiedlicher Fachgesellschaften eine gute Dosis für Erwachsene. Bei fehlender Zufuhr von EPA und DHA sollte die ALA-Zufuhr mit 1 bis 2 % der Nahrungsenergie deutlich höher ausfallen und die Zufuhr von LA maximal das Doppelte der Menge an ALA in der Nahrung betragen. Zusätzlich sollten auch alle im Kapitel erwähnten Einflussfaktoren zur Optimierung der Umwandlungsrate von ALA zu EPA und DHA beachtet werden.

Tab. 4: **Vorurteile gegenüber der Omega-3-Versorgung bei veganer Ernährung**

Klischee	Realität
Man muss Fisch essen, um ausreichend mit den gesundheitsförderlichen Omega-3-Fettsäuren versorgt zu sein.	▶ Jene Omega-3-Fettsäuren namens EPA und DHA, die man in einigen Fischen findet, stammen ursprünglich aus Mikroalgen, die sich im Laufe der Nahrungskette im Fleisch der Fische akkumuliert haben. Sie können also auch rein pflanzlich über Mikroalgenöl zugeführt werden und unter den richtigen Bedingungen kann der Körper diese auch selbst produzieren.
Fisch(öl) schützt vor Herzerkrankungen.	▶ Die Datenlage zur Auswirkung von Fisch und Fischölen auf die Herz-Kreislauf-Gesundheit ist gemischt und viele Wissenschaftler zweifeln an, dass Fisch für sich genommen zu großen Teilen für die positiven gesundheitlichen Effekte verantwortlich ist, welche man im Rahmen einer mediterranen Ernährung beobachten kann. Ob die langkettigen Fettsäuren aus Fisch oder Mikroalgen stammen oder der Körper sie selbst produziert, ist gesundheitlich irrelevant – Hauptsache sie werden zugeführt bzw. gebildet.

Klischee	Realität
Jede vegan lebende Person muss auf jeden Fall EPA und DHA supplementieren.	▶ Jede vegan lebende Person muss lediglich ihre Versorgung mit diesen langkettigen Fettsäuren sicherstellen. Der einfachste Weg dafür ist die direkte Supplementierung mit pflanzlichem EPA und DHA aus Mikroalgen. Einige Untersuchungen legen aber nahe, dass man als gesunder Mensch und vor allem als Frau beim konsequenten Optimieren des veganen Speiseplans nach den vorgestellten Richtlinien eine adäquate Eigenproduktion dieser Fettsäuren erreichen kann. Für Schwangere, Stillende und Kinder empfiehlt sich eine Supplementierung aber auf jeden Fall.
EPA und DHA aus Mikroalgenöl ist im Vergleich zu Fischöl weniger gut vom Körper aufnehmbar.	▶ Untersuchungen zeigen, dass Mikroalgenöl im Vergleich zu Fischöl ebenso verträglich und effektiv ist. Es bietet eine saubere und nachhaltige Alternative zu EPA und DHA aus Fisch(ölen) und sollte daher auch für Mischköstler die bevorzugte Quelle für diese Fettsäuren werden.
Veganer sind automatisch über eine abwechslungsreiche Ernährung mit allen wichtigen Fettsäuren versorgt.	▶ Eine vollwertige und abwechslungsreiche pflanzliche Ernährung sollte die Grundvoraussetzung für alle vegan lebenden Menschen sein. Eine solche Ernährung deckt einen überwiegenden Teil der Nährstoffbedürfnisse. Jede Ernährungsweise hat aber gewisse kritische Nährstoffe, auf die man achten muss. Eine abwechslungsreiche vegane Ernährung garantiert die optimale Fettsäurenzufuhr nicht automatisch, sondern erst unter Einbezug der guten Omega-3-Lieferanten auf täglicher Basis, was allerdings leicht umsetzbar ist.

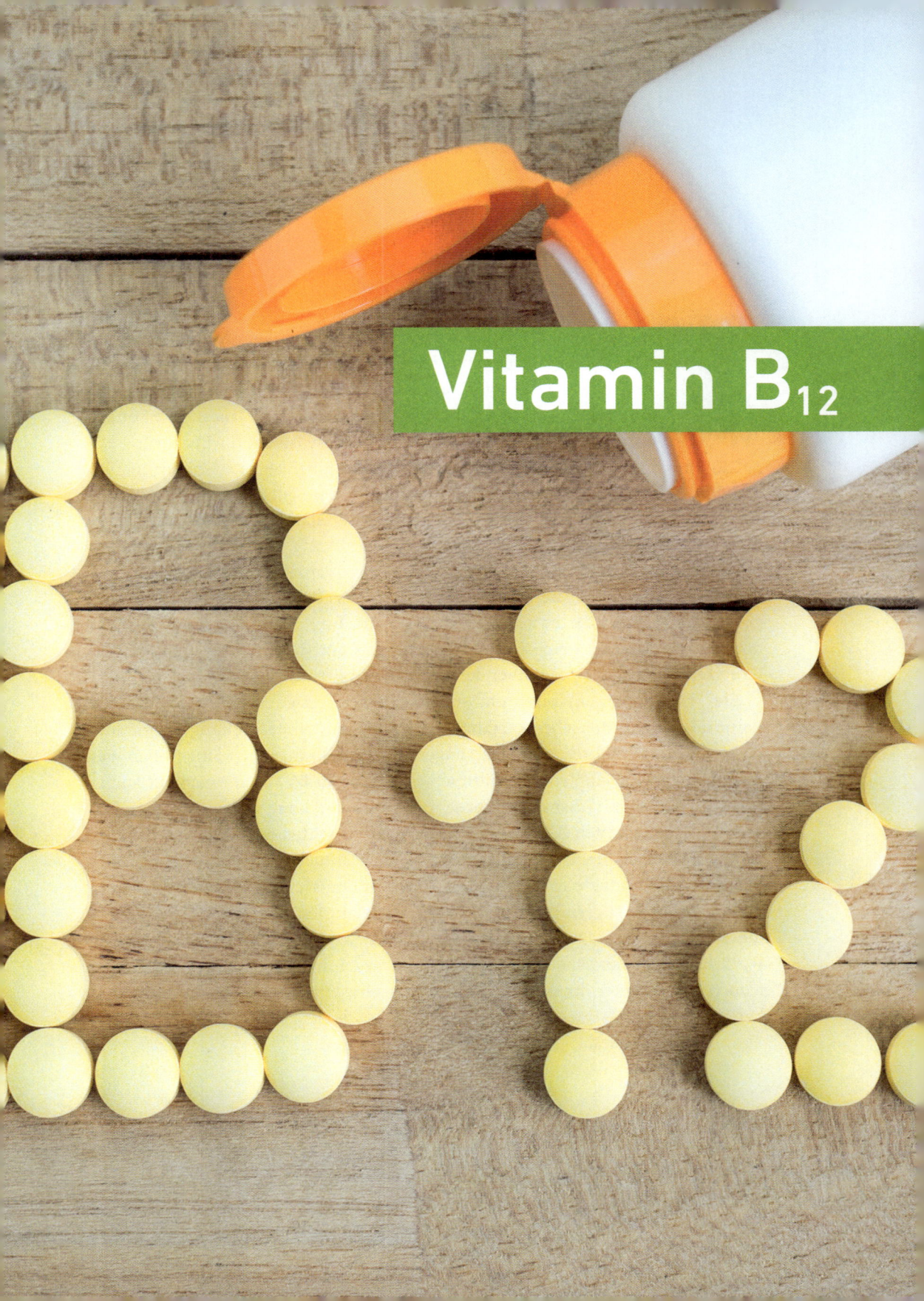

Vitamin B₁₂

Tierische Produkte haben zwar grundsätzlich kein Monopol auf einzelne Nährstoffe und man kann alle essenziellen Nährstoffe, die in tierischen Produkten vorkommen, auch über Pflanzen aufnehmen, aber Vitamin B_{12} nimmt in diesem Kontext gewissermaßen eine Sonderrolle ein. Daher nennt die Deutsche Gesellschaft für Ernährung e. V. (DGE) Vitamin B_{12} zu Recht als kritischsten Nährstoff bei veganer Ernährung.[1]

Wie Untersuchungen zeigen, ist es zwar nicht unmöglich, B_{12} aus pflanzlichen Lebensmitteln zu erhalten, aber unter den aktuellen Rahmenbedingungen stehen den meisten Menschen diese noch nicht zur Verfügung. Daher greifen vegan lebende Menschen vereinfachend auf ein Nahrungsergänzungsmittel mit B_{12} zurück. Dieser Umstand sollte aber nicht dazu führen, dass man eine vegane Ernährung vorschnell ablehnt oder als *unnatürlich* abstempelt. Im Kontext dieses Kapitels wird deutlich werden, dass eine Nahrungsergänzung mit B_{12} keineswegs ein triftiger Grund ist, Vorbehalte gegenüber der pflanzlichen Ernährung zu hegen.

Ein Nahrungsergänzungsmittel mit B_{12} ist das einzige Supplement, das ausnahmslos jedem Menschen unabhängig der Kostzusammenstellung im Rahmen einer veganen Ernährung dringend angeraten wird. In manchen Situationen werden auch andere Supplemente hilfreich sein, aber an B_{12} kommt man auf keinen Fall vorbei, weil mit Ausnahme von sehr wenigen und noch nicht ausreichend am Menschen erforschten Algenarten und einigen unter den richtigen Bedingungen fermentierten pflanzlichen Lebensmitteln nach aktuellem Kenntnisstand lediglich tierische Produkte relevante Mengen an für den Menschen verwertbarem B_{12} enthalten. Äußerst geringe Konzentrationen finden sich auch in manchen Pilzen, die allerdings bei weitem nicht für die tägliche Bedarfsdeckung ausreichen.[2] Die B_{12}-Gehalte von tierischen Produkten sind dagegen im Durchschnitt recht hoch, jedoch gibt es unter ihnen auch große Unterschiede in der Höhe und Bioverfügbarkeit.

Der Wunsch nach Natürlichkeit

Der Veganismus ist eine großartige Ernährungsweise mit weitreichenden positiven Konsequenzen für Mensch, Tier und Umwelt. Dennoch darf dieses wunderbare Ernährungskonzept nicht dazu verleiten, es auf Biegen und Brechen mit teils weit hergeholten Argumenten zu verteidigen. Auch wenn die B_{12}-Problematik auf gewisse Weise Tür und Tor für Kritik am Veganismus öffnet, sollte man trotzdem nicht um jeden Preis versuchen, Wege zu finden, um auf *natürliche* Weise an B_{12} aus Pflanzen oder anderen Quellen zu kommen, weil man *unnatürliche* Nahrungsergänzungsmittel mit B_{12} vermeiden möchte. Das kann schnell auf Kosten der eigenen Gesundheit gehen, solange diese Quellen nicht ausreichend erforscht sind.

Bei all der Diskussion um die Natürlichkeit oder Widernatürlichkeit einer veganen Ernährung aufgrund der Nahrungsergänzung mit B_{12} werden zwei wichtige Punkte übersehen. Zum einen ist anzumerken, dass die Natürlichkeit einer Sache per se weder etwas Gutes noch etwas Schlechtes und damit keine überzeugende Argumentationsgrundlage für oder gegen etwas ist. Zum anderen wird oft vergessen, wie B_{12} genau gebildet wird und dass es sich dabei nicht um einen klassischen Bestandteil tierischer Lebensmittel, sondern um das Produkt von Mikroorganismen handelt.[3] Die Bakterien, die B_{12} produzieren können, finden sich tatsächlich auch im Verdauungstrakt des Menschen sowie im Verdauungstrakt von vielen Tieren. Wir können uns aber im Gegensatz zu Wiederkäuern aller Voraussicht nach nicht selbst mit dem von den Darmbakterien produzierten B_{12} versorgen.[4] In früheren Zeiten mangelnder Hygiene bestand womöglich die Chance, dass man B_{12} durch Kot-Kontaminationen an vielen Stellen wie im Trinkwasser und in Erdresten an Lebensmitteln fand. Untersuchungen aus den 1950er Jahren an unterschiedlichen Gewässern, Wurzeln und Erdproben zeigten sogar teils erhebliche Mengen an B_{12}.[5] Dennoch sollten weder kontaminiertes Wasser, Erde oder andere unhygienische Quellen die B_{12}-Versorgung decken, auch wenn dies vielleicht für so manchen natürlich erscheinen mag.

Aber wie steht es um die Natürlichkeit der Nahrungsergänzung? Ist die fehlende Natürlichkeit ein gutes Argument gegen eine vegane Ernährung? Es ist ein sogenannter naturalistischer Fehlschluss zu denken, dass die Natur makellos und ausschließlich gut wäre und alles unnatürliche daher automatisch schlecht ist.[6] Sehr viele natürliche Dinge wie schädliche Viren und Bakterien sind alles andere als gut und ihre Natürlichkeit macht sie nicht weniger gefährlich. Der Einsatz von Medikamenten oder Gegengiften ist dagegen weniger natürlich, aber in vielen Fällen äußerst hilfreich.

Es ist korrekt, dass in einer veganen Ernährung B_{12} in der heutigen Zeit zu kurz kommt. Allerdings sind vegan lebende Menschen nicht die einzige Personengruppe, der manche Mikronährstoffe fehlen und die diese als Nahrungsergänzungsmittel zuführen sollten. Laut der Nationalen Verzehrsstudie II (NVS II) nehmen in Deutschland knapp 28 % der Gesamtbevölkerung Nahrungsergänzungsmittel mit unterschiedlichen Vitaminen und Mineralstoffen ein.[7] Da in Deutschland bei weitem noch nicht so viele Veganer und auch nicht so viele Vegetarier leben, scheint also auch ein guter Teil der mischköstlichen Bevölkerung Nahrungsergänzungsmittel zu benutzen. Daran ist auch grundsätzlich nichts auszusetzen, wenn diese korrekt dosiert werden und nicht dazu dienen, insgesamt ungesunde Ernährungsmuster zu kompensieren, sondern lediglich die Versorgung mit ausgewählten kritischen Nährstoffen im Rahmen einer ansonsten gesunden Ernährung sicherzustellen. Während die Einnahme von Supplementen bei einem Teil der Bevölkerung toleriert und bei Mängeln sogar befürwortet wird, dient dies oft fälschlicherweise als Argument gegen eine vegane Ernährung. Eine Unterversorgung mit B_{12} betrifft im Übrigen auch einen nicht unerheblichen Teil der westlichen, sich vegetarisch oder mischköstlich ernährenden Bevölkerung und ist keineswegs ausschließlich ein Thema bei veganer Ernährung. Angekreidet wird ein Mangel an B_{12} jedoch meist nur den Veganern.

Die Daten aus der Framingham Offspring Study zeigten im Jahr 2000, dass in einer Gruppe von knapp 3.000 untersuchten Amerikanern im Alter von 26 bis 83 Jahren auch 39 % der mischköstlichen Teilnehmer B_{12}-Serumwerte im unteren Normbereich hatten. 17 % der Mischköstler befanden sich bereits an der Grenze zum Mangel und 9 % wiesen einen manifesten Mangel auf. Zwar wurden die gemessenen Serumwerte mit zunehmendem Alter bei allen Probanden schlechter, aber auch bei der Gruppe der Mischköstler unter 30 Jahren wiesen 8 % einen Mangel auf, wodurch sich auch diese Altersgruppe nur knapp von den älteren Semestern unterschied. Besonders interessant war außerdem, dass sich der Anteil an Personen mit einem manifesten B_{12}-Mangel zwischen den beiden Gruppen an Menschen mit dem höchsten und niedrigsten Fleischverzehr nicht signifikant voneinander unterschied. Dies unterstreicht erneut die wichtige Bedeutung der Aufnahmefähigkeit von B_{12} zur Bedarfsdeckung. Die besten Serumwerte hatten dabei nicht die Mischköstler mit dem höchsten Konsum tierischer Produkte, sondern die Personen, die regelmäßig B_{12}-haltige Nahrungsergänzungsmittel oder mit B_{12} angereicherte Lebensmittel zu sich nahmen.[8] Das überrascht nicht, denn B_{12} ist in Nahrungsergänzungsmitteln zumeist wesentlich höher konzentriert und kann sogar besser absorbiert werden als B_{12} aus der Nahrung.[9] In den meisten Fällen handelt es sich bei Mischköstlern mit einem suboptimalen B_{12}-Wert um sogenannte Malabsorber, die zwar ausreichend B_{12} über die Nahrung aufnehmen, dieses jedoch nicht ausreichend verwerten können.[10] Ihnen können aber meist höhere Dosen an freiem B_{12} aus Nahrungsergänzungsmitteln helfen, weil das B_{12} in Supplementen nicht an Proteine gebunden und damit besser verwertbar ist. Einige Nahrungsmittel, die synthetische Formen von B_{12} enthalten, werden darüber hinaus noch stärker für ihre mangelnde *Natürlichkeit* kritisiert, jedoch ist das synthetische B_{12}

namens Cyanocobalamin nicht nur stabiler, sondern auch besser erforscht als natürlich vorkommende Arten von B$_{12}$.[11] Dieser Umstand soll nicht dazu ermutigen, Nahrungsergänzungsmittel anstatt Lebensmittel zu sich zu nehmen, aber er zeigt auf, dass durchaus unnatürliche Dinge manchmal sehr positiv sein können und dass am Ende einfach zählt, dass ein Nährstoff gedeckt wird. Ob B$_{12}$ nun einer Leber oder einem B$_{12}$-Präparat entstammt, ist dem Körper egal, solange die Zufuhrmenge stimmt. Dies mag nicht auf jeden Nährstoff im selben Maße zutreffen, scheint aber in Bezug auf B$_{12}$ der Fall zu sein.

Die Framingham Offspring Study zeigt also, dass unabhängig von der Ernährungsweise oder dem Alter mehr Menschen als bisher angenommen von einem B$_{12}$-Mangel betroffen sind. Da in dieser Studie lediglich die Gesamt-Vitamin-B$_{12}$-Werte der Teilnehmer gemessen wurden und nicht der an späterer Stelle vorgestellte, sensiblere Holo-TC-Wert, ist sogar anzunehmen, dass bei genaueren Testmethoden noch mehr Menschen einen Mangel diagnostiziert bekommen hätten. Von einem B$_{12}$-Mangel als »Volkskrankheit« zu sprechen, wie es in manchen Veröffentlichungen übertrieben dargestellt wird, wäre aber zu hoch gegriffen. Dennoch sollte dieser Umstand zeigen, dass es zu kurz gedacht wäre, B$_{12}$-Mängel als rein veganes Problem abzustempeln.

Dieses Kapitel soll nicht nur dazu dienen, Vorbehalte gegenüber einer veganen Ernährung in Bezug auf B$_{12}$ bei Nicht-Veganern abzubauen. Ebenso sollen Veganer dazu angeregt werden, Abstand von waghalsigen Ideen zur B$_{12}$-Versorgung abseits von gut gesicherten Quellen zu nehmen. Wie dieses Kapitel noch zeigen wird, erweisen sich die allermeisten der angeblich *natürlichen* B$_{12}$-Quellen als Irrtum und zu viele Menschen haben damit bereits ihre Gesundheit unwiderruflich geschädigt, weil sie daran geglaubt und dadurch schwerwiegende Mängel erlitten haben. Die Liste von Menschen mit schweren B$_{12}$-Mängeln und ernsthaften zum Teil irreversiblen Schäden in der ernährungswissenschaftlichen Literatur ist bereits lang und sie sollte nicht noch länger werden.[12,13]

Grundlegendes zu Vitamin B$_{12}$

Bevor es um die unterschiedlichen Wege zur Versorgung mit B$_{12}$ geht und mit einigen Mythen rund um die Thematik aufgeräumt wird, werden vorab noch grundlegende Punkte zum Thema B$_{12}$ besprochen. Unter dem Sammelbegriff Vitamin B$_{12}$ (Cobalamin) werden genau genommen eine ganze Reihe unterschiedlicher Cobalamine zusammengefasst, die chemisch eng miteinander verwandt sind. Sie alle besitzen dasselbe Grundgerüst, von dem sich alle unterschiedlichen Formen ableiten. Das zentrale Atom innerhalb dieses Grundgerüsts bildet – wie der Name Cobalamin schon vermuten lässt – ein Kobaltatom, an das unterschiedliche Seitengruppen gebunden sind. Je nachdem welche Restgruppe am Grundgerüst angebunden ist, unterscheidet man die Cobalaminarten, von denen die vier relevantesten hier vorgestellt werden.

Am häufigsten unterscheidet man zwischen Methylcobalamin und Cyanocobalamin, da diese beiden Formen am häufigsten in Präparaten verwendet werden. Relevant sind aber auch Hydroxocobalamin und Adenosylcobalamin. Diese kommen sowohl in der Natur als auch in manchen Nahrungsergänzungsmitteln vor.[14]

Cyanocobalamin ist eine synthetische Verbindung, die in dieser Form in der Natur nicht vorkommt und auch nicht biologisch aktiv ist. Das bedeutet, dass der Körper sie erst in eine aktive B_{12}-Wirkform umwandeln muss. Dafür hat Cyanocobalamin aber den Vorteil, dass es nicht nur die günstigste, sondern auch stabilste Form aller B_{12}-Arten ist.[15] Methylcobalamin und zu noch größeren Teilen Adenosyl- und Hydroxocobalamin kommen dagegen in Lebensmitteln in unterschiedlichen Verhältnissen vor.[16] Methyl- und Adenosylcobalamin sind die beiden aktiven B_{12}-Formen, wohingegen auch Hydroxocobalamin erst in die aktiven Formen umgewandelt werden muss.

Die tägliche Versorgung mit Vitamin B_{12}

Der tatsächliche tägliche Bedarf an B_{12} beträgt laut DGE nur 2 μg (mcg, Mikrogramm). Aufgrund der Tatsache, dass Menschen meistens aber nicht das gesamte B_{12} einer Mahlzeit oder eines Supplements aufnehmen können, mit steigendem Alter die Aufnahmefähigkeit sinkt und es interindividuelle Unterschiede in der Aufnahmefähigkeit gibt, empfiehlt die DGE eine höhere Zufuhr von 4 μg pro Tag für Erwachsene.[17] In dieser Empfehlung sind auch bereits die durchschnittlichen Verwertungsverluste im Rahmen einer gemischten Kost einkalkuliert. Auch diese Menge ist verschwindend gering und zeigt, wie wenig der Organismus von diesem Vitamin eigentlich benötigt. 4 μg sind nur 4 Millionstel von einem Gramm. Selbst wenn man also 100 Jahre alt würde, hätte man im Laufe des gesamten Lebens nur einen Bedarf von etwa 0,1 g an Vitamin B_{12} gehabt.

Seit der Veröffentlichung der offiziellen Empfehlung haben andere Untersuchungen zwar einen etwas höheren B_{12}-Bedarf vorgeschlagen, doch sind auch diese immer noch sehr gering. 2006 stellte eine Untersuchung die offiziellen Empfehlungen zumindest für Menschen im fortgeschrittenen Alter in Frage, da die Messung an knapp 100 dänischen, postmenopausalen Frauen ergab, dass erst ab einer täglichen Gabe von 6 μg die Blutwerte optimal erhöht werden konnten.[18] 2010 wurde dann eine größere Gruppe von knapp 300 amerikanischen Männern und Frauen im Alter von 18–50 untersucht. Dabei konnte festgestellt werden, dass bei der Gabe unterschiedlicher Dosen alle getesteten Blutparameter bei einer Zufuhr von 4–7 μg täglich ihr Optimum erreichten.[19] Doch auch bei einem Bedarf von täglich 6 μg nimmt ein Mensch in hundert Jahren Lebenszeit nur etwa 0,25 g B_{12} auf.

Vitamin B_{12} ist entgegen der weitverbreiteten Meinung relativ hitzestabil. Die Verluste von B_{12} in tierischen Produkten schwanken bei den im Haushalt üblichen Zubereitungstechniken zwischen 10-30%.[20,21,22,23] Bei Vorgängen wie dem Pasteurisieren von Milch werden 5-10% des Vitamins zerstört.[24] Selbst beim Ultrahocherhitzen von Milch geht nur etwa ein Drittel verloren.[25] Die Hitzebeständigkeit von B_{12} gilt aber auch für zugesetztes B_{12}, wie es in manchen Ländern dem Mehl zugegeben wird. Mit B_{12} angereicherter Brotteig verliert so durch das Backen ebenfalls nur etwa ein Drittel des ursprünglichen Gehalts.[26]

Ein kleiner Ausflug in die Anatomie des Menschen

Es ist wichtig, ausreichend B_{12} über die Nahrung oder entsprechende Supplemente aufzunehmen. Darüber hinaus spielt es aber auch eine ebenso große Rolle, wie gut das Vitamin vom Körper aufgenommen wird. Nicht selten erleiden Menschen trotz ausreichender Nahrungszufuhr aus unterschiedlichen Gründen leichte und schwere B_{12}-Mängel. Um diese wichtige Thematik besser verstehen zu können, muss ein kleiner Ausflug in die Anatomie des menschlichen Verdauungstraktes unternommen werden. Nur so kann man besser überblicken, welche komplexen Wege B_{12} im Organismus nehmen muss, bevor es letztendlich seine Arbeit verrichten kann. Abb. 16 (siehe folgende Seite) ist zwar sehr spezifisch und für das Grundverständnis nicht zwingend notwendig, aber sie hilft zu verstehen, an welchen Stellen welche Engpässe auftreten können, die eine optimale Versorgung und Wirkung von Vitamin B_{12} verhindern können.

Das B_{12}, das manchmal auch als »Extrinsischer Faktor« (Extrinsic Factor) bezeichnet wird, ist in Nahrungsmitteln überwiegend an Proteine gebunden und wird daher in Abb. 16 als B_{12}-Protein-Komplex bezeichnet. Es kann erst im Magen durch die in der Magensäure enthaltenen Enzyme (sogenannte Proteasen) vom Protein gespalten werden, um als freies B_{12} seinen weiteren Weg zu gehen. Das in Ergänzungsmitteln enthaltene freie Cobalamin bindet sich bereits zum Teil im Mund an die Transportproteine, an die sich das B_{12} aus der Protein-B_{12}-Verbindung erst nach der Abspaltung vom Nahrungsprotein im Magen binden kann. Dieses Transportprotein namens Haptocorrin (HC) wird in den Speicheldrüsen der Mundschleimhaut mit dem Ziel produziert, B_{12} vor der Magensäure zu schützen, sobald es in den Magen gelangt. Im menschlichen Verdauungstrakt sind verschiedene Arten von Proteasen mit unterschiedlichen Bezeichnungen an verschiedenen Stellen aktiv. In der Magensäure ist es das sogenannte Pepsin, das für die Spaltung des B_{12} vom Nahrungsprotein verantwortlich ist.

Im Magen angelangt, wird also das proteingebundene B_{12} enzymatisch durch Pepsin vom Protein abgespalten. Dieses nun freie, aber säuresensitive B_{12} benötigt einen Schutz vor der Magensäure, um unbeschadet vom Magen in den Dünn-

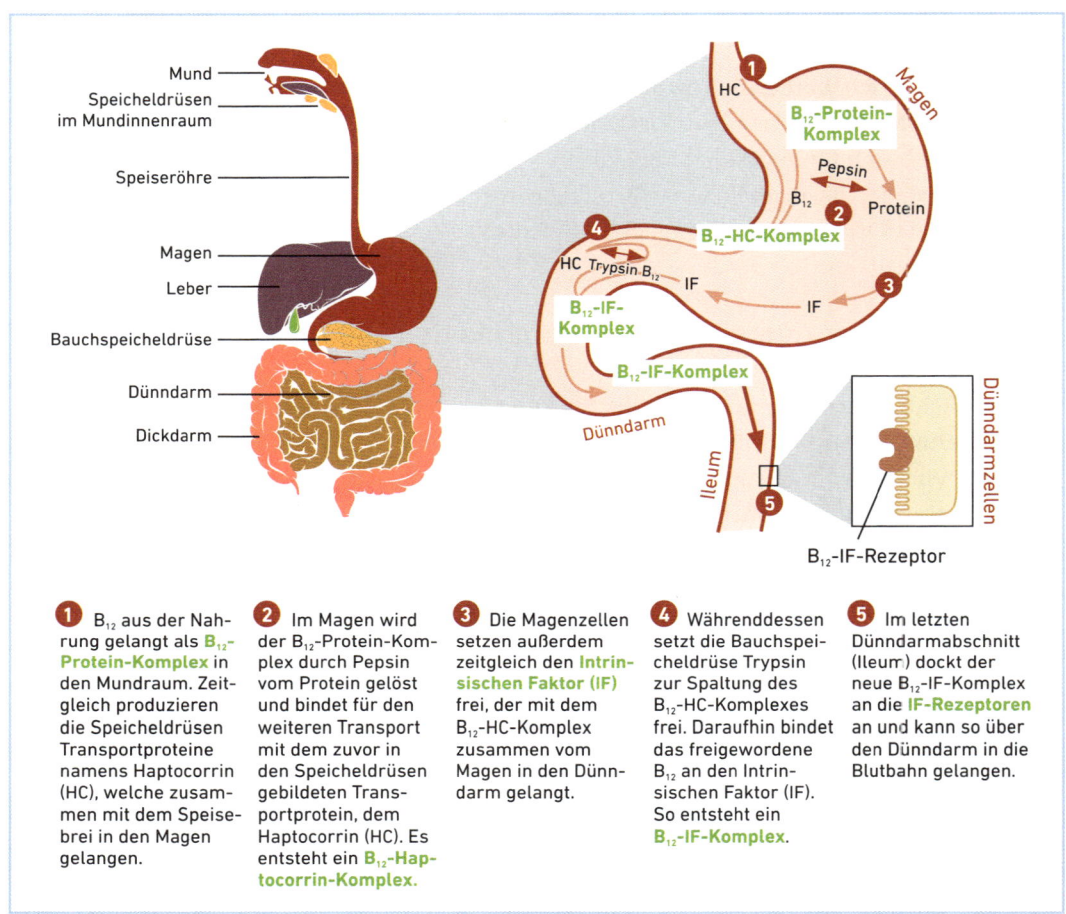

1 B$_{12}$ aus der Nahrung gelangt als **B$_{12}$-Protein-Komplex** in den Mundraum. Zeitgleich produzieren die Speicheldrüsen Transportproteine namens Haptocorrin (HC), welche zusammen mit dem Speisebrei in den Magen gelangen.

2 Im Magen wird der B$_{12}$-Protein-Komplex durch Pepsin vom Protein gelöst und bindet für den weiteren Transport mit dem zuvor in den Speicheldrüsen gebildeten Transportprotein, dem Haptocorrin (HC). Es entsteht ein **B$_{12}$-Haptocorrin-Komplex.**

3 Die Magenzellen setzen außerdem zeitgleich den **Intrinsischen Faktor (IF)** frei, der mit dem B$_{12}$-HC-Komplex zusammen vom Magen in den Dünndarm gelangt.

4 Währenddessen setzt die Bauchspeicheldrüse Trypsin zur Spaltung des B$_{12}$-HC-Komplexes frei. Daraufhin bindet das freigewordene B$_{12}$ an den Intrinsischen Faktor (IF). So entsteht ein **B$_{12}$-IF-Komplex.**

5 Im letzten Dünndarmabschnitt (Ileum) dockt der neue B$_{12}$-IF-Komplex an die **IF-Rezeptoren** an und kann so über den Dünndarm in die Blutbahn gelangen.

darm zu gelangen. Daher bindet es sich ebenso wie bereits zuvor das freie B$_{12}$ an die schützenden Haptocorrin-Transportproteine aus der Mundschleimhaut, die mit dem Nahrungsbrei in den Magen gelangt sind und bildet so den B$_{12}$-Haptocorrin-Komplex. Dadurch kann es sich vor der Magensäure schützen. Im Magen, genauer gesagt in der Magenschleimhaut, befinden sich zudem sogenannte Beleg- oder Parietalzellen, die den überaus wichtigen Intrinsic Factor (IF), ein weiteres spezielles Transportprotein, absondern, das für die spätere Aufnahme von B$_{12}$ im Dünndarm von großer Bedeutung ist.

Wenn der B$_{12}$-Haptocorrin-Komplex den Magen verlassen hat und im ersten Abschnitt des Dünndarms (Zwölffingerdarm) angekommen ist, kommt ein weiteres proteinspaltendes Enzym zum Einsatz, das diesmal aber von der Bauchspeicheldrüse (Pankreas) abgesondert wurde und mit in den Dünndarm gelangt. Dieses Enzym nennt sich Trypsin und spaltet nun den ursprünglichen B$_{12}$-Haptocorrin-Komplex, damit das B_{12} erneut frei wird. Dadurch kann es sich mit dem zuvor im Magen produzierten zweiten Transportprotein namens Intrinsic Factor (IF) verbinden, das vom Magen aus denselben Weg in Richtung Dünndarm unternommen hat. Dieser B_{12}-IF-Komplex ist nun gegenüber proteinspaltenden Enzymen geschützt und kann sich den Dünndarm entlang bewegen. Wenn er schließlich im dritten und letzten Abschnitt des Dünndarms, dem sogenannten Ileum, angelangt ist, kann er an spezielle IF-Rezeptoren der Dünndarm-Schleimhaut andocken, um in die Blutbahn aufgenommen zu werden. Die limitierte Menge der Rezeptoren ist hier der entscheidende Grund, warum pro Zeiteinheit nur etwa 1,5–2,5 µg B_{12} aufgenommen werden können und erst nach 4–6 Stunden wieder die volle Kapazität zur B_{12}-Aufnahme zur Verfügung steht, wenn das vorher angedockte B_{12} die Rezeptoren in Richtung Blutbahn verlassen hat.

Nach der Aufnahme von B_{12} durch den IF-Rezeptor gelangt es in die Zellen der Dünndarmschleimhaut und der B_{12}-IF-Komplex wird hier ein weiteres Mal gespalten, damit sich das B_{12} für seinen finalen Transport im Blut erneut an andere Transportproteine binden kann. Etwa 20 % des aufgenommenen B_{12} wird an das in den Zellen der Dünndarmschleimhaut gebildete sogenannte Transcobalamin II gebunden. Dieser Komplex aus B_{12} und Transcobalamin II nennt sich Holo-Transcobalamin II (Holo-TC) und ist im Gegensatz zu den anderen B_{12}-Komplexen mit weiteren Transportproteinen im Blut als einziger in der Lage, von den Zellen aufgenommen zu werden und damit wirksam zu sein.

Holo-TC ist vielen Menschen bereits von ihren Bluttests bekannt, denn genau dieser Wert wird bestimmt, wenn man wissen möchte, wie es um die Versorgung mit aktivem B_{12} im Körper bestellt ist. Wenn dieser B_{12}-Holo-TC-Komplex zu den Zielzellen z. B. in der Leber oder dem Knochenmark transportiert wurde, kann er an die dort vorhandenen Transcobalamin-II-Rezeptoren andocken und so in die Zelle aufgenommen werden. Die restlichen etwa 80 % des Vitamin B_{12}, die im Blut nicht als Holo-Transcobalamin II vorliegen, werden an andere Transportproteine gebunden und sind biologisch nicht aktiv. Ihre genaue Aufgabe ist bis heute nicht geklärt.

Je nachdem, an welchem Ort das B_{12} wirksam ist, wird es in eine andere Form umgewandelt. Nicht jede Art von B_{12} kann alle notwendigen Aufgaben erfüllen und so kann beispielsweise Methylcobalamin nicht die Aufgaben von Adenosylcobalamin übernehmen und umgekehrt. Hydroxo- und Cyanocobalamin sind im Organismus nicht aktiv und müssen beide erst in die jeweils benötigte Form (Methyl- oder Adenosylcobalamin) umgewandelt werden, um biologisch aktiv zu werden und die jeweiligen Aufgaben erfüllen zu können.

Im Cytoplasma einer Zelle wird aus den unterschiedlichen Cobalaminen aus der Nahrung bzw. aus dem Nahrungsergänzungsmittel Methylcobalamin gebildet. Methylcobalamin hat zwar mehrere Aufgaben, für diesen Kontext ist aber vor allem eine besonders wichtig: Es baut die toxische Aminosäure Homocystein ab, die durch den Verzehr von methioninhaltigen Lebensmitteln gebildet wurde. Daher kann man über einen erhöhten Homocysteinwert auch in einigen Fällen indirekt auf einen B_{12}-Mangel schließen. Auf der anderen Seite erfüllt B_{12} aber noch eine weitere wesentliche Rolle, die allerdings nicht von Methylcobalamin übernommen werden kann. Damit dem Organismus ausreichend Energie zur Verfügung steht, besitzen Zellen in ihrem Cytoplasma sogenannte Mitochondrien, die als Kraftwerke der Zelle fungieren und durch biochemische Reaktionen Energie bereitstellen. In diesem komplexen Vorgang spielt B_{12} in Form von Adenosylcobalamin eine wichtige Rolle. Daher wird im Mitochondrium aus den unterschiedlichen Cobalaminen im Gegensatz zum Cytoplasma kein Methylcobalamin, sondern Adenosylcobalamin gebildet. Ist zu wenig Adenosylcobalamin im Mitochondrium vorhanden, erhöht sich die Menge an sogenannter Methylmalonsäure. Diese kann also wiederum ebenfalls als indirekter Marker für einen Mangel an B_{12} herangezogen werden. Im Abschnitt über die Parameter zur Beurteilung der B_{12}-Versorgung wird auf das Homocystein und die Methylmalonsäure noch im Detail eingegangen.

Die Geschichte von Vitamin B_{12}

In Bezug auf die B_{12}-Thematik hatte der Veganismus einen etwas unglücklichen Start. Im November 1944 veranlasste Donald Watson als Pionier der veganen Bewegung gemeinsam mit Elsie Shringley und vier anderen »Non-dairy vegetarians« ein Meeting. Darin diskutierten sie ihren Ernährungs- und Lebensstil als »strikte Vegetarier ohne Milchprodukte und Eier« und prägten dabei den Begriff »vegan«. So legten sie den Grundstein für den Veganismus in seiner heutigen Form.[31]

Das Konzept des Veganismus als eine Ernährungsweise mit ausschließlich pflanzlichen Lebensmitteln, gänzlich ohne den Konsum tierischer Produkte, kann allerdings noch wesentlich weiter zurückverfolgt werden. Dokumente aus dieser Zeit können einen interessanten Einblick in frühe unerkannte B_{12}-Mängel bei langjähriger rein pflanzlicher Ernährung geben. Der Historiker John Davis gibt in seiner Veröffentlichung »World Veganism - past, present, and future« einen ausführlichen Einblick in die frühe Geschichte des Veganismus und benennt den britischen Arzt Dr. William Lambe als »Father of Vegan Nutrition«.[32] Dieser unternahm 1806 im Alter von 41 Jahren aus gesundheitlichen Gründen eine Umstellung auf eine rein pflanzliche Ernährung. Diese behielt er im Anschluss ununterbrochen für die nächsten 41 Jahre bis zu seinem Tod 1848 bei. Nach den Überlieferungen seiner Familie war er dabei bis kurz vor seinem Tod bei bester Gesundheit. Neun Jahre nachdem er sich für eine vegane Ernährung entschieden hatte, veröffentlichte er 1815 ein wegweisendes Werk über seine Erfolge mit seiner eigenen Gesundheit sowie mit der Gesundheit einiger seiner Patienten durch die pflanzliche Ernährung. Das Werk trägt den etwas sperrigen Titel »Additional Reports on the Effect of a Peculiar Regimen in cases of Cancer, Scrofula, Consumption, and other Chronic Diseases«.

Dieses »Peculiar Regimen«, also diese »sonderbare Kur«, meinte damit eine vollwertige, rein pflanzliche Ernährung und bildete somit die erste konkrete Erwähnung der rein pflanzlichen Ernährung in der Geschichte. Wie das Vorwort der amerikanischen Ausgabe bereits 1850 deutlich machte, konnten viele Menschen durch diese Art der Ernährung in den ersten Jahren nach ihrer Ernährungsumstellung große Verbesserungen in ihrer Gesundheit erfahren und chronische Erkrankungen damit heilen.[33] Doch ebenso wird betont, dass viele Menschen nach einiger Zeit der rein pflanzlichen Ernährung eine Verschlechterung ihrer Gesundheit erlebten und erst dann Verbesserungen erfuhren, als sie wieder Fleisch aßen. Im Vorwort heißt es dazu, dass dieser Umstand wohl durch eine Verwässerung der anfangs sehr gesunden und strikten pflanzlichen Ernährung zustande kommen müsse. Es wird im Buch spekuliert, dass die Neu-Veganer mit der Zeit wohl immer mehr ungesunde pflanzliche Lebensmittel und zu viele Kalorien in ihre Ernährung integrierten und somit zu dem wurden, was man heute als »Junkfood-Veganer« bezeichnet.

Doch warum wurde ihre Gesundheit dann besser, als sie wieder Fleisch aßen? Da Vitamin B_{12} zu dieser Zeit noch gar nicht als Vitamin entdeckt war, wusste man noch nicht, dass es ein essenzielles Vitamin in tierischen Produkten gab, das in einer rein pflanzlichen Ernährung auf Dauer fehlen kann. Ohne das Wissen über B_{12} fehlte zu dieser Zeit also ein Erklärungsmodell für diese gesundheitliche Verschlechterung. Also wurde ein Verwässern der gesunden pflanzlichen Lebensweise durch ungesunde pflanzliche Kost als Erklärung genannt, obwohl es mit dem heutigen Wissen naheliegender wäre, dass sich jene Verschlechterung zumindest in vielen Fällen durch einen langjährigen Mangel an B_{12} erklären lässt. Weder Dr. Lambe im Jahr 1818 noch Donald Watson 1944 konnten etwas über B_{12} wissen, weil dieses als vorläufig letztes Vitamin erst 1948 entdeckt und seine genaue Struktur erst 1955 aufgeklärt wurde.[34]

Schon im Jahr 1926 konnten Wissenschaftler durch die Verabreichung von roher bzw. nur sehr kurz gegarter Leber aber bereits die ansonsten tödlich verlaufende perniziöse Anämie heilen, die als erste Erkrankung im weiteren Verlauf mit B_{12} in Verbindung gebracht wurde. Obwohl Patienten mit perniziöser Anämie starke B_{12}-Aufnahmestörungen haben, wodurch trotz des Konsums tierischer Lebensmittel in üblichen Verzehrmengen ein B_{12}-Mangel entsteht, konnten die Patienten durch den hohen B_{12}-Gehalt der Leber genug B_{12} absorbieren, um zu genesen.[35]

Allerdings war zu dieser Zeit nicht klar, dass die Heilung der ansonsten tödlich endenden perniziösen Anämie durch jenen Stoff herbeigeführt wurde, der Jahre später als Vitamin B_{12} bezeichnet wurde, weil dazu noch das nötige Wissen fehlte. Man wusste lediglich, dass es irgendein Stoff in der Leber war, der zu dieser Zeit noch nicht benannt werden konnte. So wurde dieser unbekannte Stoff vorübergehend »Leberfaktor« genannt und Leber zur gezielten Behandlung von perniziöser Anämie eingesetzt. Über die zahlreichen anderen Aufgaben dieses »Leberfaktors« (Vitamin B_{12}) wusste man damals selbstverständlich noch nichts und es sollten noch viele Jahre vergehen, bis B_{12} und all seine Aufgaben im menschlichen Körper in seiner Gesamtheit verstanden wurden. 1944, im Gründungsjahr der Vegan Society, wurde erst der zur B_{12}-Aufnahme erforderliche Intrinsic Factor (IF) vorgestellt, ohne dass Vitamin B_{12}, das zwischenzeitlich als Pendant zum »Intrinsic Factor« einfach »Extrinsic Factor« genannt wurde, als Vitamin kategorisiert wurde. Damit war aber zumindest schon ein wichtiger Schritt in der Verstoffwechselung des Vitamins klar und Wissenschaftler verstanden das Thema B_{12} dadurch immer besser. Erst vier Jahre später, im Jahr 1948, gelang es zwei unterschiedlichen Forscherteams unabhängig voneinander, Vitamin B_{12} zu isolieren und es damit in weiterer Folge der Allgemeinbevölkerung zugänglich zu machen.[36]

Somit vergingen viele Jahre in der Geschichte des Veganismus, in denen noch niemand von B_{12} und seiner Bedeutung in der veganen Ernährung wusste. So war es wenig überraschend, dass viele frühe Veganer nach einigen Jahren an den Folgen von B_{12}-Mängeln litten. Auch nach der Einführung von B_{12} als Nahrungsergänzungsmittel sprach sich die Notwendigkeit einer Supplementierung nicht in der wünschenswerten Geschwindigkeit in der veganen Bewegung herum. Selbst 45 Jahre nach der Entdeckung von B_{12} ergab eine Befragung unter Veganern im Jahr 1993, dass etwa 66 % der befragten vegan lebenden Personen immer noch der Meinung waren, dass eine vegane Ernährung alleine durch pflanzliche Lebensmittel alle benötigten Vitamine liefere. Dabei schlussfolgerten die Autoren damals bereits, dass in einer veganen Ernährung B_{12} als Nahrungsergänzung unbedingt zugeführt werden muss.[37]

In einer Befragung des Bundesinstituts für Risikobewertung (BfR) aus dem Jahr 2016 wurde erneut die Kenntnis über die Notwendigkeit der B_{12}-Supplementierung in der veganen Ernährung evaluiert und die Ergebnisse sahen nun glücklicherweise schon wesentlich besser aus. 95 % der befragten Veganer wussten, dass B_{12} in der veganen Ernährung zu kurz kommt, und immerhin 79 % der Befragten nahmen es auch als Supplement ein.[38] So schlussfolgerte das BfR, dass laut dieser Befragung die vegane Gruppe überdurchschnittlich fundiertes Ernährungswissen aufwies.[39] Auch in den Medien wurde daraufhin positiv berichtet und es hieß »Vegane Ernährung: Risikofaktor ist niedriger als erwartet.«[40]

Trotz dieser durchaus positiven Entwicklung bleiben immer noch ein paar Prozent Veganer übrig, denen das Fehlen dieses Nährstoffs nicht bewusst ist. Auch heute noch fragen sich einige durch die vermeintliche B_{12}-Kontroverse verunsicherte Menschen, ob sie zwingend ein Nahrungsergänzungsmittel mit B_{12} einnehmen sollen oder nicht. Außerdem zeigt die Differenz zwischen den befragten

Veganern, die sich eines potenziellen Mangels bewusst sind, und denen, die tatsächlich supplementieren, dass auch abseits der Unkenntnis ein gewisser Leichtsinn vorherrscht. Weiterhin propagieren einige Einzelpersonen eine *natürliche* B_{12} Versorgung über ungewaschenes Gemüse, die Eigenversorgung durch die eigenen Darmbakterien sowie weitere unbelegte Quellen und gefährden damit die Gesundheit vieler Menschen.

Die Eigenversorgung mit Vitamin B_{12}

Wiederkäuer wie Kühe, Ziegen und Schafe beherbergen in ihrem Pansen genügend B_{12}-produzierende Bakterien und können sich damit selbst versorgen, solange sie genug Kobalt über das Futter aufnehmen.[41] Daher wird immer wieder in Büchern, Magazinen und Blogs die Frage aufgeworfen, ob eine Eigenversorgung mit B_{12} trotz der bedeutenden anatomischen Unterschiede auch beim Menschen funktionieren würde. Dieses Thema greift auch ein Artikel mit dem Titel »Mythos B_{12}« auf und schreibt in Bezug auf die Eigenversorgung mit B_{12}: »Kann es denn wirklich sein, dass unser Organismus so perfekt aufgebaut ist, aber Mutter Natur da so einen komischen Fehler gemacht hat? Natürlich nicht. Das wäre nicht logisch.[...] Kein Tier in der Natur kümmert sich um diese Details – nur der Mensch.«[42] Die Annahme, dass die Natur stets einwandfrei funktioniert und alles andere unlogisch sei, ist allerdings ein Fehlschluss. Dass der Mensch B_{12}-produzierende Mikroorganismen in sich trägt, wird dabei allerdings von keiner Seite bestritten. Es wird nur ein begründeter Zweifel daran gehegt, dass diese beim Menschen ebenso wie beim Wiederkäuer zur B_{12}-Versorgung beitragen können. Dies zeigt auch eine Untersuchung aus den 1950er Jahren, in der Probanden mit B_{12}-Mangel Stuhlproben abgegeben haben und in denen festgestellt wurde, dass sich trotz fehlender Nahrungszufuhr an B_{12} dennoch Vitamin B_{12} im Kot der Teilnehmer befand. Das unterstrich den Umstand, dass im Darm des Menschen B_{12}-produzierende Bakterien leben. Allerdings zeigten deren schlechte Blutwerte, dass jenes B_{12} wohl nicht aufgenommen, sondern ungenutzt mit dem Kot ausgeschieden wird.

Die Wissenschaftler jener Untersuchung aus den 1950er Jahren unternahmen darüber hinaus ein ungewöhnliches Experiment zum Ausgleich der B_{12}-Mängel: Sie extrahierten das B_{12} aus dem Kot, bereiteten es auf und injizierten es den Probanden. Wie sich herausstellte, war das B_{12} bioverfügbar und so konnten diese Injektionen erfolgreich die B_{12}-Mängel der Probanden ausgleichen.[43] Durch diese unkonventionelle Art der Testung konnte nicht nur gezeigt werden, dass die im menschlichen Darm lebenden Bakterien ausreichend bioverfügbares B_{12} produzieren, sondern auch, dass es nicht an der Stelle absorbiert werden kann, an der es produziert wird. Ansonsten hätten die Probanden ja keinen B_{12}-Mangel erlitten. Die Begründung für dieses Paradoxon ist, dass B_{12} im Dünndarm aufgenommen wird, aber die B_{12}-produzierenden Bakterien im Dickdarm sitzen.[44] Somit kann ihr produziertes B_{12} nicht mehr aufgenommen werden und wird ungenutzt ausgeschieden.

Dass ein pflanzenfressendes Tier in der freien Wildbahn sich keine Gedanken um seine B_{12}-Versorgung machen muss, sagt zudem auch wenig über den Versorgungszustand von vegan lebenden Menschen aus. Herbivore haben mindestens vier Möglichkeiten, ihren B_{12}-Bedarf zu decken, von denen die allermeisten vegan lebenden Menschen wohl keinen Gebrauch machen werden. Zum einen decken pflanzenfressende Wiederkäuer ihren B_{12}-Bedarf sozusagen durch Eigenproduktion, weil die in ihrem Pansen lebenden Mikroorganismen B_{12} produzieren, das die Wiederkäuer im Gegensatz zum Menschen auch absorbieren können.[45]

Andere Herbivore, die keine Wiederkäuer sind, nehmen als zweite Möglichkeit vermutlich durch Kotrückstände in der Erde, kontaminiertes Wasser oder andere Verunreinigungen ausreichende Mengen an B_{12} auf.[46] Als dritte Möglichkeit der B_{12}-Aufnahme im Tierreich wird darüber hinaus bei vielen Spezies Koprophagie, also das Essen der eigenen Exkremente, beobachtet. Zu den Tieren, bei denen Koprophagie beobachtet wurde, zählen unter anderem Nagetiere, Vögel, Insekten und Menschenaffen, die zum Teil auch dadurch an die Nährstoffe wie B_{12} gelangen können, die durch die Bakterien in ihrer Darmflora produziert werden, die all diese Tiere aber nicht direkt aufnehmen können.[47] Der vierte Weg, wie pflanzenfressende Tiere an Vitamin B_{12} kommen, ist, dass viele von ihnen gar keine reinen Pflanzenfresser sind und durch den gelegentlichen Verzehr von Insekten und anderen tierischen Lebensmitteln B_{12} zuführen.[48] In wild wachsenden Früchten können sich ebenfalls Insekten befinden, die dann mitsamt der Frucht verzehrt werden und so indirekt Früchte zu einer guten B_{12}-Quelle machen.[49] Manche Affen wie Schimpansen, die manchmal fälschlicherweise als Pflanzenfresser bezeichnet werden, jagen allerdings auch aktiv andere Tiere und verzehren so auch Fleisch als B_{12}-Quelle.[50]

Da der Mensch kein Wiederkäuer ist und für Veganer weder verschmutztes Wasser noch Exkremente eine Alternative darstellen, müssen sich diese im Gegensatz zu wild lebenden Tieren sehr wohl Gedanken um ihre B_{12}-Versorgung machen. Die mangelnde Versorgung unter Veganern, die nicht supplementieren, zeigen außerdem zahlreiche Untersuchungen aus den letzten Jahrzehnten. Sowohl in den 1970ern,[51] 1980ern,[52] 1990ern[53] aber auch in den letzten beiden Jahrzehnten[54,55] zeigen viele Fallberichte wieder und wieder, dass vegan lebende Menschen ohne B_{12}-Supplementierung auf Dauer Mängel mit teils schweren Folgen entwickeln und keine ausreichende Eigenversorgung stattfindet. Eine weitere Theorie lautet, dass man durch eine reine oder überwiegende Rohkosternährung und insgesamt gesunde und natürliche Lebensweise den Darm so sanieren könnte, dass man sich dann im Gegensatz zur menschlichen Restbevölkerung doch selbst mit B_{12} versorgen könnte. Es gibt dazu nicht besonders viel wissenschaftliche Literatur, aber eine Untersuchung mit Anhängern dieser Theorie, die eine nach ihrem

Ermessen besonders gesunde pflanzliche Ernährung mit überwiegend rohem Obst und Gemüse gepaart mit Nüssen und Sprossen verzehrten, zeigte, dass 92 % der rein pflanzlich essenden Probanden einen B_{12}-Mangel aufwiesen.[56] Auch sie gaben vor Beginn der Untersuchung an, dass sie nicht supplementieren, weil ihrer Meinung nach eine gesunde und natürliche Ernährungsweise eine gesunde Darmflora schaffe und diese wiederum zur Selbstversorgung mit B_{12} beitrage. Wie die Untersuchungsergebnisse zeigten, war dies nicht der Fall.

Vitamin-B_{12}-Anreicherung in Pflanzen

Bereits 1988 hieß es in einer Veröffentlichung: »Es gibt kein verwertbares Vitamin B_{12} in irgendeinem Lebensmittel, das aus dem Boden wächst.«[57] Im bereits im Protein-Kapitel erwähnten Buch zur 80/10/10-Diet von Dr. Douglas Graham heißt es hingegen, dass Pflanzen über ihre Wurzeln Nährstoffe aufnehmen, zu denen auch das Vitamin B_{12} gehört.[58] Grundsätzlich ist es natürlich richtig, dass Pflanzen Nährstoffe über ihre Wurzeln aus dem Boden aufnehmen. Aber wie viel B_{12} müsste sich tatsächlich im Erdreich befinden, damit eine Pflanze genug davon akkumulieren könnte? Pflanzen benötigen nämlich im Gegensatz zu Mensch und Tier kein B_{12} für ihren Stoffwechsel[59] und dies dürfte wohl auch einer der Gründe sein, warum in den allermeisten Untersuchungen kaum relevante Mengen an für den Menschen verwertbarem B_{12} in Pflanzen vorgefunden werden konnte. Unabhängig davon, ob Pflanzen B_{12} brauchen oder nicht, stellt sich die Frage, inwieweit sie es generell aufnehmen und akkumulieren können. Eine Untersuchung ging genau dieser Fragestellung nach und testete anhand von Rettichsprossen, ob sich der Gehalt an Vitamin B_{12} in der Pflanze ändert, wenn man B_{12} in das Nährmedium der Sprossen gibt.[60]

Tatsächlich konnte die Untersuchung eine Erhöhung des B_{12}-Gehalts feststellen. Die getesteten Rettichsprossen enthielten durch Zugabe von B_{12} in das Nährmedium beträchtliche 1,28 µg B_{12} pro Gramm frischer Sprossen. Daher resümierten die Wissenschaftler, dass Sprossen, die in einem B_{12}-haltigen Nährmedium gezogen werden, eine gute, rein pflanzliche Quelle für B_{12} sein können. Bedeutet das auch, dass Pflanzen, wie es Dr. Graham prognostiziert, in der freien Natur genügend B_{12} aus der Erde aufnehmen könnten, wenn Mikroorganismen es dort produzieren sollten?

Man muss relativierend erwähnen, dass die Mengen an B_{12}, die für die Anreicherung der Sprossen notwendig war, um ein Vielfaches höher waren, als man sie in einer natürlichen Umgebung wie der Erde jemals vorfinden würde. So benötigten die Wissenschaftler eine Nährstofflösung mit 200 µg Vitamin B_{12} pro Milliliter, um jene 1,28 µg B_{12} pro Gramm frischer Sprossen zu erzeugen. Bei niedrigeren B_{12}-Konzentrationen in Höhe von 25 µg/ml im Einweichwasser betrug die Konzentration in den Sprossen aber immerhin noch 0,3 µg/g. Aber selbst diese niedrigeren Konzentrationen finden sich nicht in den bis dato untersuchten, natürlich vorkommenden Erdproben. Diese ergaben Werte von 0,002 bis 0,015 µg Vitamin B_{12} pro Gramm frischer Erde.[61] So hohe Konzentrationen an B_{12}, wie in dieser Studie genutzt wurden, könnten nur durch gezielte Zugabe von B_{12} in die Erde erreicht werden und das bedeutet, dass man auf der Suche nach »natürlichem« Vitamin B_{12} ohnehin »unnatürliches« B_{12} in großen Mengen zur Erde oder zum Einweichwasser hinzugeben müsste. Darüber hinaus würde man große Verluste an B_{12} vom ursprünglichen Präparat zur Akkumulierung in der Pflanze generieren. Dieses Vorgehen ist also weder besonders natürlich noch effizient und so macht es wesentlich mehr Sinn, das Präparat in passender Dosis direkt einzunehmen, anstatt mit großen Verlusten indirekt über die Pflanze. Immer wieder hört man, dass B_{12} allerdings besser bioverfügbar wäre, wenn es über den Umweg der Pflanze oder des Tiers anstatt über ein Nahrungsergänzungsmittel zugeführt wird. Diese Behauptung kann allerdings durch keine Untersuchungsergebnisse belegt werden und wie es scheint, ist sogar das Gegenteil der Fall. In der Framingham Offspring Study waren es die Personen mit B_{12}-Nahrungsergänzungsmitteln oder angereicherten Lebensmitteln, die noch vor den Mischköstlern die besten Serum-B_{12}-Werte aufwiesen.[62]

Wie sieht es nun mit der Konzentration an Vitamin B_{12} in Pflanzen aus, die auf dem Feld mit B_{12}-haltigem Kuhmist gedüngt wurden? Enthalten sie genügend Vitamin B_{12} für den täglichen Bedarf? Ebenso wie menschlicher Kot enthält auch der Kuhdung B_{12} in größerer Menge und so besteht die theoretische Möglichkeit, dass der Kot die Pflanzen mit B_{12} anreichert. Bei einer Untersuchung aus dem Jahr 1994 konnte der B_{12}-Gehalt von Spinat und Gerste durch Düngung mit Kot tatsächlich verdoppelt bzw. verdreifacht werden. Daher wird die Untersuchung immer wieder als Beleg dafür angeführt, dass der Grund für die unzureichende Versorgung mit B_{12} lediglich die falsche Düngung und die generell toten Böden in der industriellen Landwirtschaft seien.[63]

Dabei wird allerdings oft übersehen, dass die Konzentrationen an B_{12} trotz Verdoppelung oder Verdreifachung immer noch viel zu gering sind, um in üblichen Verzehrmengen den Bedarf einer Person mit Vitamin B_{12} zu decken. Trotz der Verdoppelung der B_{12}-Konzentration in Spinat betrug diese immer noch nur 0,14 µg/100 g.[64] Das bedeutet, man müsste zur Bedarfsdeckung in Höhe von 4 µg täglich knapp drei Kilo Spinat essen. Zur Deckung der höher liegenden Empfehlung von 6 µg pro Tag müssten es sogar mehr als vier Kilo Spinat sein.

Obwohl man es oft hört und liest, sollten fermentierte Lebensmittel wie Sauerkraut und Joghurt nicht per se als adäquate B_{12}-Quellen angesehen werden, weil nicht alle Bakterienkulturen zu gleichen Teilen B_{12} produzieren können.[65] So zeigte beispielsweise eine Untersuchung an Kimchi (koreanische Spezialität aus fermentiertem Gemüse) lediglich einen B_{12}-Gehalt von etwa 0,2 µg/100 g.[66] Außerdem merken die Autoren an, dass das enthaltene B_{12} vermutlich von der Fischsauce im Kimchi und nicht aus der Fermentation stammt und daher ist es fraglich, inwieweit veganes Kimchi überhaupt messbare Mengen an B_{12} enthält. Andere vielversprechende Untersuchungen zeigen aber, dass mithilfe der richtigen Bakterienkulturen Sauerkraut durch die Fermentation mit sogenannten Propionibakterien erstaunliche 7,2 µg an überwiegend bioverfügbarem B_{12} pro 100 g enthalten kann.[67] Dies wurde 2015 sogar noch übertroffen, als ein Sojajoghurt mit »Lactobacillus reuteri« fermentiert wurde und so 18 µg Vitamin B_{12} pro 100 ml enthielt. Lediglich 10 % waren unwirksame B_{12}-Analoga, sodass dieser Joghurt mehr als 16 µg bioverfügbares B_{12} pro 100 ml enthielt.[68] Doch bis derartige Produkte zu vernünftigen Preisen flächendeckend auf den Markt gelangen und deren Wirksamkeit einwandfrei am Menschen getestet wurde, wird noch einige Zeit vergehen, und so ist es besser, bis dahin ein bewährtes Nahrungsergänzungsmittel mit B_{12} einzunehmen.

Algen scheinen unter all den potenziellen pflanzlichen B_{12}-Anwärtern die mit Abstand größten Hoffnungsträger zu sein. Da es aber schätzungsweise mehr als 40.000 unterschiedliche Algenarten gibt, kann man hier schlecht verallgemeinernd über Algen als eine homogene Gruppe von Pflanzen sprechen. Nicht alle Algen sind überhaupt Pflanzen. Während Grünalgen wie die Chlorella zu den Pflanzen gezählt werden, gehören Rotalgen wie Nori nur noch in die verwandtschaftliche Nähe. Blaualgen wie Spirulina sind im Grunde sogar gar keine Algen, sondern Bakterien, die aber weiterhin im allgemeinen Sprachgebrauch zur Gruppe der Algen gezählt werden.[69] Bei einer Untersuchung an 326 unterschiedlichen Algenarten konnte festgestellt werden, dass etwa die Hälfte von ihnen im Gegensatz zu Landpflanzen B_{12} für ihren Stoffwechsel benötigt und dadurch auch B_{12} in relevantem Maße akkumulieren könnte.[70]

Der Umstand, dass eine Pflanze B_{12} enthält, macht diese allerdings noch nicht zum guten B_{12}-Lieferanten. Es gibt neben den bioverfügbaren Arten von B_{12} nämlich auch eine Reihe an nicht-bioverfügbaren Cobalaminen. Diese werden als B_{12}-Analoga bezeichnet. Diese Analoga sind nicht nur unnütz für den Menschen, sondern können sogar die Aufnahme von gleichzeitig zugeführtem aktivem B_{12} reduzieren.[71] Der wichtige Unterschied zwischen für den Menschen bioverfügbarem B_{12} und B_{12}-Analoga kann allerdings in einigen Testverfahren nicht ausreichend herausgearbeitet werden. Bei einer häufig eingesetzten Methode zur Bestimmung des B_{12}-Gehalts von Lebensmitteln kommen Bakterien zum Einsatz, die sich auch mit gewissen B_{12}-Analoga versorgen können, die Menschen nicht verwerten können. Im Test wird dabei ein Extrakt des zu bestimmenden Lebensmittels an Milchsäurebakterien wie beispielsweise den Lactobacillus Leichmannii verfüttert und anhand von dessen Wachstum bestimmt, wie hoch der Gehalt an enthaltenen Cobalaminen ist. Die Wachstumsrate eines Bakteriums ist aber nicht immer ein guter Indikator für die Menge an für den Menschen verwertbarem B_{12}, weil diese Bakterien eben manche Cobalamine verwerten können, die der Mensch nicht nutzen kann. Durch die fehlende Unterscheidung zwischen den bioverfügbaren Cobalaminen, die für den Menschen nützlich sind, und den B_{12}-Analoga kamen in der Vergangenheit irreführende Behauptungen in Bezug auf den B_{12}-Gehalt von einigen Lebensmitteln zustande. In vielen Fällen sind allerdings bis zu 80 % der gemessenen Cobalamine in pflanzlichen Produkten für den Menschen nicht bioverfügbar.[72]

Von daher können vorgelegte Labormessungen von Lebensmitteln täuschen, wenn dabei veraltete Testverfahren benutzt wurden, die nicht zwischen den bio- verfügbaren Cobalaminen und den B_{12}-Analoga unterscheiden können. Vor allem einige Lebensmittel wie Spirulina, die zum Teil immer noch als B_{12}-haltige Lebens- mittel mit entsprechenden veralteten Messergebnissen beworben werden, enthal- ten nach neueren Erkenntnissen kaum bioverfügbares B_{12}.[73] Die Bewerbung von Spirulina als gute B_{12}-Quelle gilt spätestens seit dem Urteil des Oberlandesgerichts Hamm aus dem Jahr 2010 ohnehin als unlauterer Wettbewerb.[74] Auch der Dachver- band der Verbraucherzentralen macht deutlich, dass neben der Spirulina auch die Afa-Alge nicht als B_{12}-Quelle herangezogen werden sollte.[75] Die Testergebnisse zum B_{12}-Gehalt der Afa-Alge sind zwar widersprüchlich,[76,77] aber im Falle der Afa-Alge wird auch unabhängig vom B_{12}-Gehalt generell vom Verzehr abgeraten, weil diese Alge dazu neigt, für den Menschen giftige Algentoxine zu bilden.[78] Spirulina ist hin- gegen bei korrekter Produktion ein nährstoffreiches, ungefährliches Lebensmittel, aber gemäß den aktuellen Daten eben kein adäquater B_{12}-Lieferant.

Um eine bessere Unterscheidung der unterschiedlichen Cobalamine sowie ihrer Wirksamkeit für den Menschen zu gewährleisten, empfiehlt der Algenforscher Jörg Ullmann als bessere Alternative eine Methode namens »Flüssigchromatographie mit Massenspektrometrie-Kopplung« (LC/MS).[79] Diese hat auch bereits in Untersuchun- gen zur Messung des B_{12}-Gehalts in Säuglingsnahrung sehr genaue, differenzierte Ergebnisse in der Unterscheidung unterschiedlicher Cobalaminarten geliefert.[80] So könnte sie auch ähnlich differenzierte Ergebnisse bei anderen vermeintlichen B_{12}-Quellen wie Algen und fermentierten Lebensmitteln liefern. Wichtig in Bezug auf die Thematik der Bioverfügbarkeit von B_{12} in Algen scheint ferner deren Ver- arbeitung zu sein. So konnte eine Untersuchung in der rohen Nori zu 73 % biover- fügbares Vitamin B_{12} feststellen, während in der getrockneten Nori ganze 65 % der Cobalamine B_{12}-Analoga waren. Die Wissenschaftler schlussfolgerten daher, dass sich die Cobalamine in der Nori während des Trocknungsprozesses von überwie- gend bioverfügbaren Cobalaminen zu überwiegend nicht-bioverfügbaren Cobala- minen wandeln.[81] Dieser Umstand könnte ein weiteres Erklärungsmodell für die vielen widersprüchlichen Ergebnisse bei B_{12}-Messungen an Algen sein.

Die Herausforderungen in den Bestimmungsmethoden, die Veränderungen der Algen-Cobalamine während der Verarbeitung und weitere Einflussfaktoren füh- ren also dazu, dass eine Bestimmung der B_{12}-Wirksamkeit in Algen alles andere als einfach ist. Letztlich müssen aber ohnehin Tests am Menschen beweisen, dass diejenigen Algen, in denen man aktives B_{12} vermutet, auch tatsächlich funktionieren.

Eine Mikroalge hat unter all den potenziellen B_{12}-Lieferanten seit Jahren eine ganz besondere Stellung und es scheint von Jahr zu Jahr klarer zu werden, dass sie große Mengen an bioverfügbarem Vitamin B_{12} enthält. Die Rede ist von Chlorella. Die Mikroalge gehört zu den am besten untersuchten Pflanzen der Welt und enthält neben einem sehr hohen Proteinanteil mit hoher biologischer Wertigkeit auch den höchsten bis dato gemessenen Anteil an Chlorophyll unter allen Pflanzen.[82]

Eine Untersuchung der unterschiedlichen Cobalamine in der Chlorella ergab, dass in 100 g Chlorella bis zu 200 µg bioverfügbares B_{12} enthalten sein kann. Der Anteil an Adenosylcobalamin war dabei mit 76 % der höchste, gefolgt von Methylcobalamin in Höhe von 14 % sowie Hydroxocobalamin mit 10 %.[83] Andere Untersuchungen konnten in der Chlorella hingegen große Mengen an Methylcobalamin finden.[84] In einer ersten kleinen Untersuchung am Menschen zur Wirksamkeit von Chlorella erhielten drei Probanden für ein Jahr lang täglich 8 g getrocknete Chlorella und deren Blutwerte wurden alle drei Monate gemessen. Wie sich herausstellte, verbesserte sich durch die Einnahme der Chlorella der Spiegel an Gesamt-B_{12} sowie der Homocystein-Wert bei den Teilnehmern.[85] Beide Werte sind allerdings anfällig für Störfaktoren und so liefert diese Untersuchung neben der zu kleinen Probandenanzahl auch aufgrund des Fehlens der Holo-TC oder Methylmalonsäuremessung zur B_{12}-Bestimmung keine eindeutigen Daten. In einer weiteren Untersuchung mit 17 Veganern konnten die Methylmalonsäure-Werte durch die Gabe von 9 g Chlorella innerhalb von 60 Tagen um etwa ein Drittel verbessert werden und auch der gemessene Homocysteinspiegel verbesserte sich um 10 %.[86]

Relativierend muss gesagt werden, dass dies nicht bedeutet, dass jede Chlorella eine gute B_{12}-Quelle darstellt. Die in Untersuchungen gemessenen B_{12}-Werte schwankten bei Chlorella zwischen null und mehreren hunderten Mikrogramm (µg) pro 100 g. Somit heißt das lediglich, dass die Chlorella unter den richtigen Bedingungen große Mengen an B_{12} enthalten *könnte*, und nicht, dass jede im Handel erhältliche Chlorella derartige Mengen enthält.[87] Vor allem der Anbau der Chlorella spielt eine wichtige Rolle. Da es unterschiedliche Anbauarten gibt, finden sich auch sehr unterschiedliche B_{12}-Werte in Abhängigkeit zur Anbauweise in offenen Becken oder Fermentern.[88] Da der größte Teil der restlichen Algenarten hinsichtlich ihres B_{12}-Gehalts noch zu wenig erforscht ist, können erst zukünftige Forschungsarbeiten in den kommenden Jahren mehr Aufschluss geben. Solange keine weiteren belastbaren Humandaten zum Thema Algen und B_{12} aus größeren Untersuchungen mit besserem Studiendesign vorliegen, empfiehlt sich definitiv weiterhin die einfachere, sicherere, günstigere und sehr gut erforschte Zufuhr von B_{12} über Nahrungsergänzungsmittel. Dennoch sind derartige Ergebnisse von großer Bedeutung. Sobald zu-künftig nämlich mit den richtigen Bakterienkulturen fermentierte Pflanzenjoghurts, fermentiertes Gemüse sowie einige Algen als natürliche pflanzliche B_{12}-Quelle er-hältlich sind, wäre das Totschlagargument der Unnatürlichkeit gegen eine vegane Lebensweise noch irrelevanter als es das ohnehin bereits jetzt ist.

Mangelkandidaten

Weil B_{12} im Organismus so viele unterschiedliche Aufgaben erfüllt, kann sich ein Mangel in sehr verschiedenen Formen zeigen. Häufig erlebte leichte Mangelsymp-tome sind Kraftlosigkeit, Erschöpfung, Stimmungsschwankungen, Schlaflosigkeit und Immunschwäche. Bei andauerndem Mangel können diese zu schweren Man-gelsymptomen wie Verwirrtheit, Taubheit in den Gliedmaßen bis hin zu Lähmun-gen sowie Koordinations- und Sehstörungen führen.[89]

Vitamin-B_{12}-Mangel ist zwar keine Volkskrankheit in westlichen Ländern, so wie es in manchen Veröffentlichungen dargestellt wird, aber dennoch sollten sich nicht nur vegan lebende Menschen Gedanken über ihre adäquate Versorgung machen. Verwendet man sensible Testmethoden wie Holo-TC, die entstehende Mängel frühzeitig und genauer diagnostizieren können, sind subklinische B_{12}-Män-gel weiter verbreitet als bisher angenommen.[90] Der Körper hat allerdings einen sehr großen B_{12}-Speicher, von dem Menschen lange Zeit zehren können, sofern er gut gefüllt ist. Der Gesamtspeicher im menschlichen Körper beträgt beim Erwach-senen etwa 3.000 µg und bei Kindern je nach Alter etwa 30–50 µg.[91] Da der Organis-mus äußerst effektiv in der Wiederverwertung von B_{12} ist, kann es trotz fehlender B_{12}-Zufuhr über die Nahrung oder Nahrungsergänzungsmittel bei normal gefülltem Speicher bei Erwachsenen mehrere Jahre dauern, bis sich erste Mangelsymptome bemerkbar machen.[92] Man geht davon aus, dass der Körperspeicher an Vitamin B_{12} nicht unter 300 µg sinken sollte, um Mangelsymptome zu vermeiden.[93] Bei voll-gefülltem Speicher in Höhe von 3.000 µg dauert es bei einem durchschnittlichen B_{12}-Bedarf mehrere Jahre, bis die Körperspeicher tatsächlich auf dieses Minimum gesunken sind.

Waren die Speicher allerdings vor dem Umstieg auf eine vegane Ernährung bereits mangelhaft gefüllt, weil man davor bereits lange vegetarisch gelebt oder nur sehr wenig tierische Produkte gegessen hat, kann ein Mangel schon wesent-lich früher eintreten. Man sollte es aber so oder so auf gar keinen Fall darauf ankommen lassen, sondern schon direkt beim Umstieg zu einer vegetarischen oder veganen Ernährung mit einer ausreichenden B_{12}-Supplementierung begin-nen. Vor allem vegetarisch lebende Menschen denken oft nicht an ihre B_{12}-Supple-mentierung, weil sie der Meinung sind, dass sie über Milch und Eier automatisch genügend B_{12} erhalten. Allerdings bewegen sich Vegetarier mit durchschnittlich

1,7-2,5 µg täglicher B_{12}-Zufuhr am unteren Ende der Empfehlung und sie nahmen in den Untersuchungen nur etwa ein Drittel der Menge an B_{12} im Vergleich zu den Mischköstlern auf.[94] Eier sind zudem keine verlässliche B_{12}-Quelle.

Ein Ei liefert zwar 0,9-1,4 µg Vitamin B_{12}, wovon der Großteil im Eidotter vorhanden ist, aber die Bioverfügbarkeit ist äußerst gering. Die Bioverfügbarkeit des gesamten B_{12} im Ei beträgt bei einer Aufnahme von 100 g nur etwa 4-9 % und sinkt bei größerer Aufnahmemenge pro Mahlzeit aufgrund der Sättigung der Rezeptoren noch weiter ab.[95,96] Die Bioverfügbarkeit von Eiern ist also um ein Vielfaches geringer als jene in der Milch (55-65 %), im Fleisch (56-77 %) oder im Fisch (38-42 %).[97] Um anhand dieser Ergebnisse auch nur die Mindestempfehlung in Höhe von 4 µg täglich zu erreichen, müsste man jeden Tag also mehrere Kilo Eier essen. Von daher sind Vegetarier ebenso gut beraten, auf ihren B_{12}-Spiegel zu achten und in vielen Fällen aus Gründen der Vorsicht zu supplementieren.

Darüber hinaus empfehlen die amerikanischen National Institutes of Health (NIH)[98] und das Institute of Medicine (IOM)[99] unabhängig vom Fleischkonsum allen Personen über 50 Jahren, den Großteil ihres B_{12} über angereicherte Lebensmittel oder Supplemente zuzuführen. Der Grund hierfür ist die schlechtere Aufnahme von B_{12} aus Lebensmitteln mit steigendem Alter. Natürlich in Nahrungsmitteln vorkommendes B_{12} ist zumeist an Protein gebunden und muss erst während des Verdauungsvorgangs vom Protein gelöst werden, um weiter verstoffwechselt zu werden. Dies kann im höheren Alter zum Teil nur eingeschränkt passieren, weshalb sich eine Nahrungsergänzung mit B_{12} empfiehlt. In Nahrungsergänzungsmitteln ist das B_{12} nämlich nicht an Proteine gebunden. Es liegt vielmehr in freier Form vor und kann damit von älteren Personen meistens besser aufgenommen werden. Außerdem kommt es in Nahrungsergänzungsmitteln meist in wesentlich höherer Konzentration vor und kann so zusätzlich eventuelle Resorptionseinbußen kompensieren.

Zudem gibt es eine Reihe von Medikamenten, die die B_{12}-Absorption verringern bzw. den Bedarf erhöhen. Personen, die eine oder mehrere dieser Arzneimittel über einen längeren Zeitraum hinweg einnehmen, sollten ein besonderes Augenmerk auf ihre B_{12}-Versorgung legen. Folgende Medikamente zählen unter anderem zu dieser Gruppe:[100,101]

- Protonenpumpenhemmer zur Hemmung der Magensäure, wie z. B. Omeprazol
- Histamin-H_2-Rezeptor-Antagonisten zur Hemmung der Magensäurebildung, wie z. B. Cimetidin
- Medikamente zur Blutzuckersenkung bei Diabetes, wie z. B. Metformin
- Blutdrucksenkende Medikamente (ACE-Hemmer), wie z. B. Captopril
- Medikamente gegen Herzrhythmusstörungen, wie Betablocker
- Cholesterinsenkende Medikamente, wie Statine
- Medikamente gegen Gicht, wie z. B. Cholcicin

- Antazida zur Neutralisierung der Magensäure bei Sodbrennen
- Antiepileptika zur Behandlung von Epilepsie
- Orale Kontrazeptiva zur Empfängnisverhütung (»Anti-Baby-Pillen«)
- Breitbandantibiotika, wie z. B. Neomycin, Chloramphenicol etc.
- Entzündungshemmende Arzneien bei Morbus Crohn und Colitis ulcerosa, wie z. B. Asacol

Neben diesen Arzneimitteln gibt es auch Hinweise darauf, dass sehr hohe Dosen an Vitamin C die B_{12}-Aufnahme reduzieren können, weil sie Teile des B_{12} zerstören bzw. in nicht wirksame Analoga umwandeln. So wurde bereits 1974[102] zum ersten Mal die Vermutung geäußert, dass hohe Dosen an Vitamin C bei gleichzeitiger Einnahme von B_{12} einen negativen Einfluss auf den B_{12}-Haushalt haben könnten und auch im Jahr 2014 konnte dies erneut bestätigt werden.[103] Um auf Nummer sicher zu gehen, sollten Nahrungsergänzungsmittel mit hohen Dosen an Vitamin C im Abstand von mindestens vier Stunden zur Vitamin-B_{12}-Einnahme zugeführt werden. Dies dürfte in erster Linie Ergänzungsmittel mit einem Vielfachen des Tagesbedarf betreffen und nicht die verhältnismäßig geringen Mengen an Vitamin C in Lebensmitteln. Außerdem können gewisse Erkrankungen die B_{12}-Aufnahme verringern bzw. den Bedarf erhöhen und somit eine höhere Zufuhr an B_{12} notwendig machen. Dazu zählen unter anderem:[104]

- Zölliakie
- AIDS
- Tumorerkrankungen des Verdauungstraktes
- Morbus Crohn
- Chronische Gastritis
- Gastrektomie bzw. Magenresektion (teilweise/ganze Magenentfernung)
- Alkoholismus
- Fischbandwürmer
- Leberinsuffizienz
- Bauchspeicheldrüseninsuffizienz

Wie man anhand der Liste erkennt, birgt die Einnahme von unterschiedlichen Medikamenten, die in vielen Fällen auch dauerhaft eingenommen werden, ein erhebliches Risiko für die Versorgung mit B_{12}. Obwohl es auf den Packungsbeilagen der meisten Arzneimittel nicht ausführlich beschrieben steht, scheinen eine Reihe an Medikamenten neben den auf der Packungsbeilage aufgeführten Nebenwirkungen noch zu Einbußen bei der Mikronährstoffversorgung zu führen. Mehr zu diesem wichtigen Thema kann für die gängigen Medikamente und die wichtigsten Nährstoffe im Standardwerk »Arzneimittel und Mikronährstoffe« von Uwe Gröber nachgelesen werden.[105]

Ferner ist es wenig bekannt, dass eine Narkose mit Lachgas große Mengen Vitamin B$_{12}$ abbaut.[106] Das ist kein großes Problem, wenn die Speicher davor gut gefüllt wurden und nach der Narkose erneut rasch aufgefüllt werden. Sollten die Speicher aber bereits davor nicht gut gefüllt gewesen sein und die Verluste auch danach nicht mit hochdosierten Präparaten kompensiert werden, kann dies dramatische Folgen haben und erklärt vielleicht auch so manche Komplikation nach einer Operation, auf die man ansonsten keine befriedigende Antwort findet. Der Arzt Dr. Robert Schilling, der den gleichnamigen »Schilling-Test« zur Prüfung der Absorptionskapazität von B$_{12}$ bei Patienten entwickelt hat,[107] stellte bereits im Jahr 1986 in einer Veröffentlichung die wichtige Frage: Ist eine Narkose mit Lachgas gefährlich für Patienten mit Vitamin-B$_{12}$-Mangel?[108] Wie Fallberichte aus den letzten 30 Jahren zeigen, muss man diese Frage bejahen und so manch eine irreversible Störung hätte vermutlich verhindert oder therapiert werden können, wenn mehr Menschen darüber Bescheid wüssten.

So berichtete eine medizinische Fachzeitschrift im Jahr 2000 von einem 69-jährigen ehemaligen Metzger, der einen Routineeingriff an der Prostata unter Narkose mit Lachgas vornehmen ließ. Innerhalb der ersten zwei Wochen nach der Operation traten vermehrt Gangunsicherheit und Taubheit in seinen Beinen auf. Aufgrund von Problemen mit seiner Gallenblase musste er sich in den Folgewochen erneut einer Narkose mit Lachgas unterziehen und trotz seiner geschilderten Symptome nach der ersten Operation wurde kein B$_{12}$-Test durchgeführt. Als er aus der zweiten Narkose erwachte, war er verwirrt und das anfänglich leichte Taubheitsgefühl in seinen Beinen wurde wöchentlich stärker. Innerhalb der kommenden vier Monate verstärkte sich das Taubheitsgefühl und führte schließlich zu einer kompletten Lähmung von der Hüfte abwärts. Er wurde inkontinent, vergesslich und zeigte schließlich erste Anzeichen einer beginnenden Demenz. Nach weiteren drei Monaten auf seinem Leidensweg wurde endlich der schwere B$_{12}$-Mangel diagnostiziert, der durch die Narkose mitverursacht wurde. Trotz einer hochdosierten B$_{12}$-Zufuhr und umfangreicher Physiotherapie konnten aufgrund der Länge der B$_{12}$-Unterversorgung die Schäden nicht gänzlich reversiert werden und so konnte er auch nach über einem Jahr nur kurze Strecken ohne fremde Hilfe zurücklegen.[109]

Ein erfreulicheres Ende nahm die Geschichte einer 47-jährigen ehemaligen Balletttänzerin, die während einer achtstündigen Schönheitsoperation mit Lachgas narkotisiert wurde. Sie erholte sich in den Folgewochen gut vom Eingriff, doch nach etwa sechs Wochen hatte sie Gleichgewichtsprobleme, verspürte seltsame Taubheit in ihren Gliedmaßen und fühlte sich sehr schwach. Nachdem sie aufgrund ihres unsicheren Ganges hingefallen war und untersucht wurde, wurde bei ihr ebenfalls ein schwerer Lachgas-induzierter B$_{12}$-Mangel festgestellt, der sofort mit hochdosierten Injektionen behandelt wurde. Glücklicherweise konnte der Mangel in ihrem Fall früh genug festgestellt werden. Nach 16-wöchiger B$_{12}$-Therapie blieb von all ihren Symptomen nur noch eine leichte Abgeschlagenheit übrig.[110]

Diese und viele weitere gut dokumentierte Fallberichte von Personen, die in vielen Fällen nicht vegetarisch oder vegan lebten, zeigen die Ernsthaftigkeit der Lage und machen deutlich, dass Vitamin B_{12} auch für Mischköstler zum Problem werden kann, vor allem wenn diese eine bis dato unentdeckte Absorptionsstörung oder andere Beeinträchtigungen in der B_{12}-Verwertung aufweisen.

Auf Nummer sicher: Der richtige Test

Es gibt vier potenzielle Biomarker, die Auskunft über den eigenen Versorgungsstand mit B_{12} geben können. Um die häufigsten Messmethoden besser zu verstehen, muss man einige grundlegende Dinge wissen. Wie bereits an früherer Stelle erwähnt, gibt es im Blut nur ein Transportprotein für B_{12}, das Vitamin B_{12} tatsächlich zur Zelle bringt und damit bioverfügbar macht: Das Transcobalamin II (TCII). Der Komplex aus Transcobalamin II zusammen mit B_{12} nennt sich Holo-Transcobalamin II (Holo-TC) und ist die einzige Form von B_{12}, die von den DNA produzierenden Zellen des Körpers aufgenommen werden kann, weswegen es als das *aktive* B_{12} bezeichnet wird.[111] Etwa 80 % des im Blut zirkulierenden B_{12} sind jedoch kein Holo-TC und damit biologisch nicht aktiv.[112] Messmethoden, die diese wichtige Unterscheidung nicht abbilden können, sind daher nur sehr bedingt zur Beurteilung der B_{12}-Versorgung geeignet.

Serum B_{12} (Gesamt-Vitamin-B_{12}): Wenn man ohne spezifische Angaben einen B_{12}-Test beim Arzt durchführen lässt, ist die Chance sehr groß, dass einfach der Gesamt-B_{12}-Spiegel im Blut gemessen wird. Dieser stellt den günstigsten und gängigsten Wert zur Bestimmung der Vitamin-B_{12}-Versorgung dar. Das Hauptproblem ist, dass der klassische Gesamt-B_{12}-Wert, wie auch sein Name schon verrät, die Gesamtmenge an Vitamin B_{12} im Serum misst. Das ist die Summe aus dem aktiven Holo-TC zusammen mit dem restlichen, nicht aktiven und dadurch unwirksamen B_{12}. Dieser Gesamt-Vitamin-B_{12}-Wert kann zwar eine ungefähre Orientierung liefern, aber ebenso kann er auch irreführend sein, wenn man ihn falsch interpretiert. Des Weiteren fällt der Serum-B_{12}-Wert bei mangelnder Zufuhr wesentlich langsamer als andere Werte ab. Deshalb ist er auch als frühzeitiger Indikator für eine Unterversorgung ungeeignet.[113]

Holo-Transcobalamin II (Holo-TC): Der Holo-TC-Test liefert im Vergleich zum Gesamt-B_{12} einen akkurateren Messwert, weil er nur den Teil des B_{12} misst, der an das Transportprotein Transcobalamin II gebunden und damit aktiv ist. Bei unklaren Ergebnissen des Serum-B_{12}-Spiegels sollte er das Mittel der Wahl sein. Ratsamer ist es jedoch, ihn gleich anstelle oder zusammen mit dem Gesamt-Vitamin-B_{12}-Test bestimmen zu lassen.[114] Bei einer unzureichenden Zufuhr fällt der Holo-Transcobalamin-Spiegel im Vergleich zum Gesamt-B_{12} schneller ab, was ihn zu einem besseren Marker zur frühzeitigen Diagnostik macht.[115] Der Holo-TC-Test kann darüber hinaus aber noch eine weitere Aufgabe erfüllen: Er reagiert nämlich nicht nur schnell auf eine mangelnde Zufuhr, sondern auch auf eine steigende Zufuhr. Bei Personen mit einer normalen Aufnahmefähigkeit kann er sich dadurch rasch erhöhen, wenn diese mit einer Supplementierung starten. Ist dies nicht der Fall, weist dies auf eine B_{12}-Malabsorption hin.[116]

Methylmalonsäure (MMA): Da sich bei einem B_{12}-Mangel vermehrt Methylmalonsäure (MMA) anhäuft, kann die Ausscheidung dieses Stoffes über den Urin als indirekter Marker für eine Unterversorgung mit B_{12} herangezogen werden. Im Gegensatz zum Gesamt-B_{12} und dem Holo-TC, bei denen jeweils hohe Werte eine gute Versorgung widerspiegeln, zeigt bei der MMA ein niedriger Wert eine gute Versorgung an. Um die Versorgung der Zellen mit B_{12} optimal einschätzen zu können, scheint eine Messung der Methylmalonsäure am besten geeignet zu sein.[117] Allerdings reagiert MMA erst spät auf eine mangelnde Zufuhr und ist damit nicht als präventiver Marker zur Frühdiagnostik geeignet. In einer Untersuchung hatten 30 Probanden mit einem sehr niedrigen Gesamt-B_{12}-Wert, der auf einen sicheren Mangel hindeutete, trotzdem noch keine erhöhten Werte an Methylmalonsäure.[118] Wäre hier also ein Mangel nur anhand der Methylmalonsäure und etwaigen Symptomen analysiert worden, hätte man den beginnenden Mangel nicht vorab feststellen können. Im Vergleich zum Homocystein bietet die Methylmalonsäure aber zumindest den Vorteil, dass sie unabhängig von anderen potenziellen Vitaminmängeln ist. Ein erhöhter Methylmalonsäurewert im Urintest lässt daher mit großer Sicherheit auf eine Unterversorgung mit B_{12} schließen und wird nicht durch andere Mängel beeinflusst.[119] Methylmalonsäure kann zwar auch im Serum gemessen werden, aber die Urin-Messung ist aussagekräftiger.[120]

Homocystein: Homocystein ist eine Aminosäure, die im Körper aus der essenziellen Aminosäure Methionin entsteht. In physiologischen Dosen ist Homocystein für unseren Körper ungefährlich, kann aber in erhöhter Konzentration toxisch auf Nervenzellen und Gefäße wirken. B_{12} ist am Abbau bzw. der Umwandlung von Homocystein zurück zu Methionin beteiligt. Ist der Homocysteinspiegel erhöht, kann dies daher auf einen Mangel an B_{12} hinweisen. Da am Abbau von Homocystein allerdings neben B_{12} auch Folsäure (B_9) und Pyridoxin (B_6) beteiligt sind, kann ein erhöhter Homocysteinspiegel grundsätzlich auch einen Mangel eines dieser beiden anderen Vitamine anzeigen.[121] Die Bestimmung von Homocystein im Blut erfolgt dabei nüchtern.[122] Allerdings reagiert Homocystein ebenso wie MMA erst spät auf eine mangelnde Zufuhr und ist damit auch nicht als präventiver Marker in der Früherkennung geeignet.[123] Ebenso wie die Methylmalonsäure strebt man beim Homocysteinspiegel einen niedrigen Wert an. Dieser ist insgesamt wichtig für die

Gesundheit des Menschen, da ein erhöhter Homocysteinspiegel ein unabhängiger Risikofaktor für Herzerkrankungen ist. Eine Metaanalyse aus 18 Studien konnte zeigen, dass für jeden Anstieg des Homocysteinspiegels um 5 µmol/l das Risiko für Herzerkrankungen um durchschnittlich 20 % steigt.[124] Wenn also in Untersuchungen Veganer in Bezug auf Herz-Kreislauf-Erkrankungen nicht so gut wie eigentlich zu erwarten abschneiden, wäre eine von mehreren möglichen Erklärungen dafür ein durch B_{12}-Mangel verursachter Anstieg an Homocystein. In der Deutschen Veganstudie (DVS) konnte bei den rein vegan lebenden Probanden tatsächlich ein höherer Homocysteinspiegel festgestellt werden als bei denjenigen Teilnehmern, die kleine Mengen Milch und Eier in ihre Ernährung inkludierten.[125] Das bedeutet aber nicht, dass Milch und Eier an sich notwendig wären. Es zeigt lediglich, dass sie zumindest einen Teil des benötigten B_{12} geliefert haben, das die Veganer über Nahrungsergänzungsmittel hätten einnehmen sollen.

Wenn man sich also entschließt, einen oder mehrere der oben genannten Tests durchführen zu lassen, sollten die Ergebnisse im Optimalfall im Rahmen der nachfolgenden Werte von Tab. 5 liegen.

Tab. 5: **Referenzwerte für Bluttests zur B_{12}-Versorgung**[126.127]

Blutwert	Optimalwert
Serumwert (Gesamt-Vitamin-B_{12})	Ab 400 ng/l (Nanogramm/Liter)
Holo-Transcobalamin (Holo-TC)	Ab 50 pmol/l (Pikomol/Liter)
Methylmalonsäure	Weniger als 271 nmol/l (Nanomol/Liter)
Homocystein	Weniger als 12 µmol/l (Mikromol/Liter)

B_{12}-Mängel lassen sich in vier Phasen einteilen: In der ersten und zweiten Phase sinkt zunächst die Konzentration an aktivem Vitamin B_{12}. Dies bewirkt, dass der Holo-TC-Spiegel absinkt. Das wiederum sollte bereits als erstes wichtiges Frühwarnsignal gedeutet werden und zum Handeln aufrufen. Von einem Mangel spüren die meisten Personen zu diesem Zeitpunkt allerdings noch nichts. Im dritten Schritt steigen Homocystein und Methylmalonsäurekonzentrationen sukzessive an. Spürbare Symptome sind meist auch jetzt noch nicht vorhanden, obwohl spätestens zu diesem Zeitpunkt jeder Mensch dringend zu einer B_{12}-Supplementierung greifen sollte, um Folgeschäden zu verhindern. Erst in der vierten und letzten Phase, nachdem der Körperspeicher schon stark entleert ist, erleben die meisten Personen einige der im vorherigen Unterkapitel erwähnten Mangelsymptome.[128]

Abb. 17 gibt eine einfache und übersichtliche Route an, nach der man den eigenen B_{12}-Versorgungsstand testen kann. Man kann dabei mit Schritt 1, dem Gesamt-B_{12}, beginnen und bei einem unsicheren Ergebnis mit Schritt 2, dem Holo-TC-Test,

Abb. 17: **Vorgehen zur Evaluation der B$_{12}$-Versorgung**[129]

Gesamt-B$_{12}$	→ Interpretation der Ergebnisse			
> 400 ng/l	→ B$_{12}$-Mangel unwahrscheinlich (weiterhin mit Erhaltungsdosis supplementieren)			
200–400 ng/l	»Graubereich« → Abklärung mit Holo-TC	Holo-TC > 50 pmol/l	→ B$_{12}$-Mangel unwahrscheinlich	
		Holo-TC 35–50 pmol/l	»Graubereich« → Abklärung mit MMA	MMA < 271 nmol/l → B$_{12}$-Mangel unwahrscheinlich
				MMA > 271 nmol/l → B$_{12}$-Mangel sehr wahrscheinlich
		Holo-TC < 35 pmol/l	→ B$_{12}$-Mangel sehr wahrscheinlich	
< 200 ng/l	→ B$_{12}$-Mangel sehr wahrscheinlich (hoch dosiert supplementieren)			

Liegt ein Gesamt-B$_{12}$-Spiegel zwischen 200–400 ng/l vor, kann die Versorgungssituation nicht klar beurteilt werden und Folgetests wie der Holo-TC und MMA können Abhilfe schaffen.

weitermachen. Es ist aber auch möglich, direkt mit Schritt 2 zu beginnen und bei einem unklaren Ergebnis mit Schritt 3, der Messung der Methylmalonsäurekonzentration im Urin, fortzufahren. Ebenso kann man direkt alle drei Werte bestimmen lassen, um auf Nummer sicher zu gehen und Zeit und Blutentnahmen zu sparen. Welche Option man wählt, wird dabei unter anderem vom aktuellen gesundheitlichen Zustand, von den Vorerfahrungen mit früheren Tests und letztendlich vom eigenen Budget abhängen.

Der am häufigsten gemessene Biomarker für den Versorgungszustand mit B$_{12}$ ist der Serumwert an Gesamt-B$_{12}$, der kritisiert wird, weil er zu ungenau ist. Allerdings stellt er die kostengünstigste Messmethode dar und wenn ein B$_{12}$-Test vom Arzt auf Kosten der Krankenkasse gemacht wird, ist es erfahrungsgemäß dieser.[130] Auch wenn er nicht den sensibelsten Marker darstellt, ist der B$_{12}$-Serumwert dennoch nicht so nutzlos, wie er immer wieder dargestellt wird. Wenn die oft zu niedrig angesetzten Grenzwerte der Messungen nach oben korrigiert werden, kann auch der Serumwert durchaus nützliche Informationen liefern.

Wie Abb. 17 verdeutlicht, gelten Serumwerte an Gesamt-B$_{12}$ von über 400 ng/l trotz der Ungenauigkeit der Messmethode als recht sicherer Indikator für eine ausreichende B$_{12}$-Versorgung und man sollte in diesem Fall einfach weiterhin in der Höhe der Erhaltungsdosis supplementieren. Bei Risikogruppen lohnt sich in manchen Fällen dennoch eine weitere Testung des Holo-TC-Werts. Gesamt-B$_{12}$-Werte zwischen 200 bis 400 ng/l sind ein Graubereich und je weiter es sich Richtung 200 bewegt, desto wahrscheinlicher ist auch der Mangel. Hier sollte direkt der Holo-TC-Test zur weiteren Klärung erfolgen, sofern dieser nicht direkt mitgetestet wurde. Bei einem Serumwert an Gesamt-B$_{12}$ von unter 200 ng/l sollte man vor weiteren Tests umgehend die B$_{12}$-Speicher füllen. Bevor man nicht für einige Zeit ausreichend B$_{12}$ supplementiert hat, wäre ein weiterer Holo-TC-Test mit solch niedrigen Werten Geldverschwendung, weil der B_{12}-Mangel bei 200 ng/l bereits gesichert ist. Nach dem Auffüllen der Speicher wird dann zur Überprüfung der Wirksamkeit der Intervention ein Holo-TC-Test gemacht. Der Holo-TC-Test liegt preislich in der Mitte zwischen dem Gesamt-Vitamin-B_{12}-Test und dem Methyl-malonsäure-Test. Da dieser Test nur das aktive B_{12} misst, ist er wesentlich genauer und sinkt oder steigt auch wesentlich schneller als das Gesamt-Vitamin-B_{12}. Wird dabei ein Holo-TC-Wert von über 50 pmol/l gemessen, ist ein B_{12}-Mangel unwahr-scheinlich und man sollte in Höhe der Erhaltungsdosis weiter supplementieren. Unter 35 pmol/l ist ein Mangel hingegen sehr wahrscheinlich und es sollte um-gehend höher dosiert supplementiert werden, um den Mangel zu beheben. Bei einem Wert im Graubereich von 35 bis 50 pmol/l kann man im dritten Schritt noch den Methylmalonsäure-Wert im Urin messen lassen, um ein Komplettbild des Versorgungszustandes zu erhalten, oder direkt damit beginnen zu supplemen-tieren, ohne MMA zu testen. Denn dieser Test ist der teuerste und nicht jedes La-bor kann ihn durchführen. Liegt der Methylmalonsäure-Wert unter 271 nmol/l, ist ein Mangel unwahrscheinlich. Bei einem Ergebnis über 271 nmol/l ist ein Mangel hingegen sehr wahrscheinlich. Sollte es einen Grund zur Annahme geben, dass bei der getesteten Person eine Nierenfunktionsstörung vorliegen könnte, sollte diese anhand des Kreatinin-Spiegels bei erhöhten Methylmalonsäurewerten zur Sicher-heit ebenso ausgeschlossen werden.[131]

Obwohl bei den B_{12}-Parametern zuvor auch der Homocysteinwert aufgezählt wurde, fehlt er in Abb. 17. Das hängt nicht damit zusammen, dass er gänzlich unbe-deutend wäre. Aufgrund der Tatsache, dass er aber auch durch andere Mängel an B-Vitaminen beeinflusst wird, ist er weniger gut geeignet als Holo-TC und MMA. Er hat seine Berechtigung und eine gute Aussagekraft in gewissen Fällen, aber für die alleinige Beurteilung der B_{12}-Versorgung ohne weitere Laborparameter ist er nur sehr bedingt geeignet.

Ergänzend kann man noch einen fünften Wert nennen, der mitunter auch einen Hinweis zur B_{12}-Versorgung geben kann: das mittlere Erythrozyteneinzel-volumen (MCV). Das MCV ist einer von mehreren Parametern zur Diagnose von Anämien, der unter anderem auch einen Mangel an B_{12} anzeigen kann.[132] Das MCV gibt das mittlere Volumen der roten Blutkörperchen an, das bei einem Mangel an B_{12} und/oder Folat ansteigt. Ab einem Volumen von über 100 Femtoliter spricht man aufgrund der Volumenzunahme von einer sogenannten Makrozytose.[133] Da sich aber sowohl Folat als auch Vitamin B_{12} und eine Reihe anderer Einflussfak-toren auf den MCV-Wert auswirken, kann dieser alleine ebenso wenig über die B_{12}-Versorgung aussagen. Da gesund lebende vegane Menschen in vielen Fällen über grünes Blattgemüse, Orangen, Hülsenfrüchte und weitere folathaltige pflanz-liche Lebensmittel große Mengen an Folat aufnehmen, kann dies den MCV-Wert trotz eventuell fehlendem B_{12} niedrig halten und damit einen eventuellen B_{12}-Man-gel verschleiern.[134]

Zwar noch nicht gängig, aber vielversprechend ist außerdem der B_{12}-Test über den Atem. Dieser Test ist nicht nur schmerzfrei, sondern auch kostengünstiger und akkurater als der Gesamt-B_{12}-Test im Serum und könnte diesen potenziell in der Zukunft ablösen. Von einem Team von Wissenschaftlern aus Florida 2011 vorgestellt, misst dieser B_{12}-Atemtest die Menge an ausgeatmetem Kohlendioxid nach der Einnahme von Natriumpropionat.[135] Dieser Stoff kommt in geringer Menge auch natürlich in Lebensmitteln wie Kaffeebohnen vor, wobei man die mit Abstand höchsten Konzentrationen in gereiftem Käse und Krustentieren findet.[136] B_{12} baut diesen Stoff im Organismus ab, wobei Kohlendioxid als Abbauprodukt entsteht. Je weniger Kohlendioxid nach der Einnahme von Natriumpropionat von der Testperson ausgeatmet wird, desto schlechter ist ihre B_{12}-Versorgung, weil die ausgeatmete Menge an Kohlendioxid proportional im Verhältnis zur Menge an B_{12} im Organismus steht.[137]

Nahrungsergänzung: Was und wie viel?

Die erste Wahl, die man treffen muss, ist die Form des Supplements. Hier kann man aus einer Vielzahl von Formen wie Lutschtabletten, Kapseln, Tropfen, Zahnpasta, Kaugummi, Nasensprays, Injektionen und unterschiedlichen angereicherten Lebensmitteln wählen. In den meisten Fällen entscheidet die persönliche Vorliebe darüber, auf welche Art und Weise man B_{12} einnehmen möchte, weil grundsätzlich alle Varianten bei den meisten Menschen funktionieren. Für Kinder, die Schwierigkeiten haben, eine Tablette zu schlucken, sind Tropfen sehr gut geeignet. Wer zu Vergesslichkeit neigt und so das B_{12}-Präparat nicht regelmäßig nehmen würde, kann eine B_{12}-haltige Zahnpasta wählen. Nasensprays, Kaugummis und einige weitere Anwendungen werden in Deutschland, Österreich und der Schweiz weniger häufig angeboten, daher ist die Produktauswahl in diesem Segment verhältnismäßig klein. Injektionen sind in manchen Fällen bei akutem, schwerem Mangel durch stark beeinträchtigte Resorptionsfähigkeit eine gute Wahl, um den Speicher sofort wieder zu füllen. Untersuchungen zeigen aber, dass der orale Weg bei hochdosierten Präparaten für die allermeisten Personen ebenso effektiv und dabei weniger aufwändig und weniger unangenehm als eine Injektion ist.[138]

Kapseln und Lutschtabletten sind in vielen Fällen auch die günstigere Variante. Tropfen und Lutschtabletten haben den Vorteil, dass durch die längere Verweildauer im Mundraum über die Mundschleimhaut zusätzliches B_{12} aufgenommen werden kann. Das wiederum kann vor allem für Malabsorber, also jene Menschen mit schlechter B_{12}-Aufnahme im Dünndarm, theoretisch von Vorteil sein. Wie allerdings eine vergleichende Untersuchung mit Personen mit B_{12}-Mangel ergeben hat, gab es keine nennenswerten Unterschiede bei der Einnahme von B_{12} in der Höhe von 500 µg zwischen der sublingualen Einnahmeweise, in der die Lutschtablette unter der Zunge aufgelöst wurde, und der klassischen oralen Einnahme, bei der eine Kapsel einfach geschluckt wurde.[139] In einer älteren Studie waren hingegen die Unterschiede bei der Einnahme von 100 µg groß und nur die Gruppe mit den sublingualen B_{12}-Tabletten konnte ihren B_{12}-Status optimieren.[140]

Dass auch die Verwendung B_{12}-haltiger Zahnpasta zu funktionieren scheint, wurde in einer zwölfwöchigen Untersuchung mit einer Gruppe von 76 veganen Probanden getestet. Diese Untersuchung teilte die Teilnehmer nach dem Zufallsprinzip in zwei Gruppen ein. In der einen Gruppe bekamen die Probanden die B_{12}-haltige Zahnpasta und in der anderen eine gleich aussehende und identisch schmeckende Zahnpasta ohne Vitamin B_{12} als Placebo.[141] Wenn die Zahnpasta funktionieren würde, müsste in der B_{12}-Gruppe der Serum-B_{12}-Wert sowie der Holo-TC-Wert steigen und die Methylmalonsäure und das Homocystein sinken, während in der Placebogruppe das genaue Gegenteil passieren müsste. Genau dieser Fall ist in der Untersuchung eingetreten, und so kann man davon ausgehen, dass mit B_{12} angereicherte Zahnpasta ebenfalls wirksam ist.

Im Grunde können auch angereicherte Lebensmittel eine gute Variante sein, um im Rahmen der täglichen Ernährung genügend B_{12} aufzunehmen, ohne über das Schlucken einer Pille nachdenken zu müssen. Eine Anreicherung findet in Deutschland, Österreich und der Schweiz aktuell (Stand September 2020) im Gegensatz zu den USA und anderen Ländern aber nicht in entsprechendem Maß statt. Abseits von wenigen Produkten wie manchen Frühstückscerealien, Fruchtsäften und Energydrinks ist sie nicht üblich. Angereicherte Lebensmittel wie B_{12}-Pflanzenmilch enthalten zudem oft zu geringe Mengen an B_{12} zur kompletten Tagesbedarfsdeckung. Da in der Herstellung von Bioprodukten die Anreicherung mit Vitaminen nicht zulässig ist (Stand September 2018),[142] gibt es außerdem überhaupt keine biologische Pflanzenmilch mit B_{12}. Die konventionellen B_{12}-Pflanzendrinks enthalten allerdings auch nur knapp 0,4 µg/100 ml. Damit müsste man täglich mindestens 750 ml angereicherte Pflanzenmilch für den Mindestbedarf von 3 µg zu sich nehmen, sofern man die Gesamtzufuhr auf mindestens zwei zeitversetzte Portionen aufteilt, um die Absorptionsrate zu optimieren. Es empfiehlt sich stattdessen, auf ein gut dosiertes Nahrungsergänzungsmittel zurückzugreifen.

Verschiedene Arten von B_{12}

Neben der Form der Darreichung stellt sich außerdem die Frage nach der optimalen Form von B_{12}. Die vier relevanten und häufig in Nahrungsergänzungsmitteln verwendeten Formen sind das Cyanocobalamin, Methylcobalamin, Adenosylcobalamin und Hydroxocobalamin. Auf vielen Webseiten, in Magazinen und Büchern sowie in Blogs und Foren wird Methylcobalamin oder ein anderes *natürliches* Cobalamin als die einzig gute Art von B_{12} beworben. Anhand der verfügbaren Daten lässt sich mit sehr wenigen Ausnahmen aber nicht bestätigen, dass die natürlich vorkommenden Cobalamine dem synthetischen Cyanocobalamin in relevantem Maße überlegen sind.[143,144] Manche Veröffentlichungen sprechen sich dennoch weiterhin für eine etwas bessere Aufnahme und Verwertbarkeit von Methylcobalamin im Vergleich zu Cyanocobalamin aus.[145] Andere Untersuchungen legen dagegen nahe, dass man nicht alleine Methylcobalamin, sondern entweder Cyanocobalamin, Hydroxocobalamin oder eine Kombination aus Methyl- und Adenosylcobalamin einnehmen sollte.[146] Wieder andere empfehlen mit Nachdruck die Verwendung von Hydroxocobalamin.[147] Auch die WHO, die in den 1970ern in ihrer Liste der unentbehrlichen Arzneimittel für das Gesundheitswesen noch Cyanocobalamin als Mittel der Wahl auflistete,[148] empfiehlt mittlerweile stattdessen Hydroxocobalamin.[149] Auch unter den veganen Ernährungsmedizinern und Diätologen besteht in dieser Fragestellung keine große Einigkeit. Einige von ihnen raten explizit zur Verwendung von Cyanocobalamin mit der Begründung, dass es die am besten erforschte und stabilste Form ist.[150,151,152] Andere raten wiederum zur Verwendung von Methylcobalamin[153,154] und einige andere betonen, dass keine eindeutigen Vorteile in Bezug auf die eine oder andere Form vorliegen.[155,156] Auch die National Institutes of Health (NIH) sehen keine relevanten Unterschiede in der Wirkung unterschiedlicher Cobalamin-Arten.[157] Während also in wissenschaftlichen Kreisen zumeist keine klare Empfehlung hin zu einer speziellen Form von B_{12} ausgesprochen wird, vertreibt der überwiegende Teil der Händler zumindest in Deutschland Methylcobalamin oder Mischformen. Cyanocobalamin ist selten geworden, obwohl es keine klaren Indizien gibt, dass es tatsächlich schlechter für die Durchschnittsbevölkerung ist.

Cyanocobalamin

Cyanocobalamin ist von allen Cobalaminarten bis heute das besterforschte und seine Wirksamkeit wurde in vielen Studien nachgewiesen.[158] Es ist durchaus richtig, dass Cyanocobalamin eine synthetische Form von B_{12} ist, die so in der Natur nicht vorkommt.[159] Dieser Umstand macht es aber noch nicht automatisch schlecht. Im Gegenteil, Cyanocobalamin bietet sogar einen sehr entschiedenen Vorteil: Es ist wesentlich unempfindlicher gegenüber Licht und stabiler als andere Cobalamine.[160] Neben dem günstigeren Preis ist das der Grund, warum in angereicherten Lebensmitteln sowie in der B_{12}-Zahnpasta Cyanocobalamin enthalten ist. Der Körper der allermeisten Menschen kann Cyanocobalamin einwandfrei in die beiden benötigten Coenzym-Formen Methylcobalamin und Adenosylcobalamin umwandeln.[161]

Menschen mit einer Nierenfunktionsstörung können allerdings tatsächlich ein Problem mit Cyanocobalamin haben, weil für sie selbst die sehr geringen Mengen an anfallendem Cyanid über das Cyanocobalamin schädlich sein könnten.[162] Alle anderen Menschen haben mit den derart geringen Mengen an Cyanid aber keine Schwierigkeit. Es gibt allerdings auch noch einen seltenen genetischen Defekt, der verhindert, dass der Körper der Betroffenen das Cyanid sachgemäß vom Grundgerüst des Cobalamins entfernen kann.[163] Bei diesem Gendefekt wirkt Hydroxocobalamin besser und sollte daher das Mittel der Wahl sein. Außerdem wird in manchen Veröffentlichungen geschrieben, dass Raucher kein Cyanocobalamin verwenden sollten, da sie über Zigaretten bereits mehr Cyanid als der Durchschnitt aufnehmen.[164] Obwohl von offizieller Stelle keine separate Empfehlung für andere B_{12}-Präparate für Raucher ausgesprochen wird,[165] ist es sicherheitshalber auch für Raucher empfehlenswert, ein B_{12}-Präparat ohne Cyanocobalamin zu beziehen. Noch besser wäre es allerdings, mit dem Rauchen aufzuhören.

Methylcobalamin und Adenosylcobalamin

Wie zu Beginn dieses Kapitels beschrieben, ist B_{12} im menschlichen Körper lediglich in Form der Coenzyme Methylcobalamin und Adenosylcobalamin aktiv. Sowohl Cyano- als auch Hydroxocobalamin müssen erst in diese beiden Formen umgewandelt werden. Adenosylcobalamin ist direkt nach Hydroxocobalamin das zweithäufigste in Lebensmitteln vorkommende Cobalamin, wohingegen die Mengen von Methylcobalamin in den meisten untersuchten Lebensmitteln recht gering sind.[166] Da in Deutschland vor allem Präparate mit Methylcobalamin verkauft werden, stellt sich die Frage, ob der Organismus aus Methylcobalamin auch das zweite wichtige Coenzym, Adenosylcobalamin, bilden kann. Da beide unerlässlich sind, wäre ein Präparat mit lediglich Methylcobalamin unzureichend, wenn der Körper es nicht zu Adenosylcobalamin umwandeln könnte. Auch in dieser Fragestellung herrscht keine Einigkeit. Während manche Wissenschaftler die beliebige Austauschbarkeit unter den einzelnen Arten von Vitamin B_{12} anzweifeln,[167] legen andere Untersuchungen nahe, dass dies durchaus möglich ist.[168]

Hydroxocobalamin

Hydroxocobalamin ist das am häufigsten in Lebensmitteln vorkommende Cobalamin.[169] Zum aktuellen Zeitpunkt ist es in Nahrungsergänzungsmitteln noch wenig verbreitet. Im direkten Vergleich mit anderen Cobalaminen scheint es eine etwas bessere Depotwirkung zu haben und die beste Alternative für alle Menschen zu sein, die vorsichtshalber auf Cyanocobalamin verzichten sollten.[170]

Vor allem starke Raucher, die über Zigaretten ohnehin mehr Cyanid als der Durchschnitt aufnehmen,[171] scheinen durch die Gabe von Hydroxocobalamin eine größere Menge an Cyanid über den Urin auszuscheiden.[172] So können sie die durch den Zigarettenrauch entstandene Belastung mit Cyanid im Körper effektiver senken.

Hydroxocobalamin muss ebenso wie Cyanocobalamin erst in Adenosyl- und Methylcobalamin umgewandelt werden, weil nur jene beiden Coenzymformen im Körper wirksam sind. Dies scheint wie dargelegt aber möglich zu sein und so wird Hydroxocobalamin in einigen Veröffentlichungen als die erste Wahl in der B_{12}-Supplementierung genannt.[173,174]

Konkrete Empfehlungen

Ebenso wie es viele Wege hin zu einer bedarfsdeckenden veganen Ernährung im Allgemeinen gibt, existieren auch mehrere Wege, eine adäquate B_{12}-Versorgung zu gewährleisten. Gemäß der Datenlage führt für die meisten Menschen jedes B_{12}-Supplement, ganz gleich ob Cyano-, Methyl-, Adenosyl- oder Hydroxocobalamin, in der richtigen Dosis zum gewünschten Erfolg. Wenn man dabei Zahnpasta oder angereicherte Lebensmittel verwendet, wird man ohnehin nur Cyanocobalamin aufnehmen, weil dies die aktuell gängige Art der B_{12}-Anreicherung bei diesen Produkten ist. Wenn man sich für eine Quelle mit Cyanocobalamin entscheidet und nicht zu den wenigen Individuen gehört, die es nicht korrekt verstoffwechseln können, wird es nach dem heutigen Kenntnisstand ebenso wirksam und ungefährlich sein wie alle anderen Formen. Sollte man zu einer der genannten Risikogruppen gehören oder aus anderen Gründen kein Cyanocobalamin verwenden wollen, ist Hydroxocobalamin eine gute Alternative. Darüber hinaus gibt es auch Kombinationspräparate mit einer Mischung unterschiedlicher Cobalaminen als sogenannte MHA-Formel, die Methyl,- Hydroxo- und Adenosylcobalamin enthalten. Da der Organismus vermutlich auch aus Methylcobalamin das benötigte Adenosylcobalamin produzieren kann, wird nach aktuellem Kenntnisstand auch ein Präparat, das ausschließlich Methylcobalamin enthält, seinen Zweck erfüllen.

Die Höhe der täglichen B_{12}-Zufuhr

Personen, die alters- oder medikationsbedingt Schwierigkeiten mit der Absorption von B_{12} im Dünndarm haben, sollten das Nahrungsergänzungsmittel mit einem Abstand von mindestens einer Stunde vor oder nach dem Essen und nicht zeitgleich zu den Mahlzeiten einnehmen.[175] Dadurch kann sichergestellt werden, dass das freie B_{12} im Präparat nicht an andere Bestandteile im Nahrungsbrei gebunden wird und damit schlechter verfügbar ist. Für diese Personen kann ein Präparat geeignet sein, das sublingual unter der Zunge aufgelöst wird, um auch einen Teil der Aufnahme über die Mundschleimhaut zu gewährleisten.

Wenn man zum Großteil der Menschen gehört, die B_{12} gut absorbieren können, kann man sich frei für jede beliebige Variante der B_{12}-Zufuhr entscheiden und muss auch die Abstände zu den Mahlzeiten nicht zwingend einhalten. Die Höhe der Dosierung wird dabei vom Alter und der Absorptionsfähigkeit der jeweiligen Person beeinflusst. Außerdem wird der Rhythmus der Einnahme einen entscheidenden Einfluss auf die Menge der Zufuhr haben, da mit der Höhe der Zufuhr die prozentuale Aufnahme sinkt.[176] Absolut gesehen wird selbstverständlich mit steigender Zufuhrmenge mehr absorbiert, aber die Ausscheidungsverluste werden immer größer und so sinkt die prozentuale Aufnahme. Das hat aber nichts damit zu tun, ob man nun B_{12} mit einem tierischen Lebensmittel, einem angereicherten pflanzlichen Lebensmittel oder einem Nahrungsergänzungsmittel zu sich nimmt. Hier spielt einzig und allein die Höhe der Zufuhr eine Rolle. Pro Mahlzeit (oder pro Einnahme eines Supplements) kann der Körper nur etwa 1,5-2 µg B_{12} aktiv aufnehmen.[177]

Erst nach etwa 4-6 Stunden ist der Körper wieder in der Lage, diese Menge erneut über seine aktiven Transportsysteme aufzunehmen.[178] Daher kann man mehr B_{12} absorbieren, wenn man die Dosen auf mehrere Male mit ausreichend zeitlichem Abstand aufteilt. Da dies aber meist im Alltag wenig praktikabel ist, können bei einmaliger Zufuhr pro Tag einfach höhere Dosen verwendet werden, die dann zum Teil über die sogenannte passive Diffusion aufgenommen werden können. Etwa 1-3 % der Gesamtzufuhr an B_{12} werden nämlich auch unabhängig von den aktiven Transportsystemen über diesen Weg resorbiert und wenn die Dosis hoch genug ist, kann man allein dadurch seinen Bedarf decken.[179] Die sehr begrenzte Aufnahmekapazität des Körpers ist einer der entscheidendsten Faktoren in der Bestimmung der Dosishöhe. Diese wird stark davon abhängen, ob man mehrmals täglich, einmal pro Tag oder vielleicht auch nur ein- oder zweimal die Woche B_{12} einnimmt. Um ein Gefühl für die benötigte Menge zu bekommen, folgt ein Rechenbeispiel: Wenn man über niedrig dosierte Supplemente oder angereicherte Getränke und Lebensmittel den täglichen B_{12}-Bedarf decken möchte, dann sollte aufgrund der begrenzten Aufnahmefähigkeit pro Zeiteinheit eine Zufuhr an mehreren Zeitpunkten des Tages erfolgen. Wenn man von einem Minimalbedarf von 4 µg als erwachsene Person ausgeht, wäre es sinnvoll, jeweils zweimal täglich 2 µg B_{12} aufzunehmen und dazwischen mindestens vier Stunden Abstand zu halten.

Wenn man die Einnahme auf einmal täglich beschränken möchte, dann benötigt man ein Präparat, das hoch genug dosiert ist, um neben den 2 µg der aktiven Aufnahme durch die 2 % der passiven Diffusion die restlichen 2 µg des Tagesbedarfs decken zu können. Bei einer zweiprozentigen passiven Diffusion wäre die Dosis zum Erreichen von 2 µg eine Menge von 100 µg. In dieser Rechnung sind bereits Sicherheitspuffer enthalten, weshalb eine Mindestzufuhr von 100 µg zum Erreichen des Tagesbedarfs von 4 µg ausreicht. Wenn man weiß, dass man aufgrund einer verminderten Aufnahmefähigkeit durch Operationen am Magen-Darm-Trakt, durch die Dauereinnahme bestimmter Medikamente oder durch ein höheres Alter (ab 50+) Vitamin B_{12} schlechter aufnehmen kann, zieht man in der Gleichung einfach die 2 µg für die aktive Aufnahme ab. Das wären bei einer täglichen Zufuhr mit einer zweiprozentigen passiven Diffusion 200 µg.

Wenn man nur einmal die Woche supplementieren möchte, errechnet man den Mindestbedarf an B_{12} von sieben Tagen (28 µg), zieht davon die 2 µg der aktiven Aufnahme der Einmaldosis ab und errechnet erneut, wie hoch die Dosis sein muss, damit 2 % von ihr die restlichen 26 µg decken kann. Das sind 1.300 µg. Je nachdem, ob man einmal pro Tag oder einmal wöchentlich supplementiert, wird die empfohlene Einnahmemenge also völlig verschieden aussehen. Nachfolgend findet man nochmals den oben beschriebenen Rechenweg:

Abb. 18: **Formeln zur Berechnung der B_{12}-Tages- und Wochendosis**

Berechnung der B_{12}-Dosis

Einmal täglich:
$2 + (X*0,02) = 4$ µg

Einmal täglich (ohne aktive Aufnahme):
$X*0,02 = 4$ µg

Einmal wöchentlich:
$2 + (X*0,02) = 28$ µg

Bei der Nahrungsergänzung mit B_{12} besteht kaum Grund zur Sorge vor Überdosierung, denn B_{12} hat sich als wasserlösliches Vitamin in vielen Untersuchungen als untoxisch gezeigt. Selbst bei einer täglichen Zufuhr von 3.000 µg über lange Zeiträume hinweg sind keinerlei Nebenwirkungen aufgetreten.[180] Daher wurde auch von offizieller Stelle, wie der European Food Safety Authority (EFSA), kein Upper Level (UL), also keine definierte Obergrenze für die tägliche Einnahme festgelegt.[181] Obwohl Vitamin B_{12} in großer Menge von bis zu 5.000 µg im Körper gespeichert werden kann,[182] wird ein Überschuss des wasserlöslichen Vitamins einfach über den Urin ausgeschieden.[183]

Tab. 6 zeigt die Empfehlung zur Höhe der Dosierung bei Einnahme eines Nahrungsergänzungsmittels mit B_{12} auf täglicher Basis. Dabei wurden jeweils Spannen für unterschiedliche Dosierungshöhen angegeben, da zum einen die zuvor vorgestellte Formel nur eine ungefähre Orientierungshilfe und keine exakte und für jede Person gültige Zufuhrrichtlinie darstellt und zum anderen aufgrund der geringen Toxizität von B_{12} auch liberaler mit der genauen Zufuhrhöhe umgegangen werden kann. Die tägliche Einnahme ist vorzuziehen, da sie so zum festen Bestandteil des Tagesablaufs werden kann. Um noch geringer dosieren zu können und die aktive

Aufnahme zu optimieren, wäre es auch eine gute Möglichkeit, zweimal täglich entweder über angereicherte Lebensmittel oder Nahrungsergänzungsmittel zu supplementieren, weil dadurch deutlich geringere Mengen an B_{12} zugeführt werden müssen, was wiederum das Auftreten von B_{12}-Akne (Seite 116) bei sensiblen Personen reduziert. Sollte die Supplementierung an einem Tag vergessen werden, kann am nächsten Tag einfach wieder die reguläre Menge eingenommen werden und der vergessene Tag muss aufgrund der Speicher des Körpers nicht kompensiert werden.

In einigen Untersuchungen wurden zum Erreichen optimaler B_{12}-Werte teils höhere B_{12}-Zufuhrmengen als die DGE-Referenzwerte benötigt[184,185] und so schadet es nicht, etwas größere Sicherheitspuffer in die B_{12}-Dosierung bei veganer Ernährung zu integrieren.

Da B_{12} wasserlöslich und auch in größeren Mengen nicht toxisch ist,[188] stellt es kein Problem dar, wenn die Dosis nicht exakt diesen Vorschlägen entspricht und insgesamt wurden bei sämtlichen B_{12}-Zufuhrempfehlungen bereits Sicherheitspuffer zur Kompensation interindividueller Schwankungen integriert. Säuglinge werden während der Stillzeit ausreichend über die Muttermilch mit B_{12} versorgt, vorausgesetzt die Mutter selbst hat keinen Mangel.[189] Wenn die Beikost zwischen dem 5. und 7. Monat einen relevanten Teil der täglichen Energiezufuhr liefert, sollte hier bereits B_{12} bei veganer Beikost supplementiert werden.[190] Da Kapseln für Kleinkinder schwierig zu schlucken sind, bietet sich in den ersten Lebensmonaten und -jahren die Zufuhr über Tropfen an. Diese können dem Essen sehr einfach kurz vor dem Verzehr beigemischt oder direkt verabreicht werden. Alternativ kann man die Kapselhüllen auch öffnen und den Inhalt in das Essen geben. Da sich die Kapselhülle durch die Magensäure ohnehin auflösen würde, macht es für die Wirkung des Nährstoffs keinen Unterschied, ob er in der intakten Kapselhülle geschluckt oder ohne Kapselhülle in die Speise gegeben wird.

In den weiteren Jahren steigt der Bedarf an B_{12} kontinuierlich an und ab dem 13. Lebensjahr empfiehlt die DGE für Jugendliche dieselbe Dosishöhe wie für alle Erwachsenen, die dann bis zum Erreichen des 65. Lebensjahres unverändert bleibt. Im Grunde ist der Bedarf auch für ältere Personen gleich hoch wie jener von jüngeren Erwachsenen. Wie an früherer Stelle bereits erwähnt, ist es lediglich das an Protein gebundene Vitamin B_{12} aus tierischen Lebensmitteln, das von älteren Personen aufgrund der hohen Gastritis-Prävalenz unter älteren Menschen in westlichen Ländern deutlich schlechter absorbiert wird.[191] Vitamin B_{12} aus Nahrungsergänzungsmitteln ist davon aber weitestgehend nicht betroffen, weshalb in der Regel die Höhe der B_{12}-Supplementierungsdosis bei Menschen ab dem 65. Lebensjahr nicht höher ausfallen muss als in den Jahrzehnten davor. Dennoch sollte in diesem Lebensabschnitt der B_{12}-Spiegel etwas engmaschiger kontrolliert werden, um neu auftretende B_{12}-Unterversorgungen frühestmöglich zu diagnostizieren.

Tab. 6: **Empfehlungen für die B$_{12}$-Zufuhr für beide Geschlechter nach Alter**

Alter	Offizielle tägliche Empfehlung[186]	Supplementierungsempfehlung (Einnahme 1 × täglich)	Supplementierungsempfehlung (Einnahme 2 × täglich)
Säuglinge			
0 bis 4 Monate	0,5 µg	Bedarfsdeckung durch Muttermilch	Bedarfsdeckung durch Muttermilch
4 bis 12 Monate	1,4 µg	3–5 µg bei Einführung der Beikost ab 5. bis 7. Monat[187]	2 × 1–2 µg bei Einführung der Beikost ab 5. bis 7. Monat[187]
Kinder			
1 bis 4 Jahre	1,5 µg	5–10 µg	2 × 2–3 µg
4 bis 7 Jahre	2 µg	10–20 µg	2 × 3–4 µg
7 bis 10 Jahre	2,5 µg	30–50 µg	2 × 4–5 µg
10 bis 13 Jahre	3,5 µg	75–100 µg	2 × 5–6 µg
Jugendliche, Erwachsene und Senioren			
13 bis 65 Jahre	4 µg	100–150 µg	2 × 6–10 µg
65+ Jahre	4 µg	100–150 µg	2 × 6–10 µg
Schwangerschaft und Stillzeit			
Schwangere	4,5 µg	125–150 µg	2 × 20–30 µg
Stillende	5 µg	150–200 µg	2 × 30–40 µg

Vitamin B$_{12}$

Darüber hinaus ist in jeder Phase des Lebens (vor allem bei der Einnahme gewisser Medikamente wie Metformin bei Diabetes) eine optimale Versorgung mit Kalzium sicherzustellen, weil die Aufnahme von B$_{12}$ unter anderem von der Kalziumversorgung abhängig ist.[192] Da Kalzium bei veganer Ernährung ein tendenziell kritischer Nährstoff sein kann, sollte ihm auch in Bezug auf die B$_{12}$-Versorgung besondere Aufmerksamkeit geschenkt werden.[193]

Die vorangegangenen Empfehlungen beziehen sich auf eine Erhaltungsdosis, die bei bereits ausreichend versorgten Personen weiterhin eine gute Versorgung sicherstellt. Bei deutlich verringerten Werten kann zum schnelleren Ausgleich der Werte die Tagesdosis für vier Wochen verdoppelt werden und dann eine weiterführende tägliche Einnahme in Höhe der Referenzwerte folgen.[194]

Begünstigt Vitamin B_{12} unreine Haut?

Wie bereits erwähnt, sind selbst hohe B_{12}-Zufuhrmengen über Nahrungsergänzungsmittel ungefährlich. Es gibt jedoch eine Nebenwirkung, die bei der Einnahme von B_{12}-Hochdosen bei manchen Personen beobachtet wurde. Die Rede ist von sogenannter B_{12}-induzierter Akne. Wie Untersuchungen zeigen, sind Frauen von dieser Nebenwirkung wesentlich häufiger betroffen als Männer.[195] B_{12}-Akne als Nebenwirkung hoher B_{12}-Gaben kann dabei auch bei Personen außerhalb der Pubertät beobachtet werden. B_{12}-induzierte Hautunreinheiten treten vor allem auf der Stirn, dem Kinn, dem oberen Rückenbereich, der Brust sowie den Oberarmen auf und verschwinden kurze Zeit nach dem Absetzen der Hochdosen wieder von selbst.[196] Bis die Akne von selbst abheilt, können in Ausnahmefällen bis zu acht Wochen vergehen. Bei den meisten Personen dauert dieser Abheilungsprozess allerdings nur zwei bis drei Wochen.[197]

Dieses Phänomen wurde bereits in wissenschaftlichen Veröffentlichungen der 1970er-Jahre beschrieben[198] und dennoch sind die genauen Mechanismen dahinter bis heute nicht im Detail geklärt. Mehrere Hypothesen wurden dazu aufgestellt. Eine Vermutung lautet, dass B_{12}-Akne bei manchen Menschen durch eine zugrundeliegende Kobalt-Sensitivität ausgelöst wird.[199] Das Zentralatom von Vitamin B_{12} ist ein Kobalt-Atom und so werden durch hohe B_{12}-Gaben auch relevante Mengen an Kobalt zugeführt, die bei einer bestehenden Hypersensibilität ein Erklärungsmodell für die Hautreaktion darstellen könnten.

Der bis dato besterforschte und vielversprechendste Hinweis geht jedoch in eine gänzlich andere Richtung. Dieser erklärt die Entstehung der B_{12}-Akne über die Aktivität von Hautbakterien, die durch die Gabe von B_{12} beeinflusst werden. Wenn in der Haut ein Überschuss an B_{12} durch hohe supplementierte Zufuhrmengen vorhanden ist, dann reduzieren Hautbakterien der Gattung »Propionibacterium acnes« ihre eigene Vitamin-B_{12}-Produktion und synthetisieren stattdessen entzündungsfördernde Stoffwechselprodukte namens Porphyrine, die wiederum die Entstehung von Akne fördern können.[200,201]

Die Lösung des Problems lautet in allen Fällen gleich: Sensible Personen mit B_{12}-induzierter Akne sollten hohe orale Dosen an B_{12} ebenso wie eine intramuskuläre Verabreichung meiden und stattdessen geringe Mengen oral supplementieren oder zu angereicherten Lebensmitteln greifen. Um die bestmögliche Absorptionsrate an B_{12} bei gleichzeitig geringer Zufuhr zu garantieren, empfiehlt es sich für sensible Personen, die B_{12}-Versorgung durch drei niedrige Einzeldosen anstatt einer hohen Einzeldosis pro Tag zu decken. Wird B_{12} dreimal täglich zugeführt, genügen bereits geringe Mengen in Höhe von 5 bis 10 µg pro Dosis. Die Aufteilung der B_{12}-Einzeldosen sowie ihre Höhe sollten sich am individuellen Hautbild orientieren und es ist einige Zeit zum Austesten zu veranschlagen.

Verursacht zu viel Vitamin B$_{12}$ Krebs?

Die Supplementierung mit B$_{12}$ ist eine einfache, günstige und sichere Variante, um nicht nur Veganer und Vegetarier, sondern auch ältere Personen und Menschen mit Absorptionsstörungen optimal mit B$_{12}$ zu versorgen. Wie die bereits an früherer Stelle erwähnte Framingham Offspring Study zeigte, war die Einnahme von Nahrungsergänzungsmitteln und angereicherten Lebensmitteln der sicherste Weg zu einem optimalen B$_{12}$-Spiegel.[202] Damit wäre eigentlich alles gesagt, wenn nicht immer wieder Medienberichte über Studien auftauchen würden, nach denen eine hohe Supplementierung mit Vitamin B$_{12}$ Krebs verursache. Daher folgen abschließend einige klärende Worte zu Schlagzeilen wie »Krebs: Alarmzeichen Vitamin B$_{12}$«[203] oder »Erhöhte Krebsgefahr bei hohen Vitamin-B$_{12}$-Werten«.[204]

Verständlicherweise verunsichern diese Meldungen viele vegan lebende Menschen, die dann vielleicht tatsächlich so weit gehen, auf die wichtige Supplementierung mit B$_{12}$ zu verzichten. Bereits im Dezember 2013 tauchte eine dänische Studie auf, die erhöhte B$_{12}$-Werte mit einem erhöhten Krebsrisiko in Verbindung brachte. Diese Untersuchung mit Daten aus unterschiedlichen medizinischen Datenbanken von über 350.000 Personen aus mehr als zwei Jahrzehnten hatte ergeben, dass bei den Probanden mit dem höchsten B$_{12}$-Serumwert auch ein erhöhtes Risiko für Krebserkrankungen wie Lungenkrebs und einige weitere Krebsarten festgestellt wurde.[205] Die gesamte Studie hat allerdings keine tatsächliche Relevanz für vegan lebende Menschen mit B$_{12}$-Supplementierung, weil in der Auswertung der Daten die knapp 20.000 Menschen ausgeschlossen wurden, die zur Zeit der Datenerhebung ein Nahrungsergänzungsmittel mit B$_{12}$ einnahmen. Die Studie hatte also Daten von allen möglichen Personen mit unterschiedlichem Lebensstil sowie deren B$_{12}$-Status durch die Nahrung ausgewertet. Da vegan lebende Menschen ohne Supplemente keinen erhöhten Plasmaspiegel an B$_{12}$ erreichen können, ist nicht anzunehmen, dass sich vegan lebende Personen unter den Probanden befanden. Aber auch für alle anderen Gruppen an Menschen muss die Frage gestellt werden, ob hohe B$_{12}$-Spiegel tatsächlich das Krebsrisiko erhöhen oder ob umgekehrt nicht vielleicht manche Krebsarten die B$_{12}$-Spiegel ansteigen lassen. Im ersten Fall wäre tatsächlich B$_{12}$ ursächlich an der Entstehung des Krebs beteiligt. Im zweiten Fall wäre der B$_{12}$-Spiegel lediglich ein Biomarker, der im Rahmen einer Krebserkrankung erhöht sein kann, ohne dabei direkte Auswirkungen auf den Krebs zu haben. Als dritte Möglichkeit bestünde auch noch das Szenario, dass hohe B$_{12}$-Spiegel mit gewissen anderen Faktoren einhergehen (z.B. hoher Verzehr tierischer Produkte), die für sich genommen die wahren Gründe für die Krebserkrankung sein könnten. Denn B$_{12}$ ist hier erneut nur ein Marker, der ebenfalls damit korreliert.

Es vergingen nach dieser ersten Veröffentlichung knapp vier Jahre ohne derartige Meldungen zu B_{12} in den deutschen Medien, doch im August 2017 erschienen erneut eine Reihe von Schlagzeilen über eine neue Untersuchung zu Krebs und B_{12}. Die Schlagzeilen lauteten diesmal unter anderem »Vitamin-B-Pillen steigern Risiko für Lungenkrebs«[206] oder »Mehr Lungenkrebs durch Vitamine B_6 und B_{12}«.[207] Ein genauer Blick auf die Veröffentlichung gibt allerdings ebenso schnell Entwarnung für den überwiegenden Teil der vegan lebenden Menschen. Die risikoerhöhende Wirkung – von der ohnehin noch zu belegen wäre, dass sie durch B_{12} verursacht wurde – trat zum einen ausschließlich bei rauchenden Männern und nicht bei Frauen und männlichen Nichtrauchern auf. Zum anderen erhöhte sich das Risiko selbst unter jenen rauchenden Männern nur bei der Einnahme von hochdosiertem, isoliertem Vitamin B_6 und B_{12} und nicht beim Einsatz eines Multivitaminpräparates, in dem B_6 und B_{12} im Verbund mit anderen Vitaminen eingenommen wurden.[208]

Der Diätologe Jack Norris zitiert darüber hinaus in seinem Artikel »B_{12} and Lung Cancer« eine persönliche Korrespondenz mit einem der Autoren der 2017er Studie, die eine Erhöhung des Lungenkrebsrisikos bei der Aufnahme von größeren Mengen an Vitamin-B_{12}-Supplementen verzeichnet hatte. In dieser betont der Mitverfasser der Studie, dass sich aufgrund der Ergebnisse seiner Studie nicht alle Männer Sorge um ihre Nahrungsergänzung mit B_{12} machen müssen. Wie es auch in der Studie deutlich gemacht wird, betrifft die Risikoerhöhung nämlich nur männliche Raucher, wobei Nichtraucher mit B_{12}-Einnahme kein erhöhtes Risiko aufweisen.[209]

Außerdem sollte man stets die Gesamtheit aller zu einem Thema veröffentlichten Studien im Blick behalten. Einzelne Studien mit aufsehenerregenden und kontroversen Ergebnissen schaffen es zwar oft in die Schlagzeilen, sind aber dennoch nur ein Teil der Gesamtheit aller Forschungsergebnisse zu einer Thematik. Zu der Gesamtheit an Untersuchungen zählen unter anderem zwei weitere Metaanalysen, welche an dieser Stelle von Interesse sind. Bei einer Metaanalyse handelt es sich um eine Publikation, die eine Reihe von unterschiedlichen Veröffentlichungen zu einem Thema zu Metadaten zusammenfasst und dadurch mehr Aussagekraft als eine einzelne Untersuchung besitzt.

2010 erschien eine ebensolche Metaanalyse, die anhand von Fall-Kontroll-Studien ebenfalls einen Zusammenhang zwischen höheren B_{12}-Konzentrationen im Plasma und der Prostatakrebs-Häufigkeit feststellte.[210] Eine Fall-Kontroll-Studie ist in der Ernährungswissenschaft ein sehr häufiges Studiendesign, das aber einen sehr großen Schwachpunkt aufweist. Fall-Kontroll-Studien (Case Control Studies) sind Beobachtungsstudien an der Bevölkerung, bei denen rückwirkend (retrospektiv) anhand einer Stichprobe an erkrankten Personen und einer Stichprobe an gesunden Personen Informationen generiert werden können. Problematisch ist hier, dass die Unterscheidung zwischen kausalen Zusammenhängen und nicht-kausalen Zusammenhängen nicht immer möglich ist. Genau diese Problematik greifen die Autoren dieser Untersuchung auf und nennen die Möglichkeit einer »Reverse Causality« (auch »Reverse Causation« genannt) als wichtigen Störfaktor dieser und weiterer Veröffentlichungen.

Im Falle der »Reverse Causality«, der »umgedrehten Kausalität (Ursächlichkeit)« im Zusammenhang zwischen B_{12} und Krebs, wirft einer der Autoren jener Metaanalyse die Frage auf, ob hohe Serumkonzentrationen an B_{12} tatsächlich das Krebsrisiko erhöhen oder ob Menschen mit Prostatakrebs bedingt durch die Krebserkrankung erhöhte B_{12}-Werte aufweisen.[211] Diese Hypothese ist darin begründet, dass in der Untersuchung bei den Prostatakrebspatienten lediglich ein Zusammenhang zwischen hohem Gesamt-B_{12}-Spiegel und dem Auftreten an Prostatakrebs bestand, aber nicht zwischen der Höhe der Holo-TC-Spiegel.[212] Wenn aber tatsächlich die Zufuhrhöhe an B_{12} das Krebszellenwachstum begünstigen würde, dann hätten auch jene Personen mit dem höchsten Holo-TC-Wert ein erhöhtes Krebsrisiko haben müssen. Die Personen mit den höchsten Spiegeln an aktivem B_{12} (Holo-TC) hatten aber kein erhöhtes Risiko. Diese Beobachtung legt den Rückschluss nahe, dass es sich in diesem Fall tatsächlich eher um eine umgekehrte Kausalität zwischen B_{12} und Krebs handelt.

Ähnliche Beobachtungen findet man auch bei anderen Krebsarten,[213] Leberentzündungen (Hepatitis) und Leberzirrhose durch Alkoholmissbrauch.[214] Auch bei diesen Erkrankungen ist der B_{12}-Spiegel im Blut erhöht, ohne dass dieser ursächlich daran beteiligt ist. Dies liegt bei Lebererkrankungen an der Zerstörung von Teilen des Lebergewebes und der dadurch erhöhten Freigabe von B_{12} aus der Leber in das Blut. Diese zwei Beispiele verdeutlichen, dass eine Aussage wie »Erhöhte Krebsgefahr bei hohen Vitamin-B_{12}-Werten«[215] nichts anderes bedeutet, als dass erhöhte B_{12}-Werte ein potenzieller Marker zur Früherkennung mancher Krebsarten sein könnten. Immerhin heißt es in der Schlagzeile der Ärztezeitung richtigerweise »Krebsgefahr *bei* hohen Vitamin-B_{12}-Werten« und nicht *durch* hohe Vitamin-B_{12}-Werte.

Da nun also auch diese große Metaanalyse keine wirklich endgültige Antwort auf die Fragestellung geben konnte, bräuchte es eine Metaanalyse an aussagekräftigeren Studien, die gezielter zwischen Ursächlichkeit und umgekehrter Ursächlichkeit unterscheiden kann.

Der Goldstandard der Studienplanung ist die sogenannte randomisierte, kontrollierte Studie (Randomized Controlled Trial, RCT), die in der Forschung das nachgewiesen beste Studiendesign darstellt, um auf eine klare Fragestellung eine eindeutige Aussage zu erhalten und den ursächlichen Zusammenhang, die Kausalität, zu belegen. Solch eine Metaanalyse, die insgesamt 18 randomisierte, kontrollierte Studien mit über 75.000 Probanden zusammengefasst hat, erschien im Jahr 2016 und hätte eigentlich genügen müssen, um im darauffolgenden Jahr, bei der Veröffentlichung der 2017er Krebsstudie, die Aufregung zu mildern. In den

18 inkludierten Studien wurden B_{12}-Gaben in Höhe von 20–2.000 µg pro Tag eingenommen und es gab in Summe keine Risikoerhöhung in Bezug auf irgendeine der untersuchten Krebsarten.[216] Somit zeigt die Summe der Daten selbst bei großer Vorsicht keinen Grund, die B_{12}-Zufuhr bei veganer Ernährung als potenziellen Risikofaktor für die Krebsentstehung zu betrachten.

Fazit

Trotz einiger potenzieller pflanzlicher B_{12}-Quellen, wie der Chlorella und bestimmten fermentierten Lebensmitteln, ist es sicherer, günstiger und einfacher, seinen Tagesbedarf als vegan lebender Mensch über ein wirksames und gut erforschtes Nahrungsergänzungsmittel zu decken. Von dem Versuch einer Eigenversorgung mit B_{12} über die eigenen Darmbakterien, ungewaschene Wildkräuter und andere abenteuerliche B_{12}-Quellen ist dringend abzuraten. Wie gut man versorgt ist, kann man durch unterschiedliche Tests erfahren. Trotz seines schlechten Rufs liefert ein Gesamt-B_{12}-Test zwar keine exakten Werte, aber von einer guten Versorgung kann man bei ausreichend hohen Werten dennoch ausgehen. Extrem hohe Werte abseits der Norm (ohne entsprechend überhöhte B_{12}-Zufuhr) sollten hingegen Grund zur Sorge geben, weil zahlreiche Erkrankungen ungewöhnlich hohe Gesamt-B_{12}-Werte verursachen, ohne dass Vitamin B_{12} dabei ursächlich an der Entstehung der Erkrankung beteiligt ist. Sollte sich der Gesamt-B_{12}-Wert im Graubereich befinden, können Holo-TC im Serum und bei weiterer Unsicherheit auch Methylmalonsäure im Urin weitere Auskunft geben. Auf einen Mangel sollte man es aber gar nicht erst ankommen lassen. Denn auch wenn gut gefüllte B_{12}-Speicher ohne kontinuierliche B_{12}-Zufuhr einige Jahre halten können, ist es dennoch eine gute Idee durch Supplementierung vorzusorgen, anstatt später therapeutisch zu behandeln. Für die meisten Menschen wird jede Art von Vitamin B_{12} in ausreichender Dosierung wirken, aber man sollte je nach Wahl der Cobalamin-Art die unterschiedlichen Zufuhrempfehlungen beachten. Raucher und Personen mit einer Störung der Nierenfunktion sollten zur absoluten Sicherheit Abstand von Cyanocobalamin nehmen und auf eine andere Art von Cobalamin wie Hydroxocobalamin zurückgreifen. Für alle anderen Menschen kann auch Cyanocobalamin als das aktuell noch am besten erforschte und stabilste Cobalamin als verlässliche B_{12}-Quelle dienen. Da in Deutschland allerdings wenige Präparate mit entsprechend hoher Dosierung mit Cyanocobalamin im Umlauf sind, wird die Entscheidung in vielen Fällen ohnehin durch die Verfügbarkeit abgenommen, weil in erster Linie Methylcobalamin sowie einige Kombinationspräparate wie die MHA-Formel zur Verfügung stehen.

Tab. 7: **Vorurteile gegenüber der B_{12}-Versorgung bei veganer Ernährung**

Klischee	Realität
Nur Veganer können einen B_{12}-Mangel entwickeln.	▶ Veganer haben ein höheres Risiko für einen B_{12}-Mangel als Vegetarier und Mischköstler, aber auch diese können Mängel entwickeln. Vegetariern in jedem Alter und Mischköstlern ab dem 50. Lebensjahr wird geraten, B_{12} ebenfalls über Nahrungsergänzungsmittel aufzunehmen.
Wenn man sich richtig vegan ernährt und eine gesunde Darmflora besitzt, muss man auch bei veganer Ernährung kein B_{12} supplementieren.	▶ Der Großteil der B_{12}-produzierenden Mikroorganismen im Darm befindet sich im Dickdarm, wo hingegen B_{12} bereits zuvor im Dünndarm aufgenommen wird. Somit ist eine Eigenversorgung beim Menschen nach aktuellem Wissensstand nicht oder kaum möglich.
Da B_{12} hitzeempfindlich ist, kommt es in gekochten Speisen so gut wie nicht mehr vor.	Vitamin B_{12} ist im Vergleich zu manchen anderen Vitaminen relativ stabil gegenüber den üblichen Zubereitungsmethoden und so gehen durchschnittlich nur 10–30 % bei der Zubereitung verloren. Gekochte Speisen enthalten also nach der Zubereitung noch ausreichend B_{12}, sofern das Ausgangsprodukt B_{12} enthielt.
Fermentierte Produkte wie Sauerkraut und Sojajoghurt sind ausreichende natürliche B_{12}-Lieferanten.	▶ Fermentierte Produkte können unter gewissen Umständen durch die Wahl der richtigen Bakterienstämme große Mengen an B_{12} liefern. Jedoch trifft das bei weitem nicht auf alle zu. Ohne ausreichende Testverfahren sollten fermentierte Produkte grundsätzlich nicht als adäquate B_{12}-Quellen angesehen werden.
Testergebnisse zeigen, dass Algen bioverfügbares B_{12} enthalten.	▶ Obwohl vermutlich einige Algen wie die Chlorella aktives B_{12} in großer Menge enthalten, sind die meisten Algen zu wenig untersucht und es fehlt beinahe gänzlich an Humandaten. Algen sollten aktuell nicht als B_{12}-Quelle verwendet werden.
Jede Chlorella-Alge enthält bioverfügbares Vitamin B_{12}.	▶ In einigen Untersuchungen konnte bioverfügbares B_{12} in der Chlorella gefunden werden. Allerdings enthält nicht jede Chlorella bioverfügbares B_{12} in ausreichender Menge, da der Gehalt abhängig von der Anbauart ist. Die Ergebnisse reichen bis dato nicht, um Chlorella als sichere B_{12}-Quelle zu empfehlen.
Der Großteil der Bevölkerung leidet, unabhängig von der Ernährung, an einem B_{12}-Mangel.	▶ Es leiden, wie anhand von sensibleren Testmethoden belegt wurde, zwar mehr Mischköstler und Vegetarier als erwartet an einem B_{12}-Mangel, jedoch betrifft dieser Mangel weiterhin nicht den Großteil der mischköstlichen Bevölkerung, sondern in erster Linie Veganer und zum Teil auch Vegetarier, die nicht supplementieren.
Pflanzenfressende Tiere nehmen in der Natur auch keine Nahrungsergänzungsmittel und daher müssen Veganer mit natürlicher Lebensweise auch nicht supplementieren.	▶ Wiederkäuer können sich im Gegensatz zu Menschen tatsächlich selbst mit B_{12} versorgen. Andere pflanzenfressende Tiere nehmen B_{12} durch kontaminierte Pflanzen sowie in manchen Fällen durch den Verzehr der eigenen Fäkalien auf. Wieder andere fressen Insekten in Früchten oder auf Blättern oder jagen kleinere Tiere. Veganer sollen unbedingt unabhängig von der Natürlichkeit ihrer Lebensweise supplementieren.

Klischee	Realität
Der Körper kann unnatürliche Nahrungsergänzungsmittel gar nicht richtig aufnehmen.	▶ Untersuchungen zeigten, dass der Körper B_{12} aus Nahrungsergänzungsmitteln sogar besser aufnehmen kann, weil es dort in ungebundener Form vorliegt. B_{12}-Supplemente sind eine gut erforschte, sichere und zuverlässige B_{12}-Quelle.
Vitamin-B_{12}-Supplemente verursachen in hohen Dosen Krebs.	▶ Manche Krankheitsbilder, zu denen auch gewisse Krebserkrankungen zählen, verursachen unphysiologisch hohe Serumkonzentrationen an B_{12}. Allerdings ist nicht das B_{12} der Verursacher der Krankheit, sondern die Krankheit der Grund für den hohen B_{12}-Wert.

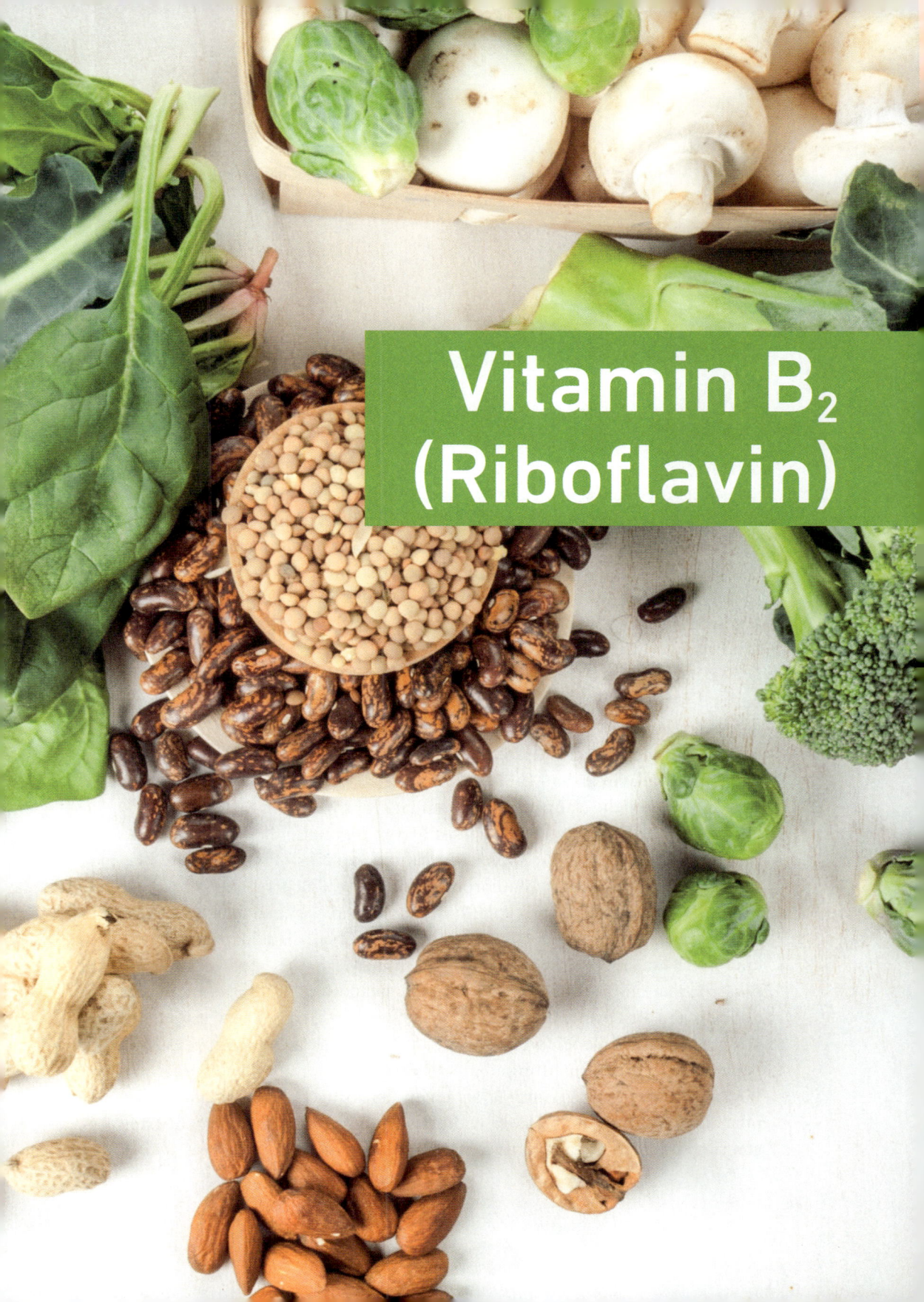

Vitamin B₂
(Riboflavin)

itamin B$_2$, auch Riboflavin genannt, ist ein wasserlösliches Vitamin aus der Gruppe der B-Vitamine und erhielt seinen Namen vom lateinischen Wort »flavus« (gelb, blond) aufgrund seiner gelben Färbung.[1] Daher wird Riboflavin neben Beta-Carotin auch als gängiger Farbstoff zum Einfärben von Lebensmitteln verwendet.[2] Aufgrund der Pigmente färben hohe Dosen an Riboflavin allerdings nicht nur Lebensmittel gelb, sondern auch den Urin, was ungefährlich ist und lediglich anzeigt, dass das Vitamin gut im Körper absorbiert wurde.[3] Riboflavin findet sich in einer ganzen Reihe von pflanzlichen Lebensmitteln und ist im Vergleich zu anderen B-Vitaminen recht hitzestabil.[4] Als wasserlösliches Vitamin kann Riboflavin sich allerdings bei nassen Zubereitungsmethoden zu erheblichen Teilen aus dem Lebensmittel in das Kochwasser lösen. Wenn das Kochwasser nicht weiterverwendet wird, können die Riboflavinverluste beim Kochen bis zu doppelt so hoch wie beispielsweise beim Dämpfen oder Mikrowellengaren ausfallen.[5] Im Gegensatz zur recht guten Hitzebeständigkeit ist das Vitamin allerdings wesentlich empfindlicher gegenüber Licht, weshalb vor allem länger lagerfähige Trockenwaren wie Hefeflocken, Weizenkeime etc. dunkel und gut verschlossen gelagert werden sollten.[6] Da die Speicherkapazitäten für Riboflavin in der Leber im Gegensatz zu Vitamin B$_{12}$ sehr begrenzt sind, ist eine kontinuierliche Nahrungszufuhr auf täglicher Basis von Bedeutung.[7]

Riboflavin erfüllt eine Vielzahl an Aufgaben im menschlichen Organismus und ist unter anderem am Fett-, Kohlenhydrat- und Proteinstoffwechsel beteiligt, wird für die Bildung von roten Blutkörperchen und Antikörpern benötigt, spielt eine Rolle in der Gesunderhaltung von Haut, Haaren und Nägeln und ist darüber hinaus noch an einer Reihe weiterer Prozesse beteiligt.[8] Ebenfalls scheint Riboflavin auch eine Rolle im Eisenstoffwechsel zu spielen und kann bei niedriger Eisenzufuhr zusätzlich an der Entstehung einer Anämie beteiligt sein.[9] Ein Riboflavinmangel, der sich also in Form vieler Symptome zeigen kann, ist in der westlichen Allgemeinbevölkerung jedoch wenig verbreitet.[10] Die DGE äußert in ihrem Positionspapier über vegane Ernährung allerdings Zweifel an der Riboflavinversorgung von Veganern und nennt Vitamin B$_2$ als einen der kritischen Nährstoffe in der rein pflanzlichen Ernährung.[11] Daher widmet sich dieses Kapitel den wichtigsten Fragen rund um die Versorgung mit Vitamin Riboflavin.

Alter	Riboflavinzufuhr in mg/Tag	
	männlich	weiblich
Säuglinge		
0 bis unter 4 Monate	0,3	
4 bis unter 12 Monate	0,4	
Kinder und Jugendliche		
1 bis unter 4 Jahre	0,7	
4 bis unter 7 Jahre	0,8	
7 bis unter 10 Jahre	1,0	0,9
10 bis unter 13 Jahre	1,1	1,0
13 bis unter 15 Jahre	1,4	1,1
15 bis unter 19 Jahre	1,6	1,2
Erwachsene		
19 Jahre bis unter 51 Jahre	1,4	1,1
51 Jahre und älter	1,3	1,0
Schwangere und Stillende		
Schwangere Frauen (ab 2. Trimester)	1,3	
Schwangere Frauen (ab 3. Trimester)	1,4	
Stillende Frauen	1,4	

Der Vitamin-B$_2$-Bedarf des Menschen

Die offiziellen Empfehlungen der DGE für die optimale tägliche Zufuhr unterscheiden sich je nach Altersgruppe und Geschlecht. Wie Tab. 8 zeigt, ist der Riboflavinbedarf ab dem siebten Lebensjahr bei Jungen höher als bei Mädchen und steigt für beide Geschlechter bis zum Erreichen der Volljährigkeit kontinuierlich an. Er erreicht etwa mit der Volljährigkeit ein Plateau und sinkt circa ab dem 50. Lebensjahr wieder ab. In der Schwangerschaft und Stillzeit steigt der Bedarf für Frauen temporär an, um die werdende Mutter und ihr Kind optimal zu versorgen. Dabei ist der Bedarf im 1. Trimester noch nicht erhöht, steigt aber ab dem 2. Trimester und erhöht sich im 3. Trimester weiter. Damit der Gehalt an Vitamin B$_2$ in der Muttermilch ausreichend hoch ist, muss die Mutter ihre eigene Versorgung sicherstellen, da der Gehalt an Riboflavin in der Muttermilch während der Stillzeit von der Versorgung der Mutter abhängig ist.[13] Von allen gängigen Lebensmittelgruppen in der westlichen Ernährung ist Riboflavin in Milch- und Milchprodukten durchschnittlich am höchsten konzentriert.[14] So ist es auch nicht verwunderlich, dass in einer Untersuchung die Riboflavinzufuhr unter den Vegetariern sogar noch höher war als unter den Mischköstlern,[15] weil jene oft einen beträchtlichen Teil der früheren Fleisch- und Fischprodukte durch Milchprodukte ersetzen. Da Veganer keine Milchprodukte zu sich nehmen, ist die Frage berechtigt, wie es um ihre Versorgung steht.

In einer kleinen Untersuchung mit 30 Veganern aus Schweden erreichten fünf Veganer (17 %) nicht die Zufuhrempfehlung für Riboflavin. Die anderen 25 Probanden hatten hingegen eine ausreichende Zufuhr und die Autoren der Veröffentlichung betonen, dass die Riboflavinzufuhr in einer gut geplanten veganen Ernährung bei guter Lebensmittelauswahl kein Problem darstellt.[16] In einer vergleichenden Untersuchung zwischen Mischköstlern, Vegetariern und Veganern aus Österreich wiesen allerdings etwa 30 % der veganen Probanden eine unzureichende Versorgung mit Riboflavin auf – auch 10 % der Vegetarier und ebenfalls etwa 10 % der Mischköstler wiesen unzureichende Werte auf.[17] Ähnliche Mangelraten zeigte eine schweizerische Untersuchung, bei der allerdings die Unterversorgungsrate bei den Vegetariern ähnlich hoch wie bei den Veganern ausfiel.[18]

Ein anderes Bild zeichnet eine Veröffentlichung mit den Daten der EPIC Oxford Study, die unter anderem auch die Zufuhr an Riboflavin bei Mischköstlern, Pescetariern, Vegetariern und Veganern untersuchte und keine relevanten Unterschiede in der B_2-Zufuhr zwischen den Gruppen feststellen konnte.[19] Alle vier Gruppen überstiegen die offiziellen Empfehlungen bei weitem und galten daher als gut versorgt. Auch das Kompetenzzentrum für Ernährung des bayerischen Staatsministeriums für Ernährung, Landwirtschaft und Forsten schreibt zur Versorgung mit Riboflavin in der veganen Ernährung: »Vitamin B_2 ist auch in zahlreichen pflanzlichen Lebensmitteln (wie Pilze, Hülsenfrüchte, Getreide, Gemüse und Obst) enthalten, so dass auch bei veganer Ernährung kein Mangel entstehen muss.«[20]

Wie die Autoren der zuvor genannten schwedischen Studie betonen, waren die Ernährungsmuster innerhalb der veganen Gruppe sehr heterogen und einige Teilnehmer folgten einer gut geplanten veganen Ernährungsweise, während die vegane Ernährung bei anderen unzureichend zusammengestellt war.[21] Dies führt wie bei vielen der in diesem Buch besprochenen Nährstoffe erneut zu der Schlussfolgerung, dass es nicht die vegane Ernährung per se ist, die gewisse Nährstoffe nicht ausreichend liefert, sondern dass unausgewogene vegane Ernährungsweisen unzureichend sein können. Gut zusammengestellte vegane Ernährungsweisen sind allerdings in Bezug auf Riboflavin bedarfsdeckend.

Vitamin-B₂-haltige pflanzliche Lebensmittel

Um den Bedarf optimal decken zu können, gilt es, die besten Riboflavinlieferanten in der pflanzlichen Ernährung zu kennen. Wie Abb. 19 zeigt, gibt es eine ganze Reihe von ihnen. Besonders einige Pilze sind gute B₂-Lieferanten.

Vor allem Champignons und Austernpilze nehmen unter den veganen Ribo-flavin-Lieferanten eine ganz besondere Rolle ein, da sie nicht nur hohe Konzentrationen an B₂ aufweisen, sondern im Gegensatz zu anderen sehr guten Riboflavinquellen wie Mandeln auch äußerst kalorienarm sind und somit große Mengen Vitamin B₂ mit gleichzeitig nur wenig Kalorien liefern. Hefeflocken stellen in der veganen Ernährung ebenfalls ein sehr interessantes Lebensmittel dar, weil sie nicht nur hervorragend schmecken, sondern auch mit Ausnahme von Vitamin B₁₂ (es sei denn, dieses ist zugesetzt) alle B-Vitamine in hoher Konzentration enthalten. Die genaue Menge der unterschiedlichen B-Vitamine kann von Marke zu Marke sehr unterschiedlich sein, weshalb sich stets ein Blick auf die genauen Nährwertangaben lohnt. Manche Hefeflocken enthalten allerdings so viel Riboflavin, dass bei einigen Marken bereits 10 g Hefeflocken knapp ein Drittel des Tagesbedarfs decken

Abb. 19: **Vitamin-B₂-Gehalt ausgewählter pflanzlicher Lebensmittel**[22,23,24]

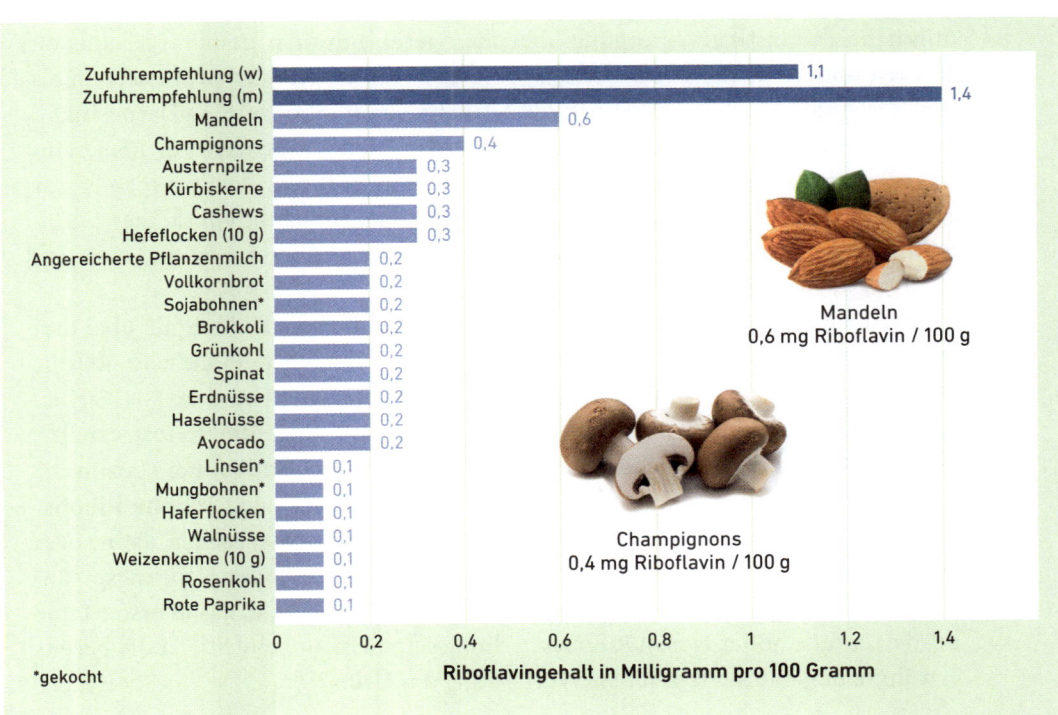

können.[25] Unter den Hülsenfrüchten treten Sojabohnen mit großem Abstand als beste Riboflavinquelle hervor.

Zwar ist die Bioverfügbarkeit von Riboflavin aus pflanzlichen Lebensmitteln (40–70 %) laut einer Untersuchung im Durchschnitt geringer als bei tierischen Produkten (70–100 %),[26] aber derartige Untersuchungen zur Bioverfügbarkeit von Nährstoffen haben allesamt die Limitierung, dass sie eine meist zu kurze Laufzeit aufweisen und somit die Adaption des Organismus auf eine verminderte Bioverfügbarkeit nicht abbilden können. Durch das Keimen von Hülsenfrüchten[27] und Getreiden[28] steigt außerdem ihr Riboflavingehalt teils erheblich an. Je nach Art des Korns, der Keimdauer und anderen äußeren Umständen schwanken die Zahlen stark und reichen von einer Steigerung um 30 bis hin zu mehreren hundert Prozent.[29]

Manche Hersteller von konventioneller Pflanzenmilch setzen einigen ihrer Sorten neben Vitamin B_{12}, Vitamin D und Kalzium auch Riboflavin zu, was diese Lebensmittel so zu einer reichhaltigen B_2-Quelle macht. Mit einem durchschnittlichen Gehalt von 0,2 mg Riboflavin pro 100 ml angereicherter Pflanzenmilch kann eine Portion Pflanzendrink im morgendlichen Müsli mit 200 ml bereits mehr als ein Drittel des Riboflavinbedarfs einer weiblichen Beispielperson decken. Wenn sie im Laufe des Tages dann noch 100 g Champignons, 10 g Hefeflocken und 20 g Mandeln zu sich nimmt, hätte sie bereits ihren kompletten Tagesbedarf gedeckt. Angst vor einer Überdosierung durch zu viel Riboflavin muss man nach dem aktuellen Kenntnisstand wie auch bei B_{12} nicht haben. Als wasserlösliches Vitamin kann es bei Überversorgung über die Nieren mit dem Urin ausgeschieden werden und es wurde beobachtet, dass mit steigender Zufuhr an Riboflavin als ausgleichender Mechanismus auch die Aufnahme von Riboflavin im Darm sinkt.[30] Das amerikanische Institute of Medicine (IOM) fasst die Datenlage zur Risikoeinschätzung in Bezug auf hohe Dosen an Riboflavin in ihrem Positionspapier zur Zufuhrempfehlung von Nährstoffen zusammen und berichtet von keiner Veröffentlichung mit negativen Ergebnissen, selbst bei sehr hohen Dosen in Form von Nahrungsergänzungsmitteln.[31]

In einer der vom IOM zitierten Untersuchung nahmen die Teilnehmer über drei Monate hinweg Nahrungsergänzungsmittel mit Riboflavin in Höhe von 400 mg. Das entspricht je nach Alter und Geschlecht einer Person etwa dem 300-Fachen der Zufuhrempfehlung. Dennoch wurden keine negativen Effekte festgestellt.[32] Wie das IOM schreibt, ist die Datenlage zwar nicht ausreichend, um spezifische Grenzwerte zur Höchstzufuhr festzulegen, aber die Gefahr durch hohe Riboflavindosen ist insgesamt als gering zu beurteilen. Alle Daten sprechen dafür, dass ein leichter Überschuss an Riboflavinzufuhr über Lebens- oder Nahrungsergänzungsmittel als unproblematisch zu betrachten ist. Das Einzige, das in erster Linie bei der Zufuhr hoher Dosen Riboflavin durch Supplemente eintritt, ist die bereits erwähnte ungefährliche gelbliche Verfärbung des Urins.[33]

Fazit

Der Riboflavinbedarf des Menschen kann im Rahmen einer gut geplanten veganen Ernährung adäquat gedeckt werden. Eine Reihe von Pilzen, Nüssen, Samen sowie Hefeflocken sind ausgezeichnete B_2-Lieferanten und können zusammen mit den restlichen, weniger B_2-reichen pflanzlichen Lebensmitteln die Optimalversorgung gewährleisten. Auch angereicherte Lebensmittel wie B_2-haltige Pflanzenmilch können zur Versorgung beitragen. Vor allem das Keimen von pflanzlichen Lebensmitteln wie Getreiden und Hülsenfrüchten hat sich als sehr gute Methode erwiesen, um den Riboflavingehalt dieser Lebensmittel stark zu erhöhen.

Tab. 9: **Vorurteile gegenüber der Riboflavinversorgung bei veganer Ernährung**

Klischee	Realität
Veganer erhalten nicht genügend Riboflavin.	▶ Ob eine vegane Ernährungsweise ausreichend Riboflavin enthält, hängt allein von ihrer genauen Zusammenstellung ab, denn es gibt eine Vielzahl an ausgezeichneten pflanzlichen B_2-Lieferanten. Während einige Studien bei suboptimaler Zusammenstellung der veganen Kost eine schlechtere Versorgung feststellen, zeigten wieder andere Untersuchungen keine nennenswerten Unterschiede in der Riboflavinzufuhr von Veganern und Mischköstlern bei guter Zusammenstellung des Speiseplans.
Tierische Produkte sind die besten Quellen für Riboflavin.	▶ Riboflavin aus pflanzlichen Quellen hat zwar im Durchschnitt eine etwas geringere Bioverfügbarkeit als B_2 aus tierischen Produkten, jedoch genügt die Bioverfügbarkeit in Pflanzen bei adäquater Zufuhr zur Deckung des Riboflavinbedarfs. Außerdem haben Untersuchungen zur Bioverfügbarkeit von Nährstoffen allesamt die Limitierung, dass sie eine sehr kurze Laufzeit aufweisen und somit die Adaption des Organismus auf eine verminderte Bioverfügbarkeit nicht abbilden können.

Vitamin D

V itamin D nimmt eine Sonderstellung unter den Vitaminen ein, weil es im Grunde gar kein Vitamin, sondern ein Hormon ist.[1] Wenn Menschen sich der Sonne aussetzen, ist ihr Körper grundsätzlich in der Lage, bei ausreichend langer Sonnenbestrahlung genügend Vitamin D zu bilden und sich damit quasi selbst zu versorgen.[2] Da Vitamine per Definition aber essenziell sind und von außen zugeführt werden müssen, wird deutlich, warum die Kategorisierung von Vitamin D als Vitamin nur bedingt passend ist. Zutreffend ist die Eingliederung in die Reihe der Vitamine allerdings in Regionen, in denen die Sonneneinstrahlung zu gering ist, damit Menschen ausreichend Vitamin D selbst produzieren können. Zusätzlich können heutzutage viele Menschen selbst in wärmeren Gebieten nicht ausreichend Vitamin D synthetisieren, weil sie entweder einen Großteil ihrer Haut mit Kleidung bedecken oder berufsbedingt die sonnenreichen Stunden des Tages in geschlossenen Räumen verbringen. In diesem Fall sind diese Menschen auf eine Zufuhr von außen angewiesen.

Vitamin D ist essenziell für die Knochengesundheit, unterstützt die Immunfunktion und ist ein Regulator der Muskelkontraktion, wodurch es wichtig für die Muskelkraft und die neuromuskuläre Koordination ist.[3] Mögliche Mangelsymptome bei einer Unterversorgung mit Vitamin D abseits der negativen Effekte auf die Knochengesundheit sind vielfältig und können unter anderem in Form von erhöhter Infektanfälligkeit,[4] chronischer Müdigkeit,[5] depressiven Verstimmungen,[6] Fertilitätsstörungen[7] und vielen weiteren Symptomen auftreten. Die DGE nennt Vitamin D zwar als kritischen Nährstoff bei veganer Ernährung, allerdings betont sie in ihrem Positionspapier auch, dass Vitamin D ebenso wie Jod ein kritischer Nährstoff für die Allgemeinbevölkerung und nicht nur für Veganer ist.[8] Laut der Daten der Nationalen Verzehrsstudie II (NVS II) sind etwa 82 % der Männer und 91 % der Frauen von einer Unterversorgung mit Vitamin D betroffen.[9] Andere Veröffentlichungen sprechen hingegen nur von einer Höhe von 55 bis 75 % bei beiden Geschlechtern.[10] Welche Zahl man auch annimmt, die Rate ist sehr hoch und die geschätzten Kosteneinsparungen im Gesundheitswesen könnten sich nach einer Hochrechnung jährlich in einer Größenordnung von 37,5 Milliarden Euro bewegen, wenn die Vitamin-D-Versorgung der deutschen Bevölkerung im Optimalbereich liegen würde.[11] In vergleichenden Untersuchungen zwischen vegan, vegetarisch und mischköstlich essenden Menschen gab es darüber hinaus keinen Zusammenhang zwischen der Ernährungsweise und dem Vitamin-D-Status.[12] Dies liegt schlicht und ergreifend daran, dass nur maximal 10–20 % des Vitamin-D-Bedarfs über die Ernährung gedeckt wird und die restlichen 80 % über die Eigenproduktion bei Sonneneinstrahlung.[13] Daher ist der wichtigste Faktor nicht, wie viele tierische Produkte man konsumiert oder nicht konsumiert, sondern wie viel man sich der Sonne aussetzt oder bei fehlender Sonneneinstrahlung supplementiert. Zu viel Sonneneinstrahlung kann zwar nicht zu einer Überproduktion an Vitamin D führen,[14] aber ein Übermaß an Sonne kann die Entstehung und das Voranschreiten unterschiedlicher Arten von Hautkrebs begünstigen.[15]

Es ist möglich, einen adäquaten Mittelweg zu finden, um bei Sonnenexposition genügend Vitamin D zu produzieren und gleichzeitig nicht das Hautkrebsrisiko maßgeblich zu erhöhen. Ein jahrzehntelanges Sonnenbaden beansprucht auf Dauer dennoch die Haut und kann ein verstärktes Auftreten von Falten und Altersflecken begünstigen.[16] Menschen erreichten für eine lange Zeitspanne in der Evolution des Menschen bei weitem nicht das durchschnittliche Alter, das Menschen heutzutage erreichen. Daher blieben sie im Gegensatz zu heute oft auch von den negativen Langzeitauswirkungen wie dem erhöhten Hautkrebsrisiko durch zu viel Sonnenexposition verschont, die oft erst in der zweiten Lebenshälfte eintreten.[17]

Die Nahrungsmittelauswahl an Vitamin-D-Lieferanten beschränkt sich bei tierischen Produkten primär auf Lebertran und einige Fische wie Heringe. In einer veganen Ernährung könnten theoretisch Pilze exzellente Vitamin-D-Quellen darstellen, jedoch enthalten sämtliche erhältliche Pilze bis dato produktionsbedingt so geringe Mengen, dass diese den Bedarf nicht decken können. Der Trick, um aus herkömmlichen Pilzen wie Champignons hervorragende Vitamin-D-Lieferanten zu machen, besteht darin, sie im frischen Zustand UV-Strahlung auszusetzen. In einem Experiment wurden frische Champignons mit UV-Licht bestrahlt, woraufhin diese im Durchschnitt ganze 191 µg (7.640 IE) Vitamin D (in Form von D_2) pro 100 g bildeten.[18] Diese Pilze wurden dann im Rahmen einer randomisierten, placebokontrollierten Untersuchung mit einem Nahrungsergänzungsmittel mit der gleichen Höhe an Vitamin D sowie einem Placebo verglichen, um zu testen, ob das Vitamin D aus den Pilzen tatsächlich auch den Vitamin-D-Spiegel des Menschen erhöhen kann. Im Vergleich zur Placebo-Gruppe erhöhte sich sowohl in der Pilzgruppe als auch in der Supplementgruppe der Vitamin-D-Wert im selben Maß und so konnte die Bioverfügbarkeit von Vitamin D aus Pilzen bewiesen werden. Ähnliche Experimente bestätigten diese Ergebnisse seither.[19] Je nach Bestrahlungszeit könnten Pilze sogar noch weitaus höhere Mengen an Vitamin D von bis zu 491 µg (19.640 IE)/100 g bilden.[20] Das entspricht etwa dem Tagesbedarf einer erwachsenen Person für fünf bis zehn Tage und so könnten im Umkehrschluss schon 10–20 g Pilze pro Tag genügen, um den Vitamin-D-Bedarf zu decken.

Die körpereigene Vitamin-D-Synthese des Menschen

Bereits einige Minuten pro Tag an der Sommersonne zur Mittagszeit liefern den meisten Menschen ein Vielfaches der Vitamin-D-Menge, die man in gängigen Lebensmitteln findet. In weniger sonnenreichen Monaten kann die Vitamin-D-Synthese allerdings nur eingeschränkt funktionieren, da die Strahlung zu schwach ist. Die durchschnittliche Stärke der Sonneneinstrahlung in jedem der Kalendermonate wird dabei mit dem sogenannten UV-Index beziffert. Erst ein UV-Index von 3 oder mehr steht für eine Sonneneinstrahlung, die im Durchschnitt stark genug ist, um eine ausreichende körpereigene Vitamin-D-Synthese zu ermöglichen.[21] Ab einem UV-Index von 3 ist die Sonne aber natürlich auch ebenso stark genug, um bei übermäßigem Sonnenbaden Sonnenbrände zu verursachen. Um den vollen Nutzen aus der Sonneneinstrahlung für die Vitamin-D-Produktion zu ziehen, müsste die Sonnenexposition an Monaten mit einem UV-Index von 3 oder höher in der Zeit von 10 bis 15 Uhr stattfinden.[22] Abb. 20 zeigt den UV-Index von Städten wie Berlin, Wien, Los Angeles, Rio de Janeiro und Sydney im Jahresverlauf und macht deutlich, dass lange Winter in einigen Ländern die Vitamin-D-Bedarfsdeckung über die Sonneneinstrahlung in vielen Monaten nicht gewährleisten können.

Je höher der UV-Index ansteigt, desto größer ist auch die Gefahr für Sonnenbrände und desto geringer sollte die Gesamtzeit an der Sonne in dieser Zeit ausfallen. Wie viel Vitamin D eine Person tatsächlich an einem Tag produziert, ist von einer Reihe an Faktoren abhängig.

Jahreszeit: Die Sonneneinstrahlung ist nicht das ganze Jahr über gleich stark. Der UV-Index zeigt die durchschnittliche Stärke der Sonneneinstrahlung im Verlaufe des Jahres im Monatsdurchschnitt. In Berlin ist die UV-Strahlung beispielsweise im Durchschnitt nur an sechs Monaten pro Jahr stark genug, damit Menschen an der Sonne überhaupt ausreichend Vitamin D produzieren könnten, während die Strahlung in Los Angeles an elf Monaten im Jahr stark genug ist.[24] Je länger die Wintermonate in einem Land andauern, desto höher ist auch die Gefahr eines Vitamin-D-Mangels.

Tageszeit: Die Intensität der Sonneneinstrahlung verändert sich im Laufe des Tages. Sie ist um die Mittagszeit von etwa 11:30 bis 13:30 Uhr am stärksten. In der Zeit vor 10:00 und nach 15:00 Uhr ist selbst im Sommer die Vitamin-D-Produktion durch Sonneneinstrahlung im Durchschnitt reduziert.[25]

Hautfarbe: Je heller die Haut einer Person ist, desto mehr Vitamin D kann diese Person im Vergleich zu einer Person mit dunklerer Haut in derselben Zeit bei gleicher Sonneneinstrahlung produzieren.[26] Dadurch sind vor allem Personen mit

Abb. 20: **UV-Index ausgewählter Städte nach Monaten**[23]

Stadt	Jan	Feb	Mär	Apr	Mai	Jun	Jul	Aug	Sep	Okt	Nov	Dez	Monate mit UV-Index 3
Berlin	1	1	2	4	5	7	7	5	3	1	1	0	6 Monate
Wien	1	2	3	4	5	7	7	6	4	2	1	1	7 Monate
Los Angeles	3	4	6	8	9	10	10	9	7	5	3	2	11 Monate
Rio de Janeiro	12	11	9	7	5	5	5	7	9	10	12	12	12 Monate
Sydney	9	9	7	5	3	2	3	4	6	7	9	10	11 Monate

In einigen Ländern kann die Vitamin-D-Bedarfsdeckung über die Sonneneinstrahlung während der Wintermonate nicht gewährleistet werden.

dunklerer Hautpigmentierung in Gebieten mit geringerer Sonneneinstrahlung besonders gefährdet, einen Vitamin-D-Mangel zu entwickeln.

Sonnencreme, Kleidung und andere Materialien: Da UV-Strahlung (UVB), die für die Vitamin-D-Produktion notwendig ist, dieselbe Strahlung ist, die auch Sonnenbrände und Hautkrebs verursachen kann, ist es nicht verwunderlich, dass Sonnencreme, die vor Sonnenbrand schützt, auch die Vitamin-D-Synthese überwiegend oder vollständig unterdrückt.[27] Eine Sonnencreme mit Sonnenschutzfaktor 30 reduziert so beispielsweise die Vitamin-D-Produktion um 95 %.[28] Ebenso gelangt kaum UVB-Strahlung durch Kleidung sowie durch andere Materialien wie Glas, Plexiglas und Plastik.[29]

Alter: Im Alter nimmt die Fähigkeit des Körpers zur Eigensynthese von Vitamin D ab. Menschen ab dem 65. Lebensjahr bilden bei gleicher Sonnenbestrahlung nur noch etwa ein Drittel bis maximal die Hälfte an Vitamin D im Vergleich zu jungen Erwachsenen.[30,31]

Körpergewicht: Mit steigendem Körpergewicht sinkt die Effizienz des Körpers, Vitamin D zu produzieren. Menschen mit Adipositas (BMI > 30 kg/m²) weisen im direkten Vergleich zu Menschen mit Normalgewicht (BMI < 25 kg/m²) eine nur halb so effiziente Vitamin-D-Synthese auf.[32] Auch bei Vitamin-D-Supplementierung wird Menschen mit Übergewicht (BMI > 25 kg/m²) die anderthalbfache Dosis und Menschen mit Adipositas die doppelte Tagesdosis im Vergleich zu Personen mit Normalgewicht empfohlen.[33]

Interindividuelle Unterschiede: Selbst bei gleichem Alter, gleicher Hautfarbe und anderen identischen Rahmenbedingungen kann die Vitamin-D-Bildung von Person zu Person unterschiedlich sein. In einer Untersuchung wurden Mittzwanziger aus Hawaii mit normalem Körpergewicht und mittlerer Hautpigmentierung untersucht, die im Durchschnitt vier Stunden pro Tag im Freien verbrachten, wobei sie etwa zu 75 % dieser Zeit auch keinen Sonnenschutz benutzten. Unter diesen Rahmenbedinungen wäre anzunehmen, dass alle Testpersonen sehr gut mit Vitamin D versorgt sind. Dennoch wiesen etwa die Hälfte der untersuchten Teilnehmer einen Vitamin-D-Spiegel unter der Mindestgrenze für eine adäquate Versorgung auf.[34]

Eine weitere häufige Frage ist, inwieweit Solarien in den Wintermonaten zur Vitamin-D-Versorgung beitragen können. Wie mehrere Untersuchungen zeigen, könnten Solarien zwar einen gewissen Anteil zur Vitamin-D-Produktion beitragen, allerdings scheinen sie wesentlich schädlicher als die natürlichen Sonnenstrahlen zu sein. Das liegt daran, dass ihre UVB-Strahlung, die zur Vitamin-D-Synthese führt, zwar ähnlich stark wie die der Sonne ist, jedoch die Krebs anstatt Vitamin D fördernde UVA-Strahlung bis zu zehnmal höher ausfallen kann.[35] Daher muss dringend vom Gebrauch von Solarien abgeraten werden.

Die optimale Vitamin-D-Versorgung

Die erste Wahl zur Deckung des Vitamin-D-Bedarfs ist und bleibt die moderate Sonnenexposition.[36] Um zu wissen, wie viel Zeit man dazu in der Sonne verbringen muss, hilft ein Wert namens »minimale erythematogene Dosis« (MED). Die MED drückt dabei die Zeitspanne aus, ab der man ohne Verwendung von Sonnencreme einen Sonnenbrand bekommen würde. Ausgehend von diesem Grenzwert sollte man etwa ein Viertel dieser Zeitspanne mindestens zwei- bis dreimal wöchentlich in der Sonne verbringen, um eine ausreichende Vitamin-D-Produktion zu erreichen.[37] Die MED ist dabei von Person zu Person in Abhängigkeit von Alter, Gewicht, Hautpigmentierung und weiteren Faktoren so unterschiedlich, dass man keine allgemeingültigen Empfehlungen zu ihrer Höhe aussprechen kann. Die MED ist außerdem in Abhängigkeit vom UV-Index unterschiedlich hoch. Je höher der UV-Index ist, desto niedriger ist die MED. Wenn eine Person beispielsweise nach 30 Minuten in der Sommersonne einen Sonnenbrand bekommen würde, dann wäre das ihre MED. Davon nimmt sie etwa ein Viertel (circa acht Minuten) und setzt sich zum Ziel, in der Jahreszeit mit dieser Sonnenstrahlenstärke am besten mindestens dreimal wöchentlich acht Minuten in der Sonne zu verbringen und dabei zumindest Gesicht, Hals, Arme, Hände und Beine dem Sonnenlicht auszusetzen. Um letztendlich zu wissen, ob die errechnete Zeit in der Sonne genügt, hilft der sogenannte 25-Hydroxy-Vitamin-D-Spiegel (25-OH-D). Die Minimal-, Referenz-, Optimal- und Maximalwerte zu diesem Biomarker zum Vitamin-D-Status unterscheiden sich allerdings von Quelle zu Quelle stark. Viele wissenschaftliche Veröffentlichungen empfehlen weit höhere Referenzwerte als von offizieller Stelle wie der DGE vorgesehen. Sie kritisieren die geringen Empfehlungen mit der Begründung, dass eine gute Vitamin-D-Versorgung nicht nur das Mindestmaß zur Prävention von Vitamin-D-Mangelerkrankungen wie Rachitis oder Osteomalazie bedeutet, sondern die optimale Bedarfsdeckung für bestmögliche Gesundheit.[38] Abb. 21 bildet daher eine Annäherung an die Festlegung optimaler Laborwerte und bezieht darin eine Reihe von offiziellen Empfehlungen, Expertenmeinungen und weitere Veröffentlichungen mit ein.

Abb. 21: **Referenzwerte zur Beurteilung der Vitamin-D-Versorgung**[39,40,41,42,43,44]

25-OH-D – nmol/l	Beurteilung
> 375 nmol/l	Toxizitätsgrenze
251–375 nmol/l	starke Überversorgung
151–250 nmol/l	leichte Überversorgung
126–150 nmol/l	oberer Referenzbereich
101–125 nmol/l	Optimalbereich
76–100 nmol/l	Unterer Referenzbereich
51–75 nmol/l	leichte Unterversorgung
30–50 nmol/l	Mangel
< 30 nmol/l	schwerer Mangel

Referenzwert: 75–150 nmol/l (oberer, Optimal-, Unterer Referenzbereich)

Je nach Labor können die Werte entweder in ng/ml oder nmol/l angegeben werden. Multipliziert man die ng/ml mit dem Faktor 2,5, erhält man die Werte in nmol/l. Dividiert man im Umkehrschluss die Werte in nmol/l durch 2,5, erhält man die Messergebnisse in ng/ml. Wenn man den eigenen Vitamin-D-Status überprüfen und längerfristig beobachten möchte, ist es wichtig, aufgrund der großen Schwankungen in den Messverfahren unterschiedlicher Labore die Vitamin-D-Tests immer im selben Labor durchführen zu lassen.[45] Wie groß diese Unterschiede durch Messverfahren sein können, zeigt eine Veröffentlichung, in der ein und dieselbe Probe an mehr als eintausend Labore zur Analyse geschickt wurde. Die Ergebnisse reichten dabei von weniger als 20 nmol/l bis über 100 nmol/l bei der gleichen Probe.[46] Auch andere vergleichende Untersuchungen zwischen unterschiedlichen Messmethoden zeigen eine Schwankungsbreite von zumindest einem Drittel.[47]

Dies liegt unter anderem daran, dass manche Messmethoden genauere Ergebnisse als andere liefern können. In einer Untersuchung wurden die unterschiedlichen Methoden zur Vitamin-D-Bestimmung getestet und eine Methode namens »HPLC-APCI-MS« wurde als die zuverlässigste bestimmt.[48] Wenn man also die

Möglichkeit hat, den Test in einem Labor zu unternehmen, das diese Methode benutzt, sollte diese bevorzugt werden.

Trotz der Unterschiede in den Testmethoden ist es sinnvoll, Referenzwerte für die Minimal-, Optimal- und Maximalwerte für den Vitamin-D-Spiegel als Orientierungspunkt zu setzen.

Ein weitestgehender Konsens besteht darüber, dass eine Serumkonzentration von unter 50 nmol/l ein Marker für eine unzureichende Versorgung ist und das Risiko für Rachitis bei Kindern und Osteomalazie bei Erwachsenen erhöht.[49] Bei Säuglingen und Kleinkindern gilt dieser Wert zwar als Minimum, aber der Optimalbereich wird bei ihnen erst ab einem Wert von 75 nmol/l erreicht.[50] Der Referenzwert für eine adäquate Versorgung bei Erwachsenen wird erneut von mehreren Quellen unterschiedlich definiert, kann aber auf etwa 75–150 nmol/l festgelegt werden.[51] Obwohl ein großer Teil der Veröffentlichungen diesen Bereich als vollkommen sicher ansieht, warnen manche Institutionen wie die National Institutes of Health (NIH) in ihren Veröffentlichungen vor Serumkonzentrationen von mehr als 125 nmol/l und sehen besonders ab einem Wert von 150 nmol/l eine gesundheitliche Gefahr.[52] Daher wurde der Optimalwert auf einen schmaleren Bereich von 100–125 nmol/l gesetzt. Dieser Serumwert wird von allen Veröffentlichungen als sicher und ausreichend angesehen und gibt dennoch Raum für eine leicht darunter oder darüber liegende Konzentration. 150 nmol/l ist auch der maximale Serumwert, den man in den meisten Fällen durch Sonneneinstrahlung erreichen kann.[53] Bei »natürlich« lebenden Völkern wie den Maasai und den Hadza, die große Teile des Tages im Freien verbringen, betrugen die Serumkonzentrationen unabhängig von Alter, Geschlecht oder Körpergewicht durchschnittlich etwa 115 nmol/l.[54] Frauen geben darüber hinaus auch erst in etwa mit diesem Serumwert Muttermilch mit optimalem Vitamin-D-Gehalt, um den Säugling ohne Nahrungsergänzungsmittel zu versorgen.[55] Auch dies spricht zusätzlich für einen Optimalwert in dieser Größenordnung. Der höchste jemals gemessene Wert durch Sonneneinstrahlung war 225 nmol/l bei einem Bauern aus Puerto Rico.[56] Der höchste überhaupt je gemessene Vitamin-D-Spiegel durch UV-Strahlen-Therapie betrug 275 nmol/l.[57]

Obwohl in Einzelfällen also die vorgeschlagenen Grenzwerte an Vitamin D durch extreme Sonnen- bzw. UV-Strahlung bei weitem überschritten wurden, ist es ratsamer, zur Vorsorge auf Dauer bei Werten von unter 200 nmol/l zu bleiben. Die Toxizitätsgrenze für Vitamin D ist zwar nicht eindeutig klar, aber sie liegt vermutlich im Bereich zwischen 350 nmol/l[58] und 400 nmol/l.[59] Daher wird in einigen Veröffentlichungen von einem mittleren Grenzwert von etwa 375 nmol/l ausgegangen.[60]

Da Vitamin D als fettlösliches Vitamin im Körper gespeichert werden kann, ist es wichtig, die Zufuhrmengen nicht unbedacht hoch zu wählen, da Vitamin D im Gegensatz zu wasserlöslichen Vitaminen in hohen Dosen gesundheitlich abträglich wirken kann.

Tab. 10: **Empfehlungen für die Vitamin-D-Zufuhr für beide Geschlechter nach Alter**[65,66,67]

Alter	D-A-CH-Referenzwerte in µg/Tag	D-A-CH-Referenzwerte in IE/Tag	Alternative Referenzwerte in µg/Tag	Alternative Referenzwerte in IE/Tag
Säuglinge				
0 bis unter 1 Jahr	10 µg	400 IE	12,5 µg	500 IE
Kinder und Jugendliche				
1 bis unter 15 Jahre	20 µg	800 IE	25 µg	1.000 IE
15 bis unter 18 Jahre	20 µg	800 IE	50 µg	2.000 IE
Erwachsene und Senioren				
18 bis unter 65 Jahre	20 µg	800 IE	50 µg	2.000 IE
Ab 65 Jahren	20 µg	800 IE	100 µg	4.000 IE
Schwangerschaft und Stillzeit				
Schwangere	20 µg	800 IE	100 µg	4.000 IE
Stillende	20 µg	800 IE	150 µg	6.000 IE

Supplementierung bei fehlender Eigensynthese

Sollten Personen nicht ausreichend Sonnenschein bekommen können, stellt eine Supplementierung mit Vitamin D die nächstbeste Alternative dar. Wie hoch diese ausfallen sollte, ist Gegenstand zahlreicher Veröffentlichungen und noch nicht abschließend geklärt. Allerdings besteht mittlerweile unter vielen Wissenschaftlern ein Konsens darüber, dass die offiziellen Zufuhrempfehlungen an Vitamin D zu gering sind.[61,62] Die alternativen Zufuhrempfehlungen anhand der Summe der veröffentlichten klinischen Studien zum Erreichen optimaler 25-Hydroxy-Vitamin-D-Spiegel (25-OH-D) liegen je nach Altersgruppe zwischen 1,5-6-mal höher als die D-A-CH-Referenzwerte[63] oder die Empfehlungen des Institute of Medicine (IOM).[64] In Tab. 10 werden zum Vergleich sowohl die D-A-CH-Referenzwerte als auch eine alternative Zufuhrempfehlung für Vitamin D aufgelistet, wobei die alternativen Referenzwerte zu empfehlen sind. Die Werte sind jeweils sowohl in Mikrogramm (µg) als auch in Internationalen Einheiten (IE) angegeben, weil beide Einheiten gängig sind. IE können zu µg umgerechnet werden, indem sie durch 40 dividiert werden. Umgekehrt können µg zu IE umgerechnet werden, indem sie mit 40 multipliziert werden. Im weiteren Verlauf des Buches werden Internationale Einheiten (IE) als Maßeinheit verwendet.

Kleinkinder haben während des ersten Lebensjahres einen Vitamin-D-Bedarf von schätzungsweise 500 IE pro Tag.[68] Wenn eine stillende Frau den offiziellen D-A-CH-Referenzwerten mit einer Vitamin-D-Zufuhr in Höhe von 800 IE folgen würde, enthielte ihre Muttermilch allerdings weniger als 80 IE pro Liter und könnte damit den Bedarf des Säuglings nicht decken.[69] Daher empfiehlt die Deutsche Gesellschaft für Kinder- und Jugendmedizin (DGKJ) eine Supplementierung mit Vitamin D in Höhe von etwa 400 IE pro Tag für den Säugling.[70] Weist die stillende Mutter allerdings durch eine höhere eigene Zufuhr an Vitamin D Serumwerte in Höhe der genannten Naturvölker auf (circa 115 nmol/l),[71] dann gibt sie auch Milch mit höherem Vitamin-D-Gehalt, die ganz ohne Nahrungsergänzungsmittel den Bedarf des Säuglings decken kann.[72] Diesen Wert erreicht die stillende Frau mit einer täglichen Supplementierung in Höhe von etwa 6.000 IE Vitamin D pro Tag.[73,74] Im Schnitt kann man davon ausgehen, dass eine Erhöhung der Vitamin-D-Zufuhr der Mutter um je 1.000 IE den Gehalt der Muttermilch um etwa 80 IE pro Liter anhebt.[75] Schwangere Frauen sollten vor der Geburt ihre Vitamin-D-Speicher gut füllen und in der Schwangerschaft somit 4.000 IE pro Tag zuführen. Dieser Wert wurde in einer randomisierten Untersuchung mit 350 schwangeren Frauen getestet. Dabei traten keinerlei unerwünschte Effekte auf und unter den drei getesteten Zufuhrmengen (400 IE, 2.000 IE und 4.000 IE) war die Gabe von 4.000 IE die einzige Menge, die bei allen Frauen zur Optimierung der Werte führte.[76]

Kindern vom ersten bis zum 15. Lebensjahr wird eine halbe Tagesdosis für Erwachsene in Höhe von 1.000 IE empfohlen. Erwachsenen, unabhängig vom Geschlecht, wird in einer Reihe von Publikationen eine Zufuhr in Höhe von mindestens 2.000 IE täglich empfohlen.[77,78,79] Diese Dosis ist mehr als doppelt so hoch wie die D-A-CH-Referenzwerte, jedoch belegen die zuvor genannten Veröffentlichungen deren Sicherheit. Außerdem wurde in einer weiteren Untersuchung gezeigt, dass der Vitamin-D-Spiegel sogar bei bereits gut versorgten Individuen (Vitamin-D-Spiegel über 80 nmol/l) bei einer täglichen Gabe von 2.000 IE auch bei fortlaufender Zufuhr nicht über 115 nmol/l anstieg.[80] Manche Erwachsene werden allerdings noch etwas höhere Dosen benötigen, um im Optimalbereich zu landen. Um den Optimalwert in Höhe von etwa 100 bis 125 nmol/l zu erreichen, kann bei manchen Erwachsenen eine Zufuhr von bis zu 4.000 IE notwendig sein.[81] Auch bei andauernder Gabe dieser Menge wurde bei den meisten Individuen kein Anstieg über den Grenzwert von 150 nmol/l beobachtet.[82] Somit gilt auch dieser Bereich als sicher.

Einen weiteren Weg zur individualisierten Berechnung der Vitamin-D-Zufuhr für Erwachsene auf Basis des Körpergewichts stellt die Aufnahme von 40 bis 60 IE Vitamin D pro Kilogramm Körpergewicht dar.[83] Dieser Richtwert gilt allerdings nur für Personen mit Normalgewicht. Mithilfe dieser Berechnungsgrundlage wäre die Zufuhrempfehlung für eine 60 kg schwere Beispielperson 2.400–3.600 IE pro Tag. All diese Empfehlungen sind weit unter der toxischen Zufuhrmenge und können von gesunden Erwachsenen auch ohne engmaschige Kontrolle der Laborwerte auf Dauer eingenommen werden.[84]

Personen mit Übergewicht (BMI > 25 kg/m²) wird zu einer Erhöhung der Zufuhr um 50 % geraten, wodurch sie je nach Individuum gemäß der alternativen Empfehlungen bei 3.000 IE oder mehr pro Tag landen. Menschen mit Adipositas wird eine

Verdopplung der Zufuhrmenge empfohlen, wodurch sie in Anlehnung an die alternativen Empfehlungen für Erwachsene bei 4.000 IE oder mehr pro Tag landen.[85]

Personen ab dem 65. Lebensjahr sollten darüber hinaus ebenfalls ihre Vitamin-D-Zufuhr verdoppeln. Das liegt zum einen daran, dass ältere im Vergleich zu jüngeren Menschen eine geringere Absorptionsrate an Vitamin D aufweisen und auch ihre Eigenproduktion bei gleicher Sonneneinstrahlung um etwa zwei Drittel geringer als bei jungen Erwachsenen ausfällt.[86] Vitamin D sollte dabei stets gemeinsam mit einer ausreichend fetthaltigen Mahlzeit eingenommen werden, um so die Absorptionsrate des fettlöslichen Vitamins zu unterstützen.[87]

Ausgleich eines Vitamin-D-Mangels

Je nach Schweregrad des Vitamin-D-Mangels mag es in vielen Fällen nicht ausreichen, eine Vitamin-D-Zufuhr in Höhe der alternativen Referenzwerte anzustreben, sondern im ersten Schritt durch eine hohe Initialdosis verteilt auf mehrere Tage den Mangel auszugleichen, um im Anschluss die vorgeschlagene Tageszufuhr für die jeweilige Alters- und Gewichtsklasse fortzuführen. Zur Berechnung der Initialdosis gibt es eine einfache Formel nach den Empfehlungen des Vitamin-D-Experten Dr. Michael F. Holick, die allerdings nur auf Personen mit einem Gewicht von bis zu 125 kg Körpergewicht zutrifft.[88] Personen mit einem höheren Körpergewicht müssen die Zufuhrempfehlung anpassen und sollten das in Rücksprache mit einem qualifizierten Mikronährstoff-Therapeuten oder Arzt tun. Eine Vitamin-D-Therapie sollte aber unabhängig von der Alters- und Gewichtsklasse stets in Rücksprache mit dem behandelnden Arzt erfolgen. Die Informationen in diesem Kapitel gelten nur zu Informationszwecken und ersetzen keinen ärztlichen Rat. Abb. 22 zeigt die Formel zur Berechnung der Vitamin-D-Zufuhr für die Initial- und Erhaltungsdosis in Abhängigkeit von Versorgungsstand und Gewicht.

Abb. 22: **Formeln zur Berechnung der Initial- und Erhaltungsdosis für Vitamin D**[89]

Initialdosis bei Vitamin-D-Mangel:

40 × (Zielwert in nmol/l **− Ausgangswert** in nmol/l**) × Körpergewicht** in kg
= Vitamin-D-Initialdosis (VDI) in IE*

Erhaltungsdosis:

40 IE Vitamin D, **× Körpergewicht** in kg
= Tägliche Vitamin-D-Zufuhr in IE*

*Internationale Einheiten

Wenn man als Beispiel davon ausgeht, dass die 60 kg schwere Testperson einen Zielwert von 100 nmol/l anstrebt und aktuell einen Laborwert von 30 nmol/l aufweist, dann würde ihr Rechenweg nach dieser Formel folgendermaßen aussehen:

40 × (100 nmol/l – 30 nmol/l) × 60 kg = 168.000 IE

Wenn man die Werte der Laborergebnisse nicht in nmol/l, sondern nur in ng/ml zur Verfügung hat, nimmt man einfach den Soll- und den Ist-Wert in ng/ml und multipliziert das Endergebnis mit dem Faktor 2,5.

40 × (40 ng/ml – 12 ng/ml) × 60 kg = 67.200 × 2,5 = 168.000 IE

Bei schweren Personen oder stärker ausgeprägten Mängeln kann die Höhe der Initialdosis durchaus auch das Doppelte und noch mehr betragen. Sehr hohe Einzeldosen sollten allerdings vermieden werden, weswegen die Initialdosis zumeist nicht auf einmal gegeben, sondern auf zwei bis vier Wochen aufgeteilt wird.[90] Eine sehr sichere Vorgehensweise wäre die tägliche Zufuhr von 10.000 IE für die Wochen des Therapiestarts mit der Initialdosis bis zum Erreichen des Gesamtwertes der Initialdosis.[91] Würde die Testperson pro Tag 10.000 IE zuführen, hätte sie in 17 Tagen die Gesamtmenge ihrer Initialdosis erreicht und könnte ab Tag 18 zu ihrer Erhaltungsdosis wechseln.

Die Gabe von 10.000 IE für bis zu zehn Wochen verlief in Untersuchungen bei ansonsten gesunden Menschen gänzlich ohne Risiko, da der Spiegel in dieser Zeit auch bei derart hohen Dosen den oberen Referenzwert von 150 nmol/l nicht überschreitet.[92] Je höher der Vitamin-D-Spiegel wird, umso geringer steigt er nämlich im weiteren Verlauf einer Supplementierung an. Das zeigte beispielsweise eine Untersuchung, in der Probanden täglich Vitamin D in Höhe von 400 bis 600 IE verabreicht wurde. Das führte bei jenen Probanden mit einem Ausgangswert von unter 25 nmol/l zu einer Erhöhung von durchschnittlich 58 nmol/l. Bei Testpersonen mit einem Ausgangswert von 25 bis 50 nmol/l betrug der Anstieg mit derselben Dosis im Schnitt 39 nmol/l. Bei den Probanden mit den höchsten Ausgangswerten von über 50 nmol/l war der Anstieg nur noch 13 nmol/l.[93]

Zwei Monate nach Beginn der Vitamin-D-Therapie sollte zur Sicherstellung des Therapieerfolges der 25-OH-D-Spiegel erneut kontrolliert werden.[94] Im Anschluss genügt die Kontrolle nach einem Jahr und wenn auch dieser Wert optimal ist, kann die Überprüfung auf jedes zweite Jahr ausgedehnt werden. All diese Vorgehensweisen treffen stets auf gesunde Menschen zu. Wenn andere Erkrankungen vorhanden sind, die einen Einfluss auf die Nahrungsergänzung mit Vitamin D haben könnten, sollte erneut Rücksprache mit dem behandelnden Arzt gehalten werden.

Minimal- und Maximalzufuhr

Für gesunde Menschen, die nicht regelmäßig Medikamente einnehmen müssen, sollte die alternative Zufuhrempfehlung als die Minimalzufuhr angesehen werden. Bei der Vitamin-D-Zufuhr geht es nämlich nicht nur darum, gerade ausreichende Mengen zuzuführen, um ernsthafte Mangelkrankheiten zu verhindern, sondern darum, eine optimale Bedarfsdeckung zu erzielen.[95] Sollte eine Person an Erkrankungen leiden, die den Vitamin-D-Bedarf erhöhen, oder Arzneimittel einnehmen müssen, die die Aufnahme oder Verwertung reduzieren, dann erhöht sich für diese Person entsprechend auch der Mindestbedarf. Die Liste an Erkrankungen und Medikamenten ist lang und es sollten, wie bei anderen Vitaminen und Mineralstoffen auch, bei jeder Erkrankung oder bei der längerfristigen Einnahme von Medikamenten gezielt Informationen eingeholt werden, welche Auswirkungen die Krankheit und die Medikamenteneinnahme auf den Mikronährstoffbedarf haben.[96] Zu den Erkrankungen mit erhöhtem Vitamin-D-Bedarf gehören unter anderem Alzheimer, Diabetes (Typ 1 und Typ 2), Multiple Sklerose, Rachitis, Osteoporose, Osteomalazie, rheumatoide Arthritis, Herzinsuffizienz und eine HIV-Infektion.[97] Wichtig ist im Fall einer dieser Erkrankungen, nicht wahllos auf eigene Faust zu supplementieren, sondern stets Rücksprache mit Fachkräften zu halten, weil auf der einen Seite viele Erkrankungen den Bedarf erhöhen, andere wiederum mit einer Hypersensitivität in Bezug auf Vitamin D einhergehen und dadurch selbst leicht erhöhte Dosen Vitamin D gesundheitlich abträglich wirken könnten.[98] Zur Liste an Arzneimitteln mit Einfluss auf den Vitamin-D-Bedarf gehören unter anderem einige Arzneimittel gegen Epilepsie, Blutdrucksenker, HIV-Medikamente, medikamentöse Krebstherapien und Antihormone.[99]

Das »Tolerable Upper Intake Level« (UL), also der Richtwert für die tägliche Maximalzufuhr an Vitamin D bei langfristiger Einnahme, unterscheidet sich ebenfalls von Quelle zu Quelle und wird von den Fachgesellschaften deutlich geringer als von einigen anderen wissenschaftlichen Veröffentlichungen gesetzt. Daher fürchten einige Wissenschaftler, dass durch diese zu geringen Maximalwerte der Fachgesellschaften nicht die optimalen Präventions- und Therapieerfolge erreicht werden können, wenn sich behandelnde Ärzte an diese Vorgaben halten. Die European Food Safety Authority (EFSA) hat die Grenzwerte für die tägliche Zufuhr in Form des UL wie folgt gesetzt: 1.000 IE für Kinder unter einem Jahr, 2.000 IE für Kinder vom ersten bis zum zehnten Lebensjahr und 4.000 IE für Personen ab dem elften Lebensjahr und für Erwachsene ebenso wie für Schwangere und Stillende.[100] Damit würden beispielsweise die Empfehlungen für stillende Frauen deutlich über dem UL liegen. Eine Reihe von Veröffentlichungen sieht das UL für erwachsene Männer und Frauen allerdings erst bei einer längerfristigen Zufuhr von mehr als 10.000 IE.[101,102,103] Wie im weiteren Verlauf des Kapitels beschrieben wird, scheint vor allem die Kombination von Vitamin D mit Vitamin K_2 einen Weg darzustellen, um höhere Vitamin-D-Dosen noch risikoärmer zu machen und Einnahmen von unter 10.000 IE definitiv gänzlich nebenwirkungsfrei zu machen.[104,105]

Laut führender Vitamin-D-Experten gibt es zwei Gründe, warum einige der offiziellen Richtwerte trotz überzeugender Daten so konservativ und gering ausgefallen sind. Zum einen wurden die ursprünglichen Grenzwerte im Jahr 1997 festgelegt, ohne dass die Auswirkungen der empfohlenen Dosen mit einer hinreichenden Probandenzahl getestet wurden.[106] Wie die klinische Erfahrung vieler Mediziner zeigt, erreichen viele Personen die angestrebten Optimalwerte nicht durch die offiziellen Zufuhrempfehlungen, was nicht zielführend sein kann.[107]

Zum anderen ist festzustellen, dass die klinischen Erfahrungsberichte von Ärzten und Therapeuten mit höheren Dosen an Vitamin D nicht ausreichend in offiziellen randomisierten Interventionsstudien reproduziert wurden. Dass es von öffentlicher Seite keine derartigen Untersuchungen gibt, mag vielleicht auch daran liegen, dass von staatlicher Seite kein dringlicher Bedarf daran besteht und daher auch keine Untersuchungen gefördert werden. Derartige Untersuchungen zur Reevaluation von Stoffen werden meist nur unternommen, wenn deren Sicherheit für die Bevölkerung infrage gestellt wird.[108] Von den zu niedrigen Vitamin-D-Empfehlungen geht aber keine direkte Gefahr aus. Auf lange Sicht verschenkt man damit aber unter Umständen die Möglichkeit, kosteneffiziente und effektive Krankheitsprävention durch optimale Vitamin-D-Spiegel zu bewirken.

Vitamin D_3 oder Vitamin D_2?

Eine weitere Frage in Bezug auf die Supplementierung mit Vitamin D ist neben der Höhe der Tageszufuhr und der optimalen Serumkonzentration auch die nach der Art des Präparats. Im Grunde wird zwischen zwei Arten von Vitamin D unterschieden: Vitamin D_2 (Ergocalciferol) und Vitamin D_3 (Cholecalciferol).[109] Präparate mit D_2 sind immer vegan, wohingegen Präparate mit Vitamin D_3 das nicht zwingend sind. Vitamin D_3 wurde ursprünglich zumeist aus Schafswolle gewonnen.[110] Mittlerweile gibt es aber auch vegane D_3-Varianten, die aus Flechten gewonnen werden.

Beide Arten sind grundsätzlich wirksam. In einigen Untersuchungen konnte darüber hinaus kein deutlicher Unterschied in der Wirksamkeit der beiden Formen gezeigt werden. So waren in einem Test Vitamin-D-Dosen in Höhe von 1.000 IE in Form von entweder D_2, D_3 oder einer 50/50-Kombination aus D_2 mit D_3 bei täglicher Einnahme gleich wirksam.[111] Auch Kleinkinder, die einen Vitamin-D-Mangel aufwiesen und in einer Untersuchung wahlweise mit D_2 oder D_3 in Höhe von täglich 2.000 IE behandelt wurden, wiesen am Ende der sechswöchigen

Behandlungszeit dieselben Werte auf.[112] Eine Hypothese lautet, dass D_3 lediglich bei wesentlich höheren Zufuhrmengen deutlich besser als D_2 wirkt. Wenn eine Person also anstatt einer täglichen Supplementierung lieber nur wöchentlich oder in noch selteneren Abständen supplementieren möchte und dafür zur Kompensation mit höheren Vitamin-D-Dosen arbeitet, dann scheint es einen Unterschied zu machen, welche Form von Vitamin D sie zu sich nimmt. Diese Überlegung beruht darauf, dass Untersuchungen beispielsweise zeigen, dass D_2 in pharmakologischen Dosen in Höhe von 50.000 IE bei Erwachsenen nur etwa ein Drittel so wirksam wie D_3 ist.[113] Ob D_2 in geringeren Mengen auf täglicher Basis ebenso wirkt wie D_3, bleibt letztendlich noch offen, da neuere Untersuchungen diesbezüglich zu widersprüchlichen Ergebnissen kommen. In manchen Untersuchungen wirkte D_3 in moderater Menge auf täglicher Basis besser,[114] in anderen schnitt sogar D_2 besser ab.[115] Eine Metaanalyse kommt dabei zum Ergebnis, dass D_3 im Durchschnitt zu einem rascheren Anstieg des 25-OH-D-Spiegels im Vergleich zu D_2 führte.[116] Eine umfangreiche systematische Übersichtsarbeit zu den gesundheitlichen Auswirkungen einer Vitamin-D-Supplementierung zeigte ferner, dass lediglich die Zufuhr von Vitamin D_3 die Gesamtsterblichkeit signifikant senken konnte, während das bei D_2 nicht der Fall war.[117] Daher raten diese und weitere Veröffentlichungen zur Verwendung von D_3 anstatt D_2.[118,119] Ob die UV-bestrahlten Pilze, die ausschließlich Vitamin D_2 bilden,[120] tatsächlich auch schlechter wirksam wären und ob es bei regelmäßiger moderater Zufuhr auf lange Sicht überhaupt Unterschiede gibt, sind noch offene Forschungsfragen in Bezug auf Vitamin D. Zum aktuellen Zeitpunkt gilt allerdings aus Gründen der Vorsicht die Empfehlung, bei der Verwendung eines Nahrungsergänzungsmittels auf ein Präparat mit D_3 zurückzugreifen.

Vitamin D_3 und Vitamin K_2 als optimale Kombination?

Unter dem Begriff »Vitamin K« werden seitens der Ernährungsfachgesellschaften verschiedene strukturell ähnliche Moleküle zusammengefasst. Die beiden relevantesten sind Vitamin K_1 (Phylloquinon) und Vitamin K_2 (z. B. Menaquinon-7 [Mk-7] oder Menaquinon-4 [Mk-4]). Während Vitamin K_1 reichlich in grünen Blattgemüsen vorkommt, ist K_2 bakterieller Herkunft und findet sich vor allem in fermentierten tierischen und pflanzlichen Lebensmitteln. Eine der reichhaltigsten Quellen unter allen K_2-Lieferanten ist pflanzlich, sofern sie ohne Fischsauce hergestellt wird. Es handelt sich um sogenanntes Nattō, das aus fermentierten Sojabohnen mithilfe des Bakteriums Bacillus subtilis natto produziert wird. Nattō enthält bis zu 1.000 µg Mk-7 in hochgradig bioverfügbarer Form pro 100 g.[121]

In einer Reihe von wissenschaftlichen Veröffentlichungen wird eine kombinierte Zufuhr von D_3 und K_2 empfohlen, da diese synergistisch beim Aufbau von

Knochensubstanz wirken.[122,123] Vitamin K_2 könnte zudem helfen, das befürchtete Auftreten von Gefäßverkalkungen durch hohe Dosen an Kalzium zu vermeiden und so das Risiko für Herzerkrankungen zu senken.[124,125] Somit könnten die Vorteile höherer Kalzium- und Vitamin-D-Zufuhren ohne deren potenziell negative Wirkungen genutzt werden. Führende Ernährungsfachgesellschaften haben bei den Zufuhrempfehlungen für Vitamin K keine Unterscheidung zwischen K_1 und K_2 vorgenommen, obwohl diese auf sehr unterschiedliche Weise wirken können. Aktuell werden in den USA 120 µg Vitamin K (ohne Differenzierung zwischen K_1 und K_2) für Männer und 90 µg Vitamin K für Frauen empfohlen. In Deutschland werden geringere Dosen in Höhe von 70 µg für Männer und 60 µg für Frauen empfohlen.[126] Anhand der begrenzten Datenlage leiten sich Richtwerte für Vitamin K_2 in Höhe von 25 % der Vitamin-K-Gesamtzufuhr ab.[127] Das wären für eine weibliche Beispielperson je nach Landesempfehlung zwischen 15 und 22,5 µg. Die EFSA spricht in einer ihrer Veröffentlichungen in Bezug auf Nahrungsergänzungsmittel von einer Standarddosis von Vitamin K_2 in Höhe von 50 µg für Erwachsene.[128] Einige gängige Supplemente enthalten aber durchaus höhere Dosen von 100 bis 120 µg.[129] Wenn man sich für eine Supplementierung mit K_2 entscheidet, sollte man darauf achten, dass man nicht Mk-7 in der cis-Form, sondern in der Trans-Form erwirbt, weil nur dieses wirklich biologisch aktiv ist.[130] Empfehlenswert ist ein K_2-Präparat mit der Bezeichnung »All-Trans Vitamin K_2 Mk-7«. Im Vergleich zu Vitamin K_1 kann K_2 (aus Lebensmitteln ebenso wie aus Nahrungsergänzungsmitteln) den Plasmaspiegel an Vitamin K zehnmal stärker erhöhen und weist eine deutlich längere Halbwertszeit auf, was wiederum auch zu einer anderen Wirkungsweise führen kann:[131] Personen, die gerinnungshemmende Medikamente (Blutverdünner) zu sich nehmen, müssen vor der Einnahme von Vitamin K als Nahrungsergänzungsmittel oder vor der Umstellung auf eine besonders Vitamin-K-betonte Ernährung mit viel grünen Blattgemüsen mit ihrem behandelnden Arzt Rücksprache halten, da es bereits ab einer Tagesdosis von 10 µg Vitamin K zu Wechselwirkungen mit gerinnungshemmenden Medikamenten wie Marcumar kommen kann.[132] Insgesamt fehlt es auch hinsichtlich der langfristigen Höchstzufuhr an Daten und so konnte bisher kein spezifisches »Tolerable Upper Intake Level« (langfristig tolerierbare Höchstmenge) für Vitamin K festgelegt werden.[133]

Bis heute fehlen zudem aussagekräftige Laborparameter und Referenzwerte, um die Vitamin-K_1- und Vitamin-K_2-Versorgung genau beurteilen zu können.[134] Das ist problematisch, da eine Unterversorgung mit Vitamin K langfristig die Knochenmineraldichte herabsetzt und so zur Entstehung von Osteoporose beitragen kann.[135] Vor allem für vegan lebende Menschen ist das von besonderer Bedeutung, da sie in einer aktuellen Metaanalyse im Vergleich zur mischköstlichen Bevölkerung eine niedrigere Knochenmineraldichte am Oberschenkelhalsknochen und an der Lendenwirbelsäule aufweisen.[136] Daher ist die Schaffung von Laborparametern und Referenzwerten künftig ein wichtiges Bestreben und vegan lebende Personen mögen, bis bessere Daten und Laborparameter vorliegen, vor allem in kritischen Lebensphasen eine Vitamin-K_2-Supplementierung in Erwägung ziehen.

Fazit

Vitamin D ist in sehr vielen Ernährungsweisen ein kritischer Nährstoff, weil ein Großteil der Bedarfsdeckung im Grunde über die endogene Synthese erfolgen sollte, diese aber durch die zu geringe Sonnenexposition der meisten Menschen nicht ausreichend geschehen kann. Um den Bedarf über gängige Lebensmittel zu decken, sind weder genügend tierische noch pflanzliche Vitamin-D-Quellen verfügbar. In der veganen Ernährung ließen sich allerdings durch die UV-Bestrahlung von einigen Pilzen große Mengen an Vitamin D produzieren. Pilze könnten zukünftig also zu einer schmackhaften pflanzlichen Vitamin-D-Quelle werden, wenn Lebensmittelproduzenten diese Idee im größeren Stil aufgreifen und Vitamin-D-reiche Pilze durch UV-Bestrahlung produzieren würden.

Sollte die Vitamin-D-Bedarfsdeckung nicht über die Sonnenexposition geschehen, ist ein Nahrungsergänzungsmittel mit Vitamin D die nächstbeste Wahl. Über die Höhe der Optimalzufuhr herrscht allerdings selbst unter Experten noch Uneinigkeit. Höhere Zufuhrempfehlungen als die der Fachgesellschaften setzen sich in wissenschaftlichen Veröffentlichungen mehr und mehr durch und ein breiter Konsens empfiehlt für Erwachsene eine Mindestzufuhr an Vitamin D in Höhe von 40 bis 60 IE pro Kilogramm Körpergewicht pro Tag bei fehlender Sonnenexposition zur Erreichung eines optimalen 25-Hydroxy-Vitamin-D-Spiegels von 100 bis 125 nmol/l. Einige Individuen können diesen Zielwert allerdings nicht mit einer Zufuhr in dieser Höhe erreichen und sollten anhand der Empfehlungen in diesem Kapitel ihre Zufuhr in Abhängigkeit von Alter und Gewicht weiter anpassen.

Zum aktuellen Zeitpunkt ist noch nicht abschließend geklärt, ob Vitamin D_3 dem Vitamin D_2 tatsächlich überlegen ist, aber um in jedem Fall langfristig die bestmögliche Wirkung auch bei höheren Dosen zu garantieren, sollte bevorzugt zu einem Präparat mit D_3 gegriffen werden. Da eine Reihe von Veröffentlichungen eine starke synergistische Wirkung in der Kombination von D_3 und K_2 zeigt und K_2 weder in der veganen Ernährung noch in der westlichen Mischkost in allzu großer Menge vorkommt, scheint ein Kombinationspräparat mit zusätzlichem K_2 in Höhe von etwa 0,5 bis 1 µg pro Kilogramm Körpergewicht eine vernünftige Lösung darzustellen.

Tab. 11: **Vorurteile gegenüber der Vitamin-D-Versorgung bei veganer Ernährung**

Klischee	Realität
Eine vegane Ernährung kann den Vitamin-D-Bedarf des Menschen nicht ausreichend decken.	▶ Menschen sind in der Lage, Vitamin D bei ausreichender Sonnenexposition selbst zu bilden. Vitamin-D-reiche Lebensmittel sind sowohl in der pflanzlichen als auch in der mischköstlichen Ernährung rar.
Es gibt keine natürlichen pflanzlichen Vitamin-D-Quellen.	▶ Viele Pilze können bei ausreichender Sonneneinstrahlung große Mengen an Vitamin D bilden und auch einige im Dunklen gezüchtete Pilze können bei nachträglicher UVB-Bestrahlung Vitamin D produzieren.
Nahrungsergänzungsmittel mit Vitamin D_3 sind denen mit D_2 weit überlegen. Diese gibt es aber nur aus tierischer Herkunft.	▶ Inwieweit Präparate mit D_3 jenen mit D_2 überlegen sind, ist noch nicht abschließend geklärt. Einige Daten deuten aber in diese Richtung. Mittlerweile gibt es allerdings eine Reihe von veganen Präparaten mit D_3 aus Flechten und so können Veganer frei zwischen beiden Vitamin-D-Formen wählen.

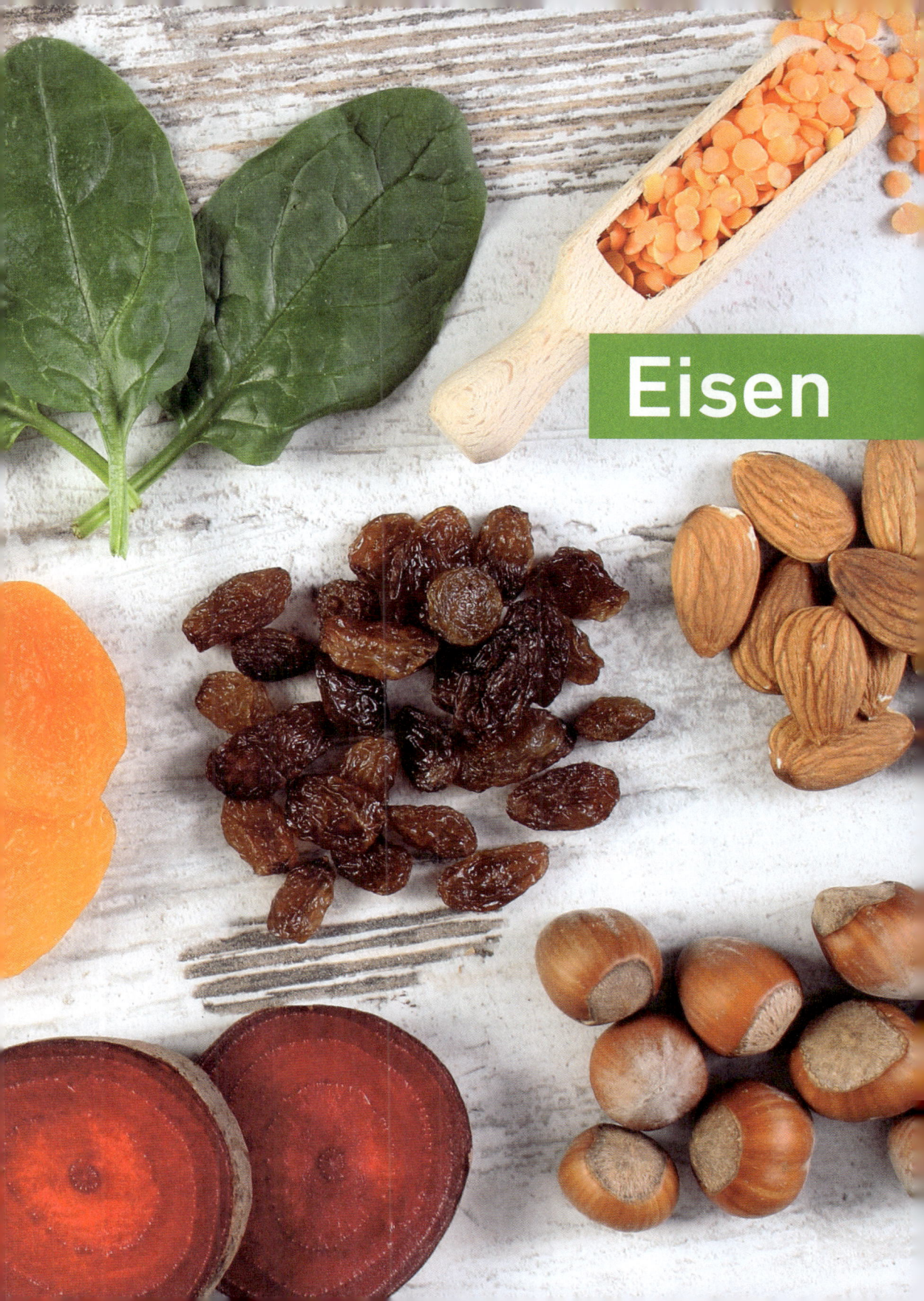

Eisen

Eisen ist ein essenzieller Nährstoff für den menschlichen Organismus, der für den Sauerstofftransport im Blut, die Immunfunktion und die Gehirnfunktion von entscheidender Bedeutung ist.[1] Zu den Symptomen eines Eisenmangels zählen unter anderem eine herabgesetzte Leistungsfähigkeit, vermehrte Abgeschlagenheit, ein geschwächtes Immunsystem und Einschränkungen der kognitiven Fähigkeiten.[2]

Eisen ist das am häufigsten vorkommende Element der Erde und macht einen großen Teil des inneren und äußeren Erdkerns aus. Darüber hinaus ist es das vierthäufigste Element in der Erdkruste.[3] Ebenso reichhaltig ist Eisen auch in der pflanzlichen Nahrung enthalten. Altsteinzeitliche Jäger und Sammler haben je nach Region in vielen Fällen zwei Drittel oder mehr ihrer Kalorien über pflanzliche Lebensmittel wie Früchte, Wurzeln, Gemüse, Nüsse, Samen und gewisse Hülsenfrüchte aufgenommen und Eisenmängel waren vermutlich äußerst selten. Die altsteinzeitliche Ernährung enthielt nach Expertenmeinung pro Tag mehr als 100 g Ballaststoffe und etwa 85 mg Eisen.[4] In Relation zu ihrem höheren Energieverbrauch nahmen sie knapp sechsmal mehr Eisen als Menschen mit der heutigen, durchschnittlichen westlichen Mischkost auf. Die altsteinzeitlichen Vorfahren des heutigen Menschen nahmen auch über den Verzehr von Blut und Organen erlegter Tiere größere Mengen an Eisen auf, als es westliche Mischköstler heute über den Verzehr von vornehmlich Muskelfleisch ohne Blut und Organe tun. Ferner kann davon ausgegangen werden, dass die noch nicht kultivierten Urpflanzen, die einen überwiegenden Teil ihrer Ernährung bildeten, einen wesentlich höheren Gehalt an Eisen aufwiesen als heutige Kulturpflanzen.[5]

Während Eisenmangel in früheren Zeiten also vermutlich kaum verbreitet war, ist dieser in der heutigen Zeit laut der WHO der weltweit häufigste Nährstoffmangel.[6] Die WHO bezeichnet Eisenmangel zudem als den einzigen Mangelnährstoff, der in relevantem Ausmaß auch in einem großen Teil der Industrieländer vorkommt. Dieses Ausmaß zeigt, dass es sich bei Fragen zu Eisen keineswegs nur um einen kritischen Nährstoff in der veganen Ernährung handelt, sondern die Eisenversorgung in Industrienationen, vor allem bei Kindern und Schwangeren, auch im Rahmen einer Mischkost zu kurz kommen kann. Eisenmangel betrifft in Industrieländern primär drei Personengruppen: Kleinkinder, schwangere Frauen und nicht-schwangere prämenopausale Frauen. Unter den 0,5- bis 5-jährigen Kleinkindern liegt die Rate bei etwa 14 %, unter den nicht-schwangeren 15- bis 49-jährigen Frauen bei 18 % und unter den 15- bis 49-jährigen schwangeren Frauen leiden nach Schätzungen etwa 24 % an Eisenmangel.[7]

Der Eisenbedarf des Menschen

Die Höhe des Eisenbedarfs richtet sich nach dem Alter und Geschlecht und ist aufgrund des Eisenverlustes während der Menstruation bei prämenopausalen Frauen im Vergleich zu gleichaltrigen Männern erhöht und reduziert sich nach der Menopause auf die Höhe gleichaltriger Männer.[8] In der Schwangerschaft verdoppelt sich der Eisenbedarf der Frau. Tab. 12 gibt einen Überblick über den Eisenbedarf der beiden Geschlechter im Laufe des Lebenszyklus.

Da sich die Eisenversorgung und die Füllung der Eisenspeicher des Ungeborenen durch die Eisenversorgung der Mutter beeinflussen lässt, muss diese einen besonderen Wert auf die eigene optimale Versorgung legen. Ob die Mutter während der Schwangerschaft Eisen supplementieren sollte, ist immer noch eine viel diskutierte Frage ohne generellen internationalen Konsens,[10] jedoch herrscht eine breitere Übereinstimmung dahingehend, dass zumindest von hohen Dosen

Tab. 12: **D-A-CH-Referenzwerte für die tägliche Eisenzufuhr nach Geschlecht und Alter**[9]

Alter	Eisenzufuhr in mg pro Tag bei Mischkost	
	männlich	weiblich
Säuglinge		
0 bis unter 4 Monate	0,5	0,5
4 Monate bis unter 1 Jahr	8	8
Kinder und Jugendliche		
1 bis unter 7 Jahre	8	8
7 bis unter 10 Jahre	10	10
10 bis unter 19 Jahre	12	15
Erwachsene und Senioren		
19 bis unter 51 Jahre	10	15
51 Jahre und älter	10	10
Schwangerschaft und Stillzeit		
Schwangere	–	30
Stillende	–	20

Abstand genommen werden sollte.[11] Während frühere Veröffentlichungen davon ausgingen, dass der erhöhte Eisenbedarf der schwangeren Frau durch eine westliche Mischkost zumeist kaum gedeckt werden könne und so zu einer routinemäßigen Supplementierung geraten wurde,[12] sind neuere Untersuchungen aufgrund potenzieller negativer Nebenwirkungen der Eisensupplementierung vorsichtiger geworden und empfehlen zumeist eine Supplementierung erst im Falle einer diagnostizierten Unterversorgung.[13]

Eine aktuelle Veröffentlichung berichtet von den bisher über 60 durchgeführten Untersuchungen mit über 40.000 Frauen zur Eisensupplementierung während der Schwangerschaft. In diesen Untersuchungen wurde gezeigt, dass Frauen mit adäquaten Eisenwerten durch die Nahrung nicht von einer zusätzlichen Supplementierung profitieren und dass es zwischen Frauen mit adäquaten Eisenwerten ohne Supplementen im Vergleich zur Gruppe mit Supplementen keine signifikanten gesundheitlichen Unterschiede in den relevanten Gesundheitsparametern wie der Infektionsrate, der Rate an Frühgeburten oder dem Geburtsgewicht gab.[14] Sollten die Kontrolluntersuchungen während der Schwangerschaft ergeben, dass die Eisenwerte suboptimal sind und die Bedarfsdeckung nicht über die Nahrung sichergestellt werden kann, ist eine Supplementierung zweifellos der richtige Schritt. Aber die unhinterfragte, routinemäßige Eisensupplementierung während der Schwangerschaft muss aufgrund der neueren Erkenntnisse hinterfragt werden.

Wenn supplementiert wird, darf die tägliche Dosis während der Schwangerschaft 30 mg nicht überschreiten[15] und selbst die zuvor zitierte Untersuchung, die eine Eisenbedarfsdeckung in der Schwangerschaft durch Lebensmittel alleine als kritisch betrachtet, rät nur zu einer geringen täglichen Ergänzung in Höhe von maximal 20 mg.[16] Für nicht-schwangere prämenopausale Frauen rät das Bundesinstitut für Risikobewertung (BfR) bei einer längerfristigen Supplementierung zu einer täglichen Einnahme von maximal 6 mg und rät anderen Bevölkerungsgruppen abseits prämenopausaler, nicht-schwangerer Frauen sowie schwangerer und stillender Frauen von einer nicht kontrollierten Eisensupplementierung ab.[17] Diese Empfehlung bezieht sich allerdings ausschließlich auf Mischköstler und aufgrund der höheren Eisenzufuhrempfehlungen einiger Fachgesellschaften mag eine moderat dosierte Eisensupplementierung (z. B. im Rahmen eines Multinährstoffpräparats) eine sinnvolle Ergänzung darstellen, um die höhere Zufuhrempfehlung zu kompensieren. Eisensupplemente sollten dabei nicht auf leeren Magen, sondern zu den Mahlzeiten eingenommen werden.[18] Auch eine Rücksprache und Kontrolle durch den behandelnden Arzt ist ratsam.[19] Wenn keine Frühgeburt stattfand und die Mutter während der Schwangerschaft ausreichend mit Eisen versorgt war, genügen die gebildeten Eisenspeicher des Säuglings sowie das Eisen in der Muttermilch während der ersten sechs Monate der ausschließlichen Stillzeit.[20] Der auffällig niedrige Wert der Zufuhrempfehlung der unter vier Monate alten Säuglinge in Tab. 12 lässt sich ebenfalls dadurch erklären, dass Neugeborene bei aus-reichender Versorgung der Mutter während der Schwangerschaft mit einem guten Eisenspeicher zur Welt kommen und daher erst circa ab dem vierten Monat einen tatsächlichen Bedarf an zusätzlichem Nahrungseisen haben.[21]

Eine Eisensupplementierung wird auch für gestillte Kinder nicht routinemäßig empfohlen.[22] Zusätzliches Eisen über weitere Nahrungsmittel abseits der Mutter-milch muss daher erst im Rahmen der Beikost zugeführt werden.[23] Die Empfeh-lung von 20 mg Eisen pro Tag für stillende Frauen gilt dabei sowohl für stillende als auch für nicht stillende Mütter zum Auffüllen der körpereigenen Speicher nach der Schwangerschaft.[24]

Der eigentliche Eisenbedarf eines Menschen orientiert sich an den täglichen Eisenverlusten, die über die Nahrung kompensiert werden müssen. Diese sind wesentlich geringer als die offiziellen Empfehlungen für die tägliche Eisenzufuhr, da diese bereits die Aufnahme- und Zubereitungsverluste einkalkuliert haben. Ein erwachsener Mann verliert täglich im Durchschnitt etwa 1 mg Eisen und Frauen im Monatsdurchschnitt etwa 1,4 mg pro Tag.[25] In der Schwangerschaft erhöht sich der Bedarf der Frau zusätzlich um 4 mg pro Tag. Ausgehend von der durchschnitt-lichen Absorptionsrate bei westlicher Mischkost in Höhe von 15 bis 18 %,[26,27] ein-schließlich eines Sicherheitspuffers, wurden so die offiziellen Zufuhrempfehlun-gen für erwachsene Männer in Höhe von 10 mg, für nicht schwangere Frauen in Höhe von 15 mg und schwangere Frauen in Höhe von 30 mg festgelegt. Die Zufuhr-empfehlungen sind mit dem Ziel angelegt, einen Serum-Ferritin-Spiegel in Höhe von mindestens 15 µg/l (=15 ng/ml) zu erzielen.[28] Ein Serum-Ferritin-Wert darunter wird in einigen Publikationen als Grenzwert zur Diagnose eines Eisenmangels angesetzt,[29,30] während andere Publikationen den Grenzwert des Eisenmangels bereits bei 30 µg/l (=30 ng/ml)[31,32] definieren. Der Laborwert Serum-Ferritin (SF) ist der gängigste Marker zur Überprüfung der Eisenversorgung.[33] Der Serum-Ferri-tin-Wert liefert allerdings nur bei gesunden Menschen einen guten Indikator zur Beurteilung der Eisenversorgung.

Bei einer Reihe von Erkrankungen sowie bei Entzündungsreaktionen im Kör-per kann der Ferritin-Wert trotz Eisenmangel erhöht sein.[34] Daher empfiehlt es sich, bei Verdacht auf Verfälschung des Werts zusätzlich einen Entzündungsmar-ker wie das CRP (C-reaktives Protein) zu testen, um ein sogenanntes falsch negati-ves Ergebnis zu vermeiden, bei dem der Ferritin-Wert zwar hoch ist, aber dennoch ein Eisenmangel vorliegt.[35] Weitere relevante Marker zur Beurteilung der Eisenver-sorgung sind darüber hinaus das Transferrin bzw. die Transferrin-Sättigung[36] sowie der lösliche Transferrin-Rezeptor (sTfR).[37] Letzterer gibt auch trotz vorhandener Entzündungen gute Auskunft über den Eisenspiegel und ist im Krankheitsfall ein verlässlicherer Biomarker.

Zufuhrempfehlungen für vegan lebende Menschen

Die offizielle Zufuhrempfehlung inkludiert bereits die Verwertungsverluste des Nahrungseisens im Rahmen einer westlichen Mischkost, sodass diese nicht separat abgezogen werden müssen. Die durchschnittliche Bioverfügbarkeit der westlichen Mischkost in Höhe von 18 % setzt sich zusammen aus der durchschnittlichen Aufnahme des Eisens aus tierischen sowie aus pflanzlichen Produkten. Diese enthalten zum Teil unterschiedliche Arten von Eisen, welche nicht dieselbe Bioverfügbarkeit aufweisen. In pflanzlichen Lebensmitteln liegt 100 % des Eisens in Form von Nicht-Hämeisen vor, während in Fleisch und Fisch etwa 40 % des Eisens in Form von Hämeisen und die restlichen 60 % ebenfalls in Form von Nicht-Hämeisen vorliegen.[38]

Milch, Milchprodukte und Eier enthalten ebenso wie alle pflanzlichen Lebensmittel ausschließlich Nicht-Hämeisen.[39] Die Hämeisenaufnahme ist weniger abhängig vom Eisenbedarf des Körpers und ebenso weniger betroffen von hemmenden oder aufnahmefördernden Substanzen. Es wird unabhängig von den meisten Einflussfaktoren durchschnittlich je nach Quelle zu etwa 20–35 % aufgenommen.[40,41] Nicht-Hämeisen hingegen ist vom Körper in Abhängigkeit des Eisenspeichers leichter zu regulieren und wird zwar von hemmenden Substanzen potenziell in seiner Bioverfügbarkeit eingeschränkt, ist aber auch sehr empfänglich für aufnahmesteigernde Substanzen.[42] Ohne Beachtung der richtigen Zubereitung und der Zugabe von aufnahmesteigernden Substanzen kann die Bioverfügbarkeit von Nicht-Hämeisen tatsächlich um einiges geringer als die Bioverfügbarkeit von Hämeisen ausfallen. Offizielle Stellungnahmen sprechen von einer Bioverfügbarkeit des Nahrungseisens in einer rein pflanzlichen Ernährung in Höhe von 10 % statt den 18 % bei Mischkost.[43]

Daraus leiten die National Institutes of Health (NIH) eine fast doppelt so hohe Eisenempfehlung für die tägliche Zufuhr bei veganer Ernährung ab.[44] 2014 erschien unter dem Titel »Iron and Vegetarian Diets« allerdings eine gut zusammengestellte Veröffentlichung über die Eisenversorgung von vegetarisch und vegan lebenden Menschen, die berechtigte Zweifel an der stark erhöhten Zufuhrempfehlung der NIH hegte.[45] Darin schlussfolgerten die Autoren, dass diejenigen, die eine ausgewogene pflanzliche Ernährung betreiben, durch den Verzehr von Vollkorngetreide, Hülsenfrüchten, Nüssen, Samen, Trockenfrüchten und dunkelgrünem Blattgemüse in der Regel kein höheres Risiko für einen Eisenmangel im Vergleich zu Mischköstlern aufweisen. Die Autoren hegten unter anderem deshalb Zweifel an der Richtigkeit der wesentlich höheren Empfehlung, weil die Daten, auf denen die Empfehlung beruht, lediglich aus kurzzeitig angelegten Versuchen mit Personen mit adäquaten Eisenspeichern stammen. Dabei wurde nicht berücksichtigt, wie sich der Organismus mittelfristig an eine veränderte Eisenzufuhr anpasst und welches Potenzial in der Aufnahmesteigerung des Nicht-Hämeisens durch diverse Substanzen liegt.[46]

Es ist zum einen bekannt, dass sich vegetarisch und vegan lebende Personen an die ausschließliche Zufuhr des Nicht-Hämeisens durch eine Erhöhung der intestinalen Eisenabsorption anpassen können[47] und bei ihnen zusätzlich die Eisenausscheidung über den Kot reduziert wird, um so die Eisenspeicher zu schützen.[48] Selbst die viel gefürchtete Aufnahmeminderung von Nicht-Hämeisen durch hemmende Stoffe wie Phytinsäure und Polyphenole unterliegt Anpassungsmechanismen, mit denen der Körper mittelfristig einer zu starken Aufnahmehemmung entgegenwirkt. So konnte in einem vergleichenden Experiment zu den Unterschieden in der Aufnahme von Nicht-Hämeisen aus Speisen mit entweder hoher Bioverfügbarkeit (Vitamin-C-reich und polyphenolarm) oder geringer Bioverfügbarkeit (Vitamin-C-reduziert, polyphenolreich) gezeigt werden, dass die fünffach höhere Absorption aus den Speisen mit der hohen Bioverfügbarkeit zu Beginn der Untersuchung am Ende der zehnwöchigen Laufzeit nur noch etwa doppelt so hoch war.[49] Derartige Effekte können in Kurzzeit-Experimenten mit Personen mit westlicher Mischkost und damit durchschnittlich recht gut gefüllten Eisenspeichern allesamt nicht erforscht werden.

Um die Eisenversorgung zu optimieren, ist es auch nicht zielführend, in eine Mahlzeit so viele eisenreiche Lebensmittel wie möglich zu packen, sondern eine kontinuierliche Aufnahme im Laufe des Tages mit mehreren Mahlzeiten anzustreben. Dies legt eine Untersuchung nahe, in der die Zufuhr an Nicht-Hämeisen in einer einzelnen Mahlzeit von 1,5 mg auf ganze 6 mg vervierfacht wurde und zeitgleich aber die Absorptionsrate aufgrund der höheren Zufuhr von 18 % auf 6 % um zwei Drittel sank.[50] So nahmen die Personen zwar am Ende durch die starke Steigerung der Zufuhr dennoch mehr Eisen auf, aber es zeigt, dass eine vierfache Erhöhung der Eisenzufuhr in einer Mahlzeit nicht gleichzusetzen ist mit einer vierfachen Erhöhung der Menge an aufgenommenem Eisen aus dieser Mahlzeit. Daher macht eine quantitative Erhöhung bis zu einem gewissen Grad zwar Sinn, aber das zugeführte Eisen wird prozentual immer weniger aufgenommen, je höher die Eisenmenge pro Mahlzeit ist. So sollten in jeder Mahlzeit adäquate Mengen an Nicht-Hämeisen enthalten sein, statt in nur einer der Hauptmahlzeiten eine besonders hohe Menge.

Im Gegensatz zu Menschen in ärmeren Regionen der Welt, die eine überwiegend pflanzliche Ernährung mit eingeschränkter Lebensmittelvielfalt aus Gründen der Armut wählen müssen und dabei in vielen Untersuchungen schlechte Eisenwerte aufwiesen, scheint die pflanzliche Ernährung in Industrienationen aufgrund des reichhaltigen pflanzlichen Lebensmittelangebotes einem manifesten Eisenmangel in gleichem Maße vorzubeugen wie eine westliche Mischkost.[51]

In einer vergleichenden Untersuchung aus der Schweiz war die Eisenzufuhr in der Gruppe der Veganer durchschnittlich sogar höher als in der Gruppe der Vegetarier und der Mischköstler.[52] Dennoch hatten zumindest in dieser Untersuchung die Mischköstler etwas höhere Eisenspiegel. Eisenmängel waren hingegen in allen drei Gruppen ähnlich häufig. Auch in einer weiteren Untersuchung mit langjährigen Vegetarierinnen, die im Durchschnitt 92 % ihres Eisens aus Pflanzen aufnahmen und als Vegetarierinnen gar kein Hämeisen konsumierten, waren bei allen 56 Frauen (davon auch neun Veganerinnen) die Eisenwerte adäquat.[53]

Wenn in anderen Untersuchungen mit vegan lebenden Personen deutlich zu niedrige Ferritin-Spiegel gemessen werden,[54] gilt es, diese Ergebnisse ernst zu nehmen und zu überprüfen, welche Optimierungen am Speiseplan vorgenommen werden können. Denn wie zuvor zitierte Untersuchungen gezeigt haben, ist eine Bedarfsdeckung mit der richtigen pflanzlichen Kostzusammenstellung möglich, aber sie verlangt eine gewisse Sachkenntnis.

Der größte Einflussfaktor auf die Eisenabsorption scheint weder die Menge des Nicht-Hämeisens in der Mahlzeit noch die Menge der aufnahmehemmenden oder -fördernden Substanzen, sondern der Eisenstatus der jeweiligen Person zu sein.[55,56] Daher erscheint es widersinnig, Experimente zur Höhe der Eisenaufnahme aus pflanzlichen Lebensmitteln in Kurzzeitexperimenten mit Personen durchzuführen, die durch eine westliche Mischkost insgesamt recht gute Speicher aufweisen und nicht an die ausschließliche Eisenzufuhr aus Pflanzen gewöhnt sind. Getestet werden sollte sie stattdessen an Personen, die für eine Pflanzenkost übliche moderate Eisenspeicher haben. Denn je voller der Eisenspeicher ist, desto geringer ist die Aufnahme und je leerer der Eisenspeicher ist, desto höher ist die Aufnahme im Rahmen der physiologischen Grenzen des Organismus.[57,58] So wurde in einer vergleichenden Untersuchung zur Eisenaufnahme von Frauen mit unterschiedlichen Eisenspeichern festgestellt, dass der Unterschied zum Teil beträchtlich sein kann. Die Probandinnen mit den vollsten Eisenspeichern nahmen zum Teil nur 10 % des Nicht-Hämeisens auf, während jene Probandinnen mit den niedrigsten Speichern zum Teil bis zu 34 % des Eisens absorbierten.[59] Nicht-Hämeisen kann also von Personen mit wenig gefüllten Eisenspeichern beinahe so gut aufgenommen werden wie Hämeisen.[60] So wird in mehreren Veröffentlichungen darauf hingewiesen, dass die früher geäußerte Sorge um den Eisenstatus von vegetarisch und vegan lebenden Menschen durch die exklusive Zufuhr von Nicht-Hämeisen vermutlich übertrieben war und die regulierende Fähigkeit des Körpers zur Aufrechterhaltung des Eisenspeichers unterschätzt wurde.[61,62,63] Der Eisenstatus von prämenopausalen Frauen wird darüber hinaus wesentlich durch die Menge des menstruellen Blutverlustes bestimmt.[64] Die Frage nach der Eisenbedarfsdeckung ist also nicht nur eine Frage der absoluten Zufuhr, sondern neben der Absorptionsrate des Nahrungseisens auch eine Frage des Eisenverlustes. Dieser Umstand gestaltet die Versorgungssituation von Frauen vor der Menopause tendenziell kritischer als jene von gleichaltrigen Männern.

Die größte und am meisten berechtigte Sorge um die Versorgung von Veganerinnen gilt der Phase der Schwangerschaft, in der die Zufuhrempfehlung im Vergleich zu nicht-schwangeren Frauen laut den D-A-CH-Referenzwerten verdoppelt wird. Während der Schwangerschaft ist allerdings nicht nur der Eisenbedarf der Frau erhöht, sondern auch ihre Absorptionsrate. Diese erhöht sich mit dem Voranschreiten der Schwangerschaft und betrug in einer Untersuchung mit schwangeren Frauen gegen Ende der Schwangerschaft durchschnittlich 59 % und unter den Frauen mit Eisenmangel während der Schwangerschaft sogar über 70 %.[65] Somit verdoppelt sich also nicht nur der Bedarf der Frau, sondern auch ihre maximale Absorptionsrate. Dennoch sollte eine starke Leerung der Eisenspeicher gar nicht erst geschehen und daher ist es weiterhin eine sinnvolle Intervention, trotz des Wissens um die erhöhte Absorptionsrate während der Schwangerschaft an der erhöhten Zufuhrempfehlung während dieser Zeit festzuhalten.

Ein Blick in Nährwerttabellen zeigt, dass Samen, Nüsse, Vollkorngetreide und Hülsenfrüchte quantitativ außerordentlich viel Eisen enthalten und die einzige Herausforderung darin liegt, aus der quantitativ hohen Zufuhr bei veganer Ernährung auch eine qualitativ hohe Zufuhr im Sinne einer hohen Bioverfügbarkeit zu machen. So ist dafür zu sorgen, dass das zugeführte Nicht-Hämeisen auch optimal vom Körper aufgenommen werden kann.

Eisenhaltige pflanzliche Lebensmittel

Der erste Schritt in der Optimierung der Eisenversorgung bei veganer Ernährung ist die Auswahl eisenreicher pflanzlicher Lebensmittel. Im zweiten Schritt wird überlegt, wie man die Bioverfügbarkeit der pflanzlichen Eisenzufuhr erhöht, sodass auch ausreichende Mengen an Eisen vom Körper aufgenommen werden können.

Glücklicherweise gibt es viele sehr gute pflanzliche Eisenlieferanten, die unter Berücksichtigung einiger Tipps zu einer optimalen Eisenversorgung in jeder Lebensphase beitragen können. Abb. 23 (siehe folgende Seite) zeigt einige der besten Eisenlieferanten in der veganen Ernährung.

Eine Reihe von Samen wie Kürbiskerne, Sesam, Hanf- und Leinsamen sind exzellente Eisenlieferanten. Auch einige Nüsse wie Pistazien, Mandeln und Haselnüsse liefern recht große Mengen an Eisen. Unter allen Getreiden sind Haferflocken die mit Abstand eisenreichsten. Ein weiterer guter Eisenlieferant sind getrocknete Aprikosen (Marillen), die für ein Obst verhältnismäßig viel Eisen liefern. Pseudogetreide wie Hirse, Amaranth und Quinoa sind ebenso wie die meisten Hülsenfrüchte, allen voran Sojabohnen, gute Eisenlieferanten. Laut früheren Untersuchungen wurde von dem Eisen aus der Sojabohne zwar nur wenig absorbiert,[69] doch neuere Untersuchungen zeigen, dass auch das Eisen aus der Sojabohne gut aufgenommen wird.[70,71] Einige Blattgemüse wie Spinat, Grünkohl und Rucola sowie eine Reihe von Kräutern wie Basilikum und Petersilie sind ebenfalls sehr eisenreich. Die Eisenabsorption im Spinat ist mit etwa 8 % zwar tatsächlich geringer als in vielen anderen

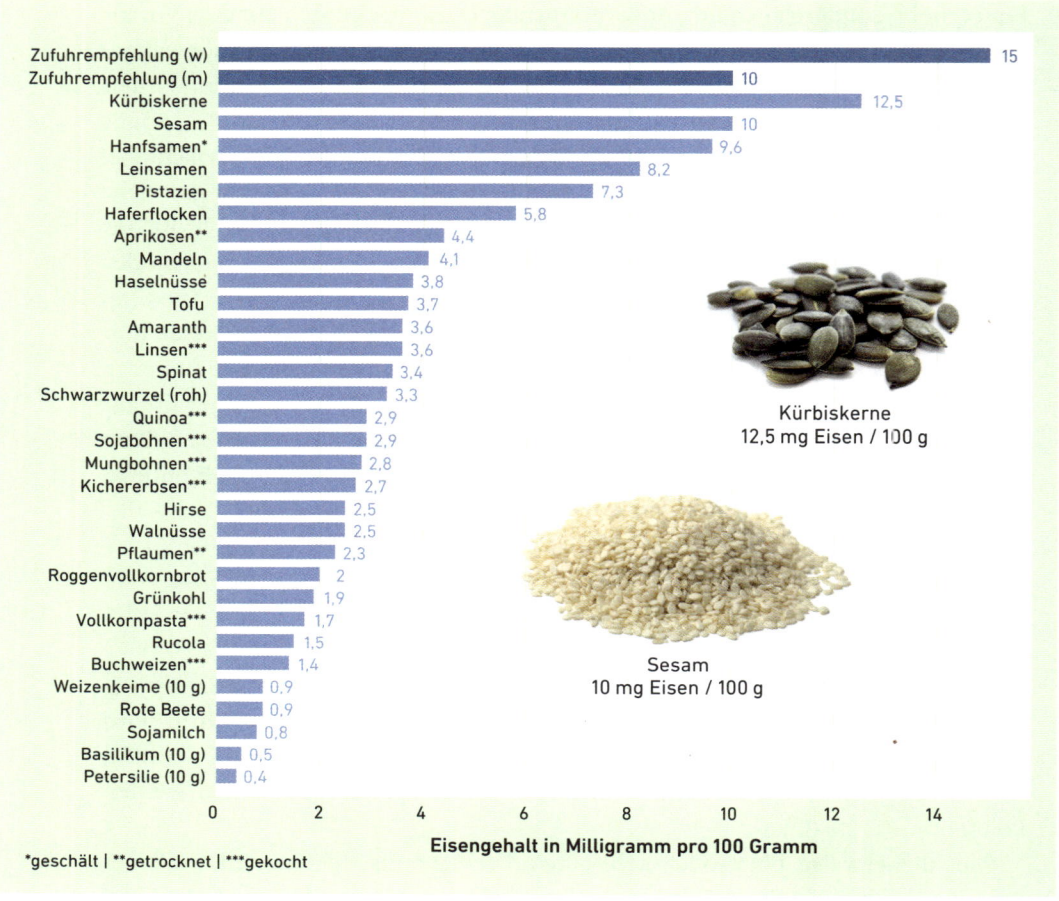

Kürbiskerne
12,5 mg Eisen / 100 g

Sesam
10 mg Eisen / 100 g

Eisengehalt in Milligramm pro 100 Gramm

*geschält | **getrocknet | ***gekocht

Pflanzen wie Rucola und Grünkohl, jedoch liegt das nicht wie früher angenommen an der Oxalsäure, sondern eher am hohen Gehalt an Kalzium und Polyphenolen im Spinat.[72] Beide können die Eisenaufnahme hemmen, sind aber für sich genommen wünschenswerte Substanzen mit gesundheitsförderlicher Wirkung.

Die Eisenaufnahme optimieren

Wie bereits angeführt, ist der vermeintlich größte Einflussfaktor für die prozentuale Höhe der Eisenaufnahme keiner der hemmenden oder erhöhenden Stoffe aus der Nahrung, sondern der eigene Eisenspeicher.[73,74] Da dem Körper effektive Mechanismen zum Ausscheiden von überschüssigem Eisen fehlen, reguliert er die Absorption von Eisen sehr genau, um nicht zu viel Eisen aufzunehmen.[75] Dennoch

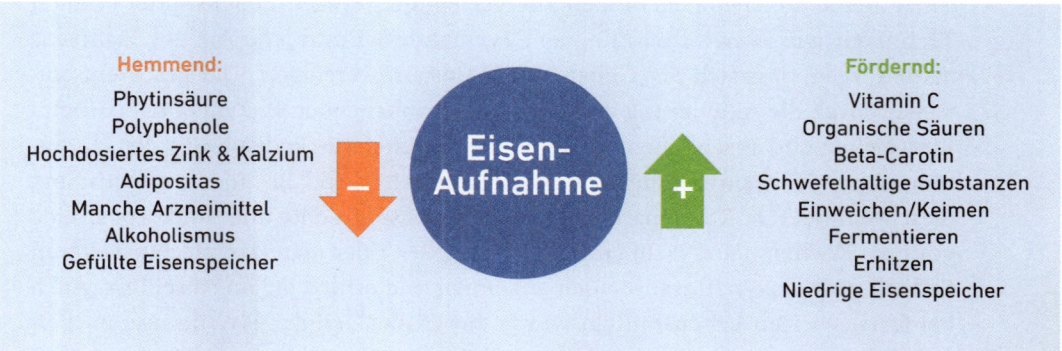

Hemmend:
Phytinsäure
Polyphenole
Hochdosiertes Zink & Kalzium
Adipositas
Manche Arzneimittel
Alkoholismus
Gefüllte Eisenspeicher

Eisen-Aufnahme

Fördernd:
Vitamin C
Organische Säuren
Beta-Carotin
Schwefelhaltige Substanzen
Einweichen/Keimen
Fermentieren
Erhitzen
Niedrige Eisenspeicher

Eisen

können einige Substanzen unterstützend oder hemmend auf die Eisenaufnahme bei der Zufuhr von Nicht-Hämeisen aus der Nahrung wirken und es lohnt sich, diese zu kennen. Abb. 24 gibt einen Überblick über alle aufnahmehemmenden und erhöhenden Faktoren für Nicht-Hämeisen.

Der wichtigste Faktor in der Nahrung, der die Eisenaufnahme hemmt, ist die sogenannte Phytinsäure und der wichtigste Nährstoff, der sie erhöht, ist Vitamin C.[76] Beide Substanzen kommen fast ausschließlich in pflanzlichen Lebensmitteln vor und die eine Substanz kann bei entsprechender Dosierung die Wirkung der anderen weitestgehend aufheben.

Phytinsäure ist ein sekundärer Pflanzenstoff, der Mineralstoffe wie Eisen, Zink, Magnesium, Kalzium und Mangan zum Teil bindet und sie damit für den menschlichen Körper weniger gut verfügbar macht.[77] Getreide zu raffinieren verringert zwar den Gehalt an Phytinsäure, allerdings eliminiert es auch einen großen Teil der Vitamine, Mineralstoffe, Ballaststoffe und anderer sekundärer Pflanzenstoffe und wird daher nicht empfohlen.[78] Anstatt also den Konsum von Vollkorngetreide zu reduzieren oder die Phytinsäure durch das Raffinieren auf Kosten der wertvollen Nährstoffe zu entfernen, sollte besser der Konsum von Vitamin-C-reichem Obst und Gemüse maximiert werden, was nicht nur die Eisenaufnahme aus den Vollkorngetreiden und Hülsenfrüchten maximiert, sondern auch der Gesundheit allgemein zuträglich ist.

Außerdem darf nicht vergessen werden, dass Phytinsäure zwar die Aufnahme gewisser Mineralstoffe herabsetzen kann, aber auch eine Reihe von gesundheitlich positiven Eigenschaften besitzt. Dazu zählt unter anderem die potenziell antikanzerogene, antioxidative, immunmodulierende, cholesterinsenkende und blutzuckerregulierende Wirkung der Phytinsäure.[79] Der mineralstoffaufnahmehemmende Effekt von Phytinsäure kann zwar in ärmeren Ländern mit sehr schlechter Mineralstoffversorgung zu Mängeln beitragen, ist aber im Rahmen einer ausgewogenen veganen Ernährung von geringer Bedeutung.[80]

Wenn man dennoch den Gehalt an Phytinsäure reduzieren möchte, stehen eine ganze Reihe an Küchentechniken zur Verfügung. Je nach Lebensmittel können Techniken wie Einweichen, Keimen, Fermentieren und jede Art des Erhitzens dafür sorgen, dass sich der Gehalt an Phytinsäure verringert. Das geschieht entweder durch die Aktivierung des Phytinsäure abbauenden Enzyms Phytase beim Einweichen und anschließenden Keimen oder durch die Reduzierung der Phytinsäure durch Hitzeeinwirkung beim Kochen oder Backen.[81] Besonders effektiv sind diese Methoden in Kombination. So können Hülsenfrüchte und Vollkorngetreide vor dem Kochen über Nacht eingeweicht werden oder man lässt sie zur weiteren Reduzierung der Phytinsäure noch ankeimen und erhitzt sie im Anschluss. Auch bei fermentierten Lebensmitteln wurde ein großer Teil der Phytinsäure im Fermentationsprozess abgebaut und so sind Sauerteigbrote, Tempeh, fermentierter Tofu etc. ebenfalls sehr gute Eisenlieferanten.

Weitere aufnahmehemmende Stoffe neben der Phytinsäure sind sekundäre Pflanzenstoffe aus der Gruppe der Polyphenole, die zwar auch in einer Reihe von Obst und Gemüsen vorkommen,[82] jedoch vor allem über polyphenolreiche Getränke Einzug in den Speiseplan halten.[83,84,85] Zu diesen gehören vor allem Tee (Schwarztee, Grüntee, Kamillentee, Pfefferminztee etc.), Kaffee und Kakao.[86,87] Diese sekundären Pflanzenstoffe müssen allerdings auch im Licht ihrer vielfältigen gesundheitlich zuträglichen, antioxidativen und entzündungshemmenden Eigenschaften betrachtet werden.[88,89,90] Denn im Rahmen einer gut geplanten veganen Ernährung kompensieren diese positiven Aspekte leicht potenziell negative Wirkungen. Um den mineralstoffaufnahmehemmenden Effekt dieser Getränke zu minimieren, sollte man diese Getränke mit einem zeitlichen Abstand von mindestens einer Stunde zu der nächsten eisenreichen Mahlzeit trinken und nach einer eisenreichen Mahlzeit mindestens zwei Stunden warten, bis man Tee, Kaffee oder Kakao trinkt oder mit ihnen hergestellte Speisen verzehrt.[91]

Ein weiterer Stoff, der in vielen Veröffentlichungen als eisenaufnahmehemmend gilt, ist die Oxalsäure. Wie bereits erwähnt, wurde diese auch für die verhältnismäßig geringe Eisenaufnahme aus sehr eisenreichem Spinat verantwortlich gemacht. Wie Untersuchungen zeigen, ist die Oxalsäure aber vermutlich nicht der hemmende Stoff. Das legt zumindest eine Untersuchung nahe, in der die Eisenaufnahme aus oxalsäurearmem Grünkohl mit der Eisenaufnahme aus mit Oxalsäure angereichertem Grünkohl verglichen wurde. Dabei konnte kein Unterschied in der Absorptionsrate festgestellt werden.[92] Vielmehr gehen die Autoren der Untersuchung davon aus, dass der ebenfalls hohe Gehalt an Polyphenolen und Kalzium für die aufnahmehemmende Wirkung beim Spinatverzehr verantwortlich ist.

Als ein weiterer Kandidat für die Absorptionshemmung von Mineralstoffen wurden in der Vergangenheit Ballaststoffe genannt. Erneut müssen aber auch Ballaststoffe im Hinblick auf ihre überaus positiven Auswirkungen auf die Gesundheit betrachtet werden, die tendenziell abträgliche Effekte auf den Mineralstoffhaushalt im Rahmen einer gut geplanten veganen Ernährung bei weitem übersteigen.[93,94,95,96] Im Falle der Ballaststoffe muss außerdem zwischen den unterschiedlichen Arten von Ballaststoffen unterschieden werden, die nicht alle dieselbe Beschaffenheit aufweisen. Es kann außerdem vermutet werden, dass entgegen früherer Behauptungen eher die Phytinsäure, die meist in Kombination mit den Ballaststoffen auftritt, für die hemmende Wirkung verantwortlich war und weniger die Ballaststoffe selbst.[97]

Die gleichzeitige, übermäßige Zufuhr von Kalzium[98,99] und Zink[100,101] zu eisenreichen Mahlzeiten hat (vor allem hochdosiert als Supplement) in einigen – wenn auch nicht allen – Tests eine negative Wirkung auf die Aufnahme von Nicht-Hämeisen gezeigt. Umgekehrt hindert auch eine Supplementierung mit höheren Dosen an Eisen die Zinkaufnahme.[102] Diese gegenseitige Beeinflussung scheint allerdings im Rahmen einer ausgewogenen Kost, mitsamt eisenaufnahmesteigernden Substanzen und eventuellen Adaptionen des Körpers, an Bedeutung zu verlieren.[103,104,105] So sollten lediglich Nahrungsergänzungsmittel mit großen Mengen an Kalzium und Zink nicht zusammen mit eisenhaltigen Speisen eingenommen werden.

Ein weiterer hypothetischer Faktor bei der Verminderung der Eisenaufnahme scheint darüber hinaus Adipositas zu sein. Laut einer Untersuchung spielen durch Adipositas induzierte subklinische Entzündungen eine Rolle bei der Eisenaufnahme und könnten diese vermindern.[106] Eine vollwertige pflanzliche Ernährung ist dabei aber nicht nur effektiv in der Gewichtsregulierung,[107,108,109,110,111,112,113] sondern übt durch den hohen Anteil an antioxidativen pflanzlichen Lebensmitteln auch starke entzündungshemmende Effekte aus.[114,115] So kann sie mittelfristig sogar auf zwei Ebenen gegen die verringerte Eisenaufnahme bei Adipositas wirken.

Ferner können eine Reihe an Arzneimitteln wie Antazida (Medikamente gegen Sodbrennen), Bisphosphonate (zur Behandlung von Osteoporose und anderen Knochenerkrankungen), Neomycin (Breitbandantibiotikum) und weitere die Eisenresorption und -verwertung beeinträchtigen und dadurch den Bedarf erhöhen.[116] Daher sollte vor allem bei langfristiger medikamentöser Behandlung stets in Standardwerken wie Uwe Gröbers »Arzneimittel und Mikronährstoffe«[117] nach möglichen Auswirkungen des Medikaments auf den Nährstoffhaushalt nachgeschlagen werden. Außerdem verringert Alkoholismus die Aufnahme von Eisen, Zink und anderen Mineralstoffen.[118] Im Fall von Eisen ist Alkoholismus besonders abträglich, weil ein Zinkmangel auch negative Auswirkungen auf die Eisenabsorption ausübt und Alkohol der Eisenaufnahme so doppelt schadet.[119]

Neben all diesen aufnahmehemmenden Vorgängen können allerdings zahlreiche aufnahmesteigernden Substanzen diese Effekte kompensieren.[120,121] Vitamin C ist im Kontext der veganen Ernährung in Bezug auf die Eisenaufnahme der vermutlich vielversprechendste Faktor, weil es nicht nur sehr wirksam für die Aufnahmesteigerung ist, sondern auch in großer Menge in vielen pflanzlichen Lebensmitteln vorkommt. In einer Untersuchung konnte eine Gabe von etwas mehr als 60 mg Vitamin C die Eisenaufnahme beinahe verdreifachen.[122] In einem weiteren Experiment zur Wirkung von Vitamin C wurden 54 Vorschulkinder mit Eisenmangelanämie randomisiert in zwei Gruppen eingeteilt. Alle 54 Kinder hatten sich zuvor rein vegetarisch ernährt und litten anhand ihrer offensichtlich schlecht zusammengestellten vegetarischen Kost unter Eisenmangelanämie. Im Laufe der 60 Tage andauernden Untersuchung ernährten sich weiterhin beide Gruppen wie zuvor, aber die Interventionsgruppe erhielt zum Mittag- und Abendessen jeweils 100 mg Vitamin C (insgesamt 200 mg), während die Kontrollgruppe nur eine Placebo-Pille ohne Vitamin C bekam. In der Interventionsgruppe konnte durch die Gabe des Vitamin C ohne eine Veränderung der Eisenzufuhr eine signifikante Verbesserung der Eisenwerte erreicht werden, während in der Placebo-Gruppe erwartungsgemäß keine Veränderung eintrat.[123] Eine Analyse der Ernährung der Kinder bestätigte die Vermutung, dass diese sehr Vitamin-C-arm war, wodurch die aufnahmesteigernde Wirkung der zusätzlichen Vitamin-C-Gabe eintreten konnte. Wären die Kinder bereits bestens mit Vitamin C versorgt gewesen, hätte eine zusätzliche Zufuhr nicht merklich mehr gebracht, aber dann wären sie vermutlich bereits von vornherein vor dem Eisenmangel geschützt gewesen.

Die offizielle Zufuhrempfehlung von Vitamin C beträgt laut den D-A-CH-Referenzwerten 95 mg pro Tag für Frauen und 110 mg pro Tag für Männer.[124] Wissenschaftler gehen allerdings davon aus, dass die tägliche Zufuhr an Vitamin C in der Altsteinzeit mit etwa 600 mg pro Tag deutlich höher ausfiel[125] und auch einige Ernährungswissenschaftler empfehlen Dosen von mindestens 200 mg und mehr pro Tag.[126] Sowohl die aktuellen offiziellen D-A-CH-Referenzwerte als auch die nach oben korrigierten Empfehlungen sind mit einer gut geplanten veganen Ernährung durch den Verzehr von reichlich Gemüse, Obst und (Wild-)Kräutern spielend machbar und dienen nicht nur der Verbesserung der Eisenaufnahme, sondern auch der Aufrechterhaltung der allgemeinen Gesundheit. Abb. 25 gibt ein Gefühl für die Menge an Vitamin C in unterschiedlichen pflanzlichen Lebensmitteln.

Der Gehalt an Vitamin C kann von Sorte zu Sorte sowie in Abhängigkeit von Lagerung und Verarbeitung zwar deutlich schwanken, aber dennoch können derartige Auflistungen zumindest Annäherungen für Lebensmittel, die tendenziell gute Vitamin-C- Lieferanten sind, geben. Wie Abb. 25 zeigt, decken beispielsweise 100 g Paprika oder Grünkohl im Durchschnitt schon etwa den Tagesbedarf eines Erwachsenen. Durch den reichlichen Verzehr unterschiedlichster, gesunder Pflanzen muss sich kein Veganer bei vollwertiger Ernährung um die Vitamin-C-Versorgung fürchten. Die aufnahmesteigernde Wirkung von Vitamin C trifft übrigens sowohl auf Vitamin C aus Lebensmitteln als auch auf Vitamin-C-Nahrungsergänzungsmittel zu, wenn diese zeitgleich zur eisenhaltigen Mahlzeit gegessen werden.[150] Die Zufuhr sollte aber dennoch stets so weit wie möglich über Lebensmittel erfolgen, um nicht nur das Vitamin C, sondern auch die Vielzahl an sekundären Pflanzenstoffen, Bal-

Abb. 25: **Vitamin-C-Gehalt ausgewählter pflanzlicher Lebensmittel**[127,128,129]

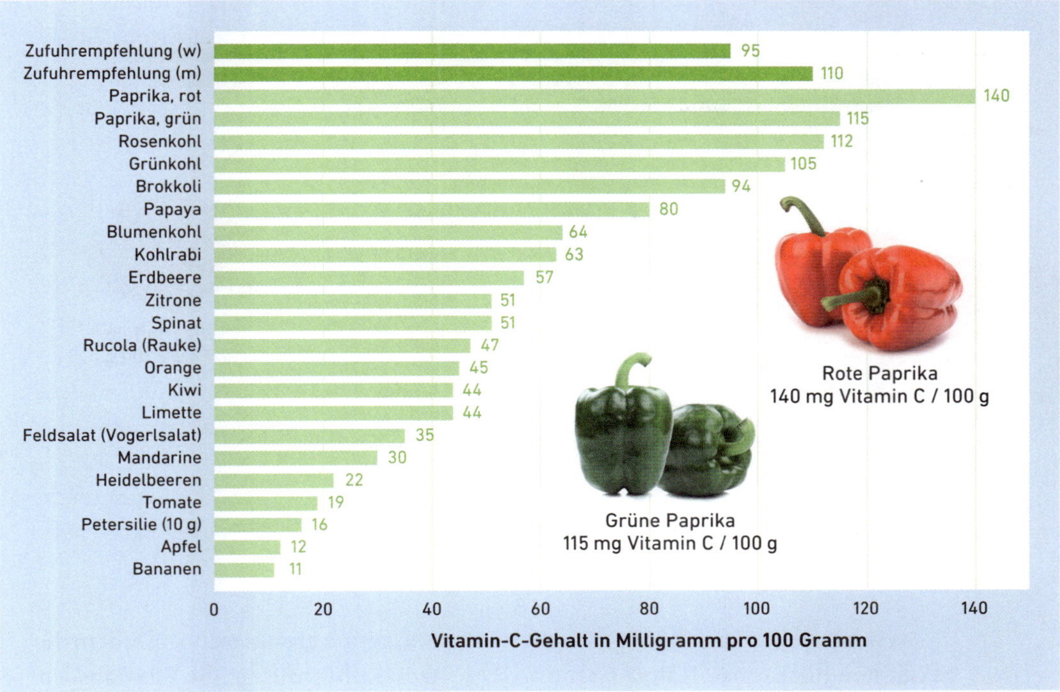

Balkendiagramm mit den Werten:
- Zufuhrempfehlung (w): 95
- Zufuhrempfehlung (m): 110
- Paprika, rot: 140
- Paprika, grün: 115
- Rosenkohl: 112
- Grünkohl: 105
- Brokkoli: 94
- Papaya: 80
- Blumenkohl: 64
- Kohlrabi: 63
- Erdbeere: 57
- Zitrone: 51
- Spinat: 51
- Rucola (Rauke): 47
- Orange: 45
- Kiwi: 44
- Limette: 44
- Feldsalat (Vogerlsalat): 35
- Mandarine: 30
- Heidelbeeren: 22
- Tomate: 19
- Petersilie (10 g): 16
- Apfel: 12
- Bananen: 11

Rote Paprika
140 mg Vitamin C / 100 g

Grüne Paprika
115 mg Vitamin C / 100 g

Vitamin-C-Gehalt in Milligramm pro 100 Gramm

laststoffen und weiteren Mikronährstoffen aus den vollwertigen Lebensmitteln zu erhalten, die einer Vitamin-C-Pille zur Gänze fehlen.

Zwar konnten nicht alle Tests derart starke Verbesserungen in der aufnahmesteigernden Wirkung durch Vitamin C erzielen,[131] jedoch ist es möglich, dass hier erneut Individuen mit bereits hohen Eisenreserven getestet wurden oder dass andere aufnahmesteigernde Substanzen in der Kontrollgruppe nicht genügend beachtet wurden. Diese wiederum können die Verbesserungen durch Vitamin C verschleiern, denn auch noch eine Reihe von weiteren Stoffen kann die Aufnahme von Nicht-Hämeisen verbessern.

Andere organische Säuren wie Zitronensäure (in Obst wie Himbeeren, Kiwis, Erdbeeren, Orangen etc. und Gemüse wie Tomaten, Paprika etc.)[132], Apfelsäure (in Rhabarber, Aprikosen, Kirschen, Pflaumen, Brombeeren und Heidelbeeren)[133] und Milchsäure (aus fermentierten Lebensmitteln wie Sauerkraut) konnten eine positive Wirkung auf die Eisenaufnahme zeigen.[134] Sogar die Verwendung von Sojasauce erhöht die Eisenaufnahme. Zwar entstehen in der Sojasauce während der Fermentation auch organische Säuren, allerdings scheint der absorptionsfördernde Effekt zusätzlich durch spezielle in der Sojasauce enthaltene Polysaccharide zu entstehen.[135,136]

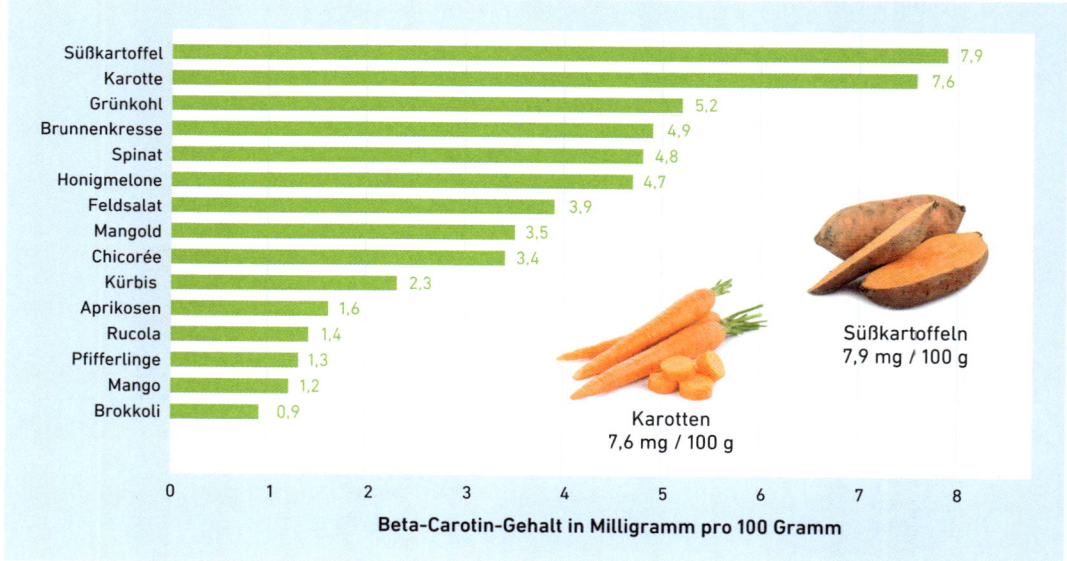

Beta-Carotin-Gehalt in Milligramm pro 100 Gramm

Als sehr effektiv in der Steigerung der Eisenaufnahme erwies sich außerdem der sekundäre Pflanzenstoff Beta-Carotin, der je nach Zufuhrmenge die Eisenabsorption verdoppeln bzw. verdreifachen und den hemmenden Effekt der Phytinsäure und der Polyphenole kompensieren konnte.[137,138] Abb. 26 zeigt, welche pflanzlichen Lebensmittel zu den besten Quellen für Beta-Carotin zählen.

Darüber hinaus hat sich der gleichzeitige Verzehr von schwefelhaltigen Substanzen in Zwiebelgewächsen wie Lauch, Knoblauch, Frühlingszwiebeln, Zwiebeln und Schnittlauch als günstig für die Eisenaufnahme herausgestellt.[140] Wie in diesem Buch im Rahmen des Kapitels über Gemüse beschrieben wird, haben Zwiebelgewächse, und allen voran Knoblauch, eine bemerkenswert positive Auswirkung auf die Gesundheit des Menschen und so ist die aufnahmeerhöhende Wirkung auf Eisen nur *noch* ein Grund mehr, diese Gruppe von Lebensmitteln öfter in den Speiseplan zu inkludieren.

Zu viel des Guten?

»Alle Dinge sind Gift, und nichts ist ohne Gift; allein die Dosis macht's, dass ein Ding kein Gift sei«, sagte Paracelsus und sollte damit bis heute recht behalten.[141] Eisen ist überlebensnotwendig, aber gleichzeitig im Überfluss hoch toxisch.[142] Daher sollte die lange Zeit vorherrschende Meinung, dass tierisches Hämeisen die bessere Art von Eisen ist, weil es in höheren Mengen aufgenommen werden kann, aufgrund der potenziellen Risikoerhöhung für eine Reihe von Erkrankungen durch zu viel Eisen hinterfragt werden. Denn nur weil ein Stoff wichtig für die Gesundheit ist, bedeutet das nicht automatisch, dass besonders viel davon automatisch noch besser ist. Mit dem heutigen Wissen über eine bessere Regulierbarkeit der Aufnahme von Nicht-Hämeisen und die Anpassung des Organismus an die ausschließliche Zufuhr von Nicht-Hämeisen erscheint pflanzliches Nicht-Hämeisen in einem völlig anderen Licht als noch vor wenigen Jahren.

Die Kernfragen in Bezug auf Eisen lauten: In welcher Menge sollte man es optimal zuführen und kann man eine Höchstgrenze anhand der Daten überhaupt festlegen? Die Spannbreite, in der die Zufuhr eines Stoffes auch über lange Zeit hinweg ohne negative Effekte möglich ist, variiert von Substanz zu Substanz, weshalb offizielle Stellen auch in Bezug auf Mineralstoffe das sogenannte Tolerable Upper Intake Level (UL) für jeden einzelnen Mineralstoff festgelegt haben. Das UL für Erwachsene beschreibt auch bei der Mineralstoffzufuhr das maximale Level der Aufnahme, das bei regelmäßiger Zufuhr über lange Zeiträume hinweg aller Voraussicht nach keine negativen Effekte selbst auf die sensibelsten erwachsenen Bevölkerungsgruppen ausübt.[143] Daneben gibt es auch ein UL für Kleinkinder, Jugendliche, Schwangere und Stillende.

Während in den USA ein UL für Eisen in Höhe von 45 mg pro Tag festgesetzt wurde,[144] sollte für Deutschland nach Rat des Bundesinstituts für Risikobewertung (BfR) aufgrund der schwer einzuschätzenden Langzeitrisiken einer erhöhten Eisenzufuhr kein UL für Eisen festgesetzt werden. Vielmehr sollte es das Ziel sein, nur so viel Eisen über die Nahrung aufzunehmen, wie es die Tageszufuhr-Empfehlung für die jeweilige Gruppe vorgibt.[145] Da Eisen nicht effektiv ausgeschieden werden kann,[146] sind vor allem erwachsene Männer im höheren Alter und postmenopausale Frauen sowie Personen mit Erkrankungen wie der vererbten oder erworbenen Hämochromatose (Eisenspeicherkrankheit) als Risikogruppe einer Eisenüberladung bei hoher Zufuhr an (Häm-)Eisen anzusehen. Das BfR betont, dass nach wie vor auch nicht auszuschließen ist, dass bei einer dauerhaft erhöhten Zufuhr von Eisen das Risiko für die Entstehung von Herz-Kreislauf-Erkrankungen, Krebs und Diabetes steigt.[147] Eine Supplementierung von Eisen sollte daher in einer Mischkost nur bei manifestem Eisenmangel erfolgen und die Menge an Hämeisen zugunsten von Nicht-Hämeisen reduziert werden. Ob im Rahmen einer veganen Ernährung eine Eisensupplementierung sinnvoll sein kann, hängt von der genauen Kostzusammenstellung ab.

Nun ergeben Schätzungen zur Eisenaufnahme der Altsteinzeit, dass die Menschen damals etwa 85 mg Eisen pro Tag zuführten. Wie die Autoren dieser Veröffentlichung betonen, könnte es sein, dass die Eisenabsorption zu dieser Zeit durch die hohe Zufuhr an aufnahmehemmenden Stoffen stark herabgesetzt und damit nicht entsprechend abträglich war.[148] Der zumeist hohe Anteil an Nicht-Hämeisen in der Steinzeiternährung führte darüber hinaus dazu, dass der Körper die Eisenaufnahme besser regeln konnte und diese bei solch hohen Zufuhrmengen stark reduzieren kann.

Die Entstehung von Diabetes ist zweifelsohne ein multifaktoraler Prozess und eine Reihe von schützenden und abträglichen Effekten wirkt gemeinsam auf seine Entstehung ein. Da sich die Häufigkeit von Diabetes mellitus Typ 2 in der deutschen Bevölkerung allerdings seit 1960 etwa verzehnfacht hat[149] und eine große Bürde für das Gesundheitssystem[150] und die Lebensqualität[151] der Betroffenen darstellt, muss die Hypothese der Beteiligung einer erhöhten Hämeisenzufuhr in der Entstehung von Diabetes mellitus Typ 2 in diesem Kontext separat erwähnt werden. Je mehr die Eisenspeicher des Körpers gefüllt sind, desto niedriger ist die Insulinsensitivität der Zelle und im Umkehrschluss könnte eine Reduktion der Eisenspeicher nach diesem Modell zu einer Erhöhung der Insulinsensitivität und damit einer Risikoreduzierung für das Auftreten von Typ-2-Diabetes führen.[152]

Unter diesem Gesichtspunkt und unter Einbezug der anderen günstigen Auswirkungen einer veganen Ernährung auf die Gesundheit durch die vermehrte Zufuhr ungesättigter Fettsäuren sowie eine größere Menge an Ballaststoffen und sekundären Pflanzenstoffen passt es auch ins Bild, dass in der »Adventist Health Study 2« (AHS-2) die Gruppe der veganen Adventisten im Vergleich zu allen anderen Gruppen von Vegetariern, Pescetariern, Flexitariern und Mischköstlern das geringste Diabetesrisiko aufwies.[153,154] Diverse Metaanalysen legen zudem den Schluss nahe, dass es einen Zusammenhang zwischen der vermehrten Aufnahme von Hämeisen und dem Auftreten von Diabetes mellitus Typ 2[155,156,157] und auch Schwangerschaftsdiabetes[158] gibt.

Wie auch das BfR schreibt, weisen vor allem erwachsene Männer, postmenopausale Frauen und ältere Personen aufgrund ihres sinkenden Bedarfs bei kontinuierlich hoher Eisenzufuhr ein erhöhtes Risiko für hohe Ferritinspiegel auf.[159] Wie die sogenannte Eisenhypothese besagt, können hohe Ferritinspiegel wiederum die Lipidperoxidation erhöhen, die die Bildung von Arteriosklerose und damit auch die Entstehung von Herzerkrankungen begünstigen kann.[160]

Die Eisenhypothese liefert auch eines von vielen Erklärungsmodellen für die Beobachtung in einer ganzen Reihe von Studien, dass regelmäßiges Blutspenden bei Männern das Risiko für Herzerkrankungen senken konnte.[161,162,163] Darüber hinaus liefert sie einen weiteren Baustein in der Erklärung für die Unterschiede im Zeitpunkt und in der Häufigkeit von Herzerkrankungen bei Frauen und Männern.[164] Sowohl regelmäßiges Blutspenden als auch der monatliche menstruelle Blutverlust verringert die Eisenspeicher der Betroffenen und könnte so - unter der Voraussetzung, dass sich die Eisenhypothese bewahrheiten sollte - das Risiko für Herz-Kreislauf-Erkrankungen reduzieren. Selbstverständlich spielen auch hormonelle und anatomische Merkmale[165] sowie Unterschiede im Lebensstil eine bedeutende Rolle in den unterschiedlich hohen Erkrankungsraten zwischen den

Geschlechtern und die Eisenhypothese liefert aller Wahrscheinlichkeit nach nur einen Teil der Erklärung. Aber gerade mit Blick auf die positiven Ergebnisse des Blutspendens bei Männern in Interventionsstudien sowie die biochemische Plausibilität rückt auch der Eisenspeicher in den Fokus der Betrachtung. Lösungen zur Prävention und Therapie von Herzerkrankungen werden dringend gebraucht, da diese laut WHO weltweit immer noch die führende Todesursache sind,[166] und jedem plausiblen Hinweis auf eine Risikominimierung sollte demnach mit großem Interesse nachgegangen werden.

Einen Zusammenhang zwischen einer hohen Zufuhr an Hämeisen und einem erhöhten Risiko für Herz-Kreislauf-Erkrankungen zeigten nämlich darüber hinaus zwei weitere Metaanalysen.[167,168] Zusätzlich legen die Studienergebnisse von Ernährungsmedizinern wie Dr. Dean Ornish mit seiner überwiegend pflanzlichen Ernährungstherapie samt weiterer Lebensstilinterventionen[169,170] und die von Dr. Caldwell Esselstyn mit einer rein pflanzlichen Ernährungstherapie ohne weitere Lebensstilinterventionen[171,172,173] den Schluss nahe, dass Herzerkrankungen durch eine intensive Umstellung der Ernährungsgewohnheiten nicht nur gestoppt, sondern zum Teil sogar reversiert werden können. Dazu gehört selbstverständlich weit mehr als nur das Exkludieren von Hämeisen. Dennoch sollte auch dieser Aspekt die nötige Beachtung bekommen und in erster Linie die Betrachtungsweise korrigieren, dass pflanzliches Nicht-Hämeisen minderwertiger wäre oder dass es erstrebenswert ist, möglichst viel Hämeisen über tierische Produkte zuzuführen. Beide Aussagen halten einer kritischen Betrachtung nicht stand.

Abschließend sei noch auf einige Metaanalysen hingewiesen, die auch einen Zusammenhang zwischen der steigenden Aufnahme von Hämeisen, hohen Serum-Ferritin-Spiegeln und Dickdarmkrebs sehen.[174,175,176,177] Erneut besteht diese Assoziation in erster Linie in Bezug auf die Mehrzufuhr von Hämeisen und nicht auf die Zufuhr von Nicht-Hämeisen.

Wie so oft ist eine wichtige Frage, inwieweit diese Korrelationen auch auf kausale Zusammenhänge hinweisen oder welche Störfaktoren vielleicht nicht ausreichend beachtet wurden. Die biochemische Plausibilität der Vorgänge, die durch Eisen in Bezug auf die Entstehung dieser Krankheiten ausgelöst werden können, sowie die Bestätigung durch zahlreiche Metaanalysen legen allerdings nahe, dass ein kausaler Zusammenhang zumindest denkbar wäre. Auch wenn noch viele Wissenslücken in diesen komplexen Forschungsgebieten bestehen, kann zusammenfassend gesagt werden, dass anhand aller Daten keine positive Wirkung bei einer über den Bedarf hinausgehenden Zufuhr an Eisen bekannt ist,[178] während negative Auswirkungen, vor allem in Bezug auf Hämeisen, nicht ausgeschlossen werden können.[179] So lautet nicht nur für vegan lebende Menschen die Empfehlung, Eisen überwiegend oder ausschließlich aus Nicht-Hämeisen-Quellen zu beziehen und die Eisenaufnahme durch die Kombination mit aufnahmefördernden Substanzen zu optimieren.

Fazit

Die Datenlage zur Eisenversorgung vegan lebender Menschen, vor allem hinsichtlich der Phasen der Schwangerschaft, der Stillzeit sowie des Kleinkindalters, ist nicht so umfangreich, wie es wünschenswert wäre. Davon abgesehen zeigt sie, dass eine adäquate Eisenversorgung durch eine vegane Ernährung in jeder Lebensphase möglich ist und dass es lediglich darauf ankommt, inwieweit man die Eckpfeiler der optimalen Eisenversorgung auf täglicher Basis für sich und seine Familie beachtet. Auch wenn die Datenlage zu gut geplanter veganer Ernährung in Bezug auf die Eisenversorgung noch ausbaufähig ist, sollte man dennoch vorsichtig sein, allzu schnell Studienergebnisse mit Vegetariern auf solche mit veganer Ernährung zu übertragen. Denn weder Milch noch Eier sind sehr gute Eisenlieferanten und vegan lebende Menschen werden an deren Stelle in den meisten Fällen eisenreichere pflanzliche Lebensmittel verzehren und dadurch tendenziell sogar eine bessere Eisenzufuhr als Vegetarier erreichen.

Das Wissen um die richtige vegane Kostzusammenstellung ist heutzutage so weit verbreitet und gut verfügbar wie nie zuvor. Daher sollte man auch in der Interpretation älterer Daten zur veganen Ernährung Vorsicht walten lassen, da heute durchschnittlich wohl mehr Sachkenntnis unter vegan lebenden Menschen in Bezug auf die pflanzliche Ernährung herrscht als noch vor ein oder zwei Jahrzehnten. In der Theorie ist das Wissen vorhanden, mit dem man eine rein vegane Eisenversorgung in jeder Phase des Lebens sicherstellen kann. Somit lautet die Frage weniger, ob es denn überhaupt möglich ist, sondern welche Voraussetzungen in Bezug auf die Informationsbereitstellung sowie das Lebensmittelangebot zukünftig erfüllt sein müssen, damit ein möglichst großer Teil der vegan lebenden Bevölkerung die Empfehlungen auch optimal umsetzen kann.

Die beinahe Verdoppelung der Eisenzufuhrempfehlung bei vegetarischer und veganer Ernährung, die von manchen Fachgesellschaften vorgeschlagen wird, scheint in Anbetracht der Adaptionsfähigkeit des Organismus zu hoch gegriffen. Aber gerade jene Personengruppen mit erhöhtem Bedarf, wie prämenopausale, schwangere und stillende Frauen sowie heranwachsende Kinder, sollten sicherstellen, dass sie mit ihrer veganen Ernährung mindestens die offiziellen Zufuhrempfehlungen erreichen und zur Sicherheit eine Eisenzufuhr anstreben, welche ein Stück über den offiziellen Empfehlungen für die mischköstliche Bevölkerung liegt. Durch eine abwechslungsreiche und vollwertige vegane Ernährung mit einem Fokus auf Vollkorngetreide, Hülsenfrüchten, dunkelgrünen Blattgemüsen sowie Nüssen und Samen ist die quantitativ optimale Zufuhr aber leicht erreichbar, wenn man sich kaloriendeckend von diesen Lebensmitteln ernährt.

Kombiniert man diese Lebensmittel in Mahlzeiten noch mit Vitamin-C- und Beta-Carotin-haltigem Obst und Gemüse und verwendet man öfter ergänzend

Zwiebeln und Knoblauch mit deren schwefelhaltigen Substanzen beim Kochen, hat man bereits eine Reihe an aufnahmefördernden Substanzen konsumiert. Wenn man ergänzend noch stark polyphenolhaltige Getränke wie Kaffee, Tee und Kakao zwischen anstatt zu den Mahlzeiten trinkt, steht der optimalen Eisenversorgung bei veganer Ernährung nichts mehr im Weg. Das Thema Eisen zeigt außerdem sehr gut, dass der menschliche Körper in vielen Fällen sehr gut regulierend eingreifen kann, indem er in Zeiten des höheren Bedarfs oder der geringeren Versorgungslage die Eisenaufnahme und -ausscheidung entsprechend anpassen kann. Zuletzt müssen außerdem, bei aller Sorge um eine Unterversorgung, die potenziellen Risiken einer Überversorgung mit (Häm-)Eisen in Bezug auf Diabetes, Herz-Kreislauf-Erkrankungen und Dickdarmkrebs stets mitdiskutiert werden. So sollte im Rahmen einer generell gesunden Ernährung nicht eine möglichst hohe, sondern eine bedarfsgerechte Eisenzufuhr das Ziel sein.

Tab. 13: **Vorurteile gegenüber der Eisenversorgung bei veganer Ernährung**

Klischee	Realität
In einer veganen Ernährung erhält man nicht genügend Eisen.	▶ Vergleichende Untersuchungen zeigen, dass vegan lebende Menschen im Durchschnitt ebenso viel oder mehr Eisen zu sich nehmen als Mischköstler.
Eisen aus Pflanzen wird im Vergleich zu Eisen aus Fleisch wesentlich schlechter vom Körper aufgenommen.	▶ Hämeisen aus Fleisch wird zwar zu einem höheren Prozentsatz aufgenommen, jedoch ist der größte Einflussfaktor auf die Eisenaufnahme nicht die Art des Eisens, sondern der aktuelle Eisenstatus der Person. Durch Substanzen wie Vitamin C oder Beta-Carotin kann die Eisenaufnahme aus Pflanzen außerdem vervielfacht und somit bedarfsgerecht gestaltet werden.
Veganer haben eine höhere Chance als Mischköstler, einen Eisenmangel zu erleiden.	▶ Der Organismus kann sich an eine ausschließliche Nicht-Hämeisen-Zufuhr aus Pflanzen gut anpassen, die Absorptionsrate erhöhen und die Ausscheidungsverluste reduzieren. Diese Mechanismen führen in Summe dazu, dass vegan lebende Menschen in den meisten Untersuchungen nicht häufiger als Mischköstler an manifesten Eisenmängeln leiden.
Veganer müssen Eisen supplementieren.	▶ Ob Eisen supplementiert werden muss, hängt nicht von der Ernährungsform, sondern von der konkreten Lebensmittelauswahl ab. Bei guter Zusammenstellung der Kost enthält eine vegane Ernährung auch ohne Supplemente ausreichende Mengen an Eisen für jede Lebensphase.
Es gibt keinen Zusammenhang zwischen hoher Aufnahme an Hämeisen und diversen Erkrankungen.	▶ Offizielle Fachgesellschaften empfehlen, die Hämeisen-Aufnahme zu reduzieren, weil es eine ganze Reihe von Metaanalysen gibt, die einen Zusammenhang zwischen dem vermehrten Konsum von Hämeisen und dem Auftreten von Typ-2-Diabetes, Herzerkrankungen und einigen Krebsarten aufzeigen.

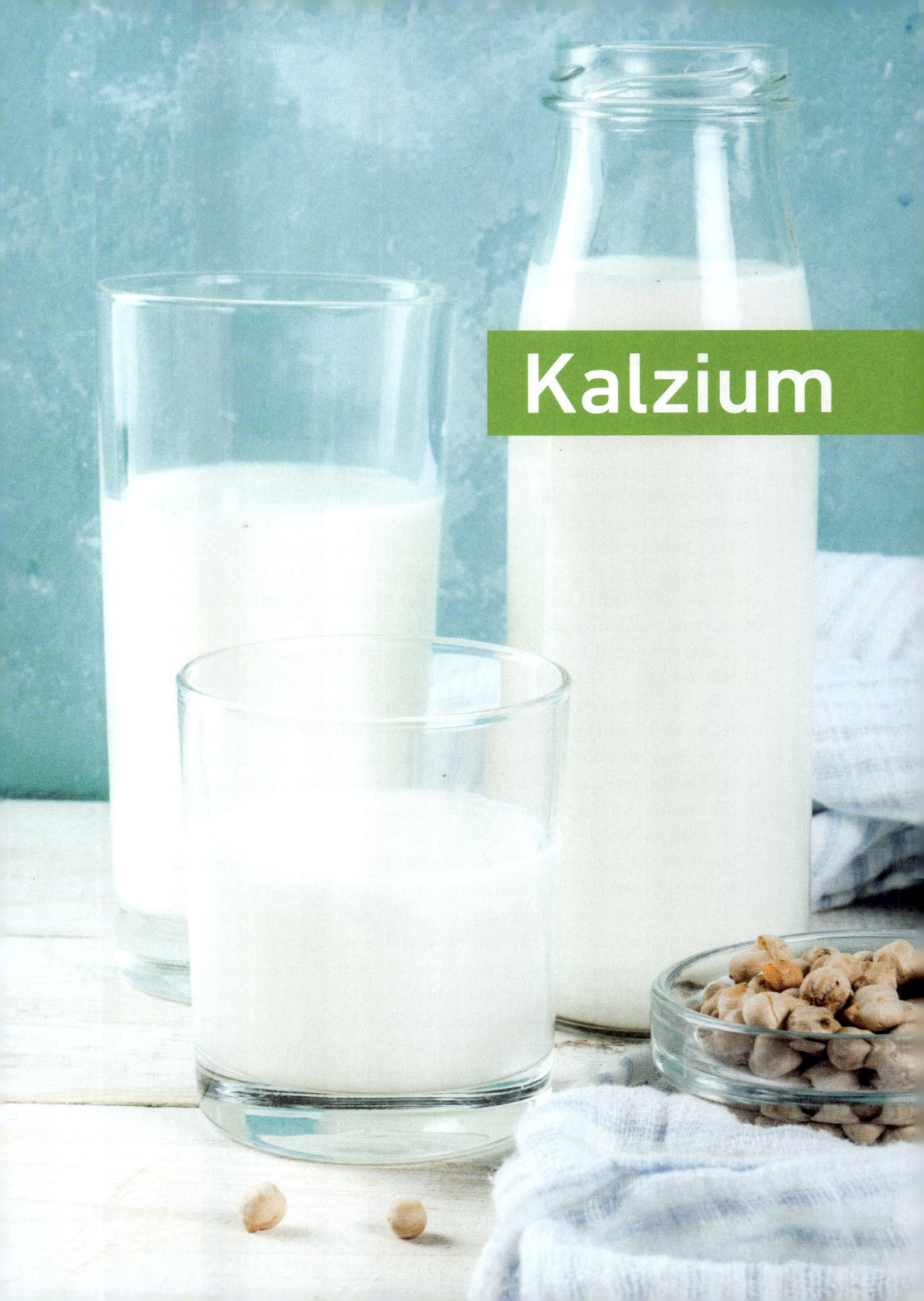

Kalzium

Kalzium ist mengenmäßig der bedeutendste Mineralstoff im menschlichen Organismus und wird zu 99 % in den Zähnen und Knochen gespeichert.[1] Lediglich das letzte Prozent befindet sich außerhalb des Skeletts und der Zähne und erfüllt auch dort wichtige Aufgaben. Neben seiner großen Bedeutung für die Knochengesundheit hat eine gute Kalziumversorgung einen wichtigen Einfluss auf die Muskulatur bzw. die Muskelkontraktion, auf die Reizübertragung im Nervensystem, die Blutgerinnung, die Stabilisierung der Zellmembran und eine Reihe weiterer Vorgänge im Körper.[2]

Kein Lebensmittel steht in der Wahrnehmung der meisten Menschen in so einem engen Verhältnis mit dem Mineralstoff Kalzium wie die Milch von Kühen und anderen Wiederkäuern. Sie gilt als der Inbegriff des optimalen Kalziumlieferanten und viele Menschen können sich kaum vorstellen, wie man ohne Milchprodukte genügend Kalzium zuführen kann. Da Kalzium für einen Großteil der Menschen auch der Inbegriff für gesunde und starke Knochen ist, assoziieren viele Menschen einen Verzicht auf Kuhmilch im Rahmen einer veganen Ernährung daher nicht nur mit einem Mangel an Kalzium, sondern auch mit einer schlechteren Knochengesundheit. Dass Kalzium zwar tatsächlich ein kritischer Mineralstoff in der Ernährung vieler Veganer sein kann, eine vegane Ernährung jedoch sowohl die Kalziumversorgung als auch die langfristige Knochengesundheit sicherstellen kann, wird nachfolgend gezeigt.

Milch war in der Geschichte der Menschheit nicht immer ein derart weit verbreitetes Lebensmittel wie heutzutage und immer noch sind weltweit etwa 70 % der Erwachsenen nicht in der Lage, den Milchzucker (Laktose) in Milch und einigen Milchprodukten beschwerdefrei zu verdauen.[3] Dieser als Laktoseintoleranz bezeichnete Enzymmangel ist allerdings weltweit sehr ungleichmäßig verteilt. Während in manchen Ländern nur sehr kleine Teile der Bevölkerung diese Intoleranz aufweisen, betrifft es in anderen Ländern nahezu die gesamte Bevölkerung.

In Deutschland sind etwa 15-20 % der Bevölkerung laktoseintolerant.[4] Eine ähnliche Häufigkeit liegt auch in Österreich[5] und der Schweiz[6] vor. Innerhalb Europas schwankt die Verbreitung bereits stark und so beträgt die Rate in Nordeuropa nur 2-10 %, jedoch in Mitteleuropa 15-20 %. Im Mittelmeerraum liegt die Prävalenz bei 25-50%. In Großteilen Afrikas erreicht die Häufigkeit der Laktoseintoleranz

65-75% und in Ostasien sind sogar mehr als 90% der Bevölkerung laktoseintolerant.[7] Allerdings gibt es auch innerhalb dieser Völker Unterschiede. So weisen beispielsweise einige afrikanische Bevölkerungsgruppen wie die Tutsi oder die Fulani wesentlich höhere Raten an Laktasepersistenzen (Aufrechterhaltung der Laktaseproduktion im Erwachsenenalter) im Vergleich zu den niedrigen Raten der afrikanischen Restbevölkerung auf.[8] Die Fähigkeit, auch im Erwachsenenalter die Laktose in Muttermilch verdauen zu können, ist dabei kein Zufall, sondern hängt mit der genetischen Adaption gewisser Völker bzw. Bevölkerungsgruppen zusammen, in denen Milch im Laufe der letzten Jahrtausende kontinuierlich einen relevanten Anteil der Nahrungskalorien ausmachte.[9]

Laktose ist ein Disaccharid (Zweifachzucker), das aus Glukose und Galaktose besteht und erst durch das Enzym Laktase im Dünndarm gespalten werden muss, um adäquat verstoffwechselt werden zu können. Menschen mit Laktoseintoleranz fehlt es an einer ausreichenden Menge an Laktase-Enzymen, um diese Aufspaltung zu vollziehen. Im Dünndarm kann die nicht-gespaltene Laktose dann aber nicht resorbiert werden und gelangt dadurch intakt in den Dickdarm, wo sie von Darmbakterien verstoffwechselt wird.[10] Dies führt bei Menschen mit dieser Unverträglichkeit nach dem Konsum von Milch und laktosehaltigen Milchprodukten zu Blähungen, Bauchschmerzen, gurrenden Darmgeräuschen, Völlegefühl und Durchfall.[11] In manchen Veröffentlichungen wird die unzureichende Laktaseproduktion im Erwachsenenalter als der weltweit häufigste Enzymdefekt bezeichnet.[12] Andere Veröffentlichungen wiederum werfen die Frage auf, ob es nicht korrekter wäre, die Laktasepersistenz und die damit einhergehende Laktosetoleranz im Erwachsenenalter als genetische Mutation zu bezeichnen und nicht die Laktoseintoleranz als Enzymdefekt.[13]

Muttermilch ist ein speziell auf den Säugling zugeschnittenes Nahrungsmittel, das mit seiner Zusammensetzung grundsätzlich dazu bestimmt ist, lediglich während einer bestimmten Periode im Leben konsumiert zu werden. Da Laktose abseits der Muttermilch in keinem anderen gängigen Lebensmittel in der Ernährung des Menschen vorkommt, ist es nachvollziehbar, dass ursprünglich nach dem Abstillen auch die Laktaseproduktion vom Körper eingestellt wurde, weil sie nicht mehr vonnöten war.[14] Die Ausweitung des Milchkonsums über die Stillzeit hinaus ist dabei ein verhältnismäßig junges Phänomen, das eine genetische Anpassung in der Enzymproduktion erforderte. Dass man also als Jugendlicher und Erwachsener keine Muttermilch verträgt, muss nicht zwingend als Abnormalität angesehen werden, sondern ist weltweit betrachtet eher die Norm als die Ausnahme. Den Großteil der Welt daher als laktoseintolerant zu bezeichnen, ist also vermutlich weniger adäquat als den wesentlich kleineren Teil der Weltbevölkerung als laktasepersistent bzw. laktosetolerant zu bezeichnen. Dieser Umstand stellt für sich genommen natürlich noch kein Argument für oder gegen den Milchkonsum dar, weil die *Natürlichkeit* einer Sache diese weder gut noch schlecht macht.

Durch die Lebensmittelverarbeitung wurden schon früh Wege gefunden, Milch auch für Menschen ohne eine Laktasepersistenz verträglich zu machen. Durch die Fermentation und Reifung von Käse kann der Laktosegehalt nämlich auf ein Minimum reduziert werden. Hartkäse wie Parmesan hat im Unterschied zu frischer Milch durch die Fermentation und Reifung nur noch einen Bruchteil der Laktose (56 vs. 4700 mg/100 g).[15] Laktosefreie Milch und Milchprodukte können in der heutigen Zeit außerdem auch durch die Zugabe von Laktase-Enzymen im Produktionsprozess hergestellt werden.[16] Da weder Fleisch, Fisch noch Eier große Mengen an Kalzium liefern, sind kalziumreiche Pflanzen und kalziumreiches Mineralwasser auch für all jene Mischköstler von Bedeutung, die Milchprodukte nicht gut vertragen. In der Vergangenheit wurden auch Insekten als alternative Kalziumquelle genannt, jedoch ist deren ernährungsphysiologische Bedeutung für die Kalziumversorgung fragwürdig. Der Kalziumgehalt von unterschiedlichen essbaren Insekten kann zum einen sehr stark schwanken und zum anderen liegt Kalzium in einigen Insekten in einer für den Menschen schlecht verfügbaren Form vor. Manche Insekten enthalten zwar durchaus große Mengen an Kalzium (in der Höhe von Milchprodukten), viele andere liefern allerdings weitaus geringere Mengen (in Höhe von Erdbeeren oder Blumenkohl).[17] Auch eine vergleichende Untersuchung mit vier Arten von handelsüblichen Insekten als Tierfuttermittel wie Grillen und Mehlwürmer zeigte, dass diese Insekten zwar eine Reihe von Nährstoffen in hoher Konzentration enthalten, aber allesamt sehr arm an Kalzium sind.[18] In vielen Insekten ist außerdem ein großer Teil des Kalziums in Form von Chitin in ihrem Außenskelett vorhanden und dies ist zumindest für die höheren Primaten inklusive den Menschen nur sehr eingeschränkt bioverfügbar.[19] Chitin ist neben Cellulose das zweithäufigste Polysaccharid (Vielfachzucker) in der Natur und ist der Hauptbestandteil der Körperhülle von Weichtieren und Insekten und dient ihnen als Strukturgeber.[20] Insekten generalisierend als gute Kalziumquelle zu bezeichnen, wäre falsch.

Da Milch von artfremden Spezies bis vor etwa 10.000 Jahren in der Ernährung der Menschen keine bedeutende Rolle spielte und die Bioverfügbarkeit und der Anteil an Kalzium in Insekten fraglich ist, rücken zwangsweise pflanzliche Kalziumquellen in den Fokus der Betrachtung. Diese haben aller Wahrscheinlichkeit nach einen überwiegenden Teil zur Kalziumversorgung des Menschen im Laufe der menschlichen Evolution bis zum Zeitpunkt der Neolithischen Revolution beigetragen.[21,22] Erst mit dem Übergang zum Ackerbau und der Viehzucht im Rahmen der Neolithischen Revolution begann die Muttermilch anderer Spezies, zumindest in einigen Teilen der Welt, eine bedeutende Rolle in der Kalziumversorgung des Menschen zu spielen.[23] Wesentlich bedeutsamer als die Frage nach der Kalziumversorgung früherer Menschen ist für Veganer allerdings die Frage, wie in der heutigen Zeit mit den zur Auswahl stehenden pflanzlichen Lebensmitteln eine adäquate Kalziumversorgung gewährleistet werden kann und wie es langfristig um die Knochengesundheit vegan lebender Menschen bestellt ist.

Kalzium und andere Stoffe für die Knochengesundheit

Eine gute Kalzium- und Vitamin-D-Versorgung von Kindesbeinen an gepaart mit regelmäßiger körperlicher Betätigung während des gesamten Lebens, sind die Hauptsäulen der Knochengesundheit.[24,25] Die Bedeutung von Kalzium für die Knochengesundheit gilt als gesichert, jedoch ist der genaue Kalziumbedarf ebenso wie der Einflussgrad all der anderen Nährstoffe und Lebensstil-Interventionen auf die Knochengesundheit nicht abschließend geklärt. Somit wäre es zu kurz gedacht, Knochengesundheit in Bezug auf die Ernährung einzig und allein auf die Kalziumzufuhr zu reduzieren. Für die langfristige Gesundheit der Knochen und den optimalen Schutz vor Osteoporose ist es wichtig, innerhalb der ersten Lebensjahrzehnte die maximale Knochenmineraldichte (Peak Bone Mass) zu erreichen. Diese wird je nach Quelle und in Abhängigkeit der Knochenpartie etwa mit dem 30. Lebensjahr erreicht, wobei einige Knochen ihre maximale Knochenmineraldichte vermutlich schon früher erreichen. Ab etwa dem 40. Lebensjahr reduziert sich die Knochenmineraldichte kontinuierlich um etwa 1 % pro Jahr.[26,27] Wie stark sich die maximale Knochendichte insgesamt erhöht und wie gut sie über die nachfolgenden Jahrzehnte erhalten bleibt, ist dabei von weit mehr als nur einer ausreichenden Kalziumzufuhr abhängig. Abb. 27 zeigt einige der wichtigsten Nährstoffe für die Knochengesundheit.

Abb. 27: **Nährstoffe mit positivem Einfluss auf die Knochengesundheit**[28]

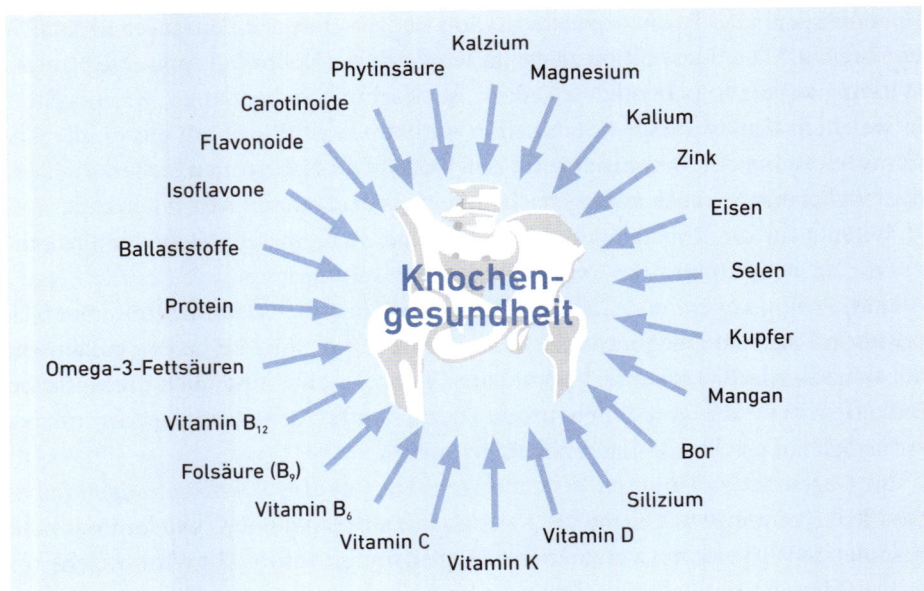

Abb. 27 lässt erahnen, wie komplex und vielschichtig dieses Thema ist. Neben Kalzium spielen weitere Mineralstoffe eine mehr oder weniger bedeutende Rolle für die Knochengesundheit. Zu ihnen zählen unter anderem Magnesium,[29] Kalium,[30] Zink,[31] Eisen,[32] Selen,[33] Kupfer,[34] Mangan,[35] Bor[36] und Silizium.[37] Außerdem spielt – wie erwähnt – Vitamin D eine tragende Rolle für Aufbau und Erhalt starker Knochen.[38] Kalzium ist zwar sehr wichtig, aber für die Absorption von Kalzium im Dünndarm sind Transportproteine notwendig, deren Bildung von der Vitamin-D-Versorgung des Körpers abhängig ist, und so findet bei einem Vitamin-D-Mangel nur eine sehr eingeschränkte Kalziumaufnahme trotz etwaiger ausreichender Kalziumzufuhr statt.[39] Abseits von Vitamin D spielen auch eine Reihe weiterer Vitamine wie Vitamin K,[40] Vitamin C[41] sowie die B-Vitamine Folat (Folsäure), Vitamin B_6 (Pyridoxin) und Vitamin B_{12} eine Rolle.[42] Alle drei B-Vitamine spielen eine zentrale Rolle im Abbau der Aminosäure Homocystein, welche sich in hohen Konzentrationen beim Mangel einer dieser drei Vitamine negativ auf die Knochengesundheit auswirken kann.[43] Neben diesen Mikronährstoffen in Form der Mineralstoffe und Vitamine tragen auch einige Makronährstoffe zur Knochengesundheit bei.

So wirken sich laut einigen Untersuchungen mehrfach ungesättigte Fettsäuren im Allgemeinen und Omega-3-Fettsäuren im Speziellen günstig auf die Knochengesundheit aus.[44] Auch bei den Omega-3-Fettsäuren ist es wie so oft schwer, aus Beobachtungsstudien ganz konkrete Rückschlüsse zu ziehen. Bei der bis dato einzigen randomisierten Interventionsstudie zur Wirkung von Omega-3-Fettsäuren in Form der langkettigen Omega-3-Fettsäuren Eicosapentaensäure (EPA) und Docosahexaensäure (DHA) wurde der Interventionsgruppe nämlich eine Kombination aus Vitamin D, Vitamin K, dem Isoflavon Genistein aus Soja und die Omega-3-Fettsäuren EPA/DHA verabreicht.[45] Die Intervention zeigte im Vergleich zur Kontrollgruppe eine positive Wirkung auf die Knochendichte, jedoch ist es schwer zu benennen, welcher Stoff in welchem Maß in dieser Kombination wirksam war. Wie so oft gilt es, die Gesamtversorgung des Organismus mit der Vielzahl an Nährstoffen sicherzustellen, die möglicherweise auch synergetische Effekte untereinander haben könnten.

Wichtig für die Knochengesundheit ist außerdem eine ausreichende Proteinzufuhr, da sich Protein[46] bzw. vor allem gewisse Aminosäuren wie Arginin, Lysin, Alanin, Prolin, Leucin und Glutamin[47] bei ausreichender Kalziumzufuhr ebenfalls positiv auf die Knochengesundheit auswirken können. Eine Reihe von bioaktiven Substanzen wie Ballaststoffe,[48] sekundäre Pflanzenstoffe[49] und auch probiotische Bakterien bzw. die von ihnen produzierten Stoffe[50] scheinen darüber hinaus zuträglich auf die Knochengesundheit zu wirken.

Im Gegensatz zu früheren Vermutungen legen neuere Untersuchungen nahe, dass Ballaststoffe per se nicht die Kalziumaufnahme hemmen, sondern dass die hemmende Wirkung nur von manchen Begleitstoffen verursacht wird, welche oft in Kombination mit Ballaststoffen in Lebensmitteln vorkommen.[51]

Die Gruppe der sekundären Pflanzenstoffe ist groß und vielfältig und viele Forschungsfragen sind hier noch zu klären. Bereits jetzt werden aber einige dieser Stoffe wie die Isoflavone[52,53,54] (z. B. Genistein im Soja), Flavonoide[55] (z. B. Anthocyane aus Beeren), Carotinoide[56] (z. B. Lycopin in Tomaten) und die Phytinsäure[57] (z. B. in Vollkorngetreide und Hülsenfrüchten) mit einer besseren Knochengesundheit in Verbindung gebracht. Die positiven Ergebnisse in Bezug auf die Phytinsäure schienen dabei auf den ersten Blick widersprüchlich, weil diese vor allem dafür bekannt ist, mit Mineralien wie Kalzium schwer verdauliche Komplexe zu bilden[58] und dadurch die Kalziumaufnahme zu hemmen, was in der Theorie zu schlechterer Knochengesundheit führen könnte. Allerdings stellten Untersuchungen das Gegenteil fest: Ein hoher Phytinsäuregehalt in der Ernährung hat zwar auch das Potenzial, einen gewissen Anteil an Mineralstoffen zu binden, jedoch scheint die Phytinsäure auch den Abbau von Knochenmasse zu reduzieren und so insgesamt zu einer besseren Knochengesundheit zu führen.[59,60] Die Wirkung von probiotischen Bakterien auf die Knochengesundheit kann durch mehrere Mechanismen erklärt werden. Ein Wirkmechanismus könnte die Fähigkeit einiger dieser Bakterien sein, Vitamine wie Vitamin C oder Vitamin K zu produzieren, von denen man weiß, dass sie der Knochengesundheit zuträglich sind.[61]

Von all den zuvor genannten Nährstoffen sollte man also auf täglicher Basis mehr zu sich nehmen, während man die tägliche Zufuhr von Salz[62] und Koffein[63] auf ein gesundes Maß reduzieren sollte, weil eine übermäßige Zufuhr von beiden Substanzen die Kalziumausscheidung erhöhen kann. Ein leicht erhöhter Salzkonsum kann allerdings durch eine hohe Kaliumzufuhr in Form von viel frischem Obst und Gemüse ausgeglichen werden.[64] Außerdem zeigen Untersuchungen, dass die negativen Effekte von einigen koffeinhaltigen Getränken wie Tee oder Kaffee in der Vergangenheit wohl überschätzt wurden, weil die ebenfalls in diesen Getränken enthaltenen sekundären Pflanzenstoffe den marginal negativen Effekt des Koffeins auf die Kalziumbilanz kompensieren können.[65] Außerdem scheinen potenziell abträgliche Effekte von Koffein in erster Linie bei einer Unterversorgung mit Kalzium zum Tragen zu kommen und können bereits durch eine geringe Mehrzufuhr von Kalzium ausgeglichen werden.[66]

Ein hoher Alkoholkonsum ist in Untersuchungen mit einer niedrigen Knochenmineraldichte assoziiert. Allerdings wird moderater Alkoholkonsum, zumindest bei postmenopausalen Frauen, mit einer höheren Dichte im Vergleich zu postmenopausalen Frauen, die nie Alkohol tranken, in Verbindung gebracht.[67,68] Wissenschaftler bezweifeln jedoch, dass der schützende Stoff tatsächlich der Alkohol selbst ist. Sie vermuten, dass es andere Substanzen wie der hohe Gehalt an Silizium im Bier oder die Polyphenole (z. B. Resveratrol) im Wein sind, die diese positiven Auswirkungen hervorrufen.[69] Allem Anschein nach muss also niemand Alkohol trinken, um seine Knochen zu schützen, sondern kann auch dunkle Trauben essen oder alkoholfreies Bier konsumieren.

Entscheidend für eine gute Knochengesundheit ist aber nicht nur, was man konsumiert, sondern auch wie aktiv man ist und vor allem, ob man regelmäßig (Kraft-) Sport zum Erhalt der Muskel- und Knochenmasse betreibt.[70,71] Darüber hinaus stellen Untergewicht (BMI < 20 kg/m2)[72] und Rauchen[73] weitere abträgliche Einflussfaktoren auf die Knochengesundheit dar. Laut der WHO sind letztlich allerdings etwa 50 % der Knochengesundheit den Genen geschuldet.[74] Die andere Hälfte hat man aber selbst in der Hand.

Beim Thema Knochengesundheit wird deutlich, was auch in vielen anderen Ernährungsfragen mehr und mehr zum Konsens der Ernährungsforschung wird: Zur Beurteilung der gesundheitlichen Auswirkungen von Nahrungsmitteln ist eine umfangreichere Betrachtungsweise vonnöten, welche sich nicht nur reduktionistisch auf einzelne Nahrungsbestandteile konzentriert, sondern die Summe der Nährstoffe sowie deren Synergieeffekte mit einbezieht.[75] Die Ernährung unterstützt den Knochenstoffwechsel mehr in Form der Summe ihres Nährstoffspektrums als in Form eines einzelnen Nährstoffs wie Kalzium.[76] Natürlich sollte die Kalziumversorgung sichergestellt werden, aber im Rahmen der Ernährung sollte ein Fokus auf die Zufuhr all der wichtigen Mineralstoffe für die Knochengesundheit gelegt werden und zusätzlich ausreichend buntes, frisches Obst und Gemüse verzehrt werden, um all die potenziell schützenden sekundären Pflanzenstoffe in ausreichendem Maße zuzuführen.[77]

Der Kalziumbedarf des Menschen

Laut der Nationalen Verzehrsstudie II (NVS II) liegt zwar die mediane Kalziumzufuhr in Deutschland im Rahmen der Empfehlung, aber dennoch erreichen 46 % der erwachsenen Männer und 55 % der erwachsenen Frauen nicht die empfohlene Zufuhr an Kalzium.[78] Wie viel Kalzium ein Mensch vor allem im Erwachsenenalter tatsächlich braucht, ist allerdings ein Thema, bei dem sich die Geister scheiden. Sowohl die Expertenmeinungen als auch die Empfehlungen der Fachgesellschaften gehen diesbezüglich weit auseinander. Die offiziellen Empfehlungen für Deutschland, Österreich und die Schweiz für alle Altersgruppen im Rahmen der D-A-CH-Referenzwerte werden in Tab. 14 dargestellt. Mit Ausnahme der Gruppe der über 65-Jährigen gibt es in Bezug auf die Kalziumempfehlung keine Unterschiede zwischen den Geschlechtern.

Im Gegensatz zu vielen anderen Nährstoffen empfehlen weder die DGE[80] noch das Institute of Medicine (IOM)[81] eine höhere Kalziumzufuhr für Frauen während der Schwangerschaft und Stillzeit. In der Schwangerschaft wird der Kalziumbedarf des Ungeborenen in ausreichendem Maße über die Absorptionssteigerung der Mutter gedeckt, die sich im Vergleich zur nicht-schwangeren Frau in etwa verdoppelt.[82] Dies führt dazu, dass die Mutter aus ihrer täglichen Nahrung mehr

Kalzium als gewöhnlich aufnimmt und damit den erhöhten Bedarf auch ohne Zufuhrerhöhung decken kann. Andererseits ergab eine Meta-analyse, dass eine Supplementierung von 1.000 mg Kalzium pro Tag das Risiko für Präeklampsie (Bluthochdruck, Proteinurie und Ödembildung während der Schwangerschaft) sowie das Risiko für Frühgeburten signifikant senken konnte.[83] Daher mag eine Kalziumsupplementierung während der Schwangerschaft vielleicht für die Knochengesundheit nicht notwendig sein, aber sie kann womöglich Schwangerschaftskomplikationen vorbeugen.

Während der Stillzeit werden unabhängig von der Höhe der Kalziumzufuhr der Mutter stets Kalziumreserven aus den Knochen der Frau ausgelagert.[84] Dieser Vorgang kann auch nicht durch eine höhere Kalziumzufuhr der Mutter unterbunden werden. Allerdings stellt dieser Vorgang keine Risikoerhöhung für die Frau dar, weil die Verluste der Knochenmineraldichte während der Stillzeit in den Monaten danach durch die reguläre Kalziumzufuhr der Frau wieder ausgeglichen werden.[85] Die unveränderten Werte für Schwangere und Stillende beziehen sich auf den regulären Tagesbedarf der jeweiligen Altersgruppe. Handelt es sich bei der Schwangeren um eine erwachsene Frau über 19 Jahre, gilt die in Tab. 14 angegebene Zufuhrempfehlung in Höhe von 1.000 mg/Tag. Handelt es sich dabei um eine unter 19-jährige Frau, gilt für sie die höhere Empfehlung für 13- bis 19-Jährige in Höhe von 1.200 mg/Tag.[86] Die Tatsache, dass während der Stillzeit Kalzium aus den Knochen ausgelagert wird, um die Muttermilch mit Kalzium anzureichern, garantiert, dass der Kalziumgehalt der Muttermilch unabhängig von der mütterlichen Nahrungszufuhr konstant bleibt und somit die Versorgung des Säuglings auch bei einer zu geringen Kalziumzufuhr gewährleistet ist.[87]

Somit erhalten voll gestillte Säuglinge innerhalb der ersten sechs Monate des exklusiven Stillens in Bezug auf ihre Kalziumversorgung stets ausreichende Mengen über die Muttermilch.[88] Daher muss man sich also keine Sorgen um die Kalziumversorgung des Säuglings machen. Die Empfehlung für Kalzium in den ersten

Tab. 14: **D-A-CH-Referenzwerte für die Kalziumzufuhr beider Geschlechter nach Alter**[79]

Alter	Kalziumzufuhr in mg pro Tag bei Mischkost
Säuglinge	
0 bis unter 4 Monate	220
4 bis unter 12 Monate	330
Kinder und Jugendliche	
1 bis unter 4 Jahre	600
4 bis unter 7 Jahre	750
7 bis unter 10 Jahre	900
10 bis unter 13 Jahre	1.100
13 bis unter 19 Jahre	1.200
Erwachsene und Senioren	
19 bis unter 65 Jahre	1.000
65 Jahre und älter	1.000 (m) 1.200 (w)
Schwangerschaft und Stillzeit	
Schwangere Frauen	1.000
Stillende Frauen	1.000

Kalzium

Lebensmonaten für alle nicht-gestillten Säuglinge gilt als Schätzwert und orientiert sich an der ungefähren Kalziumaufnahme des voll gestillten Säuglings. Die 220 mg Kalzium pro Tag für diese Gruppe errechnen sich aus der durchschnittlichen Trinkmenge des Säuglings von etwa 750 ml Muttermilch pro Tag[89] mit einem durchschnittlichen Gehalt von 29 mg/100 ml.[90] Im Laufe der nachfolgenden Lebensmonate und -jahre steigt der Kalziumbedarf des Kindes sukzessive an und erreicht sein Plateau etwa mit dem Erreichen des 19. Lebensjahres. Bis dahin spielt eine ausreichende Kalziumversorgung eine besonders bedeutende Rolle und die kritischste Phase sind vermutlich die präpubertären Jahre. Studien mit Zwillingen, die den großen Einflussfaktor der Genetik auf die Knochengesundheit umgehen können, ergaben, dass eine zusätzliche Kalziumgabe in Höhe von 1.000 mg pro Tag in den Jahren vor der Pubertät zu einer signifikanten Erhöhung der Knochenmineraldichte führen konnten.[91,92] Die Studien liefen über zwei bis drei Jahre, jedoch konnte die Erhöhung der Knochenmineraldichte nach dem Absetzen der Supplemente nicht aufrechterhalten werden und es ist ohnehin fraglich, welche positiven und negativen Effekte eine Supplementierung in dieser Höhe zusätzlich zum Nahrungskalzium auf lange Sicht haben würde.

Wie in der Schwangerschaft ist auch bei Kindern die Kalziumaufnahme im Vergleich zu Erwachsenen und älteren Menschen wesentlich effektiver und trägt so dem höheren Bedarf Rechnung. Wenn ein Kind und ein gesunder älterer Mensch die gleiche Menge Kalzium zuführen, nimmt ein Kind in etwa 60% und ein gesunder älterer Mensch etwa 15 % des Kalziums auf.[93] Die Absorptionsrate an Kalzium hängt allerdings nicht nur vom Alter, sondern auch von einigen aufnahmehemmenden oder aufnahmefördernden Substanzen ab. Die durchschnittliche Bioverfügbarkeit von Kalzium aus einer mischköstlichen Ernährung beträgt in etwa 30–50 % und wurde bei der Kalkulation der Zufuhrempfehlungen bereits mit eingerechnet.[94] Wenn man also nicht ausschließlich sehr hoch oder ausgesprochen gering bioverfügbare Kalziumquellen zu sich nimmt, muss man bei der Berechnung der täglichen Gesamtzufuhr die Bioverfügbarkeit der Lebensmittel nicht separat miteinbeziehen.

Ab dem 19. Lebensjahr gilt für den weiteren Verlauf des Lebens laut den D-A-CH-Referenzwerten eine Zufuhrempfehlung in Höhe von 1.000 mg Kalzium für beide Geschlechter. Diese Empfehlung beruht auf Studien zur Kalziumbilanz, die die Versorgung der Probanden anhand der Differenz zwischen Kalziumaufnahme und Kalziumausscheidung berechneten.[95] Da der Körper durch den Kalziumvorrat in den Knochen beinahe unbegrenzte Speicher zur Aufrechterhaltung der Kalzium-Plasma-Konzentration enthält, kann eine Unterversorgung nicht über die Blutwerte getestet werden, weil trotz Mangelzufuhr die Plasmawerte über sehr lange Zeiträume aufrechterhalten werden können.[96] Daher wird stattdessen auf die Messung der zuvor erwähnten Kalziumbilanz zurückgegriffen. In einer der Untersuchungen, die auch zur Festlegung der D-A-CH-Referenzwerte diente, konnte eine neutrale Kalziumbilanz als Marker für eine ausreichende Kalzium-versorgung bei Erwachsenen unabhängig vom Geschlecht im Durchschnitt mit etwa 740 mg/Tag erreicht werden.[97] Durch die Zugabe eines ausreichenden Sicher-heitszuschlages entstanden so die offiziellen Empfehlungen von 1.000 mg pro Tag für Erwachsene beider Geschlechter.[98] Dieselbe Höhe schlägt auch das IOM für die USA vor, empfiehlt allerdings im Gegensatz zu den D-A-CH-Referenzwerten bei Frauen ab der Menopause eine höhere Zufuhr von 1.200 mg pro Tag.[99] Dieser Empfehlung für postmenopausale Frauen schließt sich auch die British Dietetic Association (BDA) an.[100] Allerdings empfiehlt die BDA ebenso wie der britische National Health Service (NHS)[101] allen Erwachsenen ab dem 19. Lebensjahr unab-hängig vom Geschlecht lediglich eine Kalziumzufuhr in Höhe von 700 mg/Tag, was deutlich näher am errechneten tatsächlichen Bedarf ohne Sicherheitszuschlag liegt. Kritik an der gesamten Herangehensweise der Bedarfsberechnung äußert der Epidemiologe Dr. Walter Willett, der bei einer Vielzahl von Untersuchungen zu den Zusammenhängen von Kalzium, Milchzufuhr und der Knochengesundheit mitgewirkt hat. Er weist darauf hin, dass die Kalziumempfehlungen wie auch die Zufuhrempfehlungen für andere Mineralstoffe auf Untersuchungen aufbauen, die zu kurzfristig angelegt waren, um die Adaptionen des Organismus ausreichend mit einberechnen zu können, weil die tatsächliche Kalziumbilanz erst im Verlauf von Jahren bestimmt werden kann.[102]

Während die Summe an Studien gezeigt hat, dass die Kombination aus Vitamin D und Kalzium auf lange Sicht die Knochengesundheit tatsächlich verbessern und das Frakturrisiko verringern kann,[103,104,105] ist die Rolle von Kalzium alleine wesent-lich weniger eindeutig. Eine Reihe von Metaanalysen fanden nur sehr geringe Ein-flüsse einer alleinigen höheren Kalziumzufuhr auf die Knochenmineraldichte und in vielen Fällen gar keine schützende Wirkung auf die Rate an Hüftfrakturen.[106,107,108]

Minimal- und Maximalzufuhr von Kalzium

Es ist schwierig, genaue Angaben über den Mindestbedarf an Kalzium festzule-gen. Das liegt zum einen daran, dass eine Unterversorgung mit Kalzium anhand von Bluttests nicht bestimmbar ist und andere Bestimmungsmethoden ebenso Schwachstellen aufweisen. Zum anderen sind die langfristigen Folgen eines Kal-ziummangels auf die Knochengesundheit erst spät bemerkbar und können auch von einer Vielzahl an Einflussfaktoren verstärkt oder geschmälert werden.

In einer großen Kohortenstudie war eine Kalziumzufuhr von weniger als 750 mg/Tag mit einem höheren Risiko für Osteoporose und Frakturen assoziiert. Zwischen 750 und 1.100 mg pro Tag waren die Unterschiede aber nur noch mar-ginal und bei Personen mit einer Zufuhr über 1.100 mg pro Tag stieg das Risiko sogar.[109]

Da auch bei Kalzium eine inverse Relation zwischen Zufuhr und Aufnahme besteht, sind sehr große Mengen an Kalzium in einer Mahlzeit oder in einem Supplement nicht sinnvoll, weil der Körper prozentual immer weniger Kalzium absorbiert, je mehr auf einmal zugeführt wird.[110] Die Absorptionsrate ist außerdem von weiteren Einflussfaktoren wie der Vitamin-D-Versorgung abhängig.[111] Da sowohl Kalziumbilanzstudien als auch die Kohortenstudie eine ähnliche Zahl von etwa 750 mg/Tag für westliche Populationen als Mindestzufuhr ergeben haben, scheint dies ein guter Orientierungswert für die tägliche Mindestzufuhr unter herkömmlichen Bedingungen im Rahmen einer ausgewogenen Ernährung zu sein.

Zu hohe Kalziumzufuhren oberhalb des sogenannten Tolerable Upper Intake Level (UL) stehen andererseits im Verdacht, das Risiko für kardiovaskuläre Erkrankungen zu erhöhen.[112] Insgesamt scheinen die Nachteile einer sehr hohen Kalziumzufuhr deren Vorteile zu überwiegen.[113,114] Das UL, also jene Menge, die auch bei längerer Zufuhr als ungefährlich eingeschätzt wird, liegt laut der European Food Safety Authority (EFSA) bei erwachsenen Menschen unabhängig von Geschlecht und Alter bei 2.500 mg/Tag.[115] Laut der EFSA reicht die Datenlage allerdings nicht aus, um ein UL für Kinder und Jugendliche abzuleiten. Das IOM hingegen schlägt für Kinder und Jugendliche sehr liberale Höchstwerte vor: 2.500 mg/Tag für Kinder von 1 bis 8 Jahren und 3.000 mg/Tag für Kinder von 9 bis 18 Jahren.[116]

Eine Vielzahl an Medikamenten wie Antazida (bei Sodbrennen), Antiepileptika (bei Epilepsie), Laxanzien (bei Verstopfung), Orlistat (bei Adipositas), Colchicin (bei Gicht) und einige weitere können die Kalziumresorption bzw. die Kalziumverwertung beeinträchtigen und damit den Mindestbedarf erhöhen.[117]

Wenn man sich aufgrund einer mangelnden Nahrungszufuhr für ein Nahrungsergänzungsmittel mit Kalzium entscheidet, sollte dies nach Möglichkeit mit zwei Stunden Abstand zu eisenhaltigen Mahlzeiten eingenommen werden, um die Eisenaufnahme nicht durch das Kalziumsupplement zu hemmen.[118] Außerdem kann Kalzium die Aufnahme einiger Wirkstoffe wie Tetracycline (ein antibiotisch wirkender Arzneistoff) oder Bisphosphonate (Arzneimittel bei Knochen- und Calciumstoffwechselkrankheiten) ebenso wie von Levothyroxin (Wirkstoff aus der Gruppe der Schilddrüsenhormone) bei gleichzeitiger Einnahme hemmen.[119] Um das Risiko einer zu hohen Kalziumzufuhr zu reduzieren, sollte das Kalziumsupplement maximal 500 mg Kalzium pro Tag enthalten und bei mangelnder Eigensynthese an Vitamin D infolge eines Sonnenmangels durch ein Vitamin-D-Präparat ergänzt werden.[120] Von mehreren Seiten wird auch der positive Einfluss einer Supplementierung mit der Kombination aus Vitamin D zusammen mit Vitamin K_2 diskutiert, das unter Umständen in der Lage ist, negative Auswirkungen einer zu hohen Kalziumzufuhr zu reduzieren, wie im Kapitel zu Vitamin D besprochen wurde.[121]

Zufuhrempfehlungen für vegan lebende Menschen

Untersuchungen zeigen, dass Veganer im Durchschnitt eine geringere Kalzium-zufuhr als Vegetarier und Mischköstler haben.[122,123] Eine Metaanalyse von verglei-chenden Untersuchungen zwischen Mischköstlern, Vegetariern und Veganern zeigte ferner, dass die veganen Gruppen auch eine etwas geringere Knochenmi-neraldichte im Vergleich zu den Mischköstlern und Vegetariern aufwiesen.[124] Die gesundheitlichen Auswirkungen dieser Unterschiede sind laut den Wissenschaft-lern allerdings unbedeutend.

In vielen Fällen gilt es, bei vergleichenden Untersuchungen zwischen unter-schiedlichen Ernährungsmustern nicht nur zu fragen, welche Gruppe die höhe-re Zufuhr einzelner Nährstoffe aufweist, sondern auch, wie die gesundheitlichen Auswirkungen davon sind. So fand beispielsweise die »EPIC Oxford Study« bei Ve-ganern im Vergleich zu Vegetariern und Mischköstlern trotz insgesamt niedrigerer Kalziumzufuhr keine höhere Rate an Knochenbrüchen, solange die Veganer min-destens circa 500 mg Kalzium pro Tag aufnahmen.[125] Die Frage lautet also nicht, wer am meisten Kalzium bekommt, sondern wie viel Kalzium benötigt wird, um die Gesundheit bestmöglich zu erhalten. Eine weitere vergleichende Untersuchung aus Vietnam zeigte in Bezug auf die Knochenmineraldichte, dem Knochenabbau und der Frakturrate keine Unterschiede zwischen veganen und mischköstlichen Probanden, obwohl die vegane Gruppe nur etwa halb so viel Kalzium aufnahm wie die mischköstliche Gruppe.[126,127]

Eine vegane Ernährung liefert zwar im Vergleich zu einer vegetarischen oder mischköstlichen Ernährung mit vielen Milchprodukten nicht immer dieselbe Menge an Kalzium. Allerdings gibt es bis dato keine Hinweise darauf, dass diese höhere Kalziumzufuhr der Vegetarier und Mischköstler einen schützenden Effekt auf die Knochengesundheit hat, solange Veganer die Mindestempfehlung für Kal-zium nicht unterschreiten. Wie hoch dieses Mindestmaß ist, wird von Population zu Population in Abhängigkeit der Genetik, der Ernährung und des Lebensstils unterschiedlich sein. Um aber auf Nummer sicher zu gehen, sollten sich erwach-sene westliche Veganer bis auf Weiteres an die offiziellen D-A-CH-Referenzwerte für die Kalziumzufuhr halten und diese durch pflanzliche Quellen mit guter Bioverfügbarkeit decken. Auch wenn Untersuchungen bereits neutrale Kalzium-bilanzen bei veganer Kost mit einer Zufuhrhöhe von knapp 850 mg/Tag[128] ergeben und einiges darauf hinweist, dass die Höhe der offiziellen Empfehlungen nicht zwingend notwendig ist, sollten diese bis auf Weiteres dennoch angestrebt wer-den.

Bei all dem Fokus auf Kalzium darf die Vitamin-D-Zufuhr aber nicht außer Acht gelassen werden. Diese ist mindestens so wichtig wie die Kalziumzufuhr und eine leicht verringerte Kalziumzufuhr wird vermutlich erst bei gleichzeitig schlechter Vitamin-D-Versorgung zum Problem.[129] Darüber hinaus sollten vegan lebende Menschen ebenso wie alle anderen die Versorgung mit all den Nährstoffen sicherstellen, die an früherer Stelle als Einflussfaktoren auf die Knochengesundheit vorgestellt wurden. Zudem lohnt es sich wie bereits erwähnt, insgesamt auf eine vollwertige Ernährung mit reichlich frischem Gemüse und Obst zu achten, um neben den benötigten Vitaminen und Mineralstoffen auch einige der schützenden sekundären Pflanzenstoffe aus dem Gemüse und Obst zuzuführen.

Kalziumhaltige pflanzliche Lebensmittel

Den Kalziumbedarf rein pflanzlich zu decken, muss keine große Herausforderung darstellen. Neben einigen von Natur aus kalziumreichen pflanzlichen Lebensmitteln haben Produzenten von Pflanzenmilch und Tofu mittlerweile optimierte Produktionstechniken entwickelt, die diese Produkte zu besonders guten Kalziumlieferanten machen, und auch einige Mineralwassersorten enthalten genügend Kalzium, um alleine durch sie den Tagesbedarf zu decken. Abb. 28 gibt einen Überblick über die besten Kalziumlieferanten in der veganen Ernährung.

In den meisten Fällen wird die Kalziumzufuhr bei veganer Ernährung mithilfe von drei Gruppen an pflanzlichen Lebensmitteln sichergestellt. Diese liefern jeweils ein Drittel des Tagesbedarfs und können so zusammengenommen eine ausreichende Bedarfsdeckung erzielen. Das erste Drittel des Kalziumbedarfs kann leicht über oxalsäurearme Gemüse mit mittelhohem bis sehr hohem Kalziumgehalt wie Grünkohl, Rucola, Brennnesseln und Brokkoli sowie einigen kalziumreichen Samen und Nüssen wie Sesam, Chiasamen, Leinsamen, Mandeln, Haselnüssen und weiteren gedeckt werden. All diese Lebensmittel liefern mittlere bis teils hohe Kalziumgehalte mit mittlerer bis sehr hoher Bioverfügbarkeit und schon moderate Mengen von ihnen decken spielend das erste Drittel des Tagesbedarfs an Kalzium.

Spinat und Mangold enthalten zwar auch sehr große Mengen an Kalzium, allerdings wird beispielsweise bei Spinat nur etwa 5 % des Kalziums aufgenommen (im Vergleich zu z. B. 60 % im Brokkoli und 30 % in Kuhmilch).[133] Das zweite Drittel des Tagesbedarfs können kalziumreiche Pflanzenmilchsorten decken. Wichtig ist es, auf jene Sorten zurückzugreifen, die mit der Bezeichnung »mit Kalzium« oder »+ Kalzium« versehen sind, weil Pflanzenmilch nicht per se ein guter Kalziumlieferant ist, sondern es erst durch Zugabe einer sehr kalziumreichen Alge wird. Es gibt verschiedene Sorten von Soja-, Hafer-, Reis- und Dinkelmilch in Bioqualität, denen diese spezielle Rotalge namens Lithothamnium Calcareum beigegeben wird, wodurch die Pflanzendrinks denselben Kalziumgehalt wie Kuhmilch (120 mg/100 ml) aufweisen. Diese Alge ist in den geringen Mengen, in denen sie der Pflanzenmilch zugegeben wird, recht geruchs- und geschmacksneutral. Außerdem

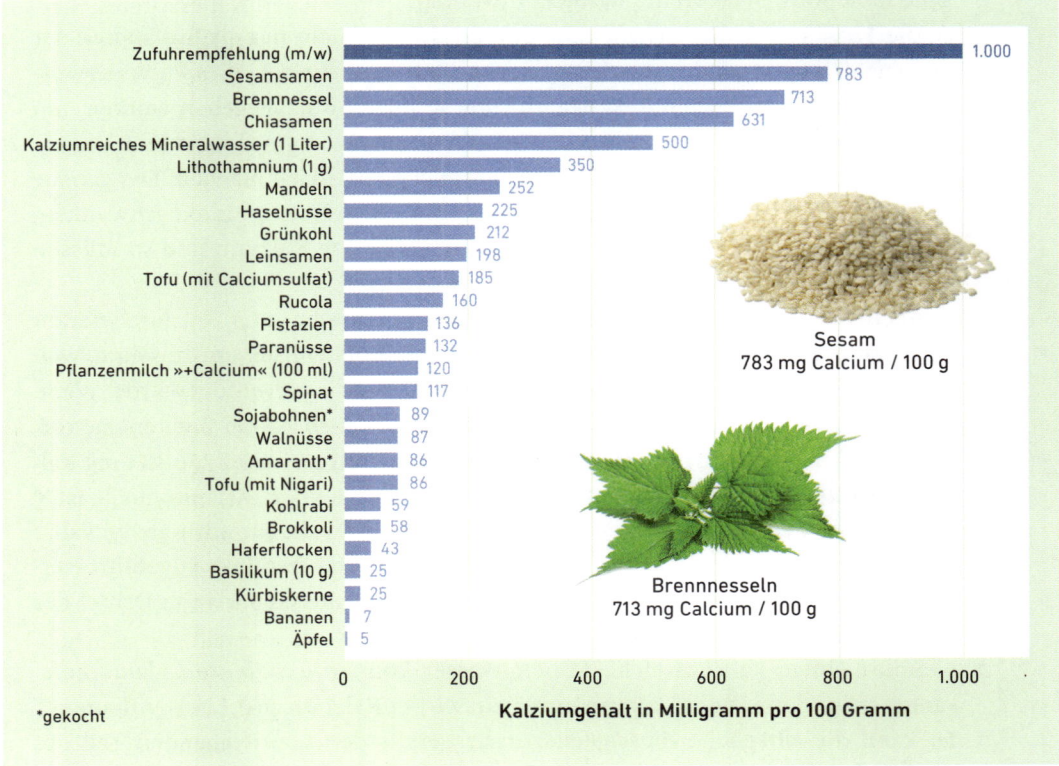

Sesam
783 mg Calcium / 100 g

Brennnesseln
713 mg Calcium / 100 g

Lebensmittel	Kalziumgehalt (mg/100g)
Zufuhrempfehlung (m/w)	1.000
Sesamsamen	783
Brennnessel	713
Chiasamen	631
Kalziumreiches Mineralwasser (1 Liter)	500
Lithothamnium (1 g)	350
Mandeln	252
Haselnüsse	225
Grünkohl	212
Leinsamen	198
Tofu (mit Calciumsulfat)	185
Rucola	160
Pistazien	136
Paranüsse	132
Pflanzenmilch »+Calcium« (100 ml)	120
Spinat	117
Sojabohnen*	89
Walnüsse	87
Amaranth*	86
Tofu (mit Nigari)	86
Kohlrabi	59
Brokkoli	58
Haferflocken	43
Basilikum (10 g)	25
Kürbiskerne	25
Bananen	7
Äpfel	5

*gekocht

Kalziumgehalt in Milligramm pro 100 Gramm

Kalzium

ist sie farblos und fällt daher den meisten Pflanzenmilchtrinkern gar nicht weiter auf. Je nach Charge kann die Lithothamnium auch einen mehr oder weniger guten Beitrag zur Jodversorgung leisten, jedoch ist der Jodgehalt der Alge bei vielen Pflanzenmilchsorten leider noch nicht angegeben.

Wann immer vegan lebende Menschen also Pflanzenmilch konsumieren, sollten diese kalziumreichen Sorten die erste Wahl sein, weil bereits eine Portion in Höhe von 250 ml etwa 300 mg Kalzium enthält. Entscheidend ist außerdem, diese Sorten vor dem Gebrauch stets gut zu schütteln, damit sich die gemahlene Alge in der Pflanzenmilch nicht am Boden festsetzt, sondern sich gleichmäßig im Getränk verteilt. Konventionelle Pflanzendrinks mit der Bezeichnung »+ Kalzium« sind nicht immer mit der Lithothamnium angereichert, sondern enthalten oft Kalzium aus anderen Quellen, das aber ebenso bioverfügbar ist wie das Kalzium aus der Kuhmilch.[134] In einer einjährigen Studie mit 14- bis 16-jährigen Mädchen konnte der tägliche Konsum von 375 ml mit Kalzium angereicherter Sojamilch die Knochenmineraldichte der Hüfte signifikant verbessern.[135] Wenn Pflanzenmilchprodukte ferner noch fermentiert und beispielsweise zu Sojajoghurt weiterverarbeitet werden, kann durch die Auswahl der richtigen Joghurtkulturen zusätzlich die Kalziumabsorption noch weiter verbessert werden.[136]

Die Rotalge Lithothamnium kann darüber hinaus nicht nur als Bestandteil der Pflanzendrinks zugeführt werden, sondern auch separat als weißes Pulver erworben und im Grunde nach Belieben zu jeder Mahlzeit hinzugegeben werden, um deren Kalziumgehalt zu erhöhen. So kann man mit wenig Aufwand jede vegane Mahlzeit auf Wunsch zu einer sehr kalziumreichen Mahlzeit machen. Der genaue Kalziumgehalt der Lithothamnium kann wie bei jedem Naturprodukt schwanken, aber durchschnittlich liefert bereits 1 g mehr als 350 mg Kalzium und so müssen von ihr nur sehr geringe Mengen verwendet werden.[137]

Auch Tofu kann abhängig von der Herstellung ein sehr guter Kalziumlieferant sein. Daher lohnt sich beim Kauf ein Blick auf die Zutatenliste, um zu sehen, welches Gerinnungsmittel im Herstellungsprozess des Tofus verwendet wurde. Wenn sogenanntes Kalziumsulfat verwendet wurde, ist dies auch auf der Zutatenliste vermerkt und man kann davon ausgehen, dass dieser Tofu zwischen 150-220 mg Kalzium pro 100 g enthält und damit eine weitere ausgezeichnete Kalziumquelle ist.[138] Daher sollten entweder eine kalziumreiche Pflanzenmilch, ein mit Kalziumsulfat hergestellter Tofu oder 1 g Lithothamniumpulver auf täglicher Basis zugeführt werden, um mit einem dieser exzellenten Kalziumlieferanten das zweite Drittel des täglichen Tagesbedarfs zu decken.

Selbst einige kalziumreiche Mineralwässer können exzellente Kalziumlieferanten sein, denn manche können bis zu 500 mg Kalzium pro Liter enthalten.[139] So kann die alltägliche Flüssigkeitszufuhr bereits den überwiegenden Teil des Kalziumbedarfs decken, wenn entsprechend auf kalziumreiche Mineralwässer zurückgegriffen wird. Das Kalzium aus Mineralwasser ist dabei mindestens so gut bioverfügbar wie Kalzium aus Kuhmilch.[140] Einige Untersuchungen legen sogar nahe, dass Kalzium aus Mineralwasser besser bioverfügbar ist.[141,142]

Das letzte Drittel liefert die Summe von anderen kalziumärmeren pflanzlichen Lebensmitteln wie Vollkorngetreide, Pseudogetreide, Hülsenfrüchte, (Blatt-) Gemüse und andere Nüsse und Samen, die für sich genommen zwar keine besonders großen Kalziummengen enthalten, aber im Rahmen einer kaloriendeckenden Ernährung dennoch zusammen ein Drittel des Tagesbedarfs liefern können. Insgesamt kann man mit einer vollwertigen veganen Ernährung also durch die gezielte Verwendung einiger sehr kalziumreicher Lebensmittel auf täglicher Basis die Bedarfsdeckung gut sicherstellen. Alternativ kann allein durch kalziumreiche Mineralwässer der Tagesbedarf gedeckt werden, wenn der tägliche Flüssigkeitsbedarf überwiegend damit gestillt wird.

Die Kalziumaufnahme optimieren

Die Absorptionsrate von Kalzium aus pflanzlichen Lebensmitteln kann von Lebensmittel zu Lebensmittel sehr unterschiedlich ausfallen, was wiederum am Vorhandensein von aufnahmehemmenden oder absorptionsfördernden Substanzen liegt. Neben den Unterschieden in den Absorptionsraten zwischen den unterschiedlichen Lebensmitteln ist für die Absorptionsrate vor allem auch die Gesamtzufuhr an Kalzium pro Zeiteinheit von Bedeutung. Je mehr Kalzium auf einmal zugeführt wird, desto geringer ist die prozentuale Absorptionsrate.[143] Generell niedrige Absorptionsraten finden sich in Pflanzen wie Spinat, Mangold und Rhabarber (ca. 5-10 %), mittlere Absorptionsraten in Nüssen, Samen und Hülsenfrüchten (ca. 20-30 %) und hohe Absorptionsraten in einigen Gemüsen wie Grünkohl, Brokkoli und Rucola (50-60 %).[144] Obst ist insgesamt sehr kalziumarm und daher trägt es unabhängig von seiner Bioverfügbarkeit in der Regel nur in sehr geringem Maße zur Kalziumversorgung bei.

Für die geringere Bioverfügbarkeit von Kalzium aus gewissen pflanzlichen Lebensmitteln sind bestimmte sekundäre Pflanzenstoffe wie die Phytinsäure (in allen Vollkorngetreiden, Hülsenfrüchten, Nüssen und Samen) sowie Oxalsäure (in Spinat, Rhabarber, Mangold etc.) verantwortlich. Wie an früherer Stelle erläutert, ist die Wirkung von Phytinsäure auf die Knochengesundheit paradox, weil sie zwar einerseits Mineralstoffe wie Kalzium, Eisen, Zink und weitere zum Teil binden kann, und damit schlecht absorbierbar macht,[145] aber andererseits auch den Knochenabbau hemmen und damit vor Osteoporose schützen kann.[146] Außerdem legen zumindest erste In-Vitro-Untersuchungen den Schluss nahe, dass es bei kontinuierlicher Zufuhr von phytinsäurehaltiger Kost im Rahmen einer pflanzenbetonten Ernährung zu einer Anpassung des Organismus bzw. genauer gesagt des Mikrobioms kommt. So könnte eine pflanzliche Ernährung zu einer Veränderung der Darmflora führen, durch welche nach ausreichender Anpassungszeit ein großer Teil der Phytinsäure durch die von Mikroorganismen im Verdauungstrakt produzierten Phytaseenyzme abgebaut werden könnte.[147]

Spinat wäre mit durchschnittlich 117 mg ebenso wie Mangold mit 103 mg ein sehr guter Kalziumlieferant, aber durch die Oxalsäure ist die Bioverfügbarkeit von Spinat so gering, dass von den 117 mg/100 g nur etwa 6 mg tatsächlich aufgenommen werden können. Der Oxalsäuregehalt in Lebensmitteln ist aber nicht in Stein gemeißelt und damit unveränderlich, sondern könnte durch gezielte Züchtung drastisch reduziert werden. Die Reduktion des Oxalsäuregehalts war aber bis dato einfach nicht im Fokus der Spinatproduzenten und so wurde der Thematik auf Seite der Produzenten nur wenig Beachtung geschenkt.[148] Dass eine züchterische Reduktion aber durchaus möglich wäre, zeigt ein Versuch aus dem Jahr 2009, in dem Spinat mit ⅓ bis ⅙ des Oxalsäuregehalts im Vergleich zu herkömmlichem Spinat produziert wurde.[149] Laut Aussagen von Wissenschaftlern ist es möglich, durch gezielte Züchtung gleichzeitig ertragreiche, aber oxalsäurearme Spinatsorten zu erhalten und damit Spinat zu einem guten Kalziumlieferanten werden zu lassen.[150] Auch in anderen oxalsäurereichen Lebensmitteln wie Rhabarber ist der genaue Gehalt an Oxalsäure sortenabhängig und kann durch Züchtung reduziert werden.[151] Oxalsäurearme Sorten können zudem so gezüchtet werden, dass trotz Oxalsäurereduktion keine geschmacklichen Einbußen in Kauf genommen werden müssen.[152]

Um die Kalziumaufnahme optimieren zu können, kann man kalziumreiche Lebensmittel außerdem mit einer Reihe von organischen Säuren kombinieren, die in vielen Obst- und Gemüsesorten weit verbreitet sind. Organische Säuren wie Zitronensäure (in Zitrusfrüchten, Paprika, Tomaten etc.), Weinsäure (in Weintrauben und Rosinen) oder Apfelsäure (in Äpfeln, Aprikosen, Kirschen etc.) können beispielsweise die Aufnahme von Kalzium erhöhen.[153] Dasselbe gilt auch für Milchsäure aus fermentierten Lebensmitteln wie Sauerkraut, Pflanzenjoghurts etc.[154] Im Gegensaz zu Eisen ist die Rolle von Vitamin C in der Kalziumaufnahmesteigerung weniger klar, denn manche Untersuchungen legen eine Aufnahmesteigerung nahe, während andere das vermeiden.[155,156]

Fazit

Selbst die recht hoch angesetzten D-A-CH-Referenzwerte für die Kalziumzufuhr können mit pflanzlichen Lebensmitteln erreicht werden, wenn ein Fokus auf die Zufuhr einiger besonders kalziumreicher Lebensmittel gelegt wird. Außerdem zeigen Analysen, dass mit Ausnahme weniger sehr oxalsäurehaltiger Pflanzen wie Spinat und Mangold der überwiegende Teil des Kalziums aus Pflanzen moderat bis sehr gut bioverfügbar ist. Kalziumreiche Nüsse, Samen und oxalsäurearme Blattgemüse sind ebenso wie mit der kalziumreichen Rotalge Lithothamnium calcareum angereicherte Pflanzenmilchsorten und mit Kalziumsulfat produzierter Tofu ausgezeichnete Kalziumquellen. Darüber hinaus können kalziumreiche Mineralwässer einen großen Teil zur täglichen Bedarfsdeckung beitragen.

Studien zeigen außerdem, dass Veganer bei einer Zufuhr von ausreichenden Mengen an Kalzium kein höheres Risiko für Knochenerkrankungen aufweisen und dass die dazu benötigten Zufuhrmengen gänzlich ohne Nahrungsergänzungsmittel erreichbar sind.

Da für die Gesundheit der Knochen viel mehr als nur Kalzium wichtig ist, sollten Veganer ebenso wie alle anderen Menschen auf eine ausreichende Vitamin-D- und Vitamin-K$_2$-Versorgung achten und aus einer bunten Vielfalt an Gemüse, Obst, Hülsenfrüchten, Vollkorngetreiden, Nüssen und Samen wählen, um auf täglicher Basis die weiteren wichtigen Mineralstoffe, Vitamine und sekundären Pflanzenstoffe für eine optimale Knochengesundheit zuzuführen.

Ein Ziel der Gemüseproduzenten sollte außerdem zukünftig sein, potenziell gute Kalziumquellen wie Spinat und Mangold mit geringerem Oxalsäuregehalt anzubauen, damit diese auch tatsächlich einen relevanten Beitrag zur Bedarfsdeckung leisten können. Produzenten von Tofu sollten sicherstellen, dass dieser, wenn möglich, mit Kalziumsulfat hergestellt wird, und die Zugabe von Kalzium zu Pflanzenmilch sollte noch wesentlich verbreiteter werden. Folglich sollten möglichst alle Pflanzendrinks mit Kalzium angereichert sein, um über dieses einfache Vehikel die Kalziumversorgung von vegan lebenden Menschen zu verbessern.

Tab. 15: **Vorurteile gegenüber der Kalziumversorgung bei veganer Ernährung**

Klischee	Realität
Durch eine vegane Ernährung erhält man nicht genügend Kalzium.	▶ Eine kalorisch adäquate vegane Ernährung mit einem Fokus auf kalziumreiche pflanzliche Lebensmittel ergänzt durch kalziumreiche Pflanzenmilch kann den Tagesbedarf einwandfrei decken.
Kalzium aus Pflanzen ist schlechter verfügbar als aus Milch.	▶ Die Absorptionsrate unterscheidet sich von Lebensmittel zu Lebensmittel, aber einige Pflanzen weisen eine teils doppelt so hohe Bioverfügbarkeit von Kalzium auf, als dies beispielsweise bei Kuhmilch der Fall ist. Viele Pflanzen haben auch eine etwa gleichwertige Bioverfügbarkeit wie Kuhmilch. Nur wenige sehr oxalsäurereiche Pflanzen haben tatsächlich eine sehr geringe Bioverfügbarkeit. Durchschnittlich kann eine vollwertige vegane Ernährung eine vergleichbare Kalziumverfügbarkeit wie eine Mischkost bieten.
Veganer haben ein höheres Risiko für Osteoporose als Mischköstler.	▶ Veganer mit einer adäquaten Kalziumzufuhr über pflanzliche Lebensmittel haben keine höheren Osteoporoseraten im Vergleich zu Vegetariern und Mischköstlern. Außerdem können Veganer die Kalziumzufuhr auch gänzlich ohne Nahrungsergänzungsmittel über die tägliche Ernährung unter Beachtung der Zufuhr einiger ausgewählter besonders kalziumreicher Lebensmittel erreichen.
Kalzium ist der wichtigste Nährstoff für die Knochengesundheit.	▶ Kalzium ist ein sehr wichtiger Bestandteil für die Knochengesundheit, aber auch eine ganze Reihe von weiteren Mineralstoffen, Vitaminen, sekundären Pflanzenstoffen sowie einige Fett- und Aminosäuren tragen zur Erlangung und Aufrechterhaltung einer hohen Knochenmineraldichte bei. Ohne ausreichend Vitamin D, sportliche Betätigung und die Summe all der anderen Nährstoffe führt auch eine hohe Kalziumzufuhr alleine nicht zum optimalen Schutz der Knochengesundheit.

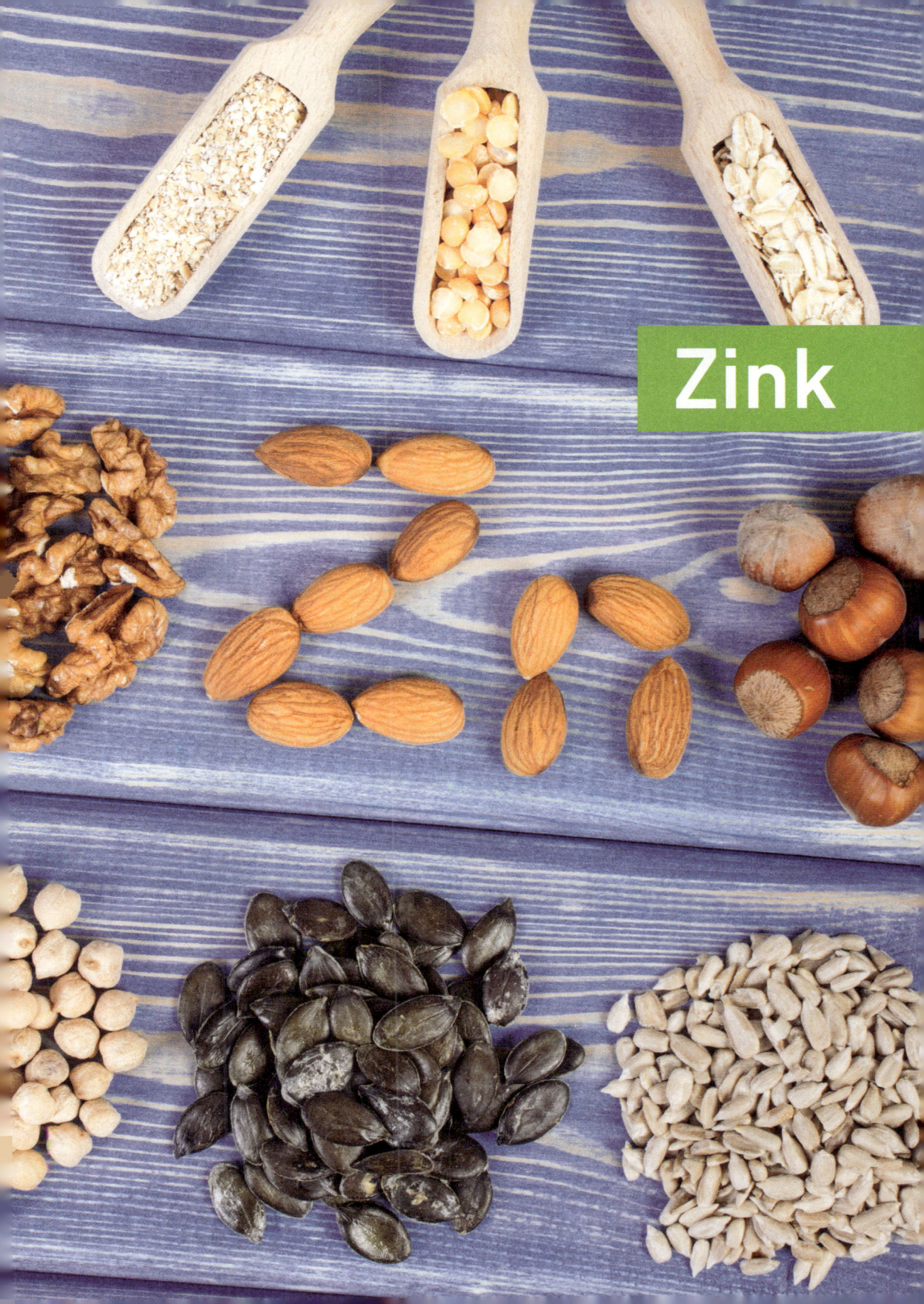

Zink

Zink ist nach Eisen das zweithäufigste Spurenelement im menschlichen Körper.[1] Es befindet sich zu etwa 60 % in der Muskulatur, zu 30 % in den Knochen und zu 10 % in anderen Gewebsstrukturen, wie in Augen, Prostata, Hoden, Leber, Haut und Haaren. Nur weniger als 1 % des Gesamtbestandes an Zink befindet sich im menschlichen Blut.[2] Dieser Umstand führt dazu, dass Bluttests zur Zinkbestimmung nur recht ungenaue Biomarker darstellen, die eine exakte Einschätzung der Zinkversorgung in der Bevölkerung erschweren.[3] Schwere Zinkmängel sind in der westlichen Bevölkerung zwar selten, aber subklinische Mängel könnten weiter verbreitet sein als bisher angenommen.[4]

Zink ist Bestandteil von mehr als 300 Enzymen und damit in mehr Enzymsysteme involviert als alle anderen Spurenelemente zusammen.[5] Um es also einfach zu sagen: Zink ist an nahezu allen lebenswichtigen Vorgängen beteiligt.[6] Aufgrund des breiten Wirkens von Zink im menschlichen Organismus sind daher auch die Symptome eines Zinkmangels vielfältig und reichen von Entwicklungs- und Wachstumsverzögerungen im Kindesalter bis hin zu einem geschwächten Immunsystem, verringerter Wundheilung und einer Beeinträchtigung des Fett-, Protein-, Kohlenhydrat- und Insulinstoffwechsels. Außerdem beeinträchtigt ein Mangel an Zink nicht nur die Geschmackswahrnehmung und die Appetitregulierung, sondern auch das Geruchsvermögen und den Sehsinn und kann sogar zu Nachtblindheit führen.[7]

Wie eine Metaanalyse zum Einfluss von Zink auf die Reproduktionsfähigkeit des Mannes schlussfolgerte, spielt eine ausreichende Zinkversorgung ebenfalls eine bedeutende Rolle für die Samenqualität des Mannes und eine ergänzende Zufuhr mit Zink im Falle eines Mangels könnte sich zukünftig als eine weitere unterstützende Maßnahme in der Behandlung von Fertilitätsstörungen bei Männern etablieren.[8] Diese und weitere Symptome können aber zum Teil auch auf andere Nährstoffdefizite zurückzuführen sein und so ist eine genaue Abgrenzung und Diagnose eines Zinkmangels ohne das Vorhandensein eines verlässlichen Biomarkers aufgrund der Heterogenität der potenziellen Mangelsymptome schwierig.

Eine gut geplante, vollwertige vegane Ernährung kann zwar grundsätzlich den Zinkbedarf in allen Lebensphasen decken,[9] aber dennoch sollte vor allem bei erhöhtem Nährstoffbedarf, wie es in der Schwangerschaft, der Stillzeit und im Kindesalter der Fall ist, ein besonderes Augenmerk auf eine adäquate Zinkzufuhr gelegt werden. Ebenso wie bei der Versorgung mit Eisen ist die Frage nicht nur, ob das Spurenelement mengenmäßig ausreichend zugeführt wird, sondern auch, ob die Bioverfügbarkeit hoch genug ist, damit ausreichende Mengen des zugeführten Zinks aufgenommen werden können. Die Bioverfügbarkeit von Zink aus pflanzlichen Quellen ist vor allem aufgrund deren Gehalts an Phytinsäure geringer als bei Zink aus tierischen Quellen. Wie auch bei anderen Mineralien ist die Phytinsäure der bedeutendste aufnahmehemmende Stoff in der pflanzlichen Ernährung, der die Absorption von Nahrungszink in relevantem Maß hemmen kann.[10] Im Umkehrschluss kann aber durch den Abbau von Phytinsäure eine Bioverfügbarkeit in pflanzlichen Lebensmitteln erreicht werden, die jener in der Mischkost ebenbürtig ist. In diesem Fall würden dieselben Richtwerte für die Zinkzufuhr einer Mischkost auch für die Zinkzufuhr der veganen Ernährung gelten, in der die Phytinsäure durch die richtige Verarbeitung oder Zubereitung stark reduziert wurde.

Der Zinkbedarf des Menschen

Kein Nährstoff wird zur Gänze aus der Nahrung aufgenommen und so sind in den offiziellen Zufuhrempfehlungen für Zink bereits die Verwertungsverluste im Rahmen einer Mischkost inkludiert und müssen nicht mehr separat errechnet werden. Im Fall von Zink wird der Bedarf erneut anhand der täglichen Zinkverluste berechnet. Diese betragen durchschnittlich 2,2 mg bei erwachsenen Männern und 1,6 mg bei Frauen.[11] Ausgehend von einer durchschnittlichen Zinkabsorption in einer Mischkost in Höhe von etwa 30 % sowie einem Sicherheitszuschlag entstanden so die offiziellen D-A-CH-Referenzwerte.[12]

Bei sämtlichen Empfehlungen darf nicht vergessen werden, dass diese so formuliert werden, dass sie den Nährstoffbedarf von etwa 97-98 % der jeweiligen Altersgruppe decken.[14] Somit kann ein großer Teil der Personen innerhalb der jeweiligen Gruppe durchaus auch mit etwas weniger als dieser Zufuhrempfehlung den eigenen Bedarf decken. Gesunde, voll gestillte Säuglinge erhalten bis zum 6. Lebensmonat alleine über die Muttermilch ausreichend gut verfügbares Zink und benötigen erst mit der Einführung der Beikost zusätzliches Zink über andere Nahrungsmittel.[15] Die Bioverfügbarkeit von Zink aus Muttermilch ist wesentlich besser als bei Kuhmilch[16] und ist im Gegensatz zu beispielsweise dem B_{12}-Gehalt der Muttermilch auch weniger von der Nahrungszufuhr der Mutter abhängig.[17] Das bedeutet, dass die Muttermilch von Müttern mit marginaler Zinkversorgung nicht merklich weniger Zink enthält als die Muttermilch von gut versorgten Müttern. Bei anderen Inhaltsstoffen wie B_{12} ist das nicht der Fall und so geben Frauen mit B_{12}-Mangel auch B_{12}-arme Milch, sodass sie zu einer Unterversorgung des

Alter	Zinkzufuhr in mg pro Tag bei Mischkost					
	männlich			weiblich		
	niedrige Phytatzufuhr	mittlere Phytatzufuhr	hohe Phytatzufuhr	niedrige Phytatzufuhr	mittlere Phytatzufuhr	hohe Phytatzufuhr
Säuglinge						
0 bis unter 4 Monate			1,5			
4 bis unter 12 Monate			2,5			
Kinder und Jugendliche						
1 bis unter 4 Jahre			3			
4 bis unter 7 Jahre			4			
7 bis unter 10 Jahre			6			
10 bis unter 13 Jahre		9			8	
13 bis unter 15 Jahre		12			10	
15 bis unter 19 Jahre		14			11	
Erwachsene und Senioren						
19 bis unter 65 Jahre	11	14	16	7	8	10
65 Jahre und älter	11	14	16	7	8	10
Schwangerschaft und Stillzeit						
Schwangere 1. Trimester	–	–	–	7	9	11
Schwangere ab dem 4. Monat	–	–	–	9	11	13
Stillende	–	–	–	11	13	14

vollgestillten Säuglings beitragen.[18] Gemäß der Empfehlungen des portugiesischen National Programme for the Promotion of a Healthy Diet[19] sollten vegetarisch und vegan lebende Familien ihren Nachwuchs bei rein oder überwiegend pflanzlicher Beikost idealerweise bis zum 2. Lebensjahr zusätzlich zur Beikost stillen.

Im Gegensatz zu anderen Mineralstoffen wie Eisen sind die Zinkspeicher des Körpers relativ klein und so sind Menschen auf eine kontinuierliche Zinkzufuhr über die Nahrung angewiesen.[20] Als »Tolerable Upper Intake Level« (UL) für Zink wurden in den Vereinigten Staaten 40 mg pro Tag festgelegt,[21] in Europa ist man, wie auch beim Eisen, vorsichtiger und empfiehlt ein UL in Höhe von 25 mg pro Tag für Erwachsene.[22,23] Dieses UL gilt auch für schwangere und stillende Frauen. Das UL für Kinder steigt mit dem Alter und lautet: 7 mg für Kinder im Alter von 1 bis 3 Jahren, 10 mg für Kinder von 4 bis 6 Jahren, 13 mg für Kinder von 7 bis 10 Jahren, 18 mg für Kinder von 11 bis 14 Jahren und 22 mg für Kinder von 15 bis 17 Jahren.[24]

Somit ist bei Zink die Spannweite zwischen der erwünschten Zufuhr und der Maximalzufuhr recht gering, weshalb auch im Fall einer Zinksupplementierung auf niedrig dosierte Präparate zurückgegriffen werden sollte. Das Bundesinstitut für Risikobewertung (BfR) schlägt vor, dass Zinksupplemente bei täglicher Anwendung für Erwachsene im Rahmen einer Mischkost nicht mehr als 6,5 mg Zink liefern sollten.[25] Ob und in welcher Höhe im Rahmen einer veganen Ernährungsweise supplementiert wird, hängt im Detail von der genauen Kostzusammenstellung ab. Wenn man sich für die Verwendung eines Nahrungsergänzungsmittels mit Zink entscheidet, sollte das idealerweise organisch gebundenes Zink wie beispielsweise Zinkbisglycinat oder Zinkhistidin enthalten, weil dieses zumindest unter experimentellen Bedingungen die beste Bioverfügbarkeit aufwies.[26]

Zufuhrempfehlungen für vegan lebende Menschen

Wie ab Seite 279 ausführlich beschrieben wird, befinden sich in vollwertigen pflanzlichen Lebensmitteln wie Hülsenfrüchten und Vollkorngetreide je nach Zubereitungsart mehr oder weniger große Mengen an Phytinsäure. Diese hat neben ihrer positiven antioxidativen Wirkung die negative Eigenschaft, die Absorptionsrate von Mineralien wie Zink, Eisen, Kalzium und weiteren zu reduzieren, wenn sie zeitgleich mit diesen Mineralstoffen im Nahrungsbrei vorkommt. In Tab. 16 werden daher die D-A-CH-Referenzwerte der Fachgesellschaften für die Zinkzufuhr bei Erwachsenen in Abhängigkeit von der Menge an Phytinsäure angegeben. So wird im Rahmen einer sehr phytinreichen Kost vonseiten der D-A-CH-Staaten eine deutlich höhere Zinkzufuhr im Vergleich zur Mischkost mit geringeren Mengen an Phytinsäure empfohlen. Auch andere Organisationen wie das Institute of Medicine (IOM) empfehlen bei phytatreicher Kost wie einer vollwertigen vegetarisch-veganen Ernährung eine 50-prozentige Erhöhung der Zufuhr.[27]

Allerdings trifft ein Großteil der Einwände hinsichtlich der erhöhten Eisenzufuhrempfehlung auch auf die erhöhte Zinkzufuhrempfehlung zu: Aufgrund der Anpassung des Organismus an veränderte Zufuhrmengen und die herabgesetzte Bioverfügbarkeit durch Phytinsäure scheint eine starke Kompensation stattzufinden. In der Frage nach der optimalen Zinkzufuhr darf erneut nicht von Kurzzeitexperimenten mit gut versorgten Mischköstlern ohne ausreichenden Zeitraum zur Anpassung auf die Langzeitversorgung von Vegetariern und Veganern geschlossen werden. Wie länger andauernde Experimente mit unterschiedlich hohen Zinkzufuhren zeigten, steigerten Individuen bei einer zinkarmen Kost ihre Aufnahme um ein Vielfaches und bei den geringsten Zufuhrmengen beobachteten die Wissenschaftler eine Zinkabsorption von über 90 %.[28] Eine derart hohe Absorptionsrate trat allerdings erst bei einer Versorgung mit nur 5 mg pro Tag ein und es ist davon auszugehen, dass derart hohe Absorptionsraten bei einer leichten Unterversorgung nicht gegeben sind.

In der Untersuchung konnten große Absorptionssteigerungen auch nur erreicht werden, wenn der Phytinsäuregehalt der Nahrung insgesamt gering war. Daher gilt es also, entweder höhere Mengen an Zink zuzuführen oder die Bioverfügbarkeit so stark zu erhöhen, dass auch mit einer etwas geringeren Zufuhr die Bedarfsdeckung erreicht werden kann. In einer weiteren zwölfmonatigen Untersuchung wurden die Veränderungen im Mineralstoffhaushalt von 20 mischköstlichen Probanden untersucht, die zu einer ovo-lacto-vegetarischen Ernährung wechselten. Dadurch nahmen sie zwar insgesamt nicht weniger Zink zu sich, aber durch die höhere Zufuhr an Phytinsäure verringerte sich die Bioverfügbarkeit des Zinks in ihrer Nahrung. Bereits innerhalb der ersten drei Monate wurde die Zinkausscheidung über den Kot und den Urin reduziert, wodurch teilweise eine Kompensation der verringerten Zinkabsorption stattfinden konnte.[29] Wie das IOM betont, kann im Rahmen einer Anpassung der Ausscheidung diese bei geringer Zinkzufuhr auf weniger als 1 mg pro Tag reduziert werden und bei hoher Zinkzufuhr auf mehr als 5 mg pro Tag ansteigen.[30]

Somit bedeutet eine Mehrzufuhr zwar stets auch eine Erhöhung der Aufnahme, aber auch zumeist eine Erhöhung der Ausscheidungsrate. Dadurch relativiert sich der Unterschied in der Bioverfügbarkeit bis zu einem gewissen Grad. Aus Gründen der Vorsicht ist es dennoch vernünftig, eine etwas über den offiziellen Empfehlungen liegende Zinkzufuhr bei veganer Ernährung anzustreben, bis noch aussagekräftigere Daten vorliegen. Fraglich ist jedoch, ob eine Erhöhung um 50 % tatsächlich notwendig ist. Eine adäquate Anpassung wird zumindest bei Erwachsenen als gesichert angesehen. Inwieweit auch Kleinkinder dazu in der Lage sind oder ab welchem Lebensalter das geschieht, ist noch nicht geklärt und daher sollte bei Kleinkindern ein besonderes Augenmerk auf die Zinkzufuhr gelegt werden.[31]

Die Vorsicht ist vor allem dadurch begründet, dass die Daten zur Zinkversorgung bei rein veganer Ernährung noch dürftig sind. Die Zinkversorgung bei vegetarischer Ernährung scheint anhand der verfügbaren Literatur bedarfsdeckend zu sein[32,33] und es ist anzunehmen, dass sie bei einer gut geplanten veganen Ernährung ebenso bedarfsdeckend ausfallen wird, denn Vegetarier und Veganer weisen zwar in einigen Untersuchungen eine geringere Zufuhr an Zink und in einigen Untersuchungen auch einen etwas geringeren Zinkstatus als Mischköstler auf, aber die Rate an Personen mit tatsächlichen Zinkmängeln unterscheidet sich in den Untersuchungen zwischen den Gruppen nicht signifikant voneinander.[34] Allerdings gibt eine vergleichende Untersuchung zwischen Mischköstlern, Vegetariern und Veganern Grund zur Vorsorge, da in ihr von den 53 vegan lebenden Personen ganze 47 % unter dem Minimalwert für den Zinkstatus landeten (Vegetarier 19 %, Mischköstler 11 %).[35] Daher ist es von großer Bedeutung, die besten Zinkquellen in der veganen Ernährung zu kennen, um aus der theoretisch ausreichenden Zinkzufuhr bei guter Lebensmittelauswahl auch in der Praxis eine ausreichende Zufuhr bei allen vegan lebenden Individuen zu erreichen.

Eine zinkreiche pflanzliche Kost in Kombination mit der Erhöhung der Absorptionsrate und der Verminderung der Ausscheidungsrate kann mittelfristig den

Zinkbedarf von vegan lebenden Menschen decken. In Phasen eines höheren Zink-
bedarfs - beispielsweise in Schwangerschaft und Stillzeit - findet darüber hinaus
eine noch stärkere Anpassung der Absorptionsrate statt.[36] Diese stark erhöhte
Zinkabsorption bei Frauen in der Schwangerschaft konnte sogar trotz phytinsäurehaltiger pflanzlicher Kost beobachtet werden.[37]

Zinkhaltige pflanzliche Lebensmittel

Der erste Schritt zur Optimierung der eigenen Zinkversorgung bei veganer Ernährung ist die Auswahl zinkreicher Lebensmittel. Im zweiten Schritt wird überlegt,
wie man die Bioverfügbarkeit der pflanzlichen Zinkzufuhr erhöht, sodass auch
ausreichende Mengen dieses Nährstoffs vom Körper aufgenommen werden können. Hülsenfrüchte, Vollkorngetreide, Nüsse und Samen liefern solide Mengen an
Zink. Obst und Gemüse leisten selbst zwar keinen großen Beitrag zur Zinkversorgung, können aber durch ihren teils hohen Gehalt an Zitronen- oder Apfelsäure

Abb. 29: **Zinkgehalt ausgewählter pflanzlicher Lebensmittel**[39,40,41]

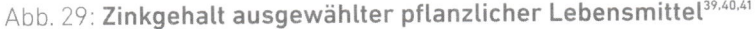

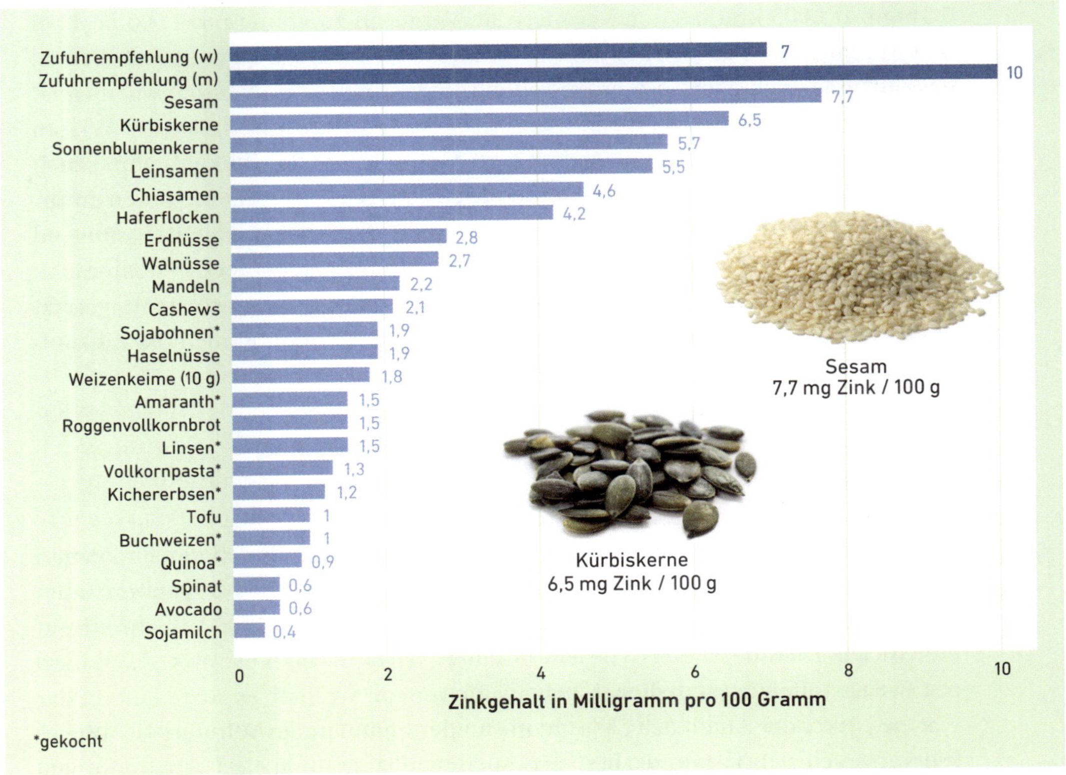

Zufuhrempfehlung (w) — 7
Zufuhrempfehlung (m) — 10
Sesam — 7,7
Kürbiskerne — 6,5
Sonnenblumenkerne — 5,7
Leinsamen — 5,5
Chiasamen — 4,6
Haferflocken — 4,2
Erdnüsse — 2,8
Walnüsse — 2,7
Mandeln — 2,2
Cashews — 2,1
Sojabohnen* — 1,9
Haselnüsse — 1,9
Weizenkeime (10 g) — 1,8
Amaranth* — 1,5
Roggenvollkornbrot — 1,5
Linsen* — 1,5
Vollkornpasta* — 1,3
Kichererbsen* — 1,2
Tofu — 1
Buchweizen* — 1
Quinoa* — 0,9
Spinat — 0,6
Avocado — 0,6
Sojamilch — 0,4

Sesam
7,7 mg Zink / 100 g

Kürbiskerne
6,5 mg Zink / 100 g

Zinkgehalt in Milligramm pro 100 Gramm

*gekocht

zur Absorptionssteigerung von Zink beitragen. Der Zinkgehalt von Getreideprodukten ist in erster Linie vom Ausmahlungsgrad des Getreideproduktes abhängig, weil Zink vor allem in den Randschichten des Getreides vorkommt und somit beim Raffinieren zu großen Teilen verloren geht.[38]

Abb. 29 gibt einen Überblick über einige der besten Zinklieferanten in der veganen Ernährung.

Einige Samen wie Sesam, Kürbiskerne, Sonnenblumenkerne und Leinsamen zählen zu den absoluten Spitzenreitern unter den pflanzlichen Zinklieferanten, aber auch einige Nüsse wie Walnüsse, Mandeln und Cashews sind reich an Zink. Unter den Getreiden sticht erneut der Hafer als besonders zinkreich hervor. Die allermeisten Hülsenfrüchte und Vollkorngetreidesorten liefern darüber hinaus auch moderate Zinkmengen, die in Summe ebenso einen relevanten Teil zur Bedarfsdeckung beitragen können.

Dass man durch eine vegane Ernährung auf Dauer genügend Zink zuführen kann, zeigt auch eine Analyse von veganen Speiseplänen, in der die Probanden über ihre rein pflanzliche Ernährung täglich bis zu 18 mg Zink zuführten.[42] Auch eine weitere Untersuchung, die die Nährstoffzufuhr einer Gruppe vegan lebender Menschen mit der Zufuhr einer mischköstlichen Gruppe verglich, fand nicht nur ausreichend Zink in deren Speiseplänen, sondern im direkten Vergleich mit 6,5 mg pro 1.000 kcal bei den Veganern im Vergleich zu 4,7 mg pro 1.000 kcal bei den Mischköstlern sogar eine höhere Zinkzufuhr.[43] Solche Daten unterstreichen, dass mit einer richtigen Zusammenstellung der veganen Kost quantitativ genügend Zink zugeführt werden kann. Ein wichtiger Aspekt liegt nun darin, das Wissen über die adäquate Speiseplanerstellung zur Optimierung der Zinkaufnahme auch zu verbreiten, um allen vegan lebenden Menschen den Zugang zu diesen Informationen zu ermöglichen. Denn nur weil es in der Theorie möglich ist, genügend Zink über eine rein pflanzliche Ernährung zuzuführen, bedeutet das noch nicht, dass es in der Praxis auch von den meisten vegan lebenden Menschen umgesetzt wird. Darüber hinaus muss nicht nur die Zinkzufuhr, sondern auch die Zinkaufnahme optimiert werden.

Die Zinkaufnahme optimieren

Wie auch bei der Eisenaufnahme gibt es eine Reihe von aufnahmehemmenden und aufnahmefördernden Substanzen, die die Bioverfügbarkeit des aufgenommenen Zinks verschlechtern oder verbessern können. Der stärkste Zink-Aufnahmehemmer ist wie auch beim Eisen die Phytinsäure.[44] Diese kommt oft in Kombination mit Ballaststoffen in pflanzlichen Lebensmitteln vor, weshalb es lange Zeit unklar war, wie groß der Anteil der Ballaststoffe an der hemmenden Wirkung ist. Wie es scheint, spielen Ballaststoffe aber auch in der Zinkaufnahme eine untergeordnete

Rolle und die hemmende Wirkung in vollwertigen Lebensmitteln scheint in erster Linie auf die Phytinsäure zurückzugehen, denn ballaststoffreiche, aber phytinsäurearme Lebensmittel weisen kaum ein zinkhemmendes Potenzial auf.[45] Auch die gleichzeitige Zufuhr von Polyphenolen, wie sie unter anderem in Kaffee, Tee und Kakao vorkommen, ist zwar gesund, wirkt aber ebenso wie beim Eisen hemmend auf die Zinkaufnahme.[46] Darüber hinaus sollten hoch dosierte Eisenpräparate nicht zeitgleich zu zinkhaltigen Mahlzeiten eingenommen werden, um nicht die Zinkaufnahme zu hemmen. Eisenkonzentrationen in physiologischen Dosen, wie sie auch in Nahrungsmitteln vorkommen, stellen aber kein Problem dar.[47]

Es gibt auch in Bezug auf die Zinkversorgung eine Reihe von Medikamenten, die die Aufnahme von Zink hemmen oder die Zinkausscheidung erhöhen und so in beiden Fällen den Zinkbedarf steigern können. Zu den resorptionsmindernden Medikamenten zählen unter anderem, aber nicht ausschließlich, Laxanzien (Abführmittel), das Arzneimittel Orlistat, das zur begleitenden Behandlung von Adipositas eingesetzt wird und die Fettverdauung hemmt, Antazida und Protonenpumpenhemmer, welche die Produktion von Magensäure hemmen bzw. diese neutralisieren, sowie Zytostatika, die im Rahmen von Chemotherapien eingesetzt werden können.[48,49] Auch chronischer Alkoholkonsum wirkt sich, wie bei der Resorption vieler anderer Mineralstoffe, negativ auf die Zinkresorption aus.[50] Ein Blick in die Fachliteratur wie in Uwe Gröbers »Arzneimittel und Mikronährstoffe«[51] sollte wie bereits erwähnt bei der regelmäßigen Einnahme von Medikamenten getätigt werden, um sicherzustellen, dass trotz eventueller Wechselwirkungen oder veränderter Nährstoffaufnahme der Bedarf des Körpers an allen essenziellen Nährstoffen gedeckt wird.

Viele der zuvor erwähnten zinkhemmenden Stoffe decken sich auch mit den Stoffen, die aufnahmemindernd auf Eisen wirken. In Bezug auf die Aufnahmesteigerung gibt es zwischen den beiden Mineralstoffen allerdings einen großen Unterschied: Im Gegensatz zu Eisen kann bei Zink die Zugabe von Vitamin C die Absorption nicht merklich verbessern und damit fällt ein Faktor zur Aufnahmeverbesserung weg.[52] Andere aufnahmefördernde Stoffe, die auch schon die Eisenaufnahme erhöhen konnten, helfen allerdings auch in der Absorption von Zink. So hilft die Zugabe organischer Säuren wie Zitronensäure (in Obst wie Himbeeren, Orangen, Kiwis, Erdbeeren, etc. und Gemüse wie Tomaten, Paprika, etc.),[53] Apfelsäure (in Rhabarber, Aprikosen, Kirschen, Pflaumen, Brombeeren, Heidelbeeren, etc.)[54] und Milchsäure (aus fermentierten Lebensmitteln wie Sauerkraut) in der Resorptionsförderung von Zink.[55] Auch die schwefelhaltigen Substanzen in Zwiebelgewächsen wie Zwiebeln und Knoblauch unterstützen die Aufnahme von Zink.[56]

Generalisierend kann außerdem festgehalten werden, dass grundsätzlich eine hohe Proteinzufuhr die Zinkaufnahme verbessern kann.[57] Dies wurde in der Vergangenheit meist in Kombination mit tierischem Protein beobachtet, aber es kommt weniger auf die Quelle (tierisch oder pflanzlich), sondern mehr auf die Aminosäurenzusammensetzung an. Vor allem die Aminosäuren Histidin, Methionin und Cystein haben sich als aufnahmefördernd für Zink herausgestellt.[58] Die meisten pflanzlichen Zinkquellen wie Nüsse, Samen und Hülsenfrüchte sind ohnehin bereits recht proteinreich und liefern so nicht nur Zink, sondern verbessern zugleich dessen Aufnahme durch ihr Protein. Sojaprotein enthält besonders viel Histidin, wurde aber immer wieder als aufnahmehemmend für die Zinkabsorption beschrieben. Diese Hemmung lag aber nicht am Sojaprotein selbst, sondern an der Phytinsäure in der Sojabohne und so gilt Sojaprotein selbst nicht mehr länger als aufnahmehemmend. Der Irrtum in früheren Beobachtungen mit Sojaprotein kann unter anderem auch dadurch erklärt werden, dass in manchen Untersuchungen Sojaproteinkonzentrat und kein Isolat eingesetzt wurde, und man weiß mittlerweile, dass ersteres noch recht große Mengen an Phytinsäure enthält.[59]

Durch Fermentieren und Keimen lässt sich die Phytinsäurekonzentration in Lebensmitteln stark reduzieren[60] und so ist beispielsweise klassisches Sauerteigbrot ein guter Zinklieferant. Durch die Fermentation in der Herstellung des Sauerteigbrotes wird der Phytinsäuregehalt um bis zu 60 % reduziert und damit die Mineralstoffaufnahme begünstigt.[61] Die genaue Höhe der Reduzierung hängt dabei von der Art des Mehls, der Verarbeitungstemperatur und der Art der Sauerteigführung ab.[62] Durch die richtigen Verarbeitungsmethoden kann der Phytinsäuregehalt in der Brotherstellung sogar um bis zu 90 % reduziert werden.[63,64]

Wenn Lebensmittelproduzenten und Bäcker zukünftig mehr Bewusstsein für die Möglichkeiten der Phytinsäurereduktion durch die richtige Lebensmittelzubereitung entwickeln, wird einer optimalen Mineralstoffversorgung auch bei rein pflanzlicher Ernährung ohne gesonderten Fokus auf den Abbau der Phytinsäure nichts mehr im Weg stehen, weil dafür dann bereits während der Lebensmittelproduktion vom Hersteller Sorge getragen wurde. Das ist ein wichtiger Fortschritt in der Lebensmittelherstellung, weil bisher gängige Herstellungsprozesse wie das Raffinieren von Getreide keine Vorteile, sondern sogar Nachteile für die Mineralstoffversorgung brachten. Durch das Ausmahlen zu Weißmehl verringert sich zwar der Gehalt an Phytinsäure im Getreide, jedoch verringert sich auch der Zinkgehalt drastisch. Obwohl die prozentuale Aufnahme von Zink aus dem Weißbrot zwar höher ist, ist die absolut aufgenommene Menge aus Vollkornbrot am Ende dennoch größer, weil der Gesamtgehalt an Zink insgesamt höher ist und so trotz niedrigerer Bioverfügbarkeit am Ende mehr Zink aus Vollkornbrot im Vergleich zu Weißmehlprodukten aufgenommen wurde.[65] Durch die richtige Sauerteigführung und andere Techniken kann man also das beste beider Welten bekommen, indem der Mineralstoffgehalt des vollen Korns erhalten bleibt und dennoch die Phytinsäure stark reduziert wird. Einige Backstuben produzieren mittlerweile sogar Vollkornbrote aus gekeimten Getreiden, deren Phytinsäuregehalt durch das Keimen noch weiter reduziert wird.[66] Denn obwohl Phytinsäure auch gesundheitlich zuträgliche Eigenschaften aufweist,[67] kann sie durchaus die Zinkresorption in relevantem Maße mindern und daher sollte ihrem Abbau zur Sicherstellung der Zinkversorgung die notwendige Beachtung geschenkt werden.

Während sich bei Getreiden der Großteil der Phytinsäure in den Randschichten und im Keimling befindet und so beim Schälen/Ausmahlen durch das Entfernen beider Teile stark reduziert wird, befindet sich der Großteil der Phytinsäure in Hülsenfrüchten im Inneren, im sogenannten Endosperm, und so führt ein Schälen bei ihnen zu keiner merklichen Verringerung.[68] Im Allgemeinen könnte ein Fokus auf die Reduzierung der Phytinsäure in der Lebensmittelproduktion große Fortschritte in der Optimierung der Zinkversorgung der Bevölkerung bringen. So können engagierte Lebensmittelproduzenten zukünftig beispielsweise bereits während des Produktionsprozesses von Getreide- und Hülsenfruchtprodukten dem Lebensmittel Phytaseenzyme aus Bakterien- oder Pilzkulturen zugeben und damit, ähnlich wie beim Keimen, den Gehalt an Phytinsäure drastisch reduzieren.[69] Eine andere Strategie ist die Zugabe von gekeimten Mehlen zu ungekeimten Mehlen, um durch die Phytaseaktivität des gekeimten Mehls auch die Phytinsäure im ungekeimten Mehl während der Teigruhe zu reduzieren.[70]

Fazit

Eine vegane Ernährung ist eine sehr gesunde Kost, die den Körper mit vielen Nährstoffen in großer Menge versorgt. Der starke Fokus auf die kritischen Nährstoffe im Rahmen dieses Kapitels soll nicht den Anschein erwecken, als wäre es unverhältnismäßig schwierig, den Nährstoffbedarf rein pflanzlich zu decken. Es gibt unter den essenziellen Nährstoffen bei veganer Ernährung nur eine Handvoll, die kritisch sein können. Dieses Kapitel soll lediglich dafür sensibilisieren, dass auf diese kritischen Nährstoffe ein besonderes Augenmerk gelegt werden sollte. Zukünftige Verbesserungen in den Produktionsmethoden von pflanzlichen Lebensmitteln von Seiten der Nahrungsmittelproduzenten werden diesen Umstand aber bald noch weiter relativieren.

Die Bedarfsdeckung mit Zink durch rein pflanzliche Lebensmittel ist in jeder Phase des Lebens möglich. Dafür sollte der Fokus auf eine Lebensmittelauswahl gelegt werden, bei der einige phytinsäurearme Zinklieferanten wie Sauerteigbrote, Tempeh und andere fermentierte Lebensmittel mit viel Zink enthalten sind. Diese sollten außerdem durch weitere zinkhaltige Lebensmittel wie Sesam, Kürbiskerne, Leinsamen, Haferflocken, Sojaprodukte und andere Hülsenfrüchte ergänzt werden. Durch den zusätzlichen Verzehr von aufnahmefördernden Stoffen, wie organischen Säuren aus einigen Obst- und Gemüsesorten sowie eine ausreichende Proteinzufuhr und die Verwendung von Zwiebelgewächsen, kann die Zinkaufnahme weiter optimiert werden.

Tab. 17: **Vorurteile gegenüber der Zinkversorgung bei veganer Ernährung**

Klischee	Realität
Eine vegane Ernährung liefert nicht ausreichend Zink.	▶ Eine vegane Ernährung kann, bei guter Zusammenstellung der Kost, genügend Zink für jede Lebensphase liefern, sofern ein Fokus auf die Inklusion von Vollkorngetreiden, Hülsenfrüchten, Nüssen und Samen gelegt wird. Gleichzeitig sollte darüber hinaus eine Reduktion von aufnahmehemmenden Substanzen und eine Erhöhung von absorptionsfördernden Substanzen angestrebt werden.
Zink aus tierischen Produkten ist besser verwertbar als Zink aus Pflanzen.	▶ Dies trifft in vielen Fällen zu, liegt aber nicht am Zink selbst, sondern an den Begleitsubstanzen in Pflanzen. Wenn aufnahmehemmende Stoffe wie die Phytinsäure in pflanzlichen Lebensmitteln reduziert werden, ist die Bioverfügbarkeit von Zink aus Pflanzen ähnlich hoch. Außerdem kann der Organismus die Absorptionsrate kompensatorisch in einem gewissen Rahmen an die Menge und Bioverfügbarkeit des Nahrungszinks anpassen.
Veganer müssen zwingend Zink supplementieren.	▶ Ob Zink supplementiert werden muss, hängt nicht von der Ernährungsform per se, sondern von der konkreten Lebensmittelauswahl ab. Bei guter Zusammenstellung der Kost enthält eine vegane Ernährung auch ohne Supplemente ausreichende Mengen an Zink für jede Lebensphase.

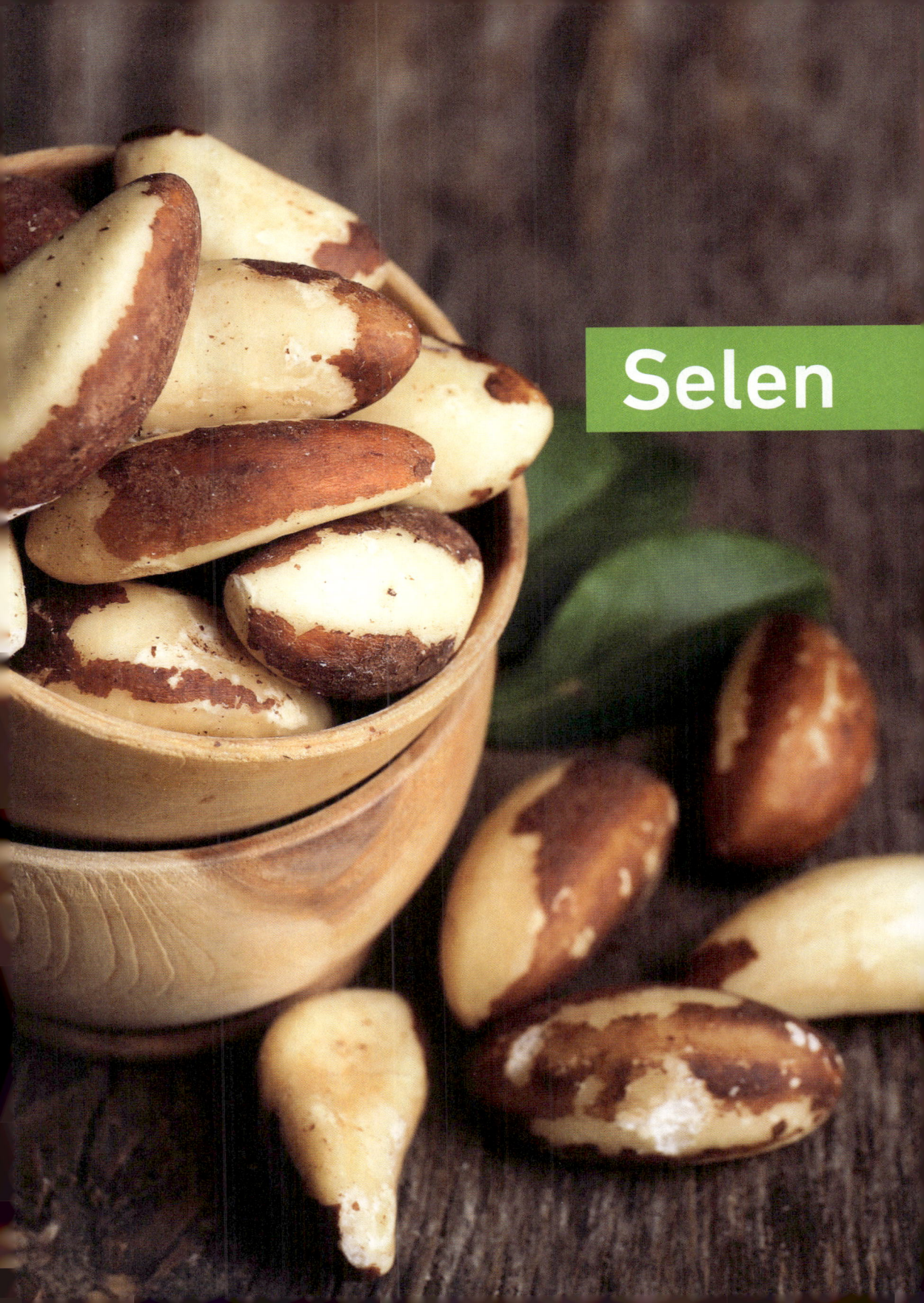

Selen

D as Spurenelement Selen wurde 1817 vom schwedischen Mediziner und Chemiker Jöns Jakob Berzelius entdeckt und aufgrund seines silbrig-matten Glanzes nach der Mondgöttin Selene benannt.[1] Eine mit Selen in Verbindung stehende Krankheit wurde allerdings bereits im 13. Jahrhundert von Marco Polo beschrieben, der unerklärlichen Haar- und Klauenverlust, taumelnden Gang und letztendlich den Tod bei einigen seiner Lasttiere feststellte und dies als Klauenfäulnis bezeichnete.[2] Was er beschrieb, war wohl einer der frühesten dokumentierten Fälle einer Selenvergiftung, die vermutlich auf das übermäßig selenhaltige Futter der Tiere zurückzuführen war. 1935 wurde in den USA dasselbe Phänomen bei Rinderherden beobachtet, die auf sehr selenreichen Böden grasten.[3] Aufgrund dieser und weiterer Untersuchungen galt der Fokus der Selenforschung für lange Zeit vor allem seiner toxischen Wirkung. Der Forschungsschwerpunkt änderte sich allerdings infolge mehrerer Veröffentlichungen aus dem Jahr 1969, die zeigten, dass geringe Mengen an Selen nicht nur gesundheitliche Vorteile für manche Tiere bringen, sondern für diese sogar essenziell sind.[4] Die erste Zufuhrempfehlung für Selen für die menschliche Ernährung wurde in den USA allerdings erst 1989 veröffentlicht und zeigt, wie jung die Forschung zu Selen im Rahmen der menschlichen Ernährung ist.[5] Die Erforschung von Selen und dessen Bedeutung ist immer noch von vielen Fragezeichen durchzogen und so sind bis heute die Zufuhrempfehlungen für Selen streng genommen nur Schätzwerte.[6]

Selen und die menschliche Gesundheit

Der wichtigen Rolle von Selen für die menschliche Gesundheit wird noch immer nicht die Aufmerksamkeit geschenkt, die das Spurenelement verdient hätte. Dabei bringen eine Reihe von Metaanalysen eine gute Selenversorgung mit einem geringeren Auftreten von kanzerogenen[7,8] (besonders Lungen-[9] und Prostatakrebs[10]) und kardiovaskulären Erkrankungen[11,12] in Verbindung. An dieser Stelle muss allerdings auch erwähnt werden, dass nicht alle Veröffentlichungen dieselben positiven Effekte auf das Krebsrisiko[13] oder das Risiko für kardiovaskuläre Erkrankungen[14] zeigen. Ein Grund für die unterschiedlichen Studienergebnisse könnten Schwellenwerte sein, ab denen Selen keinen zusätzlichen Schutz mehr bietet und im Gegenteil sogar das Erkrankungsrisiko erhöhen kann.[15,16] Das würde bedeuten, dass eine zusätzliche Selengabe bei Personen mit verringerter Selenzufuhr durchaus eine protektive Wirkung aufweisen kann, während Personen, die bereits über die Nahrung ausreichend Selen aufnehmen, keine weitere Verringerung bezüglich des Krankheitsrisikos erfahren und ihr Erkrankungsrisiko im schlechtesten Fall sogar erhöhen können.

Diese Hypothese untermauern auch die Ergebnisse in Bezug auf Selen und Diabetes, in denen eine gute Selenversorgung mit bis zu 1,5 µg pro kg Körpergewicht mit einem geringeren Risiko für Insulinresistenz und damit für die Entstehung von Typ-2-Diabetes verbunden war.[17] Stark verringerte oder besonders hohe Plasmawerte an Selen scheinen hingegen das Risiko für Typ-2-Diabetes zu erhöhen.[18,19] Diese Ergebnisse legen nahe, dass das therapeutische Fenster von Selen (wie auch von anderen Spurenelementen) recht gering ist und die Risikoreduktion erneut einem u-förmigen Verlauf folgt. Das bedeutet, dass das Krankheitsrisiko bei einem Mangel hoch ist, mit zunehmend besserer Versorgung sinkt und ab einer gewissen Überversorgung wieder ansteigt. Weniger widersprüchliche und zugleich vielversprechende Ergebnisse wurden hingegen bei der Gabe von Selen als unterstützende Maßnahme in der HIV-Therapie verzeichnet.[20,21]

Außerdem hat eine gute Selenversorgung eine positive Wirkung auf die Schilddrüsenfunktion[22,23] sowie die Fruchtbarkeit[24] und kann bei Frauen in der Schwangerschaft das Risiko für Frühgeburten reduzieren.[25] Die Schilddrüse ist das Gewebe mit dem höchsten Selengehalt im menschlichen Organismus und auch wenn Jod als das wichtigste Spurenelement für die Schilddrüsenfunktion bekannt ist, kann durch einen gleichzeitigen Mangel an Selen eine jodmangelbedingte Schilddrüsenerkrankung noch weiter verstärkt werden.[26] Aufgrund der synergetischen Wirkung dieser beiden Spurenelemente ist es wichtig, bei einer Supplementierung mit Selen bei Personen mit einer Schilddrüsenunterfunktion gleichzeitig die Jodversorgung im Blick zu behalten und stets beide Spurenelemente in ausreichender Menge zuzuführen.[27] Zu guter Letzt werden einer guten Selenversorgung antivirale, antiinflammatorische (entzündungshemmende) und antioxidative Effekte zugesprochen.[28]

Der Selenbedarf des Menschen

Selen unterscheidet sich in vielen Eigenschaften von einigen der bisher in diesem Buch besprochenen Mineralstoffe. Die Unterschiede liegen sowohl in der Bioverfügbarkeit als auch in der Regelung der Aufnahme und Ausscheidung von Selen. Die Bioverfügbarkeit von Selen ist wesentlich höher als beispielsweise jene von

Eisen und Zink und beträgt im Durchschnitt 70-90 %.[29,30] Während der Körper beim Eisen außerdem kaum Möglichkeiten zur Ausscheidung hat und daher die Aufnahme viel strenger regeln muss, besteht bei Selen zur Aufrechterhaltung des Selenspiegels hauptsächlich die Regulierung der Ausscheidung und nicht die Aufnahmeregulierung zur Verfügung.[31] Die Ausscheidung ist dabei sowohl vom Selenstatus als auch von der jeweiligen Zufuhrmenge abhängig.

Die Absorption von Selen ist hingegen weitestgehend unabhängig von der aktuellen Selenversorgung des menschlichen Körpers.[32] Die Ausscheidung von Selen erfolgt hauptsächlich über den Urin, den Stuhl und die Atemluft. Die Ausscheidung über die Atemluft ist auch der Grund, warum bei einer akut toxischen Dosis oder längerfristiger Überversorgung an Selen eine der Vergiftungserscheinungen neben Müdigkeit, Haarverlust und Nagelverfärbung der sogenannte Knoblauchatem ist.[33]

Tab. 18 listet die Schätzwerte für eine angemessene Selenzufuhr im Rahmen der D-A-CH-Referenzwerte auf.

Tab. 18: **D-A-CH-Referenzwerte für die Selenzufuhr nach Geschlecht und Alter**[34]

Alter	Selenzufuhr in µg pro Tag bei Mischkost	
	Männlich	Weiblich
Säuglinge		
0 bis unter 4 Monate	10	
4 Monate bis unter 12 Monate	15	
Kinder und Jugendliche		
12 Monate bis unter 4 Jahren	15	
4 bis unter 7 Jahre	20	
7 bis unter 10 Jahre	30	
10 bis unter 13 Jahre	45	
13 bis unter 15 Jahre	60	
15 bis unter 18 Jahre	70	60
Erwachsene und Senioren		
18 bis unter 65 Jahre	70	60
65 Jahre und älter	70	60
Schwangerschaft und Stillzeit		
Schwangere ab dem 4. Monat	-	60
Stillende	-	75

Ziel der täglichen Selenzufuhr sollte das Erreichen einer idealen Plasmaselenkonzentration in Höhe von 110–130 µg/l sein.[35,36,37] Dieser Wert wurde festgelegt, weil das für den Selentransport im Blut verantwortliche Transport-Protein namens Selenoprotein P (SePP), das aktuell als einer der aussagekräftigsten Indikatoren gilt, bei etwa dieser Plasmakonzentration sein Plateau erreicht und selbst bei höheren Dosen nicht mehr ansteigt. Wissenschaftler gehen davon aus, dass dies wiederum ein Indikator dafür ist, dass ab diesem Zeitpunkt die Optimalversorgung mit Selen gegeben ist.[38] Ab einer Serumkonzentration von über 150 µg/l stieg die zuvor gesunkene Gesamtmortalitätsrate in einigen Untersuchungen allerdings wieder leicht an.[39]

Daher kann man bei der Selenzufuhr nicht nur in Bezug auf das Diabetesrisiko, sondern auch in Bezug auf eine Reihe weiterer Erkrankungen von der erwähnten u-förmigen Risikokurve ausgehen. Werte im Bereich der geschätzten Optimalversorgung wurden innerhalb einer 40-wöchigen Untersuchung mit der Zufuhr von etwa 75 µg Selen erreicht.[40] An diesen Ergebnissen orientieren sich auch die D-A-CH-Schätzwerte.[41] Andere Autoren vertreten jedoch den Standpunkt, dass erst eine Zufuhr von etwa 1,5 µg pro Kilogramm Körpergewicht langfristig zu Optimalwerten bei der Krankheitsprävention führt.[42] Sämtliche auf das Körpergewicht bezogene Empfehlungen zur Dosishöhe von Nährstoffen beziehen sich dabei auf Menschen im Spektrum des Normalgewichts und müssen bei ausgeprägtem Über- oder Untergewicht entsprechend adjustiert werden. Während die Empfehlung mit 1 µg pro Kilogramm Körpergewicht bei der 60 kg schweren Testperson zu einer Zufuhrempfehlung in Höhe von 60 µg führen würde und damit genau innerhalb der D-A-CH-Werte liegt, ergäbe die höhere Zufuhrempfehlung mit 1,5 µg pro Kilogramm Körpergewicht insgesamt 90 µg, was bereits weit über den Empfehlungen der D-A-CH-Staaten liegt, aber von einigen Wissenschaftlern als eine ideale Zufuhr angesehen wird.

Während der Schwangerschaft erhöht sich der Selenbedarf der Frau nur geringfügig.[43] Da diese geringen Unterschiede noch im Rahmen des Sicherheitszuschlags für die reguläre Zufuhrempfehlung liegen und die Nährstoffaufnahme der Frau in der Schwangerschaft ohnehin erhöht ist, wurde in Deutschland keine separate Selenzufuhrempfehlung für schwangere Frauen festgelegt. Während der Stillzeit wird allerdings zusätzliches Selen für die Produktion von ausreichend selenhaltiger Muttermilch benötigt und aufgrund der durchschnittlichen Abgabe von Selen in die Muttermilch wurde eine um 15 µg erhöhte Zufuhrempfehlung für die Stillzeit festgelegt. Dadurch erhöht sich die Zufuhrempfehlung während der Stillzeit auf 75 µg pro Tag. Für gesunde Säuglinge innerhalb der ersten sechs Lebensmonate gilt die Muttermilch als optimale und ausreichende Quelle für die allermeisten Nährstoffe inklusive Selen – lediglich die Vitamine K und D sind (zumindest bei westlichen Mischköstlerinnen in Untersuchungen) nicht ausreichend vorhanden.[44] Ein Augenmerk auf die zusätzliche Selenzufuhr muss erst ab der Einführung der Beikost gelegt werden.

Minimal- und Maximalzufuhr an Selen

Manifeste Selenmängel wurden in Untersuchungen erst bei einer Zufuhr von weniger als 20 µg Selen pro Tag beobachtet.[45] In westlichen Ländern ist ein ausgeprägter Selenmangel bei einer mischköstlichen Ernährung nicht zu erwarten,[46] aber wie eine vergleichende Untersuchung mit Daten aus unterschiedlichen europäischen Ländern zeigt, nimmt mehr als ein Drittel der erwachsenen Bevölkerung trotz Mischkost weniger als 35 µg (m) bzw. 30 µg (w) Selen pro Tag zu sich und befindet sich somit weit unterhalb der Zufuhrempfehlung.[47] In dieser Untersuchung stach allerdings unter anderem Finnland mit einer um etwa zwei Drittel geringeren Unterversorgungsrate an Selen positiv hervor. Grund für die bessere Versorgungssituation ist hier eine gezielte staatliche Intervention zur Verbesserung der Selenversorgung der Bevölkerung. Finnland begann bereits 1984 mit der systematischen Anreicherung der Mineraldünger mit Selen und ist bis heute das einzige europäische Land mit dieser Strategie.[48] Durch diese systematische Anreicherung erhöhte sich der Selengehalt des finnischen Weizens um das Zehnfache und der in manchen Gemüsen wie Zwiebeln, Knoblauch und Brokkoli um mehr als das 100-Fache.[49]

Der Minimalbedarf an Selen steigt aufgrund einer Reihe von Erkrankungen wie AIDS/HIV, Hepatitis, Krebs, Niereninsuffizienz und einigen weiteren,[50] weshalb sich Personen mit chronischen Erkrankungen stets informieren sollten, welche Auswirkungen ihre Krankheit auf ihren Mikronährstoffbedarf hat, um diesen weiterhin optimal zu decken. Auch eine Reihe von Arzneimitteln wie Antazida (Säureblocker), Laxanzien (Abführmittel), Zytostatika (Substanzen für die Krebstherapie) und weitere verschlechtern die Selenaufnahme und erhöhen damit den Bedarf.[51] Auch Arzneimittel mit dem Inhaltsstoff Valproinsäure, die unter anderem bei Epilepsie eingesetzt werden, können die Blutselenspiegel senken.[52] Regelmäßiger hoher Alkoholkonsum verschlechtert ebenso die Aufnahme von Selen und Rauchen erhöht die oxidative Belastung, wodurch der Selenbedarf ebenfalls ansteigt.[53]

Das Institute of Medicine (IOM) hat ein »Tolerable Upper Intake Level« (UL) für Selen in Höhe von 400 µg pro Tag festgelegt.[54] Bei der Festlegung des UL in Europa war die European Food Safety Authority (EFSA) etwas vorsichtiger und hat sich für ein UL in Höhe von 300 µg für Erwachsene entschieden.[55] Das gilt auch für Schwangere und Stillende. Für Kleinkinder und Jugendliche gelten diese UL: 60 µg für Kleinkinder bis drei Jahren, 90 µg für Kinder von vier bis sechs Jahren, 130 µg für Kinder von sieben bis zehn Jahren, 200 µg für Kinder von elf bis 14 Jahren sowie 250 µg für Jugendliche zwischen 15 bis 17 Jahren.[56] Zur Berechnung des UL für Selen wird manchmal auch der Referenzwert von 8 µg pro Kilogramm Körpergewicht pro Tag verwendet, was für die 60 kg schwere Beispielperson allerdings ganze 480 µg wären.[57] Irgendwo in der Mitte zwischen diesen drei Empfehlungen für Erwachsene liegt also ein sicherer Richtwert für das persönliche UL für Selen.

Zufuhrempfehlungen für vegan lebende Menschen

Untersuchungen, die den Selengehalt der Speisepläne von vegan und mischköstlich lebenden Schweden analysierten, stellten in der veganen Gruppe vergleichsweise geringe Selenzufuhren fest.[58,59] Auch im Rahmen der britischen EPIC Oxford Study wurde festgestellt, dass etwa ein Drittel der männlichen und knapp die Hälfte der weiblichen Probanden bei veganer Ernährung eine Selenzufuhr von weniger als 45 µg pro Tag aufweisen.[60] Die Rate an Vegetariern und Vegetarierinnen, die weniger als 45 µg Selen zu sich genommen haben, war allerdings noch deutlich höher als die Rate der veganen Gruppe, was den Schluss nahelegt, dass auch Milch und Eier zumindest in Großbritannien keinen wesentlichen Anteil an der Selenbedarfsdeckung leisten. Anders sieht es wie bereits erwähnt in Finnland aus, wo von öffentlicher Seite aus bereits im Anbau der pflanzlichen Lebensmittel auf einen ausreichend hohen Selengehalt geachtet wird. So zeigte eine vergleichende Untersuchung zwischen Veganern und Mischköstlern aus Finnland zwar geringere Selenzufuhren bei beiden Geschlechtern in der veganen Gruppe im Vergleich zur omnivoren Gruppe, aber im Durchschnitt lag die vegane Gruppe mit 79 µg pro Tag sogar über den offiziellen Empfehlungen.[61]

In einer weiteren Untersuchung aus den USA wurde zudem gezeigt, dass eine vegane Ernährung aufgrund der selenreicheren Böden in Amerika auch gänzlich ohne Supplemente im Durchschnitt 30–50 µg Selen pro 1.000 kcal liefert und damit den Tagesbedarf leicht decken kann.[62] Durch Länder wie Finnland, wo der Selengehalt der Böden erhöht wurde, und Länder wie die USA, deren Böden vielerorts selenreich sind, sehen wir also, dass die Selenzufuhr bei veganer Ernährung stark vom Selengehalt der Böden im eigenen Land abhängt. Inwieweit sich der Organismus bei veganer Ernährung auch an eine etwas geringere Zufuhr anpassen kann, ist noch offen, aber aufgrund der vielfachen positiven Eigenschaften einer leicht über den offiziellen Empfehlungen liegenden Selenzufuhr sollte diese erhöhte Zufuhr auch angestrebt werden.

Eine Alternative in Ländern mit selenarmen Böden wie Deutschland, Österreich und der Schweiz könnte auch ein moderat dosiertes Nahrungsergänzungsmittel mit Selen sein. Selbstverständlich sollte nach Möglichkeit der Nährstoffbedarf stets über vollwertige Lebensmittel gedeckt werden, aber auch ein Selensupplement ist besser als eine Unterversorgung mit Selen im Falle der unzureichenden Zufuhr über die Nahrung. Wenn man sich für die Supplementierung mit Selen entscheidet, sollte man von anderen stark selenhaltigen pflanzlichen Nahrungsmitteln wie Paranüssen absehen, da diese zusammen mit dem Präparat zu einer Überdosierung führen können. Die sehr geringen Mengen an Selen in den allermeisten gängigen pflanzlichen Lebensmitteln hierzulande spielen dabei allerdings keine Rolle, da sie in Summe keine große Zusatzzufuhr an Selen darstellen. Zum Erreichen der Optimalwerte für Selen wird wie bereits dargelegt eine durchschnittliche Zufuhr von 1-1,5 µg pro kg Körpergewicht benötigt.[63,64] Bei der Zufuhr von Selen in dieser Größenordnung werden Präparate mit Selenomethionin empfohlen.[65] Wenn Personen über längere Zeiträume mit therapeutischen Dosen über 100 µg pro Tag behandelt werden, wird hingegen zu anorganischen Verbindungen wie Natriumselenit oder Natriumselenat geraten, weil diese Formen zwar auch direkt bioverfügbar sind, aber auch bei längerfristiger Einnahme von Dosen bis zu 200 µg pro Tag keine Gefahr für eine zu starke Anreicherung mit Selen im Organismus darstellen.[66,67] Die genaue Form, Art und Dauer von Selen in Dosen von mehr als 100 µg sollten definitiv mit dem behandelnden Ernährungs- oder Mikronährstofftherapeuten besprochen werden. Natriumselenit und Natriumselenat sollten zur optimalen Wirksamkeit 1-2 Stunden vor einer Mahlzeit und mit ausreichend Abstand zu der vorherigen Mahlzeit eingenommen werden, wohingegen Selenomethionin auch zu den Mahlzeiten eingenommen werden kann.[68]

Selenhaltige pflanzliche Lebensmittel

Selen ist für Pflanzen kein essenzieller Nährstoff und kann in höherer Konzentration für diese sogar toxisch wirken.[69] Dieser Umstand erklärt auch, warum viele Pflanzen nicht sonderlich große Mengen an Selen enthalten. Sofern genügend Selen in einem alkalischen, gut belüfteten Boden vorhanden ist, können aber zumindest einige Pflanzenarten relevante Mengen davon aufnehmen und anreichern und so auch einen relevanten Teil zur Selenversorgung des Menschen beitragen.[70] Obst enthält im Vergleich zu Getreide, Hülsenfrüchten, Gemüse und Nüssen durchschnittlich den geringsten Selengehalt.[71] Wurzelgemüse, Erbsen, Bohnen, Tomaten, Gurken und eine Reihe anderer Gemüse sind zwar ebenso nur bedingt in der Lage, Selen zu akkumulieren, aber wieder andere Gemüsesorten wie Spargel, die gesamte Gruppe der Zwiebelgewächse (Knoblauch, Zwiebeln etc.) und Kohlgemüse (Grünkohl, Rotkohl, etc.) können in Abhängigkeit des Selengehaltes im Boden auch größere Mengen an Selen anreichern.[72] Noch größere Mengen können einige (Pseudo-)Getreide, Nüsse, Samen und Pilze aufweisen. Der tatsächliche Selengehalt ist allerdings wie beschrieben vom Selengehalt des Bodens abhängig und kann von Land zu Land stark schwanken. Abb. 30 zeigt die Selengehalte pflanzlicher Lebensmittel nach Art und Selengehalt des Bodens.

Die Abbildung macht zwei Dinge deutlich: Es gibt zum einen zumindest zwei pflanzliche Lebensmittel, Paranüsse und Steinpilze, die theoretisch exzellente Selenlieferanten sein können und mit nur geringer Menge den Tagesbedarf decken. Außerdem zeigt sich, dass die meisten anderen pflanzlichen Lebensmittel laut den gängigen Nährwerttabellen zumindest in Deutschland und den umliegenden Ländern recht arm an Selen sind und man sehr große Mengen von ihnen verzehren

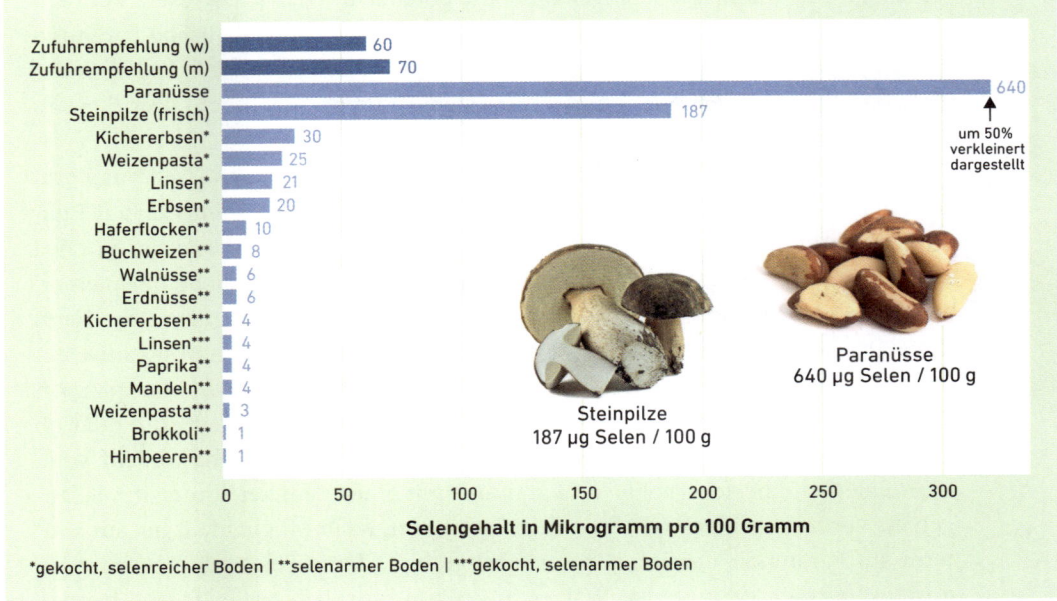

Steinpilze
187 µg Selen / 100 g

Paranüsse
640 µg Selen / 100 g

*gekocht, selenreicher Boden | **selenarmer Boden | ***gekocht, selenarmer Boden

Selen

müsste, um überhaupt im Ansatz die Zufuhrempfehlungen zu erreichen. Beide Selen-Spitzenreiter müssen aber aufgrund der starken Schwankungen ihres Selengehaltes hinterfragt werden.

Paranüsse stellen zwar eine gut bioverfügbare Quelle für Selen dar,[76] jedoch ist seit Langem bekannt, dass die Schwankungsbreite ihres Selengehalts sehr hoch sein kann. Die dokumentierten Schwankungen sind so hoch, dass eine einzelne Paranuss in Abhängigkeit von ihrer genauen Herkunft entweder nur moderat hohe Mengen liefert oder aber im Extremfall den Tagesbedarf sogar um ein Vielfaches übersteigt.[77,78,79,80] Trotz teils sehr großer Ausreißer enthielten durchschnittliche Paranüsse in Messungen etwa 2,3–10,2 µg/g mit einem Mittelwert von etwa 6,4 µg/g.[81] Bei einem Gewicht von etwas über 4 g pro Nuss würden in diesem Fall bereits zwei Paranüsse den Tagesbedarf decken. Eine weitere Untersuchung zum Selengehalt in Paranüssen ergab mit 1,6 bis 20,2 µg/g eine etwas weitere Spanne,[82] wobei auch in diesem Fall zwei Paranüsse im Mittelwert den Tagesbedarf decken, aber gleichzeitig das UL nicht überschreiten würden. Die DGE beziffert den Selengehalt in Paranüssen mit etwa 2,5 µg/g hingegen deutlich niedriger und empfiehlt daher den Konsum von täglich sechs Paranüssen.[83] Einer der höchsten bis dato gemessenen Selenwerte in Paranüssen betrug allerdings mehr als 500 µg/g, wodurch bereits eine Paranuss den Tagesbedarf bei Weitem übersteigen würde.[84] Der überwiegende Teil der weltweiten Paranuss-Ernte stammt aus Bolivien, Brasilien und Peru und obwohl Paranüsse im Englischen »Brazil Nuts« heißen, kommen etwa 60 % der exportierten geschälten Paranüsse aus Bolivien.[85] Die meisten Nüsse mit extrem hohen Selengehalten, die potenziell sogar toxisch sein können, stammten in bisherigen Untersuchungen aus Brasilien.[86] Brasilianische Paranuss-kerne ohne Schale haben jedoch nur einen Exportanteil in Höhe von 2 % an der globalen Paranuss-Exportrate und so ist es eher unwahrscheinlich, dass diese in großer Menge auf deutschen Tellern landen.[87]

Eine vergleichende Untersuchung des Selengehalts von Paranüssen aus Peru, Brasilien und Bolivien hat ergeben, dass der Selengehalt von Paranüssen aus Bolivien mit 1,6 µg/g von allen Tests am geringsten war und so eine Paranuss nur etwa 6,4 µg Selen pro Nuss (1,6 µg/g) enthält.[88] Damit könnte die weibliche Beispielperson sogar zehn Paranüsse essen und würde damit gerade erst knapp über 100 % ihres Tagesbedarfs kommen. Da allerdings nicht viele Werte von bolivianischen Paranüssen in der wissenschaftlichen Literatur existieren, ist nicht einschätzbar, ob Paranüsse aus Bolivien allesamt moderater in ihrem Selengehalt sind oder ob auch bolivianische Paranüsse mit extrem hohem Selengehalt im Umlauf sind. Wenn die Wahl besteht, sollte auf Paranüsse mit einer Kennzeichnung des Selengehalts zurückgegriffen werden und es ist ratsam, nach Möglichkeit bis auf weiteres auf Paranüsse aus Bolivien zurückzugreifen, deren Selengehalt vermutlich durchschnittlich geringer ist. Was es in Zukunft wirklich braucht, sind bessere Kontrollen des Selengehaltes und mehr Transparenz, damit Paranüsse zu einer verlässlichen Selenquelle in der veganen Ernährung werden können.

In Bezug auf die zweitbesten pflanzlichen Selenlieferanten, die Steinpilze, ist zum einen ebenso fraglich, wie groß die Schwankungen unterschiedlicher Steinpilze aus unterschiedlichen Regionen sind. Außerdem sind Steinpilze eine recht kostspielige Selenquelle und darüber hinaus zeigen die Auswertungen des Bundesamtes für Strahlenschutz (BfS), dass eine Vielzahl von wild wachsenden Speisepilzen auch über 30 Jahre nach der Katastrophe von Tschernobyl vor allem im Süden Deutschlands zum Teil immer noch stark belastet ist.[89] Aufgrund der großen Schwankungsbreite der Strahlenbelastung in unterschiedlichen Gebieten innerhalb Deutschlands sollten wild wachsende Speisepilze mit Vorsicht genossen werden.[90] Die besonders selenhaltigen wild wachsenden Pilze wie der Steinpilz sind damit zum aktuellen Zeitpunkt wegen der vermuteten Selengehaltschwankungen, der Saison, des Einkaufspreises und der Strahlenbelastung nicht als tägliche Selenquelle geeignet.

In Teilen der USA und Kanadas sind aufgrund selenreicherer Böden manchmal sogar herkömmliche Vollkorngetreideprodukte recht gute Selenquellen, die hierzulande in den meisten Fällen keinen nennenswerten Beitrag zur Selenversorgung leisten.[91] Getreide aus den USA kann bis zu 100 µg Selen pro 100 g enthalten, während Getreide aus Deutschland meist weniger als 5 µg/100 g aufweist.[92] Ebenso können Hülsenfrüchte aus Kanada exzellente Selenquellen sein, während deutsche Hülsenfrüchte meist nur vernachlässigbare Mengen an Selen enthalten. In einer

Untersuchung von 19 Linsenarten aus der kanadischen Provinz Saskatchewan wurde gezeigt, dass der Selengehalt der kanadischen Linsen im Trockenzustand zwischen 42-67 µg/100 g lag und so 100 g getrocknete Linsen bereits den überwiegenden oder kompletten Tagesbedarf eines Erwachsenen decken können.[93] Im Gegensatz dazu liefern Linsen aus selenärmeren Gebieten nur knapp 10 µg/100 g[94] und so müsste man als Frau täglich 600 g und als Mann täglich 700 g Linsen (Trockengewicht) kochen, um den Tagesbedarf zu decken. Kanadische Linsen sind auch hierzulande oft in Lebensmittelgeschäften vertreten und so lohnt sich auch hier ein Blick auf das Herkunftsland, wenn man diese als Selenquelle verwenden möchte.

Der Grund, warum Getreide und Hülsenfrüchte in Deutschland so selenarm sind, liegt daran, dass deutsche Böden im Durchschnitt sehr arm an diesem Mineral sind.[95] Während in vielen Veröffentlichungen der Selengehalt der Böden pauschal für ein Land angegeben wird, gibt es allerdings auch zum Teil innerhalb eines Landes in unterschiedlichen Regionen bereits sehr große Schwankungen. So trat in den Jahren 1961-1964 in einigen chinesischen Dörfern eine hohe Rate an Fällen von Selenvergiftungen auf, weil das Getreide und Gemüse aufgrund der zu diesem Zeitpunkt hohen Konzentrationen im Boden bis zu tausendmal mehr Selen enthielt als vergleichbares Getreide und Gemüse aus einigen anderen Gebieten Chinas.[96] Der Selengehalt ist aber nicht nur vom Boden, sondern auch von der Verarbeitung abhängig. Denn selbst wenn Vollkorngetreide aus selenreichen Böden stammt, sinkt sein Selengehalt mit abnehmendem Ausmahlgrad.[97] Je höher die Zahl der Mehl-Type (z.B. 405, 1050 oder 1800) ist, desto mehr wurde von den Randschichten mitvermahlen und umso mehr Vitamine, Mineral- und Ballaststoffe existieren noch darin. Mehl des Typs 405 hat so beispielsweise einen durchschnittlichen Mineralstoffgehalt von 405 mg/100g Mehl und Typ 1800 enthält 1800 mg Mineralstoffe pro 100 g.[98] Mehl aus dem vollen Korn ist noch mineralstoff- und ballaststoffreicher als die Mehle mit dem höchsten Ausmahlgrad und hat gar keine Typen-Nummer, sondern wird lediglich als Vollkornmehl bezeichnet.

Diese Ausführungen verdeutlichen, dass pflanzliche Lebensmittel keineswegs per se selenarm sein müssen, aber dass die Anbau- und Produktionsmethoden von Getreide und Gemüse in vielen Fällen suboptimal sind und so zu geringen Gehalten in diesen Lebensmitteln führen.

Angaben in Nährwerttabellen sind aufgrund der starken Schwankungen ebenso mit Vorsicht zu genießen und führen sowohl in Studien als auch bei der alltäglichen Speiseplanerstellung oft zu ungenauen Berechnungen. Dem niedrigen Selengehalt einheimischer Getreide, Hülsenfrüchte und Gemüse könnte allerdings leicht Abhilfe geschaffen werden, wie Finnland mit der Selenanreicherung seiner Böden vorgezeigt hat.

Die Bioverfügbarkeit von Selen aus Pflanzen ist, wie an früherer Stelle dargelegt, im Vergleich zu anderen Mineralstoffen wie Eisen und Zink sehr gut. Dies könnte auch der Grund dafür sein, weshalb in der Literatur wesentlich weniger über die Absorptionssteigerung von Selen im Vergleich zu anderen Mineralstoffen geschrieben wird. Man weiß allerdings, dass auch die Aufnahme von Selen durch Phytinsäure gehemmt wird und durch das gleichzeitige Vorhandensein der Vitamine A, C oder E verbessert werden kann.[99] Im Fall von Vitamin C scheint es so zu sein, dass physiologische Mengen an Vitamin C, wie sie durch die Lebensmittelzufuhr erreicht werden, leicht aufnahmefördernd wirken.[100] Hohe Vitamin-C-Dosen in Höhe von etwa 1.000 mg scheinen die Aufnahme allerdings sogar reduzieren zu können.[101] Aufgrund der generell hohen Bioverfügbarkeit von Selen sind hemmende und erhöhende Effekte aber vermutlich nicht von so großer Relevanz wie bei anderen Mineralstoffen mit niedrigerer Bioverfügbarkeit.

Tierische Produkte sind in Deutschland recht zuverlässige Selenquellen, die auch keinen so großen Schwankungen unterliegen. Dies liegt nicht am tierischen Produkt selbst, sondern an der gut kontrollierten Fütterung der Masttiere. In der Mast werden häufig selenreiche Mineralstoffmischungen verwendet, um einen kontinuierlich hohen Selengehalt in Fleisch, Fleischwaren und Eiern zu garantieren.[102] In der EU darf Tierfutter mit bis zu 500 µg Selen pro kg Futtermittel angereichert werden.[103] Dies wird, abgesehen vom erwünschten Selengehalt des Fleisches, auch gemacht, um die Fertilität der Tiere, ihr Muskelfleisch und ihre Infektresistenz zu verbessern.[104]

Diese Supplementierung der Tiere garantiert also einen kontinuierlich hohen Selengehalt in ihrem Fleisch, ist aber am Ende für die menschliche Selenzufuhr nichts anderes als eine Supplementierung über den Umweg des Tieres. Jeder der bereits besprochenen Mineralstoffe befindet sich ursprünglich im Boden, von wo aus er über die Pflanze aufgenommen wird und sich von dort aus über die Nahrungskette im Muskelfleisch und den Organen von Land- und Meerestieren anreichert. Wenn die Umgebung arm an einem Mineralstoff ist, dann werden es auch die Pflanzen aus dieser Gegend sein und damit auch das Fleisch der Tiere, die diese Pflanzen fressen. Daher ist die Frage bei allen Mineralstoffen im Grunde also nie, ob Pflanzen ausreichende Mengen an diesen Mineralstoffen enthalten, sondern lediglich, ob sie mit genügend Sorgfalt angebaut werden, um die wichtigsten Mineralstoffe in ausreichender Menge zu enthalten. Während die Fleischindustrie ein großes Augenmerk darauf legt, dass das Futtermittel der Masttiere mit allen wichtigen Mineralstoffen für deren optimales Wachstum angereichert ist, wird leider noch nicht der gleiche Fokus auf die Optimierung der Nährwerte durch den richtigen Anbau pflanzlicher Lebensmittel für den menschlichen Verzehr gelegt. Wie Finnland allerdings am Beispiel des Selens gezeigt hat, könnte die Regierung diesen Umstand mit Leichtigkeit ändern und so einen wichtigen Beitrag zur Optimalversorgung der Bevölkerung leisten.

Fazit

Während Eisen und Kalzium sowie zu einem gewissen Maß auch Zink und Jod den meisten vegan lebenden Menschen bereits als tendenziell kritische Nährstoffe bekannt sind, wird der fünfte kritische Mineralstoff Selen oft übersehen. Dieser ist allerdings nicht nur bei veganer, sondern auch bei vegetarischer Ernährung kritisch und würde auch bei mischköstlicher Ernährung oft zu kurz kommen, wenn die Masttiere kein Selen zu ihrem Futtermittel zugesetzt bekommen würden. Da der Selengehalt aller pflanzlichen Nahrungsmittel (wie auch bei anderen Mineralstoffen) vom Gehalt des Bodens abhängt, gilt es bereits in der Produktion pflanzlicher Lebensmittel, ein Augenmerk auf deren optimalen Mineralstoffgehalt zu legen oder ausreichende Mengen an Selen im Verarbeitungsprozess einzubringen.

In vielen Regionen der Welt, wie Kanada und den USA, sind pflanzliche Lebensmittel exzellente Selenlieferanten und Finnland hat sogar bewiesen, dass auch einstige Selenmangelgebiete durch systematische Anreicherung der Mineraldünger die Selenversorgung der Bevölkerung durch rein pflanzliche Nahrungsmittel sicherstellen können.

Die wichtigste Botschaft dieses Kapitels lautet, dass man den Selengehalt eines tierischen oder pflanzlichen Lebensmittels nicht als feste Kennzahl ansehen kann, sondern verstehen muss, dass dieser in Abhängigkeit von Futtermittel bzw. Bodengehalt stark steigen oder sinken kann. Da die Sicherstellung des Nährwertes pflanzlicher Nahrungsmittel zum aktuellen Zeitpunkt in vielen Ländern nicht die gleiche Aufmerksamkeit wie die der tierischen Nahrungsmittel bekommt, liegt die Verantwortung für die optimale Selenversorgung bei veganer Ernährung beim Individuum.

In der Selenfrage steht man zugegebenermaßen vor einem kleinen Dilemma: Mit Paranüssen enthält die pflanzliche Ernährung zwar eine überaus reichhaltige und gesunde Selenquelle, deren Selengehalt schwankt allerdings so stark, dass es ohne die Unterstützung der Unternehmen durch bessere Analytik und Kennzeichnung der Selenwerte ihrer Nüsse schwer abzuschätzen ist, wie viele man von ihnen auf täglicher Basis zur Bedarfsdeckung zuführen muss. Der tägliche Verzehr von ein oder zwei Paranüssen könnte zwar in der Theorie bereits den Tagesbedarf um ein Vielfaches überschreiten, aber der Großteil der Messungen zeigt, dass diese Menge meist Selen unter dem UL liefert. In vielen Fällen können zwei Paranüsse allerdings auch zu wenig sein, um den Tagesbedarf zu decken, und es läuft schlicht und ergreifend darauf hinaus, dass Produzenten und Händler ihre Produkte besser analysieren und kennzeichnen müssen, um diesem Rätselraten um den Selengehalt von Paranüssen ein Ende zu setzen.

Zweifelsohne wäre zukünftig der Verzehr von regionalen selenhaltigen Vollkorngetreiden, Hülsenfrüchten und manchen Gemüsesorten den Paranüssen aus Gründen der Nachhaltigkeit vorzuziehen, sodass man zur Selenbedarfsdeckung nicht auf den Verzehr von weit gereisten Paranüssen angewiesen ist. Auch hier ist es an einheimischen Produzenten gelegen, die Anbaubedingungen so zu optimieren, dass die Lebensmittel selenhaltiger werden. Bis es soweit ist, sind auch Hülsenfrüchte wie Linsen in vielen Fällen gute Selenlieferanten, wenn diese beispielsweise aus Kanada stammen, wo die Böden insgesamt selenreicher sind. Daher lohnt sich ein Blick auf die Herkunfsbezeichnung der Hülsenfrüchte und des Getreides beim Kauf, aber auch hier wären regionale Produkte die ökologisch und ökonomisch sinnvollere Wahl, wenn diese mehr Selen enthalten würden. Schwangere, Stillende sowie Personen mit erhöhtem Krebsrisiko sollten ihre Selenzufuhr besonders genau im Blick behalten und bis zum Vorhandensein von gut kontrollierten, selenreichen pflanzlichen Lebensmitteln zu einem Nahrungsergänzungsmittel greifen. Auch für Kinder im Wachstum ist eine adäquate Selenversorgung von großer Bedeutung und so sollten Eltern auf die Bedarfsdeckung des Nachwuchses achten. Sollte die Nahrungszufuhr nicht ausreichen und Kapseln zu schwer schluckbar sein, können diese auch geöffnet und der Kapselinhalt in das jeweilige Gericht eingerührt werden.

Tab. 19: **Vorurteile gegenüber der Selenversorgung bei veganer Ernährung**

Klischee	Realität
Pflanzliche Lebensmittel enthalten viel weniger Selen als tierische Produkte.	▶ Der Selengehalt von Pflanzen ist abhängig vom Selengehalt des Bodens und der Selengehalt von Fleisch und Eiern von der Fütterung der Tiere. Bei optimalen Anbaubedingungen kann der Selengehalt von Pflanzen allerdings um ein Vielfaches höher sein als jener von tierischen Produkten, da der tierische Organismus im Vergleich zu einigen pflanzlichen nicht dieselbe hohe Menge an Selen akkumulieren kann.
In einer veganen Ernährung muss man zwingend Selen supplementieren.	▶ Die Frage, ob Selen in der veganen Ernährung supplementiert werden muss, hängt davon ab, wo man lebt bzw. woher man seine Nahrungsmittel bezieht. In Ländern wie Kanada oder Südamerika sind die Böden und damit das Getreide und die Hülsenfrüchte sehr selenreich, aber in Europa (Ausnahme Finnland) zumeist nicht. Daher greift man in Deutschland entweder auf selenhaltige Nahrungsmittel anderer Länder zurück (z. B. Paranüsse aus Bolivien, Hülsenfrüchte aus Kanada), überzeugt lokale Lebensmittelproduzenten davon, mehr Selen in die Böden einzubringen oder supplementiert Selen.
Mit nur ein bis zwei Paranüssen pro Tag kann man bei veganer Ernährung seinen Selenbedarf spielend decken.	▶ Diese Aussage ist im Grunde korrekt. Allerdings kann der Selengehalt von Paranüssen so stark schwanken, dass zwei Paranüsse im Extremfall entweder nur einen Bruchteil des Tagesbedarfs oder sogar ein Vielfaches davon enthalten und damit potenziell toxisch wirken könnten. In vielen Fällen werden die Selengehalte von Paranüssen aber zwischen diesen beiden Extremen liegen und damit können sie durchaus einen adäquaten Beitrag zur Selenversorgung leisten. Dennoch werden bessere Analysen und transparentere Nährwertangaben auf Paranüssen dringend benötigt.

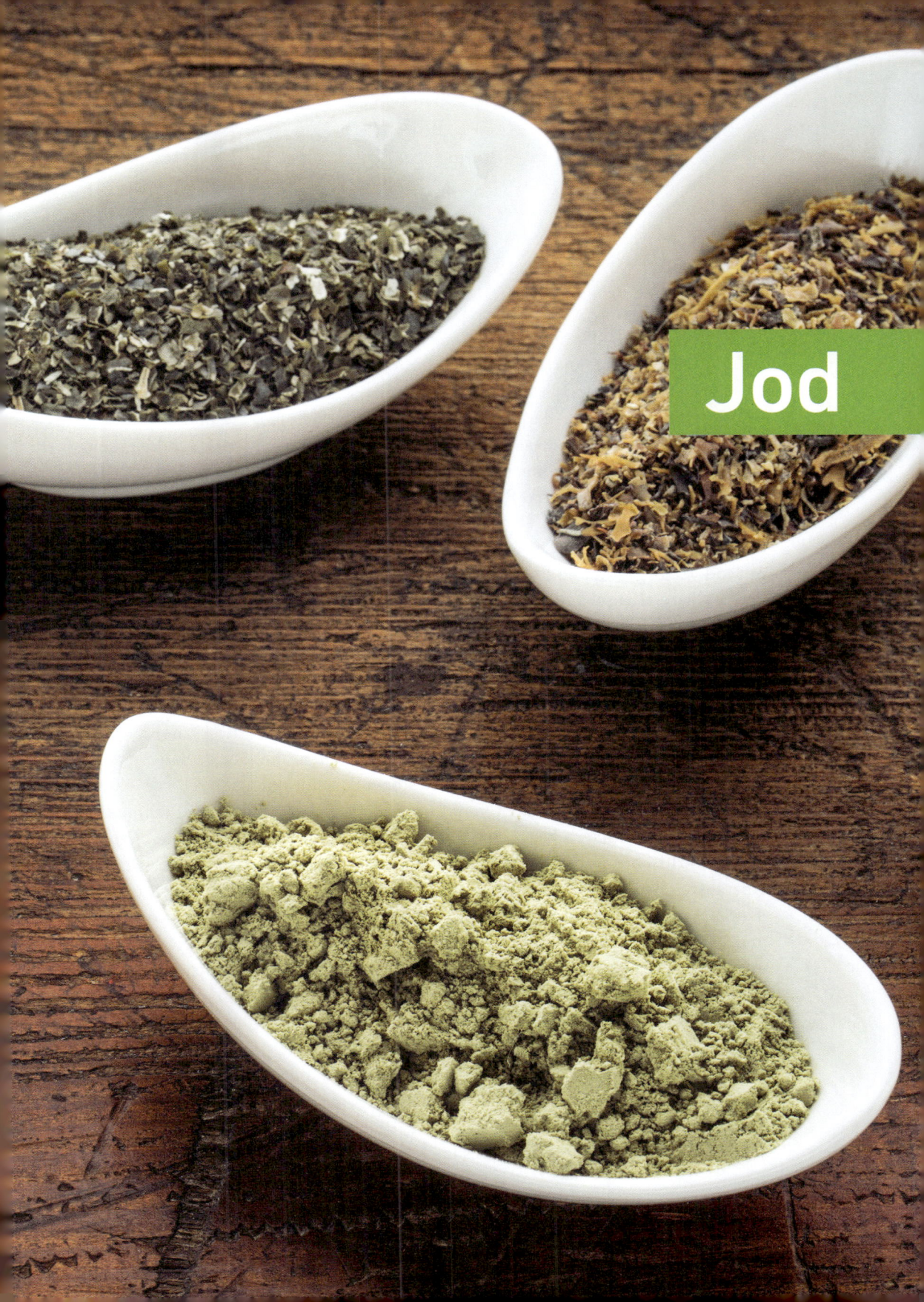

Jod

J od wurde 1811 von Bernard Courtois beim Sieden von Seetang entdeckt und von Joseph Louis Gay-Lussac aufgrund der Farbe seines violetten Dampfes nach dem griechischen Wort für »veilchenfarbig« (ioeidis) benannt.[1] Jod ist essenziell für die Funktionsfähigkeit der Schilddrüse und ein Mangel führt dazu, dass diese nicht mehr in ausreichender Menge Schilddrüsenhormone produzieren kann.[2] Dieser Mangel an Schilddrüsenhormonen im Blut ist wiederum der Grund für eine Reihe von Abnormalitäten, die als Jodmangelkrankheiten bezeichnet werden. Die WHO ging in einer Veröffentlichung aus dem Jahr 2007 davon aus, dass weltweit zwei Milliarden Menschen nicht adäquat mit Jod versorgt sind.[3] Jodmängel sind bis heute der weltweit häufigste Grund für vermeidbare Hirnschäden bei Neugeborenen.[4] Derart schwerwiegende Schäden aufgrund von Jodmangel sind in westlichen Ländern zwar faktisch nicht existent, jedoch kann eine chronische Unterversorgung mit Jod auch bei westlichen Kindern zu milden kognitiven Beeinträchtigungen und somit zu verringerten Schulleistungen führen.[5]

Wenn kein Jodsalz verwendet wird, erreichen in Deutschland 96 % der Männer und 97 % der Frauen nicht die Empfehlung für die Jodzufuhr.[6] Starke Raucher sind im Vergleich zu der nichtrauchenden Restbevölkerung noch stärker von einem Jodmangel betroffen, weil das Cyanid im Zigarettenrauch die Jodaufnahme der Schilddrüse vermindern kann.[7] Jod gilt daher nicht nur bei einer veganen Ernährung als kritischer Nährstoff und so sollten auch Vegetarier und Mischköstler auf eine ausreichende Jodzufuhr achten. In einer vergleichenden Untersuchung aus der Schweiz aus dem Jahr 2015 wiesen 65 % der Mischköstler, 66 % der Vegetarier und 79 % der Veganer eine suboptimale Jodversorgung auf.[8] Die Mangelversorgung mit Jod stellt auch eine große Bürde für das Gesundheitswesen dar. Laut einer Hochrechnung aus dem Jahr 2002 kosten die auf Jodmangel zurückzuführenden Erkrankungen der Schilddrüse Deutschland etwa eine Milliarde Euro pro Jahr.[9]

In welcher Konzentration ein pflanzliches Lebensmittel Jod enthält, hängt neben der Fähigkeit der Pflanze zur Akkumulierung von Jod vor allem vom Jodgehalt des Bodens ab.[10] Durch das Schmelzwasser als Spätfolge der letzten Eiszeit wurde das wasserlösliche Jod allerdings zu großen Teilen aus den Böden in die Flüsse geschwemmt. Von dort aus gelangte es ins Meer und die Böden wurden jodarm hinterlassen.[11] Gerade in Deutschland, Österreich und der Schweiz, aber auch in vielen anderen europäischen Ländern sind weder heimische pflanzliche noch tierische Produkte ohne zusätzliche Anreicherung der Böden oder der Futtermittel jodhaltig genug, um eine ausreichende Jodzufuhr über die Nahrung sicherzustellen.[12] Das aus den Böden geschwemmte Jod ist dabei für die menschliche Ernährung aber keineswegs verloren. Vielmehr wird es im Meer von Algen aufgenommen und steht den Menschen so als nachhaltige, rein pflanzliche Jodquelle zur Verfügung.

Jod und die Gesundheit der Schilddrüse

Sowohl eine Über- als auch Unterversorgung mit Jod können zu einer Störung der Schilddrüsenfunktion führen.[13] Daher sollte auf eine bedarfsdeckende Jodzufuhr geachtet werden, die weder weit unter noch weit über dem Tagesbedarf liegt. Neben der Jodzufuhr über die Nahrung werden eine Reihe von Substanzen für negative Wirkungen auf die Schilddrüsenfunktion verantwortlich gemacht. Immer wieder heißt es, dass sogenannte strumigene bzw. goitrogene Substanzen in Kohlgewächsen, Sojabohnen und weiteren pflanzlichen Lebensmitteln einen negativen Effekt auf den Jodstoffwechsel der Schilddrüse hätten. Untersuchungen zur goitrogenen Wirkung von Soja zeigen allerdings, dass bei adäquater Jodversorgung keine negativen Effekte von Soja auf die Schilddrüsenfunktion zu erwarten sind.[14] Frühere Beobachtungen zur goitrogenen Wirkung von Sojabohnen als Bestandteil von Säuglingsanfangsnahrung waren in erster Linie auf das Fehlen von Jod in den Produkten zurückzuführen.

Dieses Problem konnte vollends behoben werden, seitdem der Säuglingsanfangsnahrung auf Sojabasis ausreichend Jod zugegeben wird.[15,16] Dasselbe gilt auch für die potenziell goitrogen wirkenden Substanzen in Kreuzblütlern und anderen pflanzlichen Lebensmitteln.[17,18] Die goitrogene Wirkung dieser Substanzen ist vor allem bei Kreuzblütlern mehr von theoretischem als praktischem Interesse. Individuen müssten über mehrere Monate hinweg knapp ein halbes Kilo Weißkohl oder etwa zwei Kilo Chinakohl täglich im Rohzustand essen und sich gleichzeitig noch schlecht mit Jod versorgen, um überhaupt eine negative Wirkung zu erzielen.[19]

Darüber hinaus darf nicht vergessen werden, dass nicht nur Jod eine Rolle in der Gesundheit der Schilddrüse spielt, sondern auch eine Reihe weiterer Nährstoffe. So können Mängel der Nährstoffe Selen, Vitamin A, Zink und Eisen die Jodverwertung verringern.[20] Außerdem legt eine Metaanalyse nahe, dass auch die Vitamin-D-Versorgung eine Rolle in der Gesundheit der Schilddrüse spielen kann.[21,22] All diese Stoffe sollten ausreichend zugeführt werden, um die optimale Funktion der Schilddrüse zu gewährleisten.

Der Jodbedarf des Menschen

Jod aus der Nahrung oder aus jodiertem Speisesalz wird zu mehr als 90 % absorbiert.[23] Im Gegensatz zu den allermeisten Nährstoff-Zufuhrempfehlungen, bei denen unter den D-A-CH-Staaten ein Konsens in der Höhe der Verzehrempfehlung herrscht, unterscheiden sich die Empfehlungen in Deutschland und Österreich von den Jodempfehlungen für die Schweiz. Der Grund für die niedrigere Jodempfehlung in der Schweiz fußt allerdings nicht auf Uneinigkeit in Bezug auf die Höhe der Optimalzufuhr, sondern einzig und allein darauf, dass die Versorgungslage der schweizerischen Bevölkerung in Folge des jahrzehntelangen Jodsalzprogramms bereits zu einer besseren Allgemeinversorgung als in Deutschland und Österreich geführt hat. Daher hat die Schweiz die Empfehlungen der WHO zur Aufrechterhaltung der Jodversorgung übernommen, während Deutschland und Österreich aufgrund der suboptimalen allgemeinen Versorgungslage der Bevölkerung aktuell noch an höheren Zufuhrempfehlungen festhalten.[24]

Tab. 20 zeigt sowohl die höheren Empfehlungen für Jod aus Deutschland und Österreich als auch die Empfehlungen aus der Schweiz.

Wie bei vielen anderen Nährstoffen bestimmt auch beim Jod der Versorgungszustand der Mutter sowohl die Jodversorgung des ungeborenen Kindes als auch dessen Jodspeicher nach der Geburt.[26] Ist die Mutter gut mit Jod versorgt, genügt der Jodgehalt der Muttermilch für die Optimalversorgung des voll gestillten Kindes während der ersten sechs Lebensmonate.[27] Ist die Mutter aber ungenügend mit Jod versorgt, führt dies auch zu jodarmer Muttermilch und damit zur Unterversorgung des Säuglings.[28] Erschwerend kommt hinzu, dass die Jodaufnahme des Neugeborenen in den ersten Wochen nach der Entbindung eigentlich auch bei einem hohen Jodgehalt der Muttermilch zu gering ist, um den erhöhten Eigenbedarf zu decken. Deshalb ist das Ungeborene darauf angewiesen, ausreichende Jodspeicher während der Fetalperiode im Mutterleib anzulegen.[29] Dies geht allerdings nur bei ausreichender Jodzufuhr der Frau während der Schwangerschaft.

Um diese Versorgung während Schwangerschaft und Stillzeit zu garantieren, wird Frauen in Deutschland und Österreich unabhängig von ihrer Ernährungsweise während dieser Phasen eine Supplementierung mit Jod in Höhe von 100–150 µg/Tag empfohlen, um den erhöhten Bedarf sicherzustellen.[30,31] Dieselbe Empfehlung sprechen auch die amerikanische Endocrine Society[32] sowie die American Thyroid Association (ATA)[33] in ihren jeweiligen Positionspapieren aus. Letztere ergänzt außerdem, dass mit einer Supplementierung bereits drei Monate vor der geplanten Schwangerschaft begonnen werden sollte, um die Schwangerschaft in einem optimalen Versorgungszustand zu beginnen. Aufgrund der besseren Versorgungssituation in der Schweiz schlussfolgert die Eidgenössische Ernährungskommission (EEK) zwar, dass eine Jodsupplementierung in Höhe von 150–200 µg/

Tab. 20: **D-A-CH-Referenzwerte für die Jodzufuhr beider Geschlechter nach Alter**[25]

Alter	Deutschland/ Österreich Jod in µg/Tag	Schweiz Jod in µg /Tag
Säuglinge		
0 bis unter 4 Monate	40	50
4 bis unter 12 Monate	80	50
Kinder und Jugendliche		
1 bis unter 4 Jahre	100	90
4 bis unter 7 Jahre	120	90
7 bis unter 10 Jahre	140	120
10 bis unter 13 Jahre	180	120
13 bis unter 18 Jahre	200	150
Erwachsene und Senioren		
18 bis unter 51	200	150
51 Jahre und älter	180	150
Schwangerschaft und Stillzeit		
Schwangere	230	200
Stillende	260	200

Tag in der Schwangerschaft und Stillzeit für die besser versorgten Schweizer nicht zwingend notwendig, aber auch nicht risikobehaftet sei.[34]

Zur Beurteilung der Jodversorgung wird zumeist die Jodausscheidung über den Urin herangezogen. Diese sollte bei guter Versorgung zwischen 100 bis 200 µg/l liegen.[35] Ein leichter Mangel besteht bei einem Wert unter 100 µg/l, ein moderater Mangel bei unter 50 µg/l und ein schwerer Jodmangel bei unter 20 µg/l.[36]

Minimal- und Maximalzufuhr an Jod

Das Institute of Medicine (IOM) hat die Maximalzufuhr an Jod für Erwachsene auf 1.100 µg/Tag in Form ihres »Tolerable Upper Intake Levels« (UL) festgelegt.[37] Wie auch bei vielen anderen Mineralstoffen ist man in Europa etwas vorsichtiger bei der Festlegung der Höchstwerte und so legte die European Food Safety Authority (EFSA) für Erwachsene ebenso wie für Schwangere und stillende Frauen ein UL in Höhe von 600 µg/Tag fest.[38] Das Bundesinstitut für Risikobewertung (BfR) empfiehlt zum Schutz von besonders empfindlichen Verbrauchern vorsorglich, eine tägliche Aufnahmemenge von 500 µg nicht zu überschreiten.[39]

Diese großen Schwankungen in den Höchstwerten sowie die geringe therapeutische Breite zwischen Optimalzufuhr und Obergrenze zeigen, dass es noch gewisse Unsicherheiten in dieser Thematik gibt. Außerdem unterscheidet sich die Verträglichkeit hoher Jodmengen von Mensch zu Mensch. Sie ist abhängig von der Höhe der bisherigen Jodzufuhr und der dementsprechenden Gewöhnung, dem Allgemeinzustand der Schilddrüse, der zeitgleichen Zufuhr von Lebensmitteln wie Kreuzblütlern und Sojaprodukten (Goitrogene), der sportlichen Aktivität der Person (Verluste über Schweiß) und der individuellen Disposition zur Entwicklung von Schilddrüsenfehlfunktionen durch Jodexzess.[40]

Vor allem Personen, die lange Zeit mangelhaft mit Jod versorgt waren, sollten in der ersten Zeit der schrittweisen Erhöhung der Jodsupplementierung eine überschüssige Jodzufuhr vermeiden. Für diese Personen gilt die Höchstgrenze von 500 µg pro Tag in besonderem Maß.[41] Das UL für Kinder liegt nach Angaben der EFSA bei 200 µg/Tag für Kinder von ein bis drei Jahren, 250 µg/Tag für Kinder von vier bis sechs Jahren, 300 µg/Tag für Kinder von sieben bis zehn Jahren, 450 µg/Tag für Kinder von elf bis 14 Jahren und 500 µg/Tag für Kinder von 15 bis 17 Jahren.[42]

Jodhaltige pflanzliche Lebensmittel

Jod ist für das Wachstum der gängigen essbaren Kulturpflanzen nicht essenziell und große Mengen Jod können ihnen im Gegenteil sogar schaden.[43] Der Jodgehalt in der Pflanze hängt in erster Linie vom Jodgehalt des Bodens ab.[44] Unterschiedliche Pflanzen haben zwar unterschiedliche Kapazitäten zur Jodanreicherung, aber die äußerst jodarmen Böden in Deutschland geben Pflanzen gar nicht erst die Möglichkeit ihr volles Potenzial in der Aufnahmefähigkeit von Jod auszuschöpfen. So liefern Tomaten aus jodarmen Böden im Durchschnitt die geringe Jodmenge von nur etwa 1 µg pro 100 g.[45] In Untersuchungen konnte aber gezeigt werden, dass eine Anreicherung der Böden den Jodgehalt von Tomaten auf knapp 500 µg pro 100 g erhöhen könnte, ohne dabei der Pflanze zu schaden.[46] In einem weiteren Experiment mit Blattspinat konnte auch dieser über eine Anreicherung der Nährlösung zwischen 240 und 440 pro 100 g Jod ohne negative Effekte auf die Pflanze akkumulieren.[47] Auch eine Reihe weiterer Gemüsesorten wie Pak Choi, Stangensellerie, Radieschen und Paprikaschoten konnte mehr oder weniger große Jodmengen aufnehmen.[48] So hoch wie diese Jodanreicherung unter experimentellen Bedingungen sollte die Anreicherung in Lebensmitteln für den menschlichen Verzehr natürlich nicht sein, aber diese Experimente zeigen, dass eine Jodanreicherung in gängigen pflanzlichen Lebensmitteln in ausreichender Menge umsetzbar wäre.

Im Gegensatz zu den meisten Landpflanzen können viele Algen sogar weitaus größere Mengen an Jod akkumulieren und enthalten auch ohne weiteres Zutun des Menschen bereits sehr große Mengen davon. Allerdings kann der Jodgehalt der

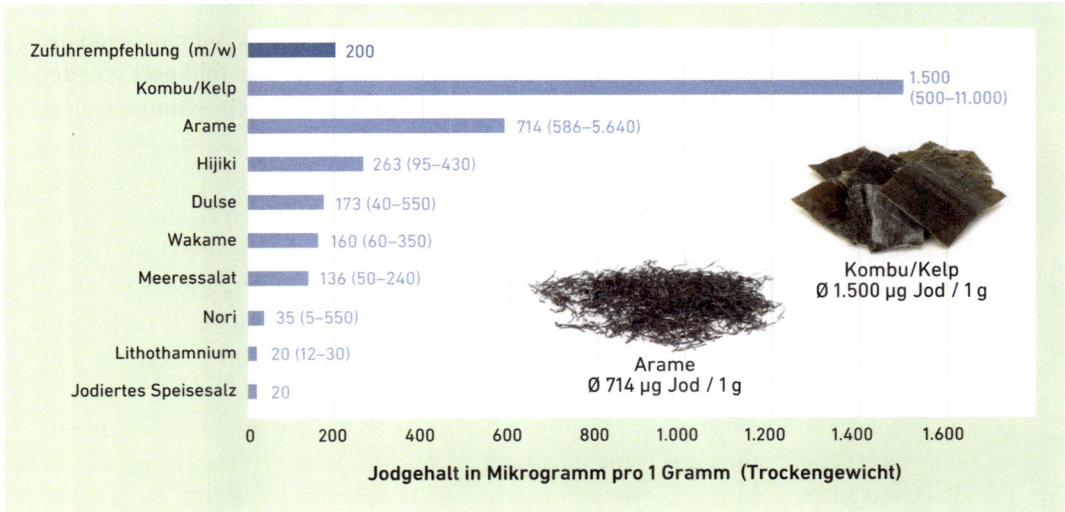

einzelnen Arten so stark schwanken, dass einige von ihnen wiederum keine geeigneten, weil schwer berechenbare Jodlieferanten sind. Erschwerend kommt hinzu, dass es zur Zeit keine allgemeingültigen Standards für Algen und Algenprodukte im Lebensmittelhandel gibt.[49] Diese Höhe der Schwankungen wird bei einem Blick auf die Jodgehalte unterschiedlicher gängiger Algen deutlich, wie Abb. 31 zeigt.

Diese Werte beziehen sich nicht, wie es ansonsten bei Lebensmitteln üblich ist, auf die Werte der einzelnen Lebensmittel pro 100 g, sondern gelten pro 1 g. Allerdings beziehen sie sich nicht auf frische, sondern getrocknete Algen. Man erkennt also daran bereits, wie jodreich Algen sein können und wie groß die Schwankungen selbst innerhalb eines einzelnen Gramms bei der gleichen Algenart sein können. Die Algen, die am meisten Jod enthalten, gehören zur Gattung Laminaria, die oft unter dem Begriff Kelp zusammengefasst werden. Einige der Gattungen der Laminaria werden im Handel auch als Kombu deklariert, wobei auch das nur einen undifferenzierten Obergriff darstellt, weil es auch unter den Kombu-Algen unterschiedliche Arten gibt. Für die nachfolgende Beschreibung werden diese drei Bezeichnungen allerdings der Einfachheit halber als Synonyme füreinander verwendet.

Der Jodgehalt schwankt innerhalb der verschiedenen Arten sehr stark und kann bei Laminaria/Kombu/Kelp von etwa 500 bis 11.000 µg/g reichen.[53,54] Bei einer weiteren Untersuchung von zehn verschiedenen Kombu-Algen ergaben die Messungen einen durchschnittlichen Jodgehalt von etwas über 1.500 µg/g.[55] Selbst wenn man von *nur* 1.500 µg/g ausgeht, reichen schon 0,1 g zur Deckung des Tagesbedarfs und ein halbes Gramm würde schon das UL überschreiten. Diese großen Jodmengen zeigen, warum man ohne genaue Kenntnis des exakten Jodgehalts des jeweiligen Produktes Algen aus der Gattung der Laminaria (Kombu/Kelp) nicht verzehren sollte. Das Jod in Algen ist allerdings wasserlöslich und so geht beim Kochen ein Großteil des Jods aus der Alge in die Kochflüssigkeit über. Wenn man beispielsweise Kombu für 15 Minuten kocht, gehen bis zu 99 % des Jods in die Flüssigkeit über.[56] Dadurch erhält man eine sehr jodarme Alge, die dann ohne Risiko weiterverwendet werden kann. Wenn man eine Suppe zubereitet, in der Kombu mitgekocht wird, entsteht allerdings naturgemäß eine sehr jodhaltige Brühe und so sollte beispielsweise auch beim Konsum der traditionellen japanischen Dashi-Brühe auf deren Jodgehalt geachtet werden. Eine weitere Algenart, die unter dem Trivialnamen Arame bekannt ist, hat mit durchschnittlich 1.000–5.500 µg/g im Trockenprodukt ebenfalls noch einen sehr hohen Jodwert.[57] In anderen Untersuchungen wies die Arame allerdings nur etwa 600–700 µg/g auf, was erneut die großen Jodgehaltschwankungen verdeutlicht.[58]

Die stark jodhaltigen Algen sollten daher nicht als Lebensmittel, sondern eher als pflanzliches Nahrungsergänzungsmittel angesehen werden, das streng kontrolliert und gut dosiert werden muss, um eine gleichbleibende Jodzufuhr zu garantieren. Dies kann am ehesten erreicht werden, indem man auf Kelp-Kapseln von Herstellern zurückgreift, die versichern können, dass ihre Produkte so eingestellt sind, dass die Schwankungsbreite sehr gering ist. Dass dies leider nicht von vornherein erwartet werden kann, zeigt eine Untersuchung von 25 Nahrungsergänzungsmitteln mit Kelp-Algen-Kapseln. In der Untersuchung enthielten 13 der 25 getesteten Produkte Jod in einer Menge, die teils 50 % höher und teils 50 % niedriger war, als es auf der Packung angegeben war.[59]

Im Gegensatz zu diesen zumeist sehr jodhaltigen Algen gibt es auch eine Reihe von Arten, die in geringer Dosis sehr wohl für die Jodbedarfsdeckung geeignet sein können. Dazu gehören Nori (5–550 µg/g), Wakame (60–350 µg/g), Meeressalat (50–240 µg/g), Dulse (40–550 µg/g) und die Lithothamnium (12–30 µg/g).[60,61,62,63]

Ein Nori-Blatt wiegt etwa 3 g[64] und enthält bei einem ermittelten Durchschnittswert in Höhe von 35 µg/g[65] etwa die Hälfte des Tagesbedarfs an Jod pro Nori-Blatt. Somit kann ein Nori-Blatt pro Tag einen guten Beitrag zur Jodversorgung leisten. In Untersuchungen wurden allerdings zum Teil Nori-Algen mit 550 µg/g gefunden, weshalb auch hier eine bessere Kennzeichnung der Jodwerte wichtig ist. Sollte man tatsächlich Noriblätter mit 550 µg/g pro Blatt erwischen, übersteigt der Verzehr von nur einem einzigen Blatt (3 g) die deutsche/österreichische Zufuhrempfehlung bereits um das Achtfache und liefert auch weit mehr Jod als selbst das großzügige UL aus den USA zulässt.

Auch die Wakame-Alge, die im Standmixer zu Pulver verarbeitet und dann einfach in ein beliebiges Gericht zur Steigerung des Jodgehalts eingestreut werden kann, hat sich als guter Jodlieferant herausgestellt. Etwa ein Gramm Wakame pro Tag kann in Abhängigkeit der Schwankungsbreite einen Großteil des Tagesbedarfs decken und wird zugleich das UL zumeist nicht überschreiten. Zwar gab es auch Ausreißer bei der Wakame, die über 1.500 µg/g enthielten,[66] jedoch bewegt sich der durchschnittliche Gehalt eher im Bereich von 160 µg/g bei getrockneten Wakame-Algen.[67] Beim Meeressalat sind die dokumentierten Schwankungen (50–240 µg/g) ebenso nur moderat und eine Untersuchung gibt anhand von 44 untersuchten Proben an Meeressalat einen Mittelwert von 136 µg/g an. Somit können knapp zwei Gramm getrockneter Meeressalat im Durchschnitt den Tagesbedarf decken, ohne das UL zu überschreiten. Anhand von 30 untersuchten Dulse-Proben wurde ein Mittelwert an Jod von 173 µg/g Trockengewicht festgestellt und so kann bereits etwas mehr als ein Gramm Dulse im Durchschnitt den Tagesbedarf decken.[68]

Über die Lithothamnium calcareum und ihren Jodgehalt gibt es verhältnismäßig wenige Daten in wissenschaftlichen Veröffentlichungen, aber die verfügbaren Daten zeigen, dass auch sie zumindest einen Teil zur Jodbedarfsdeckung beitragen kann. Verwendet wird von dieser korallenähnlichen Kalkalge das gemahlene Sediment, das in erster Linie aufgrund seines sehr hohen Kalziumgehaltes geschätzt wird, aber auch nennenswerte Mengen an Jod ohne allzu große Schwankungen enthält. Diese Alge wird in vielen Pflanzendrinks mit der Bezeichnung »+Kalzium« verwendet. Ihr Jodgehalt wird aber in den meisten Nährwertangaben auf Pflanzendrinks nicht ausgewiesen. In der wissenschaftlichen Literatur ist dieser mit etwa 30 µg/g[69] erfasst und auch Pflanzendrink-Hersteller geben auf Nachfrage den Jodgehalt mit 12–30 µg /g (4–10 µg/100 ml Pflanzendrink) an.[70] Geht man von einem Mittelwert von 20 µg/g aus, lohnt es sich, auch den Jodgehalt der Pflanzendrinks in die tägliche Zufuhrmenge mit einzurechnen. Die Pflanzendrinks »+Kalzium« sind zumeist so eingestellt, dass sie ebenso wie Kuhmilch pro 100 ml 120 mg Kalzium enthalten. Bei einem Gehalt von etwa 350 mg Kalzium pro Gramm[71] ist das pro 100 ml also in etwa ⅓ g Lithothamniumpulver. Dieses ⅓ g wiederum enthält bei Annahme eines Mittelwertes von Jod in Höhe von 20 µg/g im Schnitt knapp 7 µg. Wenn man davon ausgeht, dass pro Tag beispielsweise 300 ml dieser angereicherten Pflanzendrinks verzehrt werden, sind das immerhin je nach Jodgehalt der Lithothamnium etwa 21 µg Jod. Neben den Pflanzendrinks kann das Lithothamniumpulver aber auch als reines Trockenprodukt erworben werden, damit man es selbst je nach Bedarf in alle beliebigen Speisen und Getränke einrühren kann. Durch Zugabe von 2 g des Lithothamnium-Pulvers kann man dadurch im Schnitt um die 42 µg Jod und damit etwa ein Viertel der täglichen WHO-Empfehlung bzw. ein Fünftel der DGE-Empfehlung zuführen.

Andere (Mikro-)Algen wie Chlorella und Spirulina enthalten meist keine nennenswerten Mengen an Jod. Vom Konsum von Afa-Algen wird aufgrund ihrer oft enthaltenen Algentoxine abgeraten, da hier die Lebensmittelsicherheit laut Algenexperten wie Jörg Ullmann nicht gewährleistet werden kann.[72]

Um den Jodbedarf also sinnvoll mithilfe von Algen zu decken, ist ein gewisses Maß an Vorkenntnis notwendig. In Deutschland rät das Bundesinstitut für Risikobewertung (BfR) zwar davon ab, Algen mit mehr als 20 µg/g (= 20 mg/kg) Jod zu konsumieren,[73] jedoch muss diese Empfehlung im richtigen Licht betrachtet werden. Zum einen ist diese Empfehlung 100-fach niedriger als beispielsweise in Frankreich, wo von offizieller Seite ein Grenzwert von 2.000 µg/g (= 2.000 mg/kg) festgelegt wurde,[74] und zum anderen muss differenziert werden, ob Algen zusätzlich zu anderen jodhaltigen Lebensmitteln verzehrt werden oder ob sie wie im Rahmen einer vollwertigen veganen Ernährung als einer der wenigen bzw. oft sogar als einziger Jodlieferant vorkommen. Diese großen Unterschiede zeigen, dass es zumindest noch Diskussionsbedarf bezüglich der tatsächlich sinnvollen Grenzwertempfehlungen gibt und dass diese je nach Zielgruppe auch unterschiedlich ausfallen können. Diese sehr konservativen Grenzwerte seitens des BfR sind in Deutschland für sich mischköstlich und vegetarisch ernährende Menschen auch nachvollziehbar, da diese durch den Verzehr von Milchprodukten und Eiern bzw. Fleisch, Fleischwaren, Fisch sowie Jodsalz zumindest in der Theorie bereits genug Jod zuführen. Für vegan lebende Menschen stellen neben jodiertem Speisesalz jodreiche Algen bei richtiger Dosierung aber eine sehr gute und zum aktuellen Zeitpunkt auch oft die einzige alternative Jodquelle dar.

Ergänzend sei noch erwähnt, dass Algen neben den vielen wünschenswerten Inhaltsstoffen auch eine Reihe von Schadstoffen wie Blei, Arsen, Cadmium und Quecksilber enthalten können und daher stets aus gut kontrolliertem Anbau erworben werden sollten. Analysen von 14 Algen aus Italien zeigten allerdings, dass zumindest die Schadstoffbelastungen dieser getesteten Algen kein hohes Risiko für die menschliche Gesundheit darstellten.[75] Eine andere Untersuchung fand zumindest in Algenproben aus Japan und Norwegen teils erhöhte Quecksilber- und Arsenbelastungen.[76]

Obwohl Meeresfische unter den tierischen Produkten die jodreichsten sind, gehören diese aufgrund der geringen verzehrten Menge in Deutschland nicht zu den relevantesten Jodlieferanten von Mischköstlern. Neben jodiertem Speisesalz liefern in Deutschland Milch und Milchprodukte ganze 40 % der täglichen Jodzufuhr in der mischköstlichen Ernährung.[77] Der Jodgehalt in Milch (82-115 µg/l), Eiern (64 µg/100 g) und Fleisch (2,1-7,8 µg/100 g) leistet aber nur dann einen relevanten Beitrag zur Jodzufuhr, wenn die Tiere zuvor ausreichend Jod über das Futter erhielten.[78] Ist das nicht der Fall, sind die zuvor genannten Jodwerte wesentlich geringer. In Europa ist die Jodanreicherung der Futtermittel mit bis zu 5.000 µg/kg für Milchkühe und Legehennen[79] und bis zu 10.000 µg/kg für Masttiere erlaubt.[80] Diese Grenze überschreitet allerdings die Empfehlung der Gesellschaft für Ernährungsphysiologie (GfE) um das Zehn- bzw. Zwanzigfache, denn sie rät nur eine Zugabe von 500 µg/kg Trockenfutter.[81] Somit bleibt festzuhalten, dass tierische Produkte nicht per se gute Jodlieferanten sind, sondern das zumindest in Deutschland in erster Linie aufgrund der Jodzugabe zu den Futtermitteln zustande kommt. Dieses indirekte Supplementieren über den Umweg des Tieres wird bei einer pflanz-

lichen Ernährung umgangen, indem man Jod aus Algen oder einem Nahrungsergänzungsmittel direkt einnimmt, anstatt das Nahrungsergänzungsmittel dem
Tierfutter zu verabreichen und dann das Tier bzw. seine Eier zu essen oder seine
Milch zu trinken. Vonseiten der Produzenten pflanzlicher Lebensmittel wäre es
außerdem wünschenswert, mehr Nahrungsmittel zu produzieren, die moderate
Mengen an Jod enthalten, um so auch jene vegan lebenden Menschen zu versorgen, die auf die Zufuhr von Algen verzichten oder Jodsalz und Supplemente ablehnen.

Jodsalz

1917 unternahm der amerikanische Arzt Dr. David Marine mit Kollegen eine Ver-
suchsreihe, in der sie die gesundheitlichen Auswirkungen einer Jodprophylaxe
an über 2.100 Schulkindern untersuchten.[82] Im Laufe der darauffolgenden Jahre
publizierten sie ihre ersten Erfolge dieser Prophylaxe und zeigten, dass in der
Interventionsgruppe mit der Jodgabe signifikant weniger Fälle von Kropfbildung
beobachtet wurden als in der Kontrollgruppe ohne Joderganzung. Durchschlagende Erfolge aus Versuchsreihen wie dieser veranlassten daraufhin viele Länder
in den kommenden Jahren, Prophylaxeprogramme mit jodiertem Speisesalz zu
beginnen. So initiierte die Schweiz als eines der ersten Länder 1922 ein Präven-
tionsprogramm zur Jodversorgung, die USA folgten 1923, Schweden 1930 sowie
Finnland und Österreich 1948.[83] Deutschland verpasste zu diesem Zeitpunkt die
Einführung ähnlicher Präventionsprogramme und begann erst Anfang der 1980er-
Jahre schrittweise damit, prophylaktische Maßnahmen zur Jodversorgung einzu-
leiten.[84]

Um die Bedarfsdeckung der Bevölkerung mit Jod sicherzustellen, wurde Salz als
Trägerstoff gewählt, weil fast alle Personen in allen Ländern Salz verwenden und
der intensive Geschmack von Salz verhindert, dass toxische Joddosen über zu viel
Jodsalz aufgenommen werden können. Somit ist Salz ein recht gut geeignetes Vehikel, um die Jodzufuhr sicherzustellen. Pro Gramm jodiertem Speisesalz werden in
Deutschland etwa 20 μg Jod aufgenommen.[85] Jodiertes Speisesalz wurde laut einer
Veröffentlichung aus dem Jahr 2004 von 80 % der deutschen Haushalte, von 70 bis
75 % der Bäcker und Metzger, von 40 % der Hersteller industrieller Lebensmittel
sowie von 80 % der Einrichtungen der Gemeinschaftsverpflegung und von 65 bis
70 % der deutschen Gastronomiebetriebe verwendet.[86]

Bei Einhaltung der gesundheitlichen Salz-Zufuhrgrenzen in Höhe von 5 bis 6 g
pro Tag[87,88] werden so also 100–120 μg Jod aufgenommen, was eine gute Basis schafft,
um zumindest die Grundversorgung zu gewährleisten. Andererseits steht die Empfehlung zur Verwendung von Jodsalz ein wenig im Widerspruch zur allgemeinen
Botschaft, den Salzkonsum zugunsten der Herz-Kreislauf-Gesundheit zu reduzie-

ren,[89] und muss daher immer in das richtige Verhältnis gesetzt werden. Wenn man Jod nicht in ausreichender Menge über die Nahrung zuführen kann, wird von den meisten nationalen und internationalen Ernährungs- und Gesundheitsgesellschaften wie der DGE[90], der WHO[91], der AND[92] und der ATA[93] die Verwendung von Jodsalz anstelle von unjodiertem Salz empfohlen. Auch die Kernbotschaft einer Reihe von Veröffentlichungen zu Jodsalz oder der Jodzugabe in anderer Form ist eindeutig: Die Vorteile überwiegen die Risiken bei Weitem.[94,95,96] Jodsalz wird in manchen Kreisen als »Sondermüll für die Gesundheit« betitelt oder es wird von einer »generellen Zwangsmedikation der Bevölkerung« berichtet, jedoch werden keine seriösen Quellen genannt, die all diese getätigten Aussagen belegen können. Das BfR hat anhand der aktuellen wissenschaftlichen Literatur eine umfassende Stellungnahme zu dieser Kontroverse abgegeben und kommt aufgrund der Summe der verfügbaren Daten ebenso zu der Schlussfolgerung, dass die von Jodsalz ausgehende Gefahr gering und die gesundheitlichen Vorteile gut belegt sind.[97]

Erwähnt werden muss an dieser Stelle außerdem, dass das von einigen Seiten als natürliche Jodquelle beworbene Meersalz nicht genügend Jod enthält, um den täglichen Bedarf des Menschen auch nur im Ansatz zu decken. Auch wenn der Jodgehalt des Meerwassers in Höhe von etwa 64 µg/l den Anschein erwecken könnte, dass auch Meersalz jodhaltig sei, liegt der Jodgehalt im Endprodukt in den meisten Fällen bei lediglich 2,1 µg/g.[98] Eine Untersuchung von 81 Meersalzen aus unterschiedlichsten Teilen der Welt ergab sogar, dass der Jodgehalt des Meersalzes noch geringer ausfiel und bei durchschnittlich weniger als 0,7 µg/g liegt.[99] Um den Jodbedarf eines Erwachsenen in Höhe von 200 µg decken zu können, müsste man also täglich 285 g Meersalz zuführen, was unmöglich und gesundheitlich äußerst gefährlich wäre. Unter den 81 Proben befanden sich auch einige aus Nigeria, die bis zu 6,5 µg/g enthielten. Doch auch davon müsste man etwa 30 g zu sich nehmen, um den Tagesbedarf an Jod zu decken. Wenn Meersalz also nicht zusätzlich jodiert ist, liefert es keinen relevanten Beitrag zur Jodversorgung.

Zufuhrempfehlungen für vegan lebende Menschen

Die Empfehlung der Endocrine Society und der ATA zur zusätzlichen Gabe von Jod während Schwangerschaft und Stillzeit scheint gerade auch für vegan lebende Menschen eine sehr sinnvolle Intervention zu sein, um in Bezug auf den erhöhten Jodbedarf auf Nummer sicher zu gehen. Sollte sich die werdende Mutter aus Gründen der Einfachheit bereits vor der Schwangerschaft für ein Nahrungsergänzungsmittel mit Jod zur Deckung des regulären Tagesbedarfs entschieden haben, sollte während Schwangerschaft und Stillzeit ein entsprechend höher dosiertes Präparat eingenommen werden, das den höheren Bedarf von insgesamt 230 bzw. 260 µg pro Tag deckt.

Untersuchungen mit Veganern aus den USA,[100] Schweden,[101] Deutschland[102] und Großbritannien[103] haben gezeigt, dass unter den üblichen Bedingungen eine vegane Ernährung zu wenig Jod liefert, wenn sich die Menschen nicht durch jodhaltige Algen versorgen. In der Untersuchung mit Veganern aus Großbritannien war die Jodversorgung in der veganen Gruppe bei drei Probanden allerdings zu hoch, was auf die Zufuhr von stark jodhaltigen Algenkapseln zurückzuführen war. Deren Dosierung entsprach allerdings wohl nicht den Angaben auf der Verpackung, wodurch die drei Probanden wesentlich mehr Jod aufnahmen, als es ihrem Bedarf entsprach. Daher gilt die wichtige Empfehlung bei Algen(präparaten), auf Quellen zurückzugreifen, die den Jodgehalt ihrer Produkte kennzeichnen und zu große Schwankungsbreiten durch regelmäßige Laboruntersuchungen verhindern können.

In einer weiteren Untersuchung mit zwölf vegan lebenden Menschen wiesen 80 % einen suboptimalen Jodstatus auf.[104] Besonders tragisch sind leicht zu vermeidende Jodmängel vor allem bei Neugeborenen und Kleinkindern, die zu teils irreversiblen Schäden führen können. Auch 2018 ist die wissenschaftliche Literatur noch nicht frei von derartigen Fallberichten, wo es um Kleinkinder mit jodmangelbedingter Schilddrüsenunterfunktion bei veganer Ernährung geht.[105] Daher gilt besonders für werdende Eltern die Empfehlung, die Nährstoffversorgung mit all jenen kritischen Nährstoffen zu gewährleisten, die im vorliegenden Buch vorgestellt werden. Die Handlungsempfehlung für alle vegan lebenden Menschen lautet, eine ausreichende Jodzufuhr über entsprechende Algenarten sicherzustellen oder bei mangelndem Algenverzehr auf Jodsalz oder ein passendes Nahrungsergänzungsmittel zurückzugreifen.

Zu viel des Guten?

Bei all dem Fokus auf die ausreichende Versorgung mit Jod darf nicht vergessen werden, dass auch Jod eine recht geringe therapeutische Breite hat und somit ebenso viel Wert auf das Vermeiden einer Über- wie einer Unterversorgung zu legen ist. Jod scheint ein sehr kontroverses Thema zu sein, jedoch ist die Kernbotschaft recht einfach: Zu wenig Jod kann schaden und zu viel eben auch.

Darüber hinaus scheint es einen gewissen Prozentsatz an Menschen zu geben, die wesentlich sensibler als andere auf Jod reagieren und für die eventuell selbst die reduzierten Höchstwerte nochmals neu bewertet werden müssen. Nach einer Veröffentlichung in der Fachzeitschrift des Verbands für Unabhängige Gesundheitsberatung (UGB) reagieren schätzungsweise bis zu 10 % der Deutschen überempfindlich auf Jod. Ihnen wird die Nahrungsaufnahme aufgrund mangelnder Transparenz in der Lebensmittelkennzeichnung in Bezug auf die Verwendung von Jodsalz in Produkten unnötig erschwert.[106] Laut dieser Veröffentlichung kann bei bereits vorhandenen und bei latenten Schilddrüsenerkrankungen wie der Autoimmunerkrankung Morbus Basedow ein Zuviel an Jod die Symptome verschlimmern oder die Krankheit überhaupt erst auslösen. Zudem reagiert vermutlich ein kleiner Teil der Bevölkerung besonders empfindlich auf jodierte Produkte und kann laut der UGB-Veröffentlichung unter allergischen Hautproblemen, Nervosität oder Schlafstörungen leiden.[107] Das BfR wiederum erklärt, dass Jod für sich genommen gar keine Allergien auslösen kann, sondern es nur Allergien gegen Produkte wie jodhaltiges Röntgenkontrastmittel geben kann, bei denen allerdings der Trägerstoff des Jods als Allergen wirkt und nicht das Jod selbst.[108]

Jodhaltige Medikamente und Röntgenkontrastmittel können aufgrund des zum Teil hohen Jodgehalts aber auch eine tatsächliche Gefahr für eine exzessive Jodaufnahme darstellen.[109] Im Gegensatz zu diesen stark jodhaltigen Kontrastmitteln und Medikamenten ist eine so hohe Zufuhr mit jodiertem Speisesalz nicht zu erreichen. Denn selbst bei einem sehr hohen Verzehr von 10 g Salz pro Tag wird aufgrund der gesetzlich festgelegten Höchstgrenze an Jod im Salz in Höhe von 15 bis 25 µg/g im Mittel nur eine verträgliche Menge von 200 µg Jod pro Tag aufgenommen. Eine Beeinträchtigung der Gesundheit durch das Jod ist selbst bei so großen Mengen an Salz nicht zu erwarten.[110]

Im Standardwerk »Ernährungsmedizin« heißt es ergänzend zur Jodsalzfrage: »Interessierte, wissenschaftlich jedoch nicht gut informierte Kreise vertreten irrtümlicherweise die Ansicht, dass eine zu hohe Jodzufuhr über jodiertes Speisesalz schädlich sei [...]. In verschiedenen Jodierungsprogrammen wurde beobachtet, dass Nebenwirkungen einer erhöhten Jodzufuhr dann auftreten, wenn ein zuvor bestehender chronischer Jodmangel bereits zur Veränderung und Störung der Schilddrüsenfunktion und Ausbildung von Knoten und Adenomen geführt hatte. Insofern stellt der zuvor lange vorbestehende Jodmangel das eigentliche Problem dar.«[111]

In weiteren aktuellen wissenschaftlichen Veröffentlichungen wird beschrieben, dass eine zu drastische Anhebung der Jodzufuhr nach längerer Zeit des Mangels gesundheitlich abträglich wirken kann, aber dass das kein Grund zur generellen Ablehnung der grundsätzlich sehr erfolgreichen Jodprophylaxe ist.[112] Wie so oft muss in dieser Thematik differenziert werden, unter welchen Umständen welche Mengen an Jod für welche Bevölkerungsgruppen problematisch sein können und welche weiteren Faktoren ebenfalls eine wichtige Rolle spielen. Ein generelles Ablehnen ist ebenso wie ein generelles Befürworten zu kurz gedacht.

Vorsicht bei zu viel Jod bzw. zu schneller Anhebung der Jodzufuhr in ehemaligen Mangelgebieten legt auch eine Metaanalyse zu den Zusammenhängen einer exzessiven Jodzufuhr und der Rate an Schilddrüsenüber- und Schilddrüsenunterfunktionen nahe.[113] Darin ergänzen die Autoren allerdings, dass in der Frage nach der Jod-Gesamtzufuhr einer Bevölkerung zu oft ein Fokus ausschließlich auf die Zufuhr durch Lebensmittel und Jodsalz gelegt wird. Dabei wird der teils erhebliche und stark schwankende Jodgehalt im Trinkwasser in einigen Gebieten vergessen. Die Gehalte und Schwankungen im Leitungswasser sind sicherlich nicht in jedem Land von gleich großer Bedeutung, aber in Dänemark zeigte beispielsweise eine Untersuchung, dass sich der Jodgehalt im dänischen Leitungswasser in Abhängigkeit von der Region um das 100-Fache unterscheiden kann und manche Wasserproben Gehalte von bis zu 138 µg Jod pro Liter aufweisen.[114] Selbst durch den Mittelwert in Höhe von 57 µg Jod pro Liter kann in derartigen Gebieten allein die Flüssigkeitszufuhr bereits den kompletten Tagesbedarf decken. Jegliche zusätzliche Jodquellen über Salz, Algen oder tierische Produkte würden dann zu einer Überversorgung beitragen. In Ländern mit jodarmem Trinkwasser ist die Zufuhr von Jod über die Nahrung und/oder Salz aber eine wichtige Maßnahme.

Außerdem darf, wie eingangs erwähnt, nicht vergessen werden, dass nicht die Jodzufuhr allein für Gesundheit und Funktionstüchtigkeit der Schilddrüse verantwortlich ist, sondern auch andere Stoffe wie Eisen und Selen sowie zu einem gewissen Grad vermutlich auch Vitamin D eine wichtige Rolle spielen. Wenn die Einflüsse einer über oder unter dem Bedarf liegenden Jodzufuhr diskutiert werden, muss daher immer auch gefragt werden, ob derselbe Krankheitsverlauf bei einem Individuum selbst bei guter Versorgung mit den jeweils anderen Stoffen im selben Maß eingetreten wäre und welche Wechselwirkungen es eventuell gibt.[115]

Vor allem Personen mit einer langjährigen Unterversorgung sollten daher die Jodzufuhr nur moderat steigern und nicht über den täglichen Bedarf hinaus erhöhen. Eine generell jodarme Ernährung hält allerdings die Deutsche Gesellschaft für Endokrinologie (DGE) bei keinem Krankheitsbild für angemessen und empfiehlt für alle Menschen eine bedarfsgerechte, aber nicht übermäßige Zufuhr von Jod.[116] Dem schließt sich auch das BfR an und fasst zusammen, dass bedarfsdeckende Jodmengen in Form einer Gesamtzufuhr in Höhe von 100 bis 200 µg pro Tag, wie sie auch in Form von Jodsalz aufgenommen werden, zur Prophylaxe einen günstigen Einfluss auf die Gesundheit haben und es keine Veranlassung für eine jodarme Ernährung gibt.[117]

Fazit

Wie die immer noch hohen Zahlen an Erkrankungen durch Jodmängel zeigen, ist es wichtig, über diese Thematik aufzuklären. So erfolgreich die Prophylaxeprogramme in den vergangenen Jahrzehnten auch waren und so wichtig ihr Fortbestehen zur Sicherstellung der Jodversorgung der Bevölkerung ist, sind dennoch einige Kritikpunkte an der Jodierung des Speisesalzes berechtigt. Dazu zählt unter anderem die mangelnde Transparenz, in welchen Produkten in welcher Höhe Jod enthalten ist und in welchen Betrieben Jodsalz in welcher Menge eingesetzt wird. Gerade in einer mischköstlichen Ernährung kann die Summe an Jod aus tierischen Produkten und Jodsalz den Tagesbedarf ein ganzes Stück weit überschreiten. Außerdem legen diverse Fallberichte nahe, dass es besonders empfindliche Individuen gibt, für die offizielle Höchstgrenzen eventuell nicht im selben Maß zutreffen, sondern geringere Grenzwerte festgelegt werden sollten.

Die Datenlage und der darauf fußende nationale und internationale Konsens der meisten Fachgesellschaften sieht eine Jodierung des Speisesalzes aber als eine wichtige Säule der Krankheitsprävention an. Wenn man sich gegen den Konsum von Jodsalz entscheidet, sollte im Rahmen einer veganen Ernährung ein unbedingter Fokus auf die Bedarfsdeckung durch jodhaltige Algen oder Supplemente gelegt werden.

Die Kennzeichnung von jodhaltigen Algen und die Sicherstellung gleichbleibender Jodgehalte innerhalb der Algenprodukte sind dabei wichtige Maßnahmen, um Algen als ausgezeichnete pflanzliche Jodquelle zu etablieren. Zudem ist es wichtig, alle jodhaltigen Produkte als diese zu kennzeichnen und den Verbrauchern auch bewusst jodfreie Alternativen anzubieten, damit diese ihrem Bedarf entsprechend die richtige Wahl für sich treffen können. Eine bessere Verbraucheraufklärung über die Wichtigkeit einer ausreichenden Jodzufuhr ebenso wie über die Gefahren einer zu hohen Jodzufuhr sollte breitenwirksam in der Gesellschaft implementiert werden. Vor allem vegan lebenden Menschen sollten besser verfügbare pflanzliche Jodquellen angeboten werden, indem mit Jod angereicherte Alternativen der wichtigen veganen Grundnahrungsmittel wie jodhaltige Pflanzenmilch, Pflanzenjoghurts etc. produziert werden.

Um zukünftig noch bessere Entscheidungen für die Gesundheit der Allgemeinbevölkerung sowie der veganen Community in Bezug auf deren Jodversorgung treffen zu können, ist es wichtig, sowohl für die Argumente der Kritiker als auch für die Argumente der Befürworter offen und empfänglich zu sein, um einen möglichst objektiven Blick auf den Sachverhalt zu bekommen. Eine Deckung des Jodbedarfs über vollwertige pflanzliche Lebensmittel wie Algen ist stets der Optimalfall, aber auch die Verwendung von Jodsalz ist bei Weitem besser als das Risiko einer Mangelversorgung. Die Kritik an Jod sollte stets ernst genommen und berücksichtigt werden, wenn diese sachliche und relevante Gegenargumente liefert, um unter keinen Umständen Individuen in gesundheitliche Gefahr zu bringen. Zum aktuellen Zeitpunkt scheint die Kritik allerdings nicht auf evidenzbasierten Argumenten zu beruhen und es gibt bisher keinen Grund, Vorbehalte gegen Jodsalz zu hegen. Vielmehr kann die falsche Angst vor Jodsalz viele Menschen davon abhalten, sich ausreichend mit Jod zu versorgen, wenn diese sich rein pflanzlich ernähren und Algen nicht zu einem regelmäßigen Bestandteil ihrer Speisepläne machen.

Tab. 21: **Vorurteile gegenüber der Jodversorgung bei veganer Ernährung**

Klischee	Realität
Tierische Lebensmittel sind bessere Jodlieferanten als Pflanzen.	▶ Tierische Lebensmittel erhalten in Deutschland ihren Jodgehalt in erster Linie über die Jodzugabe in Futtermitteln und zählen daher nicht per se als bessere Jodlieferanten. Viele Algen sind kalorienärmere und in vielen Fällen insgesamt mineralstoffreichere Jodlieferanten.
Veganer haben ein höheres Risiko für Jodmängel als Mischköstler.	▶ In vielen Studien schneiden vegan lebende Menschen in Bezug auf ihre Jodversorgung tatsächlich schlechter als Mischköstler ab. Das liegt allerdings nur an der noch immer vorherrschenden Unkenntnis über die Rolle von Algen in der Jodversorgung. Außerdem fehlt es noch zu oft an sinnvollen Algenprodukten mit gut eingestelltem und sicherem Jodgehalt. Das Risiko muss also nicht grundsätzlich höher sein, da bei einer veganen Ernährung mit Algen und jodiertem Speisesalz zwei ausgezeichnete Jodquellen auch ohne Nahrungsergänzungsmittel zur Verfügung stehen.
Jodsalz ist gesundheitsschädlich und sollte gemieden werden.	▶ Jodsalz enthält Jod in Konzentrationen, die zu gering sind, um für sich genommen zu einer Überversorgung an Jod beizutragen. Jodsalz kann höchstens im Rahmen einer insgesamt zu jodreichen Ernährung einen weiteren Beitrag zur Überversorgung leisten. Gerade in einer veganen Ernährung ohne Meeresalgen stellt Jodsalz jedoch eine sichere, zuverlässige und ungefährliche Jodquelle dar. Daher sollte es nicht gemieden sondern verwendet werden, wenn ansonsten keine jodhaltigen Algen verzehrt werden.

Die fünf wichtigsten Lebensmittelgruppen der veganen Ernährung

D ieses Kapitel dient dazu, die Eckpfeiler einer gesunden veganen Ernährung kennenzulernen, um aus ihnen einen bedarfsdeckenden Speiseplan zusammenzustellen. Wie führende Ernährungs- und Gesundheitsgesellschaften betonen, sollten diese Lebensmittelgruppen auch die Basis für jede andere Ernährung sein, egal ob rein pflanzlich oder mischköstlich. In der Mischkost werden zwar noch weitere Lebensmittelgruppen tierischen Ursprungs hinzugefügt, aber wie es auch von Seiten der DGE heißt, sollte selbst eine durchschnittliche mischköstliche Ernährung zu etwa 75 % aus pflanzlichen Lebensmitteln bestehen.[1] Welche Lebensmittelgruppen die tragenden Säulen jeder vollwertigen Ernährung sein sollten, zeigt Abb. 32.

Abb. 32: **Die fünf Hauptlebensmittelgruppen der veganen Ernährung**[2]

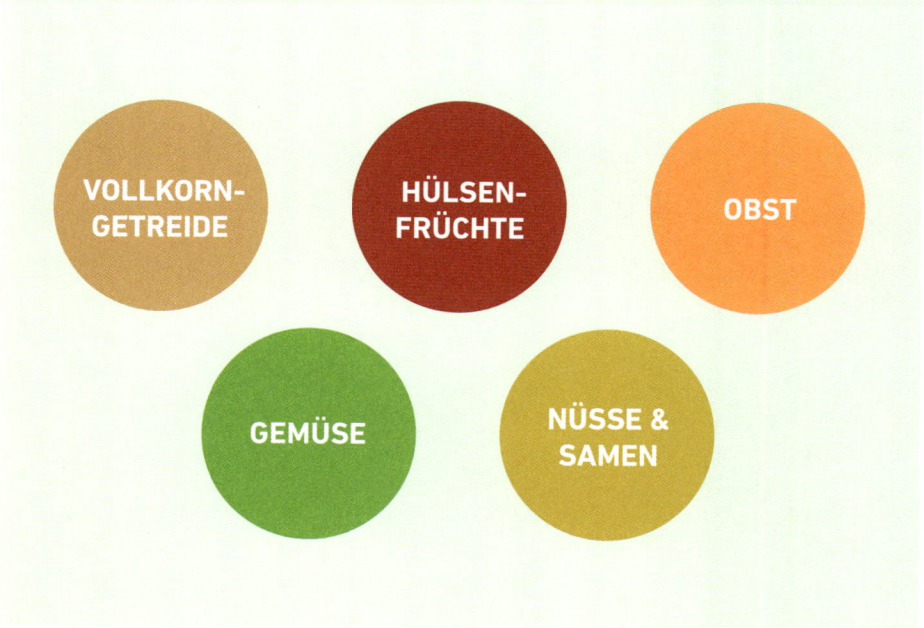

Die WHO bezeichnet in ihrem Positionspapier »Healthy Diets« ebenfalls die Lebensmittelgruppen Obst, Gemüse, Hülsenfrüchte, Nüsse und Vollkorngetreide als Basis einer gesunden Ernährung.[3] Auch die Academy of Nutrition and Dietetics (AND) spricht diese Empfehlung aus und rät Ernährungsfachkräften, den Konsum von Vollkorngetreiden, Hülsenfrüchten, Gemüse, Obst und Nüssen als Basisernährung zu empfehlen.[4] Dies gilt erneut für jede Bevölkerungsgruppe unabhängig davon, ob sie sich vegan oder mischköstlich ernährt. 2017 erschien darüber hinaus eine umfassende Metaanalyse zum Einfluss bestimmter Lebensmittelgruppen auf die Gesamtsterblichkeit und auch dort wurde diesen fünf pflanzlichen Lebensmittelgruppen eine gesundheitserhaltende Wirkung attestiert.[5]

Trotz durchweg positiver Studienergebnisse und der Empfehlungen der Fachgesellschaften ranken sich um alle diese Lebensmittelgruppen dennoch hartnäckige Gerüchte zu deren angeblich gesundheitlich abträglicher Wirkung. Dabei sind domestizierte Getreide seit über 10.000 Jahren das Grundnahrungsmittel vieler gesunder Völker rund um den Globus und haben eine ebenso relevante Rolle in der Evolution des Menschen gespielt. Gewisse Wildgräser als Vorgänger heutiger Getreidesorten waren sogar schon viele zehntausende Jahre länger Teil der menschlichen Ernährung. Trotz der gut dokumentierten vorteilhaften Wirkung des regelmäßigen Konsums von Vollkorngetreide wird im Rahmen der undifferenzierten Verteufelung aller Arten von Kohlenhydraten auch dieses zu unrecht diskreditiert.

Auch für jene Bewohner der »Blue Zones«, die heutzutage zu den langlebigsten Bevölkerungsgruppen der Welt zählen, spielt Getreide eine bedeutende Rolle in der täglichen Ernährung. Diese erstmals von Dan Buettner als »Blue Zones« betitelten fünf Gebiete in Okinawa (Japan), Sardinien (Italien), Loma Linda (Kalifornien), Ikaria (Griechenland) und der Nicoya-Halbinsel (Costa Rica) beschreiben Orte, an denen überdurchschnittlich viele Menschen über 100 Jahre und älter werden und dabei im Vergleich zu westlichen Populationen auch wesentlich gesünder altern.

Als gemeinsames Ernährungsmuster zieht sich neben dem Getreideverzehr auch der Konsum von Hülsenfrüchten durch alle fünf Blauen Zonen, und auch über die Blue Zones hinaus sind Hülsenfrüchte für einen großen Teil der Weltbevölkerung eine wichtige und gesunde Proteinquelle. Dennoch wird von einigen Seiten aufgrund der vielen »Antinährstoffe« auch vor dem Verzehr von Hülsenfrüchten gewarnt und ihr gesundheitliches Potenzial kleingeredet. Soja schneidet dabei unter allen Hülsenfrüchten aufgrund seiner sekundären Pflanzenstoffe mit hormonähnlicher Wirkung meist besonders schlecht ab und wird für eine ganze Reihe an Erkrankungen verantwortlich gemacht, obwohl die wissenschaftliche Literatur oft das genaue Gegenteil zeigt.

In einigen Büchern wird darüber hinaus die Angst vor dem Verzehr von Obst aufgrund des enthaltenen Fruchtzuckers geschürt und in wieder anderen Veröffentlichungen raten die Autoren den Lesern vom Verzehr von Nüssen ab, weil diese angeblichen Dickmacher, vor allem in Reduktionsdiäten, aufgrund ihrer Kaloriendichte Abnehmerfolge behindern sollen. Erneut geben wissenschaftliche Untersuchungen in beiden Fällen Entwarnung und verweisen im Gegenteil auf eine ganze Reihe an gesundheitlichen Vorteilen durch einen regelmäßigen Verzehr beider Lebensmittelgruppen.

Selbst über einige der gesündesten Gemüsesorten wie Kreuzblütler kursieren Fehlinformationen über deren angeblich abträgliche Wirkung auf die Schilddrüsenfunktion und tragen so dazu bei, den ohnehin schon zu geringen Konsum dieser Gemüse noch weiter zu verringern, obwohl gerade sie, aber auch eine Reihe weiterer Gemüsesorten, gesundheitlich überaus vorteilhaft wirken.

Die nachfolgenden fünf Kapitel widmen sich jeder einzelnen Lebensmittelgruppe, bevor zum Abschluss in einem eigenen Kapitel das Thema Soja in aller Ausführlichkeit behandelt wird. Das Wissen zur Warenkunde im zweiten Teil dieses Buches, zusammen mit dem Wissen über die Nährstoffbedarfsdeckung aus dem ersten Teil, können dabei helfen, einen eigenen, bedarfsdeckenden veganen Speiseplan zusammenzustellen, besser über die weitverbreiteten falschen Vorurteile in Bezug auf die genannten Lebensmittel Bescheid zu wissen und diese evidenzbasiert entkräften zu können.

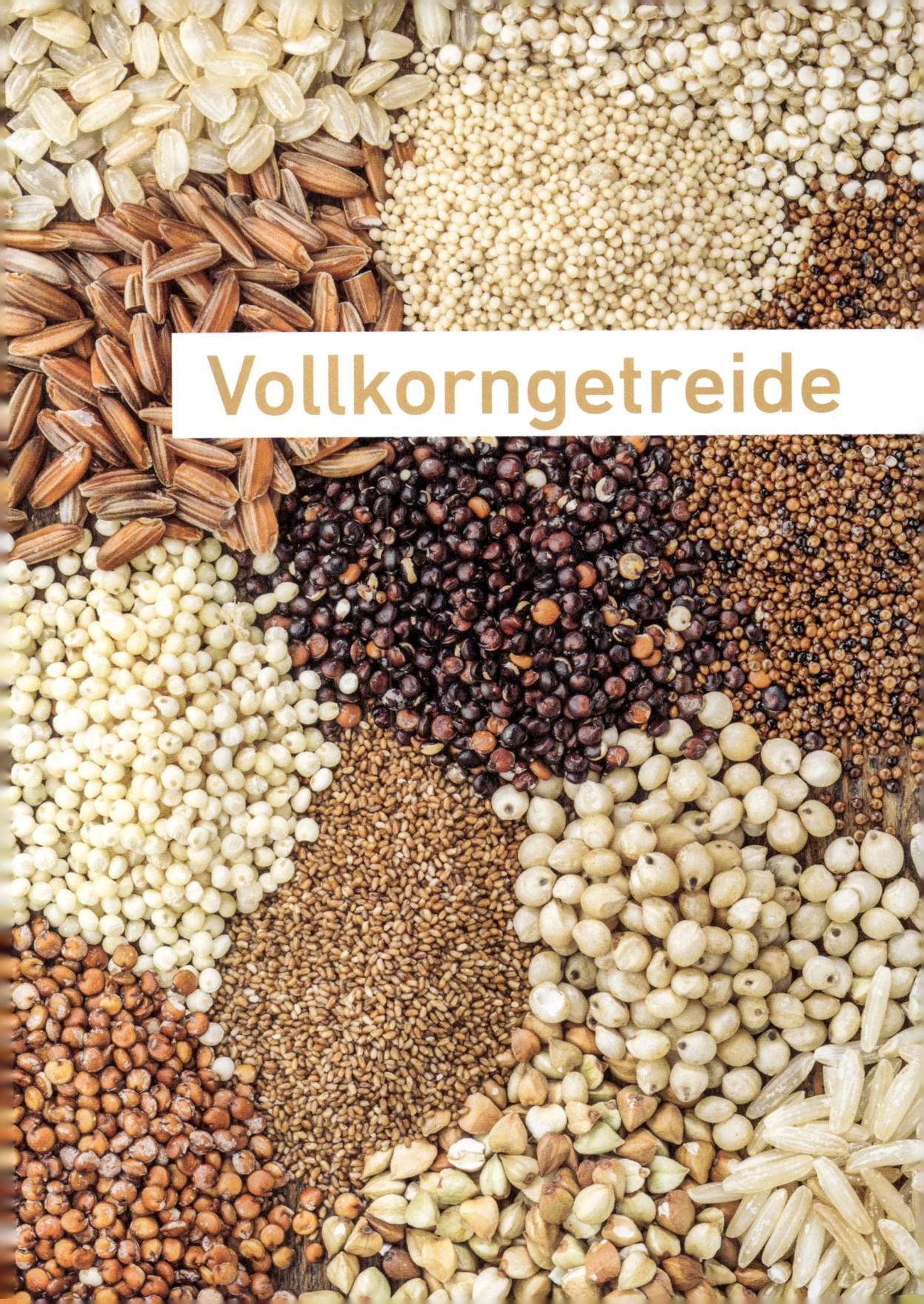

Vollkorngetreide

etreide spielt, wie an früherer Stelle erwähnt, seit vielen Jahrtausenden eine bedeutende Rolle in der menschlichen Ernährung und auch heutzutage empfehlen Ernährungs- und Gesundheitsgesellschaften den täglichen Verzehr von Vollkorngetreide. Getreide bildet bis zum heutigen Tag die Lebensgrundlage für einen Großteil der Weltbevölkerung. Weltweit stammen etwa 48 % der gesamten Nahrungsenergie sowie etwa 43 % der Gesamtproteinzufuhr aus Getreide, was dessen Relevanz deutlich macht.[1] Abgesehen von manchen essenziellen Nährstoffen wie Kalzium, Vitamin C, Folat und Alpha-Linolensäure liefert Vollkorngetreide einen überwiegenden Teil aller für den Menschen essenziellen Nährstoffe und ist ferner sehr lange lagerfähig.[2] Wenn man Getreide keimen lässt, vervielfältigt sich außerdem sein Vitamin-C-, Folat-, Vitamin-E- und Beta-Carotin-Gehalt[3] und die biologische Wertigkeit des Getreideproteins steigt durch die Erhöhung des Lysingehalts ebenfalls an.[4,5]

Aufgrund seiner Lagerfähigkeit spielte Getreide eine entscheidende Rolle in der Nahrungsmittelsicherheit der wachsenden Weltbevölkerung in der Evolution des Menschen und die gesundheitlich positive Wirkung von Vollkorngetreide wird seit vielen Jahren erforscht und von mehr und mehr Veröffentlichungen bestätigt. Alleine in den fünf Jahren von 2012 bis 2017 sind über 20 systematische Übersichtsarbeiten, knapp 40 klinische Studien sowie über 50 epidemiologische Studien veröffentlicht worden, die nicht nur die Unbedenklichkeit eines hohen Konsums von Vollkorngetreide, sondern auch eine Reihe von potenziellen gesundheitlichen Vorteilen aufzeigen.[6] So untersuchten zahlreiche Veröffentlichungen die positiven Auswirkungen von Vollkorngetreide auf viele Parameter der Gesundheit, wie den Cholesterinspiegel, das Körpergewicht, den Blutdruck, die Insulinsensitivität und einige Entzündungsmarker. Unter den Veröffentlichungen befinden sich bedeutende Studien wie die Nurses' Health Study und die Health Professionals Follow-Up Study, die beide jeweils etwa 25 Jahre Laufzeit aufweisen und zusammen mehr als 100.000 Männer und Frauen aus dem Gesundheitswesen untersuchten, um mehr Daten zu den Auswirkungen von Ernährungsmustern auf die Gesundheit zu erhalten.[7]

In einer umfangreichen Metaanalyse von 64 Publikationen wurden die positiven gesundheitlichen Auswirkungen von täglichem Vollkorngetreideverzehr erfasst.[8] Die Summe der Veröffentlichungen dieser Metaanalyse belegt: Der regelmäßige

Konsum von Vollkorngetreide steht im Zusammenhang mit einem reduzierten Risiko für Herz-Kreislauf-Erkrankungen, einigen kanzerogenen Erkrankungen, Atemwegserkrankungen, Diabetes mellitus Typ 2 und einer insgesamt reduzierten Gesamtsterblichkeitsrate.

Das bestätigen auch offizielle Ernährungsgesellschaften wie die Academy of Nutrition and Dietetics (AND)[9] sowie die British Dietetic Association (BDA)[10] in ihren Positionspapieren zu Vollkorngetreide. Auch die DGE betont, dass vor allem Vollkornprodukte ein primärpräventives Potenzial im Hinblick auf ernährungsmitbedingte Krankheiten haben und eine Ballaststoffzufuhr in Höhe des Referenzwerts von 30 g pro Tag bei einer starken Restriktion der Kohlenhydratzufuhr, speziell bei einer geringen Zufuhr von Getreideprodukten, nur schwer zu erreichen ist.[11]

Zwei der beeindruckendsten jemals veröffentlichten Untersuchungen zu den Auswirkungen von Ernährung und Lebensstil auf die Krankheitsprävention empfehlen ebenfalls den täglichen Konsum von Vollkorngetreide.

Die sogenannte Global Burden of Disease Study (GBD), die bereits 1990 begann und bis heute andauert, bestätigt ebenso die Bedeutung des täglichen Vollkorngetreidekonsums in der Krankheitsprävention. Sie wurde von über 500 Wissenschaftlern aus über 50 Ländern zusammengestellt und stellt damit die zurzeit umfangreichste Studie zum Thema Lebensstilführung und Gesundheit dar.[12] Die GBD hatte das Ziel, die häufigsten Risikofaktoren für vorzeitige Mortalität und Invalidität zu bestimmen. Sie identifizierte für viele westliche Länder, auch für Deutschland, dass die Ernährungsgewohnheiten der größte Risikofaktor für frühzeitige Mortalität und Invalidität sind.[13] Die GBD ging aber noch einen Schritt weiter und untersuchte, welche Ernährungsmuster im Detail dafür verantwortlich waren. Sie identifizierte unter anderem einen zu geringen Verzehr von Vollkorngetreide als die vierthäufigste Ursache für frühzeitige Mortalität und Invalidität.[14]

Die zweite wichtige Veröffentlichung zu diesem Thema ist der Expert Report des World Cancer Research Fund International (WCRF) in Zusammenarbeit mit dem American Institute for Cancer Research (AICR). Der Report wurde erstmals 1997 veröffentlicht und seitdem alle zehn Jahre aktualisiert. Er stellt den weltweit umfangreichsten Report zu den Auswirkungen von Lebensstil und Ernährung auf das Krebsrisiko dar. Um eine Relation für die Größe und Gewichtung dieser Veröffentlichung zu bekommen: In der aktualisierten Veröffentlichung aus 2007 arbeiteten neun unabhängige Teams aus Wissenschaftlern zusammen, um in der mehrjährigen Entstehungsphase die insgesamt etwa 500.000 verfügbaren Studien zu den Zusammenhängen zwischen Krebs und Lebensstil zu analysieren. Von diesen Studien wurden die 7.000 relevantesten gefiltert, auf denen der Expert Report aus 2007 aufbaut. Die Daten des Reports wurden im Anschluss einem 21-köpfigen Panel aus weltweit anerkannten Experten unterbreitet, die wiederum aus den Daten zehn evidenzbasierte Empfehlungen zur Krebsprävention ableiteten.[15] Ihre

Empfehlung Nummer vier lautete: »Es wird empfohlen, überwiegend pflanzliche Lebensmittel zu verzehren.« Weiter heißt es: »Relativ unverarbeitetes Getreide und/oder Hülsenfrüchte sollten zu jeder Mahlzeit gegessen werden«.[16] Auch zehn Jahre später hat sich in der neuen Version nicht viel an dieser Empfehlung geändert und es wird weiterhin empfohlen, dass Vollkorngetreide und Hülsenfrüchte Bestandteil der meisten Mahlzeiten sein sollten.[17] Die American Heart Association (AHA) empfiehlt ebenfalls, mindestens drei Portionen Vollkorngetreide täglich zu essen und lobt dabei die sättigende Wirkung des vollen Korns, die den Appetit und dadurch das Gewicht reguliert.[18]

Somit kann der Konsens der internationalen Ernährungswissenschaft durchaus in der Empfehlung zusammengefasst werden, mehrmals täglich Vollkorngetreide zu essen. Zu der großen Gruppe an Vollkorngetreiden gehören unter anderem Weizen und seine Ursprungsformen Dinkel, Einkorn, Emmer und Kamut, sowie viele weitere Getreidearten wie Roggen, Gerste, Hafer und im weitesten Sinne viele glutenfreie (Pseudo-)Getreide und artverwandtes wie Hirse, Buchweizen, Mais, Reis, Canihua, Amaranth, Quinoa, Teff und weitere. Einige exotische Sorten wie Quinoa und Amaranth werden mittlerweile auch in Deutschland angebaut und müssen nicht mehr zwingend von weit her transportiert werden. Gerade Quinoa ist ein so guter Nährstofflieferant, dass die Food and Agriculture Organization of the United Nations (FAO) das Jahr 2013 zum »Jahr des Quinoa« ernannte.[19] Gegessen werden kann Getreide in vielfältiger Form, zum Beispiel als ganze gekochte Körner, Bratlinge, Brei, Flocken, Vollkornbrote, Vollkornpasta und in vielen weiteren Formen.

Heutzutage liefert die Ernährungswissenschaft ausreichende Beweismittel, dass vollwertiges Getreide stets gegenüber Weißmehlprodukten zu bevorzugen ist. Was aus heutiger Sicht als selbstverständlich gilt, war aber nicht immer so eindeutig. So schrieb beispielsweise Max Rubner im Jahr 1904 in seinem Buch »Nahrungsmittel- und Ernährungskunde«: »Schwarzbrot wirkt auf Dauer ungünstiger als Weißbrot.«[20] Max Rubner betont, dass er den Verzehr von Speisen »mit viel Unverdaulichen« (Ballaststoffen) als Materialverschwendung sehe und aus dem Blickwinkel der Volksernährung Vollkornbrote wie Pumpernickel am besten ganz von der Bildfläche verschwinden sollten. So ist es keineswegs verwunderlich, dass die unverdaulichen Nahrungsbestandteile von Pflanzen im Deutschen als Ballaststoffe bezeichnet wurden, denn als das wurden sie zu dieser Zeit angesehen: als unverdaulicher Ballast, den es weitestgehend zu reduzieren gilt.[21] In den 1970er Jahren stellte allerdings der irische Chirurg Dr. Denis Burkitt mit der sogenannten Ballaststoff-Hypothese (Fiber Hypothesis) ein neues Erklärungsmodell für eine Vielzahl an westlichen Erkrankungen auf, die es in anderen Ländern mit ballaststoffreicher Ernährung kaum gab. Dazu zählen unter anderem Darmkrebs, Divertikulose, Reizdarmsyndrom, Blinddarmentzündung, Krampfadern, Hämorrhoiden, Diabetes, Adipositas und weitere.[22] Wie sich auf Basis der Forschung der darauffolgenden Jahrzehnte herausstellen sollte, ist ein Ballaststoffmangel vielleicht nicht die einzige Ursache hierfür, aber zumin-

Weizenvollkorn ■ *Mehltype 1050* ■ *Mehltype 405*

Vollkorngetreide

dest eine wichtige Einflussgröße auf die genannten und weitere Erkrankungen. Wie einflussreich Ballaststoffe nun im Detail sein mögen – es besteht heutzutage kein Zweifel mehr an ihrer Bedeutung in der menschlichen Ernährung.

Wird das volle Korn allerdings zu Auszugsmehlen verarbeitet, gehen dem Getreide die Ballaststoffe und vieles mehr verloren und die menschliche Gesundheit profitiert nicht mehr im selben Maß vom Verzehr dieser Weißmehlprodukte. Abb. 33 zeigt diesen Wertverlust, der umso höher ist, je mehr Bestandteile des ganzen Getreidekorns aus dem Mehl entfernt wurden.

Wie die Abbildung zeigt, bedeuten hohe Zahlen bei der Mehltype einen höheren Nährstoffgehalt. Die unterschiedlichen Zahlen bezeichnen dabei die Menge an Asche, die beim Verbrennen von 100 g des jeweiligen Mehls übrig bleibt.[24] Der Aschegehalt wird wiederum vom Mineralstoffgehalt des Mehls bestimmt. Dieser ist umso höher, je mehr Bestandteile aus dem ganzen Korn im Mehl erhalten bleiben. Beim Verbrennen von 100 g eines 1050er Mehls würden also durchschnittlich etwa 1050 mg Asche übrig bleiben, wohingegen bei einem 630er Mehl nur 630 mg bleiben. Daher ist ein Mehl mit dem Ausmahlungsgrad 1050 ernährungsphysiologisch wertvoller als ein 630er Mehl. Dieses ist aber immerhin noch nährstoffreicher als ein 405er Mehl. Anhand von Abb. 30 ist ersichtlich, dass Getreide also nur dann ein nährstoffarmes Lebensmittel ist, wenn es sich um ein Produkt aus Auszugsmehlen mit einem niedrigen Ausmahlungsgrad handelt.

Vollkornprodukte sind hingegen alles andere als nährstoffarm. Der Grund für den stark unterschiedlichen Gehalt an Nährstoffen zwischen Vollkorn- und Weißmehlprodukten liegt in der ungleichen Verteilung der Inhaltsstoffe im Getreidekorn. Den mengenmäßig größten Anteil im Getreidekorn nimmt mit etwa 80 % der Mehlkörper (Endosperm) ein, der allerdings im Vergleich zu den anderen Bestandteilen des Korns verhältnismäßig nährstoffarm ist.[25] Der Mehlkörper ist die Energiereserve des Keims und dient zu seiner Versorgung, wenn er keimt. Er besteht zu großen Teilen aus Stärke. Ein Großteil der wertvollen Inhaltsstoffe liegt im Keimling selbst und in den Randschichten. Auch die biologische Wertigkeit des Getreidekorns nimmt mit abnehmendem Ausmahlungsgrad ab, da beispielsweise die Aminosäure Lysin, die im Getreide die begrenzende Aminosäure darstellt, immer weniger dicht konzentriert vorkommt, je weiter man zur Kornmitte kommt.[26,27] Abb. 34 verdeutlicht den Aufbau des Getreidekorns zur besseren Verständlichkeit.

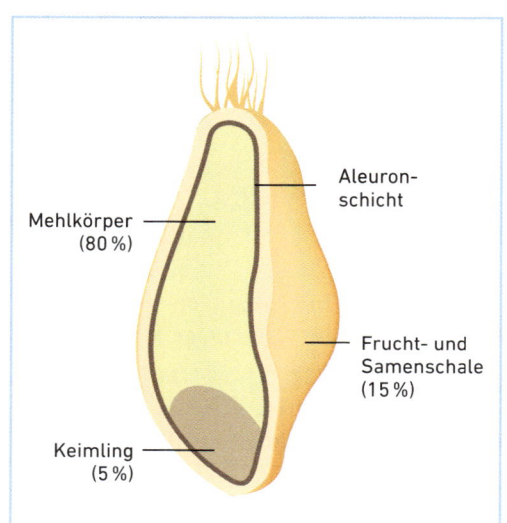

Abb. 34: **Aufbau eines Getreidekorns**[28]

Aleuron-schicht

Mehlkörper (80 %)

Frucht- und Samenschale (15 %)

Keimling (5 %)

Da der Keimling und Teile der Randschichten aber nicht nur nährstoffreicher, sondern auch leichter verderblich sind, wurden diese Teile des Korns im Zuge der Industrialisierung der Getreideproduktion zur Verlängerung der Haltbarkeit entfernt. So wurden aus vollwertigem Getreide Auszugsmehle, die für lange Zeit haltbar, aber wesentlich nährstoffärmer waren. Da zur damaligen Zeit die Auszugsmehl-Herstellung ein schwieriges Unterfangen war, schlug sich dies auch im Verkaufspreis nieder und so war das nährstoffärmere Auszugsmehl sogar teurer als vollwertige Mehle. Wie die Aussagen von Max Rubner zeigen, galt das Weißmehl sogar einige Zeit lang als die gesundheitlich hochwertigere Variante und so kauften die sozialen Schichten, die es sich leisten konnten, bereitwillig das neue Weißmehl anstatt Vollkornprodukte. So wurde es auch zu einem Statussymbol, weil es sich nur gewisse Bevölkerungsschichten leisten konnten.[29] Inzwischen ist aus dem einstigen Statussymbol für die Oberschicht allerdings ein günstiges Massenprodukt geworden und gesundheitsbewusste Menschen greifen heutzutage wieder zu Vollkorn- statt Weißmehlprodukten, wie es dem ernährungswissenschaftlichen Konsens entspricht.

Trotz der eindeutigen wissenschaftlichen Beweislage zur gesundheitlich zuträglichen Wirkung des regelmäßigen Vollkornverzehrs vergeht allerdings kaum eine Woche, in der nicht ein neuer Beitrag über die angeblich negative Wirkung des vermehrten Getreidekonsums erscheint. Getreidegegner argumentieren oft, dass heutzutage viel zu viel Getreide und Kohlenhydrate gegessen werden und dass an der wachsenden Zahl an übergewichtigen und adipösen Menschen abzulesen ist, dass die Ernährungsempfehlungen der Fachgesellschaften zu einer kohlenhydratreichen Ernährung offensichtlich gescheitert sind. Bei dieser Fragestellung ist es wichtig, nicht nur zu beachten, welche Ernährungsempfehlung in der Theorie ausgesprochen wird, sondern inwiefern diese auch Beachtung und Umsetzung findet. So empfiehlt die DGE beispielsweise täglich mindestens 30 g Ballaststoffe sowie 300 µg Folat-Äquivalent durch Vollkorngetreide, Hülsenfrüchte, Obst und Gemüse zu verzehren.[30]

Doch wie viele Menschen in Deutschland setzen diese Empfehlung um? Laut den Daten der Nationalen Verzehrsstudie II (NVS II) erreichen etwa 68 % der Männer und 75 % der Frauen nicht die Zufuhrempfehlung an Ballaststoffen und 79 % der Männer und 86 % der Frauen unterschreiten die tägliche Folatempfehlung.[31] Beide Werte zeigen, dass sowohl die Empfehlung für Vollkorngetreide als auch die der Obst- und Gemüsezufuhr von einem Großteil der Bevölkerung nicht erreicht wird. Somit kann man die Wirksamkeit der offiziellen Ernährungsempfehlungen schlecht beurteilen, weil der Großteil der deutschen Bevölkerung ihnen schlicht und ergreifend nicht folgt. Zu einem ähnlich ernüchternden Ergebnis kommt auch die BDA, die in ihrem Positionspapier zu Vollkorngetreide betont, dass etwa 95 % der Briten nicht die Referenzwerte für die Vollkorngetreidezufuhr erreichen und jeder dritte britische Bürger überhaupt kein Vollkorngetreide isst.[32] Was man anhand der westlichen Bevölkerung ableiten kann, ist nicht, inwieweit die offiziellen Ernährungsempfehlungen gesundheitlich positiv wirken, oder nicht, sondern lediglich wie wenig die Bevölkerung den Ernährungsleitlinien Folge leistet. Der Gesundheitszustand der Allgemeinbevölkerung ist nicht das Ergebnis falscher Ernährungsleitlinien, sondern die Folge der konsequenten Missachtung jeglicher Ernährungs- und Gesundheitsempfehlungen.

Wenn man über das Thema Getreide und Gesundheit spricht, ist die Unterscheidung zwischen Vollkornprodukten und Weißmehlprodukten von äußerster Wichtigkeit. Es genügt nicht, den Getreideverzehr einer Gruppe zu erfragen und daraus Rückschlüsse zu ziehen, sondern es muss zwischen Vollkorn- und Weißmehl unterschieden werden. In der Diskussion um Getreide wird auch oft vergessen, in welcher Form das ohnehin schon nährstoffarme Weißmehl zumeist gegessen wird: Beispielsweise als Pizzaboden mit ordentlich Käse und Salami, als Burgerbrötchen mit einem fettreichen Bratling und noch fetthaltigerer Sauce, als Kuchenteig mit Butter, Zucker und Sahne und in all diesen Produkten zumeist auch noch mit jeder Menge Zusatzstoffen. Die negative Wirkung dieser Lebensmittel geht allerdings nicht allein auf das Konto des Weißmehls, sondern auch auf das Konto all der restlichen Zutaten. Wenn man einen Blick auf vergleichende Statistiken wirft, sieht man zwar, dass die Bevölkerung im Gegensatz zu früher kaum Vollkorn- und wesentlich mehr Weißmehl konsumiert, aber man sieht auch, dass sie im Vergleich zu früheren Jahrzehnten insgesamt sogar wesentlich weniger Kohlenhydrate insgesamt isst. So ist es nicht korrekt, pauschalisiert zu sagen, dass die Bevölkerung zu viele Kohlenhydrate oder zu viel Getreide konsumiert. Sie isst

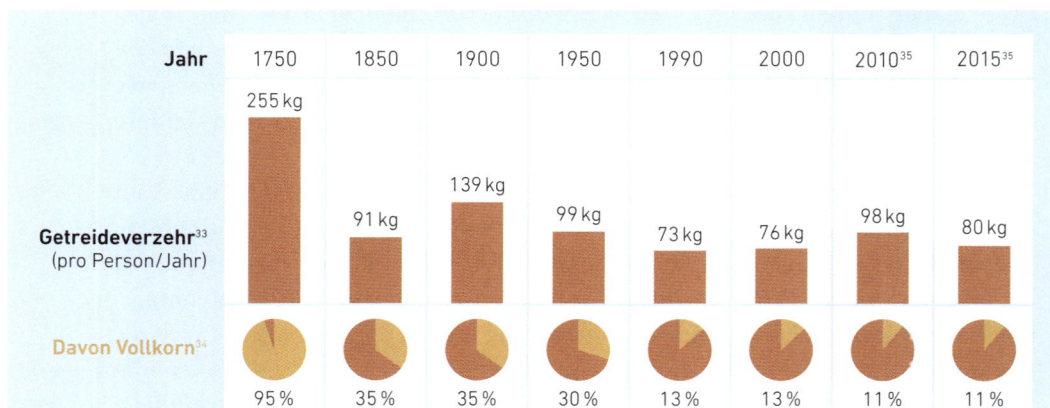

Jahr	1750	1850	1900	1950	1990	2000	2010[35]	2015[35]
Getreideverzehr[33] (pro Person/Jahr)	255 kg	91 kg	139 kg	99 kg	73 kg	76 kg	98 kg	80 kg
Davon Vollkorn[34]	95 %	35 %	35 %	30 %	13 %	13 %	11 %	11 %

lediglich die falschen Getreideprodukte und außerdem zu viel von einigen anderen Dingen. Abb. 35 verdeutlicht die Entwicklung des Getreideverzehrs im Laufe der letzten drei Jahrhunderte.

Wie die Abbildung zeigt, hat die Durchschnittsbevölkerung in Deutschland um 1750 etwa dreimal so viel Getreide gegessen wie es die Bevölkerung heutzutage tut. Allerdings betrug ihr Anteil an Vollkorngetreide damals etwa 95 % und nur ein sehr kleiner Teil des Getreides waren Weißmehlprodukte. Heutzutage hat sich dieser Wert fast umgekehrt und der Anteil des verzehrten Weißmehls hat beinahe den einstigen Wert des Vollkorngetreideverzehrs erreicht. Dieser Trend der letzten drei Jahrhunderte entspricht absolut nicht den aktuellen Ernährungsempfehlungen.

Der Ackerbau – ein holpriger Start

»Erst mit der Einführung des Ackerbaus vor rund 12.000 Jahren traten die ersten degenerativen Erkrankungen auf. [...] Der Grund ist der, dass erstmalig Getreide und somit auch Kohlenhydrate in einem größeren Umfang zu Ernährungszwecken zur Verfügung standen.«[36] - Ulrich Neumeister

Im Wesentlichen enthalten die Kritikpunkte der Getreidegegner in Bezug auf die Geschichte des Getreideverzehrs zwei Kernargumente. Zum einen war der Mensch ihrer Aussage nach in der Altsteinzeit ohne den Anbau von Getreide wesentlich gesünder und wurde vor allem durch den Ackerbau und den damit erstmals auftretenden Getreideverzehr immer kränker. Zum anderen ist ihnen zufolge die Zeitspanne zwischen dem Auftreten des Ackerbaus und der Jetztzeit zu kurz, als dass sich der Mensch hätte genetisch daran anpassen können. Dr. Loren Cordain, der mit seinem Buch »The Paleo Diet« die Blaupause für die Paleobewegung geschrieben hat, schreibt darin über die Vielzahl an gesundheitlichen Problemen, die erst mit dem Auftreten des Ackerbaus entstanden. Diese Ausführungen finden durch Publikationen wie die von Ulrich Neumeister auch ihren Weg in den deutschsprachigen Raum, wo sie unreflektiert übernommen werden. Da Dr. Cordain in seinem gesamten Buch keine einzige Aussage direkt mit einem Quellenverweis belegt, sondern lediglich am Ende des Buches eine Liste an Quellen ohne Bezug zum Text auflistet, ist es auch nicht ohne weiteres möglich, die Quellen für seine Argumente ausfindig zu machen.[37] Leider versäumen es Dr. Loren Cordain, Ulrich Neumeister und viele weitere Autoren darüber hinaus, die große Beweislage zu berücksichtigen, die ihrer Hypothese widerspricht.

Die Paleobewegung hat ohne Frage auch einige gute Argumente und manche ihrer Empfehlungen wie der Verzicht auf Milchprodukte und hochverarbeitete Produkte sowie der Fokus auf ein aktives Leben sind durchaus zu befürworten. In Bezug auf Getreide liegt sie gemäß des aktuellen Forschungsstandes aber falsch und beide vorgebrachten Gründe für den Getreideverzicht halten einer kritischen Betrachtung nicht stand.

Bereits die Annahme, dass Getreide erst mit dem Beginn des Ackerbaus eine Rolle in der menschlichen Ernährung gespielt hat, ist durch diverse Ausgrabungen widerlegt. Die Evolutionsbiologin Prof. Marlene Zuk nennt in ihrer Veröffentlichung »Paleofantasy« eine ganze Reihe von Funden, die zeigen, dass Getreide schon wesentlich länger als 12.000 Jahre Teil der menschlichen Ernährung ist.[38] Etwa 30.000 Jahre alte Fundstücke mit Mahlwerkzeugen von Ausgrabungen aus Italien, Russland und Tschechien, auf denen stärkehaltige Rückstände aus der Getreideverarbeitung gefunden wurden, zeigen, dass Getreide auch vor seiner Domestizierung im Rahmen der Neolithischen Revolution bereits ein Bestandteil der menschlichen Ernährung war.[39] Die Wissenschaftler schlussfolgern, dass bereits vor etwa 30.000 Jahren in diesen Regionen Mehle hergestellt wurden, aus denen dann wiederum fladenbrotähnliche Lebensmittel entstanden. Weitere Mehlspuren von Getreide wurden bei Ausgrabungen in Süditalien auf Mahlwerkzeugen gefunden. Diese über 32.000 Jahre alten Mehlrückstände von frühen Verwandten des heutigen Hafers und der heutigen Hirse zeugen davon, dass in vielen Teilen der Welt Getreideverarbeitung zu Nahrungszwecken bereits Tausende Jahre vor dem Übergang zum Ackerbau stattfand.[40] Eine weitere Gruppe von Wissenschaftlern konnte an 40.000 bis 50.000 Jahre alten Zähnen von Neandertalern aus dem heutigen Irak und Belgien Stärkerückstände von Süßgräsern aus der verwandtschaftlichen Nähe der heutigen Gerste im Zahnstein nachweisen.[41] Die ältesten bis dato gefundenen Beweise für den Getreideverzehr reichen sogar über 100.000 Jahre zurück und wurden in Südafrika sichergestellt.[42] Dort konnte auch Mahlwerkzeug mit eindeutigen Rückständen von Süßgräsern aus der verwandtschaftlichen Nähe der heutigen Hirse festgestellt werden. Diese Funde implizieren, dass schon drei- bis zehnmal länger Getreide verzehrt wird, als in vielen Büchern und Artikeln geschrieben steht, in denen der Übergang zum Ackerbau vor 12.000 Jahren als Beginn des Getreideverzehrs festgesetzt wird.

Schlau wie Brot

»Heute gilt es als gesichert, dass vor allem die proteinreiche Tiernahrung des frühzeitlichen Menschen ein Hirnwachstum ermöglichte, das zu seiner weltweiten ökologischen Hegemonie führte.«[43] – Florian Asche

Dieses Zitat aus dem Buch »Tiere essen dürfen« dürfte wohl die Meinung von vielen Menschen widerspiegeln: Nach der Fleischesser-Hypothese (Meat-eating hypothesis/Man-the-Hunter hypothesis) wurde das Gehirnwachstum des Menschen hauptsächlich durch den Konsum von Fleisch und anderen tierischen Produkten ermöglicht. Wie der Anthropologe Dr. Richard Wrangham in seinem Buch »Feuer Fangen« allerdings betont, ist diese Hypothese unvollständig.[44] Auf dem Weg hin zum heutigen Menschen gab es laut Dr. Wrangham zwei wesentliche Transformationen unterschiedlicher Art, die beide von großer Bedeutung für die Evolution des Menschen waren und die zeitlich hunderttausende Jahre auseinanderliegen. Beide bedürfen einer Erklärung und die Fleischesser-Hypothese kann dabei höchstens die Antwort auf eine der beiden geben.[45]

Die erste Transformation trug sich vor etwa zweieinhalb Millionen Jahren zu, als sich aus den schimpansenartigen Australopithecinen die Habilinen entwickelten. Deren Gehirn war zwar größer, aber ihr restlicher Körperbau blieb weitestgehend affenähnlich. Der Verzehr von Fleisch und die damit einhergehende höhere Kalorien- und Proteinaufnahme ist ein plausibles Erklärungsmodell für diesen Übergang von den Australopithecinen zu den Habilinen. Allerdings fehlt in diesem Modell eine plausible Erklärung für den vor etwa 1,9 bis 1,8 Millionen Jahren stattfindenden zweiten wichtigen Schritt in der Entwicklung hin zum Menschen. Der Übergang der Habilinen zum Homo erectus kann nicht einfach mit derselben Hypothese erklärt werden, da er eine vollkommen andere Transformation darstellt, die nach einem alternativen Erklärungsmodell verlangt. Denn während sich der Körperbau der Habilinen nicht im selben Maß wie ihr Gehirn im Vergleich zu ihren Vorgängern veränderte, werfen die großen anatomischen Veränderungen beim Übergang zum Homo erectus einige Fragen auf, die sich nicht allein auf den Verzehr von mehr Fleisch zurückführen lassen.

Der beim Homo erectus im Vergleich zu den Habilinen wesentlich schwächer ausgeprägte Kiefer, der kleinere Mund und die kleineren Zähne lassen sich nicht durch einen immer höheren Fleischkonsum erklären. Diese Entwicklungen ebenso wie der sich verkürzende Dickdarm deuten vielmehr auf eine erfolgreiche Entwicklung zum ersten Tier hin, das seine Nahrung kocht. Die von Dr. Richard Wrangham aufgestellte »Koch-Hypothese« (Cooking Hypothesis) ist unter Umständen das Bindeglied, das diese zweite wichtige Veränderung erklären kann, durch die sich die Vorfahren der heutigen Menschen an die weichere, gegarte Nahrung anpassten. Laut Dr. Wrangham ist »[...] der Mensch in ganz derselben Weise dafür eingerichtet, gekochte Nahrung aufzunehmen, wie Kühe dafür eingerichtet sind, Gras zu fressen, oder Flöhe dafür, Blut zu saugen [...].«[46] Was aber hat diese Abhandlung mit dem Getreideverzehr zu tun? Selbstverständlich hat sich das Kochen auch auf den Verzehr tierischer Produkte ausgewirkt, die durch den Garprozess nicht nur schmackhafter, sondern auch nahrhafter und leichter verdaulich wurden.

Durch das Kochen wurde dem Menschen zudem aber eine Nahrungsquelle zugänglich gemacht, die ihm bis zum damaligen Zeitpunkt verwehrt blieb und in Verbindung mit dem Kochen der plausibelste Grund für die Entwicklung des menschlichen Gehirns ist. Bei dieser erstmalig zur Verfügung stehenden Nahrungsquelle handelte es sich um Urformen von Süßgräsern, den Vorläufern unserer heutigen Getreidesorten, sowie stärkehaltige Wurzeln, die im rohen Zustand giftig oder zumindest schwer verdaulich und unappetitlich waren. Durch das Kochen wurden diese holzigen Wurzeln und unverdaulichen Getreidekörner verwertbar und dem Menschen stand nun das zur Verfügung, was sein wachsendes Gehirn in großer Menge benötigte: Kohlenhydrate.[47] Das menschliche Gehirn verbraucht etwa 20 % der verbrauchten Gesamtenergie des Organismus, obwohl es nur etwa 2 % der gesamten Körpermasse ausmacht.[48] Dabei ist das Gehirn auf Glukose als Hauptenergieträger angewiesen. In Zeiten von Hunger, Fasten, langanhaltender physischer Aktivität oder einer ketogenen Ernährung kann Glukose zwar durch andere Substrate ergänzt, aber nicht ersetzt werden.[49] Die ketogene Ernährung beschreibt eine stark kohlenhydratlimitierte, moderat proteinhaltige und fettbetonte Ernährung, die gewissermaßen den Hungerstoffwechsel imitiert. Darin bezieht das Gehirn seinen überwiegenden Energieanteil nicht mehr aus Glukose, sondern aus den namensgebenden Ketonkörpern, die aus Fettsäuren gebildet werden.[50] Unter den genannten Umständen kann etwa 80 % der vom Gehirn benötigten Energie aus Ketonkörpern gewonnen werden, aber ein Minimum von 30-50 g Kohlenhydrate pro Tag müssen auf Dauer weiterhin zugeführt werden, um eine normale Hirnfunktion aufrecht erhalten zu können.[51]

Tierische Lebensmittel haben in vielen Teilen der Welt anhand der Funde weiterhin eine relevante Rolle gespielt und lieferten wichtiges Protein und energiedichtes Fett, aber die gut verfügbaren Kohlenhydrate scheinen in diesem Zeitabschnitt eine besondere Relevanz für das kohlenhydrathungrige Gehirn gehabt zu haben.[52]

Durch das Erhitzen der stärkehaltigen Getreide und Wurzeln verkleistert deren Stärke und wird damit leichter verdaulich, weil die im Speichel enthaltenen, stärkespaltenden Enzyme bei roher Stärke nur bedingt wirksam sind.[53] Mit dem gut lagerbaren Getreide hatten die Menschen zu dieser Zeit eine sichere Kohlenhydratquelle zur Verfügung, die ihre weitere Entwicklung voranbringen konnte. In Diskussionen über den gesundheitlichen Wert von Vollkornprodukten in der Ernährung und die Bedeutung von Kohlenhydraten insgesamt sollte stets Wert darauf gelegt werden, die Rolle der Kohlenhydrate in der menschlichen Evolution sowie die physiologischen Bedürfnisse des menschlichen Körpers zu beachten.

Steinzeitgene und Neuzeiternährung

»Als Spezies sind wir mit jenen Menschen, die vor der Erfindung der Landwirtschaft lebten, genetisch ident. Inzwischen betrachten wir uns nicht mehr als Jäger und Sammler, doch unsere Gene haben sich nicht verändert.«[54] – Dr. David Permutter

Im seinem Buch »Dumm wie Brot« nimmt Dr. Perlmutter Bezug auf die fehlende genetische Adaption des Menschen an die Veränderungen seiner Ernährungsgewohnheiten seit Beginn des Ackerbaus und nutzt dies als Begründung für seine Getreidekritik.

Die Argumentation der Steinzeiternährungsanhänger und Getreidegegner besagt, dass der heutige Mensch mit den unveränderten Genen der Steinzeit in einer modernen Welt lebt und bis heute nicht genug Zeit vergangen ist, damit sich sein steinzeitlicher Körper an seine heutige, moderne Nahrung gewöhnen konnte. Mit *heutiger* Nahrung sind damit laut diesen Personen aber nicht nur Burger, Pommes Frites, Ketchup und andere moderne Lebensmittel gemeint, die der Mensch erst seit wenigen Jahrhunderten isst. Gemeint sind damit nach Meinung der Paleoanhänger und anderer Getreidegegner auch alle Lebensmittelgruppen, die ihrer Auffassung nach erst durch die Neolithische Revolution Einzug in die Speisepläne der Menschen hielten. Eine dieser Lebensmittelgruppen ist Getreide und so werden von ihnen nicht nur weniger empfehlenswerte Produkte aus Weißmehl abgelehnt, sondern auch jede Art von Vollkorngetreide. Dass Vollkorngetreide nicht erst seit der Neolithischen Revolution, sondern, wie an früherer Stelle dargelegt, schon wesentlich länger Teil der Ernährung des Menschen ist, stellt einen wichtigen Kritikpunkt dieser Gedankenkette dar. Aber egal, ob der Mensch seit 10.000 oder 100.000 Jahren Getreide verzehrt – die wichtigste Frage ist, ob es stimmt, dass er sich in all den Jahrtausenden nicht genetisch daran angepasst hat und die Evolution tatsächlich so träge ist. Wenn es heißt, dass die Zeit seit der Neolithischen Revolution zu kurz für eine adäquate Anpassung unserer Gene wäre, muss an dieser Stelle gefragt werden, wie in dem Zusammenhang *kurz* definiert wird. Der Umstand, dass die verstrichene Zeit seit dem Übergang zum Ackerbau wesentlich geringer ist als all die Zeit davor, liefert noch kein rationales Argument dafür, dass eine Anpassung stattgefunden hat oder nicht.

Ein Blick in die Vergangenheit kann ohne Frage aufschlussreich sein, doch ein Faible für die Vergangenheit sollte den Blick in die Zukunft nicht trüben. Diskussionen, ob und wann Menschen vor zehntausenden Jahren viel, wenig oder gar kein Fleisch gegessen haben, sind interessant, aber wie im Laufe dieses Kapitels noch deutlicher wird, hat dies kaum Relevanz für die heutige Zeit. Keine vergangene Handlung oder Ernährung sollte fortgeführt werden, nur weil *es schon immer so war*. Sehr vieles war in der Vergangenheit schon immer so und dennoch haben Menschen an vielen Punkten in der Geschichte erkannt, dass es besser ist, gewisse Dinge sein zu lassen oder anders zu machen. 2050 werden voraussichtlich zehn Milliarden Menschen auf diesem Planeten leben und die gesamten Rahmenbedingungen der Weltbevölkerung unterscheiden sich in so vielen Punkten von denen der Altsteinzeit.

Abseits der Frage nach vegan oder nicht vegan muss eine zukunftsweisende Ernährung auf wissenschaftlichen Erkenntnissen und nicht auf Geschichten aufbauen. Vor allem, wenn die Beweisgrundlage der Geschichte, wie die fehlende Anpassung an Getreide, äußerst dürftig ist. Prof. Marlene Zuk schreibt diesbezüglich, dass es falsch ist zu denken, dass sich der Mensch bis zu einem gewissen Punkt entwickelt hat und von da an in der Entwicklung stehen geblieben ist.[55] Es gab nicht diesen einen Zeitpunkt oder diese eine Zeitspanne, in der die Physiologie des Menschen und seine Umwelt im perfekten Einklang standen und sich danach wieder voneinander entfernt haben. Die Spezies Mensch befindet sich wie jede andere Spezies in einem kontinuierlichen Entwicklungsprozess, den man innerhalb weniger Generationen an der eigenen Spezies allerdings nicht erkennen kann. Wirft man aber einen Blick auf andere Spezies, deren Lebenserwartung wesentlich kürzer ist und deren Entwicklung man so über dutzende Generationen hinweg beobachten kann, erhält man einen neuen Blick auf die Evolution.

Prof. Zuk zählt einige Beispiele aus ihrer eigenen und der Forschung ihrer Kollegen auf, die begreifbar machen, wie schnell Evolution vor unseren Augen ablaufen kann. Ein anschauliches Beispiel sind die männlichen hawaiianischen Feldgrillen. Deren Gezirpe zog auf Hawaii neben paarungsbereiten weiblichen Grillen auch mehr und mehr parasitäre Fliegen an, die das Gezirpe ebenfalls orten konnten und die diese Fähigkeit nutzten, um die Grillen im Sturzflug anzugreifen und ihre Larven in deren Körpern abzulegen. Die Larven entwickelten sich anschließend im Inneren der Grillen und fraßen sie von innen heraus auf.[56] Dies brachte die Grillen in ein großes Dilemma. Um gehört zu werden und sich fortpflanzen zu können, mussten sie zirpen, doch dabei riskierten sie, dass sie die parasitären Fliegen anlocken. Innerhalb von nur 20 Grillen-Generationen, etwa fünf Jahre, löste die Evolution das Problem der Grillen. Beobachtungen an diesen Feldgrillen zeigten nach einigen Jahren, in denen die Grillenpopulation aufgrund der Fliegenplage stark zurückging, dass nur noch ein sehr kleiner Teil der männlichen Grillen zirpte und der Rest stumm war. Wie eine Analyse des Genoms der Feldgrillen ergab, wiesen etwa 90 % der untersuchten männlichen Grillen eine Mutation an einem Gen auf, das bewirkte, dass diese Grillen gar nicht mehr in der Lage waren zu zirpen. Da ein kleiner Teil der männlichen Grillen jedoch weiterhin zirpte und damit ihr eigenes Leben unfreiwillig riskierte, konnten die stummen Grillen dennoch auf sich aufmerksam machen, sofern sie sich in der Nähe der noch zirpenden Grillen aufhielten. Die stummen Grillen konnten sich somit fortpflanzen und wurden gleichzeitig von den Fliegen verschont. So konnte sich die Grillenpopulation aufgrund ihrer rasanten Evolution wieder erholen.

Ein weiteres Beispiel für die Geschwindigkeit der Evolution wird von Dr. Isaac Wirgin und seinen Kollegen anhand der Atlantik-Tomcod-Fischpopulation im Hudson River beschrieben. Als in den Jahren von 1947 bis 1976 von zwei Kraftwerken insgesamt etwa 590.000 kg giftige Chlorverbindungen wie Polychlorierte Biphenyle (PCBs) in den Hudson River entleert wurden, wurde die Fischpopulation gesundheitlich stark in Mitleidenschaft gezogen. Vor allem beim Atlantik-Tomcod traten in den Folgejahren verstärkt Missbildungen auf, die den Tomcod-Bestand zu gefährden drohten.[57] In der Publikation von Dr. Wirgins und seinen Kollegen aus dem Jahr 2011 wurde allerdings festgestellt, dass sich in den wenigen Jahrzehnten nach der PCB-Verunreinigung der Tomcod-Bestand wieder erholt hatte. Eine genauere Untersuchung liefert den Grund dafür: In kürzester Zeit trat eine genetische Anpassung unter den Fischen ein, die sie weniger empfindlich gegenüber PCBs machte. Durch eine Änderung an nur einem einzigen Gen wurde das PCB in den Fischen anders verstoffwechselt und sie reagierten um bis zu 100-mal weniger sensibel auf die toxische Wirkung. Zahlreiche weitere Beispiele im Tierreich zeigen, dass einzelne Änderungen in einem Gen große Auswirkungen auf die Physiologie des jeweiligen Lebewesens haben und diese Veränderungen innerhalb einiger dutzend Generationen auftreten können.

Die relevante Frage ist selbstverständlich, ob eine genetische Anpassung an veränderte Umweltbedingungen zumindest innerhalb einiger tausend Jahre möglich ist, um Menschen besser an die Getreidekost anzupassen. Um dieser Frage auf den Grund gehen zu können, muss zu Beginn definiert werden, woran man eine Anpassung an Getreide messen könnte. Welche Eigenschaft kann Aufschluss darüber geben, ob eine Anpassung des Menschen an getreidebetonte Kost stattgefunden hat, und welche Gruppe von Menschen kann als Vergleichsgruppe dienen, um zu beweisen, dass tatsächlich eine Veränderung in Form einer Anpassung vorliegt und nicht ein seit jeher vorhandenes Merkmal in den Genen des Menschen fälschlicherweise als Adaption deklariert wird?

Um Stärke optimal verstoffwechseln zu können, ist eine ausreichende Menge eines Enzyms namens α-Amylase notwendig, das sich im Speichel des Menschen befindet.[58] Vereinfacht gesagt ist α-Amylase dafür zuständig, den Vielfachzucker Stärke aus dem Getreide in Zweifachzucker aufzuspalten, der im Verlauf des Verdauungsprozesses weiter zu Einfachzuckern abgebaut wird, um über den Darm ins Blut aufgenommen zu werden. Durch ausreichendes Kauen wird das stärkehaltige Lebensmittel im Mund zerkleinert und eingespeichelt und die α-Amylase im Speichel kann bereits im Mundraum einen Teil ihrer Arbeit verrichten, weshalb ausgiebiges Kauen für die optimale Verdauung von großer Bedeutung ist. Der Amylasegehalt im Speichel unterschiedlicher Spezies ist, abhängig von deren Ernährungsweise, unterschiedlich hoch.[59] Im Vergleich zu den meisten anderen Affenarten weist der Mensch mit sechs- bis achtmal der Menge an Speichelamylase die höchste Konzentration im gesamten Tierreich auf.[60] Hyperkarnivore wie Katzen, in deren Ernährung Stärke eine unbedeutende Rolle spielt, weisen hingegen sehr geringe Amylasekonzentrationen auf.[61]

Anhand der Beobachtung, dass die Ernährung unterschiedlicher Spezies mit ihrem Gehalt an Speichelamylase korreliert, könnte man folgende Hypothese aufstellen: Wäre es denkbar, dass je nach Ernährungsweise, die eine menschliche Population über viele Jahrtausende hinweg praktiziert, sich die Menge an Amylase im Speichel in Abhängigkeit der Menge an Stärke in der Ernährung anpasst? Sollte dies der Fall sein, wäre es naheliegend, dass es in Bevölkerungen mit großem Getreideverzehr genetische Anpassungen gegeben hat, die für den erhöhten Gehalt an Amylase zuständig sind. Eine genetische Veränderung könnte man anhand der Anzahl an Kopien des Gens AMY1 überprüfen, weil die Menge an Kopien von AMY1 mit dem Gehalt an Speichelamylase zusammenhängt.[62] Je mehr Kopien des Gens eine Person hat, umso mehr Amylase findet sich in ihrem Speichel und umso besser ist diese Person in der Lage, stärkehaltige Lebensmittel zu verdauen.[63] Ob sich der Gehalt an Amylase aber in Abhängigkeit von der Nahrung der Menschen ändert und so eine Anpassung stattfindet, konnte unter anderem ein Team an Wissenschaftlern überprüfen, das genau diese Hypothese auf die Probe stellte.[64] Um dies herauszufinden, untersuchten die Wissenschaftler Personen aus insgesamt sieben unterschiedlichen Bevölkerungsgruppen mit unterschiedlichen Ernährungsmustern. Obwohl auch innerhalb der Gruppen der Stärkeverzehr schwankte, konnte man die Gruppen dennoch grob in zwei Kategorien einteilen: Drei der Gruppen stammten aus Völkern mit historisch hohem Stärkeverzehr und die restlichen vier Gruppen aus Völkern mit historisch geringem Stärkeverzehr. Die Untersuchung bestätigte die Hypothese der Wissenschaftler: Die Gruppen mit historisch hohem Stärkeverzehr hatten mehr Kopien des Gens AMY1 und durchschnittlich mehr Amylase zur Spaltung der Stärke in ihrem Speichel. 70 % der Stärkeesser hatten sechs oder mehr Kopien des Gens, während in den Gruppen der geringen Stärkeesser nur 37 % der Personen sechs oder mehr Kopien aufwiesen. All die in diesem Teil dargelegten Informationen sind natürlich keine einwandfreien Beweise, die zweifelsohne die Anpassung des Menschen an die Getreidekost begründen. Die Gegenfrage ist aber, was gegen eine Anpassung spricht. Wie zu Beginn des Kapitels dargelegt, steht der Verzehr von Vollkorngetreide durchgängig mit positiven gesundheitlichen Auswirkungen in Verbindung und Getreidegegner haben bis dato keine stichhaltigen Argumente für ihre Kritik vorgebracht.

Durch Getreide geschrumpft?

In vielen Veröffentlichungen von Getreidegegnern wird beschrieben, welche negativen Folgen der Ackerbau auf die menschliche Gesundheit der damaligen Zeit hatte. So schreibt Dr. Cordain in »The Paleo Diet«, dass Menschen nach dem Übergang vom Jäger und Sammler hin zum Ackerbau aufgrund der dadurch entstandenen Vitamin- und Mineralstoffdefizite in der Folgezeit durchschnittlich 10-12 cm kleiner wurden, ihre Lebenserwartung sank, die Knochengesundheit abnahm und viele weitere Probleme auftraten.[65] Dr. Cordains Aussagen werden von Anthropologen und Evolutionsbiologen bestätigt, wobei diese in ihren Ausführungen die ganze Geschichte erzählen und nicht jene wichtigen Teile auslassen, welche diese Beobachtung in den richtigen Kontext setzt.

Der wichtigste Grund, warum die ersten Generationen an Ackerbauern unter schlechterer Gesundheit litten, ist leicht erklärbar: Sie waren nicht in dem Maß an Getreidekost angepasst, wie es heutige Menschen sind. Weder die Stärke aus dem neu angebauten Getreide noch die Milch der neu domestizierten Tiere konnten die Bauern richtig verstoffwechseln, weil ihnen dazu die nötige hohe Konzentration an Amylase zur Verdauung der Stärke bzw. Laktase zur Verdauung der Milch fehlte. Dadurch bekamen sie gesundheitsschädliche Verdauungsstörungen, wodurch auch ihre Nährstoffaufnahme litt. So konnten sie nicht jene Vorteile aus dem Getreidekonsum ziehen, wie es heutige Menschen können.[66] Die frühen Ackerbauern wiesen zu niedrige Amylase-Konzentrationen auf, die sich erst im Laufe der folgenden Jahrhunderte und Jahrtausende graduell erhöhten und schließlich auf das heutige Niveau gelangten.[67] Die durchschnittliche Körpergröße altsteinzeitlicher Männer aus dem östlichen Mittelmeerraum betrug 177,1 cm und die der Frauen 166,5 cm. Die Durchschnittsgröße sank während der Jungsteinzeit auf ein Minimum von durchschnittlich 161,3 cm bei Männern und 154,3 cm bei Frauen.[68] Untersuchungen an Individuen aus unterschiedlichen Abschnitten nach der Einführung des Ackerbaus zeigen aber, dass die Körpergröße mit steigender Anpassung an die neuartige Getreidekost erneut anstieg.[69] 2011 betrug die Durchschnittsgröße der 18- bis 29-jährigen Männer in Deutschland 179,8 cm[70] und die der deutschen Frauen im selben Alter 165,8 cm.[71] Somit haben Menschen heute trotz großem Getreideanteil in ihrer Ernährung nicht nur die Größe der Altsteinzeit zurückerlangt, sondern diese sogar übertroffen.

Ein zweiter Grund, der verhinderte, dass frühe Bauern nicht dieselben positiven gesundheitlichen Auswirkungen durch den Konsum von Vollkorngetreiden erlebten, ist damit zu erklären, dass sich mit dem Übergang zum Ackerbau ihre Nahrungsvielfalt erstmals stark verringerte und meist eine domestizierte Nutzpflanze einen überwiegenden Teil der Nahrungskalorien lieferte.[72] Durch die eingeschränkte Nahrungsvielfalt konnte es vermehrt zu Nährstoffmängeln kommen, die zuvor beim Jagen von Tieren und Sammeln von Früchten und wild wachsenden Pflanzen nicht eintraten. Ein Blick in die Obst- und Gemüseabteilung sowie die vollen Regale der heutigen Supermärkte mit einer Vielfalt an unterschiedlichen Getreiden, Hülsenfrüchten, Nüssen und Samen zeigt deutlich, dass heutzutage auch diese Gefahr nicht mehr besteht.

Die dritte Einflussgröße auf die erhöhte Erkrankungsrate der Menschen nach der Neolithischen Revolution ist darüber hinaus nicht in ihrer neuen Ernährung, sondern in ihrer neuen Lebensweise zu finden. Zum ersten Mal in der Geschichte der Menschheit lebten wesentlich größere Menschengruppen permanent an einem Ort in engerem Kontakt mit Tieren zusammen und so kam es zur Übertragung von neuen Krankheitserregern wie Masern und Pocken. Die Krankheitserreger konnten sich von den Tieren auf die Menschen übertragen und durch das enge Zusammenleben der Gruppe auch schneller unter den Menschen ausbreiten.[73]

Die Probleme mit Krankheitserregern aus der Tierhaltung bestehen leider auch heute noch, wie Schweinegrippe, Geflügelpest, Rinderwahn und weitere Erkrankungen in der Vergangenheit gezeigt haben.[74]

Das vorhin erwähnte Beispiel der Anpassung der Kopienanzahl des Gens AMY1 an die veränderten Nahrungsgewohnheiten stellt eines von mehreren Beispielen dar, das uns zeigt, dass das Genom des Menschen seit den Anfängen des Ackerbaus nicht vollkommen unverändert blieb. Ein großer Teil der Gene ist zwar durchaus identisch geblieben, aber es kommt nicht darauf an, wie hoch der Prozentsatz der veränderten Gene ist, sondern welche Auswirkung die Veränderung bewirkt. Der Mensch ist, ebenso wie andere Lebewesen, in der Lage, sich an seine Umgebung anzupassen und so können auch einst erworbene Anpassungen wieder verloren gehen, wenn sich die Lebensumstände des Menschen ändern. Aus diesem Grund ist die Frage nach dem Konsum von Getreide eine weitaus bedeutendere Frage als vielleicht auf den ersten Blick ersichtlich. Unsere heutige Ernährung und die der nachfolgenden Generationen beeinflusst die genetische Adaption zukünftiger Generationen und wir haben es in der Hand, in welche genetische Zukunft die menschliche Spezies in Sachen Ernährung steuern soll.

Neben der Anpassung der Amylase-Produktion weisen viele Personen heutzutage außerdem Veränderungen des Gens NAT2 auf, das sich nach Ansicht der Wissenschaftler ebenfalls durch den Übergang zum Ackerbau verändert hat.[75] Im Vergleich zur Kost von Jägern und Sammlern war die damals neue Getreidekost nicht nur einseitig, sondern ihr mangelte es an einigen Nährstoffen, mit welchen die Menschen davor sehr gut versorgt waren. Einer dieser Nährstoffe war Folat (Folsäure/Vitamin B$_9$). Im Vergleich zu Gemüse und Kräutern ist Getreide ein verhältnismäßig schlechter Folatlieferant und durch die Lagerung und Zubereitung des Getreides können darüber hinaus noch weitere Verluste entstehen. Da Folat ein essenzielles Vitamin für den Menschen und vor allem für die Entwicklung des ungeborenen Kindes ist, war der Selektionsdruck groß genug, sodass die natürliche Selektion Menschen mit einer Variation des Gens NAT2 begünstigte. Diese Variation verringert den Abbau von Folat im Stoffwechsel, sodass eine verringerte Folatzufuhr besser kompensiert werden konnte und zu weniger starken Mangelerscheinungen führte. Diese beiden und weitere Beispiele zeigen, dass man nicht sagen kann, dass sich das Erbgut des Menschen kein Stück entwickelt habe und Menschen heute noch mit völlig unveränderten Steinzeitgenen in einer modernen Welt leben.

Auf die Frage, was die natürlichste Ernährung des Menschen ist, kann man ohnehin keine sinnvolle Antwort erwarten, weil bereits die Fragestellung falsch ist. Denn je nachdem, auf welche Zeitperiode und in welche Gegend man blickt, findet man beim Menschen unterschiedliche Ernährungsweisen, an die er sich mit der Zeit angepasst hat. Wie Dr. Wrangham betont, ist es nicht so, dass Menschen die eine richtige Nahrung gefunden haben, die perfekt auf sie abgestimmt war, sondern dass sich Menschen vielmehr an das Nahrungsangebot anpassten, das sie vorfanden. So schreibt er, dass Pferde nicht deshalb Gras verzehren, weil dieses optimal auf ihre physiologischen Bedürfnisse abgestimmt ist und zu ihren Zähnen und ihrem Verdauungstrakt passt. Vielmehr haben sich die Zähne und der Verdauungstrakt des Pferdes an den Verzehr von Gras angepasst.[76] Ebenso hat der Mensch nicht mit dem Anbau von Getreide plötzlich genau jenes Nahrungsmittel gefunden, welches optimal an seine Physiologie angepasst ist, sondern seine Physiologie hat sich im Laufe der Zeit so angepasst, dass Getreide für ihn ein bedarfsgerechtes Nahrungsmittel darstellt.

Dadurch, dass der Ackerbau das Überleben einer Vielzahl von Menschen sichern konnte und das starke Bevölkerungswachstum erst dadurch ermöglichte, stammen die meisten Menschen heute von Vorfahren ab, die bereits an den Getreideverzehr angepasst waren. Dennoch sollte man nicht den Fehler machen und eine grundsätzliche Anpassung an Getreide mit einer Anpassung an die weißmehl- und zuckerhaltige westliche Mischkost gleichsetzen. Wie die Raten an Übergewicht, Adipositas und Diabetes zeigen, haben sich Menschen an diese Art der Ernährung (noch) nicht angepasst. Denn eine Situation wie heute, in der man zu jeder Zeit an jeder Ecke hochkalorische Lebensmittel in unbegrenzter Menge bekommen kann, gab es in der Geschichte der Menschheit noch nie zuvor und die Zeitspanne seit dem Übergang zu dieser Kostform ist noch zu kurz und der Selektionsdruck zu gering, als dass eine Anpassung in Sicht wäre.

Machen Kohlenhydrate dick und verursachen sie Diabetes?

Vollkorngetreideerzeugnisse wie Brot und Pasta werden zu Unrecht als Dickmacher und Verursacher von allen möglichen Erkrankungen angesehen. Vollkorngetreide wirken gänzlich anders als Weißmehlerzeugnisse und daher kann die wichtige Unterscheidung der verschiedenen Arten von Getreideprodukten nicht oft genug betont werden. So konnte in Studien eine risikomindernde Wirkung von Vollkorngetreide auf das Auftreten von Herz-Kreislauf- und Stoffwechselerkrankungen gezeigt werden, die durch den Verzehr von Weißmehlprodukten nicht nachgewiesen werden konnte.[77]

Auch die sogenannte BROAD Study zeigt, dass der Verzehr von Vollkorngetreide nicht zu Gewichtsanstieg führen, sondern im Gegenteil im Rahmen einer vollwertigen pflanzlichen Ernährung auch ohne Kalorienbeschränkung zum Gewichtsverlust bei Übergewicht beitragen kann. In der Studie wurden knapp fünfzig Teilnehmer mit Übergewicht oder Adipositas und Diabetes mellitus Typ 2, einer Herzerkrankung, Bluthochdruck oder einem krankhaft erhöhten Cholesterinspiegel randomisiert in zwei Gruppen eingeteilt. Die Interventionsgruppe hatte die Vorgabe, tierische Produkte sowie isolierte Pflanzenöle zu streichen und Zucker zu minimieren, durfte aber ansonsten so viel Brot, Cerealien, intaktes Getreide, Pasta, Kartoffeln, Hülsenfrüchte, Obst und Gemüse bis zur Sättigung und ohne Kalorieneinschränkung essen. Nach sechs Monaten konnten die Teilnehmer der Interventionsgruppe durchschnittlich über 10 kg abnehmen, obwohl sie jede Menge Kohlenhydrate in Form von Vollkorngetreiden zu sich nahmen.[78]

Zwei systemische Übersichtsarbeiten und Metaanalysen aus den Jahren 2013[79] und 2015[80] belegen ebenso, dass erhöhter Konsum von Vollkorngetreide mit einem reduzierten Körpergewicht und auch mit einem verringerten Typ-2-Diabetesrisiko in Verbindung steht.

Das in den vorangegangenen Studien erwähnte verringerte Diabetesrisiko, das mit einem erhöhten Vollkorngetreideverzehr einhergeht und nicht nur alleine auf die höhere Ballaststoffzufuhr durch das Getreide zurückzuführen ist, widerspricht dem gängigen Bild von vielen Menschen, dass zu viele Kohlenhydrate etwa in Form von Nudeln oder Brötchen das Typ-2-Diabetesrisiko erhöhen würden. Auch hier muss erneut zwischen Vollkorn- und Auszugsmehlen unterschieden werden. Eine Reihe von Untersuchungen hat gezeigt, dass eine pflanzliche Kost mit reichlich Vollkorngetreide, Hülsenfrüchten, Obst und Gemüse das Diabetesrisiko entscheidend senkt und erfolgreich in der Diabetestherapie ist.[81,82] Bereits in den 1950er Jahren wurden Untersuchungen veröffentlicht, die betonten, dass es schon damals keine Indikation dafür gab, dass kohlenhydratreiche Ernährungsformen per se das Risiko für Diabetes erhöhen.[83] Es wurde ferner klargestellt, dass stattdessen sogar Verbesserungen bei der Kohlenhydrattoleranz und Insulinsensitivität beobachtet wurden. Der Effekt, dass bei steigender Kohlenhydratzufuhr die Kohlenhydrattoleranz und Insulinsensitivität steigen, wurde erstmals 1919 beobachtet und ist als der Staub-Traugott-Effekt bekannt.[84]

Auch in den nachfolgenden Jahrzehnten zeigten Untersuchungen, dass eine kohlenhydratbetonte, ballaststoffreiche Ernährung eine erfolgreiche Therapiemaßnahme bei Diabetes sein kann.[85] Wenn es um Themen wie Ernährungsinterventionen bei Diabetes geht, erkennt man nach Durchsicht der Literatur der letzten 100 Jahre, wie weit die Forschungsergebnisse und die Wahrnehmung der Menschen über Kohlenhydrate auseinanderliegen. Die vereinfachte Idee, dass Typ-2-Diabetiker ein Problem mit der Verstoffwechselung jeder Art von kohlenhydratreichen Lebensmitteln haben und deshalb einfach weitestgehend auf diese verzichten sollten, ist bei weitem zu eindimensional gedacht. Untersuchungen mit unterschiedlichsten Ernährungsinterventionen von High Carb bis Low Carb konnten in klinischen Studien Erfolge in der Diabetes-Behandlung erzielen, aber der wichtigste Indikator sind nicht kurzfristige Verbesserungen einiger Werte, sondern die langfristige, ganzheitliche Auswirkung einer Ernährungsintervention. Eine weitere Veröffentlichung aus acht randomisierten kontrollierten Interventionsstudien zeigt, dass stark kohlenhydratreduzierte Ernährungstherapien zwar kurzfristig zu etwas besseren Ergebnissen in der Gewichtsreduktion führen können, dass sich jedoch diese kurzfristigen Vorzüge mittel- und langfristig im Vergleich zu kohlenhydratreichen Ernährungsweisen auflösen.[86] Wie die Veröffentlichung schlussfolgert, ist es an der Zeit sich von der reduktionistischen Betrachtung der Makronährstoffverhältnisse zu lösen und stattdessen über die letztendlich entscheidende Lebensmittelauswahl zu sprechen.

Dass eine kohlenhydratbetonte, fettreduzierte Ernährung in der Diabetestherapie erfolgreich ist, zeigte auch Nathan Pritikin, ein weiterer Pionier der Ernährungsmedizin. Er konnte mit dieser Ernährung schon in den 1980er-Jahren darlegen, dass Typ-2-Diabetes, trotz oder gerade wegen der Zufuhr von großen Mengen an ballaststoffreichen Kohlenhydraten, gut behandelbar ist.[87] So konnten in seiner Versuchsgruppe von 60 Probanden, von denen 23 auch Diabetesmedikamente einnahmen, bis auf zwei Personen am Ende der 26-tägigen Laufzeit allesamt ihre Medikamente absetzen. Von den 17 insulinpflichtigen Probanden konnten 13 ihr Insulin absetzen und zwei der vier verbleibenden immerhin um 50 % reduzieren. Zusätzlich zu ihrer Ernährungsintervention verordnete Pritikin eine Sporttherapie, die diese bahnbrechenden Ergebnisse in so kurzer Zeit ohne Frage unterstützten, aber auch die Ernährungstherapie spielte in Synergie mit dem Bewegungsprogramm eine sehr bedeutende Rolle. Auch Jahrzehnte nach der Veröffentlichung von Nathan Pritikin behandeln Dr. Neal Barnard und viele weitere Ernährungsmediziner weiterhin erfolgreich Patienten mit einer kohlenhydratreichen, fettreduzierten Ernährung. So konnte in einer randomisierten, kontrollierten Studie von Dr. Barnard und seinen Kollegen eine kohlenhydratreiche, fett-reduzierte, pflanzliche Ernährung den Blutzuckerspiegel und andere Parameter besser als eine Ernährung nach den Richtlinien der American Diabetes Association (ADA) unter Kontrolle bringen.[88] Das interessante an dieser Veröffentlichung ist, dass der vegan essenden Low-Fat-Gruppe erneut keine Kalorienrestriktion auf-erlegt wurde, während der Gruppe mit der Ernährungsintervention nach ADA-Richtlinien eine Kalorienreduktion um etwa 500 kcal angeordnet wurde. Obwohl die vegane Gruppe keine Kalorienrestriktion durchzuführen hatte, reduzierte sie durchschnittlich ihre Kalorienaufnahme in etwa der gleichen Höhe wie die ADA-Gruppe, der dies explizit angewiesen worden war. Die Wissenschaftler schlussfol-gerten, dass diese unbewusste Kalorienreduktion auch ohne angeordnete Restrik-tion der Portionsgröße zustande kam, weil durch den niedrigen Fettgehalt sowie den hohen Ballaststoffgehalt der Nahrung die Energiedichte der Speisen so viel geringer als in herkömmlichen mischköstlichen Speisen ausfällt, dass die Proban-den trotz großer Portionen und guter Sättigung weniger Kalorien zuführten als sie verbrauchten und so ihr Gewicht ohne zu hungern reduzieren konnten. Diese Darstellung soll nun keineswegs im Umkehrschluss zur generellen Angst vor Fett führen, sondern lediglich das Bild über Kohlenhydrate geraderücken. Mehr zum Thema gesunde Fette wird im Kapitel zu Nüssen geschrieben.

Ist Gluten für alle Menschen schädlich?

»40 Prozent von uns können Gluten nicht sauber verarbeiten, und die restlichen 60 Prozent können ebenfalls Schaden nehmen, ohne dies zu erfahren.«[89] – Dr. David Perlmutter

Liest man Bücher wie »Dumm wie Brot« von Dr. Perlmutter, kann man leicht den Eindruck gewinnen, dass glutenhaltige Getreide die Wurzel allen Übels sind und alle Menschen glutenfrei essen sollten. Eine gängige Behauptung der Getreide-kritiker ist, dass glutenhaltiges Getreide Entzündungen hervorruft und diese Ent-zündungen eine ganze Reihe an Folgeerkrankungen mit sich bringen. Wie der Titel des Buches suggeriert, sollen angeblich vor allem neurodegenerative Erkran-kungen durch eine getreidebetonte Ernährung begünstigt werden. So schreibt Dr. Perlmutter: »Neuesten Erkenntnissen zufolge regen Gluten und eine kohlen-hydratreiche Ernährung insgesamt die Entzündungskaskaden im Gehirn beson-ders effektiv an.«[90] Allerdings nennt er bei dieser Aussage keine Quelle und so ist nicht nachvollziehbar, auf welche »neuesten« Erkenntnisse er sich hierbei beruft.

Die große Kontroverse rund um derartige Bücher und das gesamte Glutenthema kann man dabei schnell auflösen: Es gibt durchaus Personengruppen, bei denen der Verzehr von glutenhaltigen Getreidesorten negative gesundheitliche Auswirkungen mit sich bringt und die daher darauf verzichten sollten. Für alle anderen gesunden Menschen gibt es nach dem heutigen Kenntnisstand aber keine stichhaltigen Beweise, dass Gluten für sie schädlich ist. Stattdessen gibt es sogar ausreichend Beweismittel dafür, dass es für die meisten Menschen unproblematisch ist und vollwertige glutenhaltige Getreide ebenso wie auch alle anderen glutenfreien (Pseudo-)Getreide gesundheitsförderlich wirken. In der gesamten Thematik gilt: Nur weil eine gewisse Gruppe an Menschen mit einer Vorerkrankung gewisse Lebensmittel nicht verträgt, heißt das nicht, dass diese Lebensmittel auch für den Rest der Menschheit automatisch schädlich sind.

Die drei weitläufig bekannten Personengruppen, bei denen der Verzehr von allen glutenhaltigen Getreiden bzw. im Fall der Weizenunverträglichkeit nur von Weizen alleine negative gesundheitliche Auswirkungen mit sich bringt, sind Menschen mit Zöliakie, Menschen mit einer Weizenallergie und schließlich noch Menschen mit einer Nicht-Zöliakie-Nicht-Weizenallergie-Weizensensitivität bzw. Glutensensitivität (Non-coeliac gluten/wheat sensitivity). Darüber hinaus erscheinen mehr und mehr Veröffentlichungen, die (zusätzlich) den Schluss zulassen, dass glutenfreie Ernährungsweisen außerdem positive Effekte auf andere Autoimmunerkrankungen abseits der Zöliakie haben. So werden gesundheitlich zuträgliche Effekte einer glutenfreien Ernährung bei Autoimmunerkrankungen wie rheumatoider Arthritis, Typ-I-Diabetes, Autoimmunthyreopathie, Multiple Sklerose und einer Reihe weiterer Autoimmunerkrankungen diskutiert.[91] Sollte eine dieser Krankheiten bestehen oder ein Verdacht darauf vorliegen, sollte die Wirkung eines Verzichts auf glutenhaltige Getreide auf den Gesundheitszustand getestet werden und das weitere Vorgehen mit dem behandelnden Arzt oder Ernährungstherapeuten besprochen werden. Die drei bekannteren und definitiv mit dem Konsum von Gluten bzw. Weizen in Verbindung stehenden Krankheitsbilder werden nachfolgend besprochen.

Zöliakie ist eine chronische Erkrankung des Dünndarms, die mit einer lebenslangen Unverträglichkeit gegenüber dem Klebereiweiß Gluten einhergeht und die mit einem Verzicht auf Gluten sehr gut in den Griff zu bekommen ist. Bei Zöliakiepatienten führt die Zufuhr von Gluten zu einer Entzündung in der Darmschleimhaut. Dies hat zur Folge, dass die Darmzotten sich zurückbilden. Da sich die Oberfläche des Dünndarms dadurch verringert, können nicht mehr genügend Nährstoffe aufgenommen werden. So entstehen im Laufe der Erkrankung Nährstoffdefizite, die eine Reihe von Beschwerden auslösen können. Klassische Symptome sind gastrointestinale Beschwerden wie Durchfall und Bauchschmerzen ebenso wie Übelkeit und Gewichtsverlust durch die Malabsorption der Nährstoffe.[92] Die Häufigkeit von Zöliakie kann nur grob berechnet werden, aber Schätzungen gehen in westlichen Ländern von 0,5–1 % der Bevölkerung aus. Eine auf Deutschland beschränkte Veröffentlichung gab die Höhe der von Zöliakie betroffenen Personen mit 0,9 % der Bevölkerung an.[93]

Ob man Zöliakie hat oder nicht, muss dabei keine Spekulation bleiben, sondern kann und sollte bei Verdacht durch einen Test, bei dem gegen zöliakiespezifische Autoantikörper getestet wird, bestätigt oder ausgeschlossen werden.[94] Wichtig dabei ist, dass man nicht zuerst eine glutenfreie Ernährung ausprobiert, um zu testen, wie sich das Befinden verändert, und erst dann einen Test macht, sondern einen Test machen lässt, noch während man glutenhaltige Speisen regelmäßig konsumiert. Das hat den Hintergrund, dass die zöliakiespezifischen Antikörper im Blut ernährungsabhängig sind. Wenn man sich bereits Wochen vor dem Test glutenfrei ernährt, kann dies die Diagnose erschweren oder gar unmöglich machen.[95] Bei starken Beschwerden werden Betroffene in den meisten Fällen ohnehin früher oder später zum Arzt gehen, aber auch ohne stark bemerkbares Unwohlsein, Übelkeit und starke Verdauungsbeschwerden kann eine Zöliakie vorliegen, denn neben der klassischen Form der Zöliakie gibt es auch noch atypische bzw. stille Formen der Zöliakie.[96] Vor allem, wenn Fälle von Zöliakie innerhalb der Familie bekannt sind, sollten Kinder auch ohne erkennbare Symptome präventiv getestet werden. Wenn man an Zöliakie leidet und glutenhaltige Lebensmittel verzehrt, dann können die entstehenden Entzündungserscheinungen im Körper anhand erhöhter Entzündungswerte wie dem C-reaktiven Protein (CRP) oder dem Tumornekrosefaktor-α (TNF-α) und weiteren Parametern gemessen werden.[97] Die Entzündungsreaktionen, die bei Zöliakiepatienten auch beim Verzehr glutenhaltigen Vollkorngetreides gemessen wurden, traten allerdings bei gesunden Menschen nicht auf.

Glutensensitivität und Weizenallergie

1980 stellten Wissenschaftler in einer Veröffentlichung erstmals die Hypothese auf, dass auch manche Menschen ohne Zöliakie negativ auf den Verzehr von glutenhaltigen Getreiden reagieren können. In dieser Veröffentlichung wurde von acht Frauen berichtet, die unter Bauchschmerzen und chronischem Durchfall litten und deren Symptome sich drastisch verbesserten, wenn sie glutenfrei aßen, obwohl sie anhand ihrer Befunde nicht an Zöliakie litten. So diagnostizierten die Autoren einen gluten-sensitiven Durchfall bei den Patientinnen.[98] Was die Wissenschaftler damals diagnostiziert haben, wird heutzutage gängig als Nicht-Zöliakie-Nicht-Weizenallergie-Weizensensitivität bzw. -Glutensensitivität (Non-coeliac gluten/wheat sensitivity (NCG/WS)) bezeichnet.

Ob bei diesen Personen wirklich das Gluten die Beschwerden verursacht oder ob es nicht doch andere Bestandteile im Getreide sind, die zeitgleich mit dem Gluten zugeführt werden, ist noch nicht abschließend geklärt.[99] Die Symptome der Weizen- bzw. Glutensensitivität reichen von einem Reizdarmsyndrom mit Bauchschmerzen, Blähungen und Durchfällen über Kopfschmerzen und Müdigkeit hin zu Gelenk- und Muskelschmerzen, Hautausschlägen und psychischen

Leiden. Da es im Gegensatz zur Zöliakie bis dato keine Möglichkeit gibt, eine Weizen- bzw. Glutensensitivität mit adäquaten Laborparametern zu bestätigen und die Symptome so vielfältig sind, ist es schwierig das Krankheitsbild von anderen abzugrenzen und eine genaue Diagnose zu stellen.[100] Dadurch schwankt auch die hochgerechnete Verbreitung innerhalb der Bevölkerung in Studien sehr stark und unterschiedliche Studien kommen zu sehr unterschiedlichen Ergebnissen von 0,5–13 % der Bevölkerung.[101]

Aussagen zur Häufigkeit des Auftretens müssen aufgrund der Ergebnisse von placebokontrollierten Studien zu dieser Thematik mit Vorsicht getätigt werden, da augenscheinlich viele Krankheitsbilder mit ähnlichen Symptomen fälschlicherweise für eine Weizen- bzw. Glutensensitivität gehalten werden. Studien zeigen, dass im Blindtest ein Großteil der Teilnehmer mit Verdacht auf eine Weizen- bzw. Glutensensitivität nicht unterscheiden kann, wann Gluten oder ein Placebo verabreicht wird. In einer doppelblinden, placebokontrollierten Untersuchung wurden 920 Personen getestet, die keine Zöliakie hatten, aber den Verdacht hegten, unter einer Weizen- bzw. Glutenunverträglichkeit zu leiden. Ihnen wurde entweder eine mit Weizenmehl gefüllte Pille oder eine mehlfreie Placebo-Pille verabreicht, ohne dass die Teilnehmer wussten, ob sie jeweils die Weizenmehl- oder Placebo-Pille erhielten. Von den 920 Testpersonen konnten im Blindversuch 644 Personen nicht unterscheiden, wann sie welche Pille bekamen.[102] Diese Personen fühlten sich also unabhängig davon, welche Art von Pille sie bekamen, schlechter und bewiesen damit die Kraft des Placebo-Effekts.

Die restlichen 276 Teilnehmer konnten jedoch anhand ihres Wohlbefindens erkennen, ob in der Pille Weizenmehl oder das Placebo enthalten war und zeigten damit, dass es neben der Zöliakie tatsächlich ein ernstzunehmendes anderes Krankheitsbild geben muss, bei dem Getreide zu Problemen führen kann. Allerdings litten von den 276 Teilnehmern ganze 206 auch an einer Reihe von anderen Unverträglichkeiten, was eine genaue Diagnose des allergieauslösenden Stoffes im Weizen erschwert. Bei einer Quote von über zwei Dritteln der 920 getesteten Personen, die entgegen ihrer Selbstdiagnose nicht anders auf das Weizenmehl als auf das Placebo reagierten, ist es natürlich auch schwer, Aussagen über die Verbreitung der Gluten- bzw. Weizenunverträglichkeit in der Bevölkerung zu machen. Aber selbst bei den höchsten Angaben von 13 % in einer Studie, ist man immer noch weit entfernt von den Werten, die Dr. Perlmutter und seine Kollegen in ihren Büchern verbreiten.

Die Autoren der Untersuchung schlussfolgerten schließlich, dass es sich bei ihrer Beobachtung eher um eine weizenspezifische Unverträglichkeit als eine Glutenunverträglichkeit handle. Weitere Hinweise, dass andere Bestandteile abseits des Glutens die Auslöser sind, brachte eine weitere placebokontrollierte Studie, in der die Teilnehmer, die berichteten, dass sie unter einer Glutenunverträglichkeit litten, allesamt eine sogenannte Low-FODMAP-Ernährung verordnet bekamen.

Der Begriff »FODMAP« steht dabei für »Fermentierbare Oligo-, Di-, Monosaccaride und Polyole« (fermentable, oligo-, di-, monosaccharides, and polyols) und umfasst eine große Gruppe an einzelnen Stoffen, die in einer Vielzahl von Lebensmitteln vorkommen. In der erwähnten Untersuchung zur Wirkung der Low-FODMAP-Ernährung bei Glutensensitivität wurden die Probanden zufällig in eine von drei Gruppen eingeteilt. Alle drei Gruppen starteten während der ersten zwei Wochen mit derselben Low-FODMAP-Ernährung. Die Gruppen hielten sich im Anschluss der Studie auch weiterhin daran, allerdings erhielt eine Gruppe zusätzlich eine niedrige Menge an Gluten (2 g pro Tag), eine Gruppe erhielt eine große Menge Gluten (16 g pro Tag) und die dritte Gruppe erhielt als Kontrollgruppe 16 g Molkeprotein stattdessen. Gluten und Molkepulver wurden dabei so in die Testspeisen eingearbeitet, dass nicht erkennbar war, welches der Gerichte zu welcher Gruppe gehörte. Als die drei Gruppen dann große oder kleine Mengen an Gluten erhielten, konnte in Bezug auf die Reizdarmsymptome kein statistischer Unterschied zwischen den beiden Gluten-Gruppen und der Molke-Gruppe festgestellt werden.[103] Dies legt den Schluss nahe, dass auch in einigen anderen Untersuchungen zum Thema Gluten gar nicht das Gluten selbst die Schuld trägt, sondern in den meisten Fällen die FODMAPs oder andere Bestandteile im Weizen, abseits des Glutens, für die Symptome verantwortlich sind.

Aufgrund des weitverbreiteten Vorkommens der einzelnen Stoffe der FODMAP-Gruppe ist ein FODMAP-reduzierter Speiseplan auch dementsprechend eingeschränkt und sollte nur bei tatsächlicher medizinischer Indikation über längere Zeiträume hinweg praktiziert werden. Ein Buch über FODMAP-Speisepläne im Kontext der veganen Ernährung gibt es in englischer Sprache mit einigen Hintergrundinformationen zur Thematik und passenden Rezepten von Jo Stepaniak unter dem Titel »Low-FODMAP and vegan«.[104] Darin zählt sie auch alle Vertreter der FODMAP-Gruppe auf und gibt Beispiele zu jeder Gruppe. Zur Oligosaccharid-Gruppe gehören beispielsweise Fruktane in Weizen, Roggen, Gerste, Zwiebeln, Knoblauch, Bohnen, Erbsen und einigen weiteren Lebensmitteln. Zur Disaccharid-Gruppe gehört im FODMAP-Kontext einzig die Laktose in der Milch, die für Veganer ohnehin kein Thema ist. In der Kategorie der Monosaccharide ist vor allem die Fruktose als FODMAP zu reduzieren. Zu der Polyol-Gruppe zählt eine Reihe von Zuckeraustauschstoffen wie Mannitol, Sorbitol und Xylitol.

All diese Stoffe und die Lebensmittel, in denen sie in größeren Mengen enthalten sind, werden während einer Low-FODMAP-Ernährung stark eingeschränkt, um dann im weiteren Verlauf je nach Reaktion auf die einzelnen Lebensmittel wieder Stück für Stück in verträglicher Menge integriert zu werden. Diese sehr restriktive Diät konnte in Untersuchungen zeigen, dass sie bei Patienten mit Reizdarmsyndrom sehr hilfreich war.[105]

Neben den FODMAPs kommen theoretisch auch noch Amylase- und Trypsin-Inhibitoren oder weizenspezifische Lektine wie das Weizenkeimagglutinin (wheat germ agglutinin, WGA) als Ursache von Verdauungsbeschwerden in Frage. Wie eine Untersuchung an Vollkornmehl und Vollkornpasta gezeigt hat, war allerdings bereits durch die Verarbeitung zu Mehl und Pasta ein großer Teil des WGA inaktiviert worden und nach dem Kochen konnte kaum noch eine relevante Menge an biologisch aktivem WGA festgestellt werden.[106] Ebenso werden durch Einweichen und Kochen die Amylase-Inhibitoren[107] und die Trypsin-Inhibitoren[108] zum größten Teil deaktiviert und stellen somit für die meisten Menschen keinerlei Probleme dar. Es ist aber nicht auszuschließen, dass manche sehr sensible Personen auf geringe Restkonzentrationen dieser Inhaltsstoffe negativ reagieren und so sollten neben den FODMAPs auch diese Inhaltsstoffe bei einem Verdacht auf Lebensmittelunverträglichkeiten bedacht werden.

Der dritte Grund, warum Personen beim Verzehr von Getreideprodukten mit negativen Beschwerden reagieren können, ist die Weizenallergie. Wie der Name schon verrät, geht es auch hier um eine Allergie gegenüber Weizen und nicht um eine Unverträglichkeit gegenüber sämtlichen glutenhaltigen Getreiden. Aktuell sind 21 Allergene im Weizen identifiziert worden, auf die sensibilisierte Personen reagieren können.[109] Betroffene können innerhalb der ersten zwei Stunden nach dem Verzehr von Getreide viele unterschiedliche negative Auswirkungen erleben, angefangen von Bauchschmerzen und Erbrechen bis hin zu Schwellungen, Hautausschlägen und weiteren Symptomen.[110] Im Vergleich zu anderen Allergenen kommt eine Weizenallergie verhältnismäßig häufig vor, allerdings führt eine Allergie gegen Bestandteile in der Milch die Liste der häufigsten Allergene mit großem Abstand an.[111]

Wie hoch die Häufigkeit genau ist, kann erneut schwer abgeschätzt werden. Viele Schätzungen bewegen sich im Bereich von 0,2–1% der Bevölkerung,[112,113] wobei andere auch von etwas höheren Schätzungen von mehr als 2% ausgehen.[114] Die Häufigkeit von Weizenallergien bei Kindern nimmt bei einem großen Teil glücklicherweise im Laufe ihrer Kindheit ab und so entwachsen etwa zwei Drittel der Kinder ihrer Weizenallergie bis zum Alter von 10.[115]

Entzündungsreaktionen durch Getreide bei gesunden Menschen

Wie die Wirkung auf Entzündungsmarker durch Getreidekonsum bei gesunden Menschen ausfällt, hängt aber erneut von der Art der Getreideverarbeitung ab. Untersuchungen zeigen, dass Vollkorngetreide bei gesunden Menschen keine negativen Auswirkungen auf Entzündungsmarker wie CRP hat und daher entgegen populärer Bücher keine entzündlichen Prozesse hervorruft. Im Gegenteil besitzt Vollkorngetreide sogar das Potenzial, erhöhte CRP-Werte zu senken, wenn es an Stelle von Auszugsmehlen konsumiert wird.[116] In Bezug auf einen weiteren

Risikofaktor für Herz-Kreislauf-Erkrankungen namens »Plasminogen-Aktivator-Inhibitor 1« (PAI-1) konnte ebenso gezeigt werden, dass der Konsum von Weißmehlerzeugnissen mit höheren Werten an PAI-1 einhergeht, während dies auf Vollkorngetreide nicht zutraf.[117]

Wie eine Übersichtsarbeit zur Wirkung von Vollkorngetreide auf Entzündungswerte betonte, haben nicht alle Studien zu Vollkorngetreide konsequent eine Reduktion der Entzündungsmarker ergeben.[118] Die Autoren erwähnen in ihrer Arbeit, dass eine Reihe von epidemiologischen Studien entzündungslindernde Effekte durch den Konsum von Vollkorngetreide zeigen konnte, während bei Interventionsstudien die Ergebnisse gemischt ausfielen. Sie betonen aber auch, dass in bisherigen Studien zu wenig auf die Unterschiede der einzelnen Vollkorngetreide sowie deren Verarbeitung Rücksicht genommen wurde. Wie die Diätologin Brenda Davis in ihrer »Vollkorngetreide-Hierarchie« (Whole-Grain Hierarchy) zeigt, unterscheidet sich die gesundheitliche Wirkung von Vollkorngetreide auch in Abhängigkeit des Verarbeitungsgrades. Abb. 36 zeigt diese Hierarchie.

Abb. 36: **Die Vollkorngetreide-Hierarchie nach Brenda Davis**

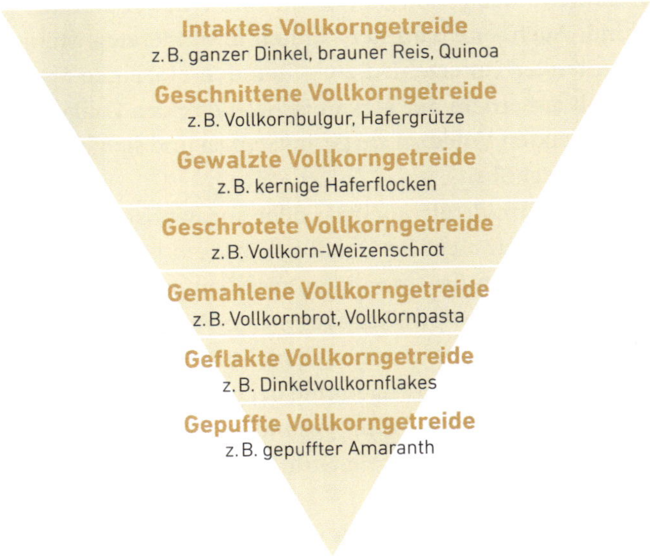

Intaktes Vollkorngetreide
z.B. ganzer Dinkel, brauner Reis, Quinoa

Geschnittene Vollkorngetreide
z.B. Vollkornbulgur, Hafergrütze

Gewalzte Vollkorngetreide
z.B. kernige Haferflocken

Geschrotete Vollkorngetreide
z.B. Vollkorn-Weizenschrot

Gemahlene Vollkorngetreide
z.B. Vollkornbrot, Vollkornpasta

Geflakte Vollkorngetreide
z.B. Dinkelvollkornflakes

Gepuffte Vollkorngetreide
z.B. gepuffter Amaranth

Die Vollkorngetreide-Hierarchie macht deutlich, dass trotz der Bezeichnung »Vollkorn« nicht all diese Produkte gesundheitlich gleich wertvoll sind. Dies macht auch begreiflich, warum in vielen Studien, in denen nicht zwischen den unterschiedlichen Arten von Vollkorngetreiden unterschieden wird, zum Teil widersprüchliche Ergebnisse aufgrund dieser fehlenden Differenzierung auftreten können. Denn je mehr ein Vollkorngetreide verarbeitet wird, desto höher ist im Durchschnitt der Nährstoffverlust. Daher steht an der Spitze der Vollkorngetreide-Hierarchie als die erste Wahl in Bezug auf die gesündesten Vollkornprodukte das intakte Korn. Ganzer Dinkel, Vollkornreis, Quinoa, Amaranth und andere intakte Vollkorngetreide weisen den höchsten Nährwert und den niedrigsten glykämischen Index unter den Vollkornprodukten auf. Um ihren (oder deren) ernährungsphysiologischen Wert (um Einiges) zu steigern, kann man sie noch zusätzlich keimen lassen. Eine Stufe darunter befinden sich geschnittene Getreide wie Vollkorn-Bulgur. Diesen folgen geflockte Vollkorngetreide wie Haferflocken und im Anschluss grob geschrotete Produkte wie Vollkornschrot, dessen Oberfläche aber immer noch geringer ist als die von feiner gemahlenen Vollkornmehlen, die deswegen eine Stufe weiter unten in der Hierarchie landen. Die daraus hergestellten Produkte wie Vollkornpasta oder -brote können sich wie im Fall von Brot noch zusätzlich aufgrund der Herstellung untereinander qualitativ unterscheiden. Auf der vorletzten Stufe der Vollkorngetreide-Hierarchie befinden sich alle Arten von Vollkornflakes, gefolgt von gepufften/gepoppten Vollkorngetreiden wie gepufftem Amaranth. Alle diese Produkte sind besser als Weißmehlprodukte, aber den vollen gesundheitlichen Mehrwert bringen in erster Linie die intakten Vollkorngetreide, wobei aber auch die Vollkornprodukte in der gesamten oberen Hälfte der Hierarchie gesundheitlich zuträglich sind. Auch jene darunter können in moderaten Mengen gegessen werden. Ein bedeutender Unterschied zwischen den einzelnen Stufen ist neben dem Nährstoffgehalt außerdem der glykämische Index der Vollkorngetreide, der an der Spitze beim intakten Vollkorn am geringsten ist und sich bis zum Boden der Hierarchie sukzessive erhöht.

Inwieweit Vollkorngetreide also neutral oder sogar positiv auf Entzündungsreaktionen wirken, ist noch nicht im Detail geklärt und ist aller Wahrscheinlichkeit nach auch abhängig von der jeweiligen Verarbeitung des Vollkorngetreides. Solange es keine überzeugende Beweislast gegen den Verzehr von Vollkorngetreide für gesunde Menschen gibt und auch nicht einmal stichhaltige, theoretische Erklärungsmodelle vorliegen, wie Vollkorngetreide bei gesunden Menschen überhaupt entzündungsfördernd oder anderweitig gesundheitlich abträglich wirken soll, besteht für den Durchschnittsbürger kein Grund zur Vermeidung dieser Produkte.

Gleiches gilt auch für die Behauptung, dass Getreide Alzheimer und andere neurodegenerative Erkrankungen begünstigen oder gar auslösen würde. Dies wird von Getreidegegnern erneut meist auf die angeblich entzündungsförderliche Wirkung zurückgeführt, die aber in der derzeit verfügbaren Datenlage bei gesunden Menschen nicht nachgewiesen wurde. Ebenso wenig finden sich Studien, welche einen Zusammenhang zwischen dem Verzehr von Vollkorngetreide und Alzheimer ergeben. Im Gegenteil enthalten jene Ernährungsmuster, die für ihre neuroprotektive Wirkung bekannt sind, allesamt Vollkorngetreide als wichtigen Bestandteil.

Sowohl die Dash Diet (The Dietary Approaches to Stop Hypertension, DASH)[119] als auch die mediterrane Ernährung (Mediterranean Diet, MeDi)[120] ebenso wie Hybride aus beiden, wie etwa die MIND Diet[121] (Mediterranean-DASH Intervention for Neurodegenerative Delay, MIND), enthalten in ihren Empfehlungen allesamt auch glutenhaltiges Vollkorngetreide. Wie groß der Anteil von Vollkorngetreide an diesem Effekt ist, kann natürlich im Rahmen einer gesamten Ernährungsweise nur unzureichend beurteilt werden. Da Vollkorngetreide aber mit einem verringerten Risiko für Diabetes[122] und Bluthochdruck[123,124] in Verbindung steht und diese beiden wiederum Risikofaktoren für die Entstehung von Alzheimer sind,[125] dürfte Vollkorngetreide im Rahmen von allgemein gesundheitsförderlichen Ernährungsweisen eher eine protektive als abträgliche Rolle spielen.

Fazit

Getreide stellt weltweit eines der wichtigsten Grundnahrungsmittel dar und in seiner vollwertigen Form konnte es in Studien vielfältige positive Wirkungen auf die Gesundheit des Menschen zeigen. Durch seine hohe Nährstoffdichte, den Ballaststoffreichtum, die gute Lagerfähigkeit und die vielfältigen kulinarischen Einsatzmöglichkeiten bildet Vollkorngetreide einen wichtigen Bestandteil der Ernährung des Menschen. Dennoch ist der Verzehr von Getreide und vor allem Weizen nicht für jeden Menschen empfehlenswert. Als eines der 14 Hauptallergene ist Weizen von betroffenen Allergikern zu meiden. Darüber hinaus reagieren Personen mit einer Nicht-Zöliakie-Nicht-Weizenallergie-Weizensensitivität bzw. Glutensensitivität abträglich auf den Verzehr von Weizen. Die einzige Gruppe, die explizit und gänzlich auf jede Art von Gluten negativ reagiert, sind Menschen mit Zöliakie. Diese müssen strikt jede Art von Gluten meiden, um eine Verbesserung ihrer Symptome zu erfahren und auch bei einer Vielzahl anderer Autoimmunerkrankungen legen zumindest einige Quellen nahe, dass ein Verzicht auf Gluten für diese Personen zuträglich wirkt. Diese Personengruppen und ihre Krankheitsbilder gilt es ernstzunehmen, und im Verdachtsfall sollten betroffene Menschen auf Weizenallergie und Zöliakie getestet werden.

Trotz der weit verbreiteten, gesundheitsbezogenen Aussagen in Bezug auf eine glutenfreie Ernährung für die breite Masse fehlt es allerdings bis zum heutigen Tag an Daten, welche diese Empfehlung rechtfertigen würden.[126] Während es korrekt ist, dass eine glutenhaltige Ernährung bei Patienten mit Zöliakie Entzündungsreaktionen hervorruft und bei anhaltendem Konsum von Gluten das Risiko für koronare Herzerkrankungen erhöht ist, ist dies bei gesunden Menschen nicht der Fall.[127] Wenn in einer glutenfreien Ernährung anstelle von Vollkorngetreide vermehrt glutenfreie Lebensmittel aus weißem Reis und anderen glutenfreien Auszugsmehlen verzehrt werden, wirkt die glutenfreie Ernährung indirekt sogar gesundheitlich abträglich, weil sie dann mit einer Verringerung der Nähr- und Ballaststoffe einhergeht. Werden stattdessen vollwertige glutenfreie (Pseudo-)Getreide verzehrt, trifft dies nicht zu. So schließt eine Veröffentlichung mit der Empfehlung ab, dass »die Verbreitung von glutenfreier Ernährung unter gesunden Menschen nicht gefördert werden soll«.[128]

Tab. 22: **Vorurteile gegenüber Getreide**

Klischee	Realität
Der Mensch hat sich evolutionär in der kurzen Zeit seit dem Übergang zum Ackerbau nicht an den Verzehr von Getreide angepasst.	▶ 30.000 bis 100.000 Jahre alte Funde von Überresten der Vorläufer heutiger Getreidepflanzen in Zahnzwischenräumen und Küchenutensilien belegen, dass der Mensch bereits etwa drei bis zehnmal länger Getreide verzehrt, als gemeinhin angenommen wird. Genetische Anpassungen unter Nachfahren der frühen Ackerbauern, wie die höhere Konzentration an stärkespaltenden Enzymen im menschlichen Speichel, Veränderungen im Folatstoffwechsel und eine gesteigerte Insulinsensitivität, sind nur einige der Adaptionen an das veränderte Nahrungsangebot seit der Neolithischen Revolution. Eine genetische Anpassung gilt daher als wahrscheinlich.
Mit Beginn des Ackerbaus wurden Menschen wesentlich kleiner und die Anzahl an Erkrankungen stieg stark an.	▶ Die fehlende genetische Adaption an die neuen Ernährungsgewohnheiten sowie die einseitige Nutzung weniger Kulturpflanzen zu Beginn der Jungsteinzeit sorgten anfänglich für einen Rückgang der Körpergröße und der allgemeinen Gesundheit. Durch das erstmalige enge Zusammenleben mit Nutztieren konnten Krankheitserreger von Tieren auf Menschen übertragen werden und erhöhten so die Sterblichkeit. Durch die Ansiedlung größerer Menschengruppen konnten sich jene Krankheitserreger darüber hinaus auch schneller unter den Menschen ausbreiten. Im Laufe der nachfolgenden Jahrtausende stieg die Körpergröße der Menschen mit fortschreitender Anpassung an die Getreidekost wieder an und die durchschnittliche Körpergröße der Altsteinzeit konnte nicht nur wiedererlangt, sondern übertroffen werden.
Vollkorngetreide ist nicht gesünder als Weißmehlprodukte und beide Arten sollten vermieden werden.	▶ Alle führenden Gesundheits- und Ernährungsgesellschaften empfehlen den Verzehr von Vollkorn- statt Weißmehlprodukten, weil sie einen höheren Gehalt an Nähr- und Ballaststoffen sowie eine höhere Konzentration an sekundären Pflanzenstoffen aufweisen. Vollkorngetreide konnte in Studien eine positive Wirkung auf das Risiko für Herz-Kreislauf- und Stoffwechselerkrankungen zeigen, was bei Weißmehlprodukten nicht der Fall war.
Glutenhaltiges Getreide verursacht Entzündungen und erhöht dadurch das Alzheimerrisiko.	▶ Glutenhaltiges Getreide verursacht ausschließlich bei Personen mit Zöliakie Entzündungen. Bei gesunden Menschen zeigten Vollkornprodukte entzündungshemmende oder neutrale Effekte. Bis zum heutigen Tag liegen keine Daten vor, die entzündungsfördernde Eigenschaften von glutenhaltigem Getreide bei gesunden Personen zeigen. Ernährungsweisen wie die mediterrane Ernährung oder die DASH-Diet, welche das Risiko von Alzheimer positiv beeinflussen, enthalten allesamt Vollkorngetreide.

Klischee	Realität
Die vielen Kohlenhydrate im Getreide begünstigen Diabetes.	▶ Vollkorngetreide konnte, im Gegensatz zu Weißmehlprodukten, in Untersuchungen eine risikomindernde Auswirkung auf das Typ-2-Diabetesrisiko zeigen und bereits seit vielen Jahrzehnten zeigen Untersuchungen, dass Kohlenhydrate per se kein Risikofaktor für die Entstehung von Diabetes sind. Mit steigender Kohlenhydratzufuhr erhöht sich ebenso die Kohlenhydrattoleranz des Körpers und einige Interventionsstudien konnten bestätigen, dass vollwertige kohlenhydratbetonte, fettreduzierte Ernährungsstrategien Diabetes zum Teil sogar zu reversieren vermögen.
Die meisten Menschen können Gluten nicht verdauen.	▶ Laut Schätzungen leiden weniger als 1 % der deutschen Bevölkerung an Zöliakie. Lediglich für Personen mit Zöliakie ist Gluten selbst gesundheitlich abträglich. Bei Krankheitsbildern wie der Weizen- bzw. Glutensensitivität oder der Weizenallergie sind es aller Wahrscheinlichkeit nach andere Bestandteile im Weizen, die für die Symptome verantwortlich sind und nicht das Gluten selbst. Für den überwiegenden Teil der Bevölkerung stellt Gluten nach dem derzeitigen Kenntnisstand keine Gefahr dar.
Die kohlenhydratreichen Ernährungsempfehlungen der Fachgesellschaften machen Menschen immer dicker.	▶ Nationale und internationale Ernährungsgesellschaften empfehlen den Konsum von Vollkorngetreide mehrmals täglich. Wie Untersuchungen aber zeigen, folgt der Großteil der Bevölkerung weder beim Vollkorngetreideverzehr noch in Bezug auf die restlichen Ernährungsempfehlungen den offiziellen Leitlinien. Da es so wenig Folgebereitschaft innerhalb der Bevölkerung gibt, kann anhand der Volksgesundheit nicht abgelesen werden, welchen gesundheitlichen Einfluss die offiziellen Empfehlungen hätten. Diese leiten sich jedoch aus der verfügbaren, wissenschaftlichen Literatur in Bezug auf die Ernährungsprävention chronischer Krankheiten ab. Dabei konnten Vollkorngetreide ebenso wie Gemüse, Hülsenfrüchte, Obst, Nüsse und Samen positive, präventive und therapeutische Effekte auf das Risiko für Übergewicht, Adipositas sowie viele weitere der gängigen ernährungsmitbedingten Erkrankungen zeigen. So liegt im Gegenteil der Schluss nahe, dass die Allgemeinbevölkerung in großem Maße von der Befolgung der offiziellen Empfehlungen profitieren würde.

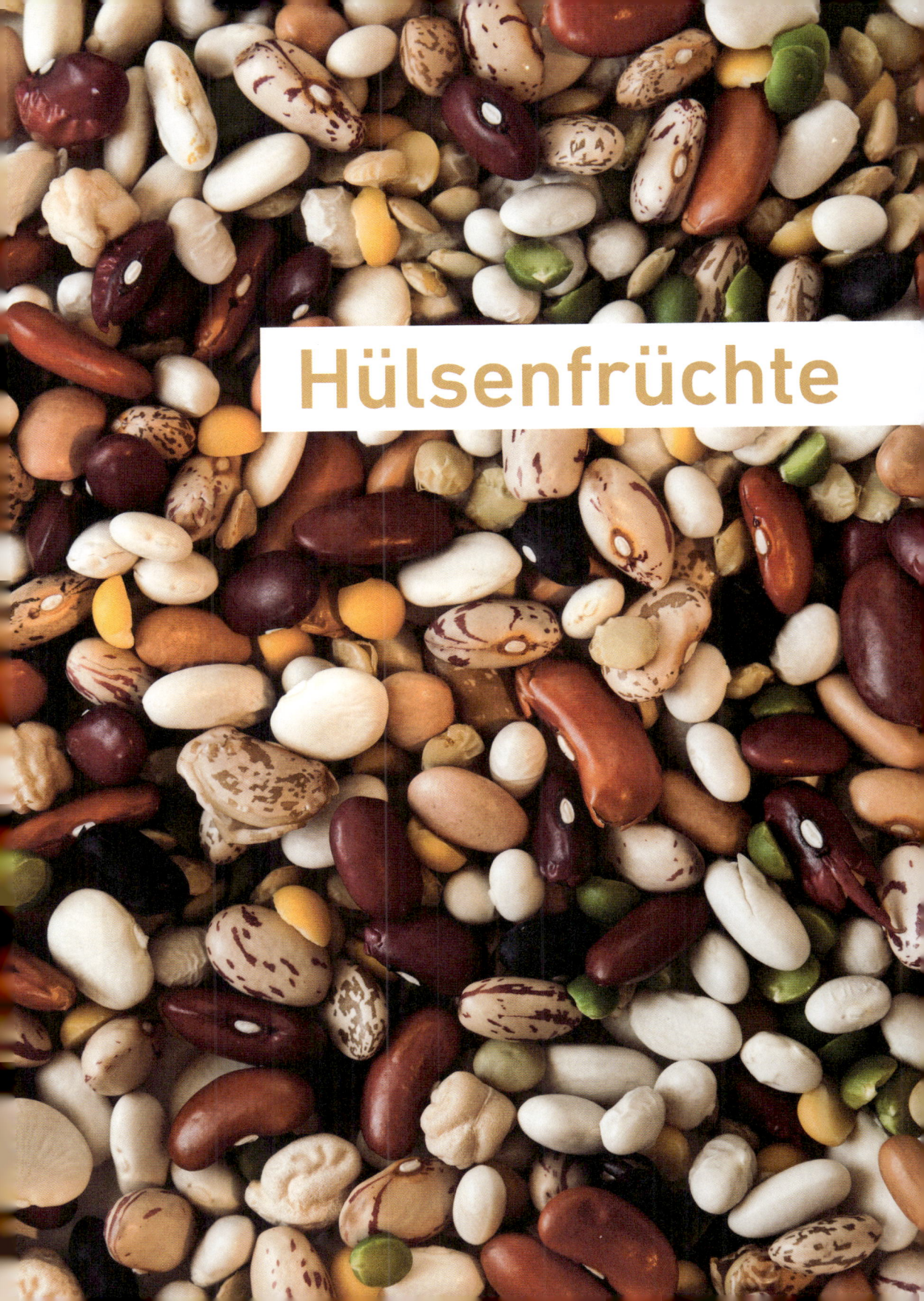

Hülsenfrüchte

S etzt man sich mit dem Thema Hülsenfrüchte auseinander, wird man erstaunt sein, wie viel gesundheitliches und kulinarisches Potenzial in ihnen steckt. Hülsenfrüchte weisen mit 15-23 % einen überdurchschnittlich hohen Ballaststoffanteil auf, sind fettarm und enthalten je nach Sorte zwischen 25-35 % Protein.[1] Sie werden seit mehr als 10.000 Jahren in unterschiedlichen Arten in vielen Kulturen rund um den Globus verzehrt und tragen so seit langer Zeit zur Proteinversorgung des Menschen bei.[2] Die Auswahl an Hülsenfrüchten und deren Verwendungsmöglichkeiten in der Küche sind sehr vielfältig, und selbst wenn einer Person die eine oder andere Sorte nicht schmeckt, gibt es noch eine große Vielfalt weiterer Sorten zu probieren. Zu den bekanntesten Sorten gehören Sojabohnen, Lupinen, Erbsen, Kichererbsen, Mungbohnen, Kidneybohnen, Linsen, schwarze Bohnen, Azukibohnen, Limabohnen und viele weitere.[3]

Hülsenfrüchte stellen eine derart großartige gesundheitliche Bereicherung dar, dass die Food and Agriculture Organization of the United Nations (FAO) das Jahr 2016 offiziell zum »International Year of Pulses«, also zum »Jahr der Hülsenfrüchte« gekürt hat, um auf deren besondere Rolle in der menschlichen Ernährung hinzuweisen.[4] Der bereits an anderer Stelle im Buch vorgestellte Expert Report des Kollaborationsprojekts zwischen dem World Cancer Research Fund International (WCRF) und dem American Institute for Cancer Research (AICR) wies in seinen zehn abschließenden Expertenempfehlungen ebenfalls auf die große Bedeutung von Hülsenfrüchten in der täglichen Ernährung hin und empfiehlt, innerhalb jeder einzelnen Mahlzeit Hülsenfrüchte und/oder Vollkorngetreide zu essen.[5]

Alle nationalen und internationalen Ernährungsgesellschaften empfehlen in ihren offiziellen Leitlinien für die tägliche Ernährung den Verzehr von Hülsenfrüchten als gesunde, ballaststoffreiche Proteinquelle.[6] Dieser Empfehlung schließen sich auch verschiedene präventive und therapeutische Ernährungskonzepte wie die Vollwerternährung,[7] Konzepte nach dem Vorbild der mediterranen Ernährung,[8] das »Ornish Reversal Programme« zur Behandlung von Herzerkrankungen[9] und die DASH-Diet zur Behandlung von Hypertonie[10] an. In den 2010er »Dietary Guidelines for Americans« wurden Hülsenfrüchte ebenfalls in höchsten Tönen gelobt und es wurde unterstrichen, dass es sich bei ihnen um das Beste zweier Welten handle: Sie enthalten einen ähnlich hohen Protein- und Mineralstoffgehalt wie einige tierische Produkte und sind darüber hinaus noch reich an gesundheitsförderlichen Ballaststoffen und sekundären Pflanzenstoffen, wie man es nur aus dem Pflanzenreich kennt. Daher zählen sie in den Guidelines sowohl zur Gemüse- als auch zur Proteinkategorie.[11] Auch die DGE spricht »ein Hoch auf Hülsenfrüchte« aus und rät dazu, diese häufiger in den Speiseplan zu integrieren.[12]

Ernährungsmediziner Dr. Joel Fuhrman empfiehlt, den täglichen Genuss von Hülsenfrüchten im Rahmen seiner sogenannten G-BOMBS.[13] Dieses Akronym bestehend aus den Anfangsbuchstaben der Worte Greens, Beans, Onions, Mushrooms, Berries und Seeds zeigt, welche Lebensmittelgruppen jeden Tag auf den Teller kommen sollten. Auch der Ernährungsmediziner Dr. Michael Greger rät im Rahmen seiner »Daily Dozen«-Checkliste zum täglichen Verzehr von Hülsenfrüchten zusammen mit den neun anderen Lebensmittelgruppen Vollkorngetreide, Kreuzblütlergemüse, Blattgrün, weitere Gemüse, Beeren, weiteres Obst, Nüsse, Leinsamen und Gewürze sowie ausreichend Flüssigkeit und Bewegung.[14]

Vor allem in der veganen Ernährung spielen Hülsenfrüchte eine wichtige Rolle in der Proteinversorgung, da sie einen überdurchschnittlich hohen Gehalt der essenziellen Aminosäure Lysin sowie einen allgemein sehr hohen Gesamtproteingehalt aufweisen.[15] Daher legen vegane Ernährungspyramiden, wie die der Loma Linda University, einen besonderen Wert auf Hülsenfrüchte. Zusammen mit Vollkorngetreide bilden sie die Basis innerhalb der veganen Ernährungspyramide und zählen zu den Grundnahrungsmitteln.[16] Kurz gesagt: Jede Ernährungsweise sollte am besten auf täglicher Basis Hülsenfrüchte enthalten und für eine vegane Ernährung gilt diese Empfehlung ganz besonders. Trotz des weltweiten Konsenses, dass Hülsenfrüchte eine sehr gesunde und preiswerte Proteinquelle sind, ist ihr Verzehr in den vergangenen 150 Jahren in Deutschland stark rückläufig, wie Abb. 37 zeigt.

Abb. 37: **Entwicklung des Hülsenfruchtverzehrs in Deutschland 1850 bis 2015**[17.18]

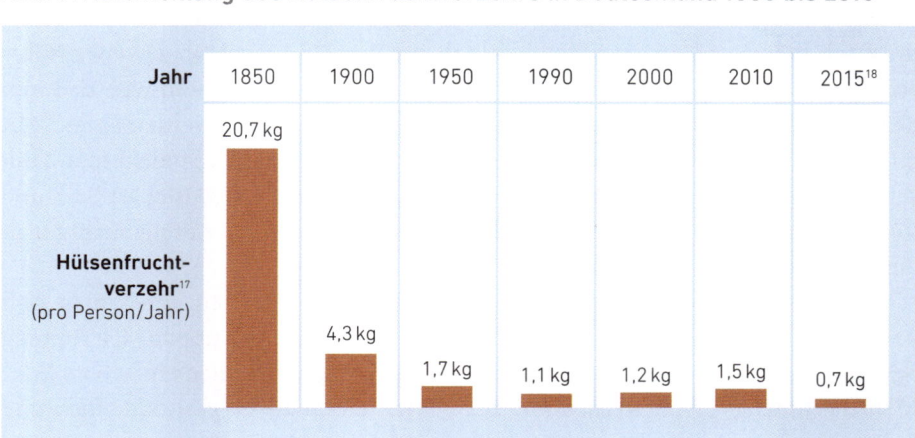

Um 1850 verzehrte der durchschnittliche Deutsche noch mehr als 20 kg Hülsenfrüchte pro Jahr. Bereits 50 Jahre später war der Verzehr schon um knapp 80 % gesunken und 100 Jahre später sogar um über 90 %. Seither hat sich der Konsum erneut halbiert und der Durchschnittsbürger isst mit durchschnittlich 0,7 kg pro Jahr nur noch etwas mehr als 3 % der Menge an Hülsenfrüchten als noch um 1850. Diesem Abwärtstrend gilt es auch außerhalb der veganen Community entgegenzusteuern und so sollten im Alltag Maßnahmen ergriffen werden, um den täglichen Hülsenfruchtverzehr sicherzustellen. Dafür kann es sinnvoll sein, bei jedem Kochvorgang stets eine ganze Packung Hülsenfrüchte auf einmal zu kochen, statt nur die vorgesehene Menge für eine Portion. Vom Rest kann man nach dem Essen die eine Hälfte in den Kühlschrank geben, um für die kommenden ein bis zwei Tage versorgt zu sein, und die andere Hälfte kann man zur längeren Aufbewahrung einfrieren.[19] Außerdem sollte man vor allem rote Linsen auf Vorrat haben, da diese im Gegensatz zu anderen Hülsenfrüchten nicht zwingend über Nacht eingeweicht werden müssen und dennoch schnell gar sind. Da sie eine ähnliche Kochzeit wie Vollkornpasta aufweisen, können sie auch einfach zeitgleich im selben Topf gekocht werden. Wichtig ist dabei lediglich, dass kein Salz in das Kochwasser gegeben wird, da dies den Garprozess von Hülsenfrüchten um ein Vielfaches verlängert. Sollte man weder schnellkochende Linsen noch voreingeweichte andere Hülsenfrüchte zur Hand haben, kann man aus rein gesundheitlicher Sicht auch vorgegarte Hülsenfrüchte aus dem Glas oder der Dose verwenden. Eine Untersuchung zeigte nämlich, dass Dosenbohnen in Bezug auf ihren Nährstoffgehalt den frisch gekochten Bohnen aus der Trockenware kaum unterlegen sind. So schlussfolgern die Autoren, dass Bohnen unabhängig von Sorte und Verarbeitung ein nährstoffreiches Lebensmittel sind, das im Rahmen einer gesunden Ernährung befürwortet wird.[20] Bohnen aus dem Glas und der Dose haben allerdings, im Vergleich zu getrockneten, zwei Nachteile: Sie enthalten wesentlich mehr Salz und verursachen mehr Müll. Wenn Dosenbohnen allerdings von ihrer Flüssigkeit getrennt und gut unter fließendem Wasser abgespült werden, kann der Salzgehalt drastisch reduziert werden. Obwohl mit dieser Prozedur auch ein gewisser Nährstoffverlust einhergeht, lohnt sich das Abgießen und Abwaschen, weil dadurch der Salzgehalt der Bohnen um durchschnittlich 40 % reduziert werden kann.[21] Mit etwas Planung kann man auch den Verpackungsmüll umgehen, indem man Hülsenfrüchte einfach selbst einkocht oder auf Vorrat einfriert. Das spart Salz und Verpackungsmüll, ist einfach umsetzbar und mit etwas Gewöhnung auch gut in den Alltag zu integrieren.

Um Hülsenfrüchte täglich in den Speiseplan zu integrieren, muss man sich keine speziellen Gerichte ausdenken. Egal ob als Einlage in Suppen, als Topping oder zu Dips und Brotaufstrichen gemixt - Hülsenfrüchte können einfach zu jeder Mahlzeit hinzugegeben werden und bereichern die Mahlzeit gesundheitlich und kulinarisch.

Der Second-Meal-Effekt

Obwohl Hülsenfrüchte kohlenhydratreich sind, ist ihr Effekt auf den Blutzuckerspiegel sehr moderat, was sie zu einem perfekten Lebensmittel für Diabetiker macht.[22] Darüber hinaus ist eine der interessantesten Beobachtungen, dass Hülsenfrüchte nicht nur positiv innerhalb der Mahlzeit wirken, in der sie gegessen werden. Sie haben zusätzlich einen positiven Einfluss auf die darauffolgende Mahlzeit – sogar wenn dazwischen eine ganze Nacht liegt.[23] Diese Eigenschaft wird als der sogenannte Second-Meal-Effect bezeichnet und besagt, dass Lebensmittel wie Hülsenfrüchte mit ihrem sehr niedrigen Glykämischen Index (GI), d. h. einem niedrigen Einfluss auf den Blutzuckeranstieg nach dem Verzehr, auch noch eine blutzuckerregulierende Auswirkung auf die nachfolgende Mahlzeit haben.[24]

Um diesen Effekt zu untersuchen, wurden in einer Studie Personen in zwei Gruppen mit unterschiedlichen Mahlzeiten eingeteilt, die allerdings beide dieselbe Menge an Kalorien, Proteinen und Kohlenydraten enthielten.[25] Die eine Gruppe erhielt am Vorabend eine Portion rote Linsen mit sehr niedrigem GI und die andere Gruppe erhielt eine Mahlzeit bestehend aus Glukosepulver und Sojaproteinisolat in flüssiger Form mit hohem GI durch das Glukosepulver. Wenig überraschend war dabei, dass der Blutzuckeranstieg nach der Glukose-Mahlzeit am Vorabend wesentlich höher ausfiel als nach der Linsenmahlzeit. Die eigentlich faszinierende Beobachtung war, dass am nächsten Morgen, als beide Gruppen jeweils ein identi-

Abb. 38: Der Second-Meal-Effekt am Beispiel von Linsen[26]

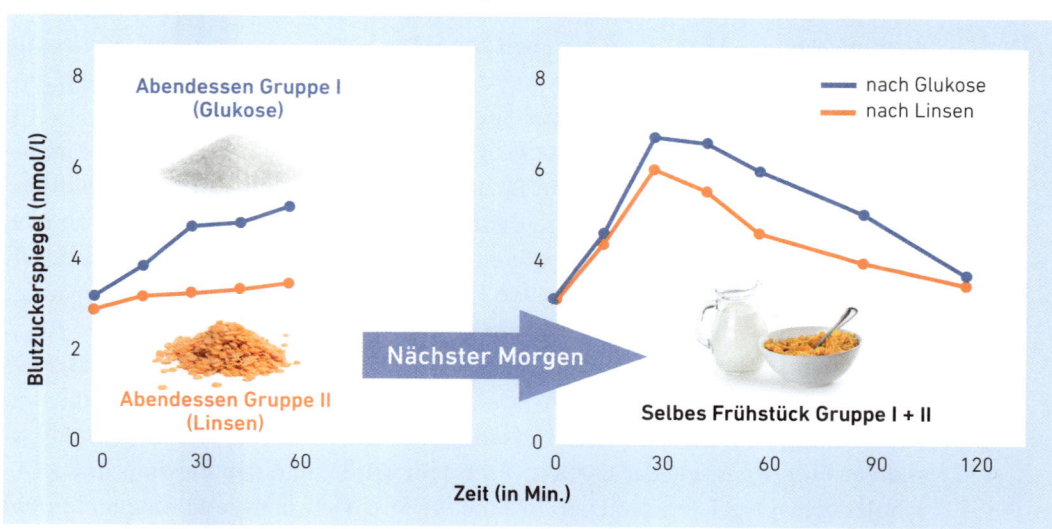

Durch den Verzehr der Linsen am Vorabend stieg der Blutzuckerspiegel der Linsengruppe nach dem Frühstück am nächsten Morgen trotz gleicher Lebensmittelauswahl weniger stark als in der Kontrollgruppe.

sches Frühstück aus Glukosepulver eingerührt in Milch erhielten, der Blutzucker-anstieg der beiden Gruppen völlig unterschiedlich ausfiel, wie Abb. 38 darstellt.

Wie die Abbildung zeigt, stieg bei ein und derselben Mahlzeit der Blutzucker-spiegel der beiden Gruppen in Abhängigkeit von der Mahlzeit des Vorabends unterschiedlich stark an. Trotz der gleichen Menge an hochglykämischen Koh-lenhydraten am Morgen war der Anstieg der Linsengruppe wesentlich geringer. Obwohl die genauen Gründe auch mehr als zwei Jahrzehnte nach dieser erst-maligen Beobachtung noch diskutiert werden, spielen die unverdaulichen, fer-mentierbaren Ballaststoffe in Hülsenfrüchten allem Anschein nach eine zentrale Rolle.[27] Intakte Hülsenfrüchte und Vollkorngetreide konnten dabei im Vergleich zu Produkten aus gemahlenem Vollkorn- oder Hülsenfruchtmehl trotz des glei-chen Ballaststoffgehalts einen stärkeren blutzuckerregulierenden Effekt aufwei-sen.[28]

Diese Beobachtung legt nahe, dass nicht die Ballaststoffe per se die wichtigste Einflussgröße auf den Second-Meal-Effekt darstellen, sondern eher die Effekte der Stoffwechselprodukte, die die Darmbakterien durch die unverdaulichen Ballast-stoffe herstellen können, die wiederum die Magenentleerung verzögern oder die Insulinsensitivität erhöhen können. Dies liefert zwei wichtige Kernbotschaften: Zum einen, dass gelegentliche kleine »Sünden« vom Körper wesentlich besser verschmerzt werden können, wenn die restliche Ernährungsweise insgesamt voll-wertig und gesund ist und vor oder zu den weniger gesundheitsförderlichen Pro-dukten auch Lebensmittel gegessen werden, die deren Auswirkung ein Stück weit kompensieren können. Zum anderen zeigen diese Ergebnisse, dass sich gesunde Speisen über die Zeit hinweg gegenseitig verstärken können und es so zu kumula-tiven positiven Effekten durch unterschiedliche gesunde Lebensmittel in einer ins-gesamt gesunden Ernährung kommen kann. Die blutzuckerregulierende Wirkung von Hülsenfrüchten ist allerdings nur einer von vielen Gründen, warum Hülsen-früchte ein täglicher Bestandteil des Speiseplans sein sollten.

Wie bei allen Lebensmitteln ist es natürlich schwierig, einzelne Faktoren inner-halb einer gesamten Ernährung in Bezug auf komplexe und von vielen Faktoren beeinflusste Krankheitsbilder herauszufiltern. Dennoch legen Metaanalysen eine ganze Reihe an beachtlichen positiven Auswirkungen durch den regelmäßigen Verzehr von Hülsenfrüchten nahe. So konnte in der Vielzahl von Studien gezeigt werden, dass der regelmäßige Verzehr von Hülsenfrüchten das Risiko für Herz-infarkte und Schlaganfälle[29] ebenso wie für Dickdarmkrebs[30] und Prostatakrebs[31] senken kann. Metaanalysen von randomisierten, kontrollierten Experimenten konnten außerdem zeigen, dass Hülsenfrüchte effektiv darin sind, Entzündungs-marker im Körper wie das C-reaktive Protein (CRP)[32] und den Gesamt- und LDL-Cholesterinspiegel[33] zu reduzieren. Eine weitere Metaanalyse konnte außerdem zeigen, dass der Konsum von Hülsenfrüchten Risikofaktoren für die Entstehung von Typ-2-Diabetes und das metabolische Syndrom reduzieren kann.[34]

Antinutritiva – Freund oder Feind?

Trotz dieser Bandbreite an positiven Eigenschaften und den deutlichen Empfehlungen der offiziellen Ernährungsrichtlinien hat sich ein gewisses Misstrauen gegenüber Hülsenfrüchten eingeschlichen. Neben der angeblich unüberwindbaren, blähenden Wirkung sollen Hülsenfrüchte, ebenso wie Vollkorngetreide, eine ganze Reihe an sogenannten antinutritiven Nährstoffen aufweisen, die angeblich abträglich auf die Gesundheit des Menschen wirken. So heißt es im Buch »Veggiewahn« von Ulrich Neumeister: »Ein weiterer Nachteil pflanzlicher Nahrungsmittel ist ihr hoher Gehalt an Antinutritiva, das sind Substanzen, die die Verdauung und die Verwertbarkeit der Nährstoffe behindern.«[35] Neumeister verweist hier in seinem Buch auf die Protease-Inhibitoren, die Lektine und die Phytinsäure und erklärt, welch abträgliche Wirkung diese auf die Gesundheit der vegan lebenden Menschen hätten. Der nachfolgende Blick auf die ernährungswissenschaftliche Literatur zeigt allerdings ein gegensätzliches Bild.

Protease-Inhibitoren

Protease-Inhibitoren sind Stoffe in Pflanzen, die die Aktivität von proteinspaltenden Enzymen im menschlichen Organismus hemmen und so die Verdauung von Nahrungsprotein beeinträchtigen können.[36] Dazu zählen beispielsweise die Trypsin-Inhibitoren, die das Verdauungsenzym Trypsin beeinträchtigen. 1992 erschien eine umfassende Veröffentlichung zum Thema Protease-Inhibitoren, in der 21 Untersuchungen zitiert wurden, die zeigen konnten, dass mit normalen Küchenzubereitungsmethoden wie dem Einweichen und Kochen zwischen 90–100 % der Trypsin-Inhibitoren deaktiviert werden.[37] Bereits bei verhältnismäßig kurzer Kochzeit von 10 bis 15 Minuten wurde nach vorherigem Einweichen der allergrößte Anteil der Protease-Inhibitoren in Hülsenfrüchten deaktiviert und bei längeren Kochzeiten konnte ein vollständiger Abbau festgestellt werden. Neuere Untersuchungen bestätigen diese Ergebnisse. 2017 wurde in einer Veröffentlichung festgestellt, dass bei vielen Hülsenfrüchten wie Linsen, Sojabohnen, Mungbohnen etc. durch reguläre, im Haushalt übliche Zubereitungsmethoden die Trypsin-Inhibitoren-Aktivität komplett deaktiviert werden konnte.[38] Vorgegarte Hülsenfrüchte aus Dosen wiesen in einer Untersuchung ebenfalls keine Trypsin-Inhibitoren-Tätigkeit mehr auf.[39] Selbst in Tierexperimenten, auf die sich Kritiker oft beziehen, konnten die negativen Effekte auf das Wachstum der Versuchstiere durch ausreichendes Erhitzen der rohen Hülsenfrüchte vermieden werden.[40] Wie die Autoren dieser Untersuchung anmerken, konnten die negativen Effekte bereits umgangen werden, wenn die Trypsin-Inhibitoren um lediglich etwa ein Viertel reduziert wurden.

Abgesehen von der Frage, in welchem Maße Trypsin-Inhibitoren bei der Verarbeitung abgebaut werden, legen neuere Veröffentlichungen außerdem nahe, dass zukünftig das Bild der meisten sogenannten antinutritiven Nährstoffe ohnehin überdacht werden muss. Diese haben, entgegen der anfänglichen Annahme, in physiologischen Mengen nicht nur keinen negativen Effekt, sondern vermutlich sogar eine Reihe positiver Effekte auf den Organismus. Wie Dr. Dr. Bernhard Watzl und Dr. Claus Leitzmann in ihrem Buch »Bioaktive Substanzen in Lebensmitteln« vorschlagen, sollte bei diesen Substanzen zukünftig gar nicht mehr von antinutritiven Nährstoffen, sondern besser schlicht von sekundären Pflanzenstoffen gesprochen werden.[41] Entgegen der ursprünglichen Sorge vor Trypsin-Inhibitoren zeigen neuere Untersuchungen eine positive Wirkung von Trypsin-Inhibitoren in der Prävention von Krebs und Herz-Kreislauf-Erkrankungen.[42] Dieses Forschungsfeld steht noch am Anfang und viele Fragen sind noch offen. Aber bereits die Erweiterung der Forschungsfragen, weg von der reinen Sorge um abträgliche Wirkungen, hin zur Öffnung der Erforschung potenzieller positiver Wirkungen, deutet bereits den Paradigmenwechsel in der Erforschung dieser sekundären Pflanzenstoffe an.

Lektine

Lektine werden als kohlenhydratbindende Proteine beschrieben und kommen in großer Vielzahl im Pflanzen- und Tierreich, aber auch in Pilzen, Bakterien und Viren vor.[43] Aufgrund der vielen unterschiedlichen Arten von Lektinen mit unterschiedlicher Wirkung wäre es ungerechtfertigt, verallgemeinernde Aussagen über Lektine zu treffen. Einige von ihnen scheinen das Potenzial zu haben, negative Effekte auf den Stoffwechsel und die Organe des Menschen ausüben zu können, während dies bei wieder anderen nicht der Fall zu sein scheint.[44] Da in rohen Hülsenfrüchten teils sehr hohe Konzentrationen an gewissen gesundheitlich abträglichen Lektinen enthalten sind, dürfen sie in dieser Form nicht verzehrt werden, weil dies unter anderem zu schwerem Brechdurchfall führen kann.[45] Die Frage ist aber, wie viel Lektin-Aktivität noch in gekochten Hülsenfrüchten vorherrscht und warum weltweit der Verzehr von Hülsenfrüchten empfohlen wird, wenn diese tatsächlich eine gesundheitlich negative Wirkung hätten.

Wie sich zeigen konnte, ist die Sachlage in Bezug auf den Abbau der Lektine durch die Zubereitung ähnlich wie bei den Protease-Inhibitoren: Lektine in Hülsenfrüchten sind nicht hitzebeständig und werden durch Kochen deaktiviert, noch bevor die Hülsenfrüchte überhaupt komplett gar sind.[46] Eine 1992 veröffentlichte Übersicht von insgesamt zehn Untersuchungen aus den Jahren 1981 bis 1990 belegte das.[47] Wenn Hülsenfrüchte über Nacht eingeweicht werden, sind sogar für größere Sorten wie Kidneybohnen bereits 15 bis 30 Minuten Kochzeit ausreichend, um sämtliche Lektine zu deaktivieren.[48] Im Alltag werden sie allerdings immer weit länger gekocht, weil große Hülsenfrüchte wie Kidneybohnen und Kichererbsen nach

15 bis 30 Minuten zumeist noch nicht ausreichend gar sind. Auch Hülsenfrüchte aus der Dose wiesen in einer Untersuchung keine Lektin-Aktivität mehr auf.[49] Und selbst wenn in gewissen Lebensmitteln nach der Zubereitung nicht die gesamte Lektin-Aktivität beseitigt wird, gibt es nach derzeitigem Kenntnisstand keine Basis zur Annahme, dass sehr geringe Restmengen ein Risiko darstellen würden.[50]

Ebenso wie bei den Studien mit Trypsin-Inhibitoren aus rohen Hülsenfrüchten konnten auch die negativen Effekte der Lektine in Tierversuchen nicht mehr beobachtet werden, wenn die Hülsenfrüchte sachgemäß zubereitet wurden.[51] Wie bei den Trypsin-Inhibitoren wandelte sich während der vergangenen Jahre zunehmend auch das Bild der Ernährungswissenschaft in Bezug auf einige Lektine und es scheint so, als ob zumindest manche von ihnen auch gesundheitlich positive Eigenschaften in der Krebsprävention haben könnten. Manche Arten von Lektinen sind zweifelsohne schädlich, aber es muss eine Differenzierung stattfinden und es dürfen nicht alle Lektine über einen Kamm geschert werden. Nachdem es bereits 1975 Veröffentlichungen in führenden wissenschaftlichen Journalen gab, in denen eine präventive und therapeutische Wirkung von Lektinen bei Krebs diskutiert wurde,[52] erschienen vor allem in den letzten Jahren mehr und mehr Arbeiten über potenzielle Einsatzgebiete von Lektinen in der Krebstherapie.[53,54]

Phytinsäure

Phytinsäure kommt in Hülsenfrüchten, Getreide, Nüssen, Samen und in geringeren Konzentrationen auch in Wurzel- und Knollengemüse vor.[55] Phytinsäure geriet als antinutritiver Stoff in der Vergangenheit hauptsächlich deshalb in die Kritik, weil Untersuchungen ergaben, dass die Phytinsäure dazu in der Lage ist, unlösliche Komplexe mit Mineralien wie Eisen, Zink, Kalzium und Magnesium zu bilden, und dadurch die Verfügbarkeit dieser Mineralien für den Organismus eingeschränkt sein kann.[56] Allerdings scheint beispielsweise die Eisenaufnahme nicht bei allen Menschen im selben Maße durch die Phytinsäure reduziert zu werden. Bei längerfristigem, höherem Verzehr an Lebensmitteln mit hohem Phytinsäuregehalt kann bis zu einem gewissen Grad sogar eine kompensatorische Anpassung des Körpers stattfinden,[57] die durch eine Änderung in der Zusammensetzung des Mikrobioms erklärt werden könnte, die den Abbau von Phytinsäure durch Bakterien im Verdauungstrakt begünstigt.[58]

Im Gegensatz zu Protease-Inhibitoren und Lektinen ist die Phytinsäure verhältnismäßig hitzestabil und nur ein Teil davon kann durch das reguläre Kochen der Hülsenfrüchte deaktiviert werden.[59] Andere Methoden zur Verringerung des Phytinsäuregehalts waren aber bereits wesentlich effektiver. So konnte bei der Brotherstellung mit Hefe oder Sauerteig jeweils eine Reduktion der Phytinsäure um etwa 50 bzw. 70 % erreicht werden.[60] Durch Einweichen der Hülsenfrüchte vor dem Kochen kann eine große Reduktion der Phytinsäure durch die Aktivierung eines Phytinsäure-abbauenden Enzyms im Lebensmittel namens Phytase erreicht werden. So konnte in einer Untersuchung mit Kichererbsen gezeigt werden, dass nach zwölfstündiger Einweichzeit samt anschließendem Kochen etwa die Hälfte der Phytinsäure abgebaut wurde.[61] Eine ähnliche Reduktion konnte auch nach dem Einweichen und Kochen von Gartenbohnen erreicht werden.[62] Der Gehalt im Endprodukt kann zusätzlich gesenkt werden, wenn das Einweichwasser abgegossen und zum Kochen frisches Wasser verwendet wird. Sollte man den Phytinsäuregehalt noch weiter senken wollen, kann man die Hülsenfrüchte vor dem Kochen noch zusätzlich keimen und erreicht so je nach Hülsenfrucht- und Getreideart zusätzlich eine mehr oder weniger starke Reduktion.[63] So konnte durch Einweichen und Keimen die Phytinsäure um etwa 65 % in Kichererbsen und knapp 40 % in Soja- und Mungbohnen reduziert werden.[64]

Auch im Fall der Phytinsäure müssen erneut beide Seiten der Medaille betrachtet und die Frage beantwortet werden, ob ein gänzlicher Abbau der Phytinsäure überhaupt notwendig oder gar wünschenswert wäre. Obwohl Phytinsäure auf der einen Seite die Absorption von Mineralstoffen mindert, zeigte sie andererseits blutzuckerregulierende, antioxidative und krebspräventive Eigenschaften.[65] Diese positiven Eigenschaften würden vor allem in westlichen Ländern mit hohen Raten an Diabetes und Krebs die negativen Eigenschaften der Phytinsäure in Bezug auf die Mineralstoffabsorption bei weitem überwiegen. Entgegen der verbreiteten Auffassung, dass ein Stoff entweder gesundheitlich gänzlich zuträglich oder komplett abträglich wirkt, muss in der Ernährungswissenschaft deutlich differenzierter vorgegangen werden. Schließlich kann ein und derselbe Stoff in unterschiedlichen Spezies in unterschiedlicher Dosis eine andere Wirkung haben. Die Rolle der Phytinsäure könnte man kaum besser zusammenfassen, als es die Autoren der zuvor zitierten Veröffentlichung abschließend tun: »Aufgrund der enormen gesundheitlichen Probleme durch Zivilisationskrankheiten ist jeder Beitrag zur Prävention dieser Erkrankungen von höchster Bedeutung. Wenn sich die gesundheitlich vorteilhaften Eigenschaften der Phytinsäure bewahrheiten sollten, ist diese nicht mehr als Antinährstoff zu betrachten.«[66]

Manche Autoren gehen sogar so weit, vorzuschlagen, dass Phytinsäure aufgrund ihrer präventiven Wirkung auf eine Vielzahl chronischer Erkrankungen als essenzieller Nährstoff oder gar als Vitamin klassifiziert werden sollte.[67] Welche Bezeichnung auch immer zukünftig für Phytinsäure gewählt wird, eines sollte die vorangegangene Ausführung zeigen: Sie sollte die unnötige Sorgen vor Phytinsäure in Lebensmitteln relativieren. Es gibt so viele Ernährungsmuster, die nachgewiesenermaßen negative Effekte auf die Gesundheit des Menschen haben, und so ist es bedeutender, sich diesen gut erforschten abträglichen Stoffen zu widmen, anstatt darüber zu spekulieren, wie viel Prozent eines gewissen Mineralstoffs Phytinsäure in Hülsenfrüchten bindet. Im Rahmen einer ausgewogenen pflanzlichen Ernährung, in der die Tipps aus diesem Buch zur Verbesserung der Mineralstoffaufnahme umgesetzt werden, besteht nach dem derzeitigen Kenntnisstand kein Grund zur Sorge vor Mängeln und die positiven Effekte scheinen die aufnahmehemmende Wirkung der Phytinsäure zu übertreffen.

Böhnchen ohne Tönchen

Neben der Sorge um eventuelle gesundheitlich abträgliche Inhaltsstoffe in Hülsenfrüchten ist es vor allem die Sorge um Verdauungsbeschwerden, die Menschen in vielen Fällen davon abhält, Hülsenfrüchte in ihren Speiseplan zu integrieren. Wie Untersuchungen an unterschiedlichen Hülsenfrüchten in Bezug auf deren blähende Wirkung zeigen konnten, gibt es allerdings gute Nachrichten für alle, die nicht auf die gesundheitlichen Vorteile von Hülsenfrüchten verzichten möchten: Mit kontinuierlichem Verzehr lässt diese Auswirkung bei den allermeisten Menschen innerhalb weniger Wochen nach. Eine blähende Wirkung beim Verzehr von Hülsenfrüchten wird vor allem bei den Personen beobachtet, deren Kost zuvor recht ballaststoffarm war und deren Anteil an pflanzlicher, unverarbeiteter Kost gering ausfiel. In diesem Fall sollten zu Beginn eher leichtverdauliche Hülsenfrüchte wie geschälte Mungbohnen oder rote Linsen verzehrt und deren Menge graduell erweitert werden.

Wie eine Untersuchung ohnehin schlussfolgert, ist die große Sorge vor Verdauungsbeschwerden bei den meisten Menschen ohnehin stark übertrieben. In den drei zusammengefassten Untersuchungen dieser Veröffentlichung mit unterschiedlichen Hülsenfrüchten erlebten bereits zu Beginn des Bohnenverzehrs weniger als die Hälfte der Teilnehmer überhaupt irgendwelche Verdauungsbeschwerden.[68] Im Laufe der nachfolgenden acht Wochen der Studienlaufzeit wurden über 90 % der Teilnehmer beschwerdefrei. Außerdem kann auch ein gewisser Nocebo-Effekt in Bezug auf den Hülsenfruchtverzehr eine Rolle spielen. Er bewirkt, dass Menschen mit der vorgefertigten Meinung über die blähende Wirkung von Hülsenfrüchten unabhängig von deren tatsächlicher Wirkung verstärkt Blähungen und Völlegefühl wahrnehmen und sie plötzlich alltägliche Darmwinde, die ansonsten eher unbemerkt bleiben, im Rahmen einer Studie stärker wahrnehmen.[69]

Die richtige Zubereitung von Hülsenfrüchten

Eine gängige Erklärung für die blähende Wirkung von Hülsenfrüchten ist deren Gehalt an einigen Oligosacchariden wie Raffinose, Stachyose und Verbascose. Diese können auch für das manchmal auftretende allgemeine Unwohlsein und Völlegefühl zuständig sein und im äußersten Fall zu Durchfall führen, da den betroffenen Menschen die nötige Menge an Enzymen fehlt, um sie gänzlich abzubauen. Gelangen die nicht abgebauten Oligosaccharide in den Dickdarm, werden sie dort von Bakterien abgebaut, wodurch bei einigen Menschen die unangenehmen Blähungen entstehen können.[70] Der Gehalt dieser Oligosaccharide ist in der rohen Hülsenfrucht am höchsten und kann durch gängige Küchenpraktiken stark reduziert werden. Nach zwölfstündiger Einweichzeit und anschließendem Kochen konnten je nach Sorte, Wassertemperatur und Art der Einweichflüssigkeit zwischen 50-90 % der Gehalte an Raffinose, Stachyose und Verbascose reduziert und damit die Verträglichkeit von Hülsenfrüchten entscheidend verbessert werden.[71] Durch Zugabe von Natriumbicarbonat (Natron) in Höhe von etwa 0,5-1 g pro Liter Einweichwasser konnte der Abbau darüber hinaus noch besser gefördert werden.[72,73] Durch das Ankeimen konnte der Gehalt zusätzlich bereits innerhalb des ersten Tages sehr stark reduziert werden und ab dem dritten Tag des Keimens waren alle drei Oligosaccharide komplett abgebaut.[74] Gleiches galt auch für das Fermentieren durch Bakterien oder Edelschimmel.[75]

Auch von gewissen Gewürzen ist bekannt, dass sie verdauungsfördernd wirken und so bei Blähungen Abhilfe schaffen könnten. So werden in der Literatur unter anderem Kreuzkümmel[76], Zimt[77], Kurkuma[78] und Ingwer[79] als Hilfe bei Verdauungsbeschwerden genannt. Eine Veröffentlichung zur Linderung von Flatulenz aus der Perspektive der traditionellen persischen Medizin schlägt neben Praktiken wie ausreichendem Kauen und Einspeicheln der Nahrung auch generell langsames Essen und das Warten vor dem Essen auf ein tatsächlich merkliches Hungergefühl vor.[80] Auch in der Veröffentlichung zur Verdauungsförderung mit traditioneller persischer Medizin werden eine Reihe an zuträglichen Gewürzen und Kräutern wie Dill, Petersilie, Basilikum, Pfefferminze, Bohnenkraut, Anis, Thymian und Fenchelsamen genannt. Ob und was davon bei Verdauungsbeschwerden durch Hülsenfrüchte hilft, kann man am besten selber ausprobieren. Selbst wenn keines der Kräuter und Gewürze eine merkliche Besserung hervorrufen sollte, sind sie allesamt gesundheitlich wertvoll und so sollten möglichst viele Kräuter und Gewürze ohnehin Teil der täglichen Ernährung sein.

Fazit

Die weltweiten Fachgesellschaften für Ernährung sind sich einig, dass Hülsenfrüchte einen wichtigen Platz in jedem Speiseplan haben sollten. Da viele Menschen nicht mit der Zubereitung von Hülsenfrüchten vertraut sind, gilt es alltagstaugliche Rezepte zu kreieren, die Lust auf Bohnen- und Linsengerichte machen. Aber auch ohne spezielle Rezepte kann man Hülsenfrüchte einfach zu jeder Mahlzeit hinzufügen. So steigert man den Protein- und Ballaststoffgehalt und mindert den Blutzuckeranstieg nach dem Verzehr der gesamten Mahlzeit.

Durch die richtige Zubereitung können Hülsenfrüchte nicht nur schmackhaft, sondern auch gut verträglich werden und selbst Personen mit anfänglichen Schwierigkeiten verlieren ihre Beschwerden nach einer Eingewöhnungszeit von wenigen Wochen bei kontinuierlichem Verzehr. Dabei ist es wichtig, seine individuelle Verträglichkeit bei unterschiedlichen Sorten zu kennen und die Verzehrmenge langsam zu steigern, sodass die Freude beim Essen nicht auf der Strecke bleibt. Da rohe Hülsenfrüchte eine Reihe von gesundheitlich abträglichen Inhaltsstoffen aufweisen, hat sich in einigen Kreisen der Irrglaube etabliert, dass dies auch auf gegarte Hülsenfrüchte zutreffe. Wie Untersuchungen allerdings zeigen konnten, ist dies nicht der Fall und der regelmäßige Konsum von Hülsenfrüchten geht im Gegenteil sogar mit einem verminderten Risiko für viele der häufigsten chronisch-degenerativen Erkrankungen einher. Wichtig ist hierbei, dass Hülsenfrüchte niemals roh gegessen werden und auch gekeimte Hülsenfrüchte sollten vor dem Verzehr besser gegart werden. Das trifft vor allem auf große Hülsenfrüchte wie Kidneybohnen oder Kichererbsen zu.

Tab. 23: **Vorurteile gegenüber Hülsenfrüchten**

Klischee	Realität
Hülsenfrüchte verursachen Blähungen und sind schlecht verdaulich.	▶ Die in rohen Hülsenfrüchten enthaltenen, blähenden Oligosaccharide werden durch die korrekte Zubereitung zu großen Teilen abgebaut. Enthaltene Restmengen werden selbst bei empfindlichen Menschen bei kontinuierlichem Verzehr zum überwiegenden Teil durch Adaption nach 4–8 Wochen gut toleriert.
Die Zubereitung von Hülsenfrüchten ist zu kompliziert und zeitaufwendig.	▶ Mit ein wenig Gewöhnung stört das Einweichen über Nacht die tägliche Routine nicht mehr und durch das Vorkochen und Einfrieren größerer Portionen kann der Aufwand stark reduziert werden. Wenn es schnell gehen soll, sind rote Linsen auch ohne vorheriges Einweichen in wenigen Minuten gar. Hülsenfrüchte aus dem Glas oder der Dose weisen ähnlich gute Nährwerte auf und können als schneller Ersatz dienen.
Protease-Inhibitoren stören die Verdauung der Proteine in Hülsenfrüchten.	▶ Protease-Inhibitoren werden beim Kochen von Hülsenfrüchten vollständig abgebaut und so können Studienergebnisse an Tieren mit rohen Hülsenfrüchten nicht auf gekochte Hülsenfrüchte übertragen werden. Einigen Untersuchungen zufolge könnten Protease-Inhibitoren sogar protektiv in der Prävention von manchen kanzerogenen Erkrankungen und Herz-Kreislauf-Erkrankungen wirken.
Lektine in Hülsenfrüchten können dem Verdauungstrakt des Menschen schaden.	▶ Lektine werden beim Garprozess vollständig abgebaut. Somit können Studienergebnisse an Tieren mit rohen Hülsenfrüchten erneut nicht auf gekochte Hülsenfrüchte übertragen werden. Lektine sind eine sehr heterogene Gruppe und nicht jedes Lektin wirkt schädlich. Einige Lektine könnten Untersuchungen zufolge sogar gesundheitlich zuträglich wirken und es gibt keine Daten aus Humanstudien, welche gesundheitlich abträgliche Effekte beim Konsum von gekochten Hülsenfrüchten zeigen konnten.

Klischee	Realität
Die Phytinsäure in Hülsenfrüchten bindet Mineralstoffe und führt so zu einem Mineralstoffmangel.	▶ In einer ausgewogenen Ernährung spielt die Absorptionsminderung durch Phytinsäure keine wesentliche Rolle. Zubereitungstechniken wie Einweichen, Erhitzen und Fermentieren sowie die Zugabe von aufnahmefördernden Substanzen können die Absorptionsminderung kompensieren. Bei westlicher Ernährung scheint die antioxidative, antikanzerogene und blutzuckerregulierende Wirkung der Phytinsäure deren Nachteile bei weitem zu überwiegen.

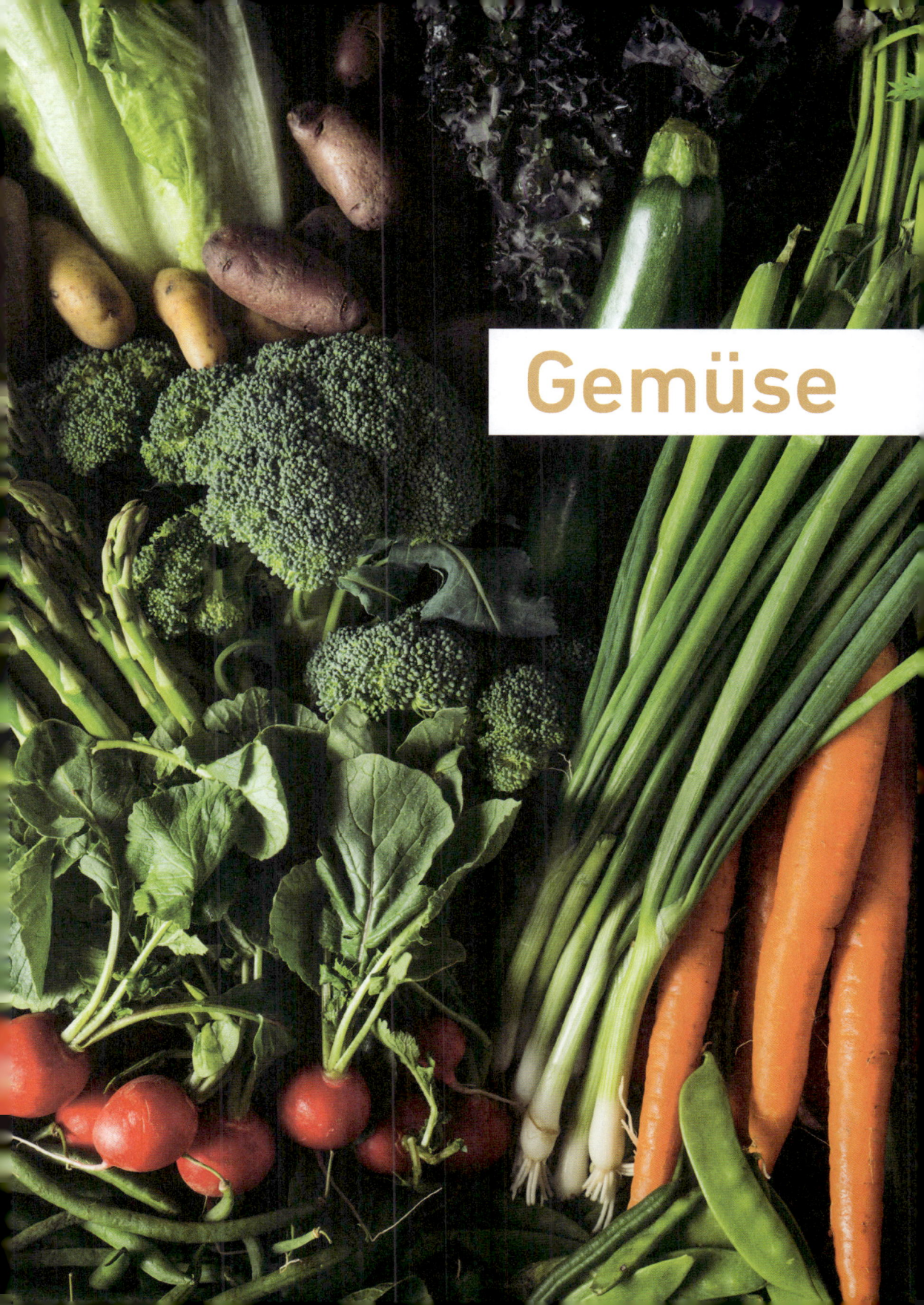

Gemüse

I *ss mehr Obst und Gemüse!* ist ein zeitloser Ratschlag, der auf einer soliden Basis von wissenschaftlichen Veröffentlichungen steht.[1] Bei keiner anderen Lebensmittelgruppe gibt es eine so große Einigkeit über deren gesundheitlichen Nutzen wie bei Gemüse. In so gut wie jeder Ernährungsform ist jedes Gemüse beinahe unbegrenzt zugelassen, weil die meisten Gemüsesorten relativ energiearm, aber dafür nährstoffreich sind. Laut einer Veröffentlichung der WHO und der FAO sollten täglich mindestens fünf Portionen Gemüse und Obst à 80 g gegessen werden, also in Summe mindestens 400 g.[2]

In Deutschland gilt ebenfalls die Empfehlung der *5 am Tag*, wobei hier eine Portion mit 130 g bemessen wird und so eine Gesamt-Zufuhrempfehlung von mindestens 650 g Gemüse und Obst pro Tag ausgesprochen wird.[3] Diese 650 g sollten in etwa zu 400 g in Form von Gemüse und 250 g als Obst zugeführt werden. Diese Empfehlung versteht sich aber keineswegs als Maximum und es darf gerne noch wesentlich mehr Gemüse und Obst gegessen werden. In der Veröffentlichung der DGE zu diesem Thema heißt es: »Je mehr Gemüse und Obst gegessen wird, desto geringer ist das Risiko für das Eintreten von bestimmten Krankheiten.«[4] Denn während eine Metaanalyse aus dem Jahr 2014 zwar einen »Threshold« (also einen Schwellenwert, nach dessen Überschreitung eine Intervention nicht mehr dieselbe ausgeprägte Wirkung hat) bei fünf Portionen Gemüse und Obst fand,[5] legen weitere Untersuchungen aus dem Jahr 2014 aus Großbritannien[6] sowie 2016 aus Australien[7] nahe, dass eine Risikoreduktion auch noch weiter bis zu einer Zufuhr von sieben Portionen Gemüse und Obst pro Tag stattfindet.

Wie die Nationale Verzehrsstudie II (NVS II) allerdings zeigte, essen 87 % der Befragten in Deutschland weniger als die empfohlenen 400 Gramm Gemüse täglich und 59 % der Befragten essen weniger als 250 Gramm Obst pro Tag und verpassen somit die protektive Wirkung dieser Lebensmittel.[8] Anstatt nach Wegen zu suchen, die Schäden falscher Ernährungsweisen mit irgendwelchen Mitteln zu korrigieren und Krankheiten zu behandeln, die auf Fehlernährung beruhen, kann man mit der richtigen Ernährung diesen zu großen Teilen vorbeugen. Bevor man sich also auf die Suche nach dem nächsten Wundermittel für die eigene Gesundheit in Form einer Pille oder einer Behandlung begibt, sollte die allererste Intervention lauten, die Grundversorgung mit Nährstoffen durch gesunde Ernährung zu gewährleisten.

Laut der bereits erwähnten Global Burden of Disease Study ist belegt, dass ein zu geringer Gemüseverzehr den fünften Platz der Ursachen für frühzeitige Mortalität und Invalidität einnimmt.[9]

Wie es in der Stellungnahme der DGE zur präventiven Wirkung von Gemüse und Obst heißt, mindern diese beiden Lebensmittelgruppen mit überzeugender Evidenz das Risiko für Hypertonie (Bluthochdruck), koronare Herzerkrankungen und Schlaganfälle.[10] Herzerkrankungen und Schlaganfälle wiederum sind die zwei häufigsten Todesursachen weltweit[11] und das Einhalten der Mindestzufuhr an Gemüse und Obst im Rahmen einer insgesamt gesunden Ernährung könnte hier eine durchschlagende Wirkung zeigen. Nicht im selben Maße durch Studien gesichert, aber immer noch wahrscheinlich ist laut dem Positionspapier der DGE die krebspräventive Wirkung von Gemüse und Obst. Darüber hinaus ist eine Risikosenkung in Bezug auf rheumatoide Arthritis (RA), chronisch obstruktive Lungenerkrankung (COPD), Asthma, Osteoporose, diverse Augenkrankheiten und Demenz durch ausreichend Gemüse und Obst anhand der Datenlage als *möglich* anzusehen.[12]

Gemüse ist nicht gleich Gemüse

Der Umstand, dass sich die Datenlage zum Verzehr von Gemüse recht uneinheitlich darstellt und nicht in jeder Studie eine protektive Wirkung von Gemüse gezeigt werden konnte, hängt vermutlich damit zusammen, dass in vielen Untersuchungen Gemüse als eine Kategorie gezählt wird, in der es keine Unterscheidung zwischen den verschiedenen Sorten gibt, obwohl diese in unterschiedlichem Maße positiv auf die Gesundheit wirken.[13] Unterscheidet man in Untersuchungen nicht zwischen den einzelnen Sorten, dann kann es leicht passieren, dass die geringeren positiven Auswirkungen mancher Gemüsesorten auf einzelne Krankheitsbilder die sehr starke positive Wirkung anderer Gemüsesorten auf dasselbe Krankheitsbild trüben, weil nur die Gesamtwirkung aller Gemüsesorten betrachtet wird. Entsprechend kann es durchaus vorkommen, dass der Gemüseverzehr plötzlich nicht mehr als schützender Faktor für eine Reihe von Erkrankungen gesehen werden kann. Allerdings nicht, weil Gemüse per se nicht wirksam ist, sondern lediglich, weil jene besonders gesunden Gemüsesorten und ihre Wirkung nicht separat betrachtet wurden und weil der Verzehr besonders gesunder Arten in der westlichen Durchschnittsbevölkerung sehr gering ausfällt.

So zeigte beispielsweise eine Metaanalyse, die den Gemüse- und Obstverzehr ohne separate Auswertung der einzelnen Sorten analysierte, keinen Zusammenhang zwischen dem Verzehr von Gemüse und dem Prostatakrebsrisiko.[14] Als man in weiteren Metaanalysen den Einfluss unterschiedlicher Gemüsesorten auf das Prostatakrebsrisiko untersuchte, kam man zum Ergebnis, dass ein erhöhter Verzehr von Gemüsen aus der Familie der Kreuzblütler wie Brokkoli, Grünkohl, Rosenkohl etc.[15,16]

und aus der Familie der Zwiebelgewächse wie Knoblauch, Zwiebeln, Frühlingszwiebeln etc.[17,18] aber durchaus mit einem reduzierten Risiko für das Auftreten von Prostatakrebs einhergeht. Auch innerhalb dieser Gruppen lohnt sich eine weitere Differenzierung, um das wahre Potenzial einiger Gemüsesorten auf das Krebsrisiko zu testen, weil auch nicht alle Kreuzblütler und alle Zwiebelgewächse dieselbe starke Wirkung zeigen. So ist beispielsweise die antiproliferative (krebshemmende) Wirkung von Rosenkohl und Grünkohl noch stärker als die von Brokkoli, Rotkohl und Blumenkohl und alle diese Kreuzblütler sind wiederum um ein Vielfaches wirksamer als beispielsweise Pak Choi, obwohl sie aus derselben Familie stammen.[19]

Auch die protektive Wirkung von Knoblauch gegen Krebs, die alle anderen Gemüsesorten übertrifft, ist höher als die von anderen Zwiebelgewächsen wie Lauch (Porree), aber auch dieser wirkt wiederum noch um ein Vielfaches stärker als andere Zwiebelgewächse.[20,21] Diese Erkenntnisse über die Unterschiede selbst innerhalb der einzelnen Gemüse-Familien legen den Schluss nahe, dass im Grunde die allermeisten bis dato durchgeführten Untersuchungen keine wirklich akkuraten Ergebnisse in Bezug auf den Gemüseverzehr und die Krankheitsprävention geliefert haben, weil die meisten weder die einzelnen Sorten noch deren unterschiedliche Zubereitung im Detail unterschieden haben.

Auch in Bezug auf Magenkrebs konnte eine Metaanalyse aller Gemüsesorten zusammengenommen keine schützende Wirkung feststellen,[22] aber es zeigte sich in separaten Metaanalysen eine schützende Wirkung durch den Verzehr von einigen Kreuzblütlern[23] und manchen Zwiebelgewächsen.[24,25,26] Ähnliche Ergebnisse erzielten auch Studien zum Zusammenhang zwischen Dickdarmkrebs und dem Gemüseverzehr: Während der Gesamt-Gemüseverzehr keine schützende Wirkung zeigen konnte[27] und diesmal auch Zwiebelgewächse als Gruppe nicht mit einer risikosenkenden Wirkung assoziiert waren,[28] konnten Kreuzblütler erneut eine chemopräventive Wirkung entfalten.[29] Eine Metaanalyse zum Zusammenhang zwischen regelmäßigem Gemüseverzehr und dem Risiko für Bauchspeicheldrüsenkrebs konnte zwar selbst in der Gesamtbetrachtung des Gemüseverzehrs eine positive Wirkung zeigen,[30] aber diese war in einer weiteren Metaanalyse mit der separaten Betrachtung der Kreuzblütler noch stärker ausgeprägt.[31]

Diese großen Unterschiede gilt es in der Bewertung von Gemüse auch in Bezug auf die Kommunikation von Verzehrempfehlungen zu beachten. Es ist gut und richtig, mehr Gemüse zu empfehlen, aber noch besser wäre eine konkrete Empfehlung der bevorzugten Gemüsesorte. Jedes Gemüse ist gut, aber Kreuzblütler, Zwiebelgewächse und dunkelgrünes Blattgemüse machen das Rennen um die Top-3-Gemüse und sollten so oft wie möglich auf dem Speiseplan stehen. Um diese Unterschiede in der Kommunikation aufzugreifen, wurde durch eine ganze Reihe an unterschiedlichen Konzepten eine Klassifizierung von Gemüse und Obst anhand ihrer Nährstoffdichte oder anhand ihrer antioxidativen sowie krebshemmenden Wirkung erstellt. Diese Konzepte liefern eine gute Übersicht darüber, wie man

Platzie-rung	PFV-Konzept	Antioxidative Kraft	Krebshemmende Wirkung	ANDI-Score
1	Brunnenkresse	Knoblauch	Knoblauch	Grünkohl/Blattkohl/ Senfblätter/ Brunnenkresse
2	Chinakohl	Wirsingkohl	Lauch	Mangold
3	Mangold	Rosenkohl	Frühlingszwiebel	Pak Choi
4	Rote-Beete-Blätter	Rote Beete	Rosenkohl	Spinat
5	Spinat	Rotkohl	Brokkoli	Romana-Salat
6	Chicorée	Farnspitzen	Grünkohl	Rosenkohl
7	Pflücksalat	Spinat	Rote Beete	Möhren
8	Petersilie	Aubergine	Weißkohl	Weißkohl
9	Romana-Salat	Speisezwiebel	Blumenkohl	Brokkoli
10	Blattkohl	Frühlingszwiebel	Spinat	Blumenkohl

Gemüse

mit jedem Bissen die Maximalmenge an gesundheitsförderlicher Wirkung erhält.[32] Klassifizierungen wie das PFV-Konzept (Powerhouse Fruits and Vegetables) des US-amerikanischen Centers for Disease Control and Prevention (CDC) klassifizieren Lebensmittel beispielsweise danach, wie viel sie im Verhältnis zu ihrem Kaloriengehalt zur Deckung des Tagesbedarfs an 17 ausgesuchten Nährstoffen beitragen.[33] Eine weitere Untersuchung klassifizierte unterschiedliche Gemüsesorten anhand ihrer antioxidativen Kraft sowie nach ihrer krebshemmenden Wirkung.[34] Ein weiteres Konzept zur Beurteilung unterschiedlicher Gemüse- und Obstsorten ist der ANDI-Score (Aggregate Nutrient Density Index) des Ernährungsmediziners Dr. Joel Fuhrman.[35] Dieser kombiniert in seiner Betrachtung die antioxidative Kraft der Lebensmittel mit weiteren 34 Nährstoffparametern wie Vitamin- und Mineralstoffgehalt sowie mit dem Gehalt an sekundären Pflanzenstoffen.

In jeder der Veröffentlichungen wurden unterschiedliche Lebensmittel getestet. Nicht jedes Lebensmittel, das in einem der Experimente zum Einsatz kam, wurde allerdings auch in den anderen getestet. Das erschwert einen umfassenden Vergleich der Gesamtheit aller Gemüsesorten. Dennoch lässt die Top-10 dieser vier Kategorisierungen einen Rückschluss zu, welche Gemüsesorten man möglichst oft in den eigenen Speiseplan integrieren möchte. Tab. 24 listet diese auf und zeigt, dass die Frage nach *dem gesündesten* Gemüse nicht pauschal beantwortet werden kann, weil unterschiedliche Lebensmittel abhängig von der Fragestellung unterschiedlich gut abschneiden. So ist beispielsweise Brunnenkresse im PFV-Konzept und im ANDI-Score an der Spitze, jedoch führt Knoblauch in Sachen antioxidative und antiproliferative Kraft. Im ANDI-Score belegen neben der Brunnenkresse auch noch Grünkohl, Blattkohl und die Senfblätter den ersten Platz. Im PFV-Konzept landet Blattkohl hingegen nur auf Platz 10 und Grünkohl nur auf Platz 15. In Bezug auf seine krebshemmende Wirkung landet der ANDI-Score-Spitzenreiter Grünkohl nur an 6. Stelle und in Bezug auf seine antioxidative Kraft verpasst er mit Platz 11 sogar knapp die Top 10. Nicht alle Lebensmittel wurden in allen Untersuchungen getestet, weshalb keine einwandfreie Vergleichbarkeit möglich ist. Das Augenmerk sollte insgesamt aber nicht auf die genaue Platzierung der einzelnen Gemüsesorten innerhalb der Top 10 gerichtet werden. Vielmehr sollte schlichtweg darauf geachtet werden, dass die Lebensmittel, die in einer oder mehrerer der vorangegangenen Top-10-Listen auftauchen so regelmäßig wie möglich gegessen werden, weil sie alle überaus gesund sind. Wenn man also zukünftig im Lebensmittelgeschäft oder im Restaurant die Wahl zwischen einer Gemüsesorte aus einer der Top-10-Listen und einer anderen Gemüsesorte hat, sollte die Wahl aus gesundheitlichen Gründen stets auf erstere fallen. Wie bereits dargelegt, handelt es sich bei diesen Gemüsen hauptsächlich um Vertreter aus den Familien der Kreuzblütler und Zwiebelgewächse sowie um dunkelgrünes Blattgemüse.

Leider werden diese Gemüsesorten von der Allgemeinbevölkerung bis dato nur in sehr geringem Maße verzehrt. Die fünf meistgekauften Gemüsesorten in Deutschland waren nämlich sowohl 2010[36] als auch 2017[37] Tomaten, Möhren, Zwiebeln, Gurken und Paprika, die alle ein verhältnismäßig geringes chemopräventives Potenzial haben. Zwiebeln hätten dieses zwar grundsätzlich, jedoch verhindert ihre gängige Zubereitung und ihr langes Mitkochen in Speisen, dass es sich in relevantem Maße entfalten kann. Die nährstoffreichsten Gemüse wie dunkelgrünes Blattgemüse, Kreuzblütler und andere Zwiebelgewächse (vor allem der stark wirksame Knoblauch) werden hingegen nur äußerst selten gegessen. Im Durchschnitt werden pro Kopf in Deutschland nur etwa 46 g Rosen-, Blumen- und Grünkohl (zusammengezählt) und nur etwa 25 g Spinat pro Woche gegessen.[38] Dass auch in einer österreichischen Umfrage nach den beliebtesten Gemüsesorten Spinat erst an Platz 8, Rot- und Weißkohl nur auf Platz 12, Blumenkohl auf Platz 14 und Grünkohl, Kohlrabi, Brokkoli, Rucola und viele weitere gesunde Kreuzblütler- und Blattgemüse gar nicht auftauchen, liegt vermutlich auch an ihrem intensiven Aroma, das nicht jedermanns Sache ist. Außerdem fehlt es vielen Leuten schlicht an Wissen über die schmackhafte Zubereitung dieser Gemüsesorten. Durch geschickte Zubereitung sowie gute Würzung kann man die Aromen dieser Gemüse allerdings sehr gut abrunden und so geschmacklich vorzüglich gestalten. Auch der vegane Spitzenkoch Sebastian Copien betont: »Wenn Gemüse nicht schmeckt, liegt es nicht am Gemüse«.[39] Lange Zeit wurde der Zubereitung von Gemüse einfach nicht genügend Beachtung geschenkt, was sich durch den Vormarsch der pflanzlichen Küche der letzten Jahre aber Schritt für Schritt ändert. So sollte man diesen Gemüsen definitiv noch eine zweite Chance geben und sie mit derselben Hingabe wie andere Lebensmittel zubereiten.

Zusammenfassend kann man also sagen, dass es nicht möglich ist, generalisierende Aussagen über Gemüse und deren gesundheitliche Auswirkungen zu tätigen. Man kann nicht sagen, dass Gemüse nicht gegen Krebs schützen kann, aber man kann sagen, dass die meistverzehrtesten Gemüse in Deutschland nur in geringem Maße schützend wirken und die wesentlich stärker wirksamen Gemüse zu selten gegessen werden, um eine protektive Wirkung entfalten zu können. Gemüsesorten wie Tomaten, Möhren, Paprika und andere sind natürlich gesunde Lebensmittel, die eine Reihe von Nährstoffen liefern und auch Teil der täglichen Ernährung sein können. Sie sollten aber nicht das einzige Gemüse sein und Blattgemüse, Kreuzblütler und Zwiebelgewächse sollten ebenso häufig auf dem Speiseplan stehen.

Genauso wichtig wie die Auswahl des Gemüses ist dessen richtige Zubereitung, denn einige wichtige Inhaltsstoffe in Gemüsen sind sehr empfindlich gegenüber falschen Zubereitungsmethoden. Somit sollte das Ziel nicht nur sein, den Gemüseverzehr zu erhöhen, sondern vor allem den Verzehr der nährstoffreichsten Gemüse zu erhöhen und Informationen bereitzustellen, wie diese optimal zubereitet werden können, um auf täglicher Basis das Maximum an Nährstoffen zu liefern.

Die Auswahl und Zubereitung von Gemüse

Wie im weiteren Verlauf dieses Kapitels noch dargelegt wird, gibt es bei der Zubereitung von Kreuzblütlern und Zwiebelgewächsen einige Tricks, wie man aus diesen an sich schon gesunden Gemüsen noch gesündere machen kann. Für alle anderen Gemüsesorten gilt, dass generell eine schonende Zubereitung immer von Vorteil ist. Abgesehen von offensichtlich gesundheitlich abträglichen Zubereitungsmethoden wie Frittieren sind alle gängigen Zubereitungsmethoden wie Kochen, Dämpfen, Braten und Backen in Ordnung und führen nicht zu so großen Nährstoffverlusten, wie oft behauptet wird – zumindest wenn man erneut ein paar Punkte beachtet.

Bei der Zubereitung von Speisen geht es nie um ein *Ganz oder gar nicht*. Der durch das Erhitzen herbeigeführte Abbau von manchen Vitaminen ist ein gradueller Prozess, der nicht sofort den gesamten Vitamingehalt zerstört und das Erhitzen geht in manchen Fällen auch mit einigen gesundheitlichen Vorteilen einher. So wird beispielsweise selbst das hitzeempfindliche Vitamin C in Tomaten durch das Erhitzen auf 88 °C nicht gänzlich zerstört, sondern lediglich mit fortlaufender Kochzeit schrittweise reduziert. So verloren beispielsweise Tomaten nach 15- bzw. 30-minütiger Kochzeit etwa 15 % bzw. 30 % ihres Vitamin-C-Gehalts, wobei wiederum die Verfügbarkeit des sekundären Pflanzenstoffes Lycopin durch das Erhitzen stark anstieg und der Gehalt an anderen sekundären Pflanzenstoffen aus der Gruppe der Flavonoide überwiegend unverändert blieb.[40] Andere sekundäre

Pflanzenstoffe wie das Beta-Carotin in der Karotte profitieren ebenfalls vom Erhitzen und können so besser aufgenommen werden.[41]

Die Aufnahme mancher Stoffe kann allerdings nicht nur allein durch das Erhitzen der Nahrung verbessert werden, sondern durch jegliche Art der starken Zerkleinerung. Da einige Stoffe wie die Carotinoide von intakten Ballaststoffen in ihrer Aufnahme gehindert werden, kann auch im Rohzustand beispielsweise aus pürierten Karotten oder aus frisch gepresstem Karottensaft wesentlich mehr Beta-Carotin als aus rohen ganzen oder grob geschnittenen Karotten aufgenommen werden.[42] Ballaststoffe mögen in diesem Fall die Aufnahme mancher Carotinoide und anderer Stoffe behindern, aber sie sind grundsätzlich aufgrund ihrer vielfältigen positiven Wirkung natürlich dennoch als etwas Positives anzusehen. So gilt es unter all den Zubereitungen einfach eine gute Balance zu finden, um sich rundum gut mit allen Stoffen zu versorgen. Bereits die Beigabe geringer Mengen an Fett in Höhe von 3–5 g pro Mahlzeit aus Quellen wie Nüssen, Samen, Avocados oder Pflanzenölen kann die Aufnahme einiger sekundärer Pflanzenstoffe und fettlöslicher Vitamine aus dem Gemüse ebenfalls stark verbessern.[43]

In einer Untersuchung von 20 verschiedenen Gemüsen wurde der Einfluss unterschiedlicher Garmethoden wie Kochen im herkömmlichen Topf, Kochen im Druckkochtopf, Braten, Backen und Mikrowellengaren auf die antioxidative Wirkung getestet. Dabei zeigten sich im Durchschnitt bei den meisten Gemüsen gewisse Verluste an antioxidativer Kraft, die insgesamt bei den nassen Zubereitungsmethoden wie Kochen höher als beim Dämpfen oder Backen ohne direkten Kontakt mit Wasser ausfielen. Mit den Worten der Autoren: »Kurz gesagt, Wasser ist nicht der beste Freund des Kochs, wenn es um die Zubereitung von Gemüse geht.«[44] Das hängt damit zusammen, dass einige Nährstoffe in Lebensmitteln wasserlöslich sind und durch das Kochen ins Wasser übergehen. Das ist kein Problem, solange man das Kochwasser mit den gelösten Nährstoffen weiterverwendet und daraus beispielsweise eine Suppe kocht, aber wenn das Kochwasser abgegossen wird, gehen damit auch die aus dem Gemüse gelösten Stoffe verloren.

Einige der getesteten Lebensmittel erlebten allerdings durch keine der Zubereitungsmethoden erwähnenswerte Verluste. So behielten etwa die Artischocke, die Rote Beete und die grünen Bohnen in allen Tests ihre antioxidative Kraft zu überwiegenden Teilen bei und können daher ohne gesundheitliche Einbußen gekocht gegessen werden. Die Paprika verlor hingegen durch beinahe alle Arten der Zubereitung einen großen Teil ihrer antioxidativen Kraft und sollte daher öfters roh verzehrt werden.

Stangensellerie und Karotten konnten hingegen ihre antioxidative Wirkung durch die meisten der Zubereitungsmethoden sogar steigern und sollten daher am besten überwiegend gekocht gegessen werden.[45]

Der Verlust an Vitaminen und Mineralstoffen geht bei den üblichen Zubereitungsmethoden ohnehin zum größeren Teil auf deren Übergang in die Kochflüssigkeit als auf deren Abbau durch Hitzeeinwirkung zurück.[46] Im Fall von beispielsweise Vitamin C findet andererseits meistens schon weit vor dem Erhitzen der bedeutendere Vitaminabbau statt. Nach der Ernte geht während des Transports, der Lagerung und dem Säubern und Schneiden vor dem eigentlichen Erhitzen bereits ein Teil des Vitamin C verloren. Der Vitamin-C-Gehalt verringert sich dabei durch den enzymatischen Abbau im Lebensmittel schon ab dem Zeitpunkt der Ernte, sodass ein schnelles Blanchieren zur Enzymdeaktivierung und anschließendes Tiefgefrieren sogar mehr Vitamin C schützen kann, als wenn das Lebensmittel bis zum Kauf im Laden frisch gelagert wird.[47] Das bedeutet, dass in Bezug auf den Vitamin-C-Gehalt in einigen Fällen die Tiefkühlware besser als die Frischware abschneidet, wenn diese nicht direkt vom Feld kommt. Außerdem wurde gezeigt, dass Tiefkühlgemüse, welches nicht vor dem Einfrieren blanchiert wurde, im Schnitt 16–18 % Vitamin C aufgrund des enzymatischen Abbaus pro Monat verliert, wohingegen vorher blanchiertes Gemüse monatlich nur 0,5–5 % des Vitamin C verlor.[48] Hieran zeigt sich in der Frage, ob roh oder gekocht besser ist, dass keine verallgemeinernden Aussagen getroffen werden können.

Auch durch die Zubereitung und Aufbewahrung kann gänzlich ohne Hitzeeinwirkung teils mehr Vitamin C als durch das schonende Erhitzen verloren gehen. Eine Veröffentlichungsreihe von Dr. Antal Bognár hat sich des Themas Vitaminverlust bei der Gemüsezubereitung durch unterschiedliche Garmethoden angenommen und er zeigt, dass der Verlust durch Erhitzen um ein Vielfaches kleiner ist, als landläufig angenommen wird. Alleine schon das Zerkleinern (Schneiden, Mixen, Reiben) bewirkt im Gemüse bereits eine Abnahme von Vitamin C in Höhe von bis zu 10 %. Wenn das rohe Gemüse bis zum Verzehr bei Zimmertemperatur stehengelassen wird, können innerhalb der ersten zwei Stunden nach dem Aufschneiden bereits weitere Verluste durch den enzymatischen Abbau von über 30 % auftreten.[49] Durch Zugabe von Essig oder Zitronensaft kann der Vitamin-C-Verlust aber deutlich reduziert werden. Geschnittenes Obst und Gemüse sollte anschließend luftdicht verschlossen bei Kühlschranktemperatur (etwa 4 °C) gelagert und so schnell wie möglich verzehrt werden.

Die Verluste an Vitamin C beim Dünsten und Dämpfen von Gemüse hingegen betrugen durchschnittlich lediglich 20 bzw. 25 % und selbst die höheren Verluste beim Kochen in Höhe von 35 % konnten durch Weiterverwendung der Garflüssigkeit auf das Niveau der erstgenannten Zubereitungsmethoden reduziert werden.[50] Auch bei Folat/Folsäure (Vitamin B$_9$) genügte die Lagerung bei Zimmertemperatur für drei Tage, um bereits zu Verlusten von 50–70 % zu führen, die durch sachgemäße Lagerung bei 4–6 °C hätten deutlich reduziert werden konnten.[51] Die mittleren Verluste an Folat beim Erhitzen schwanken in Untersuchungen zwischen 25 % beim Dünsten und 50 % beim Kochen. Die Verluste beim Kochen waren jedoch erneut nicht ausschließlich auf den hitzebedingten Abbau zurückzuführen, sondern auch auf das Lösen im Kochwasser. Daher kann durch das Weiterverwenden der Kochflüssigkeit für Suppen und Saucen der Verlust reduziert werden.[52] Neben Folat und Vitamin C gilt Thiamin (Vitamin B$_1$) als das dritte hitzeempfindliche Vitamin unter den wasserlöslichen Vitaminen.[53] Selbst dieses wurde durch das Erhitzen von Gemüse nur um etwa 10 % beim Dünsten, 20 % beim Dämpfen und 35 % beim Kochen reduziert.[54] Erneut konnte der höhere Verlust beim Kochen durch das Wiederverwenden des Kochwassers gesenkt werden.

Da diese drei Vitamine von allen die hitzeempfindlichsten sind, kann man davon ausgehen, dass alle anderen im Gemüse enthaltenen Vitamine zu noch geringeren Teilen durch das Kochen reduziert werden.[55] Wenn die Kochflüssigkeit weiterverwendet wird, betragen die Verluste der anderen B-Vitamine beim Kochen, Dämpfen und Garen von pflanzlichen Lebensmitteln allesamt unter 10 %.[56] Der Gehalt an Riboflavin (Vitamin B$_2$) konnte in einigen pflanzlichen Lebensmitteln durch das Erhitzen sogar um bis zu 150 % gesteigert werden.[57] Auch die fettlöslichen Vitamine A, D, E und K sind gegenüber den üblichen Zubereitungsmethoden recht stabil.[58]

Mineralstoffe sind ferner noch wesentlich stabiler gegenüber Hitze als Vitamine und Verluste können fast ausschließlich nur durch das Auslaugen von Mineralstoffen in die Kochflüssigkeit auftreten. Durch das Verwenden von Garmethoden ohne direkten Wasserkontakt oder das Weiterverwenden der Kochflüssigkeit kann der Mineralstoffverlust in Gemüse und anderen Lebensmitteln auf unter 10 % reduziert werden.[59] Um Verluste an Nährstoffen bestmöglich zu verhindern und die Maximalmenge an Ballaststoffen aufzunehmen, empfiehlt es sich darüber hinaus, Gemüse und Obst mit der Schale zu verzehren, sofern diese genießbar ist. Der Ernährungsexperte und Pionier der Vollwerternährung Prof. Dr. Leitzmann sagt dazu sogar: »Obst und Gemüse zu schälen ist ein Kunstfehler.«[60] Das bestätigt auch Dr. Bognár, denn bei Äpfeln ist beispielsweise der Vitamingehalt der Schale bis zu siebenmal so hoch wie der des Fruchtfleischs.[61] Auch der Gehalt an Mineralstoffen und Proteinen ist in der Schale wesentlich höher. Dr. Bognár fasst die Empfehlungen aus seiner zuvor erwähnten mehrteiligen Untersuchungsreihe zum Vitaminverlust bei Gemüsen durch Zubereitung folgendermaßen zusammen:[62]

> Frisches Gemüse und Obst sollte bei 0 bis 2 °C und hoher Luftfeuchtigkeit sowie unter Lichtausschluss gelagert werden.

> Kälteempfindliches Gemüse und Obst wie Kartoffeln, Gurken, Auberginen, Tomaten und Südfrüchte sollten bei Temperaturen zwischen 5 und 10 °C gelagert werden.

> Tiefgefrorene Lebensmittel sollten luftdicht verpackt gelagert werden.

> Beim Schälen und Reinigen von Lebensmitteln sollten nur die nicht zum Verzehr geeigneten Bestandteile und nichts darüber hinaus entfernt werden.

> Gemüse sollte zuerst gewaschen und erst dann zerkleinert werden. Es sollte zum Waschen nicht lange im Wasser liegen und sollte zügig nach dem Zerkleinern weiterverarbeitet und verzehrt werden.

> Zerkleinertes Gemüse für Salate sollte sofort mit Essig oder Zitronensaft mariniert werden.

> Gemüse sollte bevorzugt gedünstet oder gedämpft werden. Wenn es gekocht wird, sollte die Garflüssigkeit für Saucen oder Suppen mitverwendet werden.

> Gemüse sollte nicht in kaltem Wasser angesetzt und zum Kochen gebracht, sondern direkt in kochendes Wasser gegeben werden.

Rohkost und die Evolution des Menschen

Neben dem Erhalt der Nährstoffe und der antioxidativen Kraft eines Lebensmittels spielt selbstverständlich auch die Bekömmlichkeit und das Geschmackserlebnis von Speisen eine wichtige Rolle in der Ernährung. So dürfen bei all dem Fokus auf den Verlust mancher Nährstoffe durch das Kochen die zahlreichen Vorteile des Erhitzens von Nahrung nicht vergessen werden.

Wie bereits an früherer Stelle beschrieben ist das Kochen von Nahrung vermutlich der wichtigste Faktor für den zweiten der beiden großen Entwicklungssprünge in der Evolution hin zum heutigen Menschen.[63] Das Kochen hat aller Wahrscheinlichkeit nach dazu geführt, dass sich der Verdauungsapparat als Anpassung an die erhitzte, leichter verdauliche und damit energiedichtere Nahrung verkleinerte und damit energiesparender wurde und so mehr Energie für das wachsende Gehirn zur Verfügung stand.[64] Kochen ist also weit mehr als nur eine kulinarische Technik. Es ist eine Art der Externalisierung eines Teils des Verdauungsvorganges.[65] Das heißt, dass das Erhitzen der Nahrung vor dem Verzehr einen Teil der Verdauungsarbeit abnimmt und so den anschließenden Verdauungsvorgang energiesparender gestaltet. Dadurch ist die Energieausbeute aus gekochter Nahrung höher als aus roher.[66,67,68,69] Wie es in einer weiteren Veröffentlichung heißt, ist das Kochen auch eine Art der externen Entgiftung von Pflanzen, indem durch Hitzeeinwirkung giftige, aber hitzelabile Toxine in Pflanzen abgebaut werden und der kochende Mensch so erstmalig auch Zugang zu Nahrungsquellen hatte, die im Rohzustand ungenießbar waren.[70]

Durch das Erhitzen können also teils unverdauliche Nahrungsbestandteile verdaulich gemacht, verdauungshemmende Stoffe abgebaut und toxische Substanzen deaktiviert werden. All diese Dinge sprechen für das Kochen von Nahrung und unterstreichen im Kontext der Evolution des Menschen dessen Bedeutung. Im Buch »A History of Cooks and Cooking« von Michael Brooke Symons wird außerdem auf den schottischen Autor James Boswell hingewiesen, der bereits 1773 den Menschen als »kochendes Tier« beschreibt. Denn was den Menschen schon früh vom Rest der Tierwelt unterschied, ist die Tatsache, dass kein anderes Tier kocht.[71] Knapp ein Jahrhundert später erscheint mit dem Werk »The Descent of Man, and Selection in Relation to Sex« des Naturwissenschaftlers Charles Darwin ein weiteres Werk, welches das Kochen als Grundlage des Mensch-Seins benennt. Darwin, der wegen seiner wichtigen Beiträge zur Evolutionstheorie weltweite Bekanntheit erlangte, geht in diesem Werk auf die Bedeutung des Kochens ein und schreibt, dass die Entdeckung des Feuers neben der Sprache die wohl bedeutendste Entwicklung in der Geschichte der Menschheit sei.[72]

Der Anthropologe Dr. Richard Wrangham widmet der Rolle des Kochens in der menschlichen Evolution wie bereits erwähnt mit dem Werk »Feuer Fangen« sogar ein gesamtes Buch und schreibt darin »Wir Menschen sind die kochenden Affen, Geschöpfe des Feuers.«[73]

Die Anpassung des Menschen an gekochte Nahrung, die bereits vor mindestens 275.000 Jahren begann, hat dabei einen starken Einfluss auf die Physiologie des Menschen genommen und ihn zum heutigen Menschen werden lassen.[74] Dieser Umstand soll nicht dazu führen, jegliche Rohkost abzulehnen und nichts mehr roh zu essen, sondern lediglich den Wert gekochter Nahrung verdeutlichen und die Sorge nehmen, dass beim Erhitzen von Nahrung Nährstoffe zu stark reduziert würden.

Generell gilt - abseits von offensichtlich ungesunden Zubereitungsmethoden - die Regel, dass man Gemüse idealerweise auf viele unterschiedliche Zubereitungsweisen verarbeitet und generell die Methode wählt, die einem am besten schmeckt und am ehesten dazu führt, dass man so viel Gemüse wie möglich essen kann. Denn wenn man beispielsweise Tomaten lieber gekocht als roh isst, wird man davon mehr essen können und die Nährstoffverluste durch das Erhitzen schlicht und ergreifend durch höhere Zufuhrmengen ausgleichen. Wenn man die Tomate lieber roh isst, kann man andererseits die geringere Bioverfügbarkeit mancher sekundärer Pflanzenstoffe in der rohen Tomate dadurch ausgleichen, dass man mehr davon isst und sie mit einer gesunden Fettquelle zur Aufnahmesteigerung kombiniert.[75] Da Gemüse in den allermeisten Fällen sehr kalorienarm ist, kann man ohne Kalorienzählen so viel davon essen, wie man möchte oder noch besser, so viel man kann. So lassen sich sämtliche Nährstoffeinbußen durch die Zubereitung kompensieren.

Abseits vom verhältnismäßig geringen Verlust an Vitaminen und Mineralstoffen und der veränderten Bioverfügbarkeit einiger sekundärer Pflanzenstoffe liest man allerdings in einer Reihe an Veröffentlichungen davon, dass der größte Verlust durch das Kochen von pflanzlicher Nahrung nicht allein die Reduktion dieser Stoffe wäre. Vielmehr sei laut einiger Autoren die Deaktivierung der Enzyme in Pflanzen der größte Nachteil gekochter Nahrung, weil diese für die Verdauung und die menschliche Gesundheit insgesamt von größter Bedeutung seien.[75,77] Nun steht außer Frage, dass es einige Enzyme in manchen Pflanzen gibt, die den gesundheitlichen Wert der bioaktiven Substanzen in diesen Lebensmitteln steigern können, wie an späterer Stelle dieses Kapitels noch ausführlich beschrieben wird. Aber helfen Enzyme aus Pflanzen tatsächlich der Verdauung des Menschen und sind diese sogar wichtig für die langfristige Krankheitsprävention?

Die Theorien über Nahrungsenzyme und den Nutzen von Rohkost bzw. die eventuell abträgliche Wirkung gekochter Nahrung auf den Organismus durch deren Deaktivierung reichen schon über hundert Jahre zurück[78] und erfordern eine ausführliche und tiefgreifende Auseinandersetzung mit der Thematik. Dies würde aber den Rahmen dieses Kapitels bei weitem überschreiten. Glücklicherweise haben sich bereits zwei Veröffentlichungen auf sehr reflektierte und objektive Art und Weise mit der Rohkost-Thematik im Allgemeinen und der Enzymfrage im Speziellen auseinandergesetzt. So können interessierte Leser die umfassende Recherche von Dr. Edmund Semler zu diesem Thema in seiner als Buch erschienenen Dissertation »Rohkost: Historische, therapeutische und theoretische Aspekte einer alternativen Ernährungsform«[79] sowie im englischsprachigen Buch »Becoming Raw«[80] der Diätologinnen Brenda Davis und Vesanto Melina nachlesen. Beide Veröffentlichungen sind der Rohkosternährung gegenüber grundsätzlich positiv eingestellt und befürworten einen gewissen Rohkostanteil in der Ernährung. Unabhängig voneinander ziehen sie jedoch beide dieselben Schlüsse in Bezug auf die Fragestellung der Bedeutung von Pflanzenenzymen für die Verdauung und Gesundheit des Menschen: Der Mensch produziert alle für die Verdauung relevanten Enzyme im Übermaß selbst und benötigt keine externen Pflanzenenzyme zu Verdauungszwecken. Die Menge der für die Verdauung relevanten Enzyme in Pflanzen ist im Vergleich zur körpereigenen Produktion ohnehin verschwindend gering und es gibt keine belastbaren Daten, die nahelegen würden, dass Pflanzenenzyme eine relevante Rolle in der Verdauung des Menschen spielen oder, mit Ausnahme der nachfolgend erwähnten, einen relevanten Einfluss auf die Krankheitsprävention ausüben können.[81,82]

In einer weiteren Veröffentlichung über die Entwicklung der Enzymaktivität durch Hitzeeinwirkung ist nachzulesen, dass »[...] in Lebensmitteln nach Erhitzung, selbst in kochendem Wasser, beachtlich große Restaktivitäten verbleiben, wobei sich die einzelnen Enzyme in ihrer Thermostabilität außerordentlich verschieden verhalten.«[83] Auch Enzyme werden wie Vitamine nicht von einem Moment auf den nächsten komplett deaktiviert, sondern die Enzymaktivität nimmt mit steigender Temperatur und Zeit Stück für Stück ab und einige überstehen auch die gängige Lebensmittelzubereitung.

Brenda Davis und Vesanto Melina begaben sich in ihrem Werk nicht nur tief in die gesamte wissenschaftliche Primärliteratur, sondern nahmen auch direkten Kontakt mit einigen Wissenschaftlern auf, deren Untersuchungen in Veröffentlichungen von Verfechtern der Enzymtheorie oft zitiert werden, um diese um eine

Stellungnahme zu bitten. Selbst diese Wissenschaftler verneinten, dass ihre Daten den Schluss nahelegen, dass Enzyme aus rohen Pflanzen eine bedeutende Rolle in der Verdauung des Menschen spielen.[84] Somit liegt der Schluss nahe, dass deren Arbeiten von einigen Fürsprechern der Enzymtheorie falsch interpretiert oder aus dem Kontext gerissen wurden, und es fehlt dadurch an wissenschaftlichen Daten, die deren Thesen untermauern könnten.

Dr. Karl von Koerber, Thomas Männle und Dr. Claus Leitzmann sprechen sich in ihrem Standardwerk »Vollwert-Ernährung« aufgrund der Ergebnisse der Gießener Rohkost-Studie[85] ebenfalls gegen eine reine Rohkosternährung aus. Sie befürworten aber einen hohen Rohkostanteil in Höhe von ein bis zwei Dritteln der Nahrungszufuhr in Abhängigkeit der persönlichen Vorliebe, der Bekömmlichkeit, dem Gesundheitszustand und der Jahreszeit.[86]

Eine Reihe von Lebensmitteln, wie die allermeisten Obstsorten, viele Blattgemüse sowie einige Fruchtgemüse ebenso wie Nüsse und Samen und eine Reihe weiterer pflanzlicher Lebensmittel bieten sich hervorragend zum rohen Verzehr an. Der Großteil der anderen pflanzlichen Lebensmittel darf und soll aber gerne gekocht werden und eine Mischung dieser beiden Zufuhrvarianten wird dafür sorgen, dass man sowohl die nötige Menge an Vitaminen und Mineralstoffen als auch genügend Ballaststoffe und sekundäre Pflanzenstoffe und nicht zuletzt genügend gut verdauliche Proteine, Fette und Kohlenhydrate erhält.

Die optimale Zubereitung von Kreuzblütlern und Zwiebelgewächsen

Aufgrund ihrer gesundheitsförderlichen Wirkung haben zwei Gemüsegruppen im ersten Teil dieses Kapitels bereits viel Aufmerksamkeit erhalten. Nun gilt es herauszufinden, wie man diese beiden Gruppen optimal zubereiten kann, um in den vollen Genuss ihrer gesundheitlichen Wirkung zu gelangen. Wenn man sich über die Familien der Kreuzblütler und der Zwiebelgewächse informiert, hat man außerdem die großartige Gelegenheit, komplexe biochemische Vorgänge in Lebensmitteln während ihrer Verarbeitung kennenzulernen und diesem Wissen gleichzeitig einen relevanten Alltagsnutzen zu verleihen. Mit dem Wissen um diese Vorgänge kann man jene ohnehin schon sehr gesunden Gemüsesorten noch gesünder machen, ohne einen Cent mehr dafür zu bezahlen. Bevor beide im Detail besprochen werden, zeigt Tab. 25 einige ihrer wichtigsten Vertreter auf, die so oft wie möglich den Weg in den eigenen Speiseplan finden sollten.

Die aufgelisteten Kreuzblütler und Zwiebelgewächse stellen bei weitem nicht die gesamte Vielfalt der beiden Gattungen dar, aber es sind einige der am häufigsten in der westlichen Küche verwendeten. Wie Tab. 25 veranschaulicht, ist vor allem die Gruppe der Kreuzblütler sehr heterogen; deren Vertreter sind sowohl in

Bezug auf ihr Aussehen als auch ihren Geschmack sehr unterschiedlich. Was sie aber alle miteinander vereint, ist ihr Gehalt an besonderen sekundären Pflanzenstoffen namens Glucosinolate, die abgesehen vom Fruchtfleisch und den Kernen der Papaya[90] in so gut wie keinem anderen Lebensmittel in vergleichbaren Konzentrationen vorhanden sind. Die sekundäre Pflanzenstoffe sind es auch, die neben den Ballaststoffen, Vitaminen und Mineralstoffen die vierte Stoffgruppe ausmachen, die für die überaus positive Auswirkung einer pflanzenbetonten Ernährung auf die menschliche Gesundheit verantwortlich gemacht werden.[91] Um den maximalen gesundheitlichen Nutzen aus den Glucosinolaten zu erhalten, müssen diese aber erst umgewandelt werden, was tatsächlich mithilfe eines Pflanzenenzyms passiert und eine der Ausnahmen in der Enzymfrage darstellt.

Der Gehalt und die Verfügbarkeit an Glucosinolaten und deren Endprodukten unterscheiden sich von Kreuzblütler zu Kreuzblütler und können durch die richtige Zubereitung positiv beeinflusst werden. Die Glucosinolate bzw. ihre Endprodukte sind auch für den charakteristischen Geschmack dieser Gemüsesorten verantwortlich. Die höchste Konzentration von ihnen findet man in Senfblättern, gefolgt von Rosenkohl.[92] Geringere, aber immer noch hohe Gehalte finden sich außerdem in Rot- und Weißkohl sowie im Grünkohl und Brokkoli. Die geringsten Konzentrationen finden sich im Pak Choi, was auch seine verminderte positive Wirkung in Experimenten erklären kann. Kreuzblütlern wird

Tab. 25: **Ausgewählte Vertreter der Familie der Kreuzblütler und Zwiebelgewächse**[87,88,89]

Kreuzblütler
Blumenkohl
Brokkoli
Brunnenkresse
Grünkohl
Kohlrabi
Kresse
Meerrettich (Kren)
Pak Choi
Radieschen
Rosenkohl
Rotkohl (Blaukraut)
Rucola (Rauke)
Senf(blätter)
Weißkohl

Zwiebelgewächse
Bärlauch
Frühlingszwiebel
Knoblauch
Lauch (Porree)
Schalotten
Schnittlauch
Zwiebel

in Studien nicht nur die bereits erwähnte chemopräventive Wirkung zugeschrieben,[93,94,95] sondern auch eine schützende Wirkung vor der Entstehung von Diabetes mellitus Typ 2[96] und Herz-Kreislauf-Erkrankungen.[97,98] In einer Veröffentlichung zu den chemopräventiven Auswirkungen der Kreuzblütler heißt es sogar: »Die Antwort zur Krebsprävention steht der Menschheit vielleicht schon seit Anbeginn der Zeit zur Verfügung.[...] Kreuzblütlergemüse sind nicht nur wichtige Nährstoffquellen, sondern vielleicht der Schlüssel, um Krebs als lebensbedrohende Erkrankung zu eliminieren.«[99] Solch große Worte liest man eher selten in wissenschaftlichen Veröffentlichungen und dies zeigt, wie groß das Potenzial dieser Gemüsegruppe

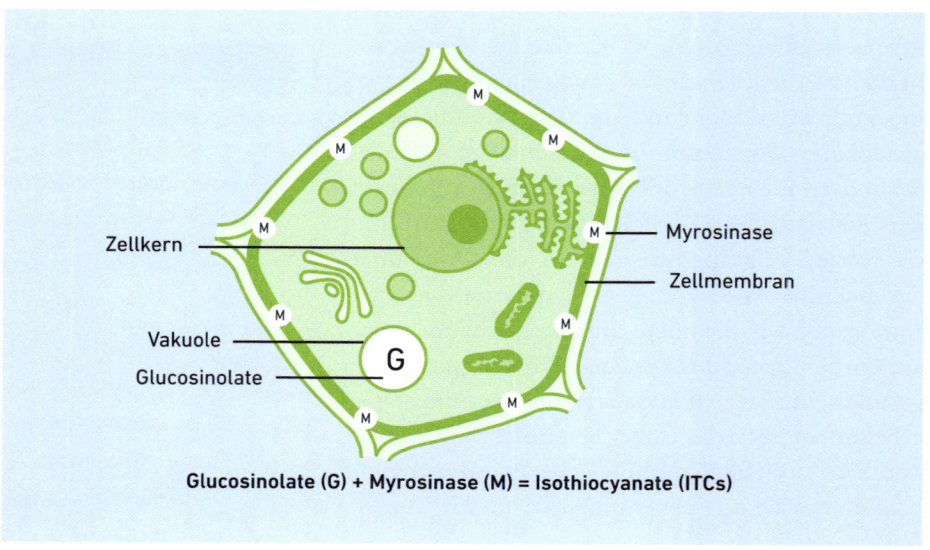

Glucosinolate (G) + Myrosinase (M) = Isothiocyanate (ITCs)

ist. Welche Rolle einzelne sekundäre Pflanzenstoffe in den Kreuzblütlern in der Prävention und Therapie von kanzerogenen Erkrankungen einnehmen, ist ein spannendes, zukünftiges Forschungsfeld. Schon heute ist aber unbestritten, dass in der Pflanzenwelt eine ganze Reihe an bioaktiven Substanzen vorhanden sind, die äußerst schützende Effekte auf die menschliche Gesundheit ausüben können. In einigen Fällen sind die chemopräventiven Substanzen in manchen Gemüsen aber gar keine eigentlichen Bestandteile der Pflanze, sondern entstehen erst unter gewissen Bedingungen. So ist es auch bei den Kreuzblütlern. Dieser Entstehungsvorgang ist eine der wenigen Ausnahmen, bei denen Pflanzenenzyme tatsächlich eine nachgewiesene positive Wirkung auf den gesundheitlichen Wert des Lebensmittels haben können. Abb. 39 zeigt zum besseren Verständnis den Aufbau einer Pflanzenzelle und stellt die Vorgängerstoffe dar, welche zur Bildung der sogenannten Isothiocyanate (ITCs) benötigt werden.

Die in der Abbildung gezeigten sekundären Pflanzenstoffe namens Glucosinolate sind zusammen mit den Myrosinase-Enzymen die Ausgangsstoffe des sogenannten Glucosinolat-Myrosinase-Systems, die zur Bildung der bioaktiven Endprodukte in den Kreuzblütlern führen, aber zunächst in der Zelle voneinander durch Zellwände getrennt sind, solange die Pflanze unbeschädigt ist.[102] Erst wenn ein Insekt oder ein anderes Tier beginnt, die Pflanze zu verspeisen und dabei die Zellwände durchtrennt, kommen die Glucosinolate mit der Myrosinase in Kontakt und es entsteht das, was man in der Ernährungswissenschaft als »Senföl-Bombe« bezeichnet: die sogenannten Isothiocyanate (ITCs).[103] ITCs sind also gar nicht in den Kreuzblütlern vorhanden, solange die Pflanze unbeschädigt ist. Das relevanteste ITC im Brokkoli und anderen Kreuzblütlern ist das sogenannte Sulforaphan, das mithilfe des Enzyms Myrosinase aus einem Glucosinolat namens Glucoraphanin gebildet wird, wenn die Pflanze von Schädlingen angegriffen wird.[104] Im Grunde sind diese ITCs natürliche Pestizide zum Schutz der Pflanze vor Mikroorganismen und Insekten. Wie sich aber herausgestellt hat, profitiert auch die menschliche Gesundheit von ihnen.[105] So heißt es in einer Veröffentlichung zu diesen Stoffen: »Sulforaphan, ein Isothiocyanat aus Brokkoli, ist eine der wirkungsvollsten krebshemmenden

Methoden zur ITC-Optimierung

1. Rohverzehr
2. »Hacken und warten«
3. Externe Enzyme

Gemüse

Substanzen aus Lebensmitteln.«[106] Das Ziel in der Gemüsezubereitung sollte also sein, so viel wie möglich ITCs in den Kreuzblütlern entstehen zu lassen, um von ihren gesundheitlichen Auswirkungen zu profitieren.

Wie Abb. 40 zeigt, gibt es grundsätzlich drei Methoden in der Küchenzubereitung zum Erhalt der maximalen Menge dieser sekundären Pflanzenstoffe.

Um überhaupt ausreichende Mengen des bioaktiven Endproduktes Sulforaphan zu erhalten, müssen zunächst überhaupt erst genügend Vorgängerstoffe in Form der Glucosinolate enthalten sein. Um das zu gewährleisten, sollte möglichst frische Ware erworben werden, weil sich der Gehalt an Glucosinolaten in Kreuzblütlern innerhalb einer Woche Lagerungszeit im Kühlschrank bereits um 10–20 % reduziert.[108]

Um sicherzustellen, dass sich aus den Glucosinolaten ausreichend ITCs bilden, also im Fall des Brokkoli aus dem Glucoraphanin genügend Sulforaphan, kann man es zum einen so machen, wie auch die anderen Tiere in der freien Natur: Man kann sie einfach roh verzehren. Durch das Kauen des rohen Kreuzblütlers werden die Zellwände zerstört und die Glucosinolate treffen auf die Myrosinasen und so werden aus ihnen ITCs gebildet, noch bevor das Enzym im Magen durch die Magensäure deaktiviert wird.[109] Während roher Rucola, roher Baby-Grünkohl oder rohe Radieschen im Salat durchaus schmackhaft sind und rohe Kreuzblütler-Microgreens oder Kreuzblütler-Sprossen hervorragend schmecken, gibt es andere Vertreter dieser Gruppe wie Rosenkohl oder Brokkoli, die den meisten Leuten roh nicht besonders gut schmecken. Würde man Brokkoli oder Rosenkohl allerdings einfach kochen, dann würde man das hitzeempfindliche Enzym Myrosinase deaktivieren und es könnten keine ICTs mehr gebildet werden.[110]

Alle Personen, die auch über gekochten Brokkoli oder Rosenkohl die Maximalmenge an ITCs erhalten wollen, können allerdings eine Methode anwenden, die Dr. Michael Greger in seinem Buch »How Not to Die« als die Hacken-und-Warten-Technik beschreibt. Der einfache Trick dabei ist, zwischen dem Schneiden/Hacken des Kreuzblütlers und der weiteren Erhitzung etwa 40 Minuten vergehen zu lassen, damit sich vor dem Kochen ausreichend ITCs bilden können. Durch das teilweise Aufbrechen der Zellwände durch das Zerschneiden des Gemüses kommen die Glucosinolate mit der Myrosinase in Kontakt und so können sich die ITCs am Schneidebrett bilden, während man 40 Minuten abwartet, um das Gemüse im Anschluss zu erhitzen.[111] Sowohl die Vorgängerstoffe der ITCs, die Glucosinolate, als auch die ITCs selbst sind relativ hitzebeständig und bleiben während der üblichen Küchenzubereitung zu großen Teilen erhalten.[112,113] Die Glucosinolate[114] sind allerdings ebenso wie die ITCs[115] wasserlöslich und so können grundsätzlich beide Stoffe, ähnlich wie wasserlösliche Vitamine und Mineralstoffe, in das Kochwasser übertreten. Dadurch kann der Gehalt an diesen Stoffen in gekochten Kreuzblütlern geringer als in gedämpften sein. Wenn man allerdings beispielsweise Brokkoli in Wasser kocht und ihn zusammen mit dem Kochwasser zu einer Suppe verarbeitet, nimmt man so natürlich auch wieder die in das Wasser gelösten Glucosinolate bzw. die schon gebildeten ITCs auf. Die einzige Komponente im Glucosinolat-Myrosinase-System, die nicht hitzebeständig ist, ist das Myrosinase-Enzym. Daher ist es auch von Bedeutung vor dem Erhitzen so lange zu warten, bis das Enzym seine Arbeit verrichtet hat und genügend ITCs entstanden sind. Dann wird es beim Erhitzen auch deaktiviert, aber da es seine Aufgabe in der Umwandlung der Glucosinolate in ITCs bereits in den 40 Minuten davor erfüllt hat, ist dies nicht weiter von Bedeutung.

Diese Methode verbindet zwar die Vorteile des Rohverzehrs mit dem besseren Geschmack des Kochens, ist allerdings zeitaufwändig und erfordert eine gute Planung, da man ja bereits 40 Minuten vor dem eigentlichen Kochprozess mit dem Schneiden der Kreuzblütler beginnen muss. Darüber hinaus hat sich gezeigt, dass auch diese Technik noch nicht die optimale Menge an bioverfügbaren ITCs erzeugt. Dies liegt daran, dass ohne weiteres Zutun innerhalb der 40 Minuten nach dem Zerschneiden oder Hacken zwar ITCs gebildet werden, aber nicht in derselben Höhe wie bei einer Änderung des pH-Wertes durch Zugabe von Essig oder Zitronensaft.[116] Die Zugabe der Säure schützt, wie zuvor erwähnt, nicht nur das empfindliche Vitamin C,[117] sondern maximiert auch die Bildung der ITCs. Wenn man also beispielsweise einen Rucolasalat isst, hilft der Essig oder der Zitronensaft in der Marinade die ITC-Produktion zu optimieren, und wenn man Brokkoli oder Rosenkohl schneidet und 40 Minuten warten möchte, sollte auch dieser mit Zitronensaft oder Essig beträufelt werden.

Andererseits kann bei einigen Kohlsorten wie dem Rotkohl auch eine Erhöhung des pH-Werts anstatt einer Reduzierung ähnlich gute Ergebnisse in Bezug auf die Produktion der ITCs bringen und so wird beispielsweise das Kochen von Rotkohl mit etwas Natron empfohlen.[118]

Eine zeitsparendere und mindestens genauso effektive Methode zur Optimierung der ITC-Produktion im Gemüse wie die Hacken-und-Warten-Technik, ist allerdings die dritte Variante: Das Zugeben einer kleinen Menge von rohen Kreuzblütlern zu den gekochten. Bei dieser Variante wird zwischen der Zerkleinerung und dem Erhitzen nicht 40 Minuten gewartet, sondern das Gemüse wird direkt erhitzt und am Ende zusammen mit ein wenig rohen Kreuzblütlern gegessen. Durch das Kochen wird zwar die Myrosinase deaktiviert, aber das macht nichts, weil durch die abschließende Zugabe der rohen Kreuzblütler die Umwandlung zu ITCs weiterhin stattfinden kann. Das liegt daran, dass durch das Kochen zwar die Myrosinase deaktiviert wurde, aber die Glucosinolate nicht. Tatsächlich ist es so, dass die kleine Menge an Myrosinase aus den wenigen rohen Kreuzblütlern im Anschluss ausreicht, um nicht nur deren eigene Glucosinolate in ITCs umzuwandeln, sondern auch noch die Glucosinolate aus den gleichzeitig verzehrten, gekochten Kreuzblütlern mit fehlender Myrosinase.[119]

Das externe Enzym muss auch nicht zwangsweise aus demselben Kreuzblütlergemüse stammen, aus dem die restlichen Glucosinolate herkommen. Gekochter Brokkoli muss also nicht zwangsweise mit rohem Brokkoli kombiniert werden, sondern kann zum Beispiel auch mit gemahlenem Senfsamenpulver, geriebenem Meerrettich, Kresse, Rucola oder jedem anderen rohen Kreuzblütler kombiniert werden.[120,121]

So kann man, beispielsweise beim Kochen einer Blumenkohlcremesuppe, am Ende der Garzeit einfach noch ein paar wenige rohe Blumenkohlröschen hineinmixen und so die Umwandlungsrate optimieren. Wenn man andererseits beispielsweise Brokkoli als Gemüsebeilage in einem Hauptgericht isst, kann man einfach dazu einen kleinen Salat mit rohem Rucola als Beilage essen und so die Umwandlungsrate steigern. Ebenso kann man auch rohe, selbstgezüchtete Kreuzblütler-Microgreens oder Kreuzblütler-Sprossen über den gekochten Brokkoli geben. Gerade Sprossen aus Kreuzblütlern scheinen ganz besonders gute ITC-Lieferanten zu sein. In einer Untersuchung wurde gezeigt, dass beispielsweise drei Tage alte Brokkoli-Sprossen zwischen 10- bis 100-mal höhere Konzentrationen an Glucosinolaten als ausgewachsener Brokkoli bei gleichem Gewicht enthielten.[122] Optimal wäre dann, dass man nach Möglichkeit im Zuge der Zugabe einer kleinen Menge an rohen Kreuzblütlern noch etwas Zitronensaft oder Essig hinzufügt. Das rundet viele Gerichte nicht nur geschmacklich ab, sondern kann durch die Änderung des PH-Werts auch die Bildung an bioverfügbaren ITCs erhöhen. Wenn man sich für Tiefkühlware wie beispielsweise TK-Brokkoli entscheidet, sollte man ebenfalls die Ergänzung mit einem rohen Kreuzblütler sicherstellen, da Gemüse vor dem Einfrieren zum Erhalt der Farbe, zum Schutz der Vitamine und zur Verlängerung der Mindesthaltbarkeit blanchiert wird, wodurch bereits vor dem Einfrieren die Myrosinase deaktiviert wird.[123]

Abschließend sei noch erwähnt, dass gewisse Stämme an Darmbakterien im menschlichen Verdauungstrakt theoretisch auch in der Lage wären, im Körper Glucosinolate in ITCs umzuwandeln, selbst wenn gar keine Myrosinase aus der Nahrung zur Verfügung steht. Allerdings kann die Umwandlungsrate von Mensch zu Mensch stark unterschiedlich sein und zwischen 1–40 % betragen.[124,125] Nach einer Antibiotika-Behandlung wurde gezeigt, dass die Umwandlungsrate fast gänzlich zum Erliegen kommt, was auf die große Bedeutung einer intakten Darmflora für diesen Vorgang hindeutet.[126] Der regelmäßige Verzehr von Kreuzblütlern könnte die Zusammensetzung der Darmflora positiv beeinflussen [127] und dadurch die Umwandlungsrate von Glucosinolaten zu ITCs im Körper auf Dauer vermutlich erhöhen.[128]

Man erinnere sich an die an früherer Stelle vorgestellte Untersuchung unterschiedlicher Gemüseextrakte und deren hemmende Wirkung auf das Wachstum unterschiedlicher Krebszellen im Laborexperiment. Von allen getesteten Lebensmitteln wiesen Knoblauch und Lauch mit Abstand die stärkste antiproliferative (krebshemmende) Wirkung auf.[129] Das Knoblauchextrakt war dabei so wirksam, dass es die Zellproliferation der Tumorzellen in allen Tests mit Magen-, Bauchspeicheldrüsen-, Brust-, Prostata-, Lungen-, Nieren- und Hirntumorzellen beinahe vollständig unterdrücken konnte. Außerdem konnte Knoblauch in weiteren Metaanalysen eine blutdrucksenkende,[130,131,132] cholesterinsenkende[133,134] sowie blutzuckerregulierende[135,136] Wirkung zeigen. Wie die Kreuzblütler enthalten auch die Gemüse aus der Familie der Zwiebelgewächse eine Gruppe besonderer sekundärer Pflanzenstoffe, die für deren gesundheitliche Wirkung verantwortlich sind. Erneut ist die bioaktive Substanz, wie auch bei den Kreuzblütlern, kein eigentlicher Bestandteil der Zwiebelgewächse, sondern bildet sich erst, wenn deren Zellwände aufgebrochen werden.

Das Wissen über die enzymatischen Vorgänge in den Kreuzblütlergemüsen zur Optimierung ihres Gehaltes an gesundheitsförderlichen ITCs im Rahmen des Glucosinolat-Myrosinase-Systems können daher auch auf das Alliin-Alliinase-System bei Zwiebelgewächsen übertragen werden.[137] Bei Zwiebeln, Knoblauch, Lauch, Frühlingszwiebeln und Schnittlauch wird durch das Zerkauen oder Zerschneiden ein Enzym namens Alliinase in Kontakt mit dem sekundären Pflanzenstoff namens Alliin (Knoblauch) bzw. Isoalliin (Zwiebel) aus der Gruppe der Cysteinsulfoxide gebracht.[138] Was bei Kreuzblütlern die ITCs mit ihrem bekanntesten Vertreter namens Sulforaphan sind, bilden bei den Zwiebelgewächsen die Thiosulfinate (TS)[139] mit ihrem bekanntesten Vertreter namens Allicin.[140] Wie bei den Kreuzblütlern sind auch bei den Zwiebelgewächsen diese Stoffe für deren charakteristischen Geruch und Geschmack verantwortlich.[141]

All diese Begriffe können verwirrend sein, jedoch genügt für die abzuleitenden Handlungsempfehlungen hinsichtlich deren Zubereitung das Verständnis, wie sich die Stoffe unter Zellaufbruch und Hitzeeinwirkung verhalten. Um die einzelnen Bezeichnungen bei Interesse dennoch aufgelistet zu haben, wurden sie in Tab. 26 zusammengefasst.

Wie auch bei den Kreuzblütlern hat man in der Zubereitung der Zwiebelgewächse grundsätzlich drei Möglichkeiten zur Optimierung der Allicin-Werte zur

Pflanzenfamilie	Ausgangs-substanz	Vertreter	+ Enzym	= Endprodukt	Vertreter
Kreuzblütler	Glucosinolate	Glucoraphanin	Myrosinase	Isothiocyanate	Sulforaphan
Zwiebelgewächse	Cysteinsulfoxide	(Iso)Alliin	Alliinase	Thiosulfinate	Allicin

Verfügung. Man kann diese also entweder roh essen, »hacken und warten« oder kochen und am Ende zusammen mit einem kleinen Anteil an rohen Zwiebelgewächsen kombinieren. Im Gegensatz zu den bioaktiven Substanzen in den Kreuzblütlern scheint es bei den Zwiebelgewächsen allerdings zwei signifikante Unterschiede zu geben: Zum einen scheint die Bildung von Allicin nicht so lange zu dauern wie die Bildung von Sulforaphan, und so reichen bereits zehn Minuten bei der Hacken-und-Warten-Technik, um durch die enzymatische Reaktion genügend Allicin zu bilden.[142]

Zum anderen scheint Allicin im Gegensatz zu Sulforaphan etwas hitzeempfindlicher zu sein und so können die Zwiebelgewächse nach der Bildung von Allicin zwar erhitzt werden, aber die Dauer der Hitzezufuhr sollte nicht länger als notwendig ausfallen. Nachdem Allicin im geschnittenen Knoblauch gebildet wurde, konnte dieser zwar in einem Experiment für bis zu sechs Minuten erhitzt werden und behielt dennoch etwa zwei Drittel seines Allicingehalts, nach zehn Minuten enthielt der Knoblauch aber nur noch etwa ein Drittel des Gehalts und nach 20 Minuten Kochzeit war das Allicin nicht mehr nachweisbar.[143] Wenn man sich also für die Hacken-und-Warten-Technik entscheidet, sollte die anschließende Hitzeeinwirkung nicht zu lange ausfallen.

Sollte man sich für die dritte Zubereitungsweise entscheiden, das Kochen und nachträgliche Hinzufügen eines rohen Zwiebelgewächses, gelten erneut dieselben Vorgaben wie bei den Kreuzblütlern. Die Vorgängerstoffe des Allicins sind zwar recht hitzebeständig, aber wasserlöslich und können so in das Kochwasser übergehen.[144] Auch Allicin selbst ist wasserlöslich und so sollte jegliche Garflüssigkeit von Zwiebelgewächsen stets im weiteren Kochprozess weiterverwendet werden.[145]

Wie ein Team von Wissenschaftlern in ihrer Veröffentlichung schreibt, fällt es vielen Menschen aufgrund des intensiven Geschmacks und des starken (Mund-)Geruchs durch Knoblauch schwer, diesen so wertzuschätzen, wie es aufgrund seiner gesundheitlichen Wirkung eigentlich angemessen wäre.[146] Der Mundgeruch kann nach dem Verzehr von Knoblauch bis zu 24 Stunden anhalten, allerdings lässt er sich durch das anschließende Kauen von Minze oder den Verzehr roher Äpfel zumindest ein wenig reduzieren.[147] Ein komplettes Ausbleiben des Knoblauch-

Gemüse

geruchs wird dadurch jedoch nicht erreicht. Generell gehen alle Methoden der Küchenverarbeitung von Knoblauch zur Reduzierung des Geruchs auch zu Lasten des gesundheitlichen Wertes, da das Allicin im Knoblauch sowohl der gesundheitlich wertvolle als auch geruchsbildende Stoff ist.

Eine alternative Zubereitung von Knoblauch könnte hier zumindest eine kleine Abhilfe schaffen. Auch wenn sie zum aktuellen Zeitpunkt noch nicht sonderlich verbreitet und den meisten Menschen unbekannt ist, gibt es eine Art von Knoblauch, die zumindest einen großen Teil der gesundheitlichen Vorzüge ohne den intensiven Duft und Geschmack bringt: schwarzer Knoblauch (Black Garlic).[148] Durch einen speziellen Fermentationsprozess färbt sich Knoblauch während der Herstellung schwarz und sein Aroma ändert sich dadurch von scharf in leicht süßlich und die Konsistenz wird weich und ein wenig geleeartig.[149] Die wichtigste Veränderung ist allerdings, dass fermentierter Knoblauch keinen Mundgeruch verursacht, was aber erneut am Abbau der gesundheitsförderlichen Substanz Allicin liegt.[150] Im Vergleich zu frischem rohen Knoblauch wirkt schwarzer Knoblauch durch den Abbau des Allicins zwar nicht ganz so stark entzündungshemmend, aber er ist eine gute Alternative zu frischem Knoblauch, wenn es um die Vermeidung des typischen Geruchs geht.[151] Dadurch wird zumindest ein Teil des gesundheitlichen Mehrwerts in die Speisepläne der absoluten Knoblauchverweigerer zu bringen.

Kreuzblütler und die Gesundheit der Schilddrüse

Immer wieder hört und liest man darüber, dass der Konsum von Kreuzblütlergemüse auch eine Kehrseite hätte und diese Gemüse nicht nur voller gesundheitsförderlicher Stoffe stecken, sondern auch sogenannte goitrogene Substanzen enthalten würden. Diese Stoffe sollen der Schilddrüse schaden, indem sie die Aufnahme von Jod stören und so in der Theorie zu einer Unterfunktion der Schilddrüse führen können.[152] Eine funktionstüchtige Schilddrüse ist allerdings entscheidend für den Stoffwechsel fast aller Gewebe im Körper und besonders wichtig für die Entwicklung des zentralen Nervensystems im ungeborenen Kind.[153] Die Hypothese, dass Kreuzblütler negativ auf die Schilddrüse wirken könnten, stammt allerdings überwiegend aus Tierversuchen, in denen zumeist Konzentrationen verwendet wurden, welche weit über den üblichen Verzehrmengen des Menschen lagen.[154] Zweifel an der Übertragbarkeit auf den Menschen bei üblichen Verzehrmengen sind daher durchaus berechtigt.

Außerdem gibt es keine Hinweise darauf, dass goitrogen wirkende Substanzen zu Problemen führen, wenn gleichzeitig die ausreichende Jodversorgung sichergestellt ist.[155] Die Gesundheit der Schilddrüse wird darüber hinaus nicht nur von Jod und goitrogenen Substanzen beeinflusst, sondern ebenfalls von einer Reihe an weiteren Nährstoffen, deren ausreichende Zufuhr zum Schutz der Schilddrüse sichergestellt werden sollte. Zu diesen Nährstoffen zählen neben Jod die Aminosäure Tyrosin (vor allem in Erdnüssen, Mandeln, Sojabohnen, Erbsen, Mungbohnen und Sesamsamen),[156] Mineralien wie Selen, Zink, Kupfer und Eisen sowie eine Reihe von Vitaminen wie B_2, B_3, B_6, C und E.[157] So wie also die Knochengesundheit nicht nur von Kalzium bestimmt wird, wird auch die Schilddrüsengesundheit nicht nur von Jod beeinflusst, wie im Kapitel Jod bereits angesprochen wurde, und es ist in allen Fällen wichtig, die Gesamtzufuhr an Nährstoffen im Auge zu behalten.

Verantwortlich für die potenziell negative Wirkung der Kreuzblütler auf die Jodaufnahme, die zumindest im Tierversuch auftrat, war außerdem in erster Linie ein anderes Glucosinolat namens Progoitrin, das durch die Myrosinase im Kreuzblütler in seine bioaktive Form namens Goitrin umgewandelt wird.[158] Der Umstand, dass also erst der durch die Myrosinase umgewandelte Stoff eine vermeintlich negative Wirkung zeigt, ist auch die Begründung dafür, dass selbst kritische Stimmen zu dieser Thematik in gekochten Kreuzblütlern keine Probleme sehen, wenn diese eigentlich falsch zubereitet werden und so gekocht werden, dass auch keine anderen ITCs entstehen. Denn so wie ohne Myrosinase kein gesundheitsförderliches Sulforaphan aus Glucoraphanin gebildet werden kann, kann ohne Myrosinase auch kein Goitrin aus Progoitrin gebildet werden, wenn Kreuzblütler gekocht werden und das Progoitrin nicht davor oder danach in Kontakt mit dem Enzym kommt.[159]

Je mehr Progoitrin ein Kreuzblütler enthält, desto mehr wäre dieser theoretisch in der Lage, durch die Hilfe von Myrosinase Goitrin zu bilden. In vielen Kreuzblütlern wie Brokkoli und Grünkohl[160] ebenso wie in Blumenkohl und Weißkohl[161] sind die Konzentrationen an Progoitrin aber so gering, dass diese bedenkenlos auch auf täglicher Basis in größeren Mengen gegessen werden können. Um durch ihren Verzehr die Minimalmenge an Goitrin zu erreichen, die in Untersuchungen negative Auswirkungen auf die Jodaufnahme gezeigt haben, müsste man ein Vielfaches von dem zuführen, was Menschen tatsächlich im Alltag essen.[162] In den üblichen Verzehrmengen konnte keine hemmende Wirkung auf die Jodaufnahme festgestellt werden.

Andere Kreuzblütler wie Rosenkohl und Blattkohl können hingegen wesentlich höhere Mengen an Progoitrin enthalten und so die Jodaufnahme theoretisch reduzieren. Personen mit einer bereits bestehenden Schilddrüsenunterfunktion sollten hier also lieber Vorsicht walten lassen und vor allem stärker progoitrinhaltige Kreuzblütler wie Rosenkohl überwiegend gekocht verzehren, weil sie in diesem Zustand keine negativen Auswirkungen auf die Schilddrüse entfalten.[163] Da gerade dieser aber im Rohzustand ohnehin aus kulinarischer Sicht nicht besonders ansprechend ist, wird dies keine große Entbehrung darstellen. Bei der Zubereitung des Rosenkohls sollte vorsichtshalber auch auf Techniken zur Steigerung der ITCs wie die Hacken-Warten-Technik verzichtet werden, um sicherzustellen, dass auch der Gehalt an Goitrin niedrig bleibt.

Gemüse

Personen mit einer Schilddrüsenunterfunktion sollten also aus Sorge vor goitrogenen Substanzen nicht auf die äußerst gesunde Gruppe der Kreuzblütler verzichten. Vielmehr werden sie vermehrt zu progoitrinärmeren Sorten greifen bzw. die progoitrinreichen Sorten ausreichend kochen und vor allem die Zufuhr an Jod und den zuvor genannten Nährstoffen für die optimale Versorgung der Schilddrüse sicherstellen.

Da eine vegane Ernährung im Schnitt unter allen Ernährungsformen die größte Menge an pflanzlichen Lebensmitteln und damit auch meist die größte Menge an Lebensmitteln mit potenziell goitrogener Wirkung aufweist, könnte man davon ausgehen, dass bei Veganern im Vergleich zu Mischköstlern ein erhöhtes Risiko für Schilddrüsenunterfunktionen besteht. Eine vergleichende Untersuchung, die Daten zum Risiko für Schilddrüsenunterfunktion durch vegane und mischköstliche Ernährung gesammelt hat, ist die Adventist Health Study 2 (AHS-2). Diese zeigte allerdings, dass das Risiko für die Entstehung einer Schilddrüsenunterfunktion in der Gruppe der Veganer sogar geringer als in der Gruppe der Mischköstler war.[164] Die Ergebnisse erreichten allerdings keine statistische Signifikanz, sodass nicht mit Sicherheit gesagt werden kann, dass eine vegane Ernährung tatsächlich mit einem *verringerten* Risiko assoziiert ist, aber es gibt keine Daten, die ein erhöhtes Risiko zeigen.

Man kann also festhalten, dass Kreuzblütler durch einige ihrer sekundären Pflanzenstoffe eine stark chemopräventive Wirkung zeigen und ihre gut dokumentierten gesundheitlichen Vorteile ihre dürftig belegten, vermeintlichen Nachteile bei weitem überschreiten. Gesunde Menschen mit ausreichender Jodversorgung müssen keine Sorge vor dem Verzehr durchschnittlicher Mengen an Kreuzblütlern haben und erst ein täglicher Konsum von mehr als einem Kilo der gängigen rohen Kreuzblütler über mehrere Monate kann bei gleichzeitig suboptimaler Jodversorgung gesundheitlich abträglich wirken.[165]

Ein Konsum in derartiger Höhe ist äußerst unwahrscheinlich, aber nicht gänzlich unmöglich, wie ein Einzelfallbericht einer 88-jährigen chinesischen Frau beweist, die mit der Diagnose Myxödemkoma in die Notaufnahme eingeliefert wurde.[166] Das Myxödemkoma ist eine der schwersten Formen einer Schilddrüsenunterfunktion, die mit Bewusstseinsstörungen, Muskelschwäche, Verstopfung und Lethargie einhergeht und mitunter lebensbedrohlich werden kann.[167] Die Frau hatte in den Monaten zuvor täglich 1 bis 1,5 kg rohen Pak Choi gegessen, in der Hoffnung, dass dies ihre Diabeteserkrankung heilen könnte und damit gezeigt, dass man auch die Zufuhr sehr gesunder Lebensmittel übertreiben kann.

Fazit

Wie dieses Kapitel gezeigt hat, kann die Ernährungswissenschaft durchaus komplex sein. Die Empfehlungen, welche man für den Alltag ableiten kann, können aber sehr einfach sein und lauten in diesem Fall: Man sollte so viel frisches Gemüse in allen Farben und Formen wie möglich zu sich nehmen und dabei einen speziellen Fokus auf dunkelgrünes Blattgemüse, Kreuzblütler und Zwiebelgewächse sowie deren korrekte Zubereitung legen. Die gesundheitlichen Vorteile eines reichlichen Gemüseverzehrs sind wissenschaftlich gut belegt und verstärken sich, je mehr Gemüse man täglich isst. Dies gilt vermutlich bis zu einer Schwelle von etwa sieben Portionen Gemüse und Obst pro Tag. Mehr ist auch nicht schlecht, aber es bringt aller Wahrscheinlichkeit nach nicht mehr denselben gesundheitlichen Mehrwert pro Portion wie die ersten sieben Portionen. Außerdem steigt bei noch höherem Gemüse- und Obstverzehr die Chance, dass dieser dann zu Lasten anderer wichtiger Lebensmittelgruppen wie Vollkorngetreide, Hülsenfrüchten, Nüssen und Samen geht. Die generelle Empfehlung sollte zwar weiterhin zu mehr Gemüse und Obst raten, dabei aber deutlicher unter den verschiedenen Sorten differenzieren, weil nicht jede dieselbe starke positive Wirkung auf die Gesundheit des Menschen ausübt.

Die detaillierte Auseinandersetzung mit den biochemischen Vorgängen bei der Zubereitung von Gemüse in diesem Kapitel soll aber keineswegs dazu führen, dass man ein schlechtes Gewissen bekommt, wenn man zukünftig das Gemüse vermeintlich nicht perfekt zubereitet. Der gesundheitliche Wert einer Ernährung ist immer von der Summe ihrer Bestandteile abhängig und es gilt, den bestmöglichen Kompromiss zwischen Geschmack, Nährwert und Praktikabilität für sich selbst zu finden. Die beste Zubereitungsart von Gemüse ist jene, die Appetit auf möglichst viel Gemüse macht und so alltagstauglich ist, dass man sie auf Dauer in den Alltag implementieren kann - mit Ausnahme des Frittierens und anderer sehr fettreichen Zubereitungsmethoden.

Obwohl ein gewisser Rohkostanteil in der Ernährung gesundheitlich wertvoll ist, muss man grundsätzlich kein Gemüse roh essen, wenn man dies aus geschmacklichen Gründen nicht möchte. Der Nährstoffverlust beim Erhitzen ist weitaus geringer als landläufig angenommen und kann mit ein paar einfachen Tricks noch weiter minimiert werden. Andererseits wurde in diesem Kapitel auch die zentrale Rolle des Kochens in der menschlichen Evolution thematisiert, die in vielen Diskussionen um den Nährstoffverlust bei der Speisenzubereitung untergeht. Eine gesunde Mischung aus rohen und gekochten Lebensmitteln nach den eigenen Vorlieben ist hier der goldene Mittelweg.

Tab. 27: **Vorurteile gegenüber Gemüse**

Klischee	Realität
Es ist nicht belegt, dass Gemüse wirklich so gesund ist.	▶ Metaanalysen zum Gesamtverzehr an Gemüse zeigen oft ein unklares Bild in Bezug auf eine krankheitspräventive Wirkung. Das liegt aber nicht daran, dass Gemüse keinen gesicherten Einfluss auf die Gesundheit hat, sondern dass nicht alle Gemüsesorten im selben Maße positiv wirken und eine Vereinheitlichung aller Arten ohne differenzierte Betrachtung die Wirkung einzelner Gemüse in Untersuchungen verschleiert. Vor allem dunkelgrünes Blattgemüse, Kreuzblütler und Zwiebelgewächse leisten einen gut dokumentierten positiven Einfluss auf die Gesundheit des Menschen.
Kreuzblütlergemüse schaden der Schilddrüse.	▶ Bei ausreichender Versorgung mit Jod konnte bis dato nicht gezeigt werden, dass goitrogene Substanzen in Kreuzblütlern tatsächlich eine schädliche Wirkung auf die Schilddrüsenfunktion ausüben. Personen mit einer suboptimalen Versorgung mit Jod sollten nicht Abstand von Kreuzblütlern nehmen, sondern ihre Jodzufuhr optimieren, um in vollem Maße von den vielfältigen gesundheitlichen Vorteilen der Kreuzblütler zu profitieren.
Gemüse sollte am besten roh verzehrt werden, weil ansonsten wichtige Pflanzenenzyme zerstört werden.	▶ Es gibt keine Indizien dafür, dass Gemüse am besten roh verzehrt werden sollte. Der Nährstoffverlust an Vitaminen und Mineralstoffen ist bei der Weiterverwendung des Kochwassers oder bei Zubereitungen ohne direkten Wasserkontakt gering. Enzyme aus Pflanzen haben mit wenigen Ausnahmen voraussichtlich keinen relevanten Einfluss auf die Gesundheit des Menschen.
Eine pflanzliche Ernährung sollte hauptsächlich auf Gemüse basieren.	▶ Gemüse leistet einen wertvollen gesundheitlichen Beitrag in einer veganen Ernährung. Es ist nährstoffreich und kalorienarm und sollte daher in großen Mengen gegessen werden. Dennoch ist Gemüse nur einer der fünf Eckpfeiler einer pflanzlichen Ernährung und somit nicht mehr oder weniger wichtig als alle anderen vier Gruppen.

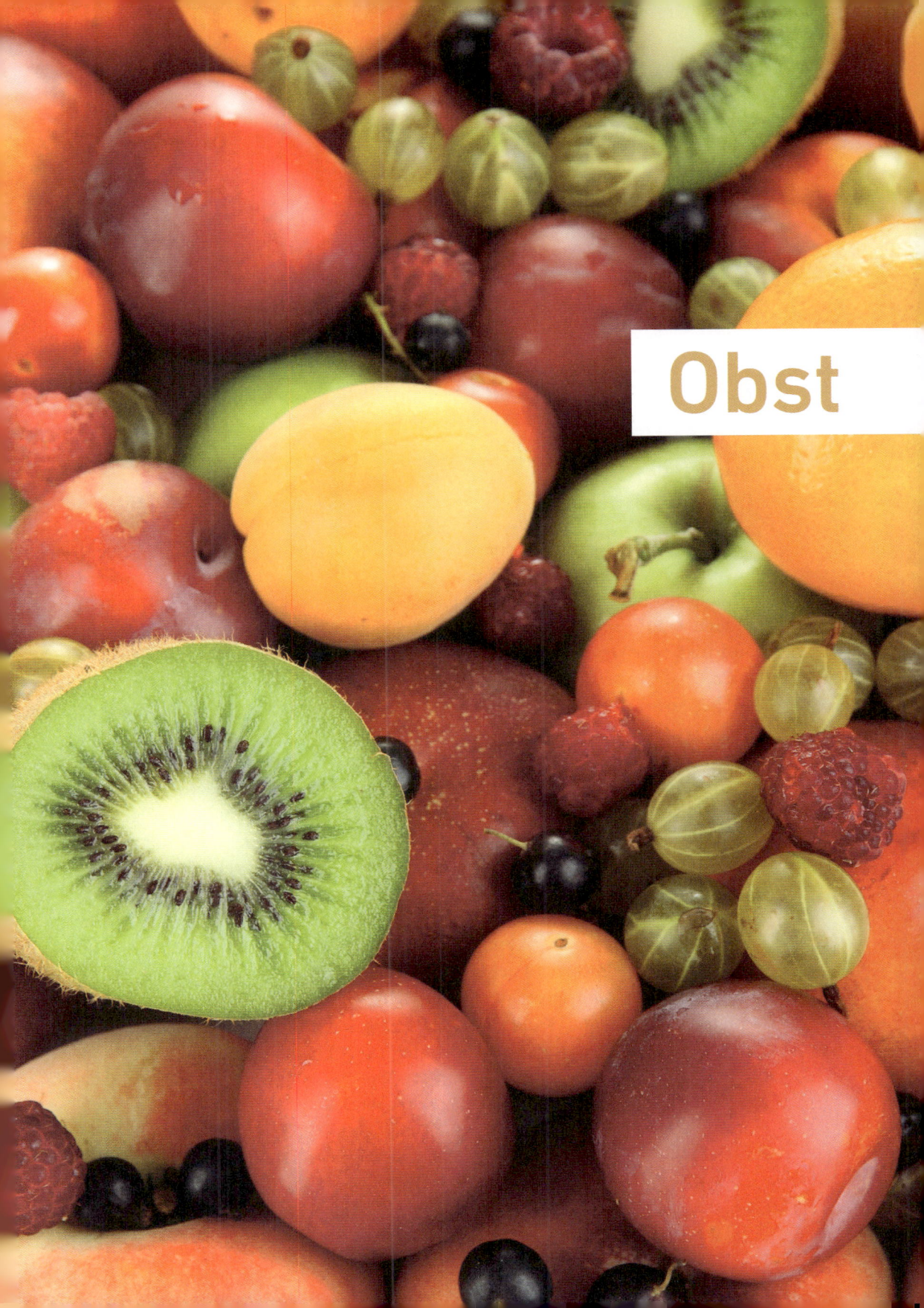

Obst

»Leider sind Früchte und Fruchtzucker nicht so gesund, wie uns die Werbung der Nahrungsmittelhersteller und die offiziellen Ernährungsrichtlinien weismachen wollen.«[1] – Romy Dollé

Dieses Zitat aus dem Buch »Früchtewampe« bringt das Missverständnis in Bezug auf Obst direkt auf den Punkt: Die fehlende Differenzierung zwischen der Aufnahme von Fruchtzucker über den Konsum von Früchten und die Aufnahme von Fruchtzucker aus unterschiedlichen Quellen wie fruktosehaltigen Maissirup (high-fructose corn syrup; HFCS), Agavendicksaft und anderen Arten von zugesetztem Fruchtzucker in Softdrinks, Süßwaren und weiteren Lebensmitteln. Natürlich ist der Fruchtzucker für sich genommen derselbe, aber die Konzentration im Lebensmittel sowie die Begleitstoffe unterscheiden sich zwischen diesen unterschiedlichen Arten von Lebensmitteln maßgeblich und sind für deren völlig konträre Wirkung auf den menschlichen Organismus verantwortlich.

Keine Ernährungsgesellschaft rät zum Konsum von zugesetzter Fruktose in Softdrinks oder Lebensmitteln und ihre Empfehlung des Konsums von mehr frischem Obst steht auf sehr solider wissenschaftlicher Basis. Natürlich kann auch Obst bei gewissen Menschen mit einer Primärerkrankung abträglich wirken, aber für den weitaus größeren Teil der Bevölkerung ist es eine gesundheitlich überaus wertvolle Lebensmittelgruppe. Die überwältigende Mehrheit der Studien zeigt: Obst macht nicht dick und begünstigt weder die Entstehung von Stoffwechselerkrankungen noch einer nicht-alkoholischen Fettleber. Die Studien belegen im Gegenteil zahlreiche gesundheitlich protektive Wirkungen. Die bereits an früherer Stelle erwähnte Global Burden of Disease Study muss an dieser Stelle nochmals besondere Erwähnung finden. Dieser Meilenstein der Ernährungswissenschaft lieferte relevante Erkenntnisse über führende Ursachen für frühzeitige Mortalität und Invalidität. Unter allen abträglichen Ernährungsmustern schaffte es der zu geringe Verzehr von Obst als der bedeutendste Risikofaktor an die Spitze.[2]

Auch eine der zehn Expertenempfehlungen im Rahmen des bereits erwähnten Expert Reports des World Cancer Research Fund International (WCRF) und des American Institute for Cancer Research (AICR) lautete, dass eines der Ziele des öffentlichen Gesundheitswesens in der Ernährung eine Steigerung des Obst- und Gemüseverzehrs auf 600 g pro Tag sein sollte.[3] Eine Studie mit Daten aus der Nurses' Health Study (NHS), der Nurses' Health Study II (NHS II) sowie der Health Professionals Follow-up Study (HPFS) mit insgesamt knapp 190.000 Teilnehmern und einer Laufzeit von mehr als 20 Jahren zeigte darüber hinaus trotz des zusätzlichen Fruchtzuckers bei steigendem Obstkonsum ein vermindertes Risiko für die Entstehung von Diabetes mellitus Typ 2.[4] Den größten Effekt hatten unter den getesteten Früchten Heidelbeeren.

Diese Beobachtung widerspricht dem Glauben vieler Personen, dass Zucker per se in jeder Form abträglich auf die Gesundheit wirkt und man deshalb auch Früchte nur in sehr moderaten Mengen oder gar nicht essen sollte. Die sekundären Pflanzenstoffe und die Ballaststoffe in Früchten haben einen blutzuckerregulierenden Effekt und erklären einen großen Teil der erzielten positiven Ergebnisse. Besonders spannend ist in diesem Zusammenhang, dass einige Früchte wie Beeren nicht nur für sich genommen gesund sind und den Blutzuckerspiegel nicht stark ansteigen lassen, sondern dass sie sogar den negativen Effekt von gleichzeitig verzehrten hoch glykämischen Lebensmitteln wie Weißbrot und Haushaltszucker auf den Blutzucker reduzieren können. Diesen Effekt legen vergleichende Untersuchungen nahe, in denen die Wirkung unterschiedlicher hoch glykämischer Lebensmittel auf den Blutzuckerspiegel mit oder ohne den gleichzeitigen Verzehr von unterschiedlichen Sorten an Beeren gemessen wurde.

In einer Untersuchung mit zwei Gruppen erhielt eine Gruppe eine Testmahlzeit aus 150 g gemischten Beeren (zu gleichen Teilen aus Heidelbeeren, schwarzen Johannisbeeren, Cranberrys und Erdbeeren) sowie zusätzlich 35 g zugesetztem Zucker (etwa 2½ EL) zu einem Püree gemixt. Die andere Gruppe erhielt hingegen die gleiche Menge an zugesetztem Zucker (35 g) sowie dieselbe Menge an Glukose und Fruktose, welche die erste Gruppe in Form von den 150 g gemischten Beeren erhielt.[5] Die absolute Menge und Art von Zucker war also in beiden Gruppen dieselbe, und wenn man dem Prinzip folgen würde, dass es völlig gleichgültig ist, ob Zucker nun in Form von Früchten oder in Form von zugesetztem Zucker gegessen wird, dann müssten beide Gruppen einen ähnlichen Anstieg im Blutzucker- und Insulinspiegel nach dem Verzehr der beiden Mahlzeiten aufweisen. Tatsächlich konnte die Untersuchung aber zeigen, dass trotz der gleichen Art und Gesamtmenge an Zucker der Blutzucker- und Insulinanstieg der Beeren-Zucker-Gruppe innerhalb der ersten 30 Minuten signifikant geringer ausfiel als jener der anderen Gruppe mit der reinen Zuckermahlzeit und dass der rapide Abfall des Blutzuckerspiegels, welchen man für gewöhnlich nach dem Verzehr von hoch glykämischen Lebensmitteln wie Zucker verzeichnet, in der Beeren-Zucker-Gruppe wesentlich weniger stark ausfällt. Nach 90 Minuten landete der anfangs stärker erhöhte Blutzuckerspiegel der reinen Zuckergruppe sogar unter dem Ausgangswert vor dem Verzehr des Zuckers, was auf eine Unterzuckerung der Probanden schließen lässt. In der Beeren-Zucker-Gruppe fiel der Blutzuckerspiegel während der gesamten Laufzeit trotz der 35 g zugesetztem Zucker nie unter das Ausgangsniveau. Abb. 41 zeigt diese Unterschiede im Blutzucker- und Insulinspiegel und macht die Differenz zwischen den Gruppen deutlich sichtbar.

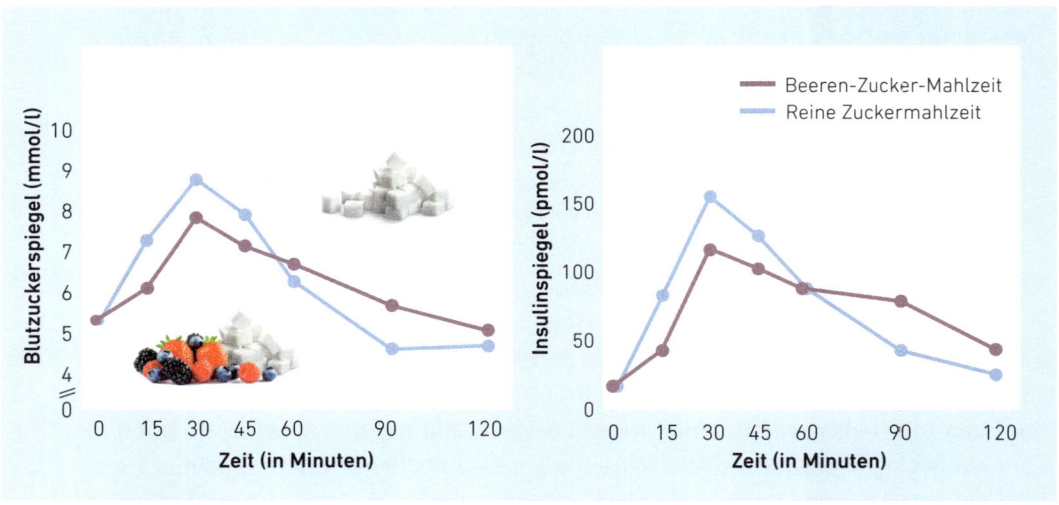

Obwohl beide Gruppen dieselbe Menge an Zucker erhielten, stieg und fiel der Blutzucker- und Insulinspiegel in der Interventionsgruppe mit der Zucker-Beeren-Mahlzeit weniger stark im Vergleich zum reinen Zucker.

Wie groß die positive Wirkung von Früchten und allen voran Beeren ist, zeigte auch eine weitere Untersuchung, in der Wissenschaftler nicht dieselbe Menge an Gesamtzucker aus unterschiedlichen Quellen verglichen, sondern stattdessen untersuchten, was passierte, wenn man zu einer Portion Zucker *zusätzlich* noch eine Portion an unterschiedlichen Beeren hinzufügt und so in der Versuchsgruppe also effektiv die Gesamtmenge an Zucker gegenüber der Kontrollgruppe erhöht. So erhielt die Kontrollgruppe erneut 35 g Zucker und die Versuchsgruppe 35 g Zucker sowie gleichzeitig noch zusätzlich 150 g Beerenpüree. Die Differenz an zusätzlichem Zucker durch die Beeren wurde also diesmal nicht korrigiert.[7]

Trotz des höheren Gesamtzuckergehalts der Beeren-Zucker-Mischung war der Blutzucker- und Insulinanstieg in dieser Gruppe weniger steil und er fiel auch weniger steil ab im direkten Vergleich zur reinen Zuckergruppe ohne Beeren. Auch diesmal kam es in der Zucker-Beeren-Gruppe nicht zu einer Unterzuckerung, wohingegen der Blutzuckerspiegel in der reinen Zuckergruppe nach 90 Minuten erneut unter den Ausgangswert gefallen war. Dieses Phänomen lässt sich aber nicht nur auf puren Zucker übertragen, sondern auch auf andere Lebensmittel mit einem hohen glykämischen Index.

In einer dritten Untersuchung wurden Personen erneut in zwei Gruppen eingeteilt. Die Kontrollgruppe erhielt Weißbrot mit 50 g Gurken. Die Versuchsgruppe erhielt dieselbe Menge Weißbrot, aber anstelle der 50 g Gurken entweder 150 g Beerenmischung oder sortenreine Portionen mit Heidelbeeren, Erdbeeren, Preiselbeeren, Aroniabeeren, Himbeeren und weiteren. Somit hatten beide Gruppen hochglykämisches Weißbrot als Grundlage, wobei die erste Gruppe so gut wie zuckerfreie Gurken und die andere Gruppe verhältnismäßig zuckerreiche gemischte Beeren erhielt.[8] Als im Anschluss an den Verzehr der beiden Testmahlzeiten der jeweilige Anstieg des Insulinspiegels unter den beiden Gruppen verglichen wurde, konnte festgestellt werden, dass der Insulinspiegel in der Weißbrot-Beeren-Gruppe trotz des höheren Zuckergehalts durch die zusätzlichen Beeren an Stelle der Gurke weniger steil anstieg und weniger steil abfiel. Erneut kann man also schlussfolgern, dass trotz des höheren Gesamtzuckergehalts der Verzehr von Beeren mit Weißbrot nicht nur keine erhöhende Auswirkung auf den Gesamtanstieg des Insulinspiegels hatte, sondern diesen sogar aktiv verringern konnte. Inwieweit diese Ergebnisse auf alle Arten von herkömmlich erhältlichen Beeren mit teils geringerem Gehalt an einigen sekundären Pflanzenstoffen und teils höherem Zuckergehalt zutreffen, ist noch offen. Auch wenn unter Umständen nicht alle herkömmlichen Beeren derart starke blutzuckerregulierende Effekte aufweisen, sind sie für sich genommen dennoch überaus gesund.

Somit kann gesagt werden, dass es sehr wohl einen Unterschied in der gesundheitlichen Auswirkung von Fruchtzucker in ganzen Früchten im Gegensatz zu zugesetztem Zucker gibt. Die Unterschiede durch Verarbeitung und Zubereitung werden bereits deutlich, wenn man ganze Früchte und Fruchtsäfte miteinander vergleicht. Obwohl in der an früherer Stelle genannten Veröffentlichung mit den Daten aus der Nurses' Health Study (NHS), der Nurses' Health Study II (NHS II) sowie der Health Professionals Follow-up Study (HPFS) mit insgesamt knapp 190.000 Teilnehmern ein reduziertes Risiko für Diabetes mellitus Typ 2 mit steigendem Obstverzehr nachgewiesen werden konnte, trat im Gegensatz dazu beim vermehrten Konsum von Fruchtsäften das Gegenteil ein und das Risiko erhöhte sich mit steigendem Konsum.[9] Während also gesunde Menschen ebenso wie Diabetiker Fruchtsäfte auf ein Minimum reduzieren sollten, gilt dies nicht für die meisten vollwertigen Früchte. Auch wenn ein Diabetiker umgangssprachlich »zuckerkrank« ist, zeigen Untersuchungen, dass weniger Obst zu konsumieren für Diabetiker keinen Vorteil auf ihren Langzeit-Blutzuckerwert (HbA1c) oder ihr Gewicht hatte und so schlussfolgern Wissenschaftler in einer Veröffentlichung, dass eine Restriktion des Obstkonsums auch bei Diabetikern nicht empfohlen wird.[10] Die Unterschiede in der Wirkung von ganzen Früchten und Fruchtsäften werden auch bei anderen Krankheitsbildern wie Hypertonie deutlich. Daten aus den drei zuvor erwähnten Studien konnten in Bezug auf Bluthochdruck ein vermindertes Risiko mit steigendem Obstverzehr feststellen,[11] wohingegen zugesetzte Fruktose in Form von Fruktose-Sirup und anderen Quellen das Risiko für Bluthochdruck erhöhte.[12] Ebenso ergab eine Metaanalyse, dass zugesetzte Fruktose in Lebensmitteln risikoerhöhend auf mehrere Parameter in der Entstehung des metabolischen Syndroms wie die Triglyzerid- und Nüchternblutzuckerwerte wirkt.[13] Ein erhöhter Obstverzehr[14] und vor allem ein erhöhter Verzehr an Beeren[15] konnten diese und weitere Parameter in der Entstehung des metabolischen Syndroms allerdings positiv beeinflussen. Weitere Metaanalysen zeigen darüber hinaus, dass mit steigendem Obstverzehr die Gesamtsterblichkeit[16] sowie das Risiko für koronare Herzerkrankungen[17] und Schlaganfälle sinkt.[18] Außerdem zeigen weitere Metaanalysen eine Risikoreduktion für Brustkrebs[19] und Magenkrebs.[20]

Nicht bei jeder Krebsart und nicht bei jedem Krankheitsbild konnte die Gesamt-verzehrmenge an Obst eine protektive Wirkung zeigen, jedoch weisen viele Stu-dien dieselbe Unzulänglichkeit auf, die bereits im Kapitel zu Gemüse kritisiert wurde. Dabei handelt es sich um eine fehlende Unterscheidung innerhalb der Kategorie Obst. Man kann nicht davon ausgehen, dass jedes Obst und jede Art der Obstzubereitung denselben gesundheitlichen Wert aufweist. In den Jah-ren 2015/16 wurden in Deutschland pro Jahr von allen Obstsorten mit großem Abstand am meisten Äpfel (19,1 kg) und Bananen (11,7 kg) konsumiert, während Erdbeeren (3,4 kg) und weitere Beeren wie Johannis-, Stachel-, Brom- und Him-beeren (zusammen 1,6 kg) wesentlich weniger oft gegessen wurden.[21] Das ist inso-fern relevant, weil die antioxidative Kraft von unterschiedlichen Früchten inner-halb der Lebensmittelgruppe Obst sehr stark schwankt. Bananen wiesen in einer Untersuchung zusammen mit einigen Melonensorten die mit Abstand geringsten Werte auf, während Äpfel im Mittelfeld landeten.[22] Ganz weit vorn lagen hingegen viele der gängigen Beerensorten wie Cranberrys, Brombeeren, Heidelbeeren und Granatäpfel. So hatten in dieser Untersuchung Brombeeren beispielsweise knapp zehnmal so viel antioxidative Kraft wie Bananen und immerhin noch viermal so viel wie Äpfel. Hieran erkennt man, dass die Kategorisierung »Früchte« in Studien nur sehr unzureichend ist, weil eine Person mit einem hohen Konsum an Bananen beispielsweise dennoch weniger Antioxidantien über Obst aufnehmen kann als eine Person mit moderatem Beerenkonsum. Wenn man zur Beerensaison große Mengen an frischen Beeren sammelt, kann man diese auch einfrieren und scheint dadurch keinen allzu großen Nährstoffverlust in Kauf nehmen zu müssen.[23,24] So erhält man auch ohne lange Transportwege in der kalten Jahreszeit Zugang zur täglichen Portion Beeren.

Doch auch wenn gewisse Obstsorten wesentlich nährstoffreicher als andere sind, ist es letztlich immer die Gesamtheit der Ernährung, die den gesundheit-lichen Wert ausmacht, und so sollte man jedes Obst wertschätzen und nach Möglichkeit weitestgehend auf die regional und saisonal verfügbaren Obstsorten zurückgreifen. Die Menge an Obst, die man täglich in den Speiseplan integriert, sollte dabei so gewählt werden, dass sie nicht auf Kosten anderer wichtiger pflanz-licher Lebensmittel geht. Im Gegensatz zu Getreide und Hülsenfrüchten sättigt Obst weniger lange, ist schlechter lagerfähig und exotisches Obst hat weite Trans-portwege hinter sich. Das ist der Grund, warum Obst zwar eine relevante, aber keine zu dominante Rolle im Speiseplan spielen sollte. Die Sorge, dass Fruchtzu-cker in Früchten bei den üblichen Verzehrmengen schädlich sei, ist, wie bereits dargelegt, unbegründet und so muss der Obstverzehr in Bezug auf die Menge im Rahmen einer ausgewogenen pflanzlichen Ernährung nicht penibel kalkuliert werden. Lediglich die Menge an Fruchtsäften sowie zugesetzter Fruktose sollte auf ein Minimum beschränkt beziehungsweise weitestgehend aus dem Speiseplan gestrichen werden.

Fruchtzucker und Gewichtszunahme

Weltweit sind mehr als ein Drittel aller Menschen übergewichtig[25] und die steigenden Raten an Übergewicht und Adipositas in westlichen Ländern begünstigen eine Vielzahl an chronisch-degenerativen Erkrankungen und belasten das Gesundheitssystem stark.[26] Daher ist die Suche nach den Ursachen eine dringende Angelegenheit und von vielen Seiten wird dem Überkonsum von Zucker und allem voran Fruchtzucker eine bedeutende Rolle beigemessen.[27] Was man allerdings anhand einer Vielzahl an Studien herausgefunden hat, wurde in einer Veröffentlichung passenderweise als »Paradoxe Effekte von Früchten auf Adipositas« betitelt.[28] Darin schreiben die Autoren, dass es anhand der Menge an Zucker in vielen Früchten zwar durchaus nachvollziehbar wäre, wenn man erwarten würde, dass der Verzehr von Obst eher zur Entstehung von Übergewicht beiträgt als davor zu schützen. Allerdings betonen sie, dass die Studienlage beim regelmäßigen Verzehr von Früchten überraschenderweise durchweg Anti-Adipositas-Effekte zeigte.

In einer Untersuchung, die erneut Daten aus den drei großen Kohorten der Nurses' Health Study, der Nurses' Health Study II (NHS II) und der Health Professionals Follow-up Study (HPFS) mit diesmal zumindest über 133.000 Personen bezog, ging in einem Vier-Jahres-Vergleich jede tägliche Früchte-Portion sogar mit einer Gewichtsabnahme anstatt einer Zunahme einher.[29] Auch Interventionsstudien geben keinen Anlass zur Sorge, dass Obstverzehr eine Rolle in der Entstehung von Übergewicht spielen oder Abnehmerfolge bei Übergewichtigen schmälern könnte.

In einem Versuch wurden übergewichtige Personen jeweils einer von zwei kalorienreduzierten Ernährungsformen zugeordnet: Eine enthielt nur 5 % der Nahrungsenergie aus Früchten und die andere enthielt 15 %. Nach achtwöchiger Laufzeit konnten beide Gruppen einen gleich großen Gewichtsverlust erzielen und die Gruppe mit dem höheren Obstverzehr konnte darüber hinaus sogar ihren LDL-Cholesterinspiegel stärker senken.[30] So lässt sich schlussfolgern, dass Obst keine negativen Effekte auf den Gewichtsverlust bei kalorienreduzierter Ernährung ausübt und dass Obst im Rahmen einer insgesamt ausgewogenen und gesunden Ernährung sogar zum Erreichen und Aufrechterhalten eines gesunden Körpergewichts beitragen kann.

Nichtalkoholische Fettlebererkrankung

Eine häufige Sorge von vielen Menschen in Hinblick auf den Verzehr von Früchten ist die Risikoerhöhung für eine Erkrankung namens »nichtalkoholische Fettlebererkrankung« (NAFLE). Diese Erkrankung bezeichnet ein ganzes Spektrum an Erkrankungen und betrifft in unterschiedlichem Maß etwa 20–25 % der Erwachsenen in westlichen Ländern.[31] Zu den Manifestationen dieses Krankheitsbildes zählen im weitesten Sinne eine einfache Ansammlung von Fett in der Leber sowie schwerwiegende entzündliche Erkrankungen dieser Fettleber. Diese als Steatohepatitis (Fettleber-Hepatitis) bezeichnete Erkrankung kann im weiteren Verlauf zu einer Leberfibrose ebenso wie zu einer Leberzirrhose und zu Leberkrebs führen.[32]

Die Gründe für die Entstehung einer NAFLE sind vielfältig, aber viele Veröffentlichungen sehen einen Überkonsum an Fruktose als maßgebliche Einflussgröße[33] und gehen sogar soweit, Fruktose als »Massenvernichtungswaffe« zu bezeichnen.[34] Da ist es wenig verwunderlich, wenn auch Obst ins Kreuzfeuer gerät, denn es enthält je nach Sorte mehr oder weniger große Mengen davon. Wie so oft beruht diese falsche Sorge aber lediglich auf Unkenntnis der wesentlich komplexeren Zusammenhänge, die sich nicht darauf herunterbrechen lassen, dass jede Art von Fruchtzucker die Hauptursache für die Entstehung dieser Erkrankung ist.

Die Entstehung der NAFLE tritt überwiegend im Verbund mit anderen Erkrankungen wie Typ-2-Diabetes, Übergewicht und metabolischem Syndrom[35] auf und es ist durchaus berechtigt zu fragen, welchen Einfluss Fruchtzucker aus sämtlichen Quellen auf Menschen ohne diese Primärerkrankungen hat und ob Obst in diesem Kontext tatsächlich negativ wirken könnte. Wie eine systematische Übersichtsarbeit und Metaanalyse zeigen konnte, führte der Austausch von anderen Kohlenhydraten durch Fruktose nur in jenen Experimenten zu negativen Einflüssen auf die Leber, in denen die Probanden hyperkalorisch aßen, sie also mehr Kalorien zuführten, als sie verbrauchten. Bei isokalorischer Ernährung (Energieaufnahme = Energieverbrauch) konnten diese negativen Effekte durch Fruktose nicht beobachtet werden.[36] So schlussfolgerten die Autoren, dass ein erhöhter Fruktoseverzehr nur bei gleichzeitigem Kalorienüberschuss die bekannten negativen Folgen auf die Leber ausübt.

Somit schaffen der Kalorienüberschuss und in weiterer Folge Übergewicht, Adipositas, metabolisches Syndrom und Diabetes allem Anschein nach erst die jeweiligen Voraussetzungen dafür, dass Fruchtzucker derart negative Auswirkungen auf die Beschaffenheit der Leber ausübt. Einer der Autoren der Veröffentlichung betonte, dass die Debatte über die Rolle von Fruktose in der Entstehung von Übergewicht, Fettleber und metabolischem Syndrom vom eigentlichen Thema der generellen Überernährung der westlichen Bevölkerung ablenkt und dass jeglicher

Überschuss an Kalorien, aus welcher Quelle auch immer, das vorrangige Problem ist.[37] Weitere Autoren stimmen mit dieser Position überein und kritisieren voreilige Rückschlüsse über die Auswirkungen von Fruktose, ohne das Gesamtbild der hyperkalorischen und insgesamt ungesunden Ernährung zu betrachten.[38] In einem pointierten Editorial zum Thema NAFLE heißt es treffend: »Die unappetitliche Wahrheit ist, dass nichtalkoholische Fettleberererkrankungen schon fast als das menschliche Äquivalent zur Gänsestopfleber angesehen werden können.«[39] Denn ebenso wie Gänse eine Fettleber entwickeln, wenn man sie stark überfüttert, passiert auch dasselbe mit der menschlichen Leber durch die freiwillige Überfütterung. Ebenso wie bei der Gänsestopfleber, die nicht durch große Mengen an Fruktose, sondern durch Überfütterung mit Mais, Schmalz, Bohnen und Salz entsteht,[40] kann der Mensch auch abseits des Fruktoseüberschusses eine Fettleber durch andere Nahrungssubstrate in übermäßiger Menge entwickeln. Welche genaue Rolle Fruktose nun in der Entstehung der NAFLE spielen mag, so betonen Wissenschaftler durchwegs, dass die einzige Gefahrenquelle zugesetzte Fruktose in Softdrinks, Süßigkeiten und anderen Lebensmitteln darstellt, und nicht der Verzehr von Obst.[41,42]

Auch im Harvard Health Letter wird auf die wichtige Unterscheidung zwischen den unterschiedlichen Quellen für Fruktose hingewiesen und es wird betont, dass Untersuchungen zwar belegen, dass ein hoher Konsum von isolierter Fruktose mit dem Auftreten einer NAFLE assoziiert ist, aber klinische Studien erst zeigen müssen, dass Fruktose daran auch ursächlich beteiligt ist und diese auslöst.[43] Denn ein hoher Konsum von isoliertem Fruchtzucker geht in den allermeisten Fällen mit einem hohen Konsum an Softdrinks, Süßigkeiten und im weitesten Sinne mit einer ungesunden, auf Fast- und Junkfood basierenden Ernährung einher und ist in vielen Fällen begleitet von anderen Erkrankungen, die es zusätzlich erschweren, die primäre Ursache auszumachen. Eine Übersichtsarbeit mit insgesamt 33 Untersuchungen zeigte, dass Patienten mit NAFLE im Durchschnitt sogar weitaus weniger Früchte als gesunde Vergleichspersonen zu sich nehmen,[44] wodurch Früchte als Mitverursacher sehr unwahrscheinlich erscheinen. Therapeutische Ernährungskonzepte wie die mediterrane Ernährung enthalten auch im Rahmen einer NAFLE-Ernährung weiterhin reichlich frisches Obst.[45]

Auch im Harvard Health Letter wird betont, dass es zwar auch ohne handfeste Beweismittel zur Ursächlichkeit des Fruktoseverzehrs in der Entstehung von NAFLE ratsam ist, zugesetzten Fruchtzucker auf ein Minimum zu reduzieren, dieser Rat aber nicht dazu führen soll, dass man Obst aus dem Speiseplan streicht. Früchte sind gesundheitlich zuträglich und stellen in einer typischen westlichen Ernährung nur einen kleinen Teil der Gesamtaufnahme von Fruchtzucker dar. Die großen Quellen sind raffinierter Zucker (besteht zu 50 % aus Fruktose und 50 % aus Glukose) und fruktosereicher Maissirup (HFCS) sowie andere fruchtzuckerhaltige Sirupe.[46] Zusammenfassend kann also gesagt werden, dass der Konsum von großen

Mengen isolierter Fructose zweifelsohne aus vielen Gründen nicht ratsam ist, aber die Sorge vor einer Fettleber durch Früchteverzehr unbegründet ist und Äußerungen in dieser Richtung einer Gegenüberstellung mit der wissenschaftlichen Literatur nicht standhalten.

Die Fruktosemalabsorption

So gesund und schmackhaft Früchte auch sind, gibt es dennoch wie bei Soja, Gluten und weiteren kontroversen Themen auch in Bezug auf den Früchteverzehr Bevölkerungsgruppen, die entweder gar keine oder nur eingeschränkte Mengen davon verzehren können. Die Personen, die einen strikten Fruktoseverzicht aus allen Quellen inklusive Früchten einhalten müssen, sind solche mit den verhältnismäßig seltenen Krankheitsbildern wie der hereditären Fruktoseintoleranz und des Fruktose-1,6-bisphosphatase-Mangels.[47]

Der weitaus häufigere Grund, warum Personen nach dem Verzehr von Früchten über negative Symptome berichten, ist hingegen die sogenannte Fruktosemalabsorption. Das Ziel für Personen mit einer Fruktosemalabsorption ist zwar eine kurzfristige Karenz in Bezug auf den Verzehr von Obst und anderen fruktosehaltigen Nahrungsmitteln, jedoch lautet das mittel- und langfristige Ziel unter keinen Umständen der völlige Früchteverzicht, da dieser mit mehr Nach- als Vorteilen für die betroffenen Personen einhergehen würde. Menschen mit einer Fruktosemalabsorption haben keine Unverträglichkeit gegen Fruktose, sondern können lediglich nur geringere Mengen als der Durchschnitt pro Zeiteinheit verstoffwechseln.

Im Grunde könnte man auch so weit gehen und sagen, dass jeder Mensch ab einer gewissen Menge an Fruktose an einer Fruktosemalabsorption leidet. Da die Grenze bis zur Malabsorption aber von Person zu Person sehr unterschiedlich ausgeprägt ist und auch die durchschnittlich verzehrten Mengen innerhalb der Bevölkerung stark schwanken, gerät der Großteil der Bevölkerung im Alltag meist nicht an die individuelle Verträglichkeitsgrenze. Untersuchungen gehen beispielsweise davon aus, dass etwa 50 % der US-Bevölkerung eine Gabe von 25 g purer Fruktose nicht vollständig verstoffwechseln kann.[48] Eine weitere Veröffentlichung zeigte, dass 80 % der in Bezug auf Fruktose im Alltag beschwerdefreien Gruppe eine Fruktosegabe in Höhe von 50 g nicht vollständig aufnehmen kann.[49] Dennoch bleiben schätzungsweise die Hälfte aller Menschen mit Fruktosemalabsorption symptomfrei, weil sie im Rahmen ihrer täglichen Ernährung unbewusst die Obergrenze ihrer Fruktoseverwertungskapazität pro Zeiteinheit nicht überschreiten und somit keine Einschränkungen erleben.[50]

Die Deutsche Gesellschaft für Allergologie und klinische Immunologie (DGAKI) spricht in ihrem Positionspapier von einer Fruktosemalabsorption erst ab einer begrenzten Aufnahmekapazität von weniger als 25 g Fruktose bei einer einmaligen

Gabe, auf die die Testpersonen mit den typischen Symptomen der Fruktosemalabsorption reagierten.[51] Zu diesen Symptomen gehören unter anderem kolikartige Unterleibsschmerzen, Flatulenz und Durchfall, die durch die im Dünndarm nicht resorbierte Fruktose entstehen, die so in den Dickdarm gelangt und dort von den ansässigen Bakterien verstoffwechselt wird.[52] Dabei entsteht unter anderem Wasserstoff, der wiederum in der Diagnose der Fruktosemalabsorption im Rahmen des Wasserstoff-Atemtests gemessen werden kann.[53] Dieser Test gilt als Standardmethode in der Diagnose einer Fruktosemalabsorption und kann ein zuverlässiges Bild widergeben, wie viel Fruktose unverdaut in den Dickdarm gelangt und ab wann also eine Malabsorption stattfindet.

Daher ist es eigentlich nicht korrekt, von *gesunden* und *kranken* Menschen in Bezug auf die Fruchtzuckertoleranz zu sprechen, sondern lediglich von Personen, die mehr oder weniger große Mengen an Fruchtzucker pro Zeiteinheit verstoffwechseln können.

Mit einem durchschnittlichen Verzehr von Obst würden die meisten Menschen niemals an ihre Verwertbarkeitsgrenzen stoßen, jedoch hat der vermehrte Einsatz von zugesetzter Fruktose an Stelle von Zucker (Saccharose) in den vergangenen Jahrzehnten dazu geführt, dass die tägliche Gesamtaufnahme an Fruktose um ein Vielfaches gestiegen ist. Der Fruchtzucker aus Obst spielt in der westlichen Ernährung mit weniger als einem Drittel der Gesamtmenge des aufgenommenen Fruchtzuckers nur eine untergeordnete Rolle und wird bei Verdauungsbeschwerden oft zu Unrecht als Schuldiger ausgemacht.[54] Dass Fruktose mehr und mehr anstelle von anderen Zuckerarten verwendet wird, ist unter anderem darauf zurückzuführen, dass sie süßer und leichter löslich als Saccharose oder Glukose ist und einen weniger steilen Anstieg des Blutzuckers im Vergleich zu anderen Zuckern verursacht.[55] Letzteres hat in der Vergangenheit auch dazu geführt, dass Fruktose in sogenannten Diabetiker-Lebensmitteln anstelle von Saccharose in dem Glauben verwendet wurde, dass sich dies günstig auf den Therapieerfolg bei Diabetikern auswirken würde. Wie das Bundesinstitut für Risikobewertung (BfR) aber bereits 2009 feststellte, ist das nicht der Fall und so wird Diabetikern von Produkten mit zugesetztem Fruchtzucker anstelle anderer Zuckerarten abgeraten.[56] Tab. 28 gibt auf der folgenden Seite einen Überblick über die Gesamtmenge an Fruktose ebenso wie Glukose in ausgewählten Lebensmitteln und stellt auch das Fruktose-Glukose-Verhältnis der Lebensmittel dar, das im Rahmen der Fruktoseabsorption von Bedeutung ist.

Wenn man besonders sensibel auf Fruchtzucker reagiert und trotz des Streichens aller Fruchtsäfte, Fruktose-Sirupe und Lebensmittel mit zugesetztem Fruchtzucker immer noch Bauchschmerzen, Durchfall oder Flatulenz nach dem Verzehr von Obst bekommt, gibt es dennoch praktische Wege, um weiterhin die Aufnahme der Fruktose im Dünndarm zu verbessern und damit in der Regel für eine Linderung der Beschwerden zu sorgen. Der Grund, warum Ernährungsfach-

Tab. 28: **Fruktose-Glukose-Verhältnis ausgewählter pflanzlicher Lebensmittel**[57]

Lebensmittel Pro 100 g	Fruktose in g	Glukose in g	Verhältnis Fruktose:Glukose
Agavendicksaft[58]	55,6	12,4	1:0,2
Ahornsirup	29,8	30,1	1:1
Ananas	2,4	2,1	1:0,9
Apfel	5,7	2,0	1:0,4
Aprikose (Marille)	0,9	1,7	1:1,9
Banane	3,4	3,5	1:1
Birne	6,7	1,7	1:0,2
Brombeeren	3,1	3,0	1:1
Erdbeeren	2,2	2,2	1:1
Heidelbeeren	3,3	2,5	1:0,7
Himbeeren	2,0	1,8	1:0,9
Kirsche (sauer)	4,3	5,2	1:1,1
Kirsche (süß)	6,3	7,1	1:1,1
Kiwi	4,6	4,3	1:0,9
Mango	2,6	0,8	1:0,3
Papaya	3,5	3,6	1:1
Pfirsich	1,2	1,0	1:0,8
Pflaumen	2,0	3,4	1:1,7
Weintrauben	7,3	7,4	1:1

■ = weit mehr Fruktose als Glukose   ■ = gleich viel Fruktose wie Glukose
■ = etwas mehr Fruktose als Glukose   ■ = weniger Fruktose als Glukose

kräfte trotz einer Malabsorption nicht zum langfristigen kompletten Verzicht von Obst raten, ist neben der gesundheitlichen Bedeutung von Obst in der Tatsache begründet, dass ein Verzicht auf Fruchtzucker die bestehende Aufnahmestörung noch verschlimmern würde. Im Umkehrschluss kann sie durch den regelmäßigen Obst-Verzehr in einer verträglichen Menge mit der Zeit verbessert werden, da die Transportsysteme für die Fruktose im Dünndarm bis zu einem gewissen Grad variabel sind. Bei langfristiger Fruktose-Karenz können diese sich verringern und bei regelmäßigem Fruktose-Verzehr erhöhen.[59] Um diesen Vorgang besser verstehen zu können, hilft ein Blick in die Abläufe bei der Fruktoseabsorption im menschlichen Dünndarm. Damit die Fruktose im Dünndarm aufgenommen werden kann, benötigt sie passende Transportproteine, durch die sie aus dem Dünndarm in die Blutbahn gelangt. In ihnen liegt auch der Schlüssel zur Steigerung der Aufnahmefähigkeit. Abb. 42 stellt das bildlich dar.

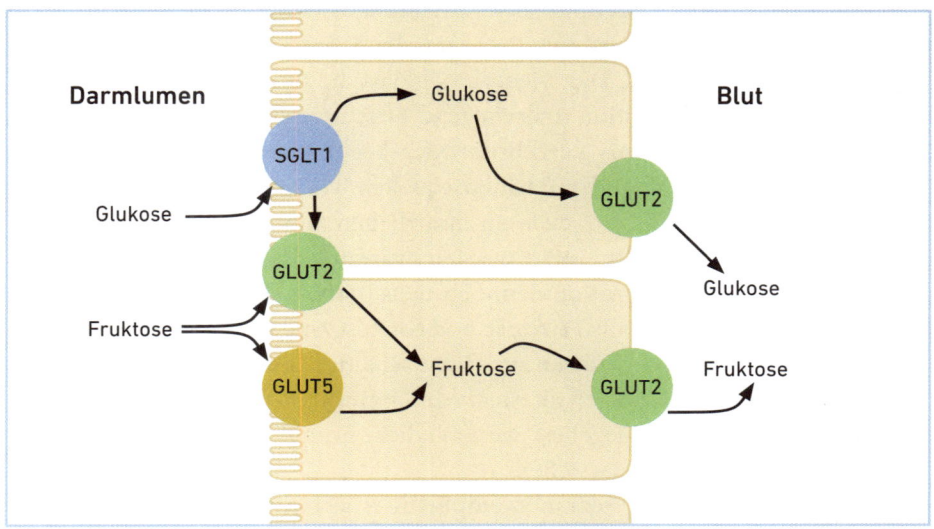

Es gibt zwei Wege, wie Fruktose in die Blutbahn aufgenommen werden kann: über das Transportprotein GLUT-2 und über das Transportprotein GLUT-5.

Wie die Abbildung zeigt, gibt es grundsätzlich zwei Wege, wie Fruktose in die Blutbahn aufgenommen werden kann. Die eine Möglichkeit besteht über ein Transportprotein namens GLUT-2 und die andere über das Transportprotein GLUT-5. Beide Transporter sind an den sogenannten Epithelzellen der Dünndarmschleimhaut lokalisiert und helfen von dort aus, die Fruktose zuerst in das Zellinnere aufzunehmen und sie im Anschluss in das Blut abzugeben. Der Vollständigkeit halber sei erwähnt, dass die aus dem Dünndarm aufgenommene Fruktose zwar sowohl über GLUT-2- als auch GLUT-5-Transporter in die Epithelzellen transportiert werden kann, dass allerdings Fruktose von dort aus nur über GLUT-2-Transporter durch die Zellmembran weiter in das Blut und letztendlich in die Leber gelangen kann, wo sie dann verstoffwechselt wird. Die Kenntnis über diese zwei unterschiedlichen Transportproteine verdeutlicht auch den Grund dafür, warum Fruktose ohne gleichzeitige Zufuhr von Glukose von Malabsorbern nicht so gut aufgenommen werden kann. Wenn Fruktose ohne ausreichende Mengen an Glukose über Monomahlzeiten aus Früchten mit einem ungünstigen Fruktose-Glukose-Verhältnis oder durch Softdrinks oder Snacks mit Fruktosesirup alleine in größerer Menge in den Dünndarm gelangt, dann kann der Transport der Fruktose alleine lediglich über den leistungsschwächeren GLUT-5-Transporter in die Epithelzellen stattfinden. Der leistungsstärkere GLUT-2-Transporter kann nur beim gleichzeitigen Vorhandensein von ausreichend Glukose *zugeschaltet* werden, weil dieser nur durch die Aktivität eines anderen Transporters für Glukose (SGLT1) aktiviert werden kann.

Das erklärt, warum das gleichzeitige Vorhandensein von ausreichend Glukose von großer Bedeutung in der optimalen Aufnahme von Fruktose bei Malabsorbern ist, weil erst durch sie das gesamte Potenzial der Transportproteine für Fruktose ausgeschöpft werden kann. Das wiederum erklärt die Empfehlung, dass man vor allem bei einer Malabsorption überwiegend Früchte mit einem ausgeglichenen Fruktose-Glukose-Verhältnis verzehren oder besonders fruktosehaltiges Obst wie Äpfel und Birnen mit anderen Glukosequellen wie Müsli (aus dem Abbau der Stärke) kombinieren sollte, um so diesen zusätzlichen Aufnahmeweg hinzuzuschalten. Dadurch kann ebenfalls erklärt werden, warum klassischer Haushaltszucker bei einer Fruktosemalabsorption dennoch meist gut vertragen wird. Saccharose besteht zu gleichen Teilen aus Fruktose und Glukose und so ist beim Verzehr von Zucker stets ausreichend Glukose zur Hinzuschaltung des GLUT-2-Transporters vorhanden. Dies ist bei einigen alternativen Süßungsmitteln wie Agaven-, Apfel- oder Birnendicksaft nicht gegeben, weshalb diese grundsätzlich keine gute Alternative zu Haushaltszucker darstellen.

Vor allem bei sensiblen Personen empfiehlt es sich, insbesondere in der Zeit während und einige Zeit nach starker körperlicher Belastung keine großen Mengen an Fruktose zu verzehren, da intensive physische Aktivität die Dünndarmpassagezeit beschleunigt und somit die Chance erhöht, dass die Fruktose nicht vollständig aufgenommen werden kann.[61]

Ein weiterer Weg, um die Aufnahme von Fruktose zu verbessern, wäre, die Transitgeschwindigkeit des Speisebreis durch den Dünndarm zu verlangsamen, so dass pro Zeiteinheit weniger Fruktose in den Dünndarm gelangt und eine Überlastung der Transporterkapazität dadurch unwahrscheinlicher wird. Dies kann erreicht werden, indem Früchte zusammen mit protein- und fettreichen Lebensmitteln gegessen werden, da diese Makronährstoffe die Verdauungszeit verlängern.[62] So könnte man das Obst zusammen mit einigen Nüssen essen oder als Dessert nach einer Hauptmahlzeit.

Genau dieser Vorschlag, der bei Durchsicht der Literatur zur Aufnahmesteigerung von Fruktose oft gemacht wird, widerspricht allerdings den anekdotenhaften Erzählungen, dass Obst einzig und alleine für sich genommen gegessen werden sollte. Der Grundtenor lautet, dass Obst nicht mit anderen Lebensmitteln kombiniert werden sollte, um eine optimale Verdaubarkeit zu gewährleisten. Zu den Vorteilen dieser sogenannten Früchte-Monomahlzeiten zählen laut ihrer Befürworter unter anderem »kurze Verdauungszeit, optimale Nährstoffnutzung, leichtes, energetisches Selbstbefinden, kein Völlegefühl und viel Energie.«[63] So heißt es in einem Blogbeitrag zu dieser Thematik »Eat it alone or leave it alone« (Iss es alleine oder lass es sein). Darin schreibt die Autorin, dass beispielsweise Bananen und Beeren im Müsli oder Haferbrei oder Früchte im Smoothie mit Mandelmilch untersagt seien, um nicht die optimale Verdauung zu beeinträchtigen.[64] In einem anderen Blogbeitrag liest man die Empfehlung, »nur Wassermelone zum Frühstück, nur

Äpfel zum Mittag, nur Sprossen zum Abendessen« zu verzehren oder gleich »den ganzen Tag nur Bananen« zu essen.[65]

Nach dem derzeitigen Verständnis der Abläufe im menschlichen Körper gibt es allerdings keinen Grund dazu, Monomahlzeiten zu befürworten. Gerade die oft erwähnte bessere Verträglichkeit von Frucht-Monomahlzeiten wird zumindest für Personen mit einer Malabsorption wesentlich gesteigert, wenn die Früchte zusammen mit Getreide, Nüssen oder anderen glukose,- protein- und fetthaltigen Nahrungsmitteln in Form von Früchten mit Müsli, Sojamilch und Nüssen oder als fruchtiger Bestandteil in einem gemischten Salat mit Nussdressing kombiniert werden. Hat man für sich beschlossen, dass man sich besser fühlt, wenn man Früchte von den restlichen Mahlzeiten separiert, kann man das natürlich tun, aber es gibt keine Daten, die dieses Vorgehen für den überwiegenden Teil der Bevölkerung rechtfertigen würden.

Im Standardwerk »Understanding Nutrition« heißt es zum Thema Trennkost/ Food-Combining: »Die Idee, dass Menschen gewisse Lebensmittelkombinationen […] nicht innerhalb einer Mahlzeit verzehren sollten, weil das Verdauungssystem nicht mit mehr als einem Lebensmittel gleichzeitig umgehen kann, ist ein Mythos. Das Konzept der Trennkost basiert auf einer fehlerhaften Logik und einer massiven Unterschätzung der Kapazitäten des Körpers. In Wirklichkeit ist in vielen Fällen das Gegenteil wahr. Gewisse Lebensmittel können miteinander verzehrt sogar ihre Verwertbarkeit im Körper erhöhen.«[66]

Bereits zu Beginn der Ausführung zur Fruktosemalabsorption wurde erwähnt, dass Ernährungsmediziner und Wissenschaftler bei einer Malabsorption grundsätzlich nicht dazu raten, längerfristig komplett auf Fruktose zu verzichten. Diese Empfehlung liegt in dem Umstand begründet, dass die Anzahl an Transportproteinen für Fruktose sich ein Stück weit an die Menge der täglich zugeführten Fruktose adaptieren kann. Wenn man also aufgrund einer Fruktosemalabsorption über einen längeren Zeitraum hinweg fruktosearm isst, kann dies dazu führen, dass sich die Kapazität des Körpers zur ordnungsgemäßen Verdauung von Fruktose verschlechtert, da sich die Menge der Transportproteine ebenfalls reduziert. Auf der anderen Seite kann eine Ernährung, die trotz Malabsorption weiterhin moderate Mengen an Fruktose enthält, dazu führen, dass sich langfristig die Anzahl der Transportproteine erhöht und der Konsum so wieder sukzessive gesteigert werden kann.[67] Natürlich soll niemand über die individuelle Verträglichkeitsgrenze hinaus Fruktose zuführen, aber durch die zuvor genannten Hilfsmittel kann die moderate Fruktoseaufnahme in den meisten Fällen beschwerdefrei gewährleistet werden, um langfristig auch die Verträglichkeit von Früchten mit ungünstigerem Fruktose-Glukose-Verhältnis oder Früchten als alleinigen Snack beschwerdefrei verdaulich zu machen.

Somit gilt für betroffene Personen mit einer Fruktosemalabsorption ein strikter Fruktoseverzicht nur in der ersten der insgesamt drei Phasen im Rahmen einer Ernährungstherapie bei Frukotsemalabsorption. Die drei Phasen der Therapie werden als Karenzphase, Testphase und Langzeiternährung bezeichnet.[68] Die erste Phase der kompletten Karenz dauert lediglich zwei bis vier Wochen. In dieser Zeit verzichten Betroffene komplett auf alle Quellen von Fruktose (also auch Haushaltszucker) ebenso wie auf Zuckeralkohole wie Sorbit, Mannit und Xylit. Generell sollte im Rahmen dieser zwei bis vier Wochen eine leichte Vollkost gegessen werden, bei der auch andere potenziell blähende Lebensmittel wie Kohlgemüse und Hülsenfrüchte ebenso wie kohlensäurehaltige Getränke gemieden werden. Dabei tritt in der Regel eine komplette oder zumindest eine deutliche Besserung der Symptome ein, sofern diese tatsächlich allein oder überwiegend durch die Fruktosemalabsorption verursacht wurden. Die darauffolgende Testphase dauert in der Regel 6–8 Wochen und dient im Anschluss an die Karenzphase dazu, täglich ein neues fruktosehaltiges Lebensmittel in unterschiedlichen Mengen auszuprobieren, um die individuelle Verträglichkeit auf bestimmte Obstsorten zu testen. Auch Kohlgemüse, Hülsenfrüchte etc. können in dieser Phase wieder nach und nach in die Ernährung integriert werden, um auch zusätzlich die individuelle Verträglichkeit auf diese Lebensmittel zu testen. Im Anschluss an die Testphase erfolgt die reguläre Langzeiternährung, in der nun anhand der individuell festgestellten Verträglichkeitsgrenze aus der Testphase Obst als Nährstofflieferant und zur Sicherstellung der Aufrechterhaltung der ausreichenden Menge an Transportproteinen für Fruktose auf täglicher Basis in den Speiseplan integriert wird. Da sich die Verträglichkeit durch den regelmäßigen Verzehr von Obst auch weiterhin steigern kann, macht es durchaus Sinn, in der darauffolgenden Zeit in regelmäßigen Abständen zu testen, ob sich mit der Zeit die individuelle Verträglichkeitsgrenze womöglich noch weiter erhöht hat.

Smoothie, Saft oder ganzes Obst?

Am besten verzehrt man Früchte im Ganzen. Mit jedem Verarbeitungsschritt gehen gewisse Nährstoffe verloren und die Auswirkungen der enthaltenen Inhaltsstoffe können sich ändern. Es sollte grundsätzlich das Ziel beim Obstverzehr sein, es so frisch und unverarbeitet wie möglich zu konsumieren. Smoothies wirken nicht so optimal wie ganzes Obst. Fruchtsäfte sind dabei gesundheitlich noch weniger wertvoll – auch wenn es sich um frisch gepresste Säfte handelt. Wie bereits beschrieben, konnten Fruchtsäfte in Untersuchungen nicht dieselbe protektive Wirkung auf beispielsweise das Typ-2-Diabetes-Risiko wie Früchte entfalten.[69] Neben dem dicht konzentrierten Fruchtzucker in Fruchtsäften fehlt ihnen durch das Entfernen der Ballaststoffe außerdem ein wichtiger Bestandteil, der den Blutzucker- und Insulinspiegel und das Sättigungsgefühl positiv beeinflussen kann.

Eine Untersuchung verglich die Unterschiede in der Insulinausschüttung zwischen ganzen Äpfeln, gemixten Äpfeln und Apfelsaft mit der jeweils gleichen

Gesamtmenge an Fruchtzucker und konnte zeigen, dass der Apfelsaft trotz der gleichen Menge an Fruchtzucker eine wesentliche stärkere Insulinsekretion auslöste.[70] Selbst die gemixten Äpfel hatten, verglichen mit den ganzen Äpfeln, in der Untersuchung eine ungünstigere Wirkung auf die Insulinausschüttung. Entsaften von Obst entfernt allerdings weit mehr als nur deren Ballaststoffe. Es entfernt auch einen gewissen Teil der Mikronährstoffe und sekundären Pflanzenstoffe zusammen mit den Ballaststoffen. In einer Untersuchung wurden aus unterschiedlichen Obstsorten wie Äpfeln, Birnen, Kaki und Mandarinen sowohl Smoothies als auch Säfte hergestellt und es konnte gezeigt werden, dass die antioxidative Wirkung stärker war, wenn diese zum Smoothie gemixt anstatt entsaftet wurden.[71]

Die Säfte waren weiterhin nährstoffreich, aber eben nicht so nährstoffreich wie die Smoothies. Wenn man gerne Smoothies trinkt, bietet es sich außerdem an, diese nicht nur aus Obst, sondern auch aus einem großen Anteil an dunkelgrünem Blattgemüse zuzubereiten. Während einige Arten von Blattgemüse wie Blattspinat, Mangold oder junger Grünkohl recht zart sind und gut im Ganzen mitgemixt werden können, sind einige andere Blattgemüse sehr zäh und würden im Ganzen gemixt den grünen Smoothie für die meisten Menschen zu einer unappetitlichen Angelegenheit machen. Um dies zu vermeiden, bietet es sich an, die zäheren grünen Blattgemüse ebenso wie Weizengras, Dinkelgras und andere zu entsaften und den Saft anstelle von Wasser als Basis für den grünen Smoothie mit dem Obst zu mixen. So kann man das Beste beider Welten miteinander kombinieren.

Man kann es sich auch einfach machen und große Mengen an zähem Blattgemüse, Weizengras etc. auf einmal entsaften und dann in Eiswürfelformen abfüllen und auf Vorrat einfrieren. So hat man jederzeit die Basis für den grünen Smoothie griffbereit im Gefrierfach und benötigt nur noch frisches Obst und eventuell weiteres zartes Blattgemüse. Oder man hält es klassisch und isst das tägliche Blattgemüse einfach als Salat und das Obst entweder ebenfalls als Teil des Salats oder als gesunde Nachspeise hinterher.

Denn Obst im Ganzen genossen hat noch einen weiteren Vorteil: Es hält im Vergleich zum getrunkenen Smoothie länger satt. Dies scheint aber nicht nur mit der flüssigen Textur zusammenzuhängen, sondern wohl auch mit der schnelleren Geschwindigkeit, mit der man Smoothies im Vergleich zu ganzem Obst konsumieren kann. So besteht die Hypothese, dass durch den schnelleren Verzehr von Smoothies im Gegensatz zu ganzen Früchten dem Körper nicht die Möglichkeit gegeben wird, die tatsächliche Menge an verzehrter Nahrung zu realisieren und das Sättigungsgefühl dementsprechend auszurichten.[72] Genau dies wurde auch in einer Studie festgestellt, in der die Teilnehmer entweder eine Obstplatte mit ganzen Äpfeln, Aprikosen und Bananen sowie Wasser separat als Getränk, dieselbe Menge an Obst und Flüssigkeit als Smoothie zum Trinken oder in der dritten Gruppe als Smoothie gemixt zum Löffeln erhielten.[73] In der Gruppe mit dem ganzen Obst ebenso wie in der Gruppe mit dem gelöffelten Smoothie war das Sättigungsgefühl höher als in der Gruppe mit dem getrunkenen Smoothie, obwohl alle Zutaten und dadurch auch die Kalorien gleich waren.

Die Wissenschaftler schlussfolgerten daraus, dass dies zum einen eine psychologische Komponente haben könnte, weil etwas zu trinken von den meisten Menschen anders wahrgenommen wird als etwas zu löffeln oder zu kauen. Außerdem konnte die trinkende Smoothie-Gruppe dieselbe Menge an Obst in kürzerer Zeit aufnehmen und damit zusätzlich ihr Sättigungsgefühl austricksen. Dieser Effekt zeigte sich auch in der an früherer Stelle erwähnten Untersuchung mit den unterschiedlich zubereiteten Äpfeln in ganzer, gemixter oder entsafteter Form: Obwohl die Menge an Kalorien, Fruchtzucker und Ballaststoffen im Apfelpüree und den ganzen Äpfeln gleich war, konnte das Püree in knapp sechs Minuten verzehrt werden, während die Probanden für die ganzen Äpfel über 17 Minuten brauchten. Die Gruppe mit den langsamer verzehrten ganzen Äpfeln berichtete dabei von einer besseren Sättigungswirkung.[74]

Ähnliche Effekte konnten auch in einem weiteren Experiment gezeigt werden, in dem Personen die gleiche Kalorienmenge an Äpfeln oder Apfelmus vor einem Essen erhielten. Die Gruppe mit dem ganzen Apfel aß dabei in der darauffolgenden Mahlzeit durchschnittlich um 15 % weniger Gesamtkalorien als die Gruppe mit dem Apfelmus als Vorspeise, was erneut auf den besseren Sättigungseffekt bei ganzen oder kleingeschnittenen Früchten schließen lässt, für deren Verzehr man mehr Zeit benötigt.[75]

Fazit

Obst ist eine gesunde Lebensmittelgruppe und sollte am besten täglich in den Speiseplan integriert werden. Jede Art von Obst ist begrüßenswert, aber gewisse Arten wie Beeren weisen wesentlich höhere Werte an Antioxidantien im Vergleich zu anderen häufiger konsumierten Früchten wie Bananen und Äpfeln auf. Der regelmäßige Verzehr von Obst konnte in einer Vielzahl an Metaanalysen positiv auf eine ganze Reihe an chronisch-degenerativen Erkrankungen wie Diabetes mellitus Typ 2, metabolisches Syndrom, koronare Herzerkrankungen, Schlaganfälle und einige Krebsarten wirken. In Bezug auf die Frage nach dem gesundheitlichen Wert von Fruchtzucker muss klar zwischen Fruchtzucker aus Früchten und zugesetztem Fruchtzucker aus beispielsweise fruktosehaltigem Maissirup (HFCS), Agavendicksaft und anderen Quellen in Softdrinks und Lebensmitteln unterschieden werden.

Während zugesetzter Fruchtzucker vor allem im Rahmen einer insgesamt ungesunden und überkalorischen Ernährungsweise zu Recht als gesundheitlich abträglich eingestuft wird, trifft dies nicht auf Fruchtzucker aus Früchten zu. Auch mit Fruchtzucker in Verbindung gebrachte Erkrankungen wie die nicht-alkoholische Fettlebererkrankung werden nicht durch den Konsum von Früchten begünstigt.

Nur wenige und äußerst seltene Krankheitsbilder verlangen tatsächlich nach einem völligen Verzicht auf Fruktose und liefern dennoch keine Begründung dafür, warum gesunde Menschen auf Obst verzichten sollten. Aufgrund des im letzten Jahrzehnts stark gestiegenen Konsums von zugesetzter Fruktose stoßen allerdings mehr und mehr Menschen an ihre Grenzen der Fruktoseverwertung und reagieren darauf mit Verdauungsbeschwerden. Diese erlebte Fruktosemalabsorption wird allerdings weniger durch Früchte, sondern vielmehr durch die weit größere Menge an Fruchtzucker durch zugesetzte Fruktose hervorgerufen.

Die Fruktosemalabsorption als Intoleranz gegenüber Obst zu verstehen, wäre falsch, und ein Verzicht auf Früchte würde die langfristige Fähigkeit des Verdauungstraktes zur sachgemäßen Aufnahme von Fruchtzucker nur noch weiter verringern. Wenn zugesetzte Mengen an Fruktose aus Speisen und Getränken gestrichen werden sowie Obst mit einer Glukose-, Fett- oder Proteinquelle zur Aufnahmesteigerung der Fruktose kombiniert wird, haben selbst empfindliche Menschen keine Schwierigkeiten mit der Verdauung von Früchten im Rahmen einer ausgewogenen pflanzlichen Ernährung.

Ein weiterer Irrtum bezüglich Obst ist die Theorie zum Food-Combining zur angeblich besseren Verträglichkeit, die die Kombination von Obst mit den meisten anderen Lebensmitteln untersagt. Diese Theorie ist jedoch physiologisch nicht plausibel und fußt nicht auf wissenschaftlichen Erkenntnissen. Wenn jemand dieser Theorie folgen möchte, kann sie oder er das ohne negative gesundheitliche Effekte tun, aber eine Notwendigkeit hierfür scheint es für die Allgemeinbevölkerung nicht zu geben. Gerade bei Personen mit eingeschränkter Fruktoseabsorption kann diese Art der Trennkost sogar zum Gegenteil dessen führen, was sie eigentlich bezwecken soll.

Der Trend in Richtung (grüne) Smoothies ist grundsätzlich positiv zu bewerten, wenn er Menschen den Zugang zu mehr frischem Obst und Blattgemüse ermöglicht, jedoch bieten grüne Smoothies auch keine gesundheitlichen Vorteile gegenüber dem Verzehr von Blattgemüse und Obst in ihrer ursprünglichen Form. Im Ganzen genossen benötigt der Verzehr allerdings zumeist mehr Zeit und dies führte in Untersuchungen dazu, dass Personen sich nach dem Verzehr von Smoothies weniger stark gesättigt als nach dem Verzehr von ganzen Früchten fühlten. Manche Obstsorten wie Äpfel haben darüber hinaus im gemixten Zustand auch weniger günstige Auswirkungen auf den Insulinspiegel im direkten Vergleich mit ganzen Äpfeln. Wenn man sich für den Konsum von grünen Smoothies entscheidet, ist das Einmischen von einem Teelöffel Leinsamen pro Portion Smoothie eine gute Variante, um mehr Fett für die Aufnahme der fettlöslichen Vitamine und einiger sekundärer Pflanzenstoffe bereitzustellen. Dies sorgt auch für ein längeres Sättigungsgefühl durch die Erhöhung des Ballaststoffgehalts. Vom Konsum von Fruchtsäften sollte hingegen weitestgehend abgesehen werden.

Tab. 29: **Vorurteile gegenüber Obst**

Klischee	Realität
Der Zucker im Obst macht dick und Personen mit Gewichtsproblemen sollten Obst weitestgehend meiden.	▶ Aufgrund des Zuckers in Obst ist dieser Rückschluss zwar vermeintlich nachvollziehbar, allerdings zeigen große Kohortenstudien das Gegenteil und schlussfolgern, dass regelmäßiger Obstverzehr sogar mit einem geringeren Körpergewicht assoziiert ist. Auch in Interventionsstudien verringerte ein höherer Obstverzehr nicht die Abnehmerfolge der Teilnehmer.
Zu viel Obst kann aufgrund des enthaltenen Zuckers das Risiko für Diabetes erhöhen und Diabetiker sollten Obst reduzieren.	▶ Während der Konsum von zugesetzter Fruktose und Fruchtsäften mit einem erhöhten Diabetesrisiko einhergeht, zeigen Studien, dass ein höherer Obstverzehr sogar mit einem geringeren Diabetesrisiko korreliert. Ein vermehrter Obstkonsum gilt auch für Diabetiker als gesundheitlich zuträglich und sollte Teil eines vollwertigen Speiseplans für diese Personengruppe sein.
Zu viel Fruchtzucker ist an der Entstehung der nicht-alkoholischen Fettlebererkrankung (NAFLE) ursächlich beteiligt.	▶ Einer der Hauptgründe für die Entstehung einer NAFLE ist eine überkalorische Ernährung und damit einhergehendes Übergewicht mitsamt Begleiterkrankungen. Im Rahmen eines Kalorienüberschusses wirkt sich zugesetzte Fruktose vermutlich tatsächlich negativ auf das Krankheitsbild aus. Dies trifft aber erneut nicht auf den Verzehr von vollwertigem Obst zu.
Die meisten Menschen vertragen Obst nicht richtig und so sollten sie es weitestgehend meiden.	▶ Nur eine sehr kleine Anzahl an Menschen ist von Erkrankungen betroffen, die eine komplette Abstinenz von Früchten verlangen. Selbst Personen mit einer Fruktosemalabsorption sollten nicht Obst, sondern zugesetzte Fruktose aus ihrer Ernährung streichen, die mehr als ⅔ der Gesamtfruktose der Durchschnittsernährung ausmacht. Ein strikter Verzicht auf jegliche Fruktose würde die zugrundeliegende Einschränkung in der Fruktoseaufnahme nur weiter verstärken und so sollten auch diese Personen im Rahmen ihrer individuelle Verträglichkeitsgrenze täglich verträgliche Mengen an Obst verzehren.
Wenn man Obst isst, sollte es für sich alleine gegessen werden, da es sich abträglich auf die Verdauung auswirkt, wenn man Obst mit anderen Lebensmitteln kombiniert.	▶ Theorien der Trennkost bzw. des Food-Combinings fußen nicht auf plausiblen physiologischen Vorgängen. Die Kombination von Obst mit anderen glukose-, fett- oder proteinhaltigen Lebensmitteln kann im Gegenteil sogar die Aufnahme von Fruktose verbessern. Es spricht auf der anderen Seite aus gesundheitlichen Gründen auch nichts Entscheidendes dagegen, Früchte ausschließlich als Monomahlzeiten zu verzehren, aber es stellt aus praktischen sowie kulinarischer Gründen eine unnötige Einschränkung für den überwiegenden Teil der Bevölkerung dar, der Obst auch in Kombination mit anderen Lebensmitteln bestens verträgt.

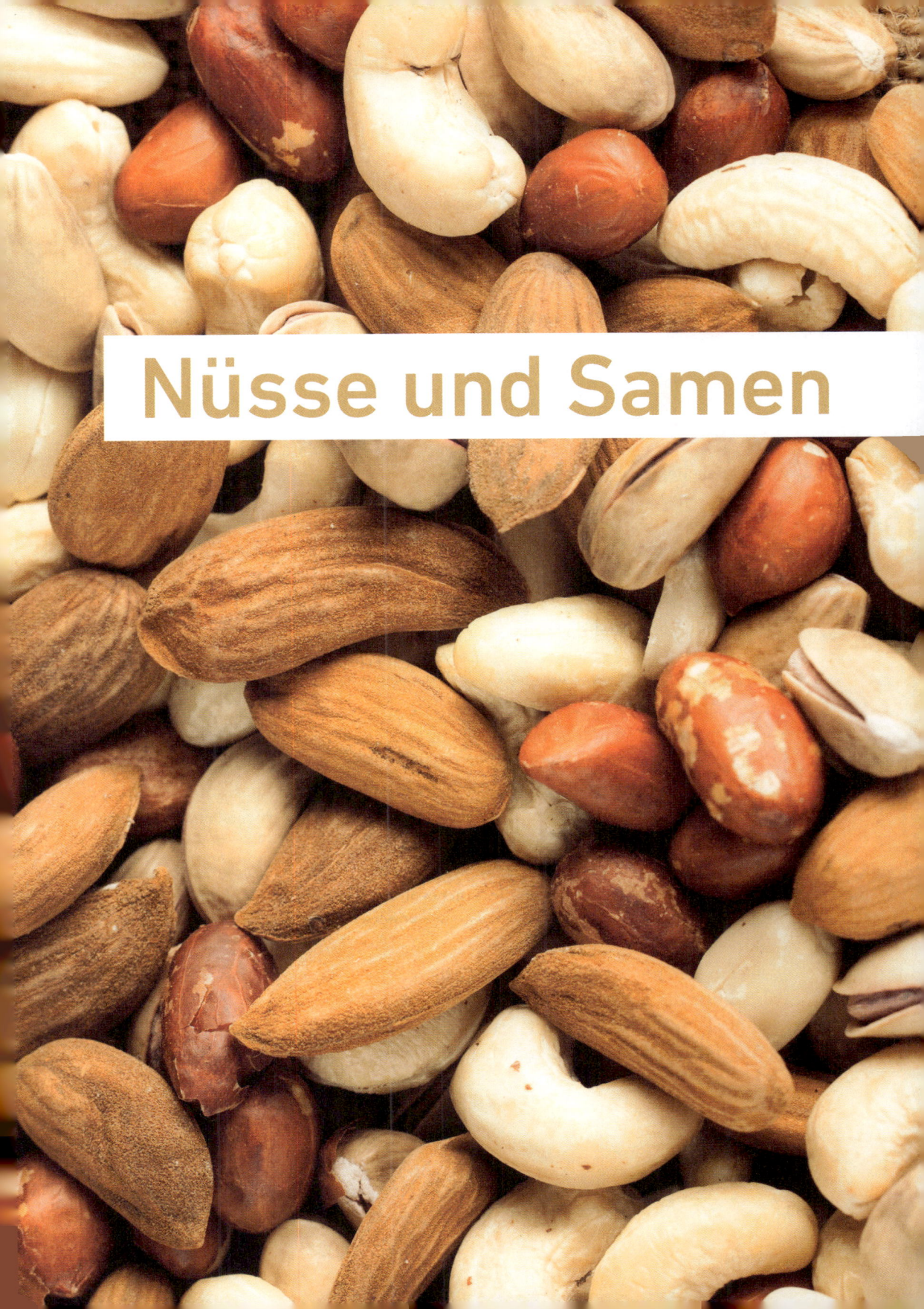

Nüsse und Samen

O bwohl Nüsse und Samen zu den gesündesten Lebensmitteln der menschlichen Ernährung gehören, werden sie leider in vielen Speiseplänen vernachlässigt. Was man botanisch als Nuss versteht, muss dabei allerdings nicht zwingend gleichbedeutend mit der Kategorie der Nüsse im kulinarischen oder ernährungswissenschaftlichen Sinne sein. Erdnüsse sind aus botanischer Sicht beispielsweise Hülsenfrüchte, ähneln in Bezug auf ihre ernährungsphysiologische Beschaffenheit aber wesentlich mehr den Nüssen.[1] Andererseits sind Edelkastanien (Maronen) botanisch gesehen tatsächlich *echte* Nüsse, die aber aufgrund ihres wesentlich niedrigeren Fett- und Proteingehalts und ihres höheren Stärkegehalts[2] ernährungsphysiologisch eher einer Kartoffel gleichen und somit im Rahmen dieses Kapitels nicht als Nuss gezählt werden.

Dieses Kapitel meint mit der Bezeichnung »Nüsse und Samen« also weniger spezielle botanische Gruppen, sondern stellt eine Oberkategorie aller gängigen fett- und proteinreichen Kerne dar. Diese können mitnichten komplett gleichgesetzt werden und unterscheiden sich in Bezug auf ihre Nährstoffe auch bisweilen, jedoch sind die Übereinstimmungen weit größer als die Unterschiede. Wenn im Nachfolgenden also einige Aussagen nicht speziell zwischen unterschiedlichen Arten von Nüssen und Samen differenzieren, dann gelten die Aussagen vereinfachend für die gesamte Gruppe.

Nüsse und Samen sind nach Einschätzungen von Anthropologen bereits seit der Altsteinzeit ein wesentlicher Bestandteil der menschlichen Ernährung.[3] Sie sind ernährungsphysiologisch vor allem aufgrund ihres hohen Gehalts an Protein und ihrer gesunden, einfach und mehrfach ungesättigten Fettsäuren wertvoll. Sie enthalten außerdem große Mengen an Ballaststoffen, Vitaminen (vor allem Folat, Niacin, Vitamin B_6 und Vitamin E) und eine dichte Konzentration an Mineralstoffen (vor allem Kupfer, Magnesium, Kalium und Zink) sowie eine Reihe von gesundheitsförderlichen sekundären Pflanzenstoffen.[4]

Sind Nüsse Dickmacher?

Trotz ihrer gesundheitlich wertvollen Inhaltsstoffe sind viele Menschen hinsichtlich des täglichen Verzehrs von Nüssen eher zögerlich, weil ihr hoher Kaloriengehalt den Eindruck erweckt, dass Nüsse Dickmacher seien. Da letztlich die Kalorienbilanz, also die Summe der aufgenommenen abzüglich der verbrauchten Kalorien, darüber entscheidet, wie sich das eigene Körpergewicht entwickelt, scheint es auf den ersten Blick auch nachvollziehbar zu sein, gerade bei Reduktionsdiäten auf Nüsse zu verzichten.

Wie der Wissenschaftler Dr. Walter Willett allerdings bereits vor über 15 Jahren schrieb, ist die Menge an Fett in der Ernährung nicht der relevanteste Faktor für die Entstehung von Übergewicht.[5] Vor allem in Bezug auf Nüsse scheint dies in besonderem Maße zuzutreffen. Sowohl kurz-, mittel- als auch langfristig angelegte Untersuchungen zum regelmäßigen Nussverzehr zeigen keine Gewichtszunahme in der erwarteten Höhe, sofern diese überhaupt Gewichtszunahmen verzeichnen. Eine Übersichtsarbeit mit 22 Untersuchungen zum Nussverzehr und zur Gewichtszunahme mit Laufzeiten zwischen zwei Wochen und sechs Monaten aus dem Jahr 2007 zeigte, dass bei keiner einzigen der Untersuchungen auch nur im Ansatz der Gewichtsanstieg verzeichnet wurde, den man anhand der jeweiligen täglichen Zufuhr von bis zu 100 g Nüssen rein rechnerisch erwartet hätte.[6] Vier der 22 inkludierten Untersuchungen ergaben zwar einen geringen Gewichtsanstieg, der jedoch viel geringer als erwartet ausfiel, aber zwölf der 22 Untersuchungen stellten am Ende der Laufzeit keine signifikanten Unterschiede in Bezug auf die Gewichtsentwicklung der Probanden im Vergleich zum Studienbeginn fest. Bei den restlichen sechs Experimenten konnte sogar ein Gewichtsverlust trotz einer zusätzlichen täglichen Nusszufuhr von 40 bis 80 g festgestellt werden. In einer weiteren Veröffentlichung wurde gezeigt, dass nicht nur kalorienreiche Nüsse, sondern sogar die Kombination aus Nüssen mit Trockenfrüchten in Form von Frucht-Nuss-Riegeln zu keinem Gewichtsanstieg führte. Der tägliche Verzehr von zwei Riegeln mit insgesamt 340 kcal zusätzlich zur ansonsten nicht restriktierten (ad libitum) Ernährung brachte innerhalb der zweimonatigen Laufzeit keine Veränderung des Gewichts im Vergleich zur Kontrollgruppe ohne zusätzliche Nuss-Frucht-Riegel bei ansonsten ebenfalls unrestriktierter Ernährung mit sich.[7]

Auch langfristig scheint ein regelmäßiger Nussverzehr nicht mit einer Gewichtszunahme einherzugehen, wie eine weitere Übersichtsarbeit aus dem Jahr 2010 zeigt. Sie inkludierte insgesamt sechs langfristige Untersuchungen zum Nussverzehr und zur Gewichtszunahme mit einem Beobachtungszeitraum von einem bis acht Jahren und bestätigte erneut, dass ein regelmäßiger Nussverzehr von bis zu vier Portionen pro Woche à 50 g zu keinem Gewichtsanstieg führt.[8] Ergänzend bestätigte eine weitere Übersichtsarbeit aus dem Jahr 2014 dieses Ergebnis und empfahl, kalorienreiche, aber sehr gesunde Nüsse anstelle von kalorienreichen und zugleich ungesunden anderen Lebensmitteln zu verzehren.[9] Abschließend wurden diese Ergebnisse in einer umfangreichen systematischen Übersichtsarbeit aus dem Jahr 2017 bestätigt, die in Nüssen eine Gruppe sehr gesunder Lebensmittel sieht, deren täglicher Verzehr trotz ihres Kalorienreichtums nicht mit Gewichtsproblemen einhergeht.[10]

Der positive Effekt von Nüssen tritt unabhängig von ihrer Beschaffenheit ein und nicht nur bei ganzen, sondern auch bei zu Mus gemahlenen Nüssen konnten bei regelmäßiger Zufuhr Verbesserungen in der Gesundheit ohne Gewichtszunahme festgestellt werden. Dies bestätigte eine Untersuchung, bei der Probanden über vier Wochen hinweg täglich 50 g Erdnüsse in unterschiedlicher Ausführung erhielten. Dazu gehörten ganze geröstete oder ungeröstete Erdnüsse ebenso wie gemahlene Erdnüsse als Erdnussbutter.[11] Die Probanden bekamen die Anweisung, ihre Nussportionen ohne weitere Einschränkungen im Rahmen ihrer üblichen Ernährung zu konsumieren und dabei lediglich andere Nüsse zu exkludieren, um eine gleichbleibende Nusszufuhr zwischen den Gruppen sicherzustellen. Unabhängig von der Darreichungsform der Erdnüsse konnte der gesundheitlich zuträgliche HDL-Cholesterinwert der Probanden durch die Nusszufuhr erhöht werden, während zugleich der gesundheitlich abträgliche LDL-Cholesterinwert sowie der Gesamtcholesterinwert bei den Teilnehmern mit erhöhten Werten reduziert werden konnte. Diese positiven Einflüsse auf den Cholesterinspiegel konnten die Probanden unabhängig von der Darreichungsform ohne eine signifikante Gewichtszunahme trotz der täglichen Nusszufuhr erreichen.

Die Mechanismen hinter den verschwundenen Kalorien

Die Ergebnisse der Studien, bei denen ein regelmäßiger Verzehr von kalorienreichen Nüssen nicht zu der erwarteten Gewichtszunahme führte, widersprechen auf den ersten Blick dem »gesunden Menschenverstand«. Sie sind allerdings durch drei Mechanismen plausibel zu erklären. Diese führen in Summe dazu, dass, wie in den Untersuchungsergebnissen ersichtlich, der regelmäßige Verzehr von Nüssen nicht oder nur in sehr geringem Maße zulasten des Gewichts geht. In einer Reihe von Veröffentlichungen werden dazu die drei folgenden Mechanismen genannt:[12,13]

> Nahrungskompensationseffekt von Nüssen

> Erhöhte Thermogenese durch Nüsse

> Verringerte Fettverfügbarkeit aus Nüssen

Mit etwa 65–75 % ist der sogenannte Nahrungskompensationseffekt der bedeutendste Grund der gewichtsregulierenden Wirkung von Nüssen.[14] Dieser besagt, dass Personen, die Nüsse verzehren, einen großen Teil dieser Nusskalorien unbewusst an anderer Stelle einsparen und so letztlich trotz des Verzehrs der kalorienreichen Nüsse in Summe nicht merklich mehr Kalorien zu sich nehmen, als sie es ohnehin durch andere Lebensmittel getan hätten. Dies liegt an dem hohen Sättigungswert von Nüssen im Vergleich zu anderen hochkalorischen Lebensmitteln wie isolierten Pflanzenölen, Margarine und weiteren fettreichen, aber ballaststoff- und proteinarmen Lebensmitteln. Neben dem höheren Ballaststoff- und Proteingehalt von Nüssen, die zur Sättigung beitragen, wird in Untersuchungen auch der Einfluss der sogenannten Trypsin-Inhibitoren auf das Sättigungsgefühl diskutiert. Unterschiedliche Trypsin-Inhibitoren werden fälschlicherweise immer noch über einen Kamm geschert und oft ohne Beachtung ihrer positiven Wirkung als »antinutritive« Nährstoffe bezeichnet.

Abgesehen von ihrer potenziell entzündungshemmenden und antibakteriellen Wirkung scheinen sie auch einen Einfluss auf das Sättigungsgefühl zu haben und werden so als weiterer Grund für den höheren Sättigungseffekt beim Verzehr von Nüssen diskutiert.[15,16] Das bedeutet, dass Nüsse zwar viele Kalorien enthalten, aber auch so sättigend sind, dass man einen erheblichen Teil ihrer Kalorien unbewusst bei nachfolgenden Mahlzeiten kompensiert, weil man sich durch sie stärker gesättigt fühlt. Diese Erkenntnis stammt unter anderem aus einer randomisierten, doppelblinden, placebokontrollierten Cross-Over-Studie, die den Effekt von nussreichen und nussfreien Morgenmahlzeiten auf das Hungergefühl im weiteren Tagesverlauf testete.[17] Im Verlauf dieser viertägigen Untersuchung bekamen zwei Versuchsgruppen jeweils zum Frühstück einen Smoothie aus Mango, Banane, Beeren und Ananassaft. In der Interventionsgruppe wurden in diesen Smoothie noch jeweils 48 g Walnüsse hineingemixt. In der Placebo-Gruppe wurde die gleiche Menge an Kalorien dieser Walnüsse durch Walnussöl ersetzt, sodass beide Smoothies jeweils kalorisch identisch waren. Damit die Teilnehmer allerdings nicht bemerken konnten, ob sie gerade einen Smoothie mit Walnüssen oder ohne Walnüsse zu sich nahmen, wurde der Placebo-Smoothie in Textur und Geschmack so an das Original angepasst, dass in einem Blindtest vor Beginn der Studie niemand erraten konnte, welchen der beiden Smoothies die Probanden jeweils erhielten. So konnten die Wissenschaftler sicherstellen, dass es sich auch wirklich um eine Doppelblindstudie handelte.

An allen vier Tagen der Untersuchung mussten die Probanden vor Beginn des Frühstücks einen Fragebogen zu ihrem Sättigungs- und Hungergefühl ausfüllen. Nachdem die beiden Gruppen dann an allen Tagen zum Frühstück jeweils einen der beiden Smoothies erhielten, mussten sie vor Beginn ihrer zweiten Mahlzeit des Tages zur jeweils gleichen Zeit erneut einen Fragebogen zu ihrem Sättigungsempfinden und ihrem Hungergefühl ausfüllen. Im Laufe des restlichen Tages wurde ihr Essverhalten ebenso kontrolliert, damit sich hierdurch keine Störfaktoren für den Folgetag einschleichen konnten. In der Auswertung ihrer Fragebögen vor dem Smoothie-Frühstück ergaben sich keine signifikanten Unterschiede im Hunger- und Sättigungsgefühl zwischen den beiden Gruppen, was zeigte, dass beide Gruppen mit denselben Voraussetzungen ihr Smoothie-Frühstück starteten. Als die Probanden dann allerdings erneut vor ihrem Mittagessen befragt wurden, empfanden die Teilnehmer mit den Nüssen im Smoothie ein weniger ausgeprägtes Hungergefühl und fühlten sich im Vergleich zur anderen Gruppe trotz gleicher Kalorienzufuhr satter. Abb. 43 zeigt die Sättigungskurve durch die Fragebögen im Verlauf der vier Tage.

Abb. 43: **Sättigungsgefühl nach isokalorischen Smoothies mit Walnüssen oder ohne Walnüsse**[18]

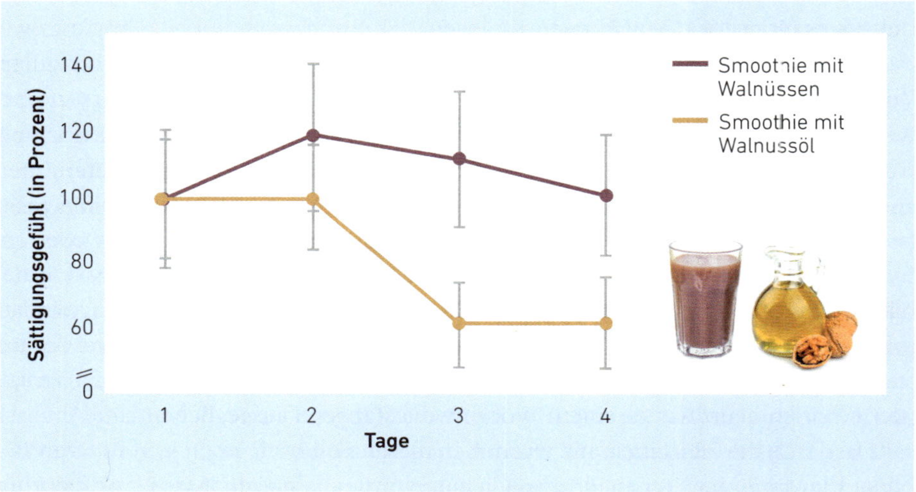

Obwohl beide Gruppen Smoothies mit derselben Kalorienmenge erhielten, fühlte sich die Gruppe mit den Walnüssen im Smoothie von Tag zu Tag besser gesättigt.

Wie die Abbildung zeigt, starteten beide Gruppen zu Beginn der Untersuchung auf demselben Sättigunglevel. Bereits in der Befragung an Tag 2 berichteten die Probanden der Walnussgruppe im Vergleich zur Kontrollgruppe von einem höheren Sättigungsgefühl nach dem walnusshaltigen Smoothie. Daher schlussfolgerten die Wissenschaftler, dass der erhöhte Sättigungseffekt nicht sofort am selben Tag auftritt, sondern erst eine kurze Weile benötigt, um sich einzustellen. Dies würde auch erklären, warum eine weitere eintägige Untersuchung keinen Unterschied im Sättigungsgefühl nach dem Verzehr derselben Kalorienmenge in Form von Broten mit Marmelade ergab, zu welchen als Fettquelle wahlweise entweder Olivenöl, Milchprodukte oder Walnüsse gegessen wurden, um deren unterschiedlichen Sättigungseffekt zu untersuchen.[19] Innerhalb dieses eintägigen Experiments konnte nach dem Verzehr dieser drei Testmahlzeiten kein Unterschied in Bezug auf den Sättigungsgrad unter den Teilnehmern festgestellt werden. Wie es die zuvor erwähnte Studie mit den Smoothies allerdings nahelegt, stellt sich ein verändertes Sättigungsgefühl erst ab dem zweiten Tag ein und so wäre es interessant gewesen zu testen, ob sich die drei Gruppen im Laufe der nachfolgenden Tage in ihrem Sättigungsempfinden voneinander unterscheiden würden.

Durch die unterschiedliche Sättigung trotz gleicher Kalorienzufuhr zwischen den beiden Gruppen im vorangegangenen Smoothie-Experiment ist mittelfristig auch mit einer unterschiedlichen Gewichtsentwicklung zwischen den Gruppen zu rechnen. So erklärt dieses Experiment auch die auf den ersten Blick unlogischen Ergebnisse, dass Personen in Untersuchungen über mehrere Monate und Jahre hinweg trotz des regelmäßigen Verzehrs von teils größeren Mengen an Nüssen kaum oder gar nicht an Gewicht zunahmen. Dies scheint zu großen Teilen am Nahrungskompensationseffekt von Nüssen zu liegen, der durch ihren hohen Sättigungswert ausgelöst wird. Wenn zwei Personengruppen beispielsweise denselben Frühstücksbrei mit derselben Kalorienanzahl essen würden und nur eine der beiden Gruppen eine zusätzliche Menge an Nüssen zum Brei serviert bekäme, hätten die Teilnehmer dieser Gruppe zum Frühstück zwar durchaus mehr Kalorien zu sich genommen. Anhand der verfügbaren Daten aus den anderen Experimenten ist allerdings anzunehmen, dass diese Gruppe sich dadurch auch länger satt fühlt und entweder erst später zur nächsten Mahlzeit greift oder diese Mahlzeit geringer ausfällt. So würden sich die zusätzlich aufgenommen Kalorien des Frühstücks im Laufe des Tages relativieren und es ist anzunehmen, dass sich die zusätzliche Kalorienaufnahme des täglichen nusshaltigen Frühstücks bis zum Ende des Tages oder zumindest im Verlauf der Kalorienbilanz der gesamten Woche weitestgehend ausgeglichen hätte.

Dass sich die zusätzlich aufgenommenen Nusskalorien in diesem fiktiven Beispiel allerdings weitestgehend ausgleichen würden, kann nicht am Nahrungskompensationseffekt alleine liegen, weil dieser wie beschrieben nur 65-75 % der aufgenommen Nusskalorien ausgleicht.

Weitere 10-20 % können durch eine Erhöhung der Stoffwechselaktivität nach dem Verzehr von Nüssen erklärt werden. Es scheint, dass regelmäßiger Nussverzehr die sogenannte Thermogenese erhöht, was dadurch zu einer verstärkten Wärmebildung des Körpers führen kann. Durch die Bildung von mehr Wärme wird ein Teil der aufgenommen Nusskalorien sozusagen verheizt, sodass diese nicht gespeichert werden.[20,21]

Die letzten ausstehenden 5-15 % der Nusskalorien, die laut Kalorienbilanz auf den Hüften landen sollten, enden vermutlich in der Toilette.[22] Nach dem Verzehr von Gerichten mit Nüssen oder Nussmusen enthält der Stuhl der Nussesser durchschnittlich mehr Fett als nach dem Verzehr von Ölen oder anderen Fetten. Dies hängt mit der Bioverfügbarkeit der Fette in Nüssen zusammen, die geringer ist, als bisher angenommen wurde. Denn obwohl beispielsweise 100 g Mandeln

Nüsse und Samen

laut Nährwerttabelle gleich viele Kalorien liefern wie etwa 68 g Mandelöl, kann der Körper aus den Mandeln aufgrund der enthaltenen Ballaststoffe weniger Fett absorbieren als aus dem reinen Mandelöl. Dies passiert, weil trotz des Kauens der Nüsse deren Zellwände zumeist nicht komplett zerkleinert werden.[23] Dadurch verbleibt ein Teil des Fettes innerhalb der Zellwände und wird unverdaut über den Stuhl ausgeschieden.[24]

Nüsse als Superfood

Der gesundheitliche Wert von Nüssen und Samen wurde von einer Reihe an Ernährungskonzepten aufgegriffen, die in dieser Lebensmittelgruppe ebenso überaus gesunde Nährstofflieferanten sehen. Sei es nun die bereits erwähnte »DASH Diet« (Dietary Approaches to Stop Hypertension)[25] zur Behandlung von Bluthochdruck oder die mediterrane Ernährung,[26] die ihre Wirksamkeit unter anderem in der Prävention und Therapie von Herzerkrankungen zeigen konnte.[27] Auch die an früherer Stelle bereits vorgestellten Konzepte von unterschiedlichen Ernährungsmedizinern wie die »Daily Dozen«[28,29] von Dr. Greger oder die sogenannten G-BOMBS[30,31] von Dr. Fuhrmann sehen Nüsse als festen Bestandteil einer gesunden Ernährung an. Ebenso spricht sich Dr. Markus Keller, der Gründer des Instituts für alternative und nachhaltige Ernährung (IFANE), für den täglichen Konsum von Nüssen aus.[32] Selbst der Ernährungsmediziner Dr. Dean Ornish, der 1990 mit dem »Lifestyle Heart Trial«[33] zeigen konnte, dass man mit einer sehr stark fettreduzierten, überwiegend pflanzlichen Ernährung sowie moderater Bewegung und Stressreduktion nicht nur das Fortschreiten von Herzerkrankungen stoppen, sondern diese sogar reversieren kann, spricht sich mittlerweile, trotz ihres hohen Fettgehaltes, für den Verzehr von Nüssen und Samen aus.[34] Dies begründet er mit der Fülle an neuen wissenschaftlichen Erkenntnissen über Nüsse, die diese trotz ihres hohen Fettgehaltes als herzgesund klassifizieren und so auch Dr. Ornish keinen Anlass mehr geben, sie aus seinen Empfehlungen für Herzpatienten auszuschließen.

Auch von offizieller Seite gelten Nüsse als herzgesund: 2003 erklärte die Food and Drug Administration (FDA) in den Vereinigten Staaten den offiziellen »Health Claim«, dass gemäß der wissenschaftlichen Datenlage der tägliche Konsum von etwa 40 g Nüssen wie Mandeln, Haselnüssen, Erdnüssen, Pekannüssen, Pinienkernen, Pistazien oder Walnüssen im Rahmen einer cholesterinarmen Ernährung mit wenig gesättigten Fetten das Risiko für Herzerkrankungen reduzieren kann.[35] Die positive Wirkung auf die Herzgesundheit bestätigte auch die Deutsche Gesellschaft für Ernährung (DGE) im Rahmen des 13. Ernährungsberichts im Jahr 2016 und empfiehlt die tägliche Zufuhr einer Handvoll Nüsse.[36] Auch die Heart Foundation of New Zealand empfiehlt in ihrem Positionspapier den täglichen Verzehr von 30 g Nüssen im Rahmen einer insgesamt gesunden Ernährung.[37]

Seit den 1990er-Jahren deuten Studienergebnisse auf eine ausgeprägte kardioprotektive Wirkung durch den regelmäßigen Verzehr von Nüssen hin und so wurde eine Veröffentlichung zu den vielfältigen positiven Wirkungen von Nüssen aus guten Gründen »Should we go nuts about nuts?« (»Sollten wir verrückt nach Nüssen werden?«) betitelt.[38] Anhand der überzeugenden, positiven Daten wäre es auch gerechtfertigt, auszuflippen. Wie es die Autoren einer weiteren Veröffentlichung zur herzgesunden Wirkung von Nüssen auf den Punkt bringen, wäre es bereits eindrucksvoll, wenn eine medikamentöse Therapie die Mortalität durch Herz-Kreislauf-Erkrankungen um mehr als ein Drittel senken könnte, aber eine derartige Verbesserung durch eine Ernährungsintervention wie den regelmäßigen Nussverzehr zu erzielen, wäre wirklich außergewöhnlich bemerkenswert.[39]

Derart beeindruckende Ergebnisse liefert aber tatsächlich eine randomisierte, kontrollierte, fünfjährige Interventionsstudie namens PREDIMED Study (PREvención con DIeta MEDiterránea') mit über 7.000 Risikopatienten für Herz-Kreislauf-Erkrankungen. Diese konnte durch eine Umstellung auf eine mediterrane Ernährung mit einem Fokus auf den Konsum von Nüssen (mindestens drei Portionen pro Woche) eine Reduktion der Gesamtsterblichkeit um 39 % im Vergleich zur Kontrollgruppe erreichen.[40]

Auch weitere große und bekannte Kohortenstudien zeigten allesamt eine Risikoreduktion in Bezug auf Herz-Kreislauf-Erkrankungen in Höhe von 30 bis 50 % durch den regelmäßigen Verzehr von Nüssen. Zu diesen Studien gehören jene wie die bereits mehrfach erwähnte Adventist Health Study (AHS),[41] die Nurses' Health Study (NHS),[42] die Physicians' Health Study (PHS),[43] die Iowa Women's Health Study (IWHS)[44] und weitere.[45] Wissenschaftler gingen sogar soweit, in einer Veröffentlichung auf Basis der Daten aus der AHS die Hypothese aufzustellen, dass Unterschiede im Lebensstil insgesamt bis zu zehn Jahre Differenz in der Lebenserwartung einer Person ausmachen können und dem Nusskonsum durchschnittlich etwa zwei Jahre davon zugeschrieben werden.[46] In einer weiteren Veröffentlichung wird sogar davon geschrieben, dass die wichtigste Botschaft in Sachen Ernährung im Rahmen der öffentlichen Gesundheitsvorsorge die Kommunikation über die positiven Auswirkungen einer pflanzlichen Ernährung mit einem besonderen Augenmerk auf den Konsum von Nüssen sei.[47]

Auch die bereits an mehreren Stellen erwähnte Global Burden of Disease Study belegt den gesundheitlichen Wert von Nüssen und nennt den zu geringen Nussverzehr hinter zu wenig Früchten und zu viel Salz an Platz drei der häufigsten ernährungsbedingten Risikofaktoren für vorzeitige Mortalität und Invalidität.[48]

Studien dieser Art stehen zweifelsohne vor der Herausforderung, dass beobachtete Korrelationen nicht zwingend immer auf kausale Zusammenhänge hinweisen müssen. Wie bereits mehrfach erwähnt, spielt die Summe der Ernährungsmuster stets eine wichtige Rolle und man sollte nicht in Versuchung geraten, ein einziges

Lebensmittel als den *Heiligen Gral* der Ernährungswissenschaft zu betrachten. Da allerdings all diese groß angelegten hochwertigen Studien in dieselbe Richtung weisen und es auch plausible Mechanismen gibt, die diese Zusammenhänge erklären können, muss diesen Ergebnissen besondere Beachtung geschenkt werden.

Als Gründe für die Risikoreduktion durch den Verzehr von Nüssen werden unter anderem deren cholesterinsenkende und entzündungshemmende Wirkung angeführt.[49] Dafür verantwortlich sind vor allem der hohe Gehalt an sekundären Pflanzenstoffen wie den Phytosterinen,[50] ihr hoher Gehalt an Vitamin E sowie ihre allgemein günstige Fettsäuren-Zusammensetzung und der hohe Ballaststoffgehalt.[51] Die günstige Auswirkung von Nüssen auf die Lipidwerte untermauert eine Analyse aus 25 Interventionsstudien aus dem Jahr 2010, in der die regelmäßige Zufuhr von Nüssen Risikomarker wie den Gesamt- und LDL-Cholesterinspiegel sowie die Triglyceridwerte signifikant verbessern konnte.[52]

Endgültig gefestigt wurde die Aussage zum positiven Effekt des Nusskonsums schließlich 2013, als eine Metaanalyse mit 61 kontrollierten Interventionsstudien ebenfalls bestätigte, dass sich der tägliche Nussverzehr positiv auf diese Risikomarker auswirkt.[53] Eine Dosis in Höhe von 60 g und mehr konnte hierbei die bestmögliche Risikoreduktion herbeiführen und die Wissenschaftler betonen, dass es letztlich mehr die Menge der Nüsse als die genaue Nussart ist, die für die risikosenkende Wirkung verantwortlich ist. Abschließend untersuchte auch im Jahr 2017 eine systematische Übersichtsarbeit den gesundheitlichen Mehrwert von regelmäßigem Nussverzehr und bestätigte die zuvor genannten gesundheitlichen Vorzüge erneut.[54]

Alle Nüsse und Samen sind positiv zu bewerten und wie erwähnt scheint die Menge der Nusszufuhr wichtiger als die genaue Art der Nüsse zu sein. Walnüsse haben allerdings von den gängigen Nusssorten das beste Fettsäurespektrum, weil sie das mit Abstand beste Verhältnis von Omega-6- zu Omega-3-Fettsäuren unter allen Nüssen aufweisen.[55] Ein Blick auf die Nährwertanalysen gängiger Nusssorten zeigt sogar, dass sie die einzige Nusssorte sind, die überhaupt größere Mengen an Omega-3-Fettsäuren aufweist.[56] Dennoch soll der Umstand, dass bei Walnüssen das Fettsäurespektrum am günstigsten ist, nicht dazu führen, dass man andere sehr gesunde Nüsse wie Mandeln, Pekannüsse, Paranüsse, Haselnüsse etc. vernachlässigt.

Unter den Samen scheinen Leinsamen das Rennen um den gesündesten Kern zu machen. Auch sie sind der beste Omega-3-Lieferant unter den gängigen Samen und enthalten außerdem noch sehr wirksame sekundäre Pflanzenstoffe. Der erste Platz der Leinsamen sollte aber ebenso wenig dazu führen, dass man beispielsweise Hanfsamen, Sesam, Kürbiskerne, Sonnenblumenkerne, etc. verschmäht. Jede einzelne Nuss und jeder einzelne Samen ist ein nährstoffreiches und sehr gesundes Lebensmittel und verschiedene Arten von Nüssen und Samen sollten täglich ein Teil der Ernährung sein. Natürlich sollte auch bei Nüssen und Samen auf einen biologischen Anbau und faire Anbau-, Ernte- und Handelsbedingungen geachtet werden und wann immer möglich regionale Ware gekauft werden.

Leinsamen: Ein kleiner Kern mit großer Wirkung

Leinsamen sind besonders wirksam in der Prävention und Therapie einer Vielzahl von Erkrankungen und bieten sich daher besonders für eine gesunde, ausgewogene Ernährung an. Die hohe Wirksamkeit scheint vor allem auf ihren hohen Gehalt an der Omega-3-Fettsäure namens Alpha-Linolensäure (ALA), den hohen Ballaststoffgehalt und nicht zuletzt dem überdurchschnittlich hohen Gehalt an Phytoöstrogenen namens Lignane zurückzuführen zu sein. Mit Ausnahme von wenigen anderen Kernen wie Chiasamen sind Leinsamen in der menschlichen Ernährung an der alleinigen Spitze aller Lignan-Lieferanten und enthalten zwischen 80- und 800-mal mehr Lignane als die meisten anderen Lebensmitteln.[57] Lignane sind, ebenso wie die Isoflavone im Soja, ein sekundärer Pflanzenstoff aus der Gruppe der Phytoöstrogene und zeigen ihre bemerkenswerten gesundheitlichen Effekte unter anderem aufgrund ihrer entzündungshemmenden, antioxidativen, antimikrobiellen und neuroprotektiven Wirkung.[58] Auch ihr Gehalt an ALA ist, abgesehen von Chiasamen, unvergleichlich hoch.[59] Im Gegensatz zu vielen anderen Bereichen der Ernährungswissenschaft, in denen Hinweise auf positive Effekte aus Beobachtungsstudien stammen und damit Gefahr laufen, durch Störfaktoren verfälscht worden zu sein, gibt es zum Thema Leinsamen eine Reihe von randomisierten, placebokontrollierten Doppelblindstudien, die den Goldstandard der Ernährungswissenschaft darstellen und somit sehr hochwertige Daten liefern. Besonders hervorzuheben sind zwei Untersuchungen, die sowohl die schützende Wirkung von Leinsamen bei Probanden mit Bluthochdruck als auch die positive Wirkung als Therapieergänzung bei Brustkrebs zeigten.

In der ersten Untersuchung mit Hypertonikern konnte die sechsmonatige Gabe von täglich 30 g gemahlenen Leinsamen in Form von angereichertem Gebäck den Blutdruck der Interventionsgruppe im Vergleich zur Kontrollgruppe in einem ähnlichen Maß senken, wie man es sonst nur von blutdrucksenkenden Medikamenten erwarten würde.[60] In der zweiten Untersuchung mit Brustkrebspatientinnen konnte in der Interventionsgruppe im Vergleich zur Kontrollgruppe durch den täglichen Konsum eines Muffins mit 25 g gemahlenen Leinsamen innerhalb von durchschnittlich nur etwa 30 Tagen sowohl das Krebszellenwachstum signifikant gesenkt als auch das Absterben der Krebszellen erhöht werden.[61] So schlussfolgerten die Wissenschaftler, dass Leinsamen in der Lage sein können, das Tumorwachstum bei Brustkrebspatientinnen zu reduzieren, und damit eine wertvolle ergänzende Intervention zu den restlichen Therapiemaßnahmen bei Brustkrebs darstellen. In diesem Kontext erscheinen auch die Studienergebnisse einer weiteren Untersuchung mit über 1.000 Brustkrebspatientinnen nachvollziehbar. In der Untersuchung hatten während des fünf- bis zehnjährigen Zeitraums der Studie die Frauen mit der höchsten Zufuhrmenge an Lignanen im Vergleich zur Gruppe mit der geringsten Zufuhrmenge eine deutlich geringere Gesamt- und Brustkrebssterblichkeitsrate.[62] Auch in einer weiteren randomisierten, kontrollierten Interventionsstudie konnten Leinsamen einen positiven Effekt in der Krebstherapie zeigen: In diesem Experiment konnte die Gabe von täglich 30 g gemahlenen Leinsamen in Form von unterschiedlich angereichertem Gebäck in nur 30 Tagen das Zellwachstum von Prostatakrebszellen bei Männern signifikant reduzieren.[63]

Die wertvollen Inhaltsstoffe der Leinsamen, die bei der Prävention und Therapie vieler Erkrankungen einen großen Beitrag leisten können, werden durch ihre intakte Schale bestens geschützt. So können sogar die empfindlichen Omega-3-Fettsäuren durch den Schutz der Schale selbst hohen Temperaturen von bis zu 180 °C standhalten.[64] Da unser Organismus allerdings die Nährstoffe aus ganzen Leinsamen nicht aufnehmen kann und diese beim Kauvorgang oft nur unzureichend zerkleinert werden, lohnt es sich, die Leinsamen vor dem Verzehr zu schroten. Dies kann man mit jedem handelsüblichen Standmixer bewerkstelligen. Dafür gibt man die intakten Leinsamen in den Mixer und lässt sie auf hoher Stufe für wenige Sekunden mixen, bis diese aufgebrochen sind. Idealerweise kauft man also intakte Leinsamen, deren Inhaltsstoffe dadurch optimal geschützt sind, und schrotet sie zu Hause. Lagern sollte man sie im Anschluss am besten im Kühlschrank. Dort sind sie dann für mehrere Wochen und sogar Monate ohne nennenswerte Qualitätsverluste haltbar. Eine Untersuchung ergab sogar, dass geschrotete Leinsamen ohne Qualitätsverlust selbst bei Zimmertemperatur für vier Monate ohne Qualitätseinbußen gelagert werden können.[65]

Die Empfehlung bezüglich Leinsamen lautet, täglich einen bis drei Esslöffel in geschroteter Form zu konsumieren oder zumindest einen Esslöffel Leinöl, sofern die geschroteten Leinsamen nicht vertragen werden, um zumindest in den Genuss ihrer wertvollen Omega-3-Fettsäuren zu kommen.[66]

Ganze Lebensmittel sind in den allermeisten Situationen ihren isolierten Bestandteilen vorzuziehen. Wie eine Metaanalyse aus 28 Studien zeigte, konnten vollwertige Leinsamen den Gesamt- und LDL-Cholesterinspiegel effektiv senken, während Leinöl dies nicht konnte.[67] Wenn man sich für Leinöl statt Leinsamen entscheidet, sollte dieses so frisch wie möglich gekauft, in einer dunklen Flasche gelagert, vor Licht geschützt und am besten bereits unmittelbar nach dem Einkauf, aber spätestens nach dem Öffnen zu Hause, im Kühlschrank aufbewahrt werden, um die empfindlichen mehrfach ungesättigten Fettsäuren zu schützen.[68]

Die tägliche Portion geschrotete Leinsamen in den eigenen Speiseplan zu integrieren, ist denkbar einfach, weil es keiner Veränderung der eigentlichen Essgewohnheiten bedarf. Die geschroteten Leinsamen können problemlos in oder über jede Mahlzeit gegeben oder zum Andicken von Saucen und Dressings verwendet werden. Wie in vielen veganen Kochbüchern und Rezeptblogs nachzulesen ist, lässt sich mit Leinsamen zudem auch wunderbar backen. Dr. Michael Greger schlägt etwa vor, in Rezepten, in denen Eier als Bindemittel fungieren, ein Ei mit einem Esslöffel gemahlener Leinsamen plus drei Esslöffeln Wasser zu ersetzen.[69] Wie Dr. Greger betont, ist das Backen mit diesen Leinsamen-Eiern vor allem deshalb interessant, weil in den geschroteten Leinsamen beim Backen trotz der Hitze ein Großteil der Omega-3-Fettsäuren[70] und der Lignane[71] erhalten bleibt. Auch ein einwöchiges Lagern der Backwaren bei Zimmertemperatur oder das zweimonatige Lagern bei -25 °C in der Tiefkühltruhe veränderten den Gehalt an Lignanen nicht merklich.[72]

Muss man Nüsse und Samen einweichen?

In vielen Onlineartikeln und Büchern liest man, dass man Nüsse und Samen vor dem Verzehr einweichen sollte, um sie leichter verdaulich zu machen und ihre Nährstoffe besser aufnehmen zu können. So liest man in einem Blogartikel zu diesem Thema beispielsweise: »Mandeln sind gesund – doch unsere Gesundheit profitiert viel mehr, wenn sie vor Verzehr eingeweicht werden«.[73] Für das Einweichen der Mandeln werden in diesem Artikel folgende Gründe genannt:

1. Eingeweichte Mandeln haben mehr Nährstoffe
2. Eingeweichte Mandeln sind besser verdaulich
3. Eingeweichte Mandeln schmecken besser

Sollten Nüsse tatsächlich so stark vom Einweichen profitieren, müsste man das mehrstündige Einweichen und anschließende Trocknen (wenn man knackige Nüsse haben möchte) in Kauf nehmen oder den wesentlich höheren Preis für bereits eingeweichte und wieder getrocknete Nüsse (»aktivierte Nüsse«) bezahlen. Dies würde dann aber auch bedeuten, dass sich für viele Menschen die Hemmschwelle für den täglichen Nussverzehr deutlich erhöhen würde, da dies dann mit einem erheblichen zeitlichen oder finanziellen Mehraufwand verbunden wäre. Das wäre für die Gesundheit abträglich und würde den ohnehin schon zu geringen Nussverzehr noch weiter reduzieren. 2017 konsumierten in Deutschland nur etwa 5 % der Bevölkerung zumindest einmal pro Woche Nüsse, nur 3 % mehrmals die Woche und nur etwa 0,4 % aßen Nüsse auf täglicher Basis.[74,75] Ganze 32 % der Deutschen aßen 2017 sogar seltener als einmal pro Monat und etwa 18 % aßen so gut wie nie Nüsse.[76] Auf den ersten Blick scheint die Empfehlung hin zur aufwändigen Zubereitung von Nüssen nicht weiter bedenklich zu sein, da es ja zumindest nicht schaden kann. Dabei sollte aber nicht vergessen werden, dass der gesundheitsförderliche Nusskonsum ohnehin schon zu gering ist und solche zeitraubenden Zubereitungsmethoden ihn tendenziell noch stärker verringern könnten. Gesunde Ernährung wird von einem großen Teil der Bevölkerung ohnehin schon als eine schwierig umzusetzende, zeitraubende Tätigkeit angesehen. Dabei sollte es das

Ziel von gesundheitsförderlichen Ernährungskonzepten sein, dass diese möglichst einfach umsetzbar sind. Jede weitere Restriktion oder Einschränkung setzt die Hürde für den Verbraucher nur noch höher und würde den durchschnittlichen Nusskonsum trotz der gut dokumentierten gesundheitlichen Vorteile vermutlich noch weiter reduzieren. Daher sollten Empfehlungen, die zur Einschränkung des Speiseplans oder zu aufwändigen Zubereitungstechniken raten, auf verlässlichen Daten beruhen, die sie auch tatsächlich rechtfertigen.

Glücklicherweise erschien 2017 eine wissenschaftliche Untersuchung, die sich genau diesen drei Aussagen angenommen hat und sie auf ihre Korrektheit überprüfte. In dieser Untersuchung wurden 76 Probanden täglich 30 g unterschiedlich zubereitete Mandeln für jeweils zwölf Tage verabreicht. Anschließend erfolgte eine zweitägige Pause, darauf erfolgten wiederum zwölf Nuss-Tage in anderer Zubereitung. Es handelte sich bei den Mandeln um vier verschiedene Arten: Zum einen eingeweichte und wieder getrocknete, also aktivierte, ganze Mandeln und zum anderen nicht eingeweichte ganze Mandeln. Außerdem wurden den Probanden beide Varianten auch in gehobelter Form verabreicht.[77] Um die Auswirkungen des Einweichens auf den Geschmack und die Verträglichkeit der Nüsse zu testen, wurde den Probanden vorenthalten, ob sie gerade die aktivierten oder die nicht-aktivierten Mandeln erhielten. Die Probanden wurden darum gebeten, am Ende jedes einzelnen Versuchstages auf einem Fragebogen zu notieren, wie ihnen die heutigen Mandeln geschmeckt haben, wie gerne sie diese weiterhin essen möchten, wie gut sie die Verdaulichkeit der Nüsse wahrnehmen oder bewerten und ob sie ansonsten irgendwelche anderen ungewöhnlichen Symptome verspürten. Zusätzlich wurde der Gehalt an Stoffen in den Nüssen gemessen, die landläufig für die schlechtere Verdaulichkeit von *nicht-aktivierten* Nüssen verantwortlich gemacht werden. Durch diese Fragestellungen und Messungen ist diese Untersuchung imstande, eine Antwort auf alle drei im besagten Blogartikel aufgestellten Hypothesen zu liefern.

1. Eingeweichte Mandeln haben mehr Nährstoffe

In Bezug auf die Aufnahme von Nährstoffen aus Mandeln wird in dem Artikel, der das Einweichen von Nüssen empfiehlt, folgendes geraten: »Mandeln sind unglaublich gesund. Doch normalerweise nehmen wir nur einen Bruchteil der Nährstoffe auf – es sei denn, wir weichen sie ein.«[78] Die verminderte Aufnahme von Mineralstoffen wird von vielen Autoren durch eine Reihe von »antinutritiven« Nährstoffen erklärt, die unter anderem die Mineralstoffaufnahme oder die Verdauung von Kohlenhydraten oder Proteinen hemmen können. Auf diese wurde bereits detailliert im Kapitel zu Hülsenfrüchten eingegangen. Unter anderem wurde dort erklärt, dass Zubereitungstechniken wie das Einweichen, Keimen, Fermentieren, Kochen und andere Arten des Erhitzens die Konzentration an Stoffen wie etwa der Phytinsäure, die Mineralstoffe zum Teil bindet und dadurch schlechter verfügbar macht, stark reduzieren können.[79] Die Sorge vor anderen antinutritiven Nährstoffen und deren negativen Auswirkungen auf das Wachstum und die Gesundheit stammt allerdings in erster Linie aus Untersuchungen zu rohen Hülsenfrüchten und Getreiden und sollte nicht unbedacht auf Nüsse und Samen übertragen werden.[80]

Auch die Wissenschaftler der neuen Studie zum Aktivieren von Nüssen greifen diesen Umstand in ihrer Forschungsfrage auf und merken an, dass das Einweichen zwar bei Getreiden und Hülsenfrüchten ein effektiver Weg ist, um Phytinsäure zu reduzieren, es aber nicht bekannt ist, ob man diese Ergebnisse auch auf Nüsse übertragen kann.[81]

Um dies zu testen, wurden die Nüsse nach der gängigen Praxis aktiviert: Sie wurden zwölf Stunden mit ein wenig Salz in Wasser eingeweicht, anschließend abgespült und im Ofen für 24 Stunden bei 65 °C getrocknet. Die erste Überraschung erlebten die Wissenschaftler dann bei der Messung der Phytinsäurekonzentration der eingeweichten und anschließend getrockneten Mandeln im Vergleich zu den nicht-eingeweichten Mandeln. Entgegen der Aussagen vieler Blogs und Bücher konnten die Wissenschaftler keine signifikanten Unterschiede im Phytinsäuregehalt zwischen den aktivierten und den nicht-aktivierten Mandeln feststellen.[82]

Somit ist es sehr wahrscheinlich, dass die Phytinsäurekonzentration bei Mandeln im Gegensatz zu Hülsenfrüchten und Getreiden durch Einweichen nicht maßgeblich reduziert wird und damit ein Einweichen nicht zwingend notwendig ist. Dies ist auch nicht weiter tragisch, denn Veröffentlichungen zur Wirkung der Phytinsäure auf die Mineralstoffaufnahme zeigen, dass die verminderte Absorption durch andere Wege, wie die Zugabe von Vitamin C oder organische Säuren, stark kompensiert werden kann. Im Rahmen einer ausgewogenen pflanzlichen Ernährung in westlichen Ländern sind die negativen Effekte auf den Mineralstoffhaushalt daher von untergeordneter Bedeutung.[83] Schon etwa 40 g Paprikaschoten enthalten mit etwa 50 mg genügend Vitamin C, um die hemmende Wirkung der Phytinsäure auf die Eisenaufnahme auszugleichen.[84,85] Außerdem darf nicht vergessen werden, dass das Phytinsäure-Thema wie bereits erwähnt ein zweischneidiges Schwert ist: Neben der potenziell aufnahmehemmenden Wirkung kann Phytinsäure auch antioxidativ, antikanzerogen, blutdruck- und cholesterinsenkend wirken.[86,87]

2. Eingeweichte Mandeln sind besser verdaulich

Im Blogartikel über die Vorteile des Einweichens von Nüssen heißt es ferner: »So gesund sie auch sind, Nüsse liegen schwer im Magen. Das liegt wiederum an den Enzym-Inhibitoren, die unser Körper nicht durchbrechen kann. Daher sind eingeweichte Mandeln deutlich besser verdaulich«.[88] Zur Gruppe jener angesprochenen Enzym-Inhibitoren zählen unter anderem die Amylase- und Protease-Inhibitoren. Diese beiden Gruppen sind allerdings sehr heterogen und es wäre inkorrekt, all ihre

Vertreter über einen Kamm zu scheren. Man weiß zwar, dass man Hülsenfrüchte aufgrund eines Teils ihrer antinutriven Nährstoffe tatsächlich nicht roh verzehren soll, diese aber gekocht wunderbar genießbar und äußerst gesund sind, weil die problemverursachenden Inhaltsstoffe durch die Hitze deaktiviert werden.[89,90]

Da allerdings beim Verzehr roher Nüsse nicht dieselben negativen Effekte wie beim Verzehr roher Hülsenfrüchte erlebt werden, ist bereits abzusehen, dass sich die Zusammensetzung von Nüssen und Hülsenfrüchten deutlich unterscheiden muss.

Außerdem belegen einige Veröffentlichungen die blutzuckerstabilisierende Wirkung der Amylase-Inhibitoren[91] und die appetitregulierende, entzündungshemmende und antibakterielle Wirkung der Trypsin-Inhibitoren und so müssen auch hier beide Seiten in Betracht gezogen werden.[92,93]

Doch was sagt die Untersuchung zur besseren Verträglichkeit von aktivierten Nüssen? Wenn die Hypothese stimmt, dass nicht-eingeweichte Nüsse generell schwer im Magen liegen und schlechter als aktivierte Nüsse vertragen werden, dann müsste dies in der bereits erwähnten Studie sichtbar geworden sein. Die 76 Testpersonen müssten demzufolge an den Tagen, an denen sie aktivierte Nüsse erhielten, merklich bessere Bewertungen in Bezug auf die abgefragten Symptome wie Völlegefühl, Blähungen, Magenkrämpfe, Bauchschmerzen, Durchfall oder Übelkeit abgegeben haben, als an den Tagen, an denen sie herkömmliche Nüsse verabreicht bekamen.[94]

Generell erlebten beide Gruppen sämtliche abgefragten Symptome nur in äußerst geringem Ausmaß und so lässt sich feststellen, dass grundsätzlich alle Nüsse unabhängig von der Zubereitung vom Großteil der Menschen gut vertragen wurden. Bis auf das Auftreten von leichten Blähungen gab es keine signifikanten Unterschiede zwischen den beiden Gruppen. Leichte Blähungen traten allerdings in der Gruppe mit den *aktivierten* Nüssen sogar häufiger auf, aber die Unterschiede waren sehr gering und von keiner großen Bedeutung.[95]

Interessant ist auch, dass die wenigen Teilnehmer, die das Experiment frühzeitig wegen Verdauungsbeschwerden abbrechen mussten, dies taten, als sie sich in der Gruppe mit den aktivierten Nüssen befanden. Dieser Umstand soll nicht den Anschein erwecken, dass aktivierte Nüsse schlechter verträglich seien, sondern legt einfach den Schluss nahe, dass es durchaus Personen gibt, die Nüsse schlecht vertragen, und sich dies auch nicht merklich durch Einweichen verbessert.

3. Eingeweichte Mandeln schmecken besser

In Bezug auf die geschmackliche Veränderung von Nüssen durch Einweichen heißt es im besagten Blogartikel: »Eingeweichte Mandeln entfalten ein ganz besonderes Aroma, sie schmecken meist feiner und intensiver. Auch die Süße der Nuss kommt besser zur Geltung.«[96] Wenn dem so wäre, müssten die aktivierten Mandeln im Blindtest in den täglichen Fragebögen der Testpersonen in Bezug auf den Geschmack deutlich besser abgeschnitten haben. Tatsächlich fiel die geschmackliche Bewertung der aktivierten Nüsse aber nicht signifikant anders aus als die Bewertung der nicht-aktivierten Nüsse. Die Ergebnisse zeigen, dass das Einweichen und anschließende Trocknen den Nüssen zwar geschmacklich keinen Abbruch tut, dem Geschmacksempfinden der 76 Probanden nach wurde das Aroma der Nüsse aber auch nicht verbessert.[97]

Zusammenfassend lässt sich sagen, dass die Unterschiede im Phytinsäuregehalt und der Verträglichkeit insgesamt sehr klein waren und daher im Umkehrschluss kein Argument für das zwingende Einweichen von Nüssen gefunden wurde. Da die Prozedur zeitaufwändig ist oder es mehr kostet, wenn man bereits eingeweichte und getrocknete Nüssen kauft, erhöht das unnötigerweise die Hemmschwelle für den täglichen Nussverzehr.

Wenn man Nüsse gern einweichen möchte und der zusätzliche Zeitaufwand nicht als störend empfunden wird, spricht nichts gegen das Einweichen von Nüssen. Zu gewissen kulinarischen Zwecken kann das auch hilfreich sein, um die Nuss weicher zu machen, aber niemand sollte mit schlechtem Gewissen nicht-eingeweichte Nüsse essen. Sollte man trotz der Untersuchungsergebnisse dennoch der Meinung sein, dass man Mandeln eingeweicht besser verträgt, lohnt sich vielleicht ein Blindtest, um herauszufinden, ob die eigene Verdauung tatsächlich vom Einweichen profitiert oder ob vielleicht doch ein gewisser Placebo-Effekt mitspielt.

Gerade was die Verdauung angeht, zeigen viele Studien, wie immens der Einfluss der eigenen Psyche auf die Beschwerden sein kann. Das soll nicht so verstanden werden, dass Menschen mit Verdauungsbeschwerden, die durch Placebo-Effekte Verbesserungen erfahren, psychisch labil sind. Im Gegenteil zeigt eine Untersuchung zum Placebo-Effekt sogar, dass Placebos bei Menschen ohne psychische Störung durchschnittlich sogar stärker wirken.[98] Aber wie eine Metaanalyse aus 45 Experimenten zum Placebo-Effekt bei Reizdarmsyndrom beispielsweise zeigt, sind im Rahmen der einzelnen Versuche zwischen 16 und 71 % der verabreichten Placebo-Behandlungen genauso effektiv wie die eigentliche Intervention.[99] In einer Übersichtsarbeit mit insgesamt 38 Untersuchungen zur Placebo-Wirkung bei Colitis ulcerosa sprachen durchschnittlich etwa 30 % der Teilnehmer auf das Placebo an.[100] In einer weiteren Metaanalyse zur Placebo-Wirkung bei Morbus Crohn wurde ebenfalls gezeigt, dass unter all den Veröffentlichungen 19 % der Probanden auf die Gabe von Placebos ansprachen.[101]

Diese Beispiele sollen keineswegs die Echtheit der Erkrankungen anzweifeln oder nahelegen, dass diese Erkrankungen nur eingebildet sind, geschweige denn den Erfolg der jeweiligen Therapien dieser Erkrankungen bestreiten. Vielmehr sollen die Beispiele zeigen, wie stark der menschliche Geist ist und dass Verbesserungen oft auch durch den Placebo-Effekt entstehen, weil man vom Erfolg der Intervention überzeugt ist. Dass eine Besserung von verhältnismäßig kleinen Symptomen, wie leichtes Unwohlsein, Völlegefühl etc., durch Praktiken wie das Aktivieren von Nüssen durchaus auch auf mehreren Wegen zustande kommen kann, die nicht alle zwangsläufig etwas mit dem Einweichen der Nüsse per se zu tun haben, sollte daher zumindest in Betracht gezogen werden.

Nüsse und Aflatoxine

Sowohl während des Anbaus als auch im späteren Verarbeitungsprozess und bei unsachgemäßer Lagerung (feucht-warm) können eine Reihe von Lebensmitteln, aber allen voran Nüsse und Getreide, von Schimmelpilzen befallen werden. Von größter Bedeutung ist der Schimmelpilz Aspergillus flavus, der die hochgiftigen Aflatoxine bildet.[102] Aflatoxine gehören zu den stärksten in der Natur vorkommenden Giften und weisen ein hohes krebserregendes Potenzial auf. Bei oraler Aufnahme können sie in höheren Konzentrationen in erster Linie Leber und Niere schädigen.[103]

Die größte Schwierigkeit in Bezug auf Aflatoxine besteht darin, dass diese farb-, geruchs- und geschmacklos[104] sind und durch gängige Zubereitungsmethoden wie Kochen, Braten und Backen nicht ausreichend reduziert werden.[105] In der Vergangenheit wurden im Handel vor allem in Nüssen immer wieder höhere Aflatoxinbelastungen gefunden, die teilweise die gesetzlichen Höchstwerte überschritten. So wurden 1999 vom Verbrauchermagazin Öko-Test elf Pistazienproben in Deutschland getestet und acht davon überschritten die gesetzlichen Grenzwerte für Aflatoxin.[106] Durch verschärfte Kontrollen und mehr Bewusstsein unter den Produzenten wurden die Belastungen mit Aflatoxin in Nüssen innerhalb des letzten Jahrzehnts allerdings stark gesenkt.

Das bayerische Landesamt für Gesundheit und Lebensmittelsicherheit (LGL) untersuchte 2008 insgesamt 54 Proben von Erdnussbutter auf ihren Aflatoxingehalt. Bei knapp der Hälfte der Proben waren die Werte gänzlich unter der Bestimmungsgrenze und bei fast allen anderen immerhin noch deutlich unter der gesetzlichen Höchstgrenze. Es wurden jedoch zu dieser Zeit in drei der 54 Produkte Konzentrationen über der gesetzlichen Höchstgrenze gefunden, weshalb diese als nicht verkehrsfähig eingestuft wurden.[107] Als das LGL dann allerdings 2014 erneut 32 Erdnussprodukte untersuchte, fiel das Urteil bereits deutlich positiver aus: »Alle Proben entsprachen den rechtlichen Vorgaben, wobei in 61% der Proben überhaupt keine Toxine gefunden wurden.«[108] Somit spricht das LGL von einer deutlichen Verbesserung im Vergleich zu vorherigen Tests. Auch bei Untersuchungen von Haselnusspasten 2015[109] und Nuss-Nugat-Cremes 2016[110] fand das LGL keine Probe, die den Grenzwert für Aflatoxin überschritt. Bei der Untersuchung im Jahr

2016 wurden allerdings auch zerkleinerte Haselnüsse getestet und von diesen überschritten noch etwa 6 % der untersuchten Proben die Grenzwerte. Daher schlussfolgerte das LGL, dass im Sinne des vorbeugenden Verbraucherschutzes auch in den Folgejahren Nussprodukte sehr genau auf Aflatoxine untersucht werden müssen, denn »um gesund leben zu können, ist [...] im Rahmen einer effektiven Lebensmittelüberwachung eine fortwährende Kontrolle erforderlich.«[111]

Auch Stiftung Warentest konnte in einer Veröffentlichung aus dem Jahr 2009 zwar noch keine generelle Entwarnung bezüglich Aflatoxinen in Nüssen geben, schrieb jedoch in dem Testbericht: »Das Ergebnis macht zunächst Lust aufs Backen: In 37 der insgesamt 43 Produkte waren keine Aflatoxine nachweisbar. Einmal fanden wir in ganzen Haselnüssen, viermal in gemahlenen Mandeln geringe Gehalte – weit unter den EU-weit vorgeschriebenen Höchstmengen.«[112] 2014 veröffentlichte das Verbrauchermagazin »Öko-Test« erneut eine Untersuchung von 24 Nüssen und Ölsaaten in Bezug auf deren Aflatoxinbelastung. Im Gegensatz zum Test aus dem Jahr 1999 an Pistazien fielen die Testergebnisse für Walnüsse, Mandeln, Haselnüsse und weitere Nüsse und Samen von Öko-Test diesmal bedeutend besser aus. So schreiben die Autoren: »Für Nuss- und Kern-Freunde gibt es gute Nachrichten. In fast allen Produktsparten gibt es ›sehr gute‹ Urteile von uns«.[113] 2017 testete Stiftung Warentest erneut 25 Proben an biologisch und konventionell produzierten Hasel- und Walnüssen. Diese neuesten Testergebnisse machen nun noch mehr Lust aufs Backen, denn in Bezug auf die Aflatoxinbelastung schnitten 19 der 25 Produkte mit »sehr gut« ab, zwei Produkte mit »gut« und vier mit »befriedigend«.[114] Somit galten erneut alle Proben als sicher und schnitten im Vergleich zu den Vorjahren überdurchschnittlich gut ab.

Das LGL fand im Übrigen in einer Untersuchung aus dem Jahr 2005 nicht nur in Nüssen Aflatoxine, sondern beispielsweise auch in einer Reihe von Gewürzen und Würzsaucen. Während bei allen Gewürzproben die gesetzlichen Höchstwerte zumindest nicht überschritten wurden, überstiegen alle drei getesteten Würzsaucen die gesetzlichen Grenzwerte.[115]

Aflatoxine sind also ohne Frage ein wichtiges Thema und stellen eine potenzielle Gefahr für die Gesundheit dar. Wie die Untersuchungen der vergangen Jahre aber nahelegen, haben verbesserte Produktions- und Lagermethoden sowie stärkere Kontrollen durchaus Früchte getragen und in vielen Nussproben konnte in den vergangenen Jahren überhaupt keine Kontamination mehr festgestellt werden. Ziel sollte es also sein, das Thema nicht in Vergessenheit geraten zu lassen und weiterhin einen Fokus darauf zu setzen, die Belastungen noch stärker zu reduzieren, sodass nicht nur beim Großteil, sondern bei allen Lebensmitteln die Kontamination unter der Nachweisgrenze liegt. Die Angst vor Aflatoxinen sollte aber im Umkehrschluss auf keinen Fall dazu führen, dass Menschen aus Sorge davor weniger Nüsse konsumieren. Dadurch würden sie Gefahr laufen, einen schlechten Tausch für ihre Gesundheit einzugehen.

Das legt zumindest ein Team aus Wissenschaftlern in ihrer Veröffentlichung aus dem Jahr 2017 nahe, in dem es eine Nutzen-Risiko-Analyse für das Szenario eines erhöhten Nussverzehrs trotz Aflatoxinbelastung in der schwedischen Bevölkerung im Alter von 55-79 Jahren erstellte.[116] In ihrem Test-Szenario erhöhten die Wissenschaftler die aktuelle Nusszufuhr der schwedischen Bevölkerung nach dem Vorbild der PREDIMED Study um zusätzliche 25 g pro Tag. Anhand der zusätzlichen 25 g an Nüssen pro Tag errechneten die Wissenschaftler mit den Daten der PREDIMED Study den kardioprotektiven Effekt dieser Ernährungsintervention. Auf der anderen Seite errechneten sie das erhöhte gesundheitliche Risiko durch den zusätzlichen Nussverzehr anhand der Durchschnittswerte an Aflatoxinen in Nüssen, die in der EU zwischen 2000 und 2006 erhoben wurden. Auf der Basis dieser Gegenüberstellung errechneten die Wissenschaftler, dass durch die Erhöhung des täglichen Nussverzehrs pro Jahr mehr als 7.000 Herz-Kreislauf-Erkrankungen vorgebeugt werden könnten. Durch die erhöhte Aflatoxinbelastung würden zeitgleich 0 bis 3 neue Fälle von Leberkrebs entstehen können. Die Autoren schlussfolgern daher, dass täglicher Nussverzehr selbst unter der Berücksichtigung der durchschnittlichen Aflatoxinbelastung wesentlich mehr gesundheitliche Vor- als Nachteile bringe.

Um letztendlich das Risiko so gering wie möglich zu halten, scheint es aber noch weit mehr als nur einen Lösungsansatz zu geben. Abgesehen von der schlichten Vermeidung von Aflatoxinen mag es laut einigen Untersuchungen auch möglich sein, durch den gleichzeitigen Verzehr von gewissen sekundären Pflanzenstoffen die Aufnahme von Aflatoxinen aus der Nahrung ins Blut so sehr zu reduzieren, dass diese in ihrer negativen Wirkung stark gemindert werden und der Körper so besser vor ihnen geschützt ist. Vielversprechende Kandidaten hierfür sind Chlorophyll sowie Chlorophyllin. Chlorophyll ist ein fettlöslicher sekundärer Pflanzenstoff, der vor allem in dunkelgrünem Blattgemüse und dunkelgrünen Algen sehr dicht konzentriert ist und für deren grüne Farbe sorgt. Chlorophyllin hingegen ist ein halbsynthetisches, wasserlösliches Derivat von Chlorophyll.[117]

Auch wenn Tierversuche aus ethischen Gründen strikt abzulehnen sind und deren Fortbestehen kritisiert werden muss, sollte man dennoch nicht blind für frühere Ergebnisse von Tierversuchen sein. So legten diese erstmals die Vermutung nahe, dass durch die gleichzeitige Verabreichung von Chlorophyll oder Chlorophyllin zusammen mit Aflatoxinen einige Biomarker der frühen Krebsentstehung durch die negativen Einflüsse von Aflatoxinen positiv beeinflusst werden können.[118] In diesem Kontext wird die oft mangelnde Übertragbarkeit der Ergebnisse aus Tierversuchen auf den Menschen durch erste Humandaten bestärkt, die zeigen, dass gleichzeitig zugeführtes Chlorophyll oder Chlorophyllin die Bioverfügbarkeit von Aflatoxinen vermindert und damit die Aufnahme dieses krebserregenden Stoffes in die Blutbahn des Menschen reduziert wird.[119]

Im Rahmen der Untersuchung wurden freiwilligen Testpersonen gesundheitlich ungefährliche Dosen an Aflatoxinen als Kapseln zwei Stunden vor einer darauffolgenden Mahlzeit verabreicht und anschließend über acht Stunden hinweg Blutproben genommen. Um zu testen, welchen Einfluss Chlorophyll und Chlorophyllin auf die Aufnahme von Aflatoxinen in die Blutbahn hat, wurden denselben Individuen in einer anschließenden Sitzung dieselben Dosen an Aflatoxinen zusammen mit Chlorophyll oder Chlorophyllin gegeben und erneut über acht Stunden hinweg mehrere Blutproben genommen. Diese Tests wurden für jede der Personen dreifach wiederholt, um Messfehler auszuschließen. Sie erhielten zuerst jeweils drei Zyklen Aflatoxin allein und im Anschluss zwei mal drei Zyklen Aflatoxin zusammen mit jeweils entweder Chlorophyll oder Chlorophyllin. Abb. 44 zeigt die verminderte Aufnahme von Aflatoxin in die Blutbahn einer Testperson:

Abb. 44: **Aflatoxinabsorption mit und ohne Chlorophyll und Chlorophyllin**[120]

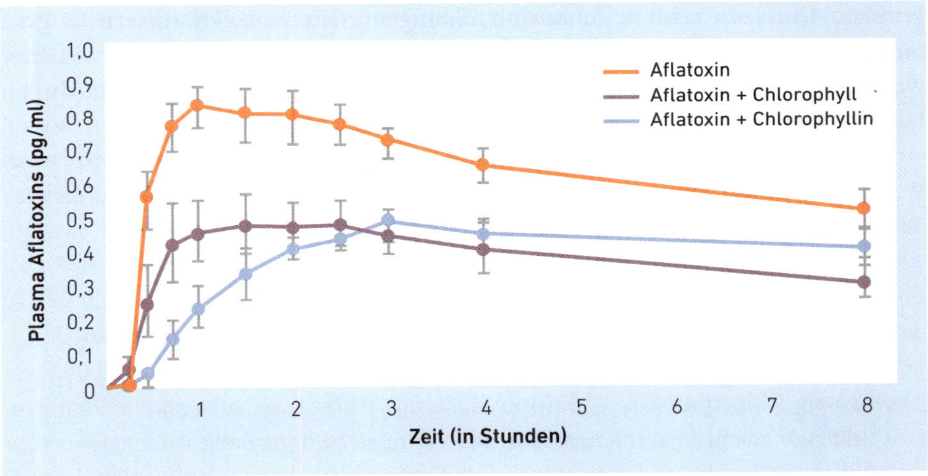

Durch die gleichzeitige Zufuhr von Chlorophyll oder Chlorophyllin reduziert sich die Aflatoxinabsorption drastisch.

Die Wissenschaftler korrigieren mit ihren Ergebnissen die frühere Hypothese, nach der die schützende Wirkung des Chlorophylls auf einer hemmenden Wirkung der Toxizität von Aflatoxin auf das Genom beruht. Chlorophyll scheint Aflatoxine nach diesen neuen Erkenntnissen allerdings nicht weniger toxisch zu machen, aber es kann deren Aufnahme in die Blutbahn hemmen. Wie die Wissenschaftler vermuten, können sowohl Chlorophyll als auch Chlorophyllin Komplexe mit den Aflatoxinen bilden, sodass die Aflatoxine nur noch in geringerem Maße über den Darm aufgenommen werden. So sinkt letztendlich die Gesamtbelastung mit Aflatoxinen für den Organismus. Wie schon frühere Untersuchungen gezeigt haben, konnten bereits solche Mengen an Chlorophyll schützend gegen die Aflatoxine wirken, die man in üblichen Verzehrmengen von grünem Blattgemüse im Rahmen einer vollwertigen Ernährung zu sich nimmt.[121] Allerdings legen die Untersuchungen nahe, dass Chlorophyll/Chlorophyllin tatsächlich nur dann die Aufnahme von Aflatoxinen vermindern kann, wenn es relativ zeitgleich zugeführt wird. Dies besagt zumindest eine weitere frühere Untersuchung an Regenbogenforellen.[122] Bei dieser konnte Chlorophyll die Aufnahme der Aflatoxine nur dann stark reduzieren, wenn es zeitgleich verabreicht wurde. Wurden den Forellen sieben Tage davor sowie zwei Tage nach der Gabe von Aflatoxinen zusätzlich Chlorophyll verabreicht, trat kein schützender Effekt ein. Dunkelgrünes Blattgemüse, Microgreens und eine Vielzahl an Kräutern sollten aber ohnehin am besten mehrmals täglich im Speiseplan stehen, weil diese auch abseits ihrer aufnahmehemmenden Wirkung auf Aflatoxine eine Reihe von gesundheitlichen Vorzügen mitbringen.

Die sinkenden Belastungen an Aflatoxinen innerhalb der letzten Jahre und die Aussicht auf die schützenden Effekte durch den regelmäßigen Verzehr von Blattgemüse, Algen und anderen chlorophyllhaltigen Pflanzen sollen die ernstzunehmende Thematik der Kontaminationen von Lebensmitteln mit Aflatoxinen keineswegs herunterspielen. Dennoch sollen sie zeigen, dass die reelle Gefahr, die im Rahmen einer gesunden Ernährung mit hochwertigen Zutaten von Aflatoxinen ausgeht, weitaus geringer ist, als landläufig angenommen. Zusammenfassend ergeben sich so einige Handlungsempfehlungen in Bezug auf den täglichen Verzehr von Nüssen, die nachfolgend aufgelistet werden:

> Es ist besser, ganze statt gemahlene Nüsse zu kaufen, da diese tendenziell weniger anfällig sind.

> Vor allem gemahlene Nüsse und Samen sollten gut verschlossen im Kühlschrank gelagert werden. Bei längerer Lagerzeit empfiehlt es sich, sie einzufrieren.

> Unangenehm schmeckende oder riechende Nüsse sollten auf keinen Fall verzehrt werden.

> Nüsse und Ölsaaten sollten so regional wie möglich gekauft werden. Mandeln, Haselnüsse und Walnüsse gibt es aus Europa und zum Teil auch aus Deutschland.

> Beim Kauf von Nüssen sollte stets auf gute (Bio-)Qualität und fairen Handel geachtet werden.

> Wenn möglich sollten Nüsse als Bestandteil von Gerichten verzehrt werden. Durch das enthaltene Fett der Nüsse werden einige der Nährstoffe in den restlichen Lebensmitteln der Mahlzeit besser aufgenommen[123,124] und das Chlorophyll in dunkelgrünen Lebensmitteln kann potenziell die Aufnahme etwaiger geringer noch vorhandener Aflatoxinmengen weiter reduzieren.

Fazit

Nüsse und Samen sind schon seit Zehntausenden von Jahren ein wertvoller Bestandteil des menschlichen Speiseplans. Sie sind energie- und nährstoffreich und eine ganze Reihe von Studien zeigen einen enormen gesundheitlichen Nutzen durch den regelmäßigen Verzehr von Nüssen. Daher empfehlen auch viele internationale Herz- und Gesundheitsgesellschaften sowie ein ganze Reihe von wirkungsvollen Ernährungskonzepten den täglichen Verzehr von Nüssen. Ihre positive gesundheitliche Wirkung ist vor allem in Bezug auf Herz-Kreislauf-Erkrankungen gut belegt. Dafür sorgen unter anderem die günstige Fettsäurezusammensetzung sowie der hohe Gehalt an Ballaststoffen und Vitamin E, die in Summe für eine entzündungshemmende und cholesterinsenkende Wirkung verantwortlich gemacht werden.

Nüsse und Samen sind im Rahmen einer vollwertigen pflanzlichen Ernährung der ideale Fettlieferant und sollten isolierten Pflanzenölen vorgezogen werden. Pflanzenöle müssen bei gesunden Menschen nicht aus dem Speiseplan gestrichen werden, aber sie sollten im Rahmen der Kalorienbilanz nicht zu Lasten des täglichen Nuss- und Samenverzehrs gehen. Alle Nüsse und Samen sind wertvolle Lebensmittel, aber Walnüsse und Leinsamen führen ihre jeweiligen Gruppen aufgrund ihrer äußerst günstigen Fettsäurezusammensetzung mitsamt dem hohen Gehalt an Omega-3-Fettsäuren an. Leinsamen verfügen außerdem noch über eine besonders hohe Konzentration an sogenannten Lignanen und konnten in klinischen Studien äußerst positive Effekte in der Therapie von Hypertonie sowie ergänzend zur konventionellen Therapie auch in der Brust- und Prostatakrebstherapie zeigen.

Im Gegensatz zu der allgemeinen Wahrnehmung vieler Menschen sind Nüsse keine Dickmacher. Querschnittsstudien zeigen sogar, dass Nussesser im Durchschnitt schlanker als Nichtnussesser sind. Auch in Interventionsstudien zum Gewichtsverlust waren Ernährungspläne mit Nüssen mittelfristig jenen ohne Nüsse nicht unterlegen. Das liegt zu großen Teilen am sogenannten Nahrungskompensationseffekt, der beschreibt, dass Nüsse nicht nur viele Kalorien liefern, sondern auch eine starke Sättigungswirkung erzielen und regelmäßige Nussesser die aufgenommenen Nusskalorien zu großen Teilen unbewusst an anderer Stelle des Tages einsparen. Ein weiterer Teil der Einsparung der Nusskalorien wird darüber hinaus durch eine Erhöhung der Thermogenese erklärt. Zusätzlich findet eine weitere Kalorieneinsparung aufgrund der geringeren Verfügbarkeit der Fette in Nüssen im Vergleich zu isolierten Fetten statt. Dies liegt im Umstand begründet, dass in Nüssen und Samen ein Teil der Fette auch nach dem Zerkauen an Ballaststoffe gebunden bleibt und vom Körper ungenutzt mit dem Stuhl ausgeschieden wird. Dadurch liefern Nüsse dem Körper im Grunde weniger Kalorien, als man anhand der Nährwertangaben denken würde. Somit kann jede Person ungeachtet ihres aktuellen Gewichts in den Genuss der gesundheitlichen Vorzüge von Nüssen kommen. Nüsse sind vielfältige, gesunde Fettquellen, die als Nussmus in cremigen Saucen und Dressings, als Mandel-Hefeflocken-Mixtur auf Pastagerichten und Aufläufen oder einfach als Snack zusammen mit Obst eine energie- und vitalstoffreiche Ergänzung zum täglichen Speiseplan darstellen. Wie auch andere Fettquellen verbessern Nüsse die Absorption von fettlöslichen Vitaminen und einigen sekundären Pflanzenstoffen.

Aflatoxine waren und sind zwar ein Thema bei Nüssen, aber die Rate an kontaminierten Proben ist innerhalb des vergangenen Jahrzehnts durch bessere Kontrollen und mehr Bewusstsein unter den Produzenten stark rückläufig. In Hochrechnungen eines Teams von Wissenschaftlern, in denen Nutzen und Risiko eines erhöhten Nussverzehrs berechnet wurden, überwogen die positiven Effekte trotz theoretischer Aflatoxinbelastung gegenüber den Risiken bei Weitem. Durch den zeitgleichen Verzehr von chlorophyllhaltigen pflanzlichen Lebensmitteln scheint außerdem eine schützende Wirkung gegen Aflatoxine erreicht zu werden, was die Empfehlung der Kombination von Nüssen mit anderen (grünen) Lebensmitteln unterstreicht.

Tab. 30: **Vorurteile gegenüber Nüssen**

Klischee	Realität
Nüsse machen dick und verringern Erfolge in Diäten.	▶ Nüsse sind zwar kalorienreich, aber eine Reihe von Gründen wie der Nahrungskompensationseffekt, die Erhöhung der Thermogenese und die verminderte Fettaufnahme aus Nüssen führen in Summe dazu, dass die moderate tägliche Zufuhr von Nüsse den Erfolgen von Reduktionsdiäten nicht im Weg steht. Regelmäßige Nussesser sind in einer Reihe an Untersuchungen im Durchschnitt nicht häufiger übergewichtig als Nicht-Nussesser und in vielen Fällen schneiden sie in Bezug auf das Gewicht sogar besser ab.
Nüsse und Samen enthalten zu viel Fett.	▶ Gewisse Fette sind für den Körper überaus gesund bzw. lebensnotwendig und nicht alle sollten daher über einen Kamm geschert werden. Nüsse enthalten hohe Konzentrationen an gesunden, einfach und mehrfach ungesättigten Fettsäuren. Untersuchungen zeigen, dass nicht die Höhe des Fettgehalts der Nahrung, sondern die Gesamtheit der Lebensmittelauswahl sowie die Art und Qualität der Verarbeitung der Lebensmittel der entscheidende Faktor für die Gewichtsregulierung ist.
Man kann so viele Nüsse essen wie man will.	▶ Kein Lebensmittel sollte im Überfluss gegessen werden, weil ein übermäßiger Konsum meistens zu einer unzureichenden Zufuhr an anderen wichtigen Lebensmitteln führt. Eine ausgewogene Ernährung sollte täglich Nüsse enthalten, aber die Zufuhr anderer gesunder Lebensmittel nicht vernachlässigen.
Nüsse müssen vor dem Verzehr stets eingeweicht werden.	▶ 2017 lieferte eine Untersuchung anhand einer Reihe an Blindverkostungen belastbare Daten zu dieser Fragestellung und zeigte, dass weder die Menge an mineralstoffbindender Phytinsäure noch die Verträglichkeit und auch nicht der Geschmack durch das Einweichen verbessert werden können. Dies legt die Vermutung nahe, dass individuell erlebte Verbesserungen in der Verträglichkeit bei eingeweichten bzw. *aktivierten* Nüssen zum Teil auf einen Placebo-Effekt zurückzuführen sind.
Nüsse enthalten krebserregende Aflatoxine.	▶ Die Belastung mit Aflatoxinen in Nüssen ist im vergangenen Jahrzehnt durch schärfere Kontrollen und mehr Bewusstsein unter den Produzenten deutlich zurückgegangen und liegt aktuell stets unterhalb der Grenzwerte. Eine vergleichende Untersuchung zeigt, dass selbst bei Annahme einer möglichen Aflatoxinbelastung in Nüssen ihr täglicher Verzehr immer noch mehr gesundheitliche Vor- als Nachteile hätte. Durch den gleichzeitigen Verzehr von Nüssen mit chlorophyllhaltigen (Blatt-)Gemüsen scheint einer ersten Humanstudie zufolge die Aufnahme von möglichen Aflatoxinen im Körper darüber hinaus stark gehemmt zu werden.

Die Soja-
kontroverse

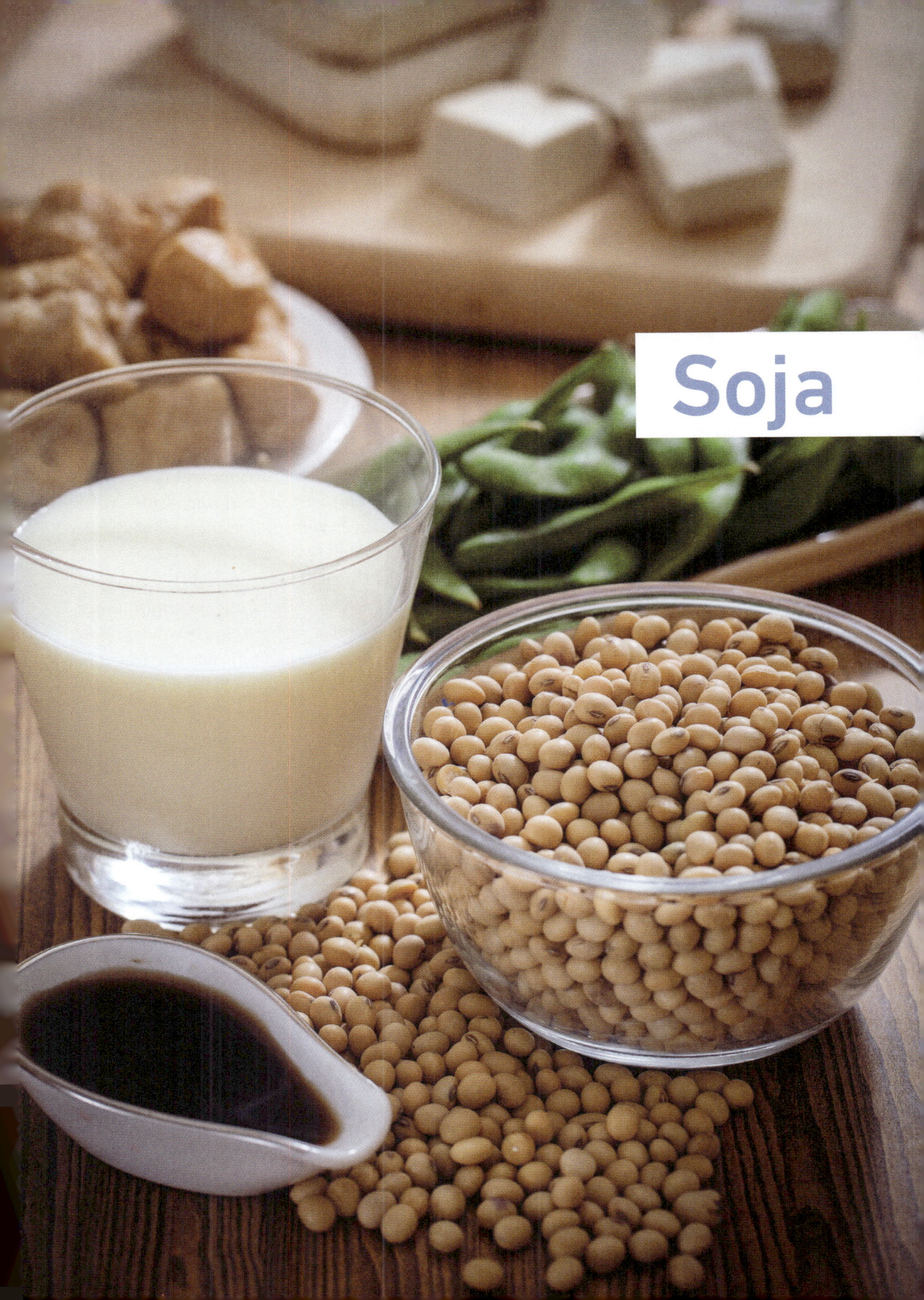

Soja

Das Thema Soja spaltet die Gemüter sowohl in der veganen Szene als auch darüber hinaus. Die einen sehen in der Sojabohne einen hochwertigen Proteinlieferanten, der einzigartige sekundäre Pflanzenstoffe liefert und überaus gesund ist. Die anderen betrachten Soja als einen Risikofaktor für die menschliche Gesundheit, der unter anderem für Störungen im Hormonhaushalt und Probleme mit der Schilddrüse verantwortlich ist. In Medienberichten, Blogartikeln und Büchern werden regelmäßig beide Meinungen bedient und so fällt es vielen Menschen schwer, sich eine fundierte Meinung zu diesem Thema zu bilden.

Die Sojabohne unterscheidet sich in vielerlei Hinsicht von anderen Hülsenfrüchten. Sie ist nicht nur wesentlich protein- und fettreicher, sondern sie nimmt unter ihnen aufgrund ihres Gehalts an sogenannten Phytoöstrogenen eine besondere Rolle ein. Phytoöstrogene sind, wie der Name bereits nahelegt, Stoffe aus Pflanzen, die eine ähnliche Wirkungsweise wie die vom Körper selbst produzierten Östrogene auslösen können.[1] Die Gruppe der Phytoöstrogene umfasst mehrere Substanzen. Während beispielsweise in Leinsamen hohe Konzentrationen von Phytoöstrogenen aus der Gruppe der Lignane vorkommen, sind es in Mungbohnensprossen vor allem Phytoöstrogene aus der Gruppe der Coumestane und in der Sojabohne sind es vorrangig die Vertreter aus der Gruppe der Isoflavone.[2] Abb. 45 zeigt die Unterteilung der unterschiedlichen sekundären Pflanzenstoffe samt der Phytoöstrogene.

Wie man erkennen kann, gehören alle Phytoöstrogene zur Gruppe der Polyphenole. Polyphenole wiederum sind eine Gruppe von sekundären Pflanzenstoffen, die neben der Phytoöstrogene auch noch die Gruppe der Flavonoide sowie die Gruppe der Phenolsäuren enthält. Neben Polyphenolen gehören auch noch viele weitere Stoffe wie Monoterpene, Sulfide, Carotinoide, Protease-Inhibitoren, Glukosinolate, Phytosterine und einige weitere zur Gruppe der sekundären Pflanzenstoffe. Diese finden sich, wie der Name es bereits deutlich macht, in erster Linie in Pflanzen. Milchkühe, die phytoöstrogenhaltige Futtermittel verzehren, oder stillende Frauen, die sich von phytoöstrogenhaltigen Lebensmitteln ernähren, weisen einen höheren Gehalt an Phytoöstrogenen in ihrer Muttermilch auf, der im Vergleich zum Gehalt in phytoöstrogenreichen Lebensmitteln wie Sojaprodukten, Leinsamen und weiteren aber dennoch sehr gering ausfällt.[4,5] Wie Abb. 45 ebenfalls

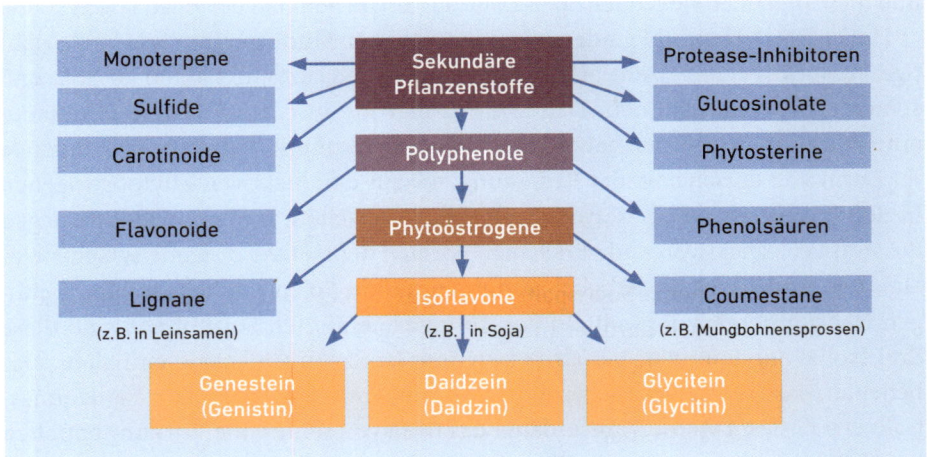

zeigt, werden die vorherrschenden Phytoöstrogene in der Sojabohne als Isoflavone bezeichnet. Isoflavone wiederum stellen eine Sammelbezeichnung für mehrere Stoffe dar, von denen in der Sojabohne vor allem Genistein, Daidzein und Glycitein von Bedeutung sind. Eine Frage rückte dabei schnell in den Fokus der Forschung: Wenn Soja *hormonähnliche* Stoffe enthält, haben diese dann auch eine Auswirkung auf hormonabhängige Krebserkrankungen wie Brustkrebs? Kann Soja außerdem den Hormonhaushalt durcheinanderbringen und Männer unfruchtbar machen? Diese und weitere Fragen beschäftigten Wissenschaftler in den vergangenen Jahrzehnten und obwohl auf wissenschaftlicher Ebene seit Jahren ein weitestgehender Konsens über die Harmlosigkeit von Sojabohnen in den üblichen Verzehrmengen herrscht, liest man in Büchern wie »Soja: Die ganze Wahrheit« von Dr. Kaalya Daniel[6] oder »Veggiewahn« von Ulrich Neumeister[7] das genaue Gegenteil.

Hätte sich herausgestellt, dass Soja ein gesundheitlich abträgliches Lebensmittel ist, könnte man es auch ohne Schwierigkeiten aus der veganen Ernährung streichen, ohne dabei auf die Zufuhr von essenziellen Nährstoffen verzichten zu müssen. Man könnte Sojamilch durch eine der vielen anderen Pflanzenmilchsorten ersetzen, ganze Sojabohnen durch die große Vielfalt an anderen Hülsenfrüchten und Soja-Tempeh beispielsweise durch Lupinen-Tempeh. Es gibt »Sojahack« (TVP) auch auf Basis von Erbsenprotein oder aus entöltem Sonnenblumenkernmehl, sojafreie Pflanzenjoghurts auf Mandel- oder Kokosbasis und vieles weitere, wodurch auch ein Sojaverzicht für vegan lebende Menschen keine große Einschränkung im Speiseplan bedeuten würde. Da die Gesamtheit der Studienlage aber aus gesundheitlichen Gründen keine Notwendigkeit sieht, auf Sojaprodukte zu verzichten, gibt es abseits der persönlichen geschmacklichen Präferenzen keinen Anlass, auf Soja zu verzichten, wenn man es mag und keine Sojaallergie hat. Dennoch gilt bei Soja

Soja

wie bei allen anderen Lebensmitteln, dass man es in moderaten Mengen verzehren und nicht den überwiegenden Speiseplan aus Sojaprodukten bestehen lassen sollte.

Um einige der nachfolgenden widersprüchlichen Studienergebnisse in die richtige Perspektive zu setzen, muss man einige grundsätzliche Fakten zu Soja und seinen Isoflavonen kennen. Damit die Isoflavone in der Sojabohne überhaupt eine Wirkung im Körper haben können, sind bestimmte Stoffwechselvorgänge im Darm von entscheidender Bedeutung, die aus den inaktiven Phytoöstrogenen in der Sojabohne aktive Stoffwechselprodukte machen. In der Sojabohne liegen die stoffwechselaktiven und wirksamen Formen der Isoflavone namens Genistein, Daidzein und Glycitein lediglich in fermentierten Sojaprodukten sowie in einigen Nahrungsergänzungsmitteln vor. In unfermentierten Sojabohnen sind diese drei Isoflavone überwiegend als sogenannte Isoflavon-Glykoside enthalten. Das bedeutet, dass sie an ein Zuckermolekül gebunden sind, welches im Verdauungstrakt erst entfernt werden muss, damit das Isoflavon seine volle Wirkung entfalten kann. Solange diese Isoflavon-Glycoside in der Sojabohne an ihr Zuckermolekül gebunden sind, spricht man nicht von Genistein, sondern von Genistin, nicht von Daidzein, sondern von Daidzin, und nicht von Glycitein, sondern von Glycitin.[8]

Wenn man also unfermentierte Sojaprodukte konsumiert, müssen diese Isoflavon-Glycoside im Verdauungstrakt erst enzymatisch von ihrem Zucker befreit werden, damit *freies* Genistein, Daidzein und Glycitein aus ihnen entstehen kann. Die freien Formen werden dann als Isoflavon-Aglycone bezeichnet. Nur ein kleiner Teil der Isoflavone aus der Sojabohne wird tatsächlich in dieser freien Form absorbiert und der größere Teile verbindet sich erneut mit anderen Molekülen und ist damit nur sehr bedingt biologisch aktiv.[9] Bei fermentierten Sojaprodukten wie Tempeh, Miso oder Natto wird während des Fermentationsprozesses bereits durch die Bakterien ein Teil der Zuckermoleküle abgespalten, wodurch fermentierte Produkte mehr von den Isoflavon-Aglycon-Formen enthalten und die darin enthaltenen Phytoöstrogene dadurch durchschnittlich eine stärkere Wirkung aufweisen und besser absorbiert werden können.[10]

Dieser Umstand ist besonders hervorzuheben, weil viele Sojakritiker vor allem die östrogenähnliche Wirkung der Isoflavone kritisieren und vor dem damit verbundenen Brustkrebsrisiko warnen. Gleichzeitig sehen viele von ihnen aber fermentierte Sojaprodukte als einzig akzeptable Art an, Soja zu konsumieren. In einem kritischen Artikel zu Soja heißt es, »fermentierte Sojaprodukte sind gesunde Proteinquellen«.[11] Im gleichen Artikel wird allerdings vor sämtlichen unfermentierten Sojaprodukten gewarnt und in Bezug auf die hormonelle Wirkung heißt es im Artikel »Soja enthält Phytoöstrogene, die Östrogene imitieren und sogar blockieren können [...]. Diese Substanzen können das Hormonsystem stören und zu Unfruchtbarkeit und anderen negativen Effekten in einigen Geweben führen.«[12] Dies ist insofern widersprüchlich, weil die hormonelle Wirkung von fermentierten Sojaprodukten durch den Fermentationsprozess sogar stärker ist.

Durch das Fermentieren wird nämlich ein größerer Teil der Isoflavon-Glycoside von ihrem Zuckermolekül befreit und so sind sie als Isoflavon-Aglycone stärker bioverfügbar. Wie im Laufe des Kapitels noch deutlich wird, muss man allerdings weder bei fermentierten noch bei unfermentierten Sojaprodukten in den üblichen Verzehrmengen eine negative Wirkung auf den Hormonhaushalt des Menschen befürchten. Diese Aussage zeigt aber, dass es bei einigen Sojakritikern am nötigen Grundverständnis fehlt, denn wenn man Sorge vor einer östrogenen Wirkung durch Soja hat, sollte man von fermentierten Sojaprodukten noch größeren Abstand halten, da diese durch den Fermentationsprozess eine wesentlich größere Menge an freien und dadurch stärker wirksamen Isoflavonen aufweisen.[13]

Auch wenn Phytoöstrogene aus Pflanzen dem körpereigenen Östrogen ähnlich sind, ist ihre Wirkung je nach Art des Phytoöstrogens dennoch mindestens 100-, meist sogar 1.000- bis 10.000-fach geringer. Allerdings können sie durch exzessiven Verzehr von sehr phytoöstrogenhaltigen Lebensmitteln theoretisch auch in 100- bis 10.000-fach höherer Konzentration als die körpereigenen Östrogene vorliegen, wenn Menschen sich quasi ausschließlich von Soja ernähren.[14] Dies klingt unwahrscheinlich, ist allerdings in der Vergangenheit bereits passiert. Der Grund, warum Phytoöstrogene überhaupt wie Östrogene wirken können, liegt in ihrer strukturellen Ähnlichkeit mit dem weiblichen Sexualhormon 17ß-Östradiol begründet. Abb. 46 verdeutlicht diese Ähnlichkeit.

Durch ihre strukturelle Ähnlichkeit können sie ebenso an Östrogenrezeptoren in verschiedenen Geweben im Körper andocken und dort eine sehr schwache östrogene Wirkung entfalten. Da ihre Wirkung grundsätzlich schwach ist, können sie im Organismus allerdings auch anti-östrogen wirken, indem sie als schwach

Abb. 46: **Die Struktur der Isoflavone im Vergleich zu 17ß-Östradiol**[15]

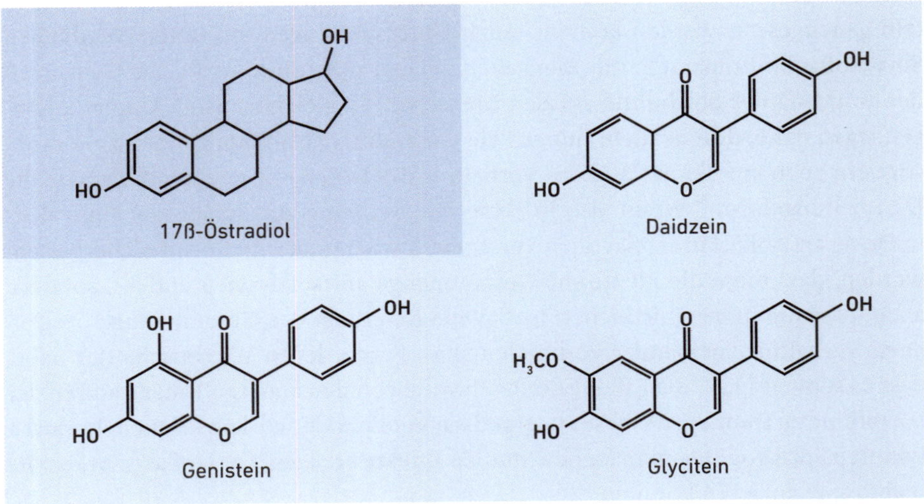

17ß-Östradiol

Daidzein

Genistein

Glycitein

wirksame östrogene Substanzen an die Östrogenrezeptoren binden und dadurch verhindern, dass das stärker wirksame körpereigene Östrogen dort wirksam werden kann.[16] Da verschiedene Gewebe im Körper des Menschen unterschiedliche Arten von Östrogenrezeptoren besitzen und Phytoöstrogene im Gegensatz zum körpereigenen Östrogen Präferenzen für gewisse Rezeptoren haben, werden manche Phytoöstrogene auch als sogenannte Selektive Östrogenrezeptor-Modulatoren bezeichnet.[17] Auch dieser Umstand ist in der Interpretation der Wirkung von Soja sehr wichtig, weil die Phytoöstrogene in der Sojabohne dadurch nicht nur sehr viel schwächer, sondern im Vergleich zum Östrogen auch selektiver auf gewisse Gewebe wirken können.

Um die Schädlichkeit von Soja zu belegen, werden von Sojakritikern in den meisten Fällen Tierversuche oder Zellstudien als Beweismittel aufgeführt. Allerdings unterscheidet sich der Organismus von unterschiedlichen Spezies in Bezug auf den Isoflavon-Stoffwechsel mitunter stark. Untersuchungen zeigen beispielsweise, dass einige Nagetiere bei gleicher Aufnahmemenge an Isoflavonen durch Sojaprodukte im Vergleich zum Menschen eine deutlich höhere Konzentration an freiem Genistein aufweisen, das in dieser Form biologisch aktiv ist. Somit kann Soja auf diese Nagetiere bei gleicher Verzehrmenge in Relation zum Körpergewicht eine wesentlich stärkere Wirkung haben.[18] So schlussfolgerten Wissenschaftler schon vor Jahren, dass es zweifelhaft ist, ob Forschungsergebnisse zu Soja an Nagetieren einen Wert für den Menschen besitzen.

In Zellstudien und bei einigen Tierversuchen wird außerdem nicht mit Sojabohnen gearbeitet, sondern mit einem ihrer Isoflavone in isolierter Form. Dennoch werden diese Studienergebnisse oft fälschlicher Weise auf vollwertige Sojabohnen übertragen. Daher lohnt sich stets ein Blick in die Quellenangabe, um zu überprüfen, welche Aussagekraft die angegebene Quelle wirklich besitzt, weil Studien an isolierten Bestandteilen nicht ohne Weiteres mit vollwertigen Lebensmitteln gleichgesetzt werden können. Auch Untersuchungen mit unterschiedlichen Soja-Isoflavon-Präparaten am Menschen zeigen, dass diese nicht zur Gänze mit der Wirkung der Sojabohne auf den Menschen vergleichbar sind. Untersuchungen legen nahe, dass es nicht nur auf die Gesamtmenge an Isoflavonen ankommt, sondern auch auf die Art und das Verhältnis der Isoflavone zueinander sowie die Darreichungsform.[19] Wenn also in Experimenten eine zur Sojabohne äquivalente Dosis an isolierten Isoflavonen verabreicht wird, muss nicht nur sichergestellt werden, dass diese die identische Gesamtmenge an Isoflavonen enthält, sondern auch, dass die unterschiedlichen Isoflavone innerhalb der Gesamtmenge im gleichen Verhältnis zueinander vorhanden sind. Ferner legen Wissenschaftler nahe, dass es schwierig ist, die Effekte der Isoflavone von den anderen Inhaltsstoffen der Sojabohne zu trennen, da diese synergetisch miteinander wirken können. Dadurch konnten Sojaprodukte in manchen Studien Effekte erzielen, die Isoflavonpräparate nicht reproduzieren konnten.[20]

Bereits seit vielen Jahren hat sich außerdem die These etabliert, dass Sojaprodukte ihre in asiatischen Ländern beobachtete positive gesundheitliche Wirkung vor allem deshalb aufweisen, weil sie dort von Kindheit an kontinuierlich verzehrt werden.[21] Diese Erkenntnis erklärt auch die Studien mit nicht-asiatischen Probanden, die keinerlei Zusammenhang zwischen beispielsweise dem Sojakonsum und gesundheitlichen Vorteilen in der Krebsprävention feststellen konnten. Denn in vielen Studien begann der Sojakonsum der untersuchten Personengruppe zu spät, war zu niedrig und nicht kontinuierlich genug. Sojakonsum, der erst im Erwachsenenalter beginnt und unter der Verzehrmenge und -häufigkeit asiatischer Bevölkerungsgruppen liegt, zeigt wenig präventive oder therapeutische Wirkungen in Bereichen wie beispielsweise der Brustkrebsprävention. Wenn westliche Brustkrebspatientinnen Sojaprodukte mögen und keine Sojaallergie aufweisen, spricht aber auch für sie nichts dagegen, dass sie diese weiterhin verzehren, wie an späterer Stelle noch ausgeführt wird. Denn auch über die präventive Wirkung der Isoflavone hinaus ist Soja schlichtweg ein proteinreiches und vielseitiges Lebensmittel.

Soja und die Zerstörung des Regenwaldes

Sojagegner kritisieren neben den gesundheitlichen Aspekten die Auswirkungen des Sojaanbaus auf den Regenwald sowie die Tatsache, dass ein großer Teil der weltweiten Sojaernte aus gentechnisch veränderten Organismen stammt. In den Jahren 2016 und 2017 betrug die weltweite Sojaernte rund 351 Millionen Tonnen.[22] Um ein Größenverhältnis dafür zu bekommen: Schon in der Erntesaison 2013 und 2014, als die Erntemenge *nur* rund 268 Millionen Tonnen betrug,[23] wurde dafür weltweit bereits eine Fläche von über einer Million Quadratkilometern gebraucht.[24] Das ist in etwa die gesamte Fläche der Länder Deutschland, Frankreich, Belgien und der Niederlande zusammengezählt. Wie Abb. 47 auf der folgenden Seite zeigt, landen allerdings etwa 80 % der weltweiten Sojaernte nicht direkt auf den Tellern der Menschen, sondern in den Trögen der »Nutztiere«.[25] Nur 2 % der weltweiten Sojaernte werden vom Menschen direkt in Form von Sojaprodukten wie Tofu, Sojaburgern und Sojadrinks etc. konsumiert.[26] Die verbleibenden 18 % werden in Form von Sojaöl verwendet.[27] Neben dem direkten Konsum als Pflanzenöl wird es vor allem als Zusatzstoff in Convenience-Produkten und in Non-Food-Industrien wie der Kosmetik- und Autoindustrie verarbeitet.

2013 verbrauchten die EU-Länder zusammen etwa 31 Millionen Tonnen Soja. So kommt ein durchschnittlicher EU-Bürger auf einen theoretischen Verbrauch von 60,6 kg Soja pro Jahr.[28] Davon verzehrt er aber nur einen verschwindend geringen Teil als tatsächliche Sojaprodukte. Der Rest wird zur Fütterung von Nutztieren für die Fleisch-, Milch-, Käse- und Eierproduktion verwendet und somit nur indirekt von Menschen verbraucht. Von den etwa 31 Millionen Tonnen an verbrauchten

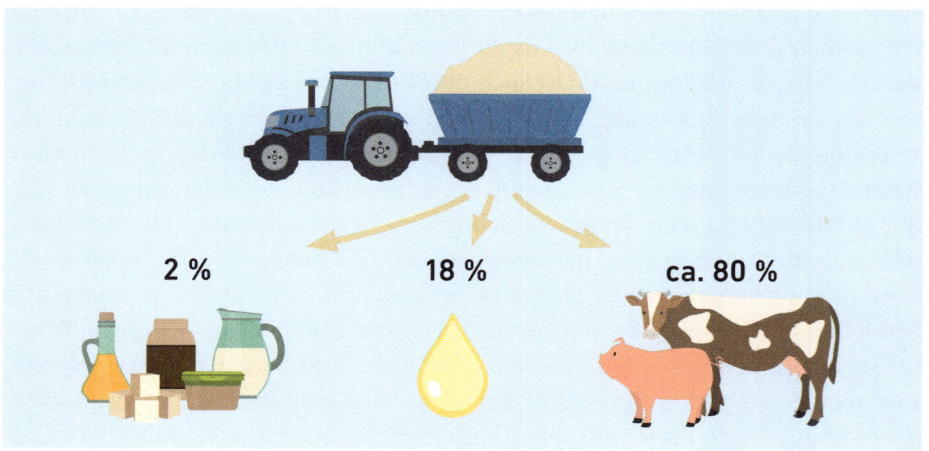

2 %   18 %   ca. 80 %

Soja wurden lediglich circa 1,1 Millionen Tonnen in Europa produziert.[29] Die restlichen 29,9 Millionen Tonnen wurden aus anderen Ländern importiert. Hätte man diese Menge an Soja vor Ort in Europa anbauen müssen, hätte man dafür etwa die Fläche von ganz Österreich benötigt.[30]

Da diese enormen Soja-Anbauflächen zum Teil erst neu geschaffen werden mussten, fanden zu diesem Zweck in den vergangenen Jahrzehnten massive Rodungen auch in Regenwaldgebieten statt. Den Höchststand der jährlichen Rodung markierte das Jahr 2004, als im brasilianischen Amazonas-Regenwald in einem Jahr eine Fläche etwa in der Größe von Brandenburg gerodet wurde. Dank des sogenannten Soja-Moratoriums aus dem Jahr 2006 gingen die Abholzungsraten seitdem aber glücklicherweise rapide zurück. Aufgrund des Drucks auf die großen Sojahändler durch Organisationen wie Greenpeace erklärten diese sich dazu bereit, kein Soja mehr von Anbauflächen einzukaufen, die nach Juli 2006 gerodet wurden.[31] Obwohl das Übereinkommen 2016 auf unbestimmte Zeit verlängert wurde, steigt allerdings seit 2014 die Regenwaldabholzung wieder an.[32]

Wenn es also heißt, dass Soja den Regenwald zerstört, dann ist das grundsätzlich korrekt. Die Aussage trifft aber nicht auf den Tofu oder den Tempeh aus Sojabohnen zu, sondern auf das Fleisch und andere tierische Produkte der Nutztiere, an die ein Großteil der importierten Sojabohnen verfüttert wird. Darüber hinaus legen deutsche, österreichische und schweizerische Produzenten von Sojaprodukten größten Wert auf einen möglichst regionalen Anbau von Sojabohnen. Egal, ob man an Sojaprodukte von Produzenten aus Deutschland,[33,34] Österreich[35] oder der Schweiz[36,37] denkt - sie alle garantieren, dass ihre Sojabohnen entweder ausschließlich oder zu mindestens 90 % aus Europa stammen. Die wenigen Restprozente kommen aus Kanada, nicht Südamerika und ein großer Teil der Sojabohnen wird sogar direkt im Land des jeweiligen Produzenten selbst angebaut. Eine Recherche der Verbrau-

cherzentrale Hamburg zur Herkunft der Sojabohnen in Sojadrinks von einer Vielzahl von Herstellern ergab auch bei den Sojamilchprodukten das gleiche Bild: Kein
einziger der Sojadrink-Hersteller bezog Sojabohnen aus Südamerika.[38]

Gentechnik im Sojaanbau

Die Bezeichnung GMO (Genetically Modified Organism, auf Deutsch oft auch
GVO - gentechnisch veränderter Organismus) beschreibt ein Tier, eine Pflanze
oder ein Bakterium, dessen DNA gentechnisch verändert wurde. Gentechnisch veränderte Züchtungen gibt es neben Soja auch bereits von Mais, Reis, Raps, Erbse,
Zuckerrübe, Papaya, Kürbis, Kartoffel etc.[39,40] Das Thema Gentechnik betrifft also
nicht nur die Sojabohne, auch wenn sie sicherlich eine der Pflanzen darstellt, deren
gentechnisch veränderte Züchtungen mit am häufigsten in Verwendung sind.

Wenn man innerhalb der EU sicherstellen möchte, dass man nicht direkt oder
indirekt in Kontakt mit GMOs kommt, bestehen mehrere Möglichkeiten. Veganer
haben im Gegensatz zu Mischköstlern ohnehin den Vorteil, dass sie nicht ohne es zu
merken in Kontakt mit gentechnisch veränderten Lebensmitteln kommen können,
denn laut der EU-Verordnung müssen alle Lebensmittel für den direkten menschlichen Verzehr deutlich gekennzeichnet werden, wenn sie GMOs enthalten.[41]

Wenn man sich hingegen mischköstlich ernährt und konventionelle tierische
Lebensmittel kauft, kann man nicht automatisch davon ausgehen, dass diese Produkte von Tieren stammen, die kein gentechnisch verändertes Futter bekommen
haben. Im Gegensatz zu den Lebensmitteln für den direkten menschlichen Verzehr gibt es keine Kennzeichnungspflicht für Produkte von Tieren, die mit GMOs
gefüttert wurden.[42] Auf die Frage, wie hoch der Anteil an gentechnisch veränderten Futtermitteln bei sogenannten Nutztieren in Deutschland ist, antwortet das
Bundesministerium für Ernährung und Landwirtschaft (BMEL): »Bei der statis-
tischen Erfassung der Futtermittelimporte wird nicht zwischen gentechnikfreier
und gentechnisch veränderter Importware unterschieden, sodass exakte Angaben
zur Höhe des Anteils an importierten, gentechnisch veränderten Futtermitteln
nicht möglich sind. Importiertes Soja ist allerdings fast immer gentechnisch verändert, da sich insbesondere in den Haupterzeugerländern USA, Brasilien und
Argentinien der Anbau gentechnisch veränderter Sorten mit rund 90 bis 100 %
Anbaufläche als Standard etabliert hat. Auch als Tierfutter importierter Mais oder
Raps kann gentechnisch verändert sein. Darüber hinaus enthalten viele Futtermittel Zusatzstoffe wie Vitamine, Aminosäuren oder Enzyme, die häufig mithilfe der
›Weißen Gentechnik‹ hergestellt werden. Die meisten Nutztiere in Deutschland
bekommen daher Futter, das mit Gentechnik in Berührung gekommen ist.«[43] Die
einzige Möglichkeit, um als Mischköstler garantiert gentechnikfrei zu essen, ist der
ausschließliche Verzehr von biologisch erzeugten Produkten, da die europäischen

Biorichtlinien GMOs in der gesamten Erzeugungskette tierischer und pflanzlicher Lebensmittel und damit auch in den Futtermitteln verbieten.[44]

Der Rahmen dieses Buches ist zu knapp, um über die potenziellen Risiken und Chancen von gentechnisch veränderten Organismen zu sprechen oder diese aus dem Blickwinkel des Veganismus zu betrachten. Bei der gesamten Diskussion um das Thema GMOs in Lebensmitteln muss aber stets daran gedacht werden, dass viele der kritischen Berichte über Soja von US-amerikanischen Autoren stammen und die Situation in Bezug auf Soja in den USA zum aktuellen Zeitpunkt nicht mit der in Europa gleichzusetzen ist.

Wer auf Soja verzichten sollte

Es kann bereits vorweggenommen werden, dass es tatsächlich eine Personengruppe gibt, die strikt auf Sojaprodukte verzichten sollte, und eine weitere, bei denen Sojaprodukte zumindest nicht die erste Wahl darstellen sollten. Die einzige Gruppe, die uneingeschränkt auf Soja verzichten sollte, sind Sojaallergiker. Untersuchungen schätzen die Zahl der von Lebensmittelallergien betroffenen Kinder in westlichen Ländern auf insgesamt etwa 4 bis 8 %,[45] wohingegen Untersuchungen von wesentlich geringeren Raten an Sojaallergien bei Kindern in Höhe von 0,4 bis 1,2 % ausgehen.[46] Außerdem verlieren viele Kinder im Laufe ihres Erwachsenenlebens ihre Sojaallergie. Ob sich eine Lebensmittelallergie über die Jahre verliert, hängt allerdings auch vom allergieauslösenden Stoff ab. Während eine Erdnussallergie nur circa 25 % der Kinder im Erwachsenenalter verlieren, sind es bei Allergien gegen Soja, Weizen, Milch und Eier bis zu 80 % der Kinder, die im Laufe des Lebens ihre Allergie verlieren.[47] Grundsätzlich kann man zwar gegen jedes Lebensmittel allergisch sein, jedoch betreffen 90 % aller Allergien in westlichen Ländern die Lebensmittelgruppen Milch, Eier, Fisch, Schalentiere, glutenhaltiges Getreide, Soja, Erdnüsse und Schalenfrüchte (Mandeln, Pistazien, Haselnüsse, Paranüsse etc.).[48] Zusammen mit Sellerie, Senf, Sesam, Lupine, Krustentieren und Schwefeldioxid bilden diese die 14 kennzeichnungspflichtigen Hauptallergene.[49] Wenn eine Person gegen eines dieser Hauptallergene allergisch ist, dann ist das jeweilige Lebensmittel bis auf Weiteres vom Speiseplan zu streichen. Es gibt aber keinen Grund, auf Soja zu verzichten, wenn man nicht dagegen allergisch ist. Nur weil ein Lebensmittel für einen Allergiker abträglich oder sogar tödlich sein kann, heißt das nicht, dass es für einen Nichtallergiker ebenso schädlich wäre. Abgesehen von der Häufigkeit einer Allergie ist auch die Schwere ihrer Auswirkung ein wichtiger Faktor in der Beurteilung eines Allergens.

Ein tragischer Fall ereignete sich 2016, als eine junge Frau an ihrer Erdnussallergie starb, ohne überhaupt selbst Erdnüsse gegessen zu haben. Ihr neuer Freund, der nichts von ihrer Allergie wusste, machte sich eines Abends vor dem Zubettgehen ein

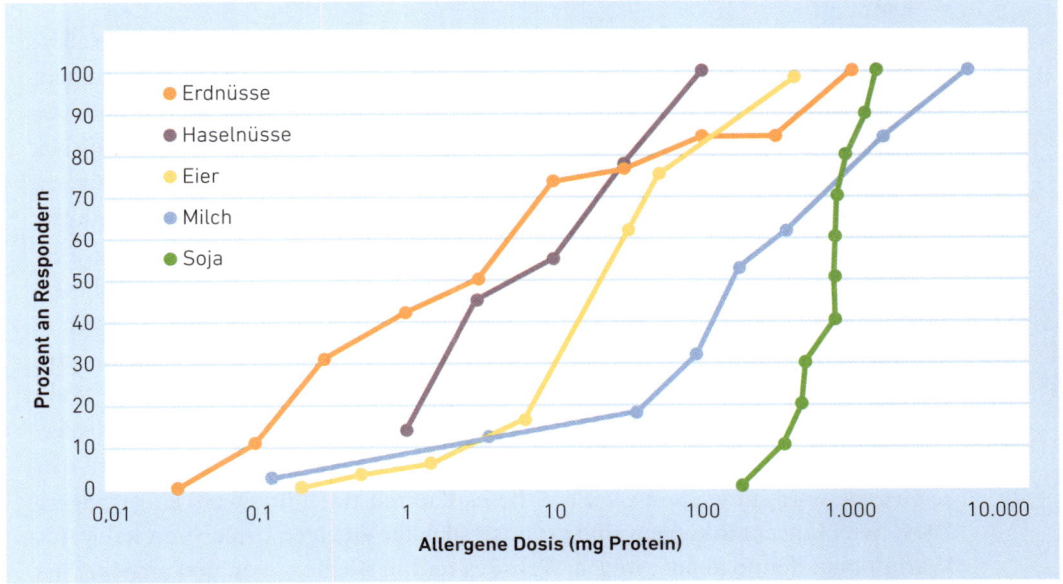

Während die sensibelsten 10 % der Erdnussallergiker bereits bei Mengen von 0,1 mg Erdnussprotein allergische Reaktionen zeigen, sind es bei Soja erst Mengen von über 100 mg.

Sandwich mit Erdnussbutter, und die winzige Restmenge an Erdnüssen in seinem Speichel genügte, um bei der jungen Frau durch Küssen einen tödlichen anaphylaktischen Schock auszulösen.[50] Trotz ihrer stark allergenen Wirkung sind Erdnüsse für alle anderen Personen ohne Allergie ein gesundes Lebensmittel. Dasselbe gilt auch für Soja, dessen allergenes Potenzial in der Literatur aber durchgehend als wesentlich geringer als das von anderen Allergenen wie Erdnüssen bezeichnet wird.[51]

In Büchern von Sojakritikern liest man allerdings oft Gegenteiliges. So heißt es im Buch »Soja: Die ganze Wahrheit« von Dr. Daniel, dass Sojaallergiker ebenso durch einen Kuss sterben könnten, wenn der Kusspartner zuvor Soja gegessen hat.[52] Damit instrumentalisiert das Buch offensichtlich die tragische Geschichte jener jungen Frau zum Zwecke der Sojakritik, ohne dass ein derartiger Fall im Zusammenhang mit Soja jemals dokumentiert wurde. Diese Geschichte ist außerdem deshalb unwahrscheinlich, weil der sogenannte Threshold, also die Schwelle, ab der bei Allergikern eine Reaktion beim Kontakt mit dem Lebensmittel auftritt, bei Soja von all den häufigsten Allergien am geringsten ist. Während bei den sensibelsten Erdnussallergikern bereits weniger als 0,1 mg Erdnussprotein für eine allergische Reaktion ausreicht, tritt selbst bei den sensibelsten Sojaallergikern erst bei einer Schwelle von über 100 mg Sojaprotein überhaupt eine Reaktion auf.[53] Abb. 48 zeigt die unterschiedlichen Allergiegrenzen von Allergenen. Wie die Grafik deutlich macht, müsste sich schon eine sehr große Menge an Essensresten im Mundraum des Partners befinden, damit Soja eine allergische Reaktion beim Küssen auslöst.

Dieses Beispiel soll allerdings nicht den Eindruck erwecken, dass schwere allergische Reaktionen durch Soja gänzlich unbekannt sind, sondern lediglich zeigen, dass sie wesentlich seltener auftreten und insgesamt im Vergleich zu anderen Allergenen weniger oft schwerwiegende Folgen haben. In einer Untersuchung aus Schweden, in der schwere Reaktionen nicht nur beim Konsum von Erdnüssen, Milch und Eiern, sondern auch bei Soja auftraten, ereigneten sich schwere allergische Reaktionen im Zusammenhang mit Soja allerdings ausschließlich bei Personen mit gleichzeitig bestehender Erdnussallergie.[55] Hat man also keine Erdnussallergie, gibt es laut aktuellem Kenntnisstand keine Daten, die darauf hinweisen, dass man ohne Erdnussallergie eine isolierte schwere Sojaallergie entwickeln kann.

Die zweite Gruppe, für die Sojalebensmittel zumindest nicht die erste Wahl darstellen sollten, sind Säuglinge, weil diese in den ersten sechs Monaten idealerweise gar kein anderes Lebensmittel als Muttermilch bekommen sollten. Auf diese Gruppe wird im weiteren Verlauf dieses Kapitels noch im Detail eingegangen. Diese zwei Einschränkungen sind grundsätzlich die einzigen beiden von Relevanz. Warum man dennoch auf einigen Websites und in Büchern von den angeblichen Gefahren des Sojakonsums für alle Menschen liest, wird nachfolgend dargelegt.

Zuallererst ist es wichtig zu wissen, woher ein großer Teil all der Sojakritik ursprünglich kommt. Denn obwohl man auf unterschiedlichsten Plattformen von der Kritik an Soja liest, wird man bei der Recherche der zitierten Quellen und der Analyse der verwendeten Wortwahl all dieser Texte eine Überraschung erleben. Die Molekularbiologin Dr. Justine Butler greift diesen Umstand ebenfalls in ihrem Kommentar auf der Webseite der britischen Tageszeitung The Guardian auf und schreibt: »Wenn man genau nachsieht, gehen die meisten Anti-Soja-Geschichten auf eine einzige Gruppe in den USA namens Weston A. Price Foundation (WAPF) zurück.« Über die Arbeit der Weston A. Price Foundation sagt sie: »Der Großteil der Dinge, die die Weston A. Price Foundation sagt, ist anekdotenhaft, unwahr oder wird lediglich auf Basis von unzureichenden Tierexperimenten begründet.«[56] Dieser Meinung folgt auch die ehemalige US-Airforce-Ärztin Dr. Harriet Hall – sie schreibt in ihrem Artikel über die Weston A. Price Foundation auf dem Wissenschafts- und Medizin-Blog Science Based Medicine: »Ich habe bereits sehr viele Webseiten mit fragwürdigen Informationen zum Thema Gesundheit besucht. Meiner Ansicht nach ist die Weston A. Price Foundation aber eine der Schlimmsten. Sie ist voll mit Fehlinformationen und gefährlichen Ratschlägen.« Sie ergänzt aber, dass die Weston A. Price Foundation ein nützlicher Filter für Informationen darstellen kann, denn »wenn man es bei der Weston A. Price Foundation liest, ist es wahrscheinlich falsch.«[57]

Aber ist es wirklich so einfach? Geht tatsächlich der überwiegende Teil der Fehlinformation zum Thema Soja von einer zentralen Stelle in den USA aus und wird von dort aus nur blind kopiert? Man kann ganz einfach selbst den Test machen und die angegebenen Quellen in den Anti-Soja-Artikeln nachverfolgen. Wenn keine Quelle angegeben wird, gilt es auf die Wortwahl zu achten und man wird wiederkehrende Phrasen aus den ursprünglichen Artikeln der WAPF entdecken. Neben einer Vielzahl an deutschen und englischen Blogs wird die WAPF oder einzelne Artikel ihrer Mitglieder auch in so gut wie jedem Buch zitiert, das abfällig über Soja schreibt und dabei seine Quellen nennt.

Ein kurzes Beispiel verdeutlicht dies. Die beiden Gründerinnen der WAPF, Sally Fallon und Dr. Mary G. Enig, schrieben 2000 in einem Artikel namens »Tragedy and Hype – The Third International Soy Symposium« über die hormonelle Wirkung von Soja: »Im Zölibat lebende vegetarische Mönche in Klöstern fanden Sojaprodukte recht hilfreich, um ihre Libido zu dämpfen.«[58] Eine Quelle zur Überprüfung ihrer Aussage nennen sie nicht. Ihre Kollegin Dr. Kaayla Daniel schreibt in ihrem Artikel »The dark side of soy« aus dem Jahr 2012 ebenfalls: »Obwohl Wissenschaftler erst kürzlich herausgefunden haben, dass Soja den Testosteronspiegel senkt, wurde er traditionell schon lange in buddhistischen Klöstern von Mönchen verwendet, um ihr Zölibatsgelübde einzuhalten.«[59] So gelangten diese Ideen auch in den deutschsprachigen Raum und im Buch »Veggiewahn« von Ulrich Neumeister steht ebenfalls: »Tofu war nie ein Grundnahrungsmittel der breiten Masse, sondern er diente hauptsächlich den vegetarisch und zölibatär lebenden Mönchen in Klöstern als ›Medizin‹, um ihre Libido zu dämpfen.«[60] Als Quelle nennt das Buch jenen Artikel von Sally Fallon und Dr. Mary G. Enig, der allerdings keine Quelle nennt und damit keine Aussagekraft hat. Genau dieselbe Phrase findet sich auch in Udo Pollmers »Don't Go Veggie«[61] sowie in Mara J. Kahns »Vegan Betrayal«[62] und auch einige Blogs[63,64] kopieren ohne zu hinterfragen diese Anekdote, die niemals durch irgendeine Primärquelle belegt wurde. Diese Aussage ist eines von zahlreichen Beispielen, wie eine unbelegte und aus der Luft gegriffene Aussage unhinterfragt immer und immer wieder übernommen wird, ohne dabei die ursprüngliche Quelle auf ihren Wahrheitsgehalt zu überprüfen.

Im Nachfolgenden geht es darum, die häufigsten Mythen rund um Soja zu beleuchten, deren Ursprung zu zeigen und einen Blick darauf zu werfen, was nationale und internationale Ernährungs- und Krebsgesellschaften sowie weitere Fachgesellschaften im Bereich Gesundheit zum Thema Soja zu sagen haben.

Tab. 31 (siehe folgende Seite) vermittelt zum Einstieg einen Überblick darüber, wie all jene Ernährungs-, Gesundheits-und Krebsgesellschaften, die offizielle Stellungnahmen zu Soja veröffentlicht haben, zur Soja-Thematik stehen. Weitere Organisationen wie die DGE,[65] die Academy of Nutrition and Dietetics (AND),[66] die British Nutrition Foundation (BNF),[67] die Direcção-Geral de Saúde (DGS)[68] und zahlreiche weitere haben zwar keine expliziten Positionspapiere in Bezug auf Soja, aber sie erwähnen Soja im Rahmen ihrer Ernährungsempfehlungen oder zeigen Untersuchungen zu den gesundheitlichen Vorteilen von Soja-Isoflavonen. Keine einzige der großen Ernährungs- oder Krebsgesellschaften rät vom Konsum von Sojaprodukten ab.

Tab. 31: **Positionen ausgewählter Fachgesellschaften zu Soja**

Organisation	Statement zu Soja
Ernährungsgesellschaften	
British Dietetic Association (BDA)	»Es ist belegt, dass Sojaprodukte von allen Personen innerhalb der Bevölkerung ebenso wie von Männern und Frauen mit Brustkrebs konsumiert werden können.[69] [...] Es gibt mittlerweile einen wissenschaftlichen Konsens, dass die Kontroverse rund um potenziell negative Effekte von Isoflavonen beim Menschen lediglich durch Zellstudien und Tierexperimente mit isolierten Isoflavonen in hohen Dosen zustande kamen.«[70]
Dietitians of Canada (DC)	»Mehrere nationale Ernährungsrichtlinien empfehlen den Konsum von Soja im Rahmen einer gesunden Ernährung. [...] Die zwei Bereiche, in denen Soja positive Effekte zeigen konnte, waren in der Erhaltung der Herzgesundheit und der Brustkrebs-Prävention.«[71]
The Israel Dietitians and Nutritionists Association & The Ministry of Health	»Sojakonsum ist in jeder Phase des Lebens einschließlich der Kindheit und Jugend für Männer wie Frauen sicher und bietet eventuell gesundheitliche Vorteile. [...] Sojakonsum führt nicht zu vorzeitiger Geschlechtsreife und schadet nicht der Fortpflanzungsfähigkeit von Männern. [...] Soja erhöht nicht das Brustkrebsrisiko. [...] Der Gebrauch von sojabasierter Säuglings-Anfangsnahrung gilt als sicher.«[72]
Gesellschaften für Kinder- und Jugendmedizin	
American Academy of Pediatrics (AAP)	»Säuglingsnahrung auf Sojabasis ist bereits seit knapp 100 Jahren im Umlauf. [...] Obwohl zahlreiche Wissenschaftler unterschiedliche Spezies untersucht haben, gibt es keine überzeugenden Beweise aus Tierversuchen oder Humanstudien mit Kindern und Erwachsenen, dass Isoflavone aus Sojaprodukten negative Effekte auf die menschliche Entwicklung, die Reproduktionsfähigkeit oder das Hormonsystem haben.«[73]
Canadian Paediatric Society (CPS)	»Es gab aufgrund von Tierversuchen und Zellstudien Bedenken bezüglich dem Gehalt an Phytoöstrogenen im Soja für jene Säuglinge, deren Nährstoffzufuhr ausschließlich über Säuglings-Anfangsnahrung auf Sojabasis erfolgt. [...] Untersuchungen am Menschen haben jedoch gezeigt, dass auch selbst dann keine Gefahr von diesen Produkten ausgeht, wenn Säuglinge exklusiv damit gefüttert werden.«[74]
Krebsgesellschaften	
Cancer Council Australia (CCA)	»Das Cancer Council empfiehlt den Konsum von Sojaprodukten. [...] Die Beweislage legt nahe, dass Sojaprodukte im Rahmen einer gesunden Ernährung in der Krebsprävention wirksam sein könnten. [...] Dies steht in Übereinstimmung mit den Empfehlungen des Cancer Councils, einer Ernährung mit einem hohen Anteil pflanzlicher Lebensmittel zu folgen.«[75]
American Institute for Cancer Research (AICR)	»Da Soja östrogenähnliche Substanzen enthält, führte dies in der Vergangenheit zu der Befürchtung, dass Soja das Risiko für hormonabhängige Krebserkrankungen erhöhen könnte. Die Beweislage zeigt aber, dass dies nicht der Fall ist.[76] [...] Sojakonsum führt nicht zu einer Erhöhung des Östrogenspiegels im Menschen.[77] [...] Brustkrebs-Patientinnen müssen keine Befürchtungen mehr beim Konsum moderater Mengen an Soja haben«[78]

Organisation	Statement zu Soja
American Cancer Society (ACS)	»Sojabohnen und daraus hergestellte Lebensmittel sind eine exzellente Quelle an Protein und stellen eine gute Alternative zu Fleisch dar. [...] Soja ist eine gute Quelle für sekundäre Pflanzenstoffe wie Phytoöstrogene, die einen Schutz vor hormonsensitiven Krebsarten darstellen können.«[79]
World Cancer Research Fund International (WCRF)	»Es gibt Hinweise darauf, dass es einen Zusammenhang zwischen einer besseren Überlebenschance bei Brustkrebs und einem gesunden Gewicht, physischer Aktivität, ballaststoffreicher Ernährung, Sojaprodukten und einer geringeren Aufnahme von Fetten, im speziellen gesättigten Fetten, gibt.«[80]
Weitere Organisationen	
Bundesinstitut für Risikobewertung (BfR)	»Die Teilnehmer des Expertentreffens waren sich einig, dass die Aufnahme von Isoflavonen im Rahmen einer normalen Soja-Kost bei üblichen Verzehrmengen nach dem gegenwärtigen wissenschaftlichen Kenntnisstand als unbedenklich angesehen werden kann.«[81]
American Heart Association (AHA)	»Eine Auswahl an klinischen Untersuchungen hat gezeigt, dass ein Verzehr von 25–50 g Sojaprotein pro Tag sicher und effektiv in der Reduktion des LDL-Cholesterins ist. [...] Zusammenfassend kann gesagt werden, dass es vernünftig ist, im Rahmen einer Ernährung mit einer geringen Menge an gesättigten Fetten und Cholesterin Sojaprodukte zu inkludieren, um die Herzgesundheit zu fördern.«[82]
U.S. National Center for Complementary and Integrative Health (NCCIH)	»Mit Ausnahme von Personen mit Soja-Allergie ist der Konsum von Sojaprodukten in üblichen Mengen sicher. [...] Die aktuelle Beweislage zeigt, dass der Konsum von Soja auch für ehemalige Brustkrebspatientinnen sowie Risikogruppen für Brustkrebs sicher ist.«[83]

Vorurteile gegen Soja

Bevor nachfolgend die einzelnen Behauptungen zum Thema Soja und dessen Isoflavone dargestellt werden, sei vorab gesagt, dass man natürlich auch negative gesundheitliche Effekte durch den Konsum von Soja erleben kann – so wie bei fast jedem anderen Lebensmittel auch – wenn man dieses in absurd hohen Mengen zu sich nimmt. In zu großen Mengen genossen kann selbst Wasser toxisch sein[84] und dennoch würde niemand auf die Idee kommen, vom Konsum von Wasser abzuraten. Die einzige akute Vergiftungserscheinung, die jemals in Verbindung mit Soja gebracht wurden, war eine Vergiftung nach dem Konsum von 250 ml Sojasauce. Zwei Stunden nach der Einnahme wurde die Person in komatösem Zustand ins Krankenhaus eingeliefert.[85] Der Grund war aber nicht das Soja, sondern das viele Salz in der Sojasauce. Die Ärzte in der Notaufnahme korrigierten den Wasserhaushalt des Patienten, der durch die große Menge an Salz massiv gestört wurde und er konnte ohne bleibenden Schaden wieder entlassen werden. Dies vorweggenommen folgen nun einige klärende Worte, um die zahlreichen Aussagen über Soja in die richtige Perspektive zu setzen. Die nachfolgenden Behauptungen über die negativen Auswirkungen des Sojakonsums tauchen regelmäßig in Büchern und Artikeln auf:

- Soja begünstigt die Entstehung von Brustkrebs bei Frauen.
- Soja senkt den Testosteronspiegel und verweiblicht Männer.
- Soja stört die Schilddrüsenfunktion.
- Soja beeinträchtigt die Entwicklung und Geschlechtsreife von Kindern.
- Soja begünstigt das Auftreten von Alzheimer.

Auf den ersten Blick scheint es kontrovers, dass zwei Parteien bezüglich eines Themas zu so unterschiedlichen Positionen gelangen. Auch wenn beide Seiten Studien zitieren, heißt dies dennoch nicht, dass diese auch als gleichwertig anzusehen sind und damit dieselbe Aussagekraft besitzen. Studien an Tieren und Zellkulturen haben nicht dieselbe Aussagekraft für den Menschen wie Humanstudien. Ebenso haben epidemiologische Beobachtungsstudien nicht dieselbe Aussagekraft wie klinische Studien. Und eine einzelne Studie hat nicht die gleiche Aussagekraft wie systemische Übersichtsarbeiten oder eine Metaanalyse, in der die Summe aller relevanten Veröffentlichungen zu einem Thema zusammengetragen und bewertet wird. Darüber hinaus zeigen die internationalen Positionspapiere all der führenden Ernährungs-, Gesundheits- und Krebsgesellschaften einen sehr klaren Konsens, der neben der Vielzahl an weiteren wissenschaftlichen Veröffentlichungen zusätzlich zur positiven Bewertung von Soja beiträgt. Außerdem muss darauf geachtet werden, was genau in einer Studie getestet wurde, wie der Aufbau des Studiendesigns ist und ob die Aussagen in der Primärliteratur wirklich so stehen, wie sie im jeweiligen Artikel zur Sojakritik zitiert werden. Es ist in der Vergangenheit nicht selten vorgekommen, dass Sojagegner Studien nicht so wiedergegeben haben, wie sie im Original lauteten, oder Formulierungen so geschickt verpackt wurden, dass sie im Grunde nicht falsch sind, aber im Kontext beim Leser einen falschen Eindruck entstehen lassen. Auch die Übertragbarkeit von Studien an Tieren auf den Menschen muss mit höchster Vorsicht behandelt werden. Denn wenn in einer Untersuchung hochdosierte, isolierte Sojabestandteile einem Tier injiziert werden und eine positive oder negative Wirkung daraus entsteht, ist das zwar ein Hinweis auf eine mögliche Wirkung von Soja am Menschen, aber nur durch Untersuchungen von physiologischen Dosen an Sojaprodukten am Menschen selbst können klare Ergebnisse erzielt und Empfehlungen abgeleitet werden. Nachfolgend werden die vorhin aufgezählten Vorurteile dargestellt und ausführlich erklärt.

Behauptung: »Soja verursacht Brustkrebs.«

»Soja-Phytoöstrogene stören die Funktion des
Hormonsystems und haben das Potenzial, Unfruchtbarkeit
zu verursachen und Brustkrebs zu fördern.«[86]
– The Weston A. Price Foundation

Wie eingangs gesehen, steht diese Aussage im genauen Widerspruch zu den Aussagen führender Ernährungs- und Krebsgesellschaften. So betont die British Dietetic Association (BDA) in ihrem Positionspapier zu Soja: »Es ist belegt, dass Sojaprodukte von allen Personen innerhalb der Bevölkerung ebenso wie von Männern und Frauen mit Brustkrebs konsumiert werden können. [...] Es gibt mittlerweile einen wissenschaftlichen Konsens, dass die Kontroverse rund um potenziell negative Effekte von Isoflavonen beim Menschen lediglich durch Zellstudien und Tierexperimente mit isolierten Isoflavonen in hohen Dosen zustande kamen.«

Genau diese Studien an Zellkulturen und Tieren werden von Sojakritikern oft herangezogen, um eine Kontroverse aufrechtzuerhalten, die es eigentlich gar nicht mehr gibt. Ohne Prüfung der Originalliteratur kann so fälschlicherweise der Eindruck entstehen, dass es immer noch keinen wissenschaftlichen Konsens in der Sojafrage gäbe. Das ursprüngliche Interesse an der Erforschung des Zusammenhangs zwischen Sojakonsum und Brustkrebs kam zunächst gar nicht aufgrund der Sorge, dass Soja Krebs verursachen könnte. Vielmehr entstand es aus der Beobachtung, dass Brustkrebs in asiatischen Ländern mit durchschnittlich höherem Sojakonsum seltener als in westlichen Ländern auftrat. Dass Unterschiede in den Genen höchstens ein Teil der Antwort auf diese Beobachtung sein konnten, zeigen vergleichende Untersuchungen an den Krebserkrankungsraten von in Japan lebenden Japanerinnen im Vergleich mit emigrierten Japanerinnen in anderen Ländern. So weisen beispielsweise in Hawaii und San Francisco lebende Japanerinnen mit westlichem Ernährungs- und Lebensstil eine wesentlich höhere Brustkrebsrate als japanische Frauen in ihrem Heimatland auf.[87] Ihre Gene hatten sich innerhalb dieser kurzen Zeit seit dem Länderwechsel nicht ändern können. Natürlich unterscheidet sich der Essens- und Lebensstil von traditionell lebenden asiatischen Bevölkerungsgruppen in vielerlei Hinsicht vom westlichen Lebensstil, aber der 10- bis 100-fache Unterschied im Verzehr von Sojaprodukten war einer der naheliegendsten Unterschiede nach Ansicht der Wissenschaftler.[88]

Zellkultur- und Tierstudien kamen in dieser Fragestellung zu gemischten Ergebnissen, bei denen die Wissenschaftler in unterschiedlichen Experimenten sowohl krebsfördernde als auch wachstumshemmende oder neutrale Auswirkungen durch isolierte Phytoöstrogene auf Krebszellen feststellen konnten. Letztendlich zählt aber der Effekt der Sojabohnen und daraus hergestellter Lebensmittel auf die

Gesundheit des Menschen, der sich in vielen Fällen von denen im Zell- oder Tierversuch unterscheidet.

Die Humandaten sprechen eine deutliche Sprache: Viele Untersuchungen wurden zu dieser Fragestellung durchgeführt und die überwältigende Mehrheit zeigt entweder neutrale oder sogar positive Effekte auf das Brustkrebsrisiko und gibt so keinen Anlass zur Sorge. 2010 erschien unter dem Titel »Is soy consumption good or bad for the breast?« eine Zusammenfassung der relevanten Literatur zu dieser Thematik.[89] Darin stellten die Autoren fest, dass die Gesamtheit der verfügbaren Daten zeigt, dass Frauen bei lebenslangem moderatem Sojaverzehr ein verringertes Brustkrebsrisiko gegenüber Frauen haben, die Soja nicht regelmäßig oder nur in sehr geringen Maßen konsumieren. Wie die Wissenschaftler betonen, hat vor allem der frühzeitige Sojaverzehr innerhalb des ersten Lebensjahrzehnts einen entscheidenden Einfluss auf das Brustkrebsrisiko in den darauffolgenden Jahrzehnten. Dieser Umstand mag neben eventuell vorhandenen Unterschieden in den Genen auch ein weiteres Erklärungsmodell dafür bieten, warum die schützenden Effekte durch Soja in asiatischen Ländern in Untersuchungen stärker als in Untersuchungen mit westlichen Frauen ausfielen. Ein weiterer Grund mag darin liegen, dass nicht alle Menschen das Potenzial haben, die Isoflavone gleich effektiv zu verstoffwechseln. So können etwa 50-60 % der asiatischen Bevölkerung aus dem Isoflavon Daidzein den Metabolit Equol bilden, während es nur 25-30 % der westlichen Bevölkerung können.[90] Bei den Menschen, die Equolbildner sind, wandeln Bakterien in deren Verdauungstrakt Daidzein zu Equol um, das um ein Vielfaches stärker wirksam ist. Besonders interessant in diesem Kontext ist allerdings, dass die Fähigkeit zur Equolproduktion anscheinend höchstens zum Teil genetisch festgelegt zu sein scheint. In einer Untersuchung von westlichen Vegetariern und westlichen Nichtvegetariern fand man in der Gruppe der vegetarisch lebenden Menschen nämlich einen Prozentsatz an Equolproduzenten, der gleich hoch wie der Anteil in der asiatischen Bevölkerung war.[91] Hätte man die westlichen Vegetarier nicht als dritte Vergleichsgruppe, würde man nur die Unterschiede zwischen asiatischen und westlichen Menschen sehen und wäre geneigt, das Equolbildungsvermögen in erster Linie auf genetische Unterschiede zurückzuführen. Da westliche Vegetarier mit einem größeren Anteil an Pflanzenkost und durchschnittlich häufigerem Sojakonsum ebenfalls ähnliche Equolbildnerraten wie asiatische Bevölkerungsgruppen aufweisen, scheint die Ernährung aber ebenso eine entscheidende Rolle im Equolbildungsvermögen zu spielen, indem diese die Zusammensetzung der Darmflora beeinflusst. Neben der insgesamt zu geringen Aufnahmemenge und dem meist zu unregelmäßigen Verzehr von Soja beginnen viele der westlichen Frauen außerdem erst weit nach ihrem ersten Lebensjahrzehnt mit dem Konsum von Sojaprodukten und erhalten dadurch womöglich nicht mehr die gesamte Bandbreite der schützenden Effekte. In der heutigen Zeit allerdings, in der in vielen westlichen Ländern die erste Generation von vegan lebenden Menschen aufwächst, die seit dem Ende ihrer Stillzeit vegan ernährt wurde und in vielen Fällen von da an regelmäßig Soja konsumierte, stehen die Chancen gut, dass ähnlich positive Effekte in zukünftigen Untersuchungen auch bei westlichen Sojaessern festgestellt werden können.

Die Autoren der genannten Veröffentlichung »Is soy consumption good or bad for the breast?« betonen darüber hinaus, dass auch westliche Brustkrebspatientinnen ohne Sorge Sojaprodukte konsumieren können, ohne dabei ihr Risiko eines Wiederauftretens des Brustkrebs zu erhöhen.[92] Außerdem zeigen Untersuchungen, dass asiatische Brustkrebspatientinnen bei höherem Sojaverzehr nach der Brustkrebsdiagnose sogar die bessere Überlebenschance aufwiesen. Auch hier dürften die Unterschiede mit dem Beginn und der Menge des regelmäßigen Sojaverzehrs zusammenhängen.

Fünf Jahre nach dieser Veröffentlichung erschien in der Reihe der »Clinical Inquiries« des Journal of Family Practice die Frage, was die am besten verfügbaren Daten über die Gefahr von Sojaprodukten auf das Brustkrebsrisiko ergeben.[93] Die Reihe der »Cliniqual Inquiries« stellt im Journal of Family Practice eine wichtige Rubrik für praktizierende Ärzte dar, die relevante Fragestellungen aus der täglichen Arztpraxis evidenzbasiert beantwortet. Die Autoren des »Cliniqual Inquiries« haben die bestverfügbarsten Daten in ihre Betrachtung aufgenommen und anhand der sieben hochkarätigsten Veröffentlichungen auch im Jahr 2015 bestätigt, dass selbst größere Mengen an Sojaprodukten das Brustkrebsrisiko nicht negativ beeinflussen und dass in manchen Studien sogar Verbesserungen in der Rate des Wiederauftretens nach Brustkrebserkrankungen bei höherem Sojakonsum festgestellt wurden. Obwohl die Autoren nur die hochwertigsten Daten in ihre Analyse miteinbezogen haben, betonen sie explizit, dass auch die nicht miteinbezogenen Studien mit geringerem Evidenzgrad zu denselben positiven Ergebnissen kommen. Weitere Sicherheit können die vielen Stellungnahmen führender Ernährungs- und Krebsgesellschaften geben, die allesamt kein schädliches Potenzial in Soja sehen, wie zuvor in Tab. 31 zusammenfassend dargestellt wurde.

Eine weitere Sorge von Brustkrebspatientinnen stellt die befürchtete Wechselwirkung von Soja-Isoflavonen aus der Nahrung während einer Behandlung mit Arzneistoffen wie Tamoxifen dar. Tamoxifen ist ebenso wie Soja ein sogenannter selektiver Östrogenrezeptormodulator, der in einigen Fällen zur Therapie von Brustkrebs eingesetzt wird. Manche Tierversuche gaben Anlass zur Sorge, dass es zu ungewollten Wechselwirkungen zwischen den Phytoöstrogenen und dem Arzneistoff kommen könnte, die die Wirksamkeit des Medikaments schwächen oder aufheben könnten.[94] Untersuchungen an Menschen liefern dagegen gänzlich andere Ergebnisse: Die Shanghai Breast Cancer Survival Study untersuchte über 5.000 Frauen im Alter von 20 bis 75 Jahren mit der Diagnose Brustkrebs und konnte in Bezug auf Soja zwei relevante Fragen beantworten.[95] Zum einen zeigte sie eine 29 % verringerte Gesamtsterblichkeit und ein 32 % geringeres Wiederauftreten von Brustkrebs in der Gruppe von Frauen mit dem höchsten Sojakonsum im Vergleich zur Gruppe mit dem niedrigsten Sojakonsum.

Zum anderen beschrieb sie eine äußerst interessante Beobachtung in Bezug auf die Wirkung von Soja und den Arzneistoff Tamoxifen. Der Einsatz von Tamoxifen war in der Untersuchung mit einer geringen Mortalität und Wiederauftrittsrate verbunden. Allerdings zeigte sich in der Gruppe der Frauen mit dem höchsten Sojakonsum im Vergleich zur Gruppe mit dem geringsten Sojaverzehr eine Reduktion in der Gesamtsterblichkeits- und Wiederauftrittsrate in der Höhe der Tamoxifen-Anwenderinnen und zwar unabhängig davon, ob sie Tamoxifen einnahmen oder nicht. Die schützende Wirkung von Tamoxifen konnte also laut dieser Untersuchung nur bei Frauen mit niedrigem und mittleren Sojakonsum beobachtet werden, weil Frauen mit dem höchsten Sojakonsum ohnehin bereits eine gleich stark reduzierte Gesamtsterblichkeit aufwiesen wie die Frauen, die Tamoxifen einnahmen. Dadurch liegt der Schluss nahe, dass Tamoxifen durchaus hilfreich sein kann, wenn man nicht Zeit seines Lebens ausreichende Mengen an Phytoöstrogenen in Form von Soja konsumiert hat und es auch während des Behandlungszeitraums nicht tut. Bei Frauen mit dem höchsten Sojakonsum sowohl während ihres bisherigen Lebens als auch während der Zeit der Diagnose und Therapie konnte dieser schützende Effekt auch ohne Tamoxifen und damit ganz ohne Nebenwirkungen erreicht werden. Denn bei der Einnahme von Tamoxifen werden eine Reihe von unerwünschten Nebenwirkungen wie Hitzewallungen, Schlafprobleme, Gewichtszunahme, Stimmungsschwankungen, Depressionen und weiteres beobachtet.[96] Diese Feststellung soll kein Aufruf zur Medikamentenverweigerung sein, denn in vielen Situationen ist deren Einsatz gerechtfertigt. Die Entscheidung über die Einnahme von Tamoxifen sollte daher nach sorgfältigem Abwägen der Vor- und Nachteile in Rücksprache mit dem behandelnden Arzt getroffen werden. Die vorangegangene Darstellung der Untersuchungsergebnisse sollte in erster Linie zeigen, dass der Konsum von Sojaprodukten auch während der Einnahme von Tamoxifen gänzlich ungefährlich ist und bei lebenslangem Verzehr zudem bei einigen Bevölkerungsgruppen sogar mit spezifischen gesundheitlichen Vorteilen einhergehen kann.[97,98] Westliche Frauen, deren Sojakonsum in vielen Fällen zu spät begann und zu gering und unregelmäßig war, konnten bislang von diesen positiven Effekten zwar nicht im gleichen Maße wie asiatische Frauen profitieren, aber auch sie erhalten mit der Sojabohne zumindest einen hochwertigen, vielseitigen und ungefährlichen pflanzlichen Proteinlieferanten.

Behauptung: »Soja verweiblicht Männer.«

»Sojaisoflavone, manchmal auch Phytoöstrogene genannt, stehen in Verbindung mit erhöhten Östrogenspiegeln. Sie ahmen Östrogen so gut nach, dass Wissenschaftler entdeckt haben, dass bei Männern mit täglich hohem Sojakonsum alarmierende Nebenwirkungen wie niedrige Spermienanzahlen, verringerte Mengen an Testosteron, Libidoverlust, erektile Dysfunktion und sogar Gynäkomastie (Männerbrüste) auftreten.«[99]
– Mara J. Kahn

Diese Aussage von Mara J. Kahn aus ihrem Buch »Vegan Betrayal« steht im Widerspruch zu den Positionen vieler Ernährungsgesellschaften und dem wissenschaftlichen Konsens. Wie zu Beginn des Kapitels bereits aufgelistet wurde, schreibt The Israel Dietitians and Nutritionists Association & The Ministry of Health in ihrem Positionspapier zu Soja: »Sojakonsum führt nicht zu vorzeitiger Geschlechtsreife und schadet nicht der Fortpflanzungsfähigkeit von Männern.«

Die Sorge, dass Sojakonsum Männer verweiblichen könnte, stammt ebenso in erster Linie aus Tierversuchen, was erneut unterstreicht, dass ein und dasselbe Lebensmittel auf unterschiedliche Spezies nicht denselben gesundheitlichen Effekt haben muss. Die negativen Auswirkungen von Isoflavonen auf Schafe wurden beispielsweise bereits 1946 dokumentiert, als eine Herde Schafe in Australien aufgrund ihres isoflavonhaltigen Futters Fruchtbarkeitsstörungen entwickelte.[100] Einen großen Teil ihres Futters bildete dabei eine spezielle Kleeart namens Bodenfrüchtiger Klee (Trifolium subterraneum). Interessanterweise führten die im Klee enthaltenen Isoflavone aber nicht zur Verweiblichung der männlichen Tiere, sondern zur Vermännlichung der weiblichen Tiere. Dieses Phänomen ist seitdem auch als Kleekrankheit (Clover Disease) bekannt.[101] Nun darf man aber nicht den Fehler begehen und gewisse Kleesorten mit Sojabohnen und Schafe mit Menschen gleichsetzen. Zum einen ist der Isoflavongehalt im Bodenfrüchtigen Klee wesentlich höher als in Sojabohnen[102] und zum anderen gibt es eine Reihe von unterschiedlichen Isoflavonen, die nicht alle gleich stark wirksam sind. So wird für die negative Auswirkung des Bodenfrüchtigen Klees auf Schafe vor allem ein Isoflavon namens Formononetin verantwortlich gemacht, das in großen Mengen sowohl in Bodenfrüchtigem Klee als auch in Rotklee (Trifolium pratense) vorkommt.[103]

Ein Blick auf den Gehalt unterschiedlicher Isoflavone in der Sojabohne verrät aber, dass in Soja so gut wie kein Formononetin enthalten ist, was ein wichtiger Grund für die unterschiedliche Wirkung zu sein scheint.[104] Somit war nicht nur die Gesamtmenge an phytoöstrogenhaltiger Nahrung der Schafe höher, sondern der Gehalt an stärker wirksamen Isoflavonen ebenfalls. Außerdem ist der Stoffwechsel eines Schafes nicht mit dem eines Menschen gleichzusetzen. Im Gegensatz zu Schweinen und zum Menschen sind einige Wiederkäuerarten, Affenarten und Nagetiere sehr viel effektivere Equol-Produzenten, was die Wirkung der Isoflavone in diesen Spezies noch weiter verstärkt.[105]

Ein anderer Fall, der oft als Begründung für den Verzicht auf Soja angegeben wird, ist eine Untersuchung des Wissenschaftlers Prof. Dr. Kenneth D. Setchell und seiner Kollegen aus dem Jahr 1987 über Infertilität und Leberschäden bei Geparden im Zoo, die größere Mengen Sojaproteinisolat über ihr Futter verzehrten.[106] Dieses Beispiel ist sehr repräsentativ für den Umstand, dass Fleischfresser nicht dieselben Stoffwechselkapazitäten in Bezug auf einige Vorgänge haben, wie es beispielsweise der Mensch hat. Aufgrund ihres geringen Bestands gibt es verhältnismäßig wenige Untersuchungen an Geparden in Bezug auf ihren Umgang mit Isoflavonen, aber wesentlich mehr für andere Hyperkarnivore wie Katzen. Katzen beziehen natürlicherweise ebenso wie andere Hyperkarnivore mehr als 70 % ihrer Nahrung aus tierischen Lebensmitteln, wenn man ihnen die freie Wahl lässt.[107]

Untersuchungen an Katzen in Bezug auf ihren Umgang mit Isoflavonen zeigen einige beträchtliche Unterschiede im Vergleich zum Menschen. Katzen sind ebenso wie andere Tiere, zum Beispiel Frettchen, nur sehr eingeschränkt in der Lage, Isoflavone aus der Nahrung über die Leber und Niere auszuscheiden und so sind Isoflavone aus der Nahrung bei diesen Tieren um ein Vielfaches wirksamer als beim Menschen.[108] Hyperkarnivore haben im Gegensatz zum Menschen evolutionär einfach niemals die Notwendigkeit gehabt, Möglichkeiten zu entwickeln, um diese Phytoöstrogene verstoffwechseln und ausscheiden zu können, weil sie kaum pflanzliche Lebensmittel mit hohem Phytoöstrogengehalt verzehren. Bei vielen Hyperkarnivoren ist im Gegensatz zum Menschen beispielsweise das Gen UGT1A6 zu einem Pseudo-Gen verkommen, das seine eigentliche Funktion verloren hat.[109] Dieses Gen ist für die Ausscheidung von unter anderem Isoflavonen aber von großer Bedeutung. Für Katzen war dieses Gen schlichtweg nicht von derselben Bedeutung wie für den Menschen, der seit jeher in Abhängigkeit von seinem Lebensraum mehr oder weniger große Mengen an pflanzlichen Lebensmitteln verzehrt hat und für den es daher von größter Bedeutung war, die Phytoöstrogene in der Vielzahl an pflanzlichen Lebensmitteln effektiv verstoffwechseln und ausscheiden zu können.

Eine Untersuchung in Bezug auf den Umgang von vier Geparden mit Isoflavonen ist aufgrund der geringen Anzahl der Geparden zwar nicht tauglich, um definitive Aussagen über die Übertragbarkeit der Ergebnisse von Hauskatzen auf Geparden zu machen, und kann auch keine Aussagen über Geparden in ihrer Gesamtheit treffen, aber die Autoren schließen in ihrer Untersuchung auf ähnliche Schwierigkeiten bei Geparden in Bezug auf Isoflavone in ihrer Nahrung, wie sie auch bei Katzen erlebt werden.[110] Die Wissenschaftler kommen zu dem Ergebnis, dass die Bioverfügbarkeit von Isoflavonen bei Geparden ähnlich ausgeprägt ist wie bei Katzen. Zwar berichten die Autoren, dass die Fähigkeit zur Ausscheidung der Isoflavone über die Leber und Niere bei den Geparden besser ausgeprägt ist als bei Katzen, dies aber nicht automatisch darauf schließen lässt, dass die Isoflavone bei ihnen weniger stark wirksam als bei Katzen wären.

Die negativen Effekte, die man bei Wiederkäuern und Hyperkarnivoren zum Teil entdeckte, konnten in Untersuchungen mit Affen bereits nicht mehr bestätigt werden. In einer dreijährigen Studie mit 91 Javaneraffen wurden in drei Affengruppen die Proteinträger unterschiedlich gestaltet. Die eine Gruppe bekam sojafreie, auf Casein basierende Proteine, eine Gruppe erhielt Sojaprotein mit einer geringen Konzentration an Isoflavonen und die dritte Gruppe erhielt Sojaprotein mit einer hohen Konzentration an Isoflavonen. Nach dem Ende des dreijährigen Beobachtungszeitraums konnte kein negativer Einfluss auf die Spermienanzahl, Hoden oder Brustdrüsen in den Gruppen mit Sojaprotein sowohl bei hoher als auch bei niedriger Dosis an Isoflavonen festgestellt werden.[111]

Neben den begründeten ethischen Einwänden gegenüber Tierversuchen lautet die wichtigste Forschungsfrage aber ohnehin nicht, ob Isoflavone bei irgendwelchen Spezies Probleme hervorrufen können, sondern ob sie es beim Menschen tun. Eine Untersuchung, die oft von Soja-Kritikern vorgebracht wird, berichtet von einem Versuch mit übergewichtigen, zeugungsunfähigen Männern und deren Sojakonsum. In dieser Untersuchung wurde festgestellt, dass eine geringere Spermienanzahl mit einem höheren Sojakonsum assoziiert war.[112] Wie die Autoren aber selbst betonen, widerspricht dieses Ergebnis vorangegangenen Studien, die keine oder sogar positive Effekte auf die Spermienkonzentration durch Isoflavone bei normalgewichtigen Personen festgestellt haben. Die Autoren der Studie stellten daraufhin die Hypothese auf, dass Personen, die durch ihr Übergewicht bedingt durchschnittlich bereits höhere Östrogenspiegel als Normalgewichtige haben, auch sensibler auf Phytoöstrogene aus der Nahrung reagieren könnten. Darüber hinaus ist eine Assoziation in einer einzelnen Untersuchung, also ein bloßer Zusammenhang, noch kein Beweis für eine ursächliche Wirkung. Bei der zitierten Untersuchung handelt es sich nicht um eine Interventionsstudie, in der eine Gruppe von übergewichtigen Menschen randomisiert in zwei Gruppen eingeteilt wurde und dann einer Gruppe gezielt Isoflavone verabreicht wurden, während die Kontrollgruppe keine Isoflavone erhielt. Nur solche Studiendesigns können die vielen Störfaktoren der Beobachtungsstudien ausschalten, die in vielen Fällen Ergebnisse verfälschen und zu falschen Rückschlüssen führen können. In der genannten Untersuchung wurde lediglich der Verzehr von Sojaprodukten der letzten drei Monate rückwirkend erfasst und dieser in Relation mit der Spermienkonzentration in ihren Samenproben gesetzt. Diese Unterscheidung in der Qualität der Studiendesigns ist stets zu berücksichtigen. Diese Einschränkungen in der Aussagekraft von einigen Untersuchungen müssen selbstverständlich sowohl bei der Literatur über Soja beachtet werden, die für den Konsum von Sojaprodukten spricht, als auch bei jenen Veröffentlichungen, die gesundheitlich abträgliche Effekte nahelegen.

Ob Übergewicht nun tatsächlich die Phytoöstrogen-Sensitivität erhöht oder nicht, müssen weitere klinische Untersuchungen noch zeigen. Sollte sich die Hypothese bewahrheiten, dass übergewichtige Männer sensibler auf Phytoöstrogene reagieren, sollte das langfristige Ziel aber nicht die Einschränkung des Sojakonsums, sondern die Gewichtsreduktion sein, durch die auch andere Parameter wie das Krebs-[113], Diabetes-[114] und Schlaganfallrisiko[115] sowie viele weitere Risikofaktoren zusätzlich verbessert werden können.

In Bezug auf die Auswirkungen von Isoflavonen auf die Spermienqualität von Normalgewichtigen geben Studien aber klare Entwarnung. Zwei klinische Studien haben die Effekte von Isoflavonen auf die Spermienqualität getestet und beide kommen zu dem Ergebnis, dass Phytoöstrogene keine negativen Auswirkungen haben. In der einen Untersuchung haben die Probanden über zwei Monate hinweg Isoflavon-Supplemente in der Höhe des durchschnittlichen japanischen Sojaverzehrs erhalten (der weltweit zu den höchsten gehört) und weder das Samenvolumen noch die Beweglichkeit der Spermien und andere Parameter für die Fruchtbarkeit haben sich dadurch verschlechtert.[116] Die zweite Untersuchung testete in einer randomisierten Studie die Auswirkung sowohl von stark isoflavonhaltigen als auch von schwach isoflavonhaltigem Sojaproteinisolat. Sowohl die hohe als auch die niedrige Konzentration an Isoflavonen hatte im Vergleich zur Kontrollgruppe keine negative Auswirkung auf die Samenqualität der Probanden.[117]

Ein in der wissenschaftlichen Literatur erfasster Fallbericht berichtet darüber hinaus von einem 30-jährigen Mann mit Oligospermie, also einer verminderten Spermienanzahl im Ejakulat, der in den drei vorangegangenen Jahren vor der Untersuchung versucht hatte, mit seiner Frau ein Kind zu zeugen.[118] Ihm wurden Phytoöstrogene in diesem Fall sogar als Therapie für eine verbesserte Zeugungsfähigkeit in einer Dosis weit über der in Japan üblichen Menge verabreicht. Innerhalb der sechs Monate nach Beginn der Isoflavongabe verbesserte sich seine Spermienqualität erheblich und eine erfolgreiche Befruchtung konnte stattfinden. Die erfolgreiche Schwangerschaft resultierte in einem gesunden, normalgewichtigen Nachwuchs. Als der Mann die Isoflavone absetzte, sank seine Fruchtbarkeit wieder auf das niedrigere Anfangsniveau ab. Dieser eine Fallbericht ist selbstverständlich nicht Beweis genug, dass Soja tatsächlich positiv auf die Fruchtbarkeit wirkt. Es geht in diesem Kontext auch in erster Linie darum zu zeigen, dass Soja nicht negativ auf die Fruchtbarkeit wirkt und auch in dieser Fragestellung gilt es, die Gesamtheit der wissenschaftlichen Literatur zu berücksichtigen und Rückschlüsse nicht anhand einzelner Untersuchungen zu ziehen. Die Summe der relevanten Daten stellten Wissenschaftler in einer 2010 erschienen Metaanalyse dar und konnten so anhand von 15 placebokontrollierten Experimenten sowie 32 weiteren Reports zeigen: Anhand all dieser Untersuchungen ließ sich kein signifikant negativer Effekt von Soja oder isolierten Soja-Isoflavonen auf den Testosteronspiegel und andere Parameter der Fruchtbarkeit feststellen.[119]

Die Ausnahme bilden Sojazufuhrmengen, die so hoch sind, dass man geneigt wäre, ohnehin davon auszugehen, dass kein Mensch sie jemals Tag für Tag zu sich nehmen würde. Entgegen dieser Vermutung tauchen in der Literatur aber zwei Fallberichte von Einzelpersonen auf, die alle Regeln für eine ausgewogene Ernährung über Bord geworfen und es tatsächlich geschafft haben, so viel Soja zu essen, dass es zu negativen Auswirkungen kam. Der erste Fall berichtet von einem 19-jährigen Typ-I-Diabetiker, der neben Insulin auch Statine (Cholesterinsenker) und ACE-Hemmer (gegen Bluthochdruck) einnahm und ein Jahr lang die unfassbare Menge von etwa 360 mg Isoflavonen pro Tag in Form von Sojamilch, Tofu, Edamame und anderen Sojaprodukten verzehrte.[120] Nach einem Jahr suchte er einen Arzt auf, weil er unter erektiler Dysfunktion und Libidoverlust litt. Messungen ergaben, dass auch sein Testosteronspiegel verringert war.

Um zu verdeutlichen, wie viel Soja man pro Tag essen muss, um 360 mg Isoflavone zuzuführen, dient folgendes Beispiel: 360 mg Isoflavone stecken insgesamt in einem ganzen Liter Sojamilch in Kombination mit etwa 700 g Tofu und zusätzlich noch über 500 g Edamame (gekocht).[121] Das sind täglich insgesamt etwa 1.764 kcal in Form von Sojaprodukten.[122] Im Bericht wurde erwähnt, dass er davor etwa 2.000 kcal pro Tag gegessen hat und wenn man davon ausgeht, dass die Kalorienaufnahme auch in seiner Sojakost identisch blieb, hätte er mit zuvor erwähnter Lebensmittelauswahl 85 % seiner täglichen Gesamtkalorienzufuhr einzig und alleine über Sojaprodukte abgedeckt. Als er seine Ernährung wieder ausgewogen gestaltete, gingen die Symptome auch wieder zurück und sein Testosteronspiegel normalisierte sich.

Der zweite Fall berichtet von einem 60-jährigen Mann, der täglich knapp drei Liter Sojamilch trank und so auch über 300 mg Isoflavone aufnahm. Er klagte über erektile Dysfunktion, Libidoverlust und die Vergrößerung seiner Brustdrüse (Gynäkomastie). Bei einem Test war sein Östrogenspiegel um das Vierfache erhöht. Als er die Sojamilch absetzte, gingen auch seine Symptome zurück.[123] Auch bei Soja gilt, dass die tägliche Zufuhrmenge nicht astronomische Dimensionen erreichen sollte. In großem Überfluss verzehrt können viele Lebensmittel tendenziell abträglich wirken. In den gängigen Zufuhrmengen stellt der Verzehr von Soja aber kein derartiges Risiko dar und weist eine Reihe an gesundheitlich zuträglichen Eigenschaften auf.

Behauptung: »Soja stört die Schilddrüsenfunktion.«

»Auch die Schilddrüse wird durch Soja in Mitleidenschaft
gezogen. Schuld daran sind die beiden Phytoöstrogene Genistein
und Daidzein in der Sojabohne, welche schon in geringen Mengen
die Synthese der Schilddrüsenhormone beeinträchtigen.«[124]
– Ulrich Neumeister

Diese Aussage ist erneut konträr zum ernährungswissenschaftlichen Konsens und
den Positionspapieren der Fachgesellschaften. Die British Dietetic Association
(BDA) schreibt in ihrem Positionspapier zu Soja im Jahr 2014: »Die letzte Über-
sichtsarbeit von 14 Studien hat bestätigt, dass der Sojakonsum keine gefährlichen
Auswirkungen auf die Schilddrüse von gesunden Menschen hat.« Auch die Academy of Nutrition and Dietetics (AND) schreibt dazu: »Obwohl Lebensmittel wie
Sojabohnen, Kreuzblütlergemüse (z. B. Brokkoli, Blumenkohl, Grünkohl etc.) und
Süßkartoffeln goitrogene Substanzen enthalten, haben diese bei gesunden Personen mit ausreichender Jodversorgung keine negativen Auswirkungen auf die
Schilddrüse.«[125]
   Die Sorge um negative Auswirkungen von Soja auf die Schilddrüse stammt
erneut aus frühen Zellkulturstudien[126] und Tierversuchen mit Ratten[127] und nicht
aus Untersuchungen am Menschen im Rahmen einer ausgewogenen Ernährung.
Diese frühen Zellstudien und Tierversuche gaben Anlass zur Sorge, dass Soja-Isoflavone beispielsweise wichtige Enzyme zur Produktion von Schilddrüsenhormonen hemmen und es so zu einer Schilddrüsenunterfunktion kommen könnte.
Verstärkt wurden diese Befürchtungen von einigen frühen Fallberichten aus den
USA, in denen es bei Säuglingen zu Kropfbildungen aufgrund ihrer jodarmen Säuglingsanfangsnahrung auf Sojabasis kam. Es wurde allerdings schnell klar, dass dies
einzig und allein am fehlenden Jod in der damaligen Soja-Säuglingsanfangsnahrung lag und seit der Zugabe von Jod zur Soja-Säuglingsanfangsnahrung im Jahr
1959 sind keine weiteren Fälle mehr gemeldet worden.[128] Solange die Jodzufuhr
adäquat ist, gibt es keine Befürchtung vor der goitrogenen Wirkung von Soja. Im
Pflanzenreich gibt es eine ganze Reihe an mehr oder weniger stark goitrogen wirkenden Lebensmitteln und so enthalten viele als ungefährlich und überaus gesund
angesehene Lebensmittel wie Brokkoli, Rosenkohl, Rotkohl, Leinsamen, Hirse,
Pfirsiche, Birnen, Pinienkerne, Grüntee, Erdnüsse, Spinat, Süßkartoffeln und noch
eine Reihe weiterer Lebensmittel derartige Substanzen.[129,130]
   All diese gesunden Lebensmittel zu streichen, nur weil sie im Falle eines starken
Jodmangels die negativen Effekte auf die Schilddrüse zusätzlich verstärken könnten, stellt eine irrationale Einschränkung des Speiseplans dar. Es gilt nicht, Soja
zu meiden, sondern schlichtweg sicherzustellen, dass die Jodzufuhr adäquat ist.

Damit kann man die gesundheitlichen Vorteile all dieser Pflanzen ohne ihre Nachteile in Bezug auf die Schilddrüse genießen. Zu dieser Schlussfolgerung kommt auch die zuvor erwähnte Übersichtsarbeit aus 14 Untersuchungen, die zum Teil eine Laufzeit von bis zu drei Jahren hatten und damit auch nicht nur kurzzeitige Effekte abbilden konnten.[131]

Wie steht es aber um Personen, die bereits eine Schilddrüsenunterfunktion haben – sollten diese lieber auf Soja verzichten? Die BDA schreibt in ihrem Positionspapier: »Personen mit einer Schilddrüsenunterfunktion können weiterhin Sojaprodukte konsumieren, aber sie sollten in Rücksprache mit ihrem Arzt ihre Schilddrüsenwerte überwachen. Das liegt daran, dass Soja-Isoflavone mit der Absorption der synthetischen Schilddrüsenhormone interferieren können.«[132] Dies passiert allerdings ausschließlich bei synthetischen Schilddrüsenhormonen und hat keine Auswirkung auf die gesunde Restbevölkerung. Wie die BDA vorschlägt, sollte man bei der Einnahme von synthetischen Schilddrüsenhormonen den Sojakonsum relativ konstant halten und zu große Schwankungen in den Tageszufuhren vermeiden.[133] Dies hilft, die Dosierung der Schilddrüsenhormone besser einstellen zu können.

Wenn man eine vollwertige Ernährung praktiziert und aus Vorsorgemaßnahmen lieber auf Soja verzichten möchte, sollte man auch andere Einflussfaktoren beachten, die ebenfalls eine Auswirkung auf synthetische Schilddrüsenhormone haben können. So kann beispielsweise auch eine hohe Ballaststoffzufuhr die Aufnahme der Medikamente hemmen und auch in diesem Fall sollte man die Werte im Auge behalten und die Dosis gegebenenfalls anpassen.[134] Dennoch sollte man auch unter diesen Umständen aus gesundheitlicher Sicht nicht auf die Zufuhr der Mindestmenge von 30 g Ballaststoffen pro Tag verzichten.[135] Außerdem hilft es, das Schilddrüsenmedikament morgens auf nüchternen Magen einzunehmen und dann mindestens 30 Minuten zu warten, bevor man Soja-Isoflavone, Ballaststoffe oder andere aufnahmehemmende Substanzen zuführt.[136]

Behauptung: »Soja beeinträchtigt die Entwicklung und Geschlechtsreife von Kindern.«

»Der größte Skandal ist jedoch, was Soja Babies antut. Säuglingsnahrung auf Sojabasis enthält 130.000-mal mehr Isoflavone als Muttermilch.«[137]
– Lierre Keith

Diese Aussage stimmt mehr oder weniger tatsächlich, jedoch muss man folgendes bedenken: Die durchschnittliche Muttermilch einer westlichen Mischköstlerin enthält so gut wie gar keine Isoflavone.[138] Daher hat jedes Lebensmittel, das Isoflavone enthält, automatisch gleich einen tausendfachen höheren Gehalt im Vergleich zum kaum messbaren Gehalt in der durchschnittlichen Muttermilch.

Selbst bei Frauen, die Soja konsumieren, ist der Gehalt an Phytoöstrogenen in der Muttermilch immer noch so niedrig, dass er je nach Vergleichsprodukt zwischen 10- bis 1.000-fach geringer als in den gängigen Sojaprodukten ist.[139] Dieser Vergleich ist in etwa so als würde man behaupten, dass ein Apfel ein großartiger Vitamin-C-Lieferant ist, weil er 100.000-mal mehr Vitamin C als Gerste enthält. Das stimmt aber nur, weil die Gerste kaum nachweisbare Mengen an Vitamin C liefert. Vergleicht man die 12 mg Vitamin C des Apfels pro 100 g allerdings mit den über 700 mg pro 100 g Vitamin C der Brennnessel, sieht die Relation bereits ganz anders aus.[140] Abgesehen von der Frage, wie viele Isoflavone die Säuglingsanfangsnahrung auf Sojabasis nun enthält, ist die relevantere Frage eher, welche Auswirkungen dies hat.

Auch bei diesem Thema begründet sich die Angst vor Soja überwiegend durch Zell- und Tierstudien, wie auch die Canadian Paediatric Society (CPS) betont: »Es gibt aufgrund von Tierversuchen und Zellstudien Bedenken wegen des Gehalts an Phytoöstrogenen in Soja für jene Säuglinge, deren Nährstoffzufuhr ausschließlich über Säuglings-Anfangsnahrung auf Sojabasis erfolgt. [...] Untersuchungen am Menschen haben jedoch gezeigt, dass auch dann keine Gefahr von den verfügbaren Produkten ausgeht, wenn Säuglinge exklusiv damit gefüttert werden.«[141]

Selbstverständlich empfehlen aber alle Gesellschaften für die ersten sechs Monate ohnehin keine Säuglingsanfangsnahrung, sondern ausschließlich Muttermilch. Aber auch das hat nichts mit der Sojabohne per se zu tun, sondern lediglich damit, dass Säuglinge in den ersten sechs Monaten im Idealfall einfach schlichtweg gar kein anderes Lebensmittel außer Muttermilch bekommen sollten, wie es auch die WHO empfiehlt.[142]

Obwohl Eltern alles daran setzen sollten, ihren Nachwuchs in den ersten Lebensmonaten mit Muttermilch zu versorgen, kann Säuglingsanfangsnahrung auf Sojabasis für vegan lebende Familien zumindest im Vergleich zu Präparaten auf Kuhmilchbasis eine mindestens gleichwertige Alternative bieten. So konnten Untersuchungen zu den Unterschieden in der Entwicklung von Kleinkindern bei Fütterung mit Säuglingsanfangsnahrung auf Kuhmilch- oder Sojabasis sowohl im Alter von vier Monaten[143] als auch im Alter von einem Jahr[144] keine signifikanten Unterschiede in der Entwicklung der Kleinkinder feststellen.

Zusätzlich gibt es eine umfangreiche Übersichtsarbeit zu diesem Thema, die alle relevanten Daten seit 1909 zusammenfasst und die Schlussfolgerung der Autoren lautet ebenfalls: »[...] moderne Säuglingsanfangsnahrung auf Sojabasis ist eine sichere Option für alle Säuglinge, die sie benötigen. Das Wachstum, die Knochengesundheit sowie die Stoffwechsel-, Fortpflanzungs-, Hormon-, Immun- und die neurologische Funktion von Kindern, die mit Soja-Säuglingsanfangsnahrung gefüttert wurden, sind vergleichbar mit der Entwicklung von Kindern, die mit Kuhmilch-Säuglingsanfangsnahrung oder Muttermilch gefüttert wurden.«[145]

Auch der Zeitpunkt des Einsetzens der Periode bei jungen Mädchen wird durch

Sojakonsum im Kleinkinder- und Jugendalter nicht beeinflusst, wie eine Studie an über 300 Mädchen im Alter von 12 bis 18 Jahren zeigte.[146] Dies liefert ein weiteres Indiz, dass Soja keinen signifikant negativen Einfluss auf das Hormonsystem von Mädchen und jungen Frauen ausübt. Eine weitere Studie vollzog eine Befragung in einer Gruppe von über 800 Personen im Alter von 20-34 Jahren, die als Säuglinge teils Kuhmilch- und teils Sojaanfangsnahrung erhielten, um mögliche Unterschiede in der späteren Entwicklung feststellen zu können.[147] Obwohl über 30 Parameter wie Körpergröße, Gewicht, allgemeine Gesundheit, Fruchtbarkeit, etc. abgefragt wurden, gab es in Summe keine signifikanten Unterschiede zwischen den beiden Gruppen. Der einzige gemessene Unterschied bei den weiblichen Erwachsenen der Sojagruppe war eine leicht länger andauernde Periode um durchschnittlich 0,37 Tage ohne Unterschiede in der Stärke der Monatsblutung. Darüber hinaus war das Unwohlsein während der Monatsblutung bei den Frauen in der Sojagruppe etwas stärker ausgeprägt. Wie die Autoren in ihren Untersuchungen aber betonen, gilt es, dieses Ergebnis in die richtige Perspektive zu setzen. Die Wissenschaftler erklären, dass beide Ereignisse keine starke Signifikanz aufweisen und wenn sie striktere Korrekturmethoden in der Auswertung ihrer Daten anwandten, dann würden sowohl die marginal längere Periode als auch das verstärkte Unwohlsein keine statistische Signifikanz erreichen. Somit sind diese Werte nicht aussagekräftig.

Während es immer wichtig und bei heranwachsenden Kindern von besonderer Bedeutung ist, in Gesundheitsfragen auf höchste Sicherheit zu setzen, gibt es basierend auf dem aktuellen Forschungsstand dennoch keine wissenschaftliche Beweisgrundlage, welche Soja-Anfangsnahrung im Vergleich zur Kuhmilch-Anfangsnahrung schlechter erscheinen lässt. Die erste Wahl ist und bleibt aber natürlich Muttermilch.

Abschließend soll noch eine weitere Aussage der Weston A. Price Foundation in Bezug auf den Aluminiumgehalt in Soja-Säuglingsnahrung besprochen werden. In deren Broschüre »Soy Alert!« heißt es: »Sojaprodukte enthalten hohe Level an Aluminium, die toxisch auf das Nervensystem und die Nieren wirken.«[148] Wie im weiteren Verlauf noch gezeigt wird, kann Aluminium tatsächlich in relevanten Mengen in Sojaprodukten vorkommen und abträglich wirken, jedoch gilt es erneut, diesbezüglich die richtige Perspektive zu bewahren. Eine vergleichende Untersuchung von 15 unterschiedlichen Säuglingsanfangsnahrungsprodukten aus dem Jahr 2010 stellte fest, dass ein überwiegender Teil aller getesteten Produkte laut dem Ermessen der Wissenschaftler zu hohe Aluminiumwerte aufwies.[149] Das betraf sowohl Produkte auf Kuhmilch- als auch auf Sojabasis und die Autoren vermuten, dass die Kontaminationen mit Aluminium sowohl aus den Rohstoffen selbst stammten können, aber zum Teil auch erst während des Verarbeitungsprozesses hinzukommen oder aus den aluminiumhaltigen Verpackungsbestandteilen in das Endprodukt gelangen können. Als die Wissenschaftler drei Jahre später erneut

Tests durchführten und diesmal 30 Produkte untersuchten, fanden sie erneut in allen 30 Proben mit Kuhmilch- sowie Soja-Anfangsnahrung zu hohe Aluminiumkontaminationen.[150]

Aluminium ist aber nicht nur in Säuglingsnahrung zu finden, sondern findet aufgrund seiner vielfältigen Eigenschaften auch Einzug in viele verarbeitete Lebensmittel und deren Verpackungen. Außerdem kann es als Flockungsmittel zur Wasseraufbereitung herangezogen werden, ein Bestandteil von Arzneimitteln wie Antazida gegen Sodbrennen sein und ebenso in Deodorants und Kosmetika sowie als Hilfsstoff in Schutzimpfungen und weiteren Produkten vorkommen.[151] Inwieweit diese Konzentrationen an Aluminium schädlich sind, sollte noch Gegenstand zukünftiger Forschung sein, aber bis dahin ist es ratsam, den Kontakt mit Aluminium möglichst zu vermeiden. Das bestätigt auch das Bundesinstitut für Risikobewertung (BfR) in einer Stellungnahme zum Aluminiumgehalt in Säuglingsnahrung, in der betont wird, dass sowohl bei der Verwendung von pulverförmiger Säuglingsnahrung mit Trinkwasser als auch bei der Verwendung von verzehrfertiger Flüssignahrung die tolerierbare wöchentliche Aufnahmemenge an Aluminium bei einigen Produkten erreicht oder gar überschritten wurde.[152]

Aluminiumkontaminationen sind also ein Thema, das generell sowohl bei veganen als auch mischköstlichen Menschen von Relevanz ist und nicht auf die Sojabohne alleine beschränkt ist. Obwohl Erwachsene im Vergleich zu Säuglingen weniger sensibel auf Aluminium reagieren, kann bei ihnen die Aufnahmemenge allerdings deutlich höher sein, weil sie auch über die Nahrung hinaus öfter mit Aluminium in Kontakt kommen. Die Summe aluminiumhaltiger Produkte kann so zu einer Überschreitung der wöchentlich tolerierbaren Grenzwerte führen. Vor allem die weitverbreitete Benutzung von aluminiumhaltigen Deodorants kann bei falscher Handhabung ein Risiko darstellen, wenn es direkt nach dem Rasieren aufgetragen wird. Denn die leicht verletzte Haut nach der Rasur nimmt ein Vielfaches der Menge an Aluminium dessen auf, was die gesunde Haut ansonsten aufnehmen würde. Das BfR warnt, dass Verbraucher bereits über Lebensmittel so hohe Mengen Aluminium aufnehmen können, dass ein Teil der Bevölkerung die wöchentlich tolerierbare Aufnahmemenge voll und ganz durch die Lebensmittelzufuhr ausschöpft. Allerdings gibt es auch noch abseits der Zufuhr über Lebensmittel Aluminiumquellen im Alltag. Bei langfristiger Anwendung aluminiumhaltiger Kosmetika könnte sich laut dem BfR ebenfalls Aluminium im Körper anreichern.[153]

Zusammenfassend sei also gesagt, dass die Aluminiumaufnahme auch über die Sojabohne hinaus ein relevantes Thema ist, dessen langfristige Risiken bei permanent erhöhtem Kontakt noch nicht endgültig geklärt werden konnten. Dass einige Säuglingsanfangsnahrungsprodukte teils zu hohe Aluminiumgehalte aufwiesen, ist aber nicht in erster Linie der Sojabohne geschuldet, sondern liegt an der Verarbeitung und Lagerung und der damit einhergehenden Kontaminierung. Wenn ein veganes Kind nicht gestillt werden kann und gleichzeitig eine Allergie gegen Soja aufweist, gibt es ferner auch Säuglingsanfangsnahrung auf Basis von Reis und Mandeln in Bioqualität gänzlich ohne Soja.[154] Gerade bei empfindlichen Gruppen wie Säuglingen und Kleinkindern sollte höchste Qualität in jedem Fall Priorität haben.

Behauptung: »Soja begünstigt das Auftreten von Alzheimer.«

»Bereits ab zwei Portionen Tofu pro Woche kommt es zu kognitiven Beeinträchtigungen und zu einer beschleunigten Gehirnalterung [...]. Auch das Risiko, an Alzheimer zu erkranken, war bei Sojaessern doppelt so hoch. Außerdem entwickelten sie eine ausgeprägte Hirnatrophie.«[155]
– Ulrich Neumeister

Ulrich Neumeister bezieht sich in seiner Kritik, ebenso wie alle anderen Sojakritiker, auf zwei Untersuchungen, die im Nachfolgenden vorgestellt und in den richtigen Kontext gesetzt werden. Die erste Veröffentlichung bezieht sich auf Daten des Honolulu Heart Program (HHP) und der Honolulu-Asia Aging Study (HAAS) und wurde im Jahr 2000 unter dem Titel »Brain Aging and Midlife Tofu Consumption« veröffentlicht. Die Schlussfolgerung der Studie lautete, dass höherer Tofukonsum ab der zweiten Lebenshälfte ein unabhängiger Indikator für kognitive Einschränkungen und Gehirn-Atrophie im fortgeschrittenen Alter ist.[156]

Aus dem Blickwinkel der damaligen Zeit schienen die Phytoöstrogene im Soja der wahrscheinliche Kandidat für diesen Zusammenhang zwischen Tofukonsum und kognitivem Abbau zu sein. Die Wissenschaftler räumen im Diskussionsteil ihrer Studie aber selbst die Möglichkeit ein, dass ihre Ergebnisse eventuell schlichtweg falsch sein könnten und kein kausaler Zusammenhang hinter der beobachteten Korrelation steckt. Da der Fragebogen der Studienteilnehmer nur 26 Lebensmittel umfasste, kann darüber hinaus die Möglichkeit bestehen, dass die Tofu-Esser auch noch andere Gemeinsamkeiten hatten, die für diese Ergebnisse verantwortlich waren, die aber nicht durch diesen unvollständigen Fragebogen ermittelt werden konnten.

Außerdem sollte auf Seiten der Sojakritiker nicht mit zweierlei Maß gemessen werden: Wenn epidemiologische Studien die gesundheitlichen Vorzüge von Sojaprodukten zeigen, wird zu Recht angeführt, dass Beobachtungsstudien keine starke Beweiskraft haben, weil sie nur Korrelationen zeigen können und der kausale Zusammenhang der beobachteten Zusammenhänge erst noch in weiteren Untersuchungen gezeigt werden muss. Wie die Autoren der Studie selbst sagen, erscheint dieser Zusammenhang zunächst kontraintuitiv, weil Sojaprodukte seit langem für ihre positive gesundheitliche Wirkung aus früheren Studien bekannt sind. So zeigte beispielsweise eine Metaanalyse aus zehn placebokontrollierten randomisierten Interventionsstudien, dass Soja-Isoflavone positive Effekte auf die kognitive Leistungsfähigkeit und das visuelle Erinnerungsvermögen bei postmenopausalen Frauen haben.[157]

Darüber hinaus existiert ein weiteres alternatives Erklärungsmodell für diese überraschenden Ergebnisse: Die Hypothese zum Zusammenhang zwischen Tofuverzehr und dem Risiko für kognitive Einschränkungen bezog sich dabei auf einen Stoff, der auch von Sojakritikern oft angeführt wird: Aluminium. Wie im Unterkapitel zu sojahaltiger Säuglingsanfangsnahrung beschrieben, enthält Soja aber nicht automatisch hohe Mengen an Aluminium, sondern nimmt das Aluminium entweder aus dem Boden auf, wenn dieser zu viel Aluminium enthält oder akkumuliert es im Laufe des Verarbeitungsprozesses über die ungewollte Zufuhr von außen. Im Jahr, als die Ergebnisse zum Tofuverzehr und dem Alzheimerrisiko erstmals bekannt wurden, testete Dr. William Harris an der University of Hawaii insgesamt 16 Sojaprodukte auf ihren Aluminiumgehalt.[158] Dr. Harris, der die Tests durchführte, lebte zu dieser Zeit auf Hawaii, wo auch beide in der Arbeit zitierten Untersuchungen durchgeführt wurden, und so wäre es zumindest denkbar, dass die Proben aus den Tests von Dr. Harris auch Rückschlüsse auf die verwendeten Produkte der Studie aus derselben Region zulassen.

Die Ergebnisse bestätigten, dass die verarbeiten Sojaprodukte bis zu 15-mal mehr Aluminium enthielten als die getesteten rohen Sojabohnen. Sechs der neun Tofuproben von insgesamt 16 unterschiedlichen Sojaprodukten wurden in Hawaii produziert. Natürlich beweist das weder, dass Tofu auch in früheren Jahren während des Verlaufs der beiden Untersuchungen ähnliche Belastungen aufwies, noch, ob es alle Tofusorten betrifft und ob die Studienteilnehmer tatsächlich auch diese Tofusorten verzehrt haben. Außerdem wurden die Ergebnisse nie einem Peer-Review-Verfahren unterzogen und nicht in einer wissenschaftlichen Fachzeitschrift veröffentlicht. All diese Punkte machen es nicht möglich, die Korrektheit dieser Hypothese rückwirkend zu beurteilen. Ob Aluminium überhaupt eine Rolle in der Entstehung von kognitiven Einschränkungen spielt, ist seit vielen Jahren ohnehin ein kontrovers diskutiertes Thema. Im Jahr 2000, als die Studie zu Tofu veröffentlicht wurde, schenkten die Autoren dieser Möglichkeit allerdings noch keine Beachtung. Denn obwohl die Theorie von den Zusammenhängen zwischen Alzheimer und Aluminium bereits seit 1911 besteht,[159] lautete die Schlussfolgerung in einigen Veröffentlichungen um die Jahrtausendwende, dass die *alte Theorie* rund um Aluminium und die Entstehung von Alzheimer als überholt gelte, weil sich das Verständnis über die Entstehung der Erkrankung und den Mechanismen dahinter verbessert hätte.[160]

Auch wenn über hundert Jahre später noch immer keine einheitliche Meinung in Veröffentlichungen über Aluminium vorherrscht, zeigen neuere Metaanalysen und Reviews der vergangen Jahre, dass Aluminium durchaus als mögliche Ursache für negative Auswirkungen auf die kognitiven Fähigkeiten in Frage kommen könnte. Dass in der Kontroverse um Aluminium kein Ende in Sicht ist, zeigt eine Veröffentlichung mit dem Titel »Is the Aluminum Hypothesis Dead?«, die dafür plädiert, dass es keinen Zusammenhang zwischen Aluminium und Alzheimer gibt.[161] Allerdings erscheint im selben Jahr eine systematische Übersichtsarbeit, die schlussfolgert, dass die wissenschaftliche Literatur zu den negativen Auswirkungen von Aluminium bereits zu diesem Zeitpunkt umfangreich genug ist, um einen Zusammenhang zu erkennen und dementsprechend zu handeln.[162] 2015 wurde eine weitere Metaanalyse veröffentlicht, die ebenfalls zum Ergebnis kam, dass Alzheimerpatienten erhöhte Aluminiumwerte im Gehirn, Blut und in der Rückenmarksflüssigkeit aufweisen und es plausible Mechanismen für einen kausalen Zusammenhang zwischen diesen beiden Faktoren gäbe. Die Wissenschaftler schließen ihre Metaanalyse mit den Worten: »Diese Ergebnisse betonen auf bedeutsame Art und Weise die vorhandene Beweislast, dass chronischer Aluminiumkontakt in Verbindung mit dem Auftreten von Alzheimer steht.«[163]

2016 erschienen zwei weitere Metaanalysen, die beide ebenfalls zu dem Entschluss gelangten, dass chronischer Kontakt mit Aluminium das Alzheimerrisiko erhöht.[164,165] Auch das österreichische Bundesministerium für Gesundheit sieht einen möglichen ursächlichen Zusammenhang zwischen Aluminium und der Entstehung von Alzheimer.[166] So kommt das österreichische Bundesministerium zur Schlussfolgerung, dass ein direkter und alleiniger kausaler Zusammenhang zwischen Aluminiumexposition und Alzheimer-Demenz zwar nicht wahrscheinlich ist, Aluminium aber ein wichtiger Co-Faktor in der Entstehung der Krankheit sein kann. Ob nun mit Aluminium kontaminierter Tofu in der Studie der Hauptauslöser war und Isoflavone völlig unbeteiligt sind oder ob die Ergebnisse in erster Linie durch Fehler im Studiendesign zustande kamen – ein kausaler Zusammenhang zwischen dem Verzehr von Tofu und der Entstehung von kognitiven Einschränkungen ist äußerst unwahrscheinlich.

Die augenscheinliche Kontroverse um Tofu und seine Auswirkungen auf die kognitiven Fähigkeiten ist an dieser Stelle allerdings noch nicht zu Ende. Eine zweite Untersuchung aus Indonesien sieht ebenso einen Zusammenhang zwischen dem Verzehr von Tofu und dem kognitiven Abbau. Sie ist ein anschauliches Beispiel dafür, wie eine bestehende Korrelation dennoch keine Kausalität aufweist und damit für unnötige Verwirrung sorgt. Die Untersuchungen des Studienteams gliedern sich in zwei Veröffentlichungen, die im Abstand von drei Jahren zueinander publiziert wurden. In der ersten Veröffentlichung aus 2008 wurden die Ergebnisse aus den Untersuchungen in zwei ländlichen und in einem städtischen Gebiet in Indonesien dokumentiert. In der zweiten Veröffentlichung drei Jahre später wurde eine der beiden ländlichen Gegenden in Indonesien erneut besucht, um weitere Daten zu sammeln und die Richtigkeit des ursprünglichen Datensatzes zu überprüfen. In der ersten Untersuchung machten die Wissenschaftler ebenfalls die interessante Entdeckung, dass ein hoher Tofukonsum mit einem schlechteren Erinnerungsvermögen assoziiert war. Interessanterweise war aber hoher Tempehkonsum mit einem besseren Erinnerungsvermögen assoziiert.[167] Dies ist insofern überraschend, weil es sich bei beiden Lebensmitteln um Sojaprodukte handelt. Noch überraschender ist dieses Ergebnis aber aufgrund der gängigen Hypothese, dass, wenn es überhaupt einen Zusammenhang zwischen Sojakonsum und Demenz gibt, dieser auf den Isoflavonen beruhe. Fermentierte Produkte wie Tempeh enthalten aber im Vergleich zu unfermentierten Sojaprodukten wie Tofu viel stärker wirksame Isoflavone.[168]

Wenn also die Isoflavone in Sojabohnen tatsächlich für die negative Wirkung verantwortlich wären, müsste der Effekt bei Tempeh noch stärker auftreten. Abgesehen von den Isoflavonen unterscheiden sich Sojabohnen in Hinblick auf diese Ergebnisse in keinem anderen relevanten Merkmal signifikant von allen anderen Hülsenfrüchten. Eine weitere Hypothese der Wissenschaftler lautete ergänzend, dass eventuell der hohe Gehalt an Folat im Tempeh durch die Fermentation die negativen Auswirkungen kompensieren könnte. Wenn dem so wäre, müssten Veganer aber ohnehin keine Sorge vor dem Konsum von Sojaprodukten haben, weil sie von allen Bevölkerungsgruppen durchschnittlich die höchste Folatzufuhr haben und damit besser geschützt wären.[169]

Eine weitere Erklärung, die bereits ein Stück naheliegender wäre und ebenfalls als potenzieller Grund von den Autoren der Studie genannt wird, ist die Möglichkeit, dass Tofu Zusatzstoffe enthält, die für die negative Wirkung verantwortlich sind, die im Tempeh nicht vorhanden waren. Erneut wäre ein Test des Aluminiumgehalts der unterschiedlichen verfügbaren Tofu- und Tempehsorten hilfreich gewesen, allerdings drängt sich in Indonesien ein anderer dringender Verdacht auf. Da Tempeh fermentiert wird, ist er länger haltbar als Tofu. Damit Tofu ebenfalls besser haltbar ist, wurde und wird in Indonesien oft Formaldehyd als Konservierungsmittel beigegeben, was bei Tempeh nicht der Fall ist. Untersuchungen zu Formaldehyd legen den Schluss nahe, dass diese Substanz unter anderem an der Entstehung von Demenz beteiligt sein kann und somit eine sehr plausible Erklärung für die Untersuchungsergebnisse liefern würde.[170,171] Newsartikel aus Indonesien aus den Jahren 2006,[172] 2008,[173] 2009,[174] 2011[175] und 2016[176] zeigen, dass auch zum Zeitpunkt der Untersuchungen in Indonesien Tofu und andere Lebensmittel mit Formaldehyd als Konservierungsmittel im Umlauf waren.

Ein sehr wichtiger und oft übersehener Punkt in der Übertragung von derartigen Funden auf westliche Populationen ist außerdem die Rolle von Bildung in der Prävention von Demenz. In diesem Zusammenhang hat eine Metaanalyse die relevantesten Daten zusammengetragen und untermauert damit diese Vermutung. Die sogenannte Cognitive Reserve Hypothesis besagt, dass Personen mit höherer Bildung, höherem IQ und mehr beruflichem Erfolg und dadurch höherem sozioökonomischem Status ein geringeres Risiko haben, an Demenz zu erkranken.[177] Außerdem besagt diese Hypothese, dass bei gebildeteren, intelligenteren und beruflich erfolgreicheren Menschen die kognitive Reserve größer ist und im Vergleich zu weniger gebildeten und intelligenten Menschen erst mehr geistiger Verfall stattfinden muss, bevor sich klinische Symptome überhaupt zeigen. Das bedeutet zum einen, dass in vielen nicht-westlichen Ländern, in denen geringer Fleischkonsum und höherer Konsum pflanzlicher Proteinträger meist ein Zeichen von Armut und damit einhergehend geringer Bildung darstellt, ein erhöhter Tofukonsum (selbst wenn dieser ungefährlich wäre) bei denjenigen beobachtet werden könnte, die ohnehin schon ein größeres Risiko für Demenz aufgrund ihrer geringeren kognitiven Reserve durch weniger Bildung haben. So könnte hoher oder niedriger Tofukonsum für sich genommen also sowohl aufgrund seiner eigentlichen Inhaltsstoffe, aber auch aufgrund unerwünschter Kontaminationen mit Stoffen wie Aluminium oder Formaldehyd eine Wirkung auf die Gesundheit des Menschen haben. Ebenso kann der Konsum von Tofu aber auch mit anderen Ernährungsmustern einhergehen, die im Rahmen von vielen Untersuchungen nicht erfasst werden und so in Summe positive oder negative Einflüsse auf die Gesundheit haben können, ohne dass Tofu damit überhaupt etwas zu tun hat. Tofu ist dann in diesem Kontext sozusagen lediglich ein Stellvertreter für ein gesamtes Ernährungsverhalten, das durch den jeweiligen Fragebogen aber nicht gänzlich erfasst werden konnte. Und ebenso kann die Höhe des Tofuverzehrs in unterschiedlichen Ländern auch ein Indikator für unterschiedliche Bildung, Intelligenz oder sozioökonomischen Status sein. Wie die Wissenschaftler in ihrer Untersuchung betonen, fehlten ihnen viele weitere wichtige Daten zum besseren Verständnis der gesamten Ernährung der Probanden. So hatten sie keine Daten über Höhe und Art der Mikronährstoffzufuhr, der Proteinzufuhr und abseits des Reisverzehrs auch keine Daten zum Kohlenhydratverzehr der untersuchten Personen. Auch die tägliche Kalorienzufuhr und weitere Parameter konnten nicht bestimmt werden – so konnten in Summe viele wichtige Einflussgrößen nicht dokumentiert werden.

Als die Wissenschaftler drei Jahre später, im Jahr 2011, wieder in eine der beiden ländlichen Gegenden Indonesiens reisten, um weitere Daten zu den Zusammenhängen von Tofukonsum und schlechteren kognitiven Fähigkeiten zu sammeln, ergaben ihre Daten außerdem bereits andere Ergebnisse. Als sie lediglich Daten aus dieser einen Region sammelten, blieb ein erhöhter Tempehkonsum weiterhin ein Marker für ein besseres Erinnerungsvermögen, aber diesmal galt dasselbe auch für Tofu und es gab keinen Zusammenhang mehr zwischen erhöhtem Tofukonsum und stärkerem kognitiven Verfall.[178] Viele weitere Einflussfaktoren, wie medizinische Untersuchungen und genauere Speisepläne, konnten aber erneut nicht berücksichtigt werden. Außerdem wurden Art und Menge der verzehrten Lebensmittel nur anhand von Erinnerungen erfasst, was sehr viele Ungenauigkeiten zulässt. Daraus folgt, dass auch dem positiven Effekt in dieser Folgeuntersuchung, ebenso wie zuvor dem negativen Effekt der Erstuntersuchung, nicht zu viel Gewicht beigemessen werden sollte.

In Summe kann man weder von den Studien aus Hawaii noch von jener aus Indonesien irgendwelche validen Einflüsse von Tofu auf die kognitiven Fähigkeiten ableiten, weil beide Untersuchungen zu viele Limitierungen und Störfaktoren aufweisen. Selbst wenn die epidemiologischen Beweise klarer wären, sind es am Ende aber die klinischen Studien sowie Übersichtsarbeiten und Metaanalysen über den gesamten Forschungsstand, die aussagekräftige Ergebnisse bringen können. Diese verlässlicheren Veröffentlichungen kommen lediglich insofern zu unterschiedlichen Ergebnissen, als dass nicht klar belegt werden kann, ob Soja-Isoflavone positive oder neutrale Effekte auf den Erhalt der kognitiven Fähigkeiten haben. Aber in keiner einzigen Veröffentlichung steht zur Debatte, dass Soja die kognitiven Fähigkeiten auf Dauer einschränken könnte. 2007 erschien eine Übersichtsarbeit über acht klinische Studien, in denen vier Untersuchungen positive Ergebnisse und vier Untersuchungen keine signifikanten Ergebnisse in Bezug auf die Wirkung von Soja-Isoflavonen auf die kognitiven Fähigkeiten ergaben.[179] 2015 erschien ferner die bereits erwähnte Metaanalyse von zehn placebokontrollierten, randomisierten klinischen Studien zur Wirkung von Isoflavon-Ergänzung auf die kognitiven Fähigkeiten mit etwas mehr als 1.000 Teilnehmern. Die Wissenschaftler kamen zum Ergebnis, dass eine Nahrungsergänzung mit Soja-Isoflavonen die kognitiven Fähigkeiten der Studienteilnehmer signifikant verbessern konnte.[180] Da sowohl die Dauer der Anwendung, der Beginn der Zufuhr, die Verzehrmenge sowie die Darreichungsform entscheidend sind, gilt es eine Vielzahl an Einflussgrößen und Störfaktoren zu beachten. In Summe genügt die Datenlage aber bereits zum aktuellen Zeitpunkt, um keine Sorge vor einem erhöhten Risiko für Alzheimer durch Soja haben zu müssen.

Fazit

Unabhängig davon, ob Soja nun protektive oder neutrale Auswirkungen auf die Gesundheit des Menschen hat, ging es in diesem Kapitel in erster Linie darum, die unberechtigte Sorge vor dem Konsum von hochwertigen Sojaprodukten zu nehmen. Die Sojabohne ist eine Hülsenfrucht unter vielen, die jedoch im Vergleich zu anderen Hülsenfrüchten mehr Protein, mehr Fett und weniger Kohlenhydrate enthält. Die in der menschlichen Ernährung exklusiv in dieser Menge in der Sojabohne vorkommenden Isoflavone zeigen, mit dem nötigen Abstand betrachtet, weder die durchschlagenden Wunderwirkungen noch die fatalen Schäden, die manche Soja-Befürworter und Soja-Gegner nennen. Ob einige der beobachteten positiven Effekte aus asiatischen Ländern, wie die niedrigere Brustkrebsrate, die geringeren Menopausensymptome und weitere Effekte, auch in der westlichen Bevölkerung erreicht werden können, ist noch offen und vermutlich eine Frage der Ernährung in ihrer Gesamtheit sowie in Bezug auf Soja eine Frage der früh

Lebensmittel	Durchschnitts-gehalt in mg/100 g	Minimalgehalt in mg/100 g	Maximalgehalt in mg/100 g	Anzahl getesteter Lebensmittel
Sojamehl (vollfett)	**178 mg**	60 mg	265 mg	60 Proben
Sojabohnen (Trockengewicht)	**154 mg**	10 mg	441 mg	999 Proben
Sojaproteinisolat	**91 mg**	46 mg	199 mg	49 Proben
Natto	**82 mg**	46 mg	124 mg	21 Proben
Sojabohnen (gekocht)	**65 mg**	23 mg	128 mg	28 Proben
Tempeh	**61 mg**	7 mg	179 mg	28 Proben
Sojajoghurt	**33 mg**	10 mg	70 mg	5 Proben
Tofu	**23 mg**	6 mg	34 mg	10 Proben
Seidentofu	**18 mg**	8 mg	27 mg	25 Proben
Edamame (gekocht)	**18 mg**	14 mg	19 mg	4 Proben
Sojamilch	**11 mg**	1 mg	31 mg	156 Proben

beginnenden und kontinuierlichen Zufuhr. Viele Forschungsergebnisse deuten darauf hin, dass Soja durchaus das Potenzial hat, im positiven Sinne eine Sonderrolle in der Ernährung einzunehmen. Dafür müssen Sojaprodukte aber im Rahmen einer gesunden Ernährung einen größeren Raum im wöchentlichen Speiseplan einnehmen als es aktuell meist der Fall ist. Traditionelle Sojaprodukte wie Tofu, Tempeh und Edamame sowie Sojamilch und Sojajoghurt sollten dabei den Vorrang gegenüber hochverarbeiten Sojaprodukten wie Fleisch- und Wurstersatz auf Sojabasis haben.

Obwohl zum Thema Soja jährlich eine große Anzahl an wissenschaftlichen Veröffentlichungen erscheinen, sind viele Fragen noch nicht im Detail geklärt. Die Summe der Daten genügt aber, um die Sicherheit von Sojaprodukten in den gängigen Mengen für jedes Individuum (mit Ausnahme von Soja-Allergikern) in jeder Phase des Lebens zu gewährleisten. Wenn in Untersuchungen davon gesprochen wird, dass moderate Mengen an Sojaprodukten empfohlen werden, bedeutet dies nach Angaben des American Institute for Cancer Research (AICR) ein bis zwei Portionen pro Tag. Das AICR betont zusätzlich, dass auch drei bis vier Portionen Sojaprodukte am Tag als sicher angesehen werden können.[181] Eine Portion Soja bezeichnet dabei in vielen Studien die Menge mit einem Gesamtgehalt von 25 mg Isoflavonen. Daher bestimmt die Portionsgröße in Studien oft der Isoflavongehalt und nicht das eigentliche Gewicht des Lebensmittels. Dieser kann allerdings auch innerhalb einer Produktkategorie sehr stark schwanken, wie Tab. 32 mit Werten der »USDA Database for the Isoflavone Content of Selected Foods« zeigt.

Eine Portion mit etwa 25 mg Isoflavonen wären anhand der Durchschnittswerte also beispielsweise etwa 230 ml Sojamilch oder circa 110 g Tofu. Wenn man von einem empfehlenswerten Mittelmaß von zwei Portionen pro Tag ausgehen würde, wären das beispielsweise knapp 250 ml Sojamilch im Müsli zum Frühstück und eine Portion Tofu als Teil eines Currys zu Mittag oder alternativ 250 ml Sojamilch als Proteinshake zusammen mit 25 g Sojaproteinisolat. Natürlich muss niemand täglich zwei Portionen essen, aber ein bis zwei tägliche Portionen haben sich als gute Empfehlung herausgestellt. Schließlich ist Soja ein ausgezeichneter Proteinlieferant und bringt bei langfristigem Verzehr eventuell noch weitere Vorteile mit sich, ohne zu schaden. Auch wenn man ab und zu gänzlich ohne Befürchtungen auch mehr als vier Portionen pro Tag essen könnte, empfiehlt das AICR eine maximale Aufnahme von vier Portionen pro Tag, um jede Eventualität auszuräumen. Das wäre aber ohnehin bereits recht viel, wenn man bedenkt, wie viel vier Portionen eigentlich sind. So könnte man knapp 1 l Sojamilch täglich trinken oder knapp 500 g Tofu Tag für Tag essen. Und da man vermutlich ohnehin nicht täglich vier Portionen essen wird, wäre es auch in Ordnung, an manchen Tagen etwas mehr zu essen, wenn man das möchte. Solange man im Wochenschnitt nicht wesentlich darüber liegt und der Sojaverzehr nicht zulasten anderer, ebenfalls gesunder Lebensmittel geht, ist man auf der sicheren Seite. Produkte wie Sojasauce oder Miso enthalten zwar ebenfalls größere Mengen an Isoflavonen, aber die verzehrten Mengen als Würzmittel sind so gering, dass man sie nicht zählen muss. Gleiches gilt auch für Gerichte wie Misosuppe, die so wenig Isoflavone enthält, dass man bei normalen Verzehrmengen keine relevanten Mengen an Isoflavone darüber aufnimmt. Lebensmittel wie Miso und Sojasauce müssen allerdings aufgrund des recht hohen Salzgehaltes mit in die Gesamtbilanz für die Höchstmengen an Salz einberechnet werden.

Es gibt eine Reihe von Forschungsgebieten, zu denen es bereits vielversprechende Metaanalysen gibt und die Hoffnung machen, dass Soja-Isoflavone vor allem bei langjährigem und kontinuierlichem Verzehr besonders effektiv in der Krankheitsprävention und in manchen Fällen auch in der Ernährungstherapie sein könnten. Dazu zählen unter anderem die Verringerung des LDL-Cholesterinspiegels bei gleichzeitiger Erhöhung des HDL-Cholesterinspiegels bei Personen mit Hypercholesterinämie[183,184] sowie eine Verringerung des Blutdrucks bei Hypertonikern.[185] Aufgrund der Beobachtung, dass Hitzewallungen in asiatischen Ländern wesentlich seltener sind[186] und Metaanalysen mit Soja-Isoflavon-Supplementen ebenfalls zu positiven Ergebnissen kommen,[187] besteht auch hier die Hoffnung, dass prämenopausale Frauen durch den kontinuierlichen Sojaverzehr über die Jahre den unangenehmen Hitzewallungen der Menopause präventiv vorbeugen bzw. diese zumindest lindern können. Zusammen mit den Ergebnissen von weiteren Metaanalysen, die eine protektive Rolle von Soja in der Prävention von Brust-,[188,189] Prostata-[190,191] Magen-[192,193] und Lungenkrebs[194,195] sehen, bietet das Forschungsfeld in

Bezug auf Soja zukünftig noch sehr viel Potenzial. Zukünftige Arbeiten müssen aber vor allem einen noch stärkeren Fokus darauf setzen, gesundheitliche Einflüsse durch Soja klarer von dem Einfluss anderer Ernährungs- und Lebensstilfaktoren zu trennen.[196]

Tab. 33: **Vorurteile gegenüber Soja**

Klischee	Realität
Das Soja der Veganer zerstört den Regenwald.	▶ Für den Sojaanbau wurden große Flächen des Regenwaldes gerodet. Allerdings geht ein überwiegender Teil der weltweiten Sojaernte als Futtermittel in die Intensivtierhaltung oder in andere Wirtschaftszweige abseits der Tofu- und Sojamilchproduktion. Keiner der gängigen Produzenten von Tofu, Sojamilch und anderen Sojaprodukten in Deutschland, Österreich und der Schweiz bezieht Soja aus Gebieten des Regenwaldes.
Soja ist zumeist gentechnisch verändert.	▶ Ein großer Anteil der weltweiten Sojaernte ist gentechnisch verändert. Dieser geht allerdings erneut überwiegend in die Intensiv-Tierhaltung oder andere Wirtschaftszweige. In Europa müssen gentechnisch veränderte Lebensmittel für den menschlichen Verzehr deutlich gekennzeichnet werden und so ist davon auszugehen, dass zum aktuellen Zeitpunkt in keinem veganen Lebensmittel in Deutschland gentechnisch verändertes Soja verarbeitet wurde. Bio-zertifizierte Produkte dürfen kein gentechnisch verändertes Soja enthalten.
Soja verursacht Brustkrebs bei Frauen.	▶ Führende Krebs- und Ernährungsgesellschaften sind sich einig, dass der Konsum von Sojaprodukten das Brustkrebsrisiko nicht erhöht und auch Frauen mit Brustkrebs Soja essen können. Die Summe an Humandaten zeigt keinerlei risikoerhöhende Wirkung durch regelmäßigen Sojakonsum und potenziell sogar schützende Effekte.
Soja verweiblicht Männer.	▶ Entgegen früherer Befürchtungen, die größtenteils auf Zellkulturstudien und Tierversuche zurückgingen, zeigen Studien am Menschen keine negativen Auswirkungen durch Soja in Bezug auf den Testosteronspiegel, die Spermienqualität und weitere Parameter der Fruchtbarkeit bei den üblichen Verzehrmengen. Mit Ausnahme von zwei negativen Einzelfallberichten durch übertrieben hohe Dauerzufuhr gibt es keine Daten, die Anlass zur Sorge geben.
Soja schadet der Entwicklung von Kindern.	▶ Soja-Säuglingsanfangsnahrung ist seit etwa 100 Jahren im Einsatz. Seit dem Beginn der Zugabe von Jod 1959 gibt es keine Hinweise mehr darauf, dass Soja-Anfangsnahrung jener aus Kuhmilch unterlegen ist. Untersuchungen zeigen, dass sich Säuglinge mit Soja-Anfangsnahrung innerhalb des ersten Jahres gleich entwickeln und auch im Erwachsenenalter keine signifikanten Unterschiede in Größe, Intelligenz, Fruchtbarkeit und weiteren Parametern bestehen. Möchte man dennoch keine Soja-Säuglingsnahrung kaufen, gibt es auch sojafreie, rein vegane Anfangsnahrung auf Basis von Reis und Mandeln.

Klischee	Realität
Soja schadet der Schilddrüse.	▶ Der Verzehr von Sojaprodukten hat keine negativen Auswirkungen auf die Schilddrüsenfunktion von gesunden Individuen mit ausreichender Jodversorgung. Sojabohnen gehören, wie auch eine Vielzahl anderer überaus gesunder Lebensmittel, etwa die Familie der Kreuzblütlergemüse (z. B. Brokkoli, Blumenkohl, Grünkohl etc.) zur Gruppe der Lebensmittel mit potenziell goitrogenen Eigenschaften. Substanzen mit goitrogener Wirkung können bei gleichzeitiger Unterversorgung mit Jod abträglich auf die Schilddrüse wirken, entfalten diese Wirkung aber bei adäquater Jodzufuhr nicht. Ihre gesundheitlichen Vorteile überwiegen ihre potenziell abträglichen Effekte bei Weitem. Personen, die synthetische Schilddrüsenhormone einnehmen, sollten lediglich einen zeitlichen Abstand zwischen der Einnahme des Arzneimittels und sämtlichen Lebensmitteln mit goitrogenen Substanzen einhalten und müssen ebensowenig auf deren Verzehr verzichten.
Soja schadet dem Gehirn.	▶ Die Summe der Studien belegt die Unbedenklichkeit von Soja bezüglich des Risikos für Einschränkungen der kognitiven Fähigkeiten. Die Besorgnis erregenden Ergebnisse aus Studien an Tieren und Zellkulturen konnten in klinischen Studien an Menschen nicht reproduziert werden und die vereinzelten Bevölkerungsstudien mit negativen Ergebnissen weisen erhebliche Fehler im Studiendesign und der Interpretation der Daten auf. Klinische Studien zeigen keine negativen Effekte.
Soja ist höchstens in fermentierter Form nicht schädlich.	▶ Sojaprodukte sind sowohl in fermentierter als auch in unfermentierter Form hochwertige pflanzliche Proteinlieferanten und es gibt kein haltbares Argument, warum fermentierte Sojaprodukte die einzig nicht-gefährlichen Sojaprodukte sein sollten.
Vegane Ernährung ist aufgrund des vielen Sojas ungesund.	▶ Der gesundheitliche Wert der veganen Ernährung kann sich nicht durch den gesundheitlichen Wert eines einzelnen Lebensmittels bestimmen lassen. Eine gesunde vegane Ernährung kann beispielsweise auch vollkommen ohne Sojaprodukte auskommen. Untersuchungen zeigen, dass regelmäßiger Sojakonsum mit mehreren Portionen pro Tag nicht mit gesundheitlichen Nachteilen einhergeht, solange garantiert ist, dass der Speiseplan andere gesunde Lebensmittelgruppen nicht vernachlässigt.

Tipps zur Umsetzung einer veganen Ernährung im Alltag

D amit eine gesunde Ernährung auch im Alltag umgesetzt werden kann, haben Ernährungsfachgesellschaften wie die Deutsche Gesellschaft für Ernährung eine Reihe an Modellen und Leitlinien veröffentlicht. Dazu zählen unter anderem die Veröffentlichung »Vollwertig essen und trinken nach den 10 Regeln der DGE«[1], die dreidimensionale DGE-Lebensmittelpyramide[2] sowie der DGE-Ernährungskreis[3].

Diese Modelle und Leitlinien sind eine gute Hilfestellung bei der Planung und Umsetzung der eigenen gesunden Ernährung. Allerdings sind sie allesamt auf eine Mischkosternährung abgestimmt. In diesem Kapitel werden die Konzepte im Hinblick auf die vegane Ernährungsweise diskutiert und es wird gezeigt, wie die zehn Regeln der DGE für gesunde Ernährung, der Ernährungskreis sowie die dreidimensionale Lebensmittelpyramide auf die vegane Ernährung angewendet werden können.

Abb. 49: **DGE-Ernährungskreis und DGE-Lebensmittelpyramide**[4.5]

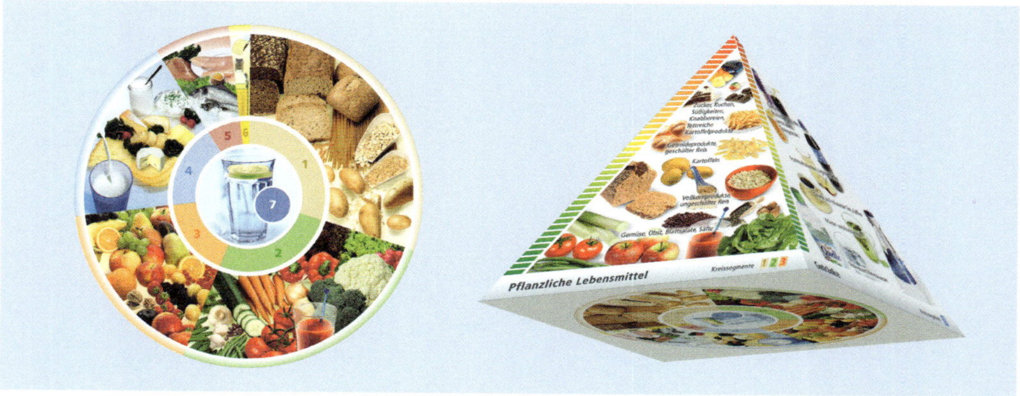

Die Dreidimensionale Lebensmittelpyramide der Deutschen Gesellschaft für Ernährung (DGE) veranschaulicht die Prinzipien einer vollwertigen Ernährung. Auf der Unterseite der Pyramide ist der DGE-Ernährungskreis abgebildet. Er teilt das reichhaltige Lebensmittelangebot in sieben Gruppen ein und erleichtert so die tägliche Lebensmittelauswahl. Je größer ein Segment des Kreises ist, desto größere Mengen sollten aus der Gruppe verzehrt werden. Lebensmittel aus kleinen Segmenten sollten dagegen sparsam verwendet werden. Die Seitenflächen der Dreidimensionalen DGE-Lebensmittelpyramide geben durch die räumliche Anordnung der Lebensmittel die zusätzliche Information, welche Lebensmittel innerhalb der jeweiligen Gruppen zu bevorzugen sind: Lebensmittel an der Basis der Pyramidenseite gelten als besonders empfehlenswert, Lebensmittel in der Spitze als weniger empfehlenswert. (DGE-Ernährungskreis® und Dreidimensionale DGE-Lebensmittelpyramide, Copyright: Deutsche Gesellschaft für Ernährung e.V., Bonn)

Anpassung der DGE-Richtlinien für eine vegane Ernährung

Den Anfang macht die Leitlinie »Vollwertig essen und trinken nach den 10 Regeln der DGE«, die hier aufgelistet und anschließend für die vegane Ernährung diskutiert wird.

1. Lebensmittelvielfalt genießen
2. Gemüse und Obst – nimm »5 am Tag«
3. Vollkorn wählen
4. Mit tierischen Lebensmitteln die Auswahl ergänzen
5. Gesundheitsfördernde Fette nutzen
6. Zucker und Salz einsparen
7. Am besten Wasser trinken
8. Schonend zubereiten
9. Achtsam essen und genießen
10. Auf das Gewicht achten und in Bewegung bleiben

Vollwertig essen und trinken nach den 10 Regeln der DGE

»1. Lebensmittelvielfalt genießen«

DGE-Empfehlung: »Kein Lebensmittel allein enthält alle Nährstoffe. Je abwechslungsreicher Sie essen, desto geringer ist das Risiko einer einseitigen Ernährung. Treffen Sie eine bunte Auswahl aus allen Lebensmittelgruppen. [...] Um die ausreichende Versorgung mit Nährstoffen zu erleichtern, ist es sinnvoll, die pflanzlichen Lebensmittel durch tierische Lebensmittel wie Milch, Milchprodukte, Fisch, Fleisch und Eier zu ergänzen.«[6]

Ausführung und Anpassung bei veganer Ernährung: Auch bei veganer Ernährung gilt die Empfehlung, abwechslungsreich zu essen und aus allen fünf Hauptlebensmittelgruppen zu wählen. Diese Empfehlung beruht darauf, dass einzelne pflanzliche Lebensmittelgruppen in einigen Fällen Nährstoffe in einer so hohen Konzentration enthalten, wie es pflanzliche Lebensmittel anderer Gruppen nicht im selben Maß tun. So sind beispielsweise Hülsenfrüchte ungeschlagen an der Spitze der besten Lysinlieferanten, dunkelgrünes Blattgemüse ist ganz weit vorn unter den Vitamin-K-Lieferanten, Nüsse gehören mit Abstand zu den besten Vitamin-E-Lieferanten etc.

Daher gilt es, einen Fokus auf all diese Lebensmittel zu richten und vor allem ein Auge auf potenziell kritische Nährstoffe zu haben. Da man bei einer veganen Ernährung gänzlich auf tierische Lebensmittel verzichtet, sollten jene Nährstoffe, die in der Mischkost überwiegend durch bestimmte tierische Produkte zugeführt werden, durch pflanzliche Lebensmittel mit einer ähnlich hohen Konzentration an diesen Stoffen gedeckt werden. Ohne Milch kann es beispielsweise zu einer zu geringen Zufuhr an Kalzium kommen, weshalb sicherzustellen ist, dass ein adäquater pflanzlicher Ersatz gefunden wird. Ebenso gilt es, rotes Fleisch als Eisenlieferant, Fisch als Jod- und Omega-3-Lieferant sowie tierische Produkte insgesamt als Protein- und B_{12}-Lieferanten zu ersetzen. Die Tabellen mit den besten Lieferanten der jeweiligen Stoffe in jedem der vorangegangenen Nährstoffkapitel geben hier einen guten Überblick. Ferner gilt es, die regionalen Unterschiede in der Mineralisierung der Böden zu beachten, die unter anderem dazu führen, dass Getreide und Hülsenfrüchte aus Europa im Gegensatz zu beispielsweise kanadischem Getreide nur einen Bruchteil des Selens enthalten, wodurch in Europa (mit Ausnahme von Finnland)[7] eine separate Selenzufuhr über angereicherte Lebens- oder Nahrungsergänzungsmittel sichergestellt werden sollte, bis künftig auch selenreichere pflanzliche Lebensmittel im Umlauf sind.

»2. Gemüse und Obst – nimm ›5 am Tag‹«

DGE-Empfehlung: »Gemüse und Obst ist die mengenmäßig größte Lebensmittelgruppe in der vollwertigen Ernährung und bringt viel Farbe und Abwechslung in den Speiseplan. Die Vielfalt und das Zusammenspiel der verschiedenen Inhaltsstoffe machen die positiven gesundheitlichen Wirkungen von Gemüse und Obst aus. Empfehlenswert sind täglich mindestens 400 g Gemüse (circa drei Portionen) und 250 g Obst (circa zwei Portionen). Bei getrockneten Hülsenfrüchten wie Bohnen, Linsen oder Kichererbsen entspricht eine Portion etwa 70 g roh bzw. 125 g gegart. Nüsse, Ölsaaten oder Trockenfrüchte können eine Portion Obst am Tag ersetzen. Allerdings ist die Portionsgröße kleiner, weil der Kaloriengehalt höher ist: Eine Portion Nüsse, Ölsaaten oder Trockenfrüchte entspricht 25 g.«[8]

Ausführung und Anpassung bei veganer Ernährung: Auch in der veganen Ernährungsweise stellen Gemüse und Obst zusammengenommen den mengenmäßig größten Anteil an der täglichen Ernährung dar. Dabei darf allerdings nicht Menge mit Kalorien verwechselt werden. Aufgrund ihres hohen Wassergehalts sind Gemüse (und sehr viele Obstsorten) verhältnismäßig energiearm und liefern so zwar ein großes Nahrungsvolumen, jedoch eine deutlich geringere Energieausbeute im Vergleich zu energiereicheren pflanzlichen Lebensmitteln wie Vollkornprodukte, Hülsenfrüchte und insbesondere Nüsse, Saaten sowie Pflanzenöle. Daher ist es wichtig, in der veganen Ernährung trotz des hohen Gemüse- und Obstanteils stets die Kalorienbedarfsdeckung im Blick zu behalten, um einer unterkalorischen Ernährungsweise vorzubeugen. Die DGE empfiehlt mindestens fünf Portionen (650 g) an Gemüse und Obst pro Tag. Das darf in einer veganen Ernährung gut und gerne auf bis zu sieben Portionen erhöht werden, da Untersuchungen zeigen, dass die positiven Effekte von Gemüse und Obst bis etwa zur siebten Portion pro Tag weiter ansteigen und erst etwa ab dieser Menge abflachen.[9]

Darüber hinaus gilt es, wie im Kapitel zu Gemüse und Obst bereits beschrieben, einen gesonderten Schwerpunkt auf jene besonders nährstoffreichen Gemüse- und Obstsorten wie Kreuzblütlergemüse, Zwiebelgewächse, Blattgemüse, Beerenfrüchte und Steinobst zu legen, die im Verhältnis zu anderen Vertretern ihrer Gruppe eine deutlich höhere antioxidative Kraft aufweisen.[10] In der DGE-Empfehlung werden außerdem Hülsenfrüchte, Nüsse und Saaten (Samen/Kerne) als Teil der Gemüse- und Obstkategorie gezählt. Da in der veganen Ernährung protein- und fettreiche tierische Lebensmittel wie Käse, Fleisch, Eier und Fisch entfallen, sollten neben deren Mikronährstoffen auch deren essenzielle Amino- und Fettsäuren kompensiert werden. Daher bilden Hülsenfrüchte ebenso wie Nüsse und Samen jeweils eine eigene Kategorie im veganen Ernährungskreis. So wird auch deren besondere Bedeutung in der pflanzlichen Ernährung unterstrichen.

»3. Vollkorn wählen«

DGE-Empfehlung: »Bei Getreideprodukten wie Brot, Nudeln, Reis und Mehl ist die Vollkornvariante die beste Wahl für Ihre Gesundheit. Lebensmittel aus Vollkorn sättigen länger und enthalten mehr Nährstoffe als Weißmehlprodukte. [...] Getreideprodukte sind ein wichtiger Bestandteil der vollwertigen Ernährung. Sie liefern Kohlenhydrate und als Vollkornvariante zudem reichlich Ballaststoffe sowie ein Plus an Vitaminen und Mineralstoffen. [...] Die DGE empfiehlt, mindestens 30 g Ballaststoffe aus Vollkornprodukten, Gemüse, Hülsenfrüchten und Obst pro Tag aufzunehmen.«[11]

Ausführung und Anpassung bei veganer Ernährung: Die Empfehlung der DGE hin zu mehr Vollkorn- statt Weißmehlprodukten kann in der veganen Ernährungsweise ebenfalls unterstrichen werden. Ein großer Teil der westlichen Bevölkerung erreicht heutzutage nicht die Zufuhrempfehlungen für Ballaststoffe in Höhe von

30 g pro Tag,[12] was zu einer Erhöhung des Krankheitsrisikos für eine ganze Reihe an chronisch-degenerativen Erkrankungen wie Diabetes mellitus Typ 2, Fettstoffwechselstörungen, Dickdarmkrebs und Herz-Kreislauf-Erkrankungen führen kann.[13] Diesem Mangel an Ballaststoffen in der westlichen Ernährung könnte neben einem erhöhten Verzehr an Gemüse und Obst vor allem ein Umstieg von Weißmehl- auf Vollkornprodukte entgegenwirken.[14] Der Vorteil einer rein pflanzlichen Ernährung ist, dass sie zu einem überwiegenden Teil aus vollwertigen und damit ballaststoffreichen Lebensmitteln besteht und somit die Ballaststoffzufuhr – ohne gesonderten Fokus auf selbige – sichergestellt werden kann. So liefern beispielsweise zwei Scheiben Vollkornbrot zusammen mit 100 g gekochten Vollkornnudeln (circa 45 g Trockengewicht) sowie vier gehäuften Esslöffeln Haferflocken bereits etwa die Hälfte der empfohlenen Ballaststoffmenge.[15] Untersuchungen zeigen, dass vegan lebende Menschen im Schnitt deutlich mehr Ballaststoffe als Vegetarier und Mischköstler zuführen[16] und in manchen Untersuchungen sogar mehr als doppelt so viele Ballaststoffe als Mischköstler aßen.[17]

Auch der beispielhafte Ernährungsplan gegen Ende dieses Kapitels zeigt anhand der Rezepte aus dem »Vegan-Klischee ade!-Kochbuch«, dass bei vollwertiger Zusammenstellung der Kost sogar mit unter 2.000 kcal eine Menge von knapp 60 g Ballaststoffen zugeführt werden kann. Wenn also vegan lebende Menschen hin und wieder Weißmehlprodukte essen, wird das im Rahmen ihrer rein pflanzlichen Ernährung deutlich weniger problematisch sein, da sie dennoch ihre Ballaststoffzufuhr erreichen werden. Da außerdem bestimmte andere pflanzliche Lebensmittel die negativen Effekte von Weißmehl (und Haushaltszucker) auf den Blutzucker- und Insulinspiegel ausgleichen können, wird der negative Effekt der Weißmehle und des Zuckers zusätzlich kompensiert. Das wurde bereits in den vorangegangenen Kapiteln zu Hülsenfrüchten und Obst erörtert. Der sogenannte Second-Meal-Effekt (Seite 275) von Hülsenfrüchten kann beispielsweise den Blutzuckeranstieg nach einem hochglykämischen Frühstück durch den vorabendlichen Verzehr von Hülsenfrüchten regulieren.[18] Auch der zeitgleiche Verzehr von Beeren zusammen mit hochglykämischen Lebensmitteln führte aufgrund der sekundären Pflanzenstoffe der Beeren in Untersuchungen zu einer Blutzuckerregulierung, trotz des zusätzlichen Fruchtzuckers.[19] Wenn darüber hinaus beispielsweise Gemüse *vor* einem hochglykämischen Gericht gegessen wurde, konnte so der Blutzuckerspiegel im Vergleich zum Verzehr desselben Gemüses *nach* einer hochglykämischen Speise deutlich reduziert werden.[20] Auch der gleichzeitige Verzehr von Essig zu raffinierten Getreideprodukten (z. B. weißer Reis im Sushi)[21] weist eine blutzuckerstabilisierende Wirkung auf.[22] Daher lässt sich zusammenfassend sagen, dass vegan lebende Menschen ebenfalls bevorzugt Vollkorn- statt raffinierter Produkte zu sich nehmen sollten. Insofern Weißmehlprodukte oder Ähnliches im Rahmen einer insgesamt gesunden veganen Ernährung in gemäßigtem Rahmen verzehrt werden, können sowohl deren geringerer Nährstoffgehalt als auch deren höherer glykämischer Index durch vollwertige pflanzliche Lebensmittel in der Speisenauswahl kompensiert werden.

»4. Mit tierischen Lebensmitteln die Auswahl ergänzen«

DGE-Empfehlung: »Essen Sie Milch und Milchprodukte wie Joghurt und Käse täglich, Fisch ein- bis zweimal pro Woche. Milch und Milchprodukte liefern gut verfügbares Protein, Vitamin B_2 und Calcium. Seefisch versorgt Sie mit Jod und fetter Fisch mit wertvollen Omega-3-Fettsäuren. Fleisch enthält gut verfügbares Eisen sowie Selen und Zink. Fleisch und insbesondere Wurst enthalten aber auch ungünstige Inhaltsstoffe. [...] Wenn Sie Fleisch essen, dann nicht mehr als 300 bis 600 g pro Woche. [...] Nur tierische Lebensmittel enthalten in nennenswerten Mengen verfügbares Vitamin B_{12}. Wer wenig oder gar keine tierischen Lebensmittel isst, muss darauf achten, Vitamin B_{12} zusätzlich einzunehmen.«[23]

Ausführung und Anpassung bei veganer Ernährung: In der veganen Ernährung werden die von der DGE auf täglicher Basis empfohlenen Milchprodukte gänzlich weggelassen. Daher gilt es, adäquate pflanzliche Lieferanten für die Nährstoffe Protein, Vitamin B_2 und Kalzium zu finden, die in großer Menge in Milch und daraus hergestellten Produkten vorkommen. Zu allen drei Nährstoffen haben vorangegangene Kapitel gezeigt, welche veganen Lebensmittel besonders gute Lieferanten sind. Mit der Kalziumalge Lithothamnium calcareum angereichte Sojadrinks enthalten beispielsweise nicht nur eine ähnliche Menge an Protein wie Kuhmilch, sondern auch dieselbe Menge an Kalzium. Sie sind allerdings kein adäquater Vitamin-B_2-Ersatz. Hierfür können Mandeln, Champignons und Hefeflocken dienlich sein. Zum aktuellen Zeitpunkt sind kaum mit Kalzium und Vitamin B_2 angereicherte vegane Käsesorten erhältlich, wodurch veganer Käse und andere vegane Milchersatzprodukte zumeist nicht dieselben Nährwerte wie Kuhmilchkäse aufweisen. Viele vegane Käsesorten enthalten außerdem deutlich geringere Mengen an Protein. Die im Umlauf befindlichen veganen Fischalternativen enthalten aktuell weder dieselbe Menge an Jod noch an Omega-3-Fettsäuren, weshalb auch hier für beide Nährstoffe in der veganen Ernährung separater Ersatz gefunden werden muss, wie in den jeweiligen Kapiteln zu den beiden Nährstoffen deutlich wurde. Aus pflanzlichen Omega-3-haltigen Lebensmitteln wie Lein-, Chia- und Hanfsamen sowie Walnüssen kann der Körper unter optimalen Bedingungen in vielen Fällen selbst langkettige Omega-3-Fettsäuren, wie man sie in fettreichen Kaltwasserfischen findet, herstellen. Jedoch vermag nicht jeder Mensch, dieses mit derselben Effizienz zu tun, weshalb einige Personen von einer Zufuhr von

Mikroalgenölen mit EPA und DHA oder damit angereicherten Lebensmitteln profitieren sollten. Jodsalz allein liefert ohne die zusätzliche Zufuhr von Algen oder Jodsupplementen in der veganen Ernährung bei Einhaltung der Obergrenze für die Salzzufuhr nicht ausreichend Jod zur Deckung des Tagesbedarfs, weshalb vegan lebende Menschen auch hier auf eine alternative Quelle anstelle von Fisch angewiesen sind.

Fleisch ist in Deutschland ein relevanter Lieferant für die Mineralstoffe Eisen, Zink und Selen und muss bei einer veganen Ernährungsweise ebenfalls entsprechend kompensiert werden. Jedoch betont auch die DGE, dass Fleisch – wenn überhaupt – nur in Maßen gegessen werden soll. Die deutsche Durchschnittsbevölkerung isst mit knapp 1,2 kg Fleisch pro Woche[24] doppelt bis viermal so viel Fleisch, wie die DGE und andere Fachgesellschaften empfehlen. Auch Nährstoffe wie Eisen und andere Mineralien müssen, wie ebenfalls in den vorangegangenen Kapiteln gezeigt, keine kritischen Nährstoffe bei der veganen Ernährung sein. Wie der beispielhafte Speiseplan (Seite 427) zeigt, können vollwertige pflanzliche Lebensmittel genügend Mineralstoffe wie Eisen und Zink liefern. Durch die Zugabe von aufnahmefördernden Substanzen wie Vitamin C[25], Beta-Carotin[26], organischen Säuren[27] oder schwefelhaltigen Substanzen[28] können diese auch eine ausreichend gute Bioverfügbarkeit aufweisen. Da Zink nicht im selben Maß von all diesen aufnahmefördernden Substanzen profitiert, kann die Zinkbedarfsdeckung im Gegensatz zu Eisen etwas kritischer sein und bedarf gesonderter Aufmerksamkeit sowie einer eventuellen Mehrzufuhr, um die geringere Bioverfügbarkeit aus Pflanzen zu kompensieren. Aufgrund der sehr selenarmen Böden in Deutschland, Österreich und der Schweiz enthalten heimische Getreide- und Hülsenfruchterzeugnisse keine nennenswerten Mengen an Selen.[29] Andere pflanzliche Quellen wie Paranüsse unterliegen in vielen Fällen zu großen Selenschwankungen,[30] weswegen eine künftige Anreicherung der Böden in Deutschland nach dem Vorbild Finnlands[31] oder eine nachgelagerte Selenanreicherung der verarbeiteten Lebensmittel im Laufe des Produktionsprozesses das Ziel sein sollte. Bis es so weit ist, sollte auch Selen im Rahmen eines gut zusammengestellten veganen Multinährstoffpräparats oder als einzelner Nährstoff gemeinsam mit Jod zugeführt werden. Solange auch die B_{12}-Anreicherung von Lebensmitteln wie Pflanzendrinks oder Pflanzenjoghurts in Deutschland, Österreich und der Schweiz nicht Standard ist und B_{12}-generierende Fermentationstechniken mit ausgewählten Bakterienkulturen kaum Anwendung finden, ist es in der veganen Ernährung außerdem besonders wichtig, auf eine separate B_{12}-Zufuhr zu achten. Diese kann mittels eines Multinährstoffpräparats oder eines Einzelpräparats (oder einer B_{12}-Zahnpasta) sichergestellt werden.

»5. Gesundheitsfördernde Fette nutzen«

Ausführung und Anpassung bei veganer Ernährung: 2013 hieß es im Rahmen der zehn DGE-Regeln noch: »wenig Fett und fettreiche Lebensmittel«.[33] In der aktualisierten Auflage von 2017 wurde diese Regel wie zitiert allerdings bereits durch »gesundheitsfördernde Fette nutzen« ersetzt und daher keine strikte Fettreduzierung mehr empfohlen. Diese Entwicklung spiegelt den allgemeinen Trend der aktuelleren ernährungswissenschaftlichen Erkenntnisse wider, nach denen nicht Fett per se zu reduzieren ist, sondern lediglich gesundheitlich weniger günstig wirkende Fettsäuren vermindert zugeführt und ein Fokus auf eine ausreichende Zufuhr von gesunden Fetten gelegt werden sollte. Dieser Paradigmenwechsel war längst überfällig, da Studienergebnisse der vergangenen Jahre gezeigt haben, dass der Fettgehalt der Nahrung allein kein Indikator für die Entstehung von Erkrankungen und Übergewicht ist.[34]

Da bereits die DGE-Empfehlung für mehr *pflanzliche* anstatt *tierischer* Fette plädiert, muss im Rahmen einer veganen Ernährung hier nicht viel angepasst werden. Wie die DGE in ihrer Veröffentlichung schreibt, ist allerdings die Auswahl an pflanzlichen Ölen und Fetten sehr groß. Deshalb ist es wichtig, zwischen den unterschiedlichen Arten und Qualitäten zu unterscheiden. Im »Vegan-Klischee ade!-Kochbuch« lautet die Empfehlung, für sämtliche Rezepte natives Olivenöl extra (Extra Virgin Olive Oil – EVOO) als Allzwecköl in der Küche zu verwenden, da es durch den hohen Anteil an einfach ungesättigten Omega-9-Fettsäuren hitzestabil genug ist, um auch für die warme Küche verwendet zu werden, und gleichzeitig einen geringen Anteil an gesättigten Fettsäuren sowie Omega-6-Fettsäuren enthält.[35] Aufgrund des höheren Nährstoffgehalts sollte stets auf natives Olivenöl extra zurückgegriffen werden. Dieses kann entgegen der weitverbreiteten Meinung auch zum Kochen und Braten verwendet werden, da es seinen Rauchpunkt

Tipps

erst bei etwa 190 °C hat und somit den gängigen Küchenzubereitungen standhält.[36] Die DGE empfiehlt ferner die Verwendung von Rapsöl. Unter den gängigen Speiseölen hat Rapsöl den geringsten Anteil an gesättigten Fettsäuren sowie einen hohen Anteil an einfach ungesättigten Fettsäuren und weist ein gutes Omega-3- zu Omega-6-Verhältnis sowie relevante Mengen an Vitamin E auf.[37] Ein großer Anteil des Nahrungsfettes sollte allerdings bevorzugt aus vollwertigen fetthaltigen Lebensmitteln stammen, da diese im direkten Vergleich mit ihren jeweiligen isolierten Ölen deutlich nährstoffreicher sind. Besonders empfehlenswert sind darüber hinaus Lebensmittel sowie deren Öle (nur für die kalte Küche) mit einem hohen Gehalt an Omega-3-Fettsäuren. Dazu gehören Lein-, Chia- und Hanfsamen sowie Walnüsse und deren Öle. Diese sollten regelmäßig verzehrt werden, um das Omega-3- zu Omega-6-Verhältnis in der Ernährung auf etwa 1:2 bis 1:4 anzuheben, wie es im vorangegangenen Kapitel zu Omega 3 (Seite 63) beschrieben wurde. Die DGE betont außerdem, dass Margarine im Vergleich zu Butter einen höheren Gehalt an ungesättigten Fettsäuren besitzt und somit insgesamt als vorteilhafter zu bewerten ist.[38] Dennoch sollte auch diese in der veganen Ernährung nur sparsam verwendet werden, da sie kalorienreich und verhältnismäßig nährstoffarm ist.

Die DGE trifft im Hinblick auf exotische Öle wie Kokosfett, Palmöl und Palmkernöl die Aussage, dass diese ebenso wie tierische Schmalze große Mengen an gesättigten Fettsäuren enthalten, die eine ungünstige Wirkung insbesondere auf die Blutfettwerte haben.[39] 2017 riet auch die American Heart Association noch strikt vom regelmäßigen Verzehr dieser Öle ab.[40] Dem gegenüber stehen allerdings andere Veröffentlichungen wie etwa eine Metaanalyse mit zwölf Untersuchungen aus dem Jahr 2019, die vor allem extra native Kokosöle deutlich positiver bespricht.[41] Hieraus geht hervor, dass Kokosöl zwar durchaus den LDL-Cholesterinspiegel im Vergleich zu anderen Pflanzenölen mit vielen ungesättigten Fettsäuren erhöht, aber zumindest im Vergleich zu tierischen Fetten in einem geringeren Maß. Außerdem wurde gezeigt, dass vor allem extra natives Kokosöl gleichzeitig den wünschenswerten HDL-Cholesterinspiegel erhöht und ansonsten keine weiteren signifikanten Effekte auf die Blutfettwerte hat. Neuere Analysen betonen, dass man Nahrungsfette nicht nur aufgrund ihrer hauptsächlich vorkommenden Kategorie an Fettsäuren (gesättigt, einfach oder mehrfach ungesättigt) kategorisieren sollte, sondern selbst innerhalb jeder Gruppe nochmals die einzelnen Arten von Fettsäuren sowie die Verarbeitungsmethoden unterscheiden muss.[42] So ist vor allem extra natives Kokosöl allem Anschein nach bei Weitem nicht so gesundheitlich abträglich, wie in der Vergangenheit häufig behauptet wurde, aber andererseits halten auch die Gesundheitsversprechen der Kokosölverfechter in Bezug auf Themen wie die Alzheimer-Prävention und andere gesundheitsbezogene Aussagen einem kritischen Blick aus Sicht der wissenschaftlichen Literatur zum aktuellen Zeitpunkt nicht stand.[43] Zusammenfassend läuft es wie so oft darauf hinaus, dass einzelne Lebensmittel ohnehin nicht verteufelt werden sollten, sondern stets ein Fokus auf ganze Ernährungsmuster anstatt auf einzelne Lebensmittel und Nährstoffe gelegt werden sollte.

»6. Zucker und Salz einsparen«

DGE-Empfehlung: »Mit Zucker gesüßte Lebensmittel und Getränke sind nicht empfehlenswert. Vermeiden Sie diese möglichst und setzen Sie Zucker sparsam ein. Sparen Sie Salz und reduzieren Sie den Anteil salzreicher Lebensmittel. Würzen Sie kreativ mit Kräutern und Gewürzen. Zucker-gesüßte Lebensmittel und Getränke sind meist nährstoffarm und enthalten unnötige Kalorien. Zudem erhöht Zucker das Kariesrisiko. Zu viel Salz im Essen kann den Blutdruck erhöhen. Mehr als 6 g am Tag sollten es nicht sein. Wenn Sie Salz verwenden, dann angereichert mit Jod und Fluorid.«[44]

Ausführung und Anpassung bei veganer Ernährung: Auch diese beiden Aspekte der Empfehlung müssen nicht abgewandelt werden, um auf eine vegane Ernährung zu passen. Neben den offensichtlichen Zuckerquellen wie Softdrinks und Süßspeisen gilt es auch, »versteckten Zucker« in verarbeiteten Lebensmitteln zu reduzieren. Zucker ist häufig Lebensmitteln zugesetzt, in denen man ihn nicht gleich vermuten würde, wie zum Beispiel Ketchup, fertigen Salatdressings und einer Vielzahl an Fertiggerichten. Wie die DGE betont, sind auch Nektar, Fruchtsaftgetränke und insbesondere zuckergesüßte Erfrischungsgetränke nicht empfehlenswert, da sie viele Kalorien in flüssiger Form enthalten und so auch eine deutlich geringere Sättigungswirkung aufweisen sowie in der Regel keine lebensnotwendigen Nährstoffe liefern.[45] Zu den zuckergesüßten Erfrischungsgetränken gehört die gesamte Bandbreite an Softdrinks, aber ebenso gesüßte Eistees. Zuckergesüßte Getränke erhöhen (im Gegensatz zu vollwertigen süßen Früchten)[46] das Risiko für Adipositas[47] und Diabetes mellitus Typ 2.[48] Zudem fördern sie, wie auch zuckergesüßte Lebensmittel, die Entstehung von Karies.[49] Um eine angenehme Süße in Gerichte zu bringen, sollten bevorzugt vollwertige süße Früchte und Trockenobst verwendet werden. Eine vollwertige und daher nährstoff- und ballaststoffreiche Alternative zu Haushaltszucker ist zudem Dattelzucker (nicht zu verwechseln mit Dattelsirup), der aus getrockneten und pulverisierten Datteln besteht und in Bioläden und einigen Onlineshops erhältlich ist. Für viele Rezepte lässt sich darüber hinaus mit selbst gemachter Dattelpaste arbeiten, die auch das hauptsächliche Süßungsmittel im »Vegan-Klischee ade!-Kochbuch« darstellt.

Ebenso wie eine zu hohe Zuckerzufuhr das Risiko für die Entstehung gewisser chronisch degenerativer Erkrankungen erhöht, wirkt auch ein zu hoher Salz-

Tipps

verzehr gesundheitlich abträglich. Zu viel Salz erhöht nicht nur das Risiko für Bluthochdruck[50] und somit für Herz-Kreislauf-Erkrankungen,[51] sondern auch das Risiko für Magenkrebs.[52] In Deutschland nehmen etwa 70 % der Frauen und 75 % der Männer mehr als die DGE-Höchstgrenze von 6 g Salz pro Tag zu sich.[53] Etwa 50 % der Männer und rund 35 % der Frauen essen sogar mehr als 10 g Salz pro Tag.[54] Wie bei den versteckten Zuckern in Fertiggerichten sind es auch beim Salz primär industriell verarbeitete Fertiggerichte und Convenience-Lebensmittel, die oft sehr große Mengen Salz enthalten, ohne dass das der Esser merkt. Auch in Restaurants und Kantinen wird oft unnötig viel Salz verwendet. Daher gilt es, durch die Verwendung von frischen Kräutern, Gewürzen und salzfreien Gewürzmischungen[55] statt durch zu viel Salz Geschmack in Gerichte zu bringen und sich sukzessive an weniger salzreiche Speisen zu gewöhnen. Denn wie Untersuchungen zeigen, können sich unsere Geschmacksknospen an weniger Salz gewöhnen. So schmecken weniger salzige Gerichte mit steigender Gewöhnung immer besser und man benötigt weniger Salz, um das gleiche subjektiv gute Geschmackserlebnis zu erhalten.[56] Ob die von der DGE empfohlene Verwendung von angereichertem Salz mit Jod oder Fluor sinnvoll ist, ist in erster Linie davon abhängig, auf welche Quellen für diese beiden Spurenelemente man ansonsten in der eigenen Ernährung bzw. in Nahrungsergänzungsmitteln, Zahnpasten etc. zurückgreift. Beide Spurenelemente sind essenziell für den menschlichen Körper; allerdings haben beide eine verhältnismäßig geringe therapeutische Breite, weshalb stets nicht nur eine Unter-, sondern auch eine Überversorgung kritisch sein kann.

»7. Am besten Wasser trinken«

DGE-Empfehlung: »Trinken Sie rund 1,5 Liter jeden Tag. Am besten Wasser oder andere kalorienfreie Getränke wie ungesüßten Tee. Zuckergesüßte und alkoholische Getränke sind nicht empfehlenswert.«[57]

Ausführung und Anpassung bei veganer Ernährung: Wie die DGE betont, sind Wasser sowie ungezuckerte Kräuter- und Früchtetees ideale Durstlöscher. Um Wasser noch etwas Geschmack zu geben, kann man sogenanntes Infused Water selbst herstellen, indem man über Nacht Kräuter, Obst und Gemüse nach Lust und Laune in das Wasser gibt. Das Wasser nimmt so einen Teil des Geschmacks der sich darin befindenden Lebensmittel auf.[58] Auch Saftschorlen mit drei Teilen Wasser und einem Teil Saft eignen sich als Flüssigkeitslieferanten.[59] Wissenswert für vegan lebende Menschen ist, dass in manchen Fällen Fruchtsäfte, Essig und auch manche alkoholische Getränke (vor allem Wein) mit tierischen Bestandteilen geklärt wurden und deshalb nicht vegan sind. Um klare Flüssigkeiten zu erhalten, werden nämlich in einigen Fällen die Trübstoffe in den Flüssigkeiten mit tierischen Hilfsstoffen gebunden, da sie so leichter entfernt werden können. Hier kommen unter anderem Gelatine, Hühnerei-Eiweiß, Hausenblase (= Schwimmblase des Störs) oder Chitin (= zerkleinerte Hummer- oder Krabbenschalen) zum Einsatz.[60]

Unabhängig von der gewählten Ernährungsweise hat die Flüssigkeitsversorgung einen enorm hohen Stellenwert für die Gesundheitsvorsorge. Bereits eine leicht verminderte Flüssigkeitszufuhr verursacht erhöhte Müdigkeit, verringerte Aufmerksamkeit und eingeschränkte Leistungsfähigkeit.[61] Untersuchungen zeigen, dass diejenigen, die fünf oder mehr Gläser Wasser pro Tag trinken, im Vergleich zu Personen mit nur zwei Gläsern oder weniger ein nur etwa halb so hohes Risiko haben, an Herzerkrankungen zu versterben.[62] Als tägliche Zufuhrempfehlung gelten laut DGE verallgemeinernd etwa 1,5 l Flüssigkeit. Die dahinterstehende Empfehlung in der Fachliteratur lautet genauer gesagt 35 ml Flüssigkeit pro Kilogramm Körpergewicht.[63] Etwa ein Drittel dieser Gesamtmenge deckt man bereits durch den Wassergehalt der Speisen und die restlichen zwei Drittel sollten über Getränke zugeführt werden. Eine 60 kg schwere Beispielperson hätte demnach einen täglichen Flüssigkeitsbedarf von 2,1 l. Da sie durchschnittlich ein Drittel davon (700 ml) über das in der Nahrung enthaltene Wasser deckt, bleiben ihr noch 1,4 l, die sie in Form von Getränken zuführen sollte. Je weniger Flüssigkeit ihre zugeführten Nahrungsmittel enthalten, desto mehr muss ausgleichend getrunken werden. Während viele pflanzliche Lebensmittel zwischen 70 % (Bananen, Avocados) und sogar über 90 % (Erdbeeren, Spinat, Gurken, Tomaten) Wasser enthalten, haben andere pflanzliche Lebensmittel wie gekochte Pasta und Hülsenfrüchte mit circa 60 % sowie Nüsse und Samen mit weniger als 10 % deutlich geringere Wassergehalte.[64] Die tatsächlich benötigte Wassermenge wird zudem noch von weiteren Einflussgrößen wie beispielsweise der sportlichen Betätigung und der Umgebungstemperatur bestimmt. Die langfristig als sicher geltende Obergrenze für die tägliche Flüssigkeitszufuhr bei Erwachsenen liegt nach vorsichtigen Schätzungen bei 10 l.[65]

Wie in Regel 6, »Zucker und Salz einsparen«, bereits vermittelt wurde, sind zuckerhaltige Softdrinks keine empfehlenswerten Getränke, da ihr Konsum die Entstehung einer Reihe von Stoffwechsel- sowie Zahnerkrankungen fördern kann. Auch alkoholische Getränke sollten – wenn überhaupt – nur in Maßen getrunken werden, da sie zum einen kalorienreich sind und Alkohol zum anderen die Entstehung verschiedener Krebserkrankungen, einer Fettleber und weiterer Lebererkrankungen begünstigen kann. Zudem kann Alkohol die Bauchspeicheldrüse und den Herzmuskel schädigen.[66] Die Suchtgefahr bei alkoholischen Getränken ist ein weiterer abträglicher Faktor. Bei vorsichtiger Abwägung des derzeitigen Wissensstands zur Wirkung unterschiedlicher Mengen an Alkohol gelten laut DGE für gesunde Frauen 10 g Alkohol pro Tag und für gesunde Männer 20 g pro Tag als die maximal tolerierbare Höchstmenge.[67] 20 g Alkohol sind beispielsweise in 500 ml Bier oder 250 ml Wein enthalten. Wie die DGE allerdings ebenfalls betont, sind diese Werte nicht als Aufforderung zum täglichen Alkoholkonsum anzusehen, denn keine noch so kleine, regelmäßig konsumierte Alkoholmenge kann laut aktuellem Wissensstand als unbedenklich angesehen werden.[68]

»8. Schonend zubereiten«

DGE-Empfehlung: »Garen Sie Lebensmittel so lange wie nötig und so kurz wie möglich, mit wenig Wasser und wenig Fett. [...] Gleichzeitig ist es wichtig, dass Sie vor allem tierische Lebensmittel ausreichend durchgaren. Für Kleinkinder, ältere Menschen und Schwangere ist dies besonders wichtig, um Lebensmittelinfektionen zu vermeiden. [...] Vermeiden Sie beim Braten, Grillen, Backen und Frittieren das Verbrennen von Lebensmitteln. Eine schonende Zubereitung erhält den natürlichen Geschmack und schont die Nährstoffe. Verbrannte Stellen enthalten schädliche Stoffe.«[69]

Ausführung und Anpassung bei veganer Ernährung: Die DGE legt im Rahmen der achten Regel unter anderem einen Schwerpunkt auf das ausreichende Durchgaren von tierischen Lebensmitteln, um Lebensmittelinfektionen zu vermeiden. Dieses Risiko bleibt selbstverständlich in der veganen Ernährungsweise aus und verdeutlicht einen weiteren Vorteil einer rein pflanzlichen Ernährung – das geringere Infektionsrisiko. Durch unsachgemäße Lagerung und Verarbeitung können durch tierische Lebensmittel Krankheitserreger wie Salmonellen, Yersinien, Noroviren, E.-coli-Bakterien etc. übertragen werden.[70] Wenn pflanzliche Lebensmittel wie grünes Blattgemüse ebenfalls kontaminiert sind, geht diese Kontamination häufig dennoch auf das Düngen mit Mist/Jauche zurück und ist daher erneut auf das Tier zurückzuführen.[71]

In Bezug auf die Zubereitung pflanzlicher Lebensmittel gilt laut DGE hinsichtlich des Nährstofferhalts, dass desto mehr Nährstoffe erhalten bleiben, je weniger Hitze und Wasser eingesetzt werden. Besonders schonend haben sich dabei Garmethoden wie das Dünsten oder Dampfgaren erwiesen.[72] Aber auch zu langes Lagern kann bereits zu merklichen Nährstoffverlusten führen, weshalb nicht nur auf eine verlustarme Zubereitung, sondern auch auf eine angemessene Lagerung zu achten ist, wie im Rahmen des Gemüsekapitels (Seite 291 ff.) bereits im Detail dargelegt. Bei Zubereitungstechniken wie dem Braten, Grillen, Backen oder Frittieren kann es darüber hinaus bei zu hohen Temperaturen oder zu langer Garzeit dazu kommen, dass Teile des Essens verbrennen und sich so krebserregende Stoffe bilden, die nicht mitgegessen werden sollten. Auch das zu lange Warmhalten von Speisen sollte vermieden werden, da es hierbei zu größeren Nährstoffverlusten kommen kann. Trotz des potenziellen Nährstoffverlustes beim Garen von Lebensmitteln dürfen dessen Vorteile nicht außer Acht gelassen werden,[73] wie ebenfalls zuvor bereits im Detail in einem vorangegangenen Unterkapitel dargestellt wurde (Seite 295 ff.).

»9. Achtsam essen und genießen«

DGE-Empfehlung: »Gönnen Sie sich eine Pause für Ihre Mahlzeiten und lassen Sie sich Zeit beim Essen. Langsames, bewusstes Essen fördert den Genuss und das Sättigungsempfinden.«[74]

Ausführung und Anpassung bei veganer Ernährung: Wie die DGE in ihrer neunten Regel beschreibt, tritt das Sättigungsgefühl erst etwa 15 bis 20 Minuten nach Beginn einer Mahlzeit ein. Wenn man also zu schnell isst, kann man bereits vor dem Eintreten des Sättigungsgefühls deutlich über den eigentlichen Hunger hinaus gegessen haben. Das erhöht das Risiko, sich zu überessen, und kann auf Dauer zu Übergewicht führen. Langsames, bewusstes Essen sowie gründliches Kauen können daher einen Teil zur Gewichtskontrolle beitragen, da sie das Sättigungsgefühl erhöhen.[75] Vollwertige pflanzliche Lebensmittel haben den Vorteil, dass sie durch ihren höheren Ballaststoffgehalt ohnehin bereits besser sättigen. Wichtig in diesem Zusammenhang ist nicht nur die Achtsamkeit während des Essens selbst, sondern auch eine generelle Achtsamkeit im Alltag und gezielte Stressreduktion. Untersuchungen zeigen, dass Personen unter Stress dazu tendieren, ihr Essverhalten negativ zu verändern, und vermehrt dazu neigen, sich zu überessen und zu viel zucker-, salz- und fettreiche Lebensmittel sowie wenig vollwertiges Obst und Gemüse zu verzehren.[76] Stressinduzierte Cortisolausschüttungen begünstigen ferner die Einlagerung von viszeralem Fettgewebe (= in der freien Bauchhöhle eingelagertes Fett, das die inneren Organe umhüllt),[77,78] das ein hohes Risiko für Herz-Kreislauf-Erkrankungen mit sich bringt.[79] Daher gilt es, Stress im Alltag insgesamt zu reduzieren und die Mahlzeiten ohne Ablenkungen wie Fernsehen etc. zu sich zu nehmen. In der jüngeren Vergangenheit konnte eine Reihe an Stressreduktionstechniken wie MBSR (Mindfulness-Based Stress Reduction)[80] oder PME/PMR (progressive Muskelrelaxation)[81] in Studien überzeugende Ergebnisse zur Stressminderung liefern.

»10. Auf das Gewicht achten und in Bewegung bleiben«

DGE-Empfehlung: »Vollwertige Ernährung und körperliche Aktivität gehören zusammen. Dabei ist nicht nur regelmäßiger Sport hilfreich, sondern auch ein aktiver Alltag, indem Sie z. B. öfter zu Fuß gehen oder Fahrrad fahren. Pro Tag 30 bis 60 Minuten moderate körperliche Aktivität fördern Ihre Gesundheit und helfen Ihnen dabei, Ihr Gewicht zu regulieren.«[82]

Ausführung und Anpassung bei veganer Ernährung: Diese DGE-Regel ist ernährungsunabhängig und ebenso relevant für vegan lebende Menschen wie auch für alle anderen Bevölkerungsgruppen. Das Ziel sollte, in Bezug auf das Gewicht, ein sogenannter Body-Mass-Index (BMI) im Normbereich sein. Der durchschnittliche Normbereich liegt zwischen 18,5 und 24,9 kg/m².[83] Auf der Website der DGE steht ein kostenfreier Rechner zur Verfügung, mit dessen Hilfe man den eigenen BMI ermitteln kann.[84] Es gilt, sowohl Über- als auch Untergewicht zu vermeiden, da beides gesundheitlich abträglich wirkt. Übergewicht belastet den Kreislauf, den Bewegungsapparat und den Stoffwechsel. Die Folgen können unter anderem Bandscheiben- und Gelenkschäden sowie ein erhöhtes Risiko für Diabetes mellitus Typ 2, Gicht, Bluthochdruck, Herz-Kreislauf- und weitere Erkrankungen sein.[85] Auch Untergewicht kann auf Dauer mit gesundheitlichen Risiken verbunden sein. Da Untergewicht zumeist durch zu geringe Nahrungsaufnahme verursacht wird, kann es im Laufe der Zeit zu Mangelerscheinungen kommen. Die Folgen davon sind verminderte Leistungsfähigkeit und Müdigkeit, aber auch schwerwiegende Folgen wie Herz-Kreislauf-Probleme.[86] Mehr als die Hälfte der Erwachsenen in Deutschland ist übergewichtig.[87] Weltweit waren von den etwa 7,4 Milliarden Menschen im Jahr 2016[88] mehr als 1,9 Milliarden Menschen übergewichtig und davon sogar mehr als 650 Millionen adipös.[89] Im Kontext der Gewichtsregulierung können vollwertige pflanzliche Ernährungsweisen äußerst effektiv sein.[90] Studien wie die an früherer Stelle bereits erwähnte »BROAD Study« (Seite 257) zeigten mit einer vollwertigen pflanzlichen Ernährung ohne dezidierte Kalorienrestriktion sogar die größten bis dato erreichten Gewichtsverluste unter allen bisher untersuchten Ernährungsinterventionen ohne Kalorienrestriktion und ohne gesonderten Fokus auf körperliche Betätigung.[91]

Neben der Erhaltung des Normalgewichts ist regelmäßige körperliche Aktivität für die Krankheitsprävention unerlässlich. Regelmäßige körperliche Aktivität senkt das Risiko für Herz-Kreislauf-Erkrankungen, Bluthochdruck, Schlaganfälle, Diabetes mellitus Typ 2, Adipositas, Brust-/Darmkrebs sowie für Depressionen und ist gut für die Knochengesundheit.[92] »Sitzen ist das neue Rauchen«[93], heißt es zu Recht und Untersuchungen zeigen, dass zu langes Sitzen selbst bei vermeintlich kompensatorischer zusätzlicher sportlicher Aktivität abträglich wirkt. Unabhängig von der gesamten sportlichen Aktivität zeigte eine groß angelegte Studie, dass Männer, die mehr als sechs Stunden pro Tag sitzen, im Vergleich zu jenen, die weniger als drei Stunden pro Tag sitzen, eine um 20 % höhere Sterblichkeitsrate aufwiesen; bei den Frauen waren es im direkten Vergleich sogar 40 %.[94] Langes Sitzen in Kombination mit physischer Inaktivität verdoppelte laut dieser Studie bei Frauen die Sterblichkeitsrate und führte bei Männern zu einer um fast 50 % erhöhten Sterblichkeitsrate. Eine Möglichkeit für Menschen mit Bürojob, diesen negativen Konsequenzen zu entkommen, können Steh- oder Gehschreibtische sein, an denen man seine Arbeit verrichtet und dennoch weniger sitzen muss. Zudem kommt man so auf die erwünschten 10.000 Schritte pro Tag.[95]

DGE-Ernährungskreis und Lebensmittelpyramide für Veganer

Mithilfe der vorangegangenen Besprechung der Leitlinien »Vollwertig essen und trinken nach den 10 Regeln der DGE« im Hinblick auf eine vegane Ernährung können diese zehn Regeln unkompliziert im Alltag vegan lebender Menschen umgesetzt werden. Mit einigen Anpassungen lassen sich auch andere Modelle wie die DGE-Lebensmittelpyramide und der Ernährungskreis auf eine vegane Ernährung anwenden, wie Abb. 50 auf der folgenden Seite zeigt.

Das Modell der dreidimensionalen veganen Lebensmittelpyramide (inklusive des veganen Ernährungskreises) findet sich kostenfrei zum Ausdrucken und Zusammenbasteln unter www.nikorittenau.com/ernaehrungspyramide. In der veganen Variante des Ernährungskreises wurde auf die Lebensmittelgruppen tierischer Herkunft aus dem DGE-Modell verzichtet. Das Modell wurde dafür um weitere pflanzliche Lebensmittelgruppen erweitert, um so die wichtigsten veganen Grundnahrungsmittel zur Nährstoffbedarfsdeckung abzubilden.

Die vierte Lebensmittelgruppe im DGE-Ernährungskreis besteht aus Milch und Milchprodukten und wird seitens der DGE vor allem aufgrund des in ihnen enthaltenen Proteins, Kalziums und Vitamins B_2 empfohlen. Die fünfte DGE-Gruppe enthält Fleisch, Eier und Fisch und dient in erster Linie der Versorgung mit Omega-3-Fettsäuren und Jod (Fisch) sowie Eisen, Zink und Selen (Fleisch) sowie Protein und Vitamin B_{12}. Diese Nährstoffe gilt es, durch pflanzliche Quellen oder mittels der täglichen Nahrungsergänzung abzudecken. Im Ernährungskreis wurden diese beiden Lebensmittelgruppen vereinfacht durch Hülsenfrüchte, Pilze sowie Nüsse/Samen ersetzt, wobei zu beachten ist, dass manche der zuvor genannten Nährstoffe aus Milch, Fleisch und Fisch nicht über diese beiden Lebensmittelgruppen in vollem Maß abgedeckt werden und daher über andere vegane Lebensmittel

Abb. 50: **Vegane Version des DGE-Ernährungskreises und der dreidimensionalen Lebensmittelpyramide**[96]

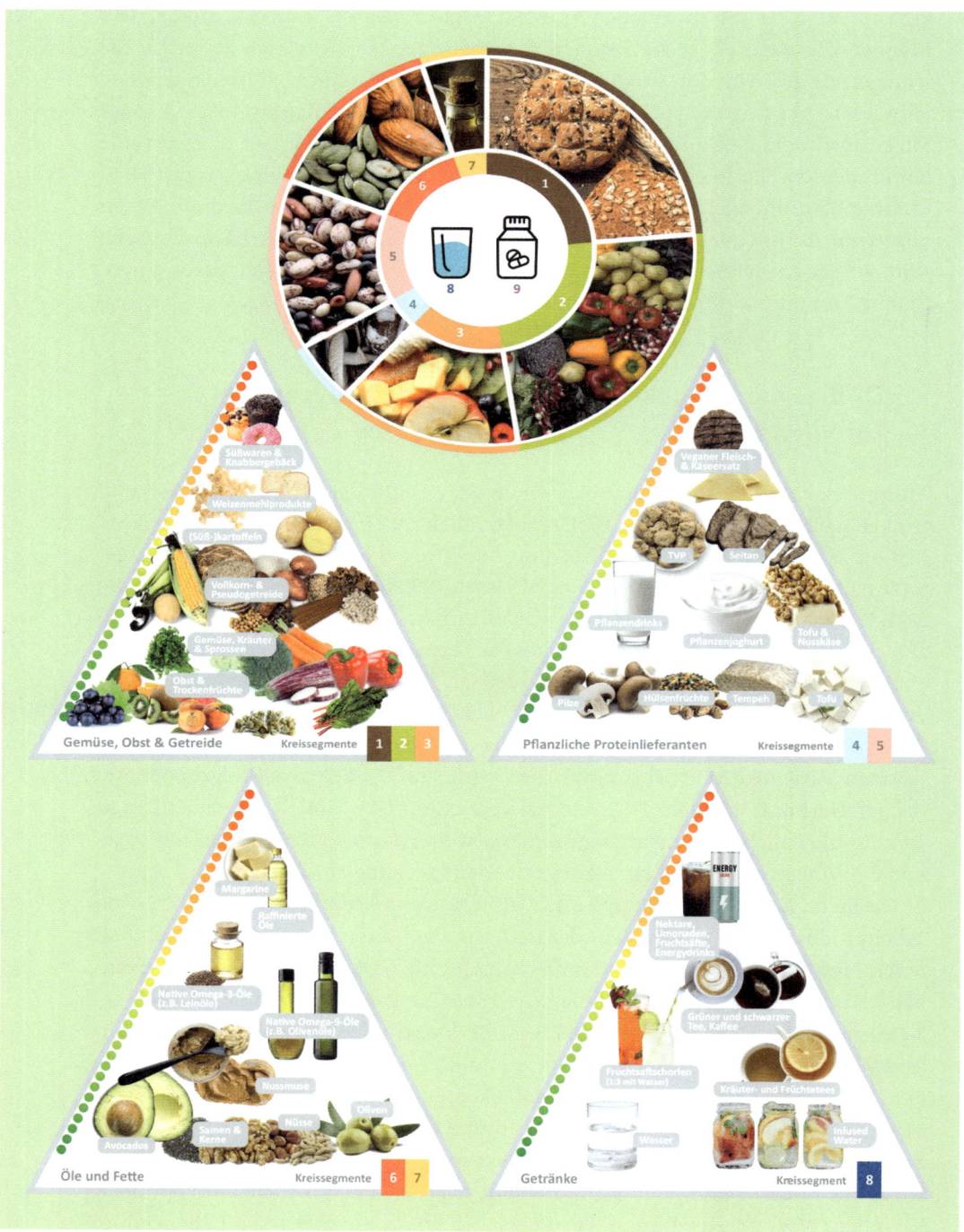

zugeführt werden müssen. Wie man die Hauptlebensmittelgruppen des Ernährungskreises in den Alltag integrieren kann, zeigen die vier Seiten der dreidimensionalen Lebensmittelpyramide, die in Abb. 50 ebenfalls auf eine vegane Ernährung angewandt wurden.

Grundnahrungsmittel der veganen Lebensmittelpyramide

Die erste Pyramidenseite ist mit der DGE-Pyramide identisch, da sie auch im DGE-Modell rein pflanzlich ist und Lebensmittel aus den Gruppen 1, 2 und 3 (Vollkorngetreide, Gemüse und Obst) enthält. Je weiter unten sich Lebensmittel auf jeder der vier Pyramidenseiten befinden, desto mehr sollte davon gegessen werden. Hingegen sollten von jenen Lebensmitteln an der Spitze stets nur geringere Mengen verzehrt werden. Daher sind die vollwertigen Getreide und daraus hergestellte Produkte auch weiter unten zu finden, Weißmehlprodukte wie Weißbrot und helle Pasta, Süßigkeiten, Knabbergebäck etc. befinden sich oben. Diese sind nach dem Modell nicht gänzlich verboten, sollten aber – wenn überhaupt – mit Maß und Ziel verzehrt werden.

Proteinlieferanten der veganen Lebensmittelpyramide

Die größten Veränderungen gibt es auf der zweiten Seite der veganen Lebensmittelpyramide. Diese stellte im DGE-Modell die tierischen Lebensmittel dar und wurde demgemäß umgewandelt. Das rein pflanzliche Modell bedient sich auf dieser Pyramidenseite aus den Gruppen 4 und 5 des neuen veganen Ernährungskreises (Pilze und Hülsenfrüchte) und ergänzt diese durch eine Reihe an Fleisch- und Käseersatzprodukten. Letztere sind kein Muss, können aber den Genusswert des Speiseplans erhöhen. Im unteren Teil dieses Pyramidensegments befinden sich gesunde pflanzliche Proteinlieferanten wie Hülsenfrüchte und daraus hergestellte Lebensmittel wie Tofu und Tempeh, aber auch jede Art von Pilzen. Pilze haben zwar absolut gesehen einen deutlich geringeren Proteingehalt im Vergleich zu Hülsenfrüchten, sind aber im Verhältnis zu ihrem Kohlenhydrat- und Fettgehalt ebenfalls proteinreich. Darüber hinaus sind sie in vielen Fällen exzellente Vitamin-B_2-Lieferanten und können dadurch den B_2-Gehalt von Milchprodukten in der veganen Ernährung kompensieren. Eine Stufe darüber befinden sich pflanzliche Milchalternativen wie Pflanzenmilch, Pflanzenquark etc., die im Optimalfall mit Kalzium und anderen in der Milch üblichen Nährstoffen angereichert sein sollten. Auch gesunde Käsealternativen auf Nuss- oder Tofubasis sind auf dieser Ebene. Eine Stufe darüber befinden sich höher verarbeitete Fleischersatzprodukte wie TVP (texturiertes Soja-, Erbsen- oder Sonnenblumenprotein) und Seitan. Diese Produkte sind zwar nährstoffärmer als ihre vollwertigen Ursprungsprodukte, enthalten aber in den meisten Fällen keine negativen Begleit- oder Zusatzstoffe, wie es bei anderen industriell verarbeiteten Fleischersatzprodukten der Fall sein kann. Ganz oben in der Pyramide stehen jene hochverarbeiteten Fleisch- und Käseersatzprodukte, die reich an Salz und raffinierten Fetten mit einem ungünstigen Fettsäurespektrum sind. Eine Liste mit konkreten Produktempfehlungen zu den einzelnen Lebensmitteln gibt es unter www.nikorittenau.com/produktempfehlungen.

Gesunde Fette in der veganen Lebensmittelpyramide

Die dritte Seite der veganen Pyramide stellt die Kategorie der Fette dar und basiert auf den Kategorien 7 und 8 der veganen Variante der DGE-Pyramide – Nüsse/Samen und Pflanzenöle. Die Basis dieses Teils der Pyramide bilden Nüsse, Samen und andere vollwertige, fetthaltige pflanzliche Lebensmittel wie Avocados und Oliven (vorzugsweise mit geringem Salzgehalt). Auch aus Nüssen ohne weitere Zusätze hergestellte Produkte wie Nussmus befinden sich hier in der untersten Kategorie und dürfen daher gern vermehrt genutzt werden. Eine Stufe darüber – und somit sparsamer zu konsumieren – sind hochwertige native Pflanzenöle mit einem guten Fettsäurespektrum. Dazu zählen sowohl native Olivenöle extra, native Rapsöle und weitere ölsäurereiche Pflanzenöle, die durch ihren hohen Gehalt an Omega-9-Fettsäuren bestens zum Kochen geeignet sind. Zusätzlich sind auch Omega-3-reiche native Pflanzenöle wie Lein-, Chia- und Hanföl (für die kalte Küche) empfehlenswert, um auf ein wünschenswertes Omega-3- zu Omega-6-Verhältnis von maximal 1:5 in der Ernährung zu gelangen.[97] Ganz oben in der Pyramide und daher in deutlich reduziertem Maß – wenn überhaupt – zu konsumieren sind raffinierte Öle (vor allem jene mit starkem Omega-6-Überschuss sowie hohem Anteil gesättigter Fettsäuren) und Margarine.

Die richtigen Getränke in der veganen Lebensmittelpyramide

Die vierte Seite der Pyramide widmet sich den Flüssigkeiten. Wie dargestellt, sollten Wasser (inklusive »Infused Water«), Kräuter- und Früchtetees den Großteil der täglichen Flüssigkeitszufuhr ausmachen. Eine Ebene weiter oben stehen koffeinhaltige Grün- und Schwarztees sowie Kaffee, die deutlich weniger getrunken werden sollten. Fruchtsäfte können ebenfalls konsumiert werden, sollten aber etwa im Verhältnis von 1:3 mit Wasser verdünnt werden, um keinen zu hohen Zuckergehalt aufzuweisen. Nektar, Fruchtsäfte ohne Wasserzusatz, Softdrinks, Energydrinks etc. sollten – wenn überhaupt – nur in äußerst geringem Maß zugeführt werden.

Bedarfsdeckung der kritischen Nährstoffe

Diese Darstellung der unterschiedlichen Seiten der Lebensmittelpyramide zeigt bereits, dass es viele Variationsmöglichkeiten in der veganen Ernährung geben kann und diese anhand der eigenen geschmacklichen Präferenzen, des aktuellen Gesundheits- und Gewichtszustands, des Lebensmittelbudgets sowie der etwaigen sportlichen Ziele angepasst werden können. Bei aller Flexibilität des veganen Speiseplans ist allerdings stets darauf zu achten, dass alle potenziell kritischen Nährstoffe abgedeckt werden. Die zehn kritischsten Nährstoffe bei veganer Ernährung wurden in aller Ausführlichkeit in den zehn Kapiteln dieses Buches besprochen. Ihre Bedarfsdeckung kann zum einen dadurch erreicht werden, dass man sich für jeden der kritischen Nährstoffe gewisse pflanzliche Lebensmittel aussucht, die besonders reich an dem jeweiligen Nährstoff sind, und diese auf regelmäßiger Basis verzehrt oder indem man alternativ auf ein gut zusammengestelltes Multinährstoffpräparat zurückgreift, das speziell auf die Bedürfnisse vegan lebender Menschen zugeschnitten ist. Somit erhält man unabhängig von der genauen Lebensmittelauswahl stets eine Grundversorgung an den kritischsten Nährstoffen und ist etwas freier und flexibler in seiner Lebensmittelauswahl. Eine Liste der unterschiedlichen Multinährstoffpräparate samt Beschreibung ihrer Stärken und Schwächen gibt es unter www.nikorittenau.com/produktempfehlungen.

Nicht für jede Person wird jeder Nährstoff im selben Maß kritisch sein, da sich vegane Speisepläne stark voneinander unterscheiden können. Daher lohnt sich eine Analyse des eigenen durchschnittlichen Speiseplans, um herauszufinden, welche Nährstoffe eventuell zu kurz kommen könnten. Die folgende Tab. 34 gibt einen Überblick über sämtliche potenziell kritischen Nährstoffe in der veganen Ernährung und zeigt die tägliche DGE-Zufuhrempfehlung, die besten Lebensmittelquellen sowie die gängige Dosis bei der Supplementierung, die richtigen Laborparameter und die Zielwerte beim Testen des eigenen Versorgungsstatus. In dieser Tabelle wurde Protein als kritischer Nährstoff ausgelassen, da dieser im Rahmen einer kaloriendeckenden und veganen Ernährungsweise auf Basis der Hauptlebensmittelgruppen niemals kritisch sein kann. Vitamin A wurde hingegen zusätzlich zu den von der DGE genannten Nährstoffen aufgelistet.

Nährstoff-bezeichnung	Zufuhr Erwach-sene laut DGE/Tag	Vorkommen in Lebensmitteln	Anmerkungen und Hinweise
Omega-3-Fettsäuren	250 mg	Mikroalgenöle (Ulkenia und Schizochytrium)	*Wenn DHA und EPA in Kombina-tion, dann Verhältnis mind. ≥ 2:1
Vitamin B₂	1,1 mg (w) 1,4 mg (m)	Champignons, Austern-pilze, Mandeln, Cashews, Hefeflocken* etc.	*Große Schwankungen zwischen unterschiedlichen Marken
Vitamin B₁₂	4 µg	Chlorella*, angereicherte und fermentierte Lebensmittel**	*Nicht jede Chlorella **Nur bei richtigen Bakterien (z. B. Propionibakterien)
Vitamin D	800 IE	UVB-bestrahlte Pilze, Flechtenöle*	*Hauptquelle für Vitamin D ist die endogene Synthese durch Sonneneinstrahlung.
Vitamin A (Beta-Carotin)	1 mg Retinol-Äquivalent (RÄ)*	Süßkartoffel, Karotte, Grünkohl, Brunnenkresse, Spinat, Kürbis etc.	*Aufgrund genetischer Unter-schiede benötigen manche Personen mehr.
Eisen	15 mg (w)* 10 mg (m)*	Kürbiskerne, Lein- und Hanfsamen, Haferflocken, getrocknete Aprikosen, Tofu etc.	*Die National Institutes of Health (NIH) empfehlen vegan lebenden Menschen eine Verdoppelung der Eisenzufuhr.
Kalzium	800 mg	Sesam, Brennnesseln, Chia, Grünkohl, angereicherte Pflanzendrinks, kalziumreiche Mineralwässer etc.	*Aufgrund von Regelmechanis-men ist der Serumkalzium-spiegel kein Maß für die Ver-sorgung.
Zink	10 mg (w)* 16 mg (m)*	Sesam, Kürbiskerne, Lein-samen, Sonnenblumenkerne, Haferflocken etc.	*Die höhere Zufuhrempfehlung aufgrund der geringeren Bio-verfügbarkeit wurde in der DGE-Empfehlung berücksichtigt.
Jod	200 µg	Algen* wie Dulse, Wakame und Nori sowie Jodsalz	*Viele Algen aufgrund großer Jodschwankungen ungeeignet
Selen	60 µg (w) 70 µg (m)	Paranüsse*, Steinpilze, Getreide und Hülsenfrüchte**	*Große Selenschwankungen **Nur wenn Böden selenreich
Vitamin K	60 µg (w) 70 µg (m)	K₁: Blattgemüse wie Spinat K₂: Fermentiertes wie Natto	*Laborwerte für Vitamin K haben wenig Aussagekraft.

Sternchen verweisen auf ergänzende Kommentare zu den jeweiligen Nährstoffen.

Warum manche Veganer Vitamin A supplementieren sollten

Vitamin A ist kein von der DGE als kritisch deklarierter Nährstoff in der veganen Ernährung und wurde daher in diesem Buch auch nicht im Detail besprochen. Dennoch kann er für manche vegan lebende Menschen von Bedeutung sein, wes-halb er nachfolgend im Überblick beschrieben wird. Vitamin A bezeichnet eine Gruppe an fettlöslichen Retinoiden mit ihrem bekanntesten Vertreter Retinol.[104] Vitamin A hat im menschlichen Körper zahlreiche Aufgaben und ist unter ande-

Tagesdosis Supplement	Höchstzufuhr (Upper Level, UL)	Form der Ergänzung	Laborparameter bei Tests	Zielwerte
250–500 mg	1.800 mg EPA + DHA (EFSA)	DHA oder EPA/DHA*	HS-Omega-3-Index	>8 %
1–5 mg	kein UL	Riboflavin(-5-Phosphat)	Riboflavingehalt im Vollblut	100–150 µg/l
2 × 6–10 µg 1 × 100–150 µg	kein UL	MHA	Holo-Transcobalamin (Holo-TC)	>50 pmol/l
40–60 IE/kg KG (1–1,5 µg/kg KG)	10.000 IE (Heaney, 2005)	Cholecalciferol (Vitamin D$_3$)	25-Hydroxy-Vitamin-D (25-OH-D)	100–125 nmol/l (40–50 ng/ml)
500–1000 µg (= 0,5–1 mg)	3 mg (EFSA)	Retinol	Vitamin-A-Serum zu retinolbindendem Protein (RBP)	>0,7
5–10 mg*	45 mg (IOM)	Eisenbisglycinat, -sulfat oder -fumarat	Serum-Ferritin	30–200 µg/l (m) 40–150 µg/l (w)
bis 500 mg	2.500 mg (EFSA)	Calciumcitrat oder Calciumgluconat	Kalzium im Vollblut*	1,45–1,55 mmol/l
5–10 mg	25 mg (EFSA)	Zinkbisglycinat, -histidin oder -orotat	Zink im Vollblut	4,0–7,5 mg/l (61,2–114,8 µmol/l)
100–200 µg	500 µg (EFSA)	Kaliumiodid Kaliumiodat	Jodurie (Urintest)	100–200 µg/l
1–2 µg/kg KG	300 µg (EFSA)	Selenomethionin oder Natriumselenit	Selen im Vollblut	121–168 µg/l (1,5–2,1 µmol/l)
0,5–1 µg/kg KG	kein UL	All-Trans Vitamin K$_2$ Mk-7	Vitamin K im Plasma*	0,29–2,64 nmol/l

rem relevant für die Immunfunktion, die Sehkraft, die Reproduktionsfähigkeit, die Schilddrüsenfunktion etc.[105] In der Ernährung des Menschen stehen zwei unterschiedliche Wege zur Deckung der Vitamin-A-Versorgung zur Verfügung: vorgeformtes Vitamin A aus tierischen Produkten (Retinol und andere Retinoide) sowie sogenanntes Provitamin A (Beta-Carotin und andere Carotinoide) aus pflanzlichen Lebensmitteln.[106] Der menschliche Organismus kann Provitamin A zu Vitamin A konvertieren und damit in der Theorie seinen kompletten Vitamin-A-Bedarf auch ohne den Verzehr tierischer Produkte rein pflanzlich über unterschiedliche

Tipps

Carotinoide decken.[107] Beta-Carotin ist der mit Abstand wichtigste Vertreter unter den Carotinoiden mit Provitamin-A-Wirkung. Aber auch andere Carotinoide wie Alpha-Carotin und Beta-Cryptoxanthin können vom Körper zur Vitamin-A-Synthese herangezogen werden.[108] Pflanzen synthetisieren abseits der zuvor genannten noch Hunderte weitere Carotinoide, aber nur etwa 10 % von ihnen weisen eine Provitamin-A-Funktion auf.[109] Einige bekannte Carotinoide wie Lycopin, Lutein und Zeaxanthin haben beispielsweise keine Vitamin-A-Funktion, sind aber dennoch als sekundäre Pflanzenstoffe wichtige bioaktive Substanzen.[110]

Etwa 85 % des gesamten Vitamin-A-Bestandes im Körper werden in der Leber gespeichert, weshalb unter den tierischen Produkten die Leber auch zu den Vitamin-A-reichsten Lebensmitteln gehört.[111] Durch die großen Leberspeicher kann der Körper beim Menschen (unter Voraussetzung guter Füllung) bis zu sechs Monate und länger ohne die Zufuhr von Vitamin A auskommen, indem er von seinen Speichern zehrt.[112] Aus diesem Grund geht eine temporäre Unterversorgung mit Vitamin A, selbst wenn sie über mehrere Monate hinweg reicht, nicht sofort mit Mangelsymptomen einher.

Zufuhrempfehlungen für Vitamin A

Die Zufuhrempfehlungen für Vitamin A werden von Ernährungsfachgesellschaften als sogenannte Retinol-Äquivalente dargestellt, um die Unterschiede in der Verwertbarkeit zwischen vorgeformtem Retinol und den unterschiedlichen Carotinoiden mit Provitamin-A-Charakter zu berücksichtigen und diese in standardisierte Zufuhrempfehlungen zu überführen. 1 mg Retinol aus tierischen Produkten entspricht dabei genau 1 mg Retinol-Äquivalent (RÄ). 1 mg Retinol-Äquivalent wiederum entspricht ganzen 12 mg Beta-Carotin aus pflanzlichen Nahrungsmitteln und 24 mg an anderen Provitamin A-Carotinoiden wie Alpha-Carotin und Beta-Cryptoxanthin aus Pflanzen.[113] Die DGE empfiehlt pro Tag 1.000 µg (= 1 mg) RÄ für erwachsene Männer und 800 µg RÄ für erwachsene Frauen.[114] Da Beta-Carotin auch abseits seiner Provitamin-A-Wirkung bedeutende antioxidative Eigenschaften aufweist, gelten auch abseits der Deckung des Vitamin-A-Bedarfs die Zufuhrempfehlungen von 2 bis 4 mg/Tag.[115] Diese enthalten bereits die gängigen Verwertungsverluste im Rahmen einer Mischkost. Um in einer rein pflanzlichen Ernährung die Absorptionsrate aus Lebensmitteln zu optimieren, können Verarbeitungstechniken helfen. Während beispielsweise nur 3 % des Beta-Carotins in rohen Karotten zugänglich sind, sind es bei gekochten Karotten bereits 27 % und bei gekochten Karotten mit der Zugabe einer Fettquelle ganze 39 %.[116] Wie hoch die Bioverfügbarkeit letztendlich aber tatsächlich ist, hängt (ebenso wie die Konvertierungsrate zu Vitamin A) auch von der gesamten Aufnahme an Retinol und Beta-Carotin sowie den genetischen Voraussetzungen der jeweiligen Person ab und kann sich im Rahmen einer Ernährungsumstellung mittel- bis langfristig auch verändern.[117]

Genetische Dispositionen können Vitamin-A-Synthese erschweren

Neuere Untersuchungen zur individuellen Konvertierungsfähigkeit von Carotinoiden in Vitamin A haben allerdings gemischte Ergebnisse geliefert und so wurde in den vergangenen Jahren von einigen Veröffentlichungen infrage gestellt, ob eine Deckung des Vitamin-A-Bedarfs tatsächlich ausschließlich über die Zufuhr von Provitamin A für alle Teile der Bevölkerung möglich ist.[118,119] In Untersuchungen wurden mehrere Genmutationen entdeckt, die die Konvertierungsfähigkeit der betroffenen Individuen stark einschränken können. Eine Untersuchung berichtet, dass derartige genetische Dispositionen bei etwa 27–45 % der getesteten Probanden vorkamen.[120,121] Die betroffenen Personen wandeln dabei je nach Schwere der genetischen Disposition zwischen 32 und 69 % weniger Beta-Carotin in Vitamin A um.[122] In äußerst seltenen Fällen können betroffene Personen Beta-Carotin praktisch gar nicht umwandeln, was bei diesen Personen nicht nur zu einem Vitamin-A-Mangel trotz ausreichender Beta-Carotin-Zufuhr führt, sondern aufgrund der zu großen Mengen an nicht umgewandeltem Beta-Carotin in ihrem Organismus auch zu einer Hypercarotinämie samt Gelbfärbung der Haut.[123] Abseits von der zu kritisierenden geringen Probandenzahl in vielen dieser Experimente bleibt in Bezug auf die vegane Ernährungsweise zusätzlich festzuhalten, dass es nicht zielführend für die Ermittlung der mittel- und langfristigen Konvertierungsrate von Beta-Carotin zu Vitamin A bei veganer Ernährung ist, wenn man diese Untersuchungen mit Mischköstlern anstelle von Veganern durchführt, wie es bis dato stets praktiziert wurde. Denn es ist bekannt, dass die Fähigkeit des Körpers zur Bildung von Vitamin A aus Carotinoiden umso geringer ist, je mehr vorgeformtes Vitamin A in der Ernährung vorkommt.[124] Wenn man zu den schlechteren Konvertierern gehört, sollte man die Zufuhr an Retinol-Äquivalent durch Beta-Carotin über die Nahrung mindestens verdoppeln und mehr gekochte carotinoidhaltige Lebensmittel gemeinsam mit einer Fettquelle zur Optimierung der Absorptionsrate verzehren.[125] Sollte man zu jenen äußerst seltenen Personen gehören, deren Konvertierungsrate so gut wie gar nicht ausgeprägt ist, empfiehlt es sich, vorgeformtes Vitamin A (Retinol) in Höhe von 0,5 bis 1 mg (= 500–1.000 µg) zu supplementieren. Dabei ist es wichtig, diese Dosierung nicht merklich zu überschreiten, weil die therapeutische Breite einer optimalen Vitamin-A-Supplementierung schmal ist.[126] Veröffentlichungen empfehlen unter den aktuellen Umständen bei Supplementierung eine Dosis von höchstens 750 µg bei täglicher langfristiger Supplementierung.[127] Auch wenn vorgeformtes Vitamin A natürlich nur in tierischen Produkten vorkommt, gibt es dennoch vegane Retinol-Supplemente für jene Personen, die Beta-Carotin im Rahmen einer veganen Ernährungsweise unzureichend konvertieren. Bereits seit 1950 wird beispielsweise von Unilever synthetisch hergestelltes (veganes) Vitamin A als Zugabe in Margarine verwendet, das das tierische Wal-Leberöl ersetzte, das bis dahin zur Vitamin-A-Anreicherung in der Unilever-Margarine verwendet wurde.[128]

Pflanzliche Provitamin-A-Lieferanten

Vorgeformtes Vitamin A kommt, wie bereits erwähnt, nur in tierischen Produkten vor, dort vor allem in Organen wie der Leber. Moderate Mengen finden sich allerdings auch in Muskelfleisch, Milch und Eiern. Zu den besten Beta-Carotin-Lieferanten gehören vor allem orangefarbene Gemüse wie Süßkartoffeln und Karotten sowie dunkelgrünes Blattgemüse wie Grünkohl und Blattspinat, wie auch die Beta-Carotin-Tabelle in diesem Buch im Kapitel zu Eisen zeigt.

Der Carotinoidgehalt von dunkelgrünen Blattgemüsen erscheint auf den ersten Blick kontraintuitiv, weil diese Lebensmittel keine orangene Farbe aufweisen, jedoch wird in ihnen lediglich das Orange durch das stärker deckende Grün des Chlorophylls verdeckt.[129] Das ist auch der Grund, warum Blätter im Herbst ihre Farbe ändern: Das Chlorophyll wird abgebaut und die anderen Pflanzenpigmente kommen zum Vorschein. Zusätzlich muss ergänzt werden, dass die gängigen Nährwerttabellen vermutlich noch nicht ausreichend berücksichtigen, dass das Beta-Carotin aus unterschiedlichen Lebensmitteln in unterschiedlichem Maß konvertiert wird, was die genaue Berechnung der benötigten Zufuhr zusätzlich erschwert. Es gibt nämlich nicht nur interindividuelle Unterschiede zwischen Personen in der Umwandlungsrate, sondern auch Unterschiede in der Umwandlungsrate zwischen einzelnen carotinoidhaltigen pflanzlichen Lebensmitteln. Die Spanne der Konvertierungsrate bewegte sich dabei in einer Übersichtsarbeit zwischen im besten Fall 4:1 und im schlechtesten Fall 28:1.[130] Das heißt, dass es Unterschiede um den Faktor 7 in der Effizienz der Umwandlung gibt. Bei manchen Lebensmitteln konnte bereits aus weniger als 4 mg Beta-Carotin 1 mg Vitamin A synthetisiert werden und bei manchen Lebensmitteln benötigte es bis zu 28 mg Beta-Carotin, um 1 mg Vitamin A zu synthetisieren. Am effizientesten war dabei mit einem Verhältnis von 3,6:1 die Konvertierung des Beta-Carotins im sogenannten Golden Rice. Bei Golden Rice handelt es sich um eine spezielle Sorte gentechnisch veränderten Reises, der besonders reich an Vitamin A ist, um damit die Vitamin-A-Defizite in Entwicklungsländern zu bekämpfen.[131] Bei anderen Lebensmitteln war die Konvertierungsrate mehr oder weniger geringer: Spirulina mit 4,5:1, Früchte (in der Untersuchung nicht näher definiert) mit 12:1, Süßkartoffeln mit 13:1, Karotten mit 15:1, Spinat mit 21:1 und andere grüne Blattgemüse mit 28:1.[132]

Zufuhrbeispiele für unterschiedliche Konvertierertypen

Konkret bedeutet das, dass eine weibliche Person mit einem Vitamin-A-Bedarf in Höhe von 800 μg RÄ laut DGE mit regulärer Konvertierungsrate beispielsweise mit einer mittelgroßen Süßkartoffel (circa 130 g Rohgewicht) bereits ihren von der DGE vorgeschlagenen Tagesbedarf an Vitamin A aus Beta-Carotin unter der Berücksichtigung der 13:1-Konvertierung erhält. Wenn eine Person zu jenen Betroffenen gehört, die zu 32 % schlechter konvertieren, benötigt sie etwa 190 g Süßkartoffel (Rohgewicht), und wenn sie zu den selteneren Personen gehört, die um 69 % schlechter konvertieren, benötigt sie etwa 420 g Süßkartoffel (Rohgewicht). Hier ist bereits ein großer Sicherheitspuffer einberechnet, da die 800-µg-Empfehlung der DGE bereits um 150 µg höher als die Empfehlung der EFSA ist. Wenn die weibliche Person zu den äußerst seltenen Personen mit besagter genetischer Disposition gehört, die um etwa 90 % schlechter konvertieren, wird sie vorgeformtes Vitamin A über ein veganes Nahrungsergänzungsmittel supplementieren müssen. Darüber hinaus ist nicht im Detail geklärt, wie effektiv Kleinkinder Beta-Carotin zu Vitamin A konvertieren können.[133] Untersuchungen mit sechs- bis achtjährigen Kindern zeigen zumindest, dass es diese bereits effektiv können.[134]

Symptome bei Unterversorgung und Mangeldiagnose

Vergleichende Untersuchungen zwischen Mischköstlern, Vegetariern und Veganern zeigen anhand der Blutwerte der Probandengruppen mit veganer Ernährung im Durchschnitt keine deutlich schlechteren Retinolwerte im Blut im Vergleich zu den Mischköstlern.[135] Das wäre grundsätzlich anzunehmen gewesen, wenn man wie in der zuvor genannten Untersuchung von 27 bis 45 % an Personen mit genetischer Disposition für die Vitamin-A-Konvertierung ausgeht. Das könnte zum einen daran liegen, dass diese Untersuchungen die Rate an schlechten Konvertierern schlichtweg deutlich überschätzt hatte oder dass die vegan lebenden Menschen ihre Konvertierungsrate aufgrund fehlender vorgeformter Vitamin-A-Zufuhr auf Dauer anpassen und verbessern konnten. Ebenso wäre es aber auch möglich, dass ihre noch aus mischköstlichen Zeiten vorhandenen Vitamin-A-Speicher in der Leber zum Zeitpunkt der Untersuchung noch ausreichend waren, um die Retinolwerte im Blut trotz unzureichender Bedarfsdeckung aufrechtzuerhalten.

Außerdem gilt es anzumerken, dass reguläre Vitamin-A-Bluttests keine sensitiven Marker zur Beurteilung der Vitamin-A-Versorgung sind, weil diese erst bei extrem stark ausgeprägten Mängeln sinken und daher Unterversorgungen erst sehr spät anzeigen.[136] Da der Serum-Vitamin-A-Spiegel (= Retinolspiegel) allein nicht aussagekräftig genug ist, um die Versorgung genau beurteilen zu können, sollte zusätzlich das retinolbindende Protein (RBP) gemessen werden. Das Verhältnis des Retinolspiegels zum RBP kann bessere Einblicke in die Versorgung geben. Dieses sollte dabei größer als 0,7 µmol/l sein, um eine gute Versorgung anzuzeigen.[137] Alternativ können die Vitamin-A-Reserven in der Leber indirekt gemessen werden, indem man einen Dose-Response-Test für Vitamin A durchführt. Hierfür wird der Retinol-Plasmaspiegel vor und nach der Gabe einer kleinen Dosis an Vitamin A gemessen und wenn dieser dadurch mindestens 20 % ansteigt, kann von einer inadäquaten Vitamin-A-Versorgung ausgegangen werden.[138] Plasma-Retinol-

Tipps

spiegel von unter 0,7 µmol/l (20 µg/dl) gelten als sicherer Indikator für eine Unterversorgung mit Vitamin A und die Laborwerte sollten bei guter Versorgung über 1,05 µmol/l liegen.[139]

Vegane Ernährung ist einfach umsetzbar – ein Beispiel

Die sehr detaillierten Ausführungen zur Nährstoffbedarfsdeckung bei einer veganen Ernährungsweise in diesem Buch mögen auf den ersten Blick zwar komplex wirken, jedoch ist die Zusammenstellung eines bedarfsdeckenden veganen Speiseplans keine Raketenwissenschaft, wenn man einige Grundsätze beachtet. Wie leicht eine Bedarfsdeckung im Rahmen einer veganen Ernährung mithilfe eines klug zusammengestellten Multinährstoffpräparats oder einiger weniger Einzelpräparate ist, zeigt der Tagesplan einer weiblichen Beispielperson mit 60 kg, die mit einfachen, alltagstauglichen und leckeren Speisen aus dem »Vegan-Klischee ade!-Kochbuch« ihren Tagesbedarf deckt.

Wie dieser Tagesplan in Tabellenform zeigt, deckt besagte Beispielperson ihren Kalorien- und Nährstoffbedarf hier exemplarisch über drei Mahlzeiten. Sie nimmt auch ohne Proteinpulver rein pflanzlich ausreichend Protein zu sich. Durch die ausreichende Zufuhr an Hülsenfrüchten erhält sie zudem nicht nur genügend Protein, sondern vor allem auch ausreichende Mengen der essenziellen Aminosäure Lysin, die in manchen veganen Speiseplänen ohne Hülsenfrüchte kritisch sein kann. Auch ihre Zufuhr an der essenziellen Omega-3-Fettsäure Alpha-Linolensäure (ALA) liegt so hoch, dass sie unter Umständen sogar ohne zusätzliche Supplementierung mit Mikroalgenöl ihren Bedarf an den langkettigen Omega-3-Fettsäuren EPA und DHA durch die Eigensynthese dieser Fettsäuren aus ALA decken kann. Ein Omega-3-Index-Test könnte hier Gewissheit schaffen. In Bezug auf die Mineralstoffversorgung führt sie ausreichende Mengen an Eisen und Zink zu. Ihre Kalziumzufuhr liegt mit 847 mg zwar unter den DGE-Empfehlungen in Höhe von 1.000 mg,[141] aber wie Untersuchungen zeigen, genügen bereits Kalziumzufuhren von 800 mg pro Tag, um die Knochengesundheit im Hinblick auf Kalzium zu gewährleisten.[142] Andere Fachgesellschaften wie die British Dietetic Association (BDA) empfehlen sogar nur 700 mg Kalzium pro Tag für Erwachsene,[143] was zusätzlich verdeutlicht, dass die DGE-Empfehlungen einen großen Sicherheitspuffer hinsichtlich der Zufuhrmenge enthalten. Die tatsächliche Versorgung mit diesen drei Mineralstoffen wird außerdem in erheblichem Maß von der prozentualen Absorptionsrate und nicht nur von der absoluten Zufuhrmenge abhängig sein. Da die Beispielperson zum Frühstück mit dem Obst ausreichende Mengen an organischen Säuren und Vitamin C erhält, kann sie das Eisen und Zink aus den Kichererbsen und Leinsamen, die sie ebenfalls zum Frühstück konsumiert hat, gut absorbieren. Auch beim Mittagessen erhält sie durch den frisch gepressten Oran-

Tab. 35: **Kalorien- und Nährstoffgehalt eines exemplarischen veganen Speiseplans**[140]

Gerichte	Zutaten	
Frühstück: Grüne Smoothie-Bowl mit Granola (Green Power Bowl)		
	Spinat (40 g)	Leinsamen (½ EL)
	Orange (1 St.)	Physalis (4 St.)
	Banane (1 St.)	Pflanzenjoghurt (2 EL)
	gekochte Kichererbsen (75 g)	Miso-Granola (2 EL)
	Zitrone (¼ St.)	Petersilie, Minze, Ingwer, Kurkuma
	Datteln (2 St.)	
Mittagessen: Blumenkohl-Steak auf orientalischer Quinoa mit Tofuhack		
Blumenkohl-Steak	Blumenkohl (200 g)	Shiro Miso (1 EL)
	Walnüsse (15 g)	Olivenöl (½ TL)
	Rosinen (10 g)	Sojasauce (½ TL)
	Orangensaft (½ Orange)	Koriander
	Zitronensaft (½ Zitrone)	
Oriental Quinoa	Gekochte Quinoa (120 g)	Orangensaft (½ Orange)
	Mandeln (25 g)	Zitronensaft (½ EL)
	Rosinen (15 g)	Olivenöl (½ TL)
	Gemüsebrühe (25 ml)	Petersilie
Easy Tofuhack	Tofu (125 g)	Olivenöl (1 TL)
	Zwiebel (½ St.)	Sojasauce (1 EL)
	Tomatenmark (1 EL)	Apfelessig (½ EL)
	Gemüsebrühe (50 ml)	Pfeffer
Abendessen: Deftiges Quinoa-Porridge mit Bohnen und Miso		
	Gekochte Quinoa (160 g)	Zitronensaft (½ EL)
	Süßkartoffel (70 g)	Shiro Miso (1 EL)
	Kidneybohnen (40 g)	Kürbiskerne (1 EL)
	Apfel (½ St.)	Sesam (½ TL)
	Gemüsebrühe (170 ml)	Petersilie, Pfeffer
	Mandelmus (1 EL)	

Nährstoffe	Kalorien- und Nährstoffgehalt
Kalorien	1.887 kcal
Kohlenhydrate	136,7 g
Fette	71,5 g
Proteine	74,5 g
Ballaststoffe	59 g
Alpha-Linolensäure (ALA)	4,9 g
Lysin	4,8 mg
Kalzium	847 mg
Zink	10,4 mg
Eisen	18,1 mg
Vitamin B_2	1,1 mg
Vitamin A (Retinol-Äquivalent)	1,3 mg
Jod	44 µg
Salz	5,6 g

Tipps

gen- und Zitronensaft Vitamin C zur Absorptionssteigerung sowie aus der Soja-sauce und dem Apfelessig zumindest moderate Mengen zusätzlicher organischer Säuren zur Verbesserung dieser Absorption. Wenn sie auf Nummer sicher gehen wollte, könnte sie noch ein paar Würfel rohe rote Paprika über das Essen streuen, um vor allem die Eisenaufnahme durch die großen zusätzlichen Mengen an Vit-amin C zu optimieren. In Bezug auf die potenziell kritischen Vitamine zeigt sich, dass sich sowohl ihre Zufuhr an Vitamin B_2 als auch ihre Vitamin-A-Zufuhr im Normbereich befindet. Sofern sie also nicht zu den wenigen Individuen gehört, die über eine besonders schwache Konvertierungsrate von Beta-Carotin zu Vita-min A verfügen, wird das Beta-Carotin aus der Nahrung ihren Vitamin-A-Bedarf decken können. Wenig überraschend decken ihre Mahlzeiten nicht ihren Jodbe-darf, da sie zum Salzen überwiegend Misopaste statt Speisesalz verwendet. Hätte sie ihre vollen 5,6 g Salz in Form von Jodsalz zugeführt, hätte sie allein durch das Jodsalz plus den geringen Teil an Jod in ihrer Nahrung ihren Tagesbedarf zumin-dest überwiegend gedeckt. Ihre Selenzufuhr wurde in diesem Beispiel nicht sepa-rat erfasst, da die gängigen Lebensmittel der veganen Ernährung in Deutschland im Durchschnitt kaum relevante Mengen an Selen enthalten, aufgrund der selen-armen Böden hierzulande.[144] (Daher verzichtet auch das »Vegan-Klischee ade!-Kochbuch« auf das Aufführen von Selenwerten in den Rezepten.) Eine Supple-mentierung von Selen wäre also für die Beispielperson ein Muss. Gleiches gilt für Vitamin B_{12}, das sie entweder als Einzelpräparat, im Rahmen eines gut zusammen-gestellten Multinährstoffpräparats oder auf anderen Wegen, etwa über eine Vita-min-B_{12}-Zahnpasta, zuführen könnte.

Fazit

Die rund 500 Seiten dieses Buches zeigen in aller Ausführlichkeit anhand der wissenschaftlichen Datenlage, dass eine vegane Ernährung nicht nur möglich ist, sondern auch, dass sie bei entsprechend guter Planung und Umsetzung mit gesundheitlichen Vorteilen im Vergleich zu der in Deutschland, Österreich und der Schweiz üblichen westlichen Mischkost einhergeht. Um diese richtige Pla-nung und Umsetzung gewährleisten zu können, braucht es keineswegs ein Stu-dium der Ernährungswissenschaften, sondern lediglich einige Grundkenntnisse über Ernährung und künftig ein noch breiteres Angebot an Lebensmitteln, die auf die Bedürfnisse von vegan lebenden Menschen zugeschnitten sind. Wenn in den kommenden Jahren Lebensmittelproduzenten vermehrt auf eine Anreicherung von (veganen) Grundnahrungsmitteln achten oder die Böden nach Vorbildern wie Finnland entsprechend angereichert werden, wird sich die optimale Bedarfsde-ckung von Veganern, aber auch der Allgemeinbevölkerung deutlich vereinfachen. Lebensmittel sind stets ein Gesamtpaket und ihre Nährstoffe sollten nicht separiert voneinander betrachtet werden. Im Durchschnitt weisen Lebensmittel pflanzlicher Herkunft eine höhere Nährstoffdichte im Verhältnis zu ihrer Kaloriendichte auf, was sie wiederum in vielen Fällen auch rein gesundheitlich zur bevorzugten Wahl macht. Tierische Produkte haben darüber hinaus, wie mehrfach in diesem Buch dargelegt, kein Monopol auf irgendwelche überlebensnotwendigen Nährstoffe und es ist möglich, sich in jeder Lebensphase, auch über sein gesamtes Leben hinweg, rein vegan zu ernähren. Das zeigt nicht nur die wissenschaftliche Datenlage, sondern auch zahlreiche Positionspapiere führender Ernährungsfachgesellschaften (Seite 19). Ferner wird das von Fallberichten vegan lebender Menschen rund um den Globus unterstrichen, die sich seit vielen Jahrzehnten rein pflanzlich ernähren. Der deutsche Vegankoch und Kochbuchautor Björn Moschinski lebt seit 1995 vegan.[145] Im selben Jahr entschied sich auch der zweifache Natural-Bodybuilding-Champion Robert Cheeke für eine vegane Ernährungsweise, die er nun seit über 25 Jahren im Rahmen seines aktiven und fitnessbetonten Lebensstils beibehielt.[146] Noch länger, genauer gesagt seit 1993, lebt Paul Shapiro, der Autor von »Clean Meat« vegan.[147] Gene Baur, der Gründer von Farm Sanctuary, lebt bereits seit 1985 vegan.[148] Dr. Michael Klaper, der vielen aus Dokumentationen wie »Gabel statt Skalpell« oder »What the Health« bekannt sein dürfte, sogar seit 1981.[149] Auch über diesen Zeitraum hinaus lebten Menschen vegan und erfreuten sich bester Gesundheit. Besondere Bekanntheit erlangte beispielsweise Dr. Ellsworth Wareham, der nicht nur bis weit über 90 beruflich aktiv war, sondern auch die letzten 50 Jahre seines Lebens vegan aß und über 100 Jahre alt wurde.[150] Beispiele von Kindern, die seit ihrer Geburt vegan leben und deren Mütter auch während der Schwangerschaft vegan aßen, gibt Diätologe Jack Norris unter www.veganhealth.org/real-vegan-children. Dass man von Geburt an nicht nur vegan leben, sondern dabei auch außerordentliche sportliche Leistungen erbringen kann, zeigt unter anderem Jehina Malik, die ebenso wie ihre fünf Geschwister vegan aufwuchs und so in ihrem gesamten Leben noch nie tierische Produkte konsumiert hat. Sie gewann als Bodybuilderin bereits mehrere Wettbewerbe und ist seit 2014 IFBB Pro.[151]

Wie zu Beginn dieses Buches geschrieben, ist eine vegane Ernährung mitnichten die Lösung für alle Probleme und auch nicht die einzig mögliche gesunde Ernährungsweise. Sie ist im Durchschnitt aber deutlich ressourcenschonender als westliche Mischkost-Ernährungsmuster und kann den Körper deutlich nachhaltiger mit allen essenziellen Nährstoffen versorgen. Diese Punkte können anhand der überwältigenden Anzahl an Daten zu diesen Themen heutzutage als wissenschaftlicher Konsens angesehen werden. Der Veganismus ist zudem, wie Dr. Melanie Joy betont, eine der am schnellsten wachsenden sozialen Gerechtigkeitsbewegungen unserer Zeit[152] und zeigt, wie Tier- und Umweltschutz durch Ernährung möglich sind und zusätzlich die eigene Gesundheit davon profitieren kann.

Die letzten Worte in diesem Buch gehören Prof. Dr. Markus Keller, dem Gründer des Instituts für alternative und nachhaltige Ernährung (Ifane), Inhaber der weltweit ersten Professur für vegane Ernährung und Co-Autor von Standardwerken wie »Vegetarische und vegane Ernährung« und »Vegane Ernährung: Schwangerschaft, Stillzeit und Beikost«, der mit Studien wie der »Preggie-Studie« und der »VeChi-Diet-Studie«[153] wichtige Forschungsarbeit unter anderem zu veganer Ernährung für Schwangere und Kinder betreibt.

Nachwort von Prof. Dr. Markus Keller

Das Thema vegane Ernährung erregt weiterhin die Gemüter. Während einige Ärzte und Ernährungswissenschaftler sie als »Ernährungsideologie« bezeichnen und sich vor allem auf die potenziellen Probleme und mögliche Nährstoffmängel konzentrieren, wird sie von vielen Veganern – und auch von einigen vegan lebenden Ärzten – als »gesündeste Ernährung überhaupt« gepriesen. Beide Sichtweisen sind einseitig und gehen an der Realität vorbei. Dennoch sind sie nachvollziehbar, denn für Nicht-Veganer können verschiedene Aspekte der veganen Ernährung radikal und das Auftreten einzelner Veganer ideologisch erscheinen. Umgekehrt können die

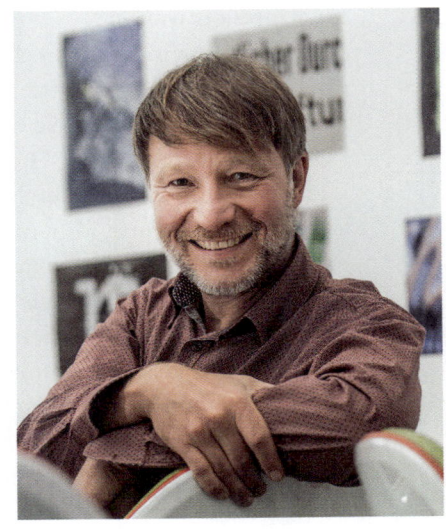

positiven Wirkungen auf die körperliche und psychische Gesundheit, die viele Menschen nach einer Umstellung auf eine rein pflanzliche Ernährung erfahren haben, zu einer zu euphorischen Bewertung der eigenen Ernährungsweise führen.

Tatsächlich zeigt die wissenschaftliche Datenlage, dass vegane Ernährungsformen ein erhebliches Potential zur Prävention ernährungsassoziierter Krankheiten aufweisen. So sind Veganer im Vergleich zu Mischköstlern zumeist schlanker, haben also einen durchschnittlichen Body-Mass-Index im wünschenswerten Normalbereich und erkranken deutlich seltener an Diabetes mellitus Typ 2. Ihre Blutdruckwerte liegen überwiegend im Normbereich und damit ist ihr Risiko für Bluthochdruck verringert und sie entwickeln - insbesondere aufgrund der günstigen Zusammensetzung ihrer Blutfette - weniger häufig eine ischämische Herzkrankheit. Auch bei der Divertikulose (Ausstülpungen der Dickdarmwand), der Katarakt (Grauer Star) und der Hyperthyreose (Schilddrüsenüberfunktion) zeigen Veganer im Vergleich zu Mischköstlern ein niedrigeres Erkrankungsrisiko.

Diese Erkenntnisse stammen überwiegend aus prospektiven Kohortenstudien, also Langzeitstudien, in denen verschiedene Ernährungsgruppen, wie Veganer,

Vegetarier, Fischesser und Fleischesser, über viele Jahre beobachtet und miteinander verglichen werden. Die meisten Daten kommen aus zwei Studien: der EPIC-Oxford-Studie in Großbritannien mit über 65.000 Teilnehmern und der Adventist Health Study 2 in den USA mit über 96.000 Teilnehmern. Aus epidemiologischer Sicht ist die jeweilige Gesamt-Teilnehmerzahl beachtlich, denn je mehr Teilnehmer eine Kohortenstudie einschließt, umso aussagekräftiger und statistisch belastbarer sind die gewonnenen Ergebnisse. Allerdings liegt hier eine Schwachstelle, denn die Veganer stellen in beiden Studien jeweils eine eher kleine Gruppe dar (rund 2.600 bzw. 7.400 Teilnehmer). Entsprechend sollten die Ergebnisse mit Vorsicht interpretiert werden.

Dennoch spricht vieles dafür, dass Veganer in ihrer Ernährung, insbesondere bei der Lebensmittelauswahl, einiges richtig und vieles sogar besser machen als die Allgemeinbevölkerung. So verzehren sie beispielsweise deutlich mehr Gemüse, Obst, Vollkornprodukte, Hülsenfrüchte, Nüsse und Samen als die meisten Mischköstler. Diese Lebensmittelgruppen liefern viele gesundheitsfördernde Inhaltsstoffe, wie Vitamine, Mineralstoffe, Ballaststoffe und sekundäre Pflanzenstoffe, die sich günstig auf das Risiko für die genannten ernährungsmitbedingten Krankheiten auswirken können. Oftmals ist zwar nicht im Detail bekannt, welche Inhaltsstoffe in welchem Umfang für den risikosenkenden Effekt verantwortlich sind; unstrittig ist jedoch, dass pflanzenbasierte Verzehrsmuster sowie - in unterschiedlichem Ausmaß - die einzelnen pflanzlichen Lebensmittelgruppen entscheidend zu diesen positiven Gesundheitswirkungen beitragen. Entsprechend widmet Niko Rittenau diesen wichtigen Lebensmittelgruppen jeweils ein eigenes Kapitel und räumt mit vielen Fehlinformationen auf, die dazu kursieren - leider auch in Büchern, deren Autoren Ärzte sind. Dennoch spiegeln sich die zu erwartenden gesundheitlichen Auswirkungen einer pflanzenbasierten Ernährung nicht bei allen Erkrankungen wider. So zeigen die vorliegenden Studien, inklusive Meta-Analysen, nur ein leicht verringertes Gesamt-Krebsrisiko von Veganern im Vergleich zu Mischköstlern. Bei den häufigsten Krebsarten, nämlich Brust-, Prostata- und Dickdarmkrebs, gab es hingegen in der größten Übersichtsarbeit dazu keine signifikanten Unterschiede zwischen den verschiedenen Ernährungsgruppen. Das überrascht, denn die krebsprotektiven Lebensmittelgruppen, wie Gemüse, Obst und Vollkornprodukte, werden von Veganern deutlich häufiger verzehrt als von Nicht-Veganern. Dass sich dennoch bisher kein Vorteil in Bezug auf die genannten Krebsarten zeigt, liegt möglicherweise auch an der zu geringen Anzahl an Veganern in den Kohortenstudien. Zudem war die Beobachtungszeit teilweise noch zu kurz und gerade die Krebsentstehung verläuft über viele Jahrzehnte hinweg. Potentielle Vorteile der Veganer werden sich daher (vielleicht) erst in den nächsten Jahren zeigen, wenn die Studien längere Laufzeiten haben werden.

Offen bleibt bisher die Frage, ob Veganer möglicherweise ein erhöhtes Risiko für Osteoporose, Demenzerkrankungen und Essstörungen aufweisen. Hier gibt es bislang widersprüchliche Studienergebnisse und gerade bei den Essstörungen ist die Frage, was zuerst da war - die vegane Ernährung oder die Essstörung -, noch nicht abschließend geklärt. Es besteht daher, wie auch bei anderen Erkrankungen, noch erheblicher Forschungsbedarf.

Neben der Prävention gibt es einige vielversprechende Interventionsstudien, die auf das therapeutische Potenzial einer veganen Ernährungsumstellung bei bereits bestehenden Erkrankungen hinweisen. Hierzu zählen Übergewicht, Diabetes mellitus Typ 2, Bluthochdruck, ischämische Herzkrankheit, rheumatoide Arthritis, polyzystisches Ovarsyndrom und Migräne. Die wenigen Studien dazu wurden überwiegend in den USA durchgeführt und sollten durch weitere, aktuelle Untersuchungen - auch in Deutschland - überprüft und vertieft werden.

Anders als noch vor einigen Jahrzehnten stehen heute die präventiven Aspekte einer veganen und vegetarischen Ernährung im Fokus des wissenschaftlichen Interesses. In der öffentlichen Diskussion dominiert jedoch noch immer die Frage, ob mit einer veganen Ernährung die Versorgung mit allen Nährstoffen gesichert werden kann. Die wissenschaftlichen Daten zeigen, dass Veganer meist näher an den Empfehlungen der Fachgesellschaften für die Zufuhr der Hauptnährstoffe Protein, Fett und Kohlenhydrate liegen. Auch bei vielen Vitaminen und Mineralstoffen, wie Beta-Carotin (Provitamin A), Vitamin E, Folat, Vitamin B_1, Vitamin C, Kalium und Magnesium, sowie bei Ballaststoffen und sekundären Pflanzenstoffen schneiden Veganer aufgrund ihrer höheren Zufuhr durchschnittlich besser ab als vergleichbare Mischköstler. Dies wird in der öffentlichen (und teilweise auch der fachlichen) Diskussion noch nicht ausreichend thematisiert.

Dennoch gibt es sogenannte kritische Nährstoffe, auf die bei rein pflanzlicher Ernährung besonders geachtet werden muss. Hierzu zählen Vitamin B_{12}, Vitamin B_2, Kalzium, Eisen, Zink, Jod und Selen sowie die langkettigen Omega-3-Fettsäuren EPA und DHA. Hier liegen Veganer deutlich häufiger unter den Referenzwerten für die Nährstoffzufuhr bzw. haben durchschnittlich niedrigere Blutspiegel bzw. Gewebekonzentrationen als Mischköstler. Erfreulicherweise ist den meisten Veganern bekannt, dass sie Vitamin B_{12} zuverlässig supplementieren müssen, um langfristigen Gesundheitsschäden aufgrund eines Vitamin-B_{12}-Mangels vorzubeugen. Leider zeigen viele Studien, darunter auch von uns durchgeführte, dass immer noch viele Veganer schlecht mit Vitamin B_{12} versorgt sind. Zwar ist das Wissen vorhanden, dass supplementiert werden muss, aber in der Praxis wird dies nicht regelmäßig, in falschen Dosierungen und von einem geringen Teil der Veganer auch gar nicht umgesetzt. Dies dürfte damit zusammenhängen, dass es bisher an konkreten Dosierungsempfehlungen zur Vitamin-B_{12}-Supplementierung seitens der Ernährungsfachgesellschaften fehlt. Gerade beim Thema Vitamin B_{12} gibt es zudem Behauptungen und Mythen, die auch gerne in veganen Kreisen verbreitet werden (z. B. »bei gesunder Darmflora muss man nicht supplementieren«). Niko Rittenau stellt diesen Behauptungen die wissenschaftlichen Fakten gegenüber und sorgt für Aufklärung.

Viele der anderen kritischen Nährstoffe sind jedoch noch kaum im Bewusstsein der veganen Community angekommen. Die wissenschaftlichen Daten weisen aber darauf hin, dass insbesondere Kalzium, Jod, Selen und auch Zink sowie Vitamin B$_2$ viel stärker als »vegane Problemnährstoffe« bewertet werden müssen, als dies bisher der Fall ist. Zwar bestehen hier noch Forschungslücken, dennoch sollten Veganer verstärkt auf eine ausreichende Zufuhr dieser Nährstoffe achten. Niko Rittenau liefert auch hierzu in seinen Nährstoffkapiteln viele wertvolle Hinweise und Tipps. Zusätzlich kann die Gießener vegane Lebensmittelpyramide als praktische Anleitung für die tägliche Umsetzung einer vollwertigen veganen Ernährung dienen.

Ein weiterer Bereich, in dem es noch viele Forschungslücken gibt, ist die vegane Ernährung bei sogenannten Risikogruppen: Schwangere, Stillende, Kinder und Jugendliche. Gerade dort bestehen, aufgrund des erhöhten Nährstoffbedarfs und möglicher Nährstoffmängel in diesen sensiblen Lebensphasen, die meisten Vorbehalte der Fachgesellschaften. Diese beruhen oft mehr auf theoretischen Überlegungen als auf wissenschaftlichen Daten – denn letztere liegen nur sehr spärlich vor. Bis heute (Stand November 2019) gibt es gerade einmal zwei Studien aus westlichen Ländern, die explizit vegane Schwangere untersucht haben, und vier Studien mit veganen Kindern. Die Hälfte dieser Studien wird bzw. wurde von unserer Arbeitsgruppe durchgeführt (VeChi Diet-Studie, VeChi Youth-Studie, Preggie-Studie), um aktuelle Daten zur veganen Ernährung von Schwangeren und Kindern in Deutschland zu gewinnen. Es wäre wünschenswert, wenn in Zukunft auch weitere Forscherkollegen dazu beitrügen, die Forschungslücken zu diesen wichtigen Themen zu schließen.

Meine Studentinnen und Studenten – die praktisch alle vegan leben – lehre ich in den ersten Vorlesungen zwei Grundsätze. Erstens: Trennt eure eigenen ethischen Überzeugungen von den ernährungswissenschaftlichen Fakten. Zweitens: Glaubt nicht irgendwelchen Behauptungen, so plausibel sie auch klingen mögen, sondern schaut euch die wissenschaftlichen Daten selbst an. Beides praktiziert Niko Rittenau in diesem gut recherchierten und äußerst fundierten Buch, zu dem ich herzlich gratuliere und dem ich eine weite Verbreitung, insbesondere bei vegan lebenden Menschen, wünsche.

Prof. Dr. Markus Keller
Ernährungswissenschaftler, Gründer des Instituts für alternative und nachhaltige Ernährung (Ifane), Leiter des Bachelorstudiengangs Vegan Food Management an der Fachhochschule des Mittelstands (FHM), seit 2018 Inhaber der weltweit ersten Professur für Vegane Ernährung, Autor u. a. des Standardwerks »Vegetarische und vegane Ernährung« (zusammen mit Prof. Dr. Claus Leitzmann)

Anhang

Danksagung

Das vorliegende Buch baut auf einer großen Vielfalt an wissenschaftlichen Veröffentlichungen auf und der größte Dank gilt den hunderten Wissenschaftlern, die im Laufe der vergangenen Jahrzehnte durch ihre Forschung all diese Erkenntnisse geliefert haben. Zu zahlreich sind die Namen, um sie an dieser Stelle vollständig zu nennen, aber sie alle finden mit ihrer Arbeit Erwähnung im Quellenverzeichnis. Ohne ihre Vorarbeit wäre ein Werk wie dieses nicht realisierbar gewesen. Ebenso großer Dank gilt der Vielzahl von Ernährungsexperten aus dem Bereich der pflanzlichen Ernährung, deren Buchveröffentlichungen viele dieser wissenschaftlichen Erkenntnisse zusammengetragen, aufgearbeitet und durch ihre Werke zum Teil überhaupt erst zugänglich gemacht haben. Ohne sie wären viele der Quellen aus diesem Buch unentdeckt geblieben. Ein besonderer Dank geht an: Dr. Michael Greger, Brenda Davis, Dr. Joel Fuhrman, Vesanto Melina, Virginia Messina, Jack Norris, Dr. Mark Messina, Dr. Reed Mangels, Dr. Claus Leitzmann, Dr. Markus Keller, Dr. Ludwig Manfred Jacob, Dr. François Mariotti, Dr. Neal Barnard, Dr. Dean Ornish, Dr. T. Colin Campbell, Dr. Caldwell Esselstyn, Dr. John McDougall, John Robbins, Mic. the Vegan, Dr. Alan Goldhamer, Dr. Pamela Popper, Dr. Kim Williams, Dr. Michael Klaper, Dr. Joel Kahn, Dr. Garth Davis, Dr. Thomas Campbell, Rip Esselstyn, Julieanna Hever, Dr. Edmund Semler, Dr. Hans Diehl, Dr. Joan Sabaté, Jo Stepaniak, Dr. Justine Butler, Jeff Novick.

Auch abseits dieser Liste gibt es unzählige weitere Personen, die weltweit wichtige Arbeit in Bezug auf die pflanzliche Ernährung leisten und all ihnen sei an dieser Stelle ebenfalls gedankt. Ein großer Dank geht im Besonderen auch an Benjamin Ploberger für die unermüdliche Hilfe bei allen Projekten. Gedankt sei außerdem jeder einzelnen Person, die sich für die ethischen, ökologischen und gesundheitlichen Auswirkungen ihrer Ernährung interessiert und ihren Werten entsprechend handelt. Abschließend geht ein großer Dank an all die Organisationen, die eine pflanzliche Ernährung und eine vegane Lebensweise unterstützten. Weitere Informationen rund um den veganen Lebensstil in Deutschland, Österreich und der Schweiz bieten:

- **ProVeg Deutschland e. V.**
  Genthiner Straße 48, 10785 Berlin
  www.proveg.com/de
- **Vegane Gesellschaft Österreich**
  Meidlinger Hauptstraße 63/6, 1120 Wien
  www.vegan.at
- **Swissveg**
  Niederfeldstraße 92, 8408 Winterthur
  www.swissveg.ch

Anmerkung: Die Reihenfolge der Danksagung bezieht sich auf den Einfluss der Veröffentlichungen der jeweiligen Personen auf die vorliegende Arbeit und stellt keine Wertung der Arbeit dieser Personen insgesamt dar. Auch abseits dieser Liste finden sich unzählige weitere Personen, die weltweit wichtige Arbeit in Bezug auf die pflanzliche Ernährung leisten und all ihnen sei an dieser Stelle ebenfalls gedankt. Ein großer Dank geht darüber hinaus an jede einzelne Person, die sich für die ethischen, ökologischen und gesundheitlichen Auswirkungen ihrer Ernährung interessiert und ihren Werten entsprechend handelt.

Register

Abbildungsverzeichnis

Tabellenverzeichnis

Quellenverzeichnis

Was Ernährungs-gesellschaften über vegane Ernährung sagen

1 Richter, M., Boeing, H., Grünewald-Funk, D., Heseker, H., Kroke, A., Leschik-Bonnet, E., Oberritter, H., Strohm, D. & Watzl, B. (2016). Position der Deutschen Gesellschaft für Ernährung e. V. (DGE) - Vegane Ernährung. *Ernährungs Umschau*, 63(04), 92-102.

2 Schweizerische Gesellschaft für Ernährung. (2016). *Wissen, was essen. - Vegane Ernährung*. Der Diskurs geht weiter. Zugriff am 1. Juni 2018. Verfügbar unter https://bit.ly/2tVfU4B

3 Österreichische Gesellschaft für Ernährung. (2014). *Vegane Ernährung - Gesundheitliche Vorteile und Risiken*. Zugriff am 1. Juni 2018. Verfügbar unter https://bit.ly/2lXiG4J

4 Richter, M., Boeing, H., Grünewald-Funk, D., Heseker, H., Kroke, A., Leschik-Bonnet, E., Oberritter, H., Strohm, D. & Watzl, B. (2016). Position der Deutschen Gesellschaft für Ernährung e. V. (DGE) - Vegane Ernährung. *Ernährungs Umschau*, 63(04), 92-102.

5 Ebd.

6 National Institutes of Health. (2016). *Vitamin B12 Fact Sheet for Consumers*. Zugriff am 1. Juni 2018. Verfügbar unter http://bit.ly/2iCSGMP

7 Oberritter, H. (2013). *Position der Deutschen Gesellschaft für Ernährung: Fleischkonsum - Gesundheit - Nachhaltig-keit*. Zugriff am 1. Juni 2018. Verfügbar unter http://bit.ly/2G1X9js

8 Messina, V. (2017). *Vegan for Her - der pflanzenbasierte Ernährungsratgeber für Frauen*. Kandern: Unimedica, 45.

9 Deutsche Gesellschaft für Ernährung. (2017). *Vollwertig essen und trinken nach den 10 Regeln der DGE*. Zugriff am 1. Juni 2018. Verfügbar unter http://bit.ly/2nZ7SSo

10 Oberritter, H. (2013). *Position der Deutschen Gesellschaft für Ernährung: Fleischkonsum - Gesundheit - Nachhaltig-keit*. Zugriff am 1. Juni 2018. Verfügbar unter http://bit.ly/2G1X9js

11 Deutsche Gesellschaft für Ernährung. (2017). *Vollwertig essen und trinken nach den 10 Regeln der DGE*. Zugriff am 1. Juni 2018. Verfügbar unter http://bit.ly/2nZ7SSo

12 Oberritter, H. (2013). *Position der Deutschen Gesellschaft für Ernährung: Fleischkonsum - Gesundheit - Nachhaltig-keit*. Zugriff am 1. Juni 2018. Verfügbar unter http://bit.ly/2G1X9js

13 Richter, M., Boeing, H., Grünewald-Funk, D., Heseker, H., Kroke, A., Leschik-Bonnet, E., Oberritter, H., Strohm, D. & Watzl, B. (2016). Position der Deutschen Gesellschaft für Ernährung e. V. (DGE) - Vegane Ernährung. *Ernährungs Umschau*, 63(04), 92-102.

14 Piccoli, G. B., Clari, R., Vigotti, F. N., Leone, F., Attini, R., Cabiddu, G., Mauro, G., Castelluccia, N., Colombi, N., Capizzi, I., Pani, A., Todros, T. & Avagnina, P. (2015). Vegan-vegetarian diets in pregnancy: danger or panacea? A systematic narrative review. *BJOG*, 122(5), 623-33.

15 Hilbig, A. (2013). Ernährung in Schwangerschaft und Stillzeit. *Ernährungs Umschau*, 8, 466-474.

16 Deutsche Gesellschaft für Ernährung, Österreichische Gesellschaft für Ernährung, Schweizerische Gesellschaft für Ernährung. (2015). *Referenzwerte für die Nährstoffzufuhr - Protein* (2. Aufl.). Bonn: Neuer Umschau Buchverlag.

17 Stuebe, A. (2009). The Risks of Not Breastfeeding for Mothers and Infants. *Rev Obstet Gynecol*, 2(4), 222-231.

18 Kramer, M. & Kakuma, R. (2002) Optimal duration of exclusive breast-feeding, *Cochrane Database Syst Rev*, 15;(8), CD003517.

19 Gomes-Silva, S. C., Pinho, J. P., Borges, C.,Teixeira-Santos, C., Santos, A. & Graça, P. (2015). *National Programme for the Promotion of Healthy Eating - Guidelines for a healthy vegetarian diet*. Zugriff am 1. Juni 2018. Verfügbar unter http://bit.ly/2gKyDbz

20 Melina, V., Craig, W. & Levin, S. (2016). Position of the Academy of Nutrition and Dietetics: Vegetarian Diets. *J Acad Nutr Diet*, 16(12), 1970-1980.

21 Dietitians of Canada. (2014). *Healthy Eating Guidelines for Vegans*. Zugriff am 1. Juni 2018. Verfügbar unter https://bit.ly/2LwC3fM

22 National Health and Medical Research Council of Australia. (2013). *Australian Dietary Guidelines*. Zugriff am 1. Juni 2018. Verfügbar unter https://bit.ly/1gxekKL

23 Direcção-Geral de Saúde. (2015). *Guidelines for a healthy vegetarian diet*. Zugriff am 1. Juni 2018. Verfügbar unter https://bit.ly/2kTYn7P

24 British Nutrition Foundation. (2005). *Vegetarian nutrition*. Zugriff am 1. Juni 2018. Verfügbar unter https://bit.ly/2k8x0rw

25 British Dietetic Association & The Vegan Society. (2017). *Memorandum of Understanding between the British Dietetic Association and The Vegan Society*. Zugriff am 26. Dezember 2017. Verfügbar unter http://bit.ly/2BUnKAT

26 Melina, V., Craig, W. & Levin, S. (2016). Position of the Academy of Nutrition and Dietetics: Vegetarian Diets. *J Acad Nutr Diet*, 116(12), 1970-1980.

27 Europäische Kommission (2008). *Verordnung (EG) Nr. 889/2008 der Kommission vom 5. September 2008 mit Durchführungsvorschriften zur Verordnung (EG) Nr. 834/2007*

des Rates über die ökologische/biologische Produktion und die Kennzeichnung von ökologischen/biologischen Erzeugnissen hinsichtlich der ökologischen/biologischen Produktion, Kennzeichnung und Kontrolle. Zugriff am 10. März 2019. Verfügbar unter: https://bit.ly/2IWW035

28 Deutsche Gesellschaft für Ernährung, Österreichische Gesellschaft für Ernährung, Schweizerische Gesellschaft für Ernährung (2016). Referenzwerte für die Nährstoffzufuhr. 2. Auflage. Umschau Verlag, 5.

29 Biesalski, H. K. (2016). Vitamine und Minerale – Indikation, Diagnostik, Therapie. Thieme Verlag, 140.

30 Hahn, A., Ströhle, A., Wolters, M. (2015). Ernährung: Physiologische Grundlagen, Prävention, Therapie. Wissenschaftliche Verlagsgesellschaft, 351.

31 Europäische Kommission (2004). Verzeichnis der zugelassenen Futtermittel-Zusatzstoffe. Zugriff am 10. März 2019. Verfügbar unter https://bit.ly/2vIakG9

32 Aro, A., Alfthan, G. & Varo, P. (1995). Effects of supplementation of fertilizers on human selenium status in Finland. Analyst, 120(3), 841-843.

33 Fairweather-Tait, S. J., Bao, Y., Broadley, M. R., Collings, R., Ford, D., Hesketh, J. E. & Hurst, R. (2011). Selenium in human health and disease. Antioxid Redox Signal, 14(7), 1337-1383.

34 Melina, V., Craig, W. & Levin, S. (2016). Position of the Academy of Nutrition and Dietetics: Vegetarian Diets. J Acad Nutr Diet, 116(12), 1970-1980.

35 Mrasek, V. (2016). Vegane Ernährung. Risikofaktor ist niedriger als erwartet. Deutschlandfunk. Zugriff am 10. März 2019. Verfügbar unter: https://bit.ly/2SPfRoq

36 Tuso, P. J., Ismail, M. H., Ha, B. P. & Bartolotto, C. (2013). Nutritional Update for Physicians: Plant-Based Diets. Perm J, 17(2), 61-66.

37 Fraser, G. E. (2009). Vegetarian diets: what do we know of their effects on common chronic diseases? Am J Clin Nutr, 89(5), 1607-1612.

38 Orlich, M. J., Jaceldo-Siegl, K., Sabaté, J., Fan, J., Singh, P. N. & Fraser, G. N. (2014). Patterns of food consumption among vegetarians and non-vegetarians. Br J Nutr, 112(10), 1644-1653.

39 Fraser, G. E. (2009). Vegetarian diets: what do we know of their effects on common chronic diseases? Am J Clin Nutr, 89(5), 1607-1612.

40 Hever, J. & Cronise, R. J. (2017). Plant-based nutrition for healthcare professionals: implementing diet as a primary modality in the prevention and treatment of chronic disease. J Geriatr Cardiol, 14, 355368.

41 Fuhrman, J. (2016). The End of Heart Disease: The Eat to Live Plan to Prevent and Reverse Heart Disease. New York: Harper One, 19-21.

OPTIMAL VERSORGT MIT VEGANER ERNÄHRUNG

1 Kategorisierung des Schweregrads der Bedarfsdeckung der einzelnen Nährstoffe nach eigenem Ermessen. Die Auswahl der kritischen Nährstoffe erfolgte nach Aussage der DGE nach: Richter, M., Boeing, H., Grünewald-Funk, D., Heseker, H., Kroke, A., Leschik-Bonnet, E., Oberritter, H., Strohm, D. & Watzl, B. (2016). Position der Deutschen Gesellschaft für Ernährung e. V. (DGE) - Vegane Ernährung. Ernährungs Umschau, 63(04), 92-102.

Protein

1 Baboumian, P. (2014). Vegan ganz anders – Eine Anleitung zum groß und stark werden. Nauen: Orgalahad Multimedia, 18-19.

2 Jurek, S. (2014). Eat & Run – Mein ungewöhnlicher Weg als veganer Ultramarathon-Läufer an die Weltspitze. München: Südwest Verlag.

3 Richter, M., Boeing, H., Grünewald-Funk, D., Heseker, H., Kroke, A., Leschik-Bonnet, E., Oberritter, H., Strohm, D. & Watzl, B. for the German Nutrition Society. (2016). Vegan diet. Position of the German Nutrition Society (DGE). Ernährungs Umschau, 63 (04), 92-102.

4 Elmadfa, I. & Leitzmann, C. (2015). Ernährung des Menschen (5. Aufl.). Stuttgart: Eugen Ullmer Verlag, 213-215.

5 Deutsche Gesellschaft für Ernährung, Österreichische Gesellschaft für Ernährung, Schweizerische Gesellschaft für Ernährung. (2015). Referenzwerte für die Nährstoffzufuhr (2. Aufl.). Bonn: Neuer Umschau Buchverlag.

6 Deutsche Gesellschaft für Ernährung, Österreichische Gesellschaft für Ernährung, Schweizerische Gesellschaft für Ernährung. (2015). Referenzwerte für die Nährstoffzufuhr – Protein (2. Aufl.). Bonn: Neuer Umschau Buchverlag.

7 World Health Organization. (2007). Protein and Amino Acid requirements in human nutrition. Report of a joint FAO/WHO/UNU expert consultation. WHO Technical Report Series 935, Geneva: World Health Organization.

8 Shah, B., Sucher, K. & Hollenbeck, C. B. (2006). Tables for Healthy Adults in the United States - Comparison of Ideal Body Weight Equations and Published Height-Weight Tables With Body Mass Index. Nutr Clin Pract. 2, 312.

9 European Food Safety Authority. (2012). Scientific Opinion on Dietary Reference Values for protein. EFSA Journal. 10 (2), 2557.

10 Deutsche Gesellschaft für Ernährung, Österreichische Gesellschaft für Ernährung, Schweizerische Gesellschaft für Ernährung. (2015). Referenzwerte für die Nährstoffzufuhr – Protein (2. Aufl.). Bonn: Neuer Umschau Buchverlag.

11 Beaton, G. H. (1981). Joint FAO/WHO/UNU Expert Consultation on Energy and Protein Requirements. Zugriff am 1. Juni 2018. Verfügbar unter https://bit.ly/2Gcfdr1

12 Munro, H. N. (1971). FAO/WHO ad hoc Committee of Experts on Energy and Protein: Requirements and Recommended intakes: Principles and Methods of Estimating Protein Requirements for Maintenance. Zugriff am 1. Juni 2018. Verfügbar unter https://bit.ly/2Ci7e9F

13 Young, V. R. & Pellett, P. L. (1994). Plant proteins in relation to human protein and amino acid nutrition. Am J Clin Nutr, 59 (5), 1203-1212.

14 Hoffman, J. R. & Falvo, M. J. (2004). Protein - Which is Best? *J Sports Sci Med*, 3(3), 118-130.

15 Davey, G. K., Spencer, E. A., Appleby, P. N., Allen, N. E., Knox, K. H. & Key, T. J. (2003). EPIC-Oxford: lifestyle characteristics and nutrient intakes in a cohort of 33 883 meat-eaters and 31 546 non meat-eaters in the UK. *Public Health Nutr*, 6 (3), 259-69.

16 Larsson, C. L. & Johansson, G. K. (2002). Dietary intake and nutritional status of young vegans and omnivores in Sweden. *Am J Clin Nutr*, 76 (1), 100-6.

17 Waldmann, A., Koschizke, J. W., Leitzmann, C. & Hahn, A. (2003). Dietary intakes and lifestyle factors of a vegan population in Germany: results from the German Vegan Study. *Eur J Clin Nutr*, 57 (8), 947-55.

18 Schüpbach, R., Wegmüller, R., Berguerand, C., Bui, M. & Herter-Aeberli, L. (2017). Micronutrient status and intake in omnivores, vegetarians and vegans in Switzerland. *Eur J Nutr*, 56 (1), 283-293.

19 Haddad, E. H., Berk, L. S,. Kettering, J. D., Hubbard, R. W. & Peters, W. R. (1999). Dietary intake and biochemical, hematologic, and immune status of vegans compared with nonvegetarians. *Am J Clin Nutr*, 70 (3), 586-593.

20 American Dietetic Association; Dietitians of Canada. (2003). Position of the American Dietetic Association and Dietitians of Canada: vegetarian diets. *Can J Diet Pract Res*, 64 (2), 62-81.

21 Craig, W. J. & Mangels, A. R.; American Dietetic Association. (2009). Position of the American Dietetic Association: vegetarian diets. *J Am Diet Assoc*, 109 (7), 1266-82.

22 Melina, V., Craig, W. & Levin, S. (2016). Position of the Academy of Nutrition and Dietetics: Vegetarian Diets. *J Acad Nutr Diet*, 116 (12), 1970-1980.

23 British Dietetic Association. (2017). *Food Fact Sheet - Vegetarian Diets*. Zugriff am 1. Juni 2018. Verfügbar unter: https://bit.ly/2CjTFqg

24 Dietitians Association of Australia. (2017). *Vegan diets: everything you need to know*. Zugriff am 1. Juni 1018. Verfügbar unter https://bit.ly/2xQR5v1

25 American Heart Association. (2016). *Vegetarian Diets*. Zugriff am 1. Juni 2018. Verfügbar unter https://bit.ly/2IFuju5

26 Die Berechnung der durchschnittlichen Gewichtszunahme einzelner Hülsenfrüchte, (Pseudo-)Getreide und weiterer Trockenprodukte durch Kochen erfolgte anhand von eigenen Messungen mit unterschiedlichen Einweich- und Kochzeiten, woraus ein gerundeter Mittelwert gebildet wurde. Dieser soll lediglich als ungefähre Orientierung dienen.

27 Souci, S. W., Fachmann, W. & Kraut, H. (2016). *Die Zusammensetzung der Lebensmittel Nährwerttabellen* (8. Aufl.). Stuttgart: Wissenschaftliche Verlagsgesellschaft Stuttgart.

28 Heseker, H. & Heseker, B. (2016). *Die Nährwerttabelle* (4. Aufl.). Neustadt an der Weinstraße: Neuer Umschau Buchverlag.

29 Elmadfa, I., Aign, W., Muskat, E. & Fritzsche, D. (2015). *Die große GU Nährwert-Kalorien-Tabelle (Neuausgabe 2016/2017)*. München: Gräfe und Unzer Verlag.

30 Cronometer Lebensmitteldatenbank: *Eggs, Cooked. Food #464674, Data Source: NCCDB*. Zugriff am 1. Juni 2018. Verfügbar unter www.cronometer.com

31 Souci, S. W., Fachmann, W. & Kraut, H. (2016). *Die Zusammensetzung der Lebensmittel Nährwerttabellen* (8. Aufl.). Stuttgart: Wissenschaftliche Verlagsgesellschaft Stuttgart.

32 Cronometer Lebensmitteldatenbank: *Eggs, Cooked. Food #464674, Data Source: NCCDB*. Zugriff am 1. Juni 2018. Verfügbar unter www.cronometer.com

33 Souci, S. W., Fachmann, W. & Kraut, H. (2016). *Die Zusammensetzung der Lebensmittel Nährwerttabellen* (8. Aufl.). Stuttgart: Wissenschaftliche Verlagsgesellschaft Stuttgart.

34 Waldmann, A., Koschizke, J. W., Leitzmann, C. & Hahn, A. (2003). Dietary intakes and lifestyle factors of a vegan population in Germany: results from the German Vegan Study. *Eur J Clin Nutr*, 57(8), 947-55.

35 Strassner, C. (1998). *Die Gießener Rohkost-Studie: Ernährungs- und Gesundheitsstatus von Rohköstlern unter besonderer Berücksichtigung von Protein und Energie*. Heidelberg: Verlag für Medizin und Gesundheit.

36 Graham, D. N. (2016). *Die 80/10/10-High-Carb-Diät - Die revolutionäre Formel für eine rohvegane und fettarme Ernährung* (2. Aufl.). Kandern: Unimedica, 31.

37 Messina, V. (2014). Nutritional and health benefits of dried beans. *Am J Clin Nutr*, 100(1), 437-442.

38 Jacob, L. M. (2014). *Von Eiweißmangel bis Eiweißmast - Wie viel Protein ist sinnvoll und welches?* Zugriff am 1. Juni 2018. Verfügbar unter https://bit.ly/2jXNSjC

39 Datta, D., Bhinge, A. & Chandran, V. (2001). Lysine: Is it worth more? *Cytotechnology*, 36(1-3), 3-32.

40 Civitelli, R., Villareal, D. T., Agnusdei, D., Nardi, P., Avioli, L. V. & Gennari, C. (1992). Dietary L-lysine and calcium metabolism in humans. *Nutrition*, 8(6), 400-405.

41 Guo, E. L. & Katta, R. (2017). Diet and hair loss: effects of nutrient deficiency and supplement use. *Dermatol Pract Concept*, 7(1), 1-10.

42 Rushton, D. H. (2002). Nutritional factors and hair loss. *Clin Exp Dermatol*, 27 (5), 396-404.

43 World Health Organization. (2007). *Protein and Amino Acid requirements in human nutrition. Report of a joint FAO/WHO/UNU expert consultation. WHO Technical Report Series 935*. Geneva: World Health Organization.

44 Souci, S. W., Fachmann, W. & Kraut, H. (2016). *Die Zusammensetzung der Lebensmittel Nährwerttabellen* (8. Aufl.) Stuttgart: Wissenschaftliche Verlagsgesellschaft Stuttgart.

45 Ebd.

46 Boye, J., Wijesinha-Bettoni, R. & Burlingame, B. (2012). Protein quality evaluation twenty years after the introduction of the protein digestibility corrected amino acid score method. *Br J Nutr*, 108(2), 183-211.

47 Hoffman, J. R. & Falvo, M. J. (2004). Protein - Which is Best? *J Sports Sci Med*, 3(3), 118-130.

48 Sibian, M. S., Saxena, D. C. & Riar, C. S. (2017). Effect of germination on chemical, functional and nutritional characteristics of wheat, brown rice and triticale: a comparative study. *J Sci Food Agric*, 97(13), 4643-4651.

49 Hoffman, J. R. & Falvo, M. J. (2004). Protein - Which is Best? *J Sports Sci Med*, 3(3), 118-130.

50 Lajolo, F. M. & Genovese, M. I. (2002). Nutritional Significance of Lectins and Enzyme Inhibitors from Legumes. *J. Agric. Food Chem*, 50 (22), 6592-6598.

51 Bishnoi, S. & Khetarpaul, N. (1994). Protein digestability of vegetables and field peas (Pisum sativum). Varietal differences and effect of domestic processing and cooking methods. *Plant Foods Hum Nutr*, 46 (1), 71-6.

52 Boye, J., Wijesinha-Bettoni, R. & Burlingame, B. (2012). Protein quality evaluation twenty years after the introduction of the protein digestibility corrected amino acid score method. *Br J Nutr*, 108(2), 183-211.

53 Mariotti, F., (2018). Plant Protein, Animal Protein, and Protein Quality. In: Mariotti, F., Hrsg.: *Vegetarian and Plant-Based Diets in Health and Disease Prevention*. Cambridge: Academic Press, 621-637.

54 Woolf, P. J., Fu, L. L. & Basu, A. (2011). vProtein: Identifying Optimal Amino Acid Complements from Plant-Based Foods. PLoS One, 6(4), e18836.

55 Insel, P., Ross, D., McMahon, K. & Bernstein, M. (2017). Nutrition (6. Aufl.). Massachusetts: Jones & Bartlett Learning, 237-239.

56 Schlieper, C. (2017). Grundfragen der Ernährung (22. Aufl.). Hamburg: Verlag Handwerk und Technik, 125.

57 Food and Agriculture Organization of the United Nations. (1991). Protein Quality Evaluation - Report of the joint FAO/WHO Expert Consulation. Food and Nutrtion Paper 51. Zugriff am 1. Juni 2018. Verfügbar unter https://bit.ly/2JieMSq

58 Moore-Lappé, F. (1978). Die Öko-Diät - Wie man mit wenig Fleisch gut ißt und die Natur schont. Frankfurt/Main: Fischer Taschenbuch Verlag.

59 Carney, L. (2013). The Myth of Complementary Protein. Zugriff am 1. Juni 2018. Verfügbar unter https://bit.ly/2xNqbnI

60 Young, V. R. & Pellett, P. L. (1994). Plant proteins in relation to human protein and amino acid nutrition. Am J Clin Nutr, 59 (5), 1203-1212.

61 World Cancer Research Fund / American Institute for Cancer Research. (2007). Food, Nutrition, Physical Activity, and the Prevention of Cancer: a Global Perspective. Washington DC: AICR.

62 Yáñez, E., Uauy, R., Zacarías, I. & Barrera, G. (1986). Long-term validation of 1g of protein per kilogram body weight from a predominantly vegetable mixed diet to meet the requirements of young adult males. J Nutr, 6 (5), 865-72.

63 Mariotti, F., (2018). Plant Protein, Animal Protein, and Protein Quality. In: Mariotti, F., Hrsg.: Vegetarian and Plant-Based Diets in Health and Disease Prevention. Cambridge: Academic Press, 621-637.

64 Rand, W. M., Pellett, P. L. & Young, V. R. (2003). Meta-analysis of nitrogen balance studies for estimating protein requirements in healthy adults. Am J Clin Nutr, 77(1), 109-127.

65 American Dietetic Association; Dietitians of Canada. (2003). Position of the American Dietetic Association and Dietitians of Canada: vegetarian diets. Can J Diet Pract Res, 64 (2), 62-81.

66 Deutsche Gesellschaft für Ernährung, Österreichische Gesellschaft für Ernährung, Schweizerische Gesellschaft für Ernährung. (2015). Referenzwerte für die Nährstoffzufuhr - Protein (2. Aufl.). Bonn: Neuer Umschau Buchverlag.

67 Bührer, C., Genzel-Boroviczény, O., Jochum, F., Kauth, T., Kersting, M., Koletzko, B. et al. (2014). Ernährung gesunder Säuglinge. Monatsschrift Kinderheilkunde, 162(6), 527-538.

68 The American Academy of Peadiatrics. (2012). Policy Statement - Breastfeeding and the Use of Human Milk. Pediatrics, 129 (3), 827-41.

69 Deutsche Gesellschaft für Ernährung. (2017). Wie viel Protein brauchen wir? Presseinformation: DGE aktuell, Presse, 2017 08/2017 vom 21.09.2017. Zugriff am 1. Juni 2018. Verfügbar unter https://bit.ly/2M6q0dT

70 Baum, J. I., Kim, I. Y. & Wolfe, R. R. (2016). Protein Consumption and the Elderly: What Is the Optimal Level of Intake? Nutrients, 8(6), 359.

71 Nowson, C. & O'Connell, S. (2015). Protein Requirements and Recommendations for Older People: A Review. Nutrients, 7(8), 6874-6899.

72 Morais, J. A., Chevalier, S. & Gougeon, R. (2006). Protein turnover and requirements in the healthy and frail elderly. J Nutr Health Aging, 10 (4), 272-83.

73 Campbell, B., Kreider, R. B., Ziegenfuss, T., Bounty, P., Roberts, M., Burke, D., Landis, J., Lopez, H., & Antonio, J. (2007). International Society of Sports Nutrition position stand: protein and exercise. J Int Soc Sports Nutr, 4 (8), 1-7.

74 Schüpbach, R., Wegmüller, R., Berguerand, C., Bui, M., Herter-Aeberli, L. (2017). Micronutrient status and intake in omnivores, vegetarians and vegans in Switzerland. Eur J Nutr, 56 (1), 283-293.

75 Rizzo, N. S., Jaceldo-Siegl, K., Sabatè, J. & Fraser, G. E. (2013). Nutrient profiles of vegetarian and nonvegetarian dietary patterns. J Acad Nutr Diet, 113 (12), 1610-9.

76 European Food Safety Authority. (2012). Scientific Opinion on Dietary Reference Values for protein. EFSA Journal, 10 (2), 2557.

77 Young, V. R. & Pellett, P. L. (1994). Plant proteins in relation to human protein and amino acid nutrition. Am J Clin Nutr, 59 (5), 1203-1212.

Omega-3-Fettsäuren

1 Souci, S. W., Fachmann, W. & Kraut, H. (2016). Die Zusammensetzung der Lebensmittel Nährwerttabellen (8. Aufl.). Stuttgart: Wissenschaftliche Verlagsgesellschaft.

2 Burr, M. L., Fehily, A. M., Gilbert, J. F., Rogers, S., Holliday, R. M., Sweetnam, P. M., Elwood, P. C. & Deadman, N. M. (1989). Effects of changes in fat, fish, and fibre intakes on death and myocardial reinfarction: diet and reinfarction trial (DART). Lancet, 2(8666), 757-761.

3 Zeng, L. Z., Cao, Y., Liang, W. X., Bao, W. H., Pan, J. K., Wang, Q. et al. (2017). An exploration of the role of a fish-oriented diet in cognitive decline: a systematic review of the literature. Oncotarget, 8(24), 39877-39895.

4 Lenihan-Geels, G., Bishop, K. S. & Ferguson, L. R. (2013). Alternative Sources of Omega-3 Fats: Can We Find a Sustainable Substitute for Fish? Nutrients, 5(4), 1301-1315.

5 Villegas, A. S. & Sanchez-Taínta, A. (2017). The Prevention of Cardiovascular Disease through the Mediterranean Diet. Cambridge (MA): Academic Press, 40.

6 Ulaszewska, M. M., Zuccato, E. & Davoli, E. (2011). PCDD/Fs and dioxin-like PCBs in human milk and estimation of infants' daily intake: a review. Chemosphere, 83(6), 774-782.

7 Hamilton, M. C., Hites, R. A., Schwager, S. J., Foran, J. A., Knuth, B. A. & Carpenter, D. O. (2005). Lipid composition and contaminants in farmed and wild salmon. Environ Sci Technol, 39(22), 8622-8629.

8 Carlson, D. L. & Hites, R. A. (2005). Polychlorinated bi-phenyls in salmon and salmon feed: global differences and bioaccumulation. Environ Sci Technol, 39(19), 7389-7395.

9 Adarme-Vega, T. A., Lim, D. K., Timmins, M., Vernen, F., Li, Y. & Schenk, P. M. (2012). Microalgal biofactories: a promising approach towards sustainable omega-3 fatty acid production. Microb Cell Fact, 11, 96.

10 Arterburn, L. M., Oken, H. A., Hoffman, J. P., Bailey-Hall, E., Chung, G., Rom, D., Hamersley, J. & McCarthy, D. (2007). Bioequivalence of Docosahexaenoic acid from different algal oils in capsules and in a DHA-fortified food. Lipids, 42(11), 1011-1024.

11 Geppert, J., Kraft, V., Demmelmair, H. & Koletzko, B. (2006). Microalgal docosahexaenoic acid decreases plasma triacylglycerol in normolipidaemic vegetarians: a randomised trial. Br J Nutr, 95(4), 779-86.

12 Ganuza, E., Benítez-Santana, T., Atalah, E., Vega-Orel-lana, O., Ganga, R. & Izquierdo, M. S. (2008). Crypthecodinium cohnii and Schizochytrium sp. as potential substitutes to fisheries-derived oils from seabream (Sparus aurata) microdiets. *Aquaculture*, 277(1-2), 109-116.

13 Davidson, M.H., Johnson, J., Rooney, M.W., Kyle, M.L. & Kling, D.F. (2012). A novel omega-3 free fatty acid formulation has dramatically improved bioavailability during a low-fat diet compared with omega-3-acid ethyl esters: the ECLIPSE (Epanova(®) compared to Lovaza(®) in a pharmacokinetic single-dose evaluation) study. *J Clin Lipidol*. 6(6), 573-584.

14 Bastías, J.M., Balladares, P., Acuña, S., Quevedo, R. & Muñoz, O. (2017). Determining the effect of different cooking methods on the nutritional composition of salmon (Salmo salar) and chilean jack mackerel (Trachurus murphyi) fillets. *PLoS One*, 12(7), e0180993.

15 Larsen, D. S., Quek, S. Y. & Eyres, L. (2010). Effect of cooking method on the fatty acid profile of New Zealand King Salmon (Oncorhynchus tshawytscha). *Food Chem*, 119(2), 785-790.

16 Morais, D. C., Moraes, E. A., Dantas, M. I., Carraro, J. C., Da Silva, C. O., Cecon, P. R., Duarte-Martino, H. S. & Rocha-Ribeiro, S. M. (2011). Heat Treatment and Thirty-Day Storage Period Do Not Affect the Stability of Omega-3 Fatty Acid in Brown Flaxseed (Linum Usitatissimum) Whole Flour. *JFNS*, 2(4), 281-286.

17 Davis, B.C. & Kris-Etherton, P.M. (2003). Achieving optimal essential fatty acid status in vegetarians: current knowledge and practical implications. *Am J Clin Nutr*, 78(3), 640-646.

18 Lapointe, A., Couillard, C. & Lemieux, S. (2006). Effects of dietary factors on oxidation of low-density lipoprotein particles. *J Nutr Biochem*, 17(10), 645-658.

19 GISSI-Prevenzione Investigators. (1999). Dietary Supplementation with N-3 Polyunsaturated Fatty Acids and Vitamin E After Myocardial Infarction: Results of the GISSI-Prevenzione Trial. *Lancet*, 354(9177), 447-455.

20 Burr, M.L., Fehily, A.M., Gilbert, J.F., Rogers, S., Holliday, R.M., Sweetnam, P.M., Elwood, P.C. & Deadman, N.M. (1989). Effects of changes in fat, fish, and fibre intakes on death and myocardial reinfarction: diet and reinfarction trial (DART). *Lancet*, 2(8666), 757-761.

21 De Lorgeril, M., Renaud, S., Mamelle, N., Salen, P., Martin, J.L., Monjaud, I., Guidollet, J., Touboul, P. & Delaye, J. (1994). Mediterranean alpha-linolenic acid-rich diet in secondary prevention of coronary heart disease. *Lancet*, 343(8911), 1454-1459.

22 Widmer, R.J., Flammer, A.J., Lerman, L.O. & Lerman, A. (2015). The Mediterranean diet, its components, and cardiovascular disease. *Am J Med*, 28(3), 229-238.

23 Ebd.

24 Rizos, E.C., Ntzani, E.E., Bika, E., Kostapanos, M.S. & Elisaf, M.S. (2012). Association between omega-3 fatty acid supplementation and risk of major cardiovascular disease events: a systematic review and meta-analysis. *JAMA*, 308(10), 1024-1033.

25 Dinter, J., Boeing, H., Leschik-Bonnet, E. & Wolfram, E. für die Deutsche Gesellschaft für Ernährung e. V. (2015). Fettzufuhr und Prävention ausgewählter ernährungsmitbedingter Krankheiten. Zusammenfassung zur überarbeiteten Version (2015) der evidenzbasierten Leitlinie zur Fettzufuhr der Deutschen Gesellschaft für Ernährung e. V. (DGE). *Ernährungs Umschau*, 63(05), 104-109.

26 Witte, A. V., Kerti, L., Hermannstädter, H. M., Fiebach, J. B., Schreiber, S. J., Schuchardt, J. P., Hahn, A. & Flöel, A. (2014). Long-chain omega-3 fatty acids improve brain function and structure in older adults. *Cereb Cortex*, 24(11), 3059-68.

27 Deutsche Gesellschaft für Ernährung. (2015). *Evidenzbasierte Leitlinie – Fettzufuhr und Prävention ausgewählter ernährungsmitbedingter Krankheiten* (2. Version). Zugriff am 1. Juni 2018. Verfügbar unter http://bit.ly/2HBYEFV

28 EFSA Panel on Dietetic Products, Nutrition and Allergies. (2012). Scientific Opinion related to the Tolerable Upper Intake Level of eicosapentaenoic acid (EPA), docosahexaenoic acid (DHA) and docosapentaenoic acid (DPA). *EFSA Journal*, 10(7), 2815.

29 FAO/WHO Expert Consultation on Fats and Fatty Acids in Human Nutrition. (2008). *Interim Summary of Conclusions and Dietary Recommendations on Total Fat & Fatty Acids*. Zugriff am 1. Juni 2018. Verfügbar unter http://bit.ly/2pgQCeG

30 Vannice, G. & Rasmussen, H. (2014). Position of the academy of nutrition and dietetics: dietary fatty acids for healthy adults. *J Acad Nutr Diet*, 114(1), 136-153.

31 Williams, C. M. & Burdge, G. (2006). Long-chain n-3 PUFA: plant v. marine sources. *Proc Nutr Soc*, 65(1), 42-50.

32 Davis, B. C. & Kris-Etherton, P. M. (2003). Achieving optimal essential fatty acid status in vegetarians: current knowledge and practical implications. *Am J Clin Nutr*, 78(3), 640-646.

33 EFSA Panel on Dietetic Products, Nutrition and Allergies. (2012). Scientific Opinion related to the Tolerable Upper Intake Level of eicosapentaenoic acid (EPA), docosahexaenoic acid (DHA) and docosapentaenoic acid (DPA). *EFSA Journal*, 10(7), 2815.

34 Wei, M. Y. & Jacobson, T. A. (2011). Effects of eicosapentaenoic acid versus docosahexaenoic acid on serum lipids: a systematic review and meta-analysis. *Curr Atheroscler Rep*, 13(6), 474-483.

35 EFSA Panel on Dietetic Products, Nutrition and Allergies. (2012). Scientific Opinion related to the Tolerable Upper Intake Level of eicosapentaenoic acid (EPA), docosahexaenoic acid (DHA) and docosapentaenoic acid (DPA). *EFSA Journal*, 10(7), 2815.

36 Sarter, B., Kelsey, K. S., Schwartz, T. A. & Harris, W. S. (2015). Blood docosahexaenoic acid and eicosapentaenoic acid in vegans: Associations with age and gender and effects of an algal-derived omega-3 fatty acid supplement. *Clin Nutr*, 34(2), 212-218.

37 Harris, W. S. (2008). The omega-3 index as a risk factor for coronary heart disease. *Am J Clin Nutr*, 87(6), 1997-2002.

38 Geppert, J., Kraft, V., Demmelmair, H. & Koletzko, B. (2005). Docosahexaenoic acid supplementation in vegetarians effectively increases omega-3 index: a randomized trial. *Lipids*, 40(8), 807-814.

39 FAO/WHO Expert Consultation on Fats and Fatty Acids in Human Nutrition. (2008). *Interim Summary of Conclusions and Dietary Recommendations on Total Fat & Fatty Acids*. Zugriff am 1. Juni 2018. Verfügbar unter http://bit.ly/2pgQCeG

40 Campoy, C., Escolano-Margarit, M. V., Anjos, T., Szajewska, H. & Uauy, R. (2012). Omega 3 fatty acids on child growth, visual acuity and neurodevelopment. *Br J Nutr*, 107(2), 85-106.

41 Sanders, T. A. (2009). DHA status of vegetarians. *Prostaglandins Leukot Essent Fatty Acids*, 81(2-3), 137-141.

42 Rosell, M. S., Lloyd-Wright, Z., Appleby, P. N., Sanders, T. A., Allen, N. E. & Key, T. J. (2005). Long-chain n-3

polyunsaturated fatty acids in plasma in British meat-eating, vegetarian, and vegan men. *Am J Clin Nutr*, 82(2),327-334.

43 Sanders, T. A. & Reddy, S. (1992). The influence of a vegetarian diet on the fatty acid composition of human milk and the essential fatty acid status of the infant. *J Pediatr*, 120(4), 71-77.

44 Larqué, E., Gil-Sánchez, A., Prieto-Sánchez, M. T. & Koletzko, B. (2012). Omega 3 fatty acids, gestation and pregnancy outcomes. *Br J Nutr*, 107(2), 77-84.

45 Mulder, K. A., King, D. J. & Innis, S. M. (2014). Omega-3 fatty acid deficiency in infants before birth identified using a randomized trial of maternal DHA supplementation in pregnancy. *PLoS One*, 9(1), e83764.

46 Burr, G. O. & Burr, M. M. (1929). A New Deficiency Disease Produced by the Rigid Exclusion of Fat from the Diet. *J Biol Chem*, 82, 345-367.

47 Burr, G. O. & Burr, M. M. (1930). On the Nature and Role of the Fatty Acids Essential in Nutrition. *J Biol Chem*, 86, 587-621.

48 The American Society for Biochemistry and Molecular Biology (2012). Essential Fatty Acids: The Work of George and Mildred Burr. *The Journal of Biological Chemistry*, 287(2), 35439 -35441.

49 Hahn, A., Ströhle, A. & Wolters, M. (2016). *Ernährung - Physiologische Grundlagen, Prävention, Therapie* (3. Aufl.). Stuttgart: Wissenschaftliche Verlagsgesellschaft Stuttgart, 99.

50 Stevens, L. J., Zentall, S. S., Deck, J. L., Abate, M. L., Watkins, B. A., Lipp, S. R. and Burgess, J. R. (1995). Essential fatty acid metabolism in boys with attention-deficit hyperactivity disorder. *Am J Clin Nutr*, 62(4), 761-768.

51 Tortosa-Caparrós, E., Navas-Carrillo, D., Marín, F. & Orenes-Piñero, E. (2017). Anti-inflammatory effects of omega 3 and omega 6 polyunsaturated fatty acids in cardiovascular disease and metabolic syndrome. *Crit Rev Food Sci Nutr*, 57(16), 3421-3429.

52 Davis, B. C. & Kris-Etherton, P. M. (2003). Achieving optimal essential fatty acid status in vegetarians: current knowledge and practical implications. *Am J Clin Nutr*, 78(3), 640-646.

53 Bozzatello, P., Brignolo, E., De Grandi, E. & Bellino, S. (2016). Supplementation with Omega-3 Fatty Acids in Psychiatric Disorders: A Review of Literature Data. *J Clin Med*, 5(8), 67.

54 Tortosa-Caparrós, E., Navas-Carrillo, D., Marín, F. & Orenes-Piñero, E. (2017). Anti-inflammatory effects of omega 3 and omega 6 polyunsaturated fatty acids in cardiovascular disease and metabolic syndrome. *Crit Rev Food Sci Nutr*, 57(16), 3421-3429.

55 Hahn, A., Ströhle, A. & Wolters, M. (2016). *Ernährung - Physiologische Grundlagen, Prävention, Therapie* (3. Aufl.). Stuttgart: Wissenschaftliche Verlagsgesellschaft Stuttgart, 100.

56 Calder P. C. & Deckelbaum, R. J. (2011). Harmful, harmless or helpful? The n-6 fatty acid debate goes on. *Curr Opin Clin Nutr Metab Care*, 14(2), 113-114.

57 Englert, H. & Siebert, S. (2016). *Vegane Ernährung*. Bern: Haupt Verlag, 36.

58 Brenna, J. T. (2002). Efficiency of conversion of alpha-linolenic acid to long chain n-3 fatty acids in man. *Curr Opin Clin Nutr Metab Care*, 5(2), 127-132.

59 Deutsche Gesellschaft für Ernährung, Österreichische Gesellschaft für Ernährung, Schweizerische Gesellschaft für Ernährung. (2015). *Referenzwerte für die Nährstoffzu-fuhr - Essenzielle Fettsäuren*. (2. Aufl.). Bonn: Neuer Umschau Buchverlag.

60 Patterson, E., Wall, R., Fitzgerald, G. F., Ross, R. P. & Stanton, C. (2012). Health Implications of High Dietary Omega-6 Polyunsaturated Fatty Acids. *J Nutr Metab*, 2012, 539426.

61 Simopoulos, A. P. (2016). An Increase in the Omega-6/Omega-3 Fatty Acid Ratio Increases the Risk for Obesity. *Nutrients*, 8(3), 128.

62 Simopoulos, A. P. (2002). The importance of the ratio of omega-6/omega-3 essential fatty acids. *Biomed Pharmacother*, 56(8), 365-379.

63 Sanders, T. A. (2009). DHA status of vegetarians. *Prostaglandins Leukot Essent Fatty Acids*, 81(2-3), 137-141.

64 Hahn, A., Ströhle, A. & Wolters, M. (2016). *Ernährung - Physiologische Grundlagen, Prävention, Therapie* (3. Aufl.). Stuttgart: Wissenschaftliche Verlagsgesellschaft Stuttgart, 991.

65 Liou, Y. A., King, D. J., Zibrik, D., Innis, S. M. (2007). Decreasing linoleic acid with constant alpha-linolenic acid in dietary fats increases the (n-3) eicosapentaenoic acid in plasma phospholipids in healthy men. *J Nutr*, 137(4), 945-952.

66 Calder P. C. & Deckelbaum, R. J. (2011). Harmful, harmless or helpful? The n-6 fatty acid debate goes on. *Curr Opin Clin Nutr Metab Care*, 14(2): 113-114.

67 Gerster, H. (1998). Can adults adequately convert alpha-linolenic acid (18:3n-3) to eicosapentaenoic acid (20:5n-3) and docosahexaenoic acid (22:6n-3)? *Int J Vitam Nutr Res*, 68(3), 159-173.

68 Innis, S. M. (2007). Human milk: maternal dietary lipids and infant development. *Proc Nutr Soc*, 66(3), 397-404.

69 Institute of Medicine Food and Nutrition Board. (2005). *Dietary Reference Intakes for Energy, Carbohydrate, Fiber, Fat, Fatty Acids, Cholesterol, Protein, and Amino Acids*. Washington: National Academy Press.

70 Rechenweg: Es wurden von den 1.900 kcal die 2,5 % für die Mindestzufuhr an LA errechnet. Die 47,5 kcal wurden zur Ermittlung der Fettmenge in g durch 9,3 dividiert, weil ein g Fett durchschnittlich 9,3 kcal enthält. So wurde die Mindestzufuhr an LA in Höhe von 5 g gerundet bestimmt.

71 Rechenweg: Es wurden von den 1.900 kcal die 0,5 % für die Mindestzufuhr an LA errechnet. Die 9,5 kcal wurden zur Ermittlung der Fettmenge in g durch 9,3 dividiert, weil ein g Fett durchschnittlich 9,3 kcal enthält. So wurde die Mindestzufuhr an ALA in Höhe von 1 g gerundet bestimmt.

72 Davis, B. C. & Kris-Etherton, P. M. (2003). Achieving optimal essential fatty acid status in vegetarians: current knowledge and practical implications. *Am J Clin Nutr*, 78(3), 640-646.

73 Souci, S. W., Fachmann, W. & Kraut, H. (2016). *Die Zusammensetzung der Lebensmittel Nährwerttabellen* (8. Aufl.). Stuttgart: Wissenschaftliche Verlagsgesellschaft.

74 Ebd.

75 Ebd.

76 Ros, E. (2010). Health Benefits of Nut Consumption. *Nutrients*, 2(7), 652-682.

77 Wu, L., Wang, Z., Zhu, J., Murad,A. L., Prokop, L. J. & Murad, M. H. (2015). Nut consumption and risk of cancer and type 2 diabetes: a systematic review and meta-analysis. *Nutr Rev*, 73(7), 409-425.

78 Aune, D., Keum, N., Giovannucci, E., Fadnes, L. T., Boffetta, P., Greenwood, D. C., Tonstad, S., Vatten, L. J., Riboli, E. & Norat, T. (2016). Nut consumption and risk of

cardiovascular disease, total cancer, all-cause and cause-specific mortality: a systematic review and dose-response meta-analysis of prospective studies. *BMC Med*, 14(1), 207.

79 Souci, S. W., Fachmann, W. & Kraut, H. (2016). *Die Zusammensetzung der Lebensmittel Nährwerttabellen* (8. Aufl.). Stuttgart: Wissenschaftliche Verlagsgesellschaft.

80 Gómez-Candela, C., Bermejo-López, L. M. & Loria-Kohen, V. (2011). Importance of a balanced omega 6/omega 3 ratio for the maintenance of health: Nutritional recommendations. *Nutr Hosp*, 26(2), 323–329.

81 Plourde, M. & Cunnane, S. C. (2007). Extremely limited synthesis of long chain polyunsaturates in adults: implications for their dietary essentiality and use as supplements. *Appl Physiol Nutr Metab*, 32(4), 619–634.

82 Williams, C. M. & Burdge, G. (2006). Long-chain n-3 PUFA: plant v. marine sources. *Proc Nutr Soc*, 65(1), 42–50.

83 Arterburn, L., Bailey-Hall, E. & Oken, H. (2006). Distribution, and dose response of n-3 fatty acids in humans. *Am J Clin Nutr*, 83, 1467–1476.

84 Gerster, H. (1998). Can adults adequately convert alpha-linolenic acid (18:3n-3) to eicosapentaenoic acid (20:5n-3) and docosahexaenoic acid (22:6n-3)? *Int J Vitam Nutr Res*, 68(3), 159–173.

85 Burdge, G. C. & Wootton, S. A. (2002). Conversion of alpha-linolenic acid to eicosapentaenoic, docosapentaenoic and docosahexaenoic acids in young women. *Br J Nutr*, 88(4), 411–420.

86 Burdge, G. C. & Calder PC. (2005). Conversion of alpha-linolenic acid to longer-chain polyunsaturated fatty acids in human adults. *Reprod Nutr Dev*, 45(5), 581–597.

87 Welch, A. A., Shakya-Shrestha, S., Lentjes, M. A., Wareham, N. J. & Khaw, K. T. (2010). Dietary intake and status of n-3 polyunsaturated fatty acids in a population of fish-eating and non-fish-eating meat-eaters, vegetarians, and vegans and the product-precursor ratio [corrected] of α-linolenic acid to long-chain n-3 polyunsaturated fatty acids: results from the EPIC-Norfolk cohort. *Am J Clin Nutr*, 92(5), 1040–1051.

88 Emken, E. A., Adlof, R. O., Duval, S. M., Nelson, G. J. (1999). Effect of dietary docosahexaenoic acid on desaturation and uptake in vivo of isotope-labeled oleic, linoleic, and linolenic acids by male subjects. *Lipids*, 34(8), 785–791.

89 Rodriguez-Leyva, D., Weighell, W., Edel, A. L., LaVallee, R., Dibrov, E., Pinneker, R. et al. (2013). Potent antihypertensive action of dietary flaxseed in hypertensive patients. *Hypertension*, 62(6), 1081–1089.

90 Das, U. N. (2006). Essential fatty acids: biochemistry, physiology and pathology. *Biotechnol J*, 1(4), 420–439.

91 Ebd.

92 Burdge, G. C. & Wootton, SA. (2002). Conversion of alpha-linolenic acid to eicosapentaenoic, docosapentaenoic and docosahexaenoic acids in young women. *Br J Nutr*, 88, 411–420.

93 Das, U. N. (2006). Essential fatty acids: biochemistry, physiology and pathology. *Biotechnol J*, 1(4), 420–439.

94 Bailey, N. (2009). Current choices in omega 3 supplementation. *Nutr Bull*, 34, 85–91.

95 Das, U. N. (2006). Essential fatty acids: biochemistry, physiology and pathology. *Biotechnol J*, 1(4), 420–439.

96 Gerster, H. (1998). Can adults adequately convert alpha-linolenic acid (18:3n-3) to eicosapentaenoic acid (20:5n-3) and docosahexaenoic acid (22:6n-3)? *Int J Vitam Nutr Res*, 68(3), 159–173.

97 Liou, Y. A., King, D. J., Zibrik, D. & Innis, S. M. (2007). Decreasing linoleic acid with constant alpha-linolenic acid in

dietary fats increases (n-3) eicosapentaenoic acid in plasma phospholipids in healthy men. *J Nutr*, 137(4), 945–52.

98 Das, U. N. (2006). Essential fatty acids: biochemistry, physiology and pathology. *Biotechnol J*, 1(4), 420–439.

99 Harnack, K., Andersen, G. & Somoza, V. (2009). Quantitation of alpha-linolenic acid elongation to eicosapentaenoic and docosahexaenoic acid as affected by the ratio of n6/n3 fatty acids. *Nutr Metab (Lond)*, 6, 8.

100 Ezaki, O., Takahashi, M., Shigematsu, T., Shimamura, K., Kimura, J., Ezaki, H. & Gotoh, T. (1999). Long-term effects of dietary alpha-linolenic acid from perilla oil on serum fatty acids composition and on the risk factors of coronary heart disease in Japanese elderly subjects. *J Nutr Sci Vitaminol (Tokyo)*, 45(6), 759–772.

101 Davis, B. C. & Kris-Etherton, P. M. (2003). Achieving optimal essential fatty acid status in vegetarians: current knowledge and practical implications. *Am J Clin Nutr*, 78(3), 640–646.

102 Siguel, E. N. & Lerman, R. H. (1994). Altered Fatty Acid Metabolism in Patients With Angiographically Documented Coronary Artery Disease. *Metabolism*, 43(8), 982–993.

103 Das, U. N. (2006). Essential fatty acids: biochemistry, physiology and pathology. *Biotechnol J*, 1(4), 420–439.

104 Ebd.

105 Davis, B. C. & Kris-Etherton, P. M. (2003). Achieving optimal essential fatty acid status in vegetarians: current knowledge and practical implications. *Am J Clin Nutr*, 78(3), 640–646.

106 Bundesinstitut für Risikobewertung. (2013). *Höhe der derzeitigen trans-Fettsäureaufnahme in Deutschland ist gesundheitlich unbedenklich – Stellungnahme 028/2013 des BfR vom 6. Juni 2013*. Zugriff am 1. Juni 2018. Verfügbar unter http://bit.ly/2HI2YDr

107 Bähr, M., Jahreis, G. & Kuhnt, K. (2011). Trans-Fettsäuren in Lebensmitteln auf dem deutschen Markt und in Humangeweben. *Ernährungs Umschau*, 58, 478–485.

108 Wu, A., Noble, E. E., Tyagi, E., Ying, Z., Zhuang, Y. & Gomez-Pinilla, F. (2015). Curcumin boosts DHA in the brain: implications for the prevention of anxiety disorders. *Biochim Biophys Acta*, 1852(5), 951–961.

109 Zhang, Y, Henning, S. M., Lee, R. P., Huang, J., Zerlin, A., Li, Z. & Heber, D. (2015). Turmeric and black pepper spices decrease lipid peroxidation in meat patties during cooking. *Int J Food Sci Nutr*, 66(3), 260–265.

110 Pawlosky, R. J., Hibbeln, J. R., Lin, Y., Goodson, S., Riggs, P., Sebring, N., Brown, G. L. & Salem, N. (2003). Effects of beef- and fish-based diets on the kinetics of n-3 fatty acid metabolism in human subjects. *Am J Clin Nutr*, 77(3), 565–72.

111 Welch, A. A., Shakya-Shrestha, S., Lentjes, M. A., Wareham, N. J. & Khaw, K. T. (2010). Dietary intake and status of n-3 polyunsaturated fatty acids in a population of fish-eating and non-fish-eating meat-eaters, vegetarians, and vegans and the product-precursor ratio [corrected] of α-linolenic acid to long-chain n-3 polyunsaturated fatty acids: results from the EPIC-Norfolk cohort. *Am J Clin Nutr*, 92(5), 1040–1051.

112 Emken, E. A., Adlof, R. O., Duval, S. M., Nelson, G. J. (1999). Effect of dietary docosahexaenoic acid on desaturation and uptake in vivo of isotope-labeled oleic, linoleic, and linolenic acids by male subjects. *Lipids*, 34(8), 785–791.

113 Kornsteiner, M., Singer, I. & Elmadfa, I. (2008). Very low n-3 long-chain polyunsaturated fatty acid status in Austrian vegetarians and vegans. *Ann Nutr Metab*, 52(1), 37–47.

114 Rosell, M. S., Lloyd-Wright, Z., Appleby, P. N., Sanders,

T. A., Allen, N. E. & Key, T. J. (2005). Long-chain n-3 polyunsaturated fatty acids in plasma in British meat-eating, vegetarian, and vegan men. *Am J Clin Nutr,* 82(2), 327–34.

115 Sanders, T. A., Ellis, F. R. & Dickerson, J. W. (1978). Studies of vegans: the fatty acid composition of plasma choline phosphoglycerides, erythrocytes, adipose tissue, and breast milk, and some indicators of susceptibility to ischemic heart disease in vegans and omnivore controls. *Am J Clin Nutr,* 31(5), 805–813.

116 Welch, A. A., Shakya-Shrestha, S., Lentjes, M. A., Wareham, N. J. & Khaw, K. T. (2010). Dietary intake and status of n-3 polyunsaturated fatty acids in a population of fish-eating and non-fish-eating meat-eaters, vegetarians, and vegans and the product-precursor ratio [corrected] of α-linolenic acid to long-chain n-3 polyunsaturated fatty acids: results from the EPIC-Norfolk cohort. *Am J Clin Nutr,* 92(5), 1040–1051.

117 Sanders, T. A. & Younger, K. M. (1981). The effect of dietary supplements of omega 3 polyunsaturated fatty acids on the fatty acid composition of platelets and plasma choline phosphoglycerides. *Br J Nutr,* 45(3), 613–616.

118 Fokkema, M. R., Brouwer, D. A., Hasperhoven, M. B., Martini, I. A. & Muskiet, F. A. (2000). Short-term supplementation of low-dose gamma-linolenic acid (GLA), alpha-linolenic acid (ALA), or GLA plus ALA does not augment LCP omega 3 status of Dutch vegans to an appreciable extent. *Prostaglandins Leukot Essent Fatty Acids,* 63(5), 287–292.

119 Li, D., Sinclair, A., Wilson, A., Nakkote, S., Kelly, F., Abedin, L., Mann, N. & Turner, A. (1999). Effect of dietary alpha-linolenic acid on thrombotic risk factors in vegetarian men. *Am J Clin Nutr,* 69(5), 872–882.

120 Brenna, J. T., Salem, N., Sinclair, A. J. & Cunnane, S. C.; International Society for the Study of Fatty Acids and Lipids. (2009). Alpha-Linolenic acid supplementation and conversion to n-3 long-chain polyunsaturated fatty acids in humans. *Prostaglandins Leukot Essent Fatty Acids,* 80(2–3), 85–91.

121 Sanders, T. A. (2009). DHA status of vegetarians. *Prostaglandins Leukot Essent Fatty Acids,* 81(2–3), 137–141.

122 Ezaki, O., Takahashi, M., Shigematsu, T., Shimamura, K., Kimura, J., Ezaki, H. & Gotoh, T. (1999). Long-term effects of dietary alpha-linolenic acid from perilla oil on serum fatty acids composition and on the risk factors of coronary heart disease in Japanese elderly subjects. *J Nutr Sci Vitaminol (Tokyo),* 45(6), 759–772.

Vitamin B₁₂

1 Richter, M., Boeing, H., Grünewald-Funk, D., Heseker, H., Kroke, A., Leschik-Bonnet, E., Oberritter, H., Strohm, D. & Watzl, B. für die Deutsche Gesellschaft für Ernährung. (2016). Vegane Ernährung - Position der Deutschen Gesellschaft für Ernährung (DGE). *Ernährungs Umschau,* 63(04), 92– 102. Erratum in: 63(05).

2 Rizzo, G., Laganà, A. S., Rapisarda, A. M.C., La Ferrera, G. M.G., Buscema, M., Rossetti, P. et al. (2016). Vitamin B12 among Vegetarians: Status, Assessment and Supplementation. *Nutrients,* 8(12), 767.

3 Fang, H., Kang, J. & Zhang, D. (2017). Microbial production of vitamin B12: a review and future perspectives. *Microb Cell Fact,* 16, 15.

4 Albert, M. J., Mathan, V. I., Baker, S. J. (1980). Vitamin B12 synthesis by human small intestinal bacteria. *Nature,* 283(5749), 781–782.

5 Robbins, W. J., Hervey, A. & Stebbins, M. E. (1950). Studies on Euglena and Vitamin B12. *Bulletin of the Torrey Botanical Club,* 77(6), 423–441.

6 Mößmer, A. (2014). *64 Fehlschlüsse in Argumenten - Logische und rhetorische Irrwege erkennen und vermeiden.* Erste Auflage der Druckausgabe. Erschienen im Eigenverlag.

7 Max Rubner-Institut, Bundesforschungsinstitut für Ernährung und Lebensmittel (2008). *Nationale Verzehrsstudie 2, Ergebnisbericht, Teil 2 - Die bundesweite Befragung zur Ernährung von Jugendlichen und Erwachsenen.* Zugriff am 1. Juni 2018. Verfügbar unter http://bit.ly/23d1feH

8 Tucker, K. L., Rich, S., Rosenberg, I., Jacques, P., Dallal, G., Wilson, P. & Selhub, J. (2000). Plasma vitamin B-12 concentrations relate to intake source in the Framingham Offspring Study. *Am J Clin Nutr,* 71, 514–522.

9 Biesalski, H. K. (2016). *Vitamine und Minerale - Indikation, Diagnostik, Therapie.* Stuttgart: Georg Thieme Verlag, 104.

10 Green, R. (2009). Is it time for vitamin B-12 fortification? What are the questions? *Am J Clin Nutr,* 89(2), 712–716.

11 Obeid, R.,Fedosov, S. N. & Nexo, E.(2015). Cobalamin coenzyme forms are not likely to be superior to cyano- and hydroxyl-cobalamin in prevention or treatment of cobalamin deficiency. *Mol Nutr Food Res,* 59(7), 1364–1372.

12 Norris, J. (2017). *Vitamin B12 - Individual Cases of Deficiency.* Zugriff am 1. Juni 2018. Verfügbar unter http://bit.ly/1ovIOTK

13 Norris, J. (2017). *Vegan Infants & Toddlers with B12 Deficiency.* Zugriff am 1. Juni 2018. Verfügbar unter http://bit.ly/1ovIN1Z

14 Hahn, A., Ströhle, A. & Wolters, M. (2016). *Ernährung - Physiologische Grundlagen, Prävention, Therapie* (3. Aufl.). Stuttgart: Wissenschaftliche Verlagsgesellschaft Stuttgart, 212.

15 Obeid, R., Fedosov, S. N. & Nexo, E.(2015). Cobalamin coenzyme forms are not likely to be superior to cyano- and hydroxyl-cobalamin in prevention or treatment of cobalamin deficiency. *Mol Nutr Food Res,* 59(7), 1364–1372.

16 Farquharson, J. & Adams, J. F. (1976). The forms of vitamin B12 in foods. *Br J Nutr,* 36(1), 127–36.

17 Deutsche Gesellschaft für Ernährung, Österreichische Gesellschaft für Ernährung, Schweizerische Gesellschaft für Ernährung. (2018). *Referenzwerte für die Nährstoffzufuhr - Vitamin B12.* (2. Aufl., 4. Aktual. Ausg.), Bonn: Neuer Umschau Buchverlag.

18 Bor, M. V., Lydeking-Olsen, E., Moller, J. & Nexo, E. (2006). A daily intake of approximately 6 microg vitamin B12 appears to saturate all the vitamin B12-related variables in Danish postmenopausal women. *Am J Clin Nutr,* 83, 52–58.

19 Bor, M. V., von Castel-Roberts, K. M., Kauwell, G. P., Stabler, S. P., Allen, R. H., Maneval, D. R., Bailey, L. B. & Nexo, E. (2010). Daily intake of 4 to 7 microg dietary vitamin B-12 is associated with steady concentrations of vitamin B-12-related biomarkers in a healthy young population. *Am J Clin Nutr,* 91(3), 571–577.

20 Ortigues-Marty, I., Thomas, E., Prévéraud, D. P., Girard, C. L., Bauchart, D., Durand, D. et al. (2006). Influence of maturation and cooking treatments on the nutritional value of bovine meats: Water losses and vitamin B12. *Meat Sci,* 73(3), 451–458.

21 Czerwonka, M., Szterk, A. & Waszkiewicz-Robak, B. (2014). Vitamin B12 content in raw and cooked beef. *Meat Sci,* 96(3), 1371–1375.

22 Watanabe, F., Abe, K., Fujita, T., Goto, M., Hiemori,

M. & Nakano, Y. (1998). Effects of Microwave Heating on the Loss of Vitamin B12 in Foods. *J Agric Food Chem*, 46(1), 206-210.

23 Deutsche Gesellschaft für Ernährung, Österreichische Gesellschaft für Ernährung, Schweizerische Gesellschaft für Ernährung. (2015). *Referenzwerte für die Nährstoffzufuhr - Vitamin B12* (2. Aufl.). Bonn: Neuer Umschau Buchverlag.

24 Watanabe, F. (2007). Vitamin B12 sources and bioavailability. *Exp Biol Med (Maywood)*, 232(10), 1266-1274.

25 Gregory, M. E. & Burton, H. (1965). The effect of ultra-high-temperature heat treatment on the content of thiamine, vitamin B6 and vitamin B12 of milk. *Journal of Dairy Research*, 32(1), 13-17.

26 Edelmann, M., Chamlagain, B., Santin, M., Kariluoto, S. & Piironen, V. (2016). Stability of added and in situ-produced vitamin B12 in breadmaking. *Food Chem*, 204, 21-28.

27 Hahn, A., Ströhle, A. & Wolters, M. (2016). *Ernährung - Physiologische Grundlagen, Prävention, Therapie* (3. Aufl.) Stuttgart: Wissenschaftliche Verlagsgesellschaft Stuttgart, 214 ff.

28 Insel, P., Ross, D., McMahon, K. & Bernstein, M. (2017). *Nutrition* (6. Aufl.). Burlington: Jones & Bartlett Learning, 451.

29 Gropper, S. S., Smith, J. L. & Carr, T. P. (2017). *Advanced Nutrition and Human Metabolism* (7. Aufl). Boston: Cengage Learning, 353 f.

30 Elmadfa, I. & Leitzmann, C. (2015). *Ernährung des Menschen* (5. Aufl.). Stuttgart: Eugen Ulmer Verlag, 477 f.

31 The Vegan Society. (2017). *History - We've come a long way!* Zugriff am 1. Juni 2018. Verfügbar unter http://bit.ly/2fRECfr

32 Davis, J. (2010). *World Veganism - past, present, and future*. Zugriff am 1. Juni 2018. Verfügbar unter http://bit.ly/2BFiblA

33 Lambe, W. & Shew, J. (1850). *Water and Vegetable Diet in Consumption, Scrofula, Cancer, Asthma, and Other Chronic Diseases*. New York: Fowlers and Wells. Zugriff am 1. Juni 2018. Verfügbar unter http://bit.ly/2DQwhGD

34 Biesalski, H. K., Grimm, P. & Grimm-Nowitzki, S. (2015). *Taschenatlas Ernährung*. Stuttgart: Georg Thieme Verlag, 200.

35 Scott, J. M. & Molloy, A. M. (2012). The discovery of vitamin B12. *Ann Nutr Metab*, 61(3), 239-245.

36 Elmadfa, I. & Leitzmann, C. (2015). *Ernährung des Menschen* (5. Aufl.). Stuttgart: Eugen Ulmer Verlag, 475.

37 Draper, A., Lewis, J., Malhotra, N. & Wheeler, E. (1993). The energy and nutrient intakes of different types of vegetarian: a case for supplements? *Br J Nutr*, 69(1), 3-19.

38 Epp, A. für das Bundesinstitut für Risikobewertung (2016). *Vegan - Risiken durch einen neuen Ernährungsstil?* Zugriff am 1. Juni 2018. Verfügbar unter http://bit.ly/2cEhC0V

39 Bundesinstitut für Risikobewertung. (2017). *Vegane Ernährung als Lebensstil - Es besteht Risikokommunikationsbedarf.* Zugriff am 1. Juni 2018. Verfügbar unter http://bit.ly/2AoIRd2

40 Mrasek, V. für Deutschlandfunk. (2017). *Vegane Ernährung: Risikofaktor ist niedriger als erwartet.* Zugriff am 1. Juni 2018. Verfügbar unter http://bit.ly/2cDGWlK

41 Breves, G. & von Engelhardt, W. (2005). *Physiologie der Haustiere*. Stuttgart: MVS Medizinverlage, 614.

42 Wolf, S. (2015). Mythos Vitamin B12 - Wann ist das Spiel vorbei? *Neuzeit*, 25, 46-51.

43 Herbert, V. (1988). Vitamin B-12: plant sources, requirements, and assay. *Am J Clin Nutr*, 48(3), 852-858.

44 Elmadfa, I. & Leitzmann, C. (2015). *Ernährung des Menschen* (5. Aufl.). Stuttgart: Eugen Ulmer Verlag, 475.

45 Breves, G. & von Engelhardt, W. (2005). *Physiologie der Haustiere*. Stuttgart: MVS Medizinverlage, 614.

46 Robbins, W. J., Hervey, A. & Stebbins, M. E. (1950). Studies on Euglena and vitamin B12. *Science*, 112(2912), 455.

47 Soave, O. & Brand, C. D. (1991). Coprophagy in animals: a review. *Cornell Vet*, 81(4), 357-364.

48 Billings, T. E. (1999). *Comparative Anatomy and Physiology Brought Up to Date. Part 2: Looking at Ape Diets - Myths, Realities, and Rationalizations.* Zugriff am 1. Juni 2018. Verfügbar unter http://bit.ly/2nv3AUG

49 Zuk, M. (2013). *Paleofantasy - What Evolution really tells us about sex, diet and how we live.* New York: W. W. Norton & Company, 123.

50 Tennie, C., O'Malley, R. C. & Gilby, I. C. (2014). Why do chimpanzees hunt? Considering the benefits and costs of acquiring and consuming vertebrate versus invertebrate prey. *J Hum Evol*, 71, 38-45.

51 Carmel, R. (1978). Nutritional vitamin-B12 deficiency. Possible contributory role of subtle vitamin-B12 malabsorption. *Ann Intern Med*, 88(5), 647-649.

52 Ashkenazi, S., Weitz, R., Varsano, I. & Mimouni, M. (1987). Vitamin B12 Deficiency Due to a Strictly Vegetarian Diet in Adolescence. *Clinical Paediatrics*, 26(12), 662-663.

53 Rösener, M. & Dichgans, J. (1996). Severe combined degeneration of the spinal cord after nitrous oxide anaesthesia in a vegetarian. *J Neurol Neurosurg Psychiatry*, 60(3), 354.

54 Li, K. & McKay, G. (2000). Images in clinical medicine. Ischemic retinopathy caused by severe megaloblastic anemia. *N Engl J Med*, 342(12), 860.

55 Azenha, C., Costa, J. F. & Fonseca, P. (2017). You are what you eat: ophthalmological manifestations of severe B12 deficiency. *BMJ Case Rep*, 218558.

56 Dong, A. & Scott, S. C.(1982). Serum vitamin B12 and blood cell values in vegetarians. *Ann Nutr Metab*, 26(4), 209-216.

57 Herbert, V. (1988). Vitamin B-12: plant sources, requirements, and assay. *Am J Clin Nutr*, 48(3), 852-858.

58 Graham, D. N. (2015). *Die 80/10/10-High-Carb-Diät - Die revolutionäre Formel für eine rohvegane und fettarme Ernährung.* Kandern: Unimedica, 297.

59 Ullmann, J. (2017). *Algen - Sonderdruck aus dem Handbuch Lebensmittelhygiene.* Hamburg: Behr's Verlag, 22.

60 Sato, K., Kudo, Y. & Muramatsu, K. (2004). Incorporation of a high level of vitamin B12 into a vegetable, kaiware daikon (Japanese radish sprout), by the absorption from its seeds. *Biochim Biophys Acta*, 1672(3), 135-137.

61 Robbins, W. J., Hervey, A. & Stebbins, M. E. (1950). Studies on Euglena and Vitamin B12. *Bulletin of the Torrey Botanical Club*, 77(6), 423-441.

62 Tucker, K. L., Rich, S., Rosenberg, I., Jacques, P., Dallal, G., Wilson,. P & Selhub, J. (2000). Plasma vitamin B-12 concentrations relate to intake source in the Framingham Offspring Study. *Am J Clin Nutr*, 71, 514-522.

63 Mozafar, A. (1994). Enrichment of some B-vitamins in plants with application of organic fertilizers. *Plant and Soil*, 167(2), 305-311.

64 Watanabe, F., Yabuta, Y., Bito, T. & Teng, F. (2014). Vitamin B12-Containing Plant Food Sources for Vegetarians. *Nutrients*, 6(5), 1861-1873.

65 Rizzo, G., Laganà, A. S., Rapisarda, A. M., La Ferrera, G. M. et al. (2016). Vitamin B12 among Vegetarians: Status, Assessment and Supplementation. *Nutrients*, 8(12), 767.

66 Kwak, C. S., Lee, M. S., Oh, S. I. & Park, S. C. (2010). Discovery of Novel Sources of Vitamin B12 in Traditional Korean Foods from Nutritional Surveys of Centenarians. *Curr Gerontol Geriatr Res*, 374897.

67 Watanabe, F., Yabuta, Y., Tanioka, Y. & Bito, T. (1988). Biologically active vitamin B12 compounds in foods for preventing deficiency among vegetarians and elderly subjects. *Agric Food Chem*, 61(28), 6769-6775.

68 Gu, Q., Zhang, C., Song, D., Li, P. & Zhu, X. (2015). Enhancing vitamin B12 content in soy-yogurt by Lactobacillus reuteri. *Int J Food Microbiol*, 206, 56-59.

69 Ullmann, J. (2017). *Algen - Sonderdruck aus dem Handbuch Lebensmittelhygiene*. Hamburg: Behr's Verlag, 1.

70 Croft, M. T., Lawrence, A. D., Raux-Deery, E., Warren, M. J. & Smith, A. G. Algae acquire vitamin B12 through a symbiotic relationship with bacteria. *Nature*, 438(7064), 90-93.

71 Carmel, R., Karnaze, D. S. & Weiner, J. M.(1988). Neurologic abnormalities in cobalamin deficiency are associated with higher cobalamin »analogue« values than are hematologic abnormalities. *J Lab Clin Med*, 111(1), 57-62.

72 Herbert, V. (1988). Vitamin B-12: plant sources, requirements, and assay. *Am J Clin Nutr*, 48(3), 852-858.

73 Watanabe, F., Takenaka, S., Kittaka-Katsura, H., Ebara, S. & Miyamoto, E. (2002). Characterization and bioavailability of vitamin B12-compounds from edible algae. *J Nutr Sci Vitaminol (Tokyo)*, 48(5), 325-331.

74 OpenJur. (2010). *OLG Hamm - Urteil vom 17. August 2010 - Az. I-4 U 31/10*. Zugriff am 1. Juni 2018. Verfügbar unter http://bit.ly/2nunP4K

75 Verbraucherzentrale. (2017). *Vitamin B12-Ergänzung für Blutbildung, Nervenfunktion und Immunsystem?* Zugriff am 1. Juni 2018. Verfügbar unter http://bit.ly/2BI5vdx

76 Baroni, L., Scoglio, S., Benedetti, S., Bonetto, C., Pagliarani, S., Benedetti, Y., Rocchi, M. & Canestrari, F. (2009). Effect of a Klamath algae product (»AFA-B12«) on blood levels of vitamin B12 and homocysteine in vegan subjects: a pilot study. *Int J Vitam Nutr Res*, 79(2), 117-123.

77 Miyamoto, E., Tanioka, Y., Nakao, T., Barla, F., Inui, H., Fujita, T., Watanabe, F. & Nakano, Y. (2006). Purification and characterization of a corrinoid-compound in an edible cyanobacterium Aphanizomenon flos-aquae as a nutritional supplementary food. *J Agric Food Chem*, 54(25), 9604-9607.

78 Ullmann, J. (2017). *Algen - Sonderdruck aus dem Handbuch Lebensmittelhygiene*. Hamburg: Behr's Verlag, 25.

79 Privater E-Mailverkehr mit Jörg Ullmann vom 18. September 2017: *»Bakterielle Tests können die einzelnen Cobalamine nicht unterscheiden, sondern nur Gesamt-B12. [...] Zur Unterscheidung der Cobalamine wird heute LC-MS herangezogen.«*

80 Lee, J. H., Shin, J. H., Park, J..M, Kim, H. J., Ahn, J. K., Kwak, B. M. & Kim, J..M. (2015). Analytical Determination of Vitamin B12 Content in Infant and Toddler Milk Formulas by Liquid Chromatography Tandem Mass Spectrometry (LC-MS/MS). *Korean J Food Sci Anim Resour*, 35(6), 765-771.

81 Yamada, K., Yamada, Y., Fukuda, M. & Yamada, S. (1999). Bioavailability of dried asakusanori (porphyra tenera) as a source of Cobalamin (Vitamin B12). *Int J Vitam Nutr Res*, 69(6), 412-418.

82 Ullmann, J. (2017). *Algen - Sonderdruck aus dem Handbuch Lebensmittelhygiene*. Hamburg: Behr's Verlag, 29.

83 Unveröffentlichte Analyse. Privater E-Mailverkehr mit Jörg Ullmann vom 26. Oktober 2017 zur Cobalamin-Analyse der Chlorella.

84 Kumudha, A., Selvakumar, S., Dilshad, P., Vaidyanathan, G., Thakur, M. S. & Sarada, R. (2015). Methylcobalamin - a form of vitamin B12 identified and characterised in Chlorella vulgaris. *Food Chem*, 170, 316-320.

85 Ohnish, M., Fujishima, M., Arakawa, Y., Takekoshi, H. & Watanabe, F. (2016). *Study Report from the 3rd International Conference on Pharma-Food: Effect of Chlorella supplementation on vitamin B12 and folate status of healthy human adults*. Zugriff am 1. Juni 2018. Verfügbar unter http://bit.ly/2Eu0h8b

86 Merchant, R. E., Phillips, T. W., Udani, J. (2015). Nutritional Supplementation with Chlorella pyrenoidosa Lowers Serum Methylmalonic Acid in Vegans and Vegetarians with a Suspected Vitamin B12 Deficiency. *J Med Food*, 18(12), 1357-1362.

87 Watanabe, F., Yabuta, Y., Bito, T. & Teng, F. (2014). Vitamin B12-Containing Plant Food Sources for Vegetarians. *Nutrients*, 6(5), 1861-1873.

88 Ullmann, J. (2017). *Algen - Sonderdruck aus dem Handbuch Lebensmittelhygiene*. Hamburg: Behr's Verlag, 29.

89 Biesalski, H. K. (2016). *Vitamine und Minerale - Indikation, Diagnostik, Therapie*. Stuttgart: Georg Thieme Verlag, 108.

90 Herrmann, W. & Obeid, R. (2008). Ursachen und frühzeitige Diagnostik von Vitamin-B12-Mangel. *Deutsches Ärzteblatt*, 105(40), 680-685

91 Crane, M. G., Sample, C. & Patchett, S.(1994). Vitamin B12 Studies in Total Vegetarians (Vegans). *Journal of Nutritional Medicine*, 4, 419-430

92 O'Leary, F. & Samman, S. (2010). Vitamin B12 in Health and Disease. *Nutrients*, 2(3), 299-316.

93 Food and Nutrition Board, Institute of Medicine. (1998). *Dietary Reference Intakes for Thiamin, Riboflavin, Niacin, Vitamin B6, Folate, Vitamin B12, Pantothenic Acid, Biotin, and Choline*. Washington, DC: National Academy Press.

94 Leitzmann, C. & Keller, M. (2013). *Vegetarische Ernährung* (3. Aufl.). Stuttgart: Verlag Eugen Ulmer, 255.

95 O'Leary, F. & Samman, S. (2010). Vitamin B12 in Health and Disease. *Nutrients*, 2(3), 299-316.

96 Doscherholmen, A., McMahon, J. & Ripley, D. (1975). Vitamin B12 absorption from eggs. *Proc Soc Exp Biol Med*, 149(4), 987-90.

97 Watanabe, F. (2007). Vitamin B12 sources and bioavailability. *Exp Biol Med (Maywood)*, 232(10), 1266-1274.

98 National Institutes of Health. (2016). *Vitamin B12 Fact Sheet for Consumers*. Zugriff am 1. Juni 2018. Verfügbar unter http://bit.ly/2iCSGMP

99 Food and Nutrition Board, Institute of Medicine. (1998). *Dietary Reference Intakes for Thiamin, Riboflavin, Niacin, Vitamin B6, Folate, Vitamin B12, Pantothenic Acid, Biotin, and Choline*. Washington, DC: National Academy Press.

100 Biesalski, H. K. (2016). *Vitamine und Minerale - Indikation, Diagnostik, Therapie*. Stuttgart, Georg Thieme Verlag, 106.

101 Gröber, U. (2011). *Mikronährstoffe: Metabolic Tuning-Prävention-Therapie* (3. Aufl.). Stuttgart: Wissenschaftliche Verlagsgesellschaft Stuttgart.

102 Herbert, V. & Jacob, E. (1974). Destruction of Vitamin B12 by Ascorbic Acid. *JAMA*. 230(2), 241-242.

103 Ahmad, I., Qadeer, K., Zahid, S., Sheraz, M. A., Ismail, T., Hussain, W. & Ansari, I. A.(2014). Effect of ascorbic acid on the degradation of cyanocobalamin and hydroxocobalamin in aqueous solution: a kinetic study. *AAPS PharmSciTech*, 15(5), 1324-1333.

104 Kisters, K. (2015). *Vitamin-B12-Mangel erkennen und*

behandeln. Zugriff am 1. Juni 2018. Verfügbar unter http://bit.ly/2GyGrcx

105 Gröber, U. (2018). *Arzneimittel und Mikronährstoffe - Medikationsorientierte Supplementierung* (4. Aufl.). Stuttgart: Wissenschaftlicher Verlagsgesellschaft Stuttgart.

106 Nagele, P., Tallchief, D., Blood, J., Sharma, A. & Kharasch, E. D. (2011). Nitrous Oxide Anesthesia and Plasma Homocysteine in Adolescents. *Anesth Analg*, 113(4), 843-848.

107 Nickoloff, E. (1988). Schilling test: physiologic basis for and use as a diagnostic test. *Crit Rev Clin Lab Sci*, 26(4), 263-76.

108 Schilling, R. F. (1986). Is nitrous oxide a dangerous anesthetic for vitamin B12-deficient subjects? *JAMA*, 255(12), 1605-1606.

109 Marié, R. M., Biez, E. L., Busson, P., Schaeffer, S., Boiteau, L., Dupuy, B. & Viader, F. (2000). Nitrous Oxide Anesthesia-Associated Myelopathy. *Arch Neurol*, 57(3), 380-382.

110 Hadzic, A., Krzysztof, G., Sanborn, K. V. & Thys, D. M. (1995). Severe Neurologic Deficit after Nitrous Oxide Anesthesia. *Anesthesiology*, 83, 863-866.

111 Lüthgens, K. J. & Müller, M. (2012). *Neuer Marker zur verbesserten Erkennung von Vitamin-B12-Mangelzuständen.* Zugriff am 1. Juni 2018. Verfügbar unter http://bit.ly/2s0WL2C

112 Gropper, S. S., Smith, J. L. & Carr, T. P. (2017). *Advanced Nutrition and Human Metabolism* (7. Aufl.). Boston: Cengage Learning, 353 f.

113 Elmadfa, I. & Leitzmann, C. (2015). *Ernährung des Menschen* (5. Aufl.). Stuttgart: Eugen Ulmer Verlag, 481.

114 Valente, E., Scott, J. M., Ueland, P. M. et al. (2011). Diagnostic accuracy of holotranscobalamin, methylmalonic acid, serum cobalamin, and other indicators of tissue vitamin B12 status in the elderly. *Clin Chem*, 57(6), 856-863.

115 Nexo, E., Hvas, A. M., Bleie, Ø. et al. (2002). Holo-transcobalamin is an early marker of changes in cobalamin homeostasis. A randomized placebo-controlled study. *Clin Chem*, 48(10),1768-1771.

116 Herbert, V. (1994). Staging vitamin B-12 (cobalamin) status in vegetarians. *Am J Clin Nutr*, 59 (5), 1213-1222.

117 Till, U. (2013). *Die B-Vitamine Folsäure, B6 und B12 in der Prävention* (2. Aufl.). Bremen: Uni-Med Verlag, 18.

118 Sharabi, A., Cohen, E., Sulkes, J. & Garty, M. (2003). Replacement therapy for vitamin B12 deficiency: comparison between the sublingual and oral route. *Br J Clin Pharmacol*, 56, 635-638.

119 Schek, A. (2013). *Ernährungslehre kompakt* (5. Aufl.). Sulzbach im Taunus: Umschau Zeitschriftenverlag, 138.

120 Pacholok, S. M. & Stuart, J. J. (2012). *Could it be B12?* (2. Aufl.). Fresno: Quill Driver Books, 221.

121 Till, U. (2013). *Die B-Vitamine Folsäure, B6 und B12 in der Prävention* (2. Aufl.). Bremen: Uni-Med Verlag, 39.

122 Lüthgens, K. J. & Müller, M. (2012). *Neuer Marker zur verbesserten Erkennung von Vitamin-B12-Mangelzuständen.* Zugriff am 1. Juni 2018. Verfügbar unter http://bit.ly/2s0WL2C

123 Sharabi, A., Cohen, E., Sulkes, J. & Garty, M. (2003). Replacement therapy for vitamin B12 deficiency: comparison between the sublingual and oral route. *Br J Clin Pharmacol*, 56, 635-638.

124 Humphrey, L. L., Fu, R., Rogers, K., Freeman, M. & Helfand, M.(2008). Homocysteine level and coronary heart disease incidence: a systematic review and meta-analysis. *Mayo Clin Proc*, 83(11), 1203-1212.

125 Waldmann, A., Koschizke, J. W., Leitzmann, C. & Hahn. A. (2005). German vegan study: diet, life-style factors, and cardiovascular risk profile. *Ann Nutr Metab*, 49(6), 366-372.

126 Keller, M. (2014). B12 - Manchmal wird es knapp. *UGBforum spezial: Vegan und vollwertig essen*, 21-24.

127 Lüthgens, K. J. & Müller, M. (2012). *Neuer Marker zur verbesserten Erkennung von Vitamin-B12-Mangelzuständen.* Zugriff am 1. Juni 2018. Verfügbar unter http://bit.ly/2s0WL2C

128 Herrmann, W. & Geisel, J.(2002). Vegetarian lifestyle and monitoring of vitamin B-12 status. *Clin Chim Acta*, 326(1-2), 47-59.

129 Lüthgens, K. J. & Müller, M. (o. D.). *Neuer Marker zur verbesserten Erkennung von Vitamin-B12-Mangelzuständen.* Zugriff am 1. Juni 2018. Verfügbar unter https://bit.ly/2JpXGlE

130 AescuLabor Hamburg. (2014). *Der Vitamin B12-Status - verbesserte Diagnostik durch Kombination: Vitamin B12 (Cobalamin), Methylmalonsäure (MMS) und Holo-Transcobalamin (Holo-TC).* Zugriff am 1. Juni 2018. Verfügbar unter http://bit.ly/2FByPVg

131 Herrmann, W. & Obeid, R. (2008). Ursachen und frühzeitige Diagnostik von Vitamin-B12-Mangel. *Deutsches Ärzteblatt*, 105(40), 680-685.

132 Till, U. (2013). *Die B-Vitamine Folsäure, B6 und B12 in der Prävention* (2. Aufl.). Bremen: Uni-Med Verlag, 59.

133 Berg, R. L. & Shaw, G. R. (2013). Laboratory Evaluation for Vitamin B12 Deficiency: The Case for Cascade Testing. *Clin Med Res*, 11(1), 7-15.

134 Davis, B. & Vesanto, M. (2014). *Becoming Vegan - The comprehensive Edition.* Tennessee: Book Publishing Company, 216.

135 Wagner, D. A., Schatz, R., Coston, R., Curington, C., Bolt, D. & Toskes, P. P. (2011). A new 13C breath test to detect Vitamin B12 deficiency: A prevalent and poorly diagnosed health problem. *J Breath Res*, 5(4), 046001.

136 European Food Safety Authority (2014). Scientific Opinion on the re-evaluation of propionic acid (E 280), sodium propionate (E 281), calcium propionate (E 282) and potassium propionate (E 283) as food additives. *EFSA Journal*, 12(7), 3779.

137 Institute of Physics. (2011). *A breath of fresh air for detecting vitamin B12 deficiency.* ScienceDaily. Zugriff am 1. Juni 2018. Verfügbar unter http://bit.ly/2rUaMz0

138 Kuzminski, A. M., Del Giacco, E. J., Allen, R. H., Stabler, S. P. & Lindenbaum, J.(1998). Effective treatment of cobalamin deficiency with oral cobalamin. *Blood*, 92(4), 1191-1198.

139 Sharab, A., Cohen, E., Sulkes, J. & Garty, M. (2003). Replacement therapy for vitamin B12 deficiency: comparison between the sublingual and oral route. *Br J Clin Pharmacol*, 56(6), 635-638.

140 Crane, M. G., Sample, C. & Patchett, S.(1994). Vitamin B12 Studies in Toal Vegetarians (Vegans). *Journal of Nutritional Medicine*, 4, 419-430.

141 Siebert, A. K., Obeid, R., Weder, S., Awwad, H. M., Sputtek, A., Geisel, J. & Keller, M. (2017). Vitamin B-12-fortified toothpaste improves vitamin status in vegans: a 12-wk randomized placebo-controlled study. *Am J Clin Nutr*, 105(3), 618-625.

142 EU Kommission (2008). *VERORDNUNG (EG) Nr. 889/2008 DER KOMMISSION.* Amtsblatt der Europäischen Union. Zugriff am 1. Juni 2018. Verfügbar unter http://bit.ly/2GzmzGm

143 Obeid, R., Fedosov, S. N. & Nexo, E. (2015). Cobalamin coenzyme forms are not likely to be superior to cyano- and hydroxyl-cobalamin in prevention or treatment of cobalamin deficiency. *Mol Nutr Food Res*, 59(7), 1364-1372.

144 Kamath, A. & Pemminati, S. (2017). Methylcobalamin in

Vitamin B12 Deficiency: To Give or not to Give? *J Pharmacol Pharmacother*, 8(1), 33-34.

145 Arslan, S. A., Arslan, L. & Tirnaksiz, F. (2013). Cobalamins and methylcobalamin: Coenzyme of Vitamin B12. *J Pharm Sci*, 38(3), 151-157.

146 Thakkar, K. & Billa, G.(2015). Treatment of vitamin B12 deficiency-methylcobalamine? Cyancobalamine? Hydroxocobalamin?-clearing the confusion. *Eur J Clin Nutr*, 69(1), 1-2.

147 Freeman, A. G. (1996). Hydroxocobalamin versus cyanocobalamin. *J R Soc Med*, 89(11), 659.

148 World Health Organization. (1977). *The selection of essential drugs.* Zugriff am 1. Juni 2018. Verfügbar unter http://bit.ly/2DRQV9a

149 World Health Organization. (2017). *WHO Model List of Essential Medicines.* Zugriff am 26. Dezember 2017. Verfügbar unter http://bit.ly/2kirO2L

150 Greger, M. (2011). *Dr. Greger's 2011 Optimum Nutrition Recommendations.* Zugriff am 26. Dezember 2017. Verfügbar unter http://bit.ly/2sVprJo

151 Norris, J. (2012). *What B12 Supplement Should I Take?* Zugriff am 26. Dezember 2017. Verfügbar unter http://bit.ly/2E8ROK9

152 Davis, B. & Vesanto, M. (2014). *Becoming Vegan – The comprehensive Edition.* Tennessee: Book Publishing Company, 218.

153 Klaper, M. (2017). *Vitamin B12 Basics.* Zugriff am 1. Juni 2018. Verfügbar unter http://bit.ly/2Ewkmek

154 Hever, J. (2011). *The complete idiot's guide to plant-based nutrition.* New York: Penguin Group, 130.

155 Campbell, T. (2015). *The China Study Solution: The Simple Way to Lose Weight and Reverse Illness, Using a Whole-Food, Plant-Based Diet.* New York: Rodale, 125.

156 Keller, M. & Gätjen, E. (2017). *Vegane Ernährung – Schwangerschaft, Stillzeit und Beikost.* Stuttgart: Eugen Ulmer Verlag, 78.

157 National Institutes of Health. (2016) *Vitamin B12 – Dietary Supplement Fact Sheet.* Zugriff am 1. Juni 2018. Verfügbar unter http://bit.ly/2blWI85

158 Obeid, R., Fedosov, S. N. & Nexo, E. (2015). Cobalamin coenzyme forms are not likely to be superior to cyano- and hydroxyl-cobalamin in prevention or treatment of cobalamin deficiency. *Mol Nutr Food Res*, 59(7), 1364-1372.

159 Hahn, A., Ströhle, A. & Wolters, M. (2016). *Ernährung – Physiologische Grundlagen, Prävention, Therapie* (3. Aufl.). Stuttgart: Wissenschaftliche Verlagsgesellschaft Stuttgart.

160 Schek, A. (2013) *Ernährungslehre kompakt* (5. Aufl.). Sulzbach im Taunus: Umschau Zeitschriftenverlag.

161 Obeid, R.,Fedosov, S. N. & Nexo, E. (2015). Cobalamin coenzyme forms are not likely to be superior to cyano- and hydroxyl-cobalamin in prevention or treatment of cobalamin deficiency. *Mol Nutr Food Res*, 59(7), 1364-1372.

162 Koyama, K., Yoshida, A., Takeda, A., Morozumi, K., Fujinami, T. & Tanaka, N. (1997). Abnormal cyanide metabolism in uraemic patients. *Nephrol Dial Transplant*, 12(8), 1622-1628.

163 Cooper, B. A. & Rosenblatt, D. S. (1987). Inherited defects of vitamin B12 metabolism. *Annu Rev Nutr*, 7, 291-320.

164 Freeman, A. G. (1996). Hydroxocobalamin versus cyanocobalamin. *J R Soc Med*, 89(11), 659.

165 Food and Nutrition Board, Institute of Medicine. (1998). *Dietary Reference Intakes for Thiamin, Riboflavin, Niacin, Vitamin B6, Folate, Vitamin B12, Pantothenic Acid, Biotin, and Choline.* Washington, DC: National Academy Press.

166 Farquharson, J., Adams, J. F. The forms of vitamin B12 in foods. *Br J Nutr*, 36(1), 127-136.

167 Thakkar, K. & Billa, G. (2015). Treatment of vitamin B12 deficiency-methylcobalamine? Cyancobalamin? Hydroxocobalamin?-clearing the confusion. *Eur J Clin Nutr*, 69(1), 1-2.

168 Kamath, A. & Pemminati, S. (2017). Methylcobalamin in Vitamin B12 Deficiency: To Give or not to Give? *J Pharmacol Pharmacother*, 8(1), 33-34.

169 Farquharson, J. & Adams, J. F. (1976). The forms of vitamin B12 in foods. *Br J Nutr*, 36(1), 127-136.

170 Boddy, K., King, P., Mervyn, L., Macleod, A. & Adams, J. F. (1968). Retention of cyanocobalamin, hydroxocobalamin, and coenzyme B12 after parenteral administration. *The Lancet*, 292(7570), 710-712.

171 Freeman, A. G. (1996). Hydroxocobalamin versus cyanocobalamin. *J R Soc Med*, 89(11), 659.

172 Forsyth, J. C., Mueller, P. D., Becker, C. E., Osterloh, J., Benowitz, N. L., Rumack, B. H. & Hall, A. H. (1993). Hydroxocobalamin as a cyanide antidote: safety, efficacy and pharmacokinetics in heavily smoking normal volunteers. *J Toxicol Clin Toxicol*, 31(2), 277-294.

173 Thakkar, K. & Billa, G. (2015). Treatment of vitamin B12 deficiency-methylcobalamine? Cyancobalamine? Hydroxocobalamin?-clearing the confusion. *Eur J Clin Nutr*, 69(1), 1-2.

174 Freeman, A. G. (1996). Hydroxocobalamin versus cyanocobalamin. *J R Soc Med*, 89(11), 659.

175 Biesalski, H. K. (2016). *Vitamine und Minerale – Indikation, Diagnostik, Therapie.* Stuttgart: Georg Thieme Verlag, 110.

176 Deutsche Gesellschaft für Ernährung, Österreichische Gesellschaft für Ernährung, Schweizerische Gesellschaft für Ernährung. (2015). *Referenzwerte für die Nährstoffzufuhr – Vitamin B12* (2. Aufl.). Bonn: Neuer Umschau Buchverlag.

177 Gropper, S. S., Smith, J. L. & Carr, T. P. (2017). *Advanced Nutrition and Human Metabolism* (7. Aufl.). Boston: Cengage Learning, 354.

178 O'Leary, F. & Samman, S. (2010). Vitamin B12 in Health and Disease. *Nutrients*, 2(3), 299-316.

179 Gropper, S. S., Smith, J. L. & Carr, T. P. (2017). *Advanced Nutrition and Human Metabolism* (7. Aufl.). Boston: Cengage Learning, 354.

180 American Society for Nutrition. (2012). Nutrient Information: Vitamin B-12. *Adv. Nutr*, 3, 54-55.

181 European Food Safety Authority, Scientific Committee on Food & Scientific Panel on Dietetic Products, Nutrition and Allergies. (2006). *Tolerable Upper Intake Levels for vitamins and minerals.* Zugriff am 1. Juni 2018. Verfügbar unter http://bit.ly/2E8tsQI

182 Hahn, A., Ströhle, A. & Wolters, M. (2016). *Ernährung – Physiologische Grundlagen, Prävention, Therapie* (3. Aufl.). Stuttgart: Wissenschaftliche Verlagsgesellschaft Stuttgart, 218.

183 Sokoloff, M.F,. Sanneman, E. H. & Beard, M. F. (1952). Urinary Excretion of Vitamin B12. *Blood J*, 7, 243-250.

184 Bor, M. V., von Castel-Roberts, K. M., Kauwell, G. P., Stabler, S. P., Allen, R. H., Maneval, D. R., Bailey, L. B. & Nexo, E. (2010). Daily intake of 4 to 7 microg dietary vitamin B-12 is associated with steady concentrations of vitamin B-12-related biomarkers in a healthy young population. *Am J Clin Nutr*, 91(3), 571-577.

185 Bor, M. V., Lydeking-Olsen, E., Moller, J. & Nexo, E. (2006). A daily intake of approximately 6 microg vitamin B12 appears to saturate all the vitamin B12-related variables in Danish postmenopausal women. *Am J Clin Nutr*, 83, 52-58.

186 Deutsche Gesellschaft für Ernährung, Österreichische Gesellschaft für Ernährung, Schweizerische Gesellschaft für

Ernährung. (2018). *Referenzwerte für die Nährstoffzufuhr – Vitamin B12* (2. Auflage, 4. Aktual. Ausg.). Bonn: Neuer Umschau Buchverlag.

187 Keller, M. & Gätjen E. (2017). *Vegane Ernährung – Schwangerschaft, Stillzeit und Beikost.* Stuttgart: Eugen Ulmer Verlag, 97.

188 American Society for Nutrition. (2012). Nutrient Information: Vitamin B-12. *Adv. Nutr,* 3, 54–55.

189 Specker, B. L., Black, A., Allen, L. & Morrow, F. (1990). Vitamin B-12: low milk concentrations are related to low serum concentrations in vegetarian women and to methylmalonic aciduria in their infants. *Am J Clin Nutr,* 52(6), 1073–1076.

190 Keller, M. & Gätjen, E. (2017). *Vegane Ernährung – Schwangerschaft, Stillzeit und Beikost.* Stuttgart: Eugen Ulmer Verlag, 68.

191 Wong, C. W. (2017). Chapter 16 – Vitamin B12 Deficiency in the Elderly. In: Watson, R. R., Hrsg: Nutrition and functional foods for healthy aging. Cambridge, Massachusetts: Academic Press, 159–166.

192 Bauman, W. A., Shaw, S., Jayatilleke, E., Spungen, A. M. & Herbert, V. (2000). Increased intake of calcium reverses vitamin B12 malabsorption induced by metformin. *Diabetes Care.* 23(9), 1227–1231.

193 Clarys, P., Deliens, T., Huybrechts, I., Deriemaeker, P., Vanaelst, B., De Keyzer, W., Hebbelinck, M. & Mullie, P. (2014). Comparison of Nutritional Quality of the Vegan, Vegetarian, Semi-Vegetarian, Pesco-Vegetarian and Omnivorous Diet. *Nutrients,* 6(3), 1318–1332.

194 Biesalski, H. K. (2016). *Vitamine und Minerale – Indikation, Diagnostik, Therapie.* Stuttgart: Georg Thieme Verlag, 110.

195 Braun-Falco, O., Lincke H. (1976). The problem of vitamin B6/B12 acne. A contribution on acne medicamentosa. *MMW Munch Med Wochenschr,* 118(6), 155–160.

196 Ebd.

197 Veraldi, S., Benardon, S, Diani, M. & Barbareschi, M. (2018). Acneiform eruptions caused by vitamin B12: A report of five cases and review of the literature. *J Cosmet Dermatol,* 17(1), 112–115.

198 Dupré, A., Albarel, N., Bonafe, J.L., Christol, B. & Lassere, J. (1979). Vitamin B-12 induced acnes. *Cutis,* 24(2), 210-211.

199 Brescoll, J. & Daveluy, S. (2015). A review of vitamin B12 in dermatology. *Am J Clin Dermatol,* 16(1), 27-33.

200 Kang, D., Shi, B., Erfe, M.C., Craft, N. & Li, H. (2015). Vitamin B12 modulates the transcriptome of the skin microbiota in acne pathogenesis. *Sci Transl Med,* 7(293), 293ra103.

201 Borelli, C., Merk, K., Schaller, M., Jacob, K., Vogeser, M., Weindl, G. et al. (2006). In vivo porphyrin production by P. acnes in untreated acne patients and its modulation by acne treatment. *Acta Derm Venereol,* 86(4), 316–319.

202 Tucker, K.L., Rich, S., Rosenberg, I., Jacques, P., Dallal, G., Wilson, P. & Selhub, J. (2000). Plasma vitamin B-12 concentrations relate to intake source in the Framingham Offspring Study. *Am J Clin Nutr,* 71, 514–522.

203 Seel, C. (2013). *Krebs: Alarmzeichen Vitamin B12.* Zugriff am 1. Juni 2018. Verfügbar unter http://bit.ly/2GCYluT

204 Müller, T. (2013). *Erhöhte Krebsgefahr bei hohen Vitamin-B12-Werten.* Zugriff am 1. Juni 2018. Verfügbar unter http://bit.ly/2E6mHi5

205 Berg-Arendt, J.F., Pedersen, L., Nexo, E. & Sørensen, H.T. (2013). Elevated Plasma Vitamin B12 Levels as a Marker for Cancer: A Population-Based Cohort Study. *Journal of the National Cancer Institute,* 105(23), 1799–1805.

206 Garms, A. (2017). *Vitamin-B-Pillen steigern Risiko für Lungenkrebs.* Zugriff am 1. Juni 2018. Verfügbar unter http://bit.ly/2DWqCyY

207 Scinexx - Das Wissensmagazin. (2017). *Mehr Lungenkrebs durch Vitamine B6 und B12.* Zugriff am 1. Juni 2018. Verfügbar unter http://bit.ly/2DTMhYq

208 Brasky, T. M., White, E., Chen, C. L. (2017). Long-Term, Supplemental, One-Carbon Metabolism-Related Vitamin B Use in Relation to Lung Cancer Risk in the Vitamins and Lifestyle (VITAL) Cohort. *J Clin Oncol,* 35(30), 3440–3448.

209 Jack Norris veröffentlicht als Kommentar unter seinem Artel zu der Thematik von B12 und Lungenkrebs ein Zitat aus der Korrespondenz mit einem der Autoren der aufsehenerregenden Studie, welcher den Sachverhalt relativiert: *»Please note that the increased risk that we observed was more or less restricted to male current smokers. Thus, there is little cause for concern among men but rather men who smoke and who are taking high doses of B6/B12 (and that this risk is several times that of men who smoke who do not take high doses of B6/B12).«* Zugriff am 1. Juni 2018. Verfügbar unter http://bit.ly/2nvGvC5

210 Collin, S. M., Metcalfe, C., Refsum, H., Lewis, S. J., Zuccolo, L., Davey-Smith, G., Chen, L., Harris, R. et al. (2010). Circulating Folate, Vitamin B12, Homocysteine, Vitamin B12 Transport Proteins, and Risk of Prostate Cancer: a Case Control Study, Systematic Review, and Meta-analysis. *Cancer Epidemiol Biomarkers Prev,* 19(6), 1632–1642.

211 Collin, S. (2010). *Folate metabolism & prostate cancer – exploring associations of folate, vitamin B12, homocysteine and folate-pathway polymorphisms with risk of prostate cancer.* Zugriff am 1. Juni 2018. Verfügbar unter http://bit.ly/2ExyW5c

212 Collin, S. M., Metcalfe, C., Refsum, H., Lewis, S. J., Zuccolo, L., Davey-Smith, G., Chen, L., Harris, R. et al. (2010). Circulating Folate, Vitamin B12, Homocysteine, Vitamin B12 Transport Proteins, and Risk of Prostate Cancer: a Case Control Study, Systematic Review, and Meta-analysis. *Cancer Epidemiol Biomarkers Prev,* 19(6), 1632–1642.

213 Wakatsuki, Y., Inada, M., Kudo, H., Oshio, G., Masuda, T., Miyake T. et al. (1989). Immunological characterization and clinical implication of cobalamin binding protein in human gastric cancer. *Cancer Res,* 49(11), 3122–3128.

214 Andrès, E., Serraj, K., Zhu, J. & Vermorken, A. J. (2013). The pathophysiology of elevated vitamin B12 in clinical practice. *International Journal of Medicine,* 106(6), 505–515.

215 Müller, T. (2013). *Erhöhte Krebsgefahr bei hohen Vitamin-B12-Werten.* Zugriff am 1. Juni 2018. Verfügbar unter http://bit.ly/2E6mHi5

216 Sui-Liang, Z., Ting-Song, C., Chen-Yun, M., Yong-Bin, M., Yu-Fei, Z., Yi-Wei, C. & Yu-Hao, Z. (2016). Effect of vitamin B supplementation on cancer incidence, death due to cancer, and total mortality - A PRISMA-compliant cumulative meta-analysis of randomized controlled trials. *Medicine (Baltimore),* 95(31), e3485.

Vitamin B$_2$ (Riboflavin)

1 Belinda, T. J. (2014). Significance of Riboflavin (Vitamin-B$_2$) for Health. *J Pharm. Sci. & Res,* 6(8), 285-287.

2 Giménez, P. J., Fernández-López, J. A., Angosto, J. M. & Obón, J. M. (2015). Comparative Thermal Degradation Patterns of Natural Yellow Colorants Used in Foods. *Plant Foods Hum Nutr,* 70(4), 380–387.

3 Pinto, J. T. & Zempleni, J. (2016). Riboflavin. *Adv Nutr,* 7(5), 973-975.

4 Powers, H. J. (2003). Riboflavin (vitamin B-2) and health. *Am J Clin Nutr*, 77(6), 1352-1360.

5 National Institutes of Health. (2018). *Riboflavin - Fact Sheet for Health Professionals*. Zugriff am 1. Juni 2018. Verfügbar unter https://bit.ly/2MManVo

6 Pinto, J. T. & Zempleni, J. (2016). Riboflavin. *Adv Nutr*, 7(5), 973-975.

7 Institute of Medicine. (1998). *Dietary Reference Intakes for Thiamin, Riboflavin, Niacin, Vitamin B6, Folate, Vitamin B12, Pantothenic Acid, Biotin, and Choline*. Washington, D. C.: National Academies Press.

8 National Center for Biotechnology Information. (2005). *PubChem Compound Database - Riboflavin; CID=493570*. Zugriff am 1. Juni 2018. Verfügbar unter http://bit.ly/2Efpkef

9 Powers, H. J. (2003). Riboflavin (vitamin B-2) and health. *Am J Clin Nutr*, 77(6), 1352-1360.

10 Pinto, J. T. & Zempleni, J. (2016). Riboflavin. *Adv Nutr*, 7(5), 973-975.

11 Richter, M., Boeing, H., Grünewald-Funk, D., Heseker, H., Kroke, A., Leschik-Bonnet, E., Oberritter, H., Strohm, D. & Watzl, B. (2016). Position der Deutschen Gesellschaft für Ernährung e. V. (DGE) - Vegane Ernährung. *Ernährungs Umschau*, 63(04), 92-102.

12 Deutsche Gesellschaft für Ernährung, Österreichische Gesellschaft für Ernährung, Schweizerische Gesellschaft für Ernährung. (2015). *Referenzwerte für die Nährstoffzufuhr: Vitamin B2 - Riboflavin* (2. Aufl.). Bonn: Neuer Umschau Buchverlag.

13 Ortega, R., Quintas, M., Martínez, R., Andrés, P., López-Sobaler, A., & Requejo, A. (1999). Riboflavin levels in maternal milk: the influence of vitamin B2 status during the third trimester of pregnancy. *J Am Coll Nutr*, 18(4), 324-299.

14 Souci, S. W., Fachmann, W. & Kraut, H. (2016). *Die Zusammensetzung der Lebensmittel Nährwerttabellen* (8. Aufl.). Stuttgart: Wissenschaftliche Verlagsgesellschaft.

15 Farmer, B., Larson, B. T., Fulgoni, V. L., Rainville, A. J. & Liepa, G. U. (2011). A vegetarian dietary pattern as a nutrient-dense approach to weight management: an analysis of the national health and nutrition examination survey 1999-2004. *J Am Diet Assoc*, 111(6), 819-827.

16 Larsson, C. L. & Johansson, G. K. (2002). Dietary intake and nutritional status of young vegans and omnivores in Sweden. *Am J Clin Nutr*, 76, 100-106.

17 Majchrzak, D., Singer, I., Männer, M., Rust, P., Genser, D., Wagner, K. H. & Elmadfa, I. (2006). B-Vitamin Status and Concentrations of Homocysteine in Austrian Omnivores, Vegetarians and Vegans. *Ann Nutr Metab*, 50, 485-491.

18 Schüpbach, R., Wegmüller, R., Berguerand, C., Bui, M. & Herter-Aeberli, I. (2017). Micronutrient status and intake in omnivores, vegetarians and vegans in Switzerland. *Eur J Nutr*, 56(1), 283-293.

19 Davey, G. K., Spencer, E. A., Appleby, P. N., Allen, N. E., Knox K. H. & Key, T. J. (2003). EPIC-Oxford: lifestyle characteristics and nutrient intakes in a cohort of 33 883 meat-eaters and 31 546 non meat-eaters in the UK. *Public Health Nutrition*, 6(3), 259-268.

20 Kompetenzzentrum für Ernährung an der Bayer. Landesanstalt für Landwirtschaft. (2016). *Vegane Ernährung*. Zugriff am 1. Juni 2018. Verfügbar unter http://bit.ly/2El3VAv

21 Larsson, C. L. & Johansson, G. K. (2002). Dietary intake and nutritional status of young vegans and omnivores in Sweden. *Am J Clin Nutr*, 76, 100-106.

22 Souci, S. W., Fachmann, W. & Kraut, H. (2016). *Die Zusammensetzung der Lebensmittel Nährwerttabellen* (8. Aufl.). Stuttgart: Wissenschaftliche Verlagsgesellschaft Stuttgart.

23 Heseker, H. & Heseker, B. (2016). *Die Nährwerttabelle* (4. Aufl.). Neustadt an der Weinstraße: Neuer Umschau Buchverlag.

24 Elmadfa, I., Aign, W., Muskat, E. & Fritzsche, D. (2015). *Die große GU Nährwert-Kalorien-Tabelle (Neuausgabe 2016/2017)*. München: Gräfe und Unzer Verlag.

25 Hefeflocken von Erntesegen enthalten 4 mg Vitamin B2/100 g; Hefeflocken von Vitam enthalten 3,4 mg Vitamin B2/100 g; Hefeflocken von Rapunzel enthalten 1,9 mg Vitamin B2/100 g.

26 Vrzhesinskaia, O. A., Kodentsova, V. M. & Spirichev, V. B. (1994). Absorption of vitamin B2 from plant and animal food products. *Fiziol Zh*, 40(1), 39-47.

27 ProdanovIsabel, M. Sierra, I. & Vidal-Valverde, C. (1997). Effect of germination on the thiamine, riboflavin and niacin contents in legumes. *Lebensm Unters Forsch*, 205(1), 48-52.

28 Rahmatullina, Y. R., Doronin, A. F., Vrzhesinskaya, O. A. & Kodentsova, V. M. (2013). Content of vitamins B1 and B2 in germinating grain. *Bull Exp Biol Med*, 154(5), 628-630.

29 Finney, P. L. (1982). Effect of Germination on Cereal and Legume Nutrient Changes and Food or Feed Value: A Comprehensive Review. *Recent Adv Phytochem*, 17, 240-245.

30 Gropper, S. S., Smith, J. L. & Carr, T. P. (2018). *Advanced Nutrition and Human Metabolism* (7. Aufl.). Boston: Cengage Learning.

31 Institute of Medicine. (1998). *Dietary Reference Intakes for Thiamin, Riboflavin, Niacin, Vitamin B6, Folate, Vitamin B12, Pantothenic Acid, Biotin, and Choline*. Washington, D. C.: National Academies Press.

32 Schoenen, J., Lenaerts, M. & Bastings, E. (1994). High-dose riboflavin as a prophylactic treatment of migraine: Results of an open pilot study. *Cephalalgia*, 14, 328-329.

33 Bhusal, A. & Banks, S. W. (2017). *Riboflavin Deficiency*. Zugriff am 1. Juni 2018. Verfügbar unter https://bit.ly/2jYEzzF

Vitamin D

1 Göring, H. & Koshuchowa, S. (2015). Vitamin D -- the sun hormone. Life in environmental mismatch. *Biochemistry (Mosc)*, 80(1), 8-20.

2 Wacker, M. & Holick, M. F. (2013). Sunlight and Vitamin D - A global perspective for health. *Dermatoendocrinol*, 5(1), 51-108.

3 Hahn, A., Ströhle, A. & Wolters, M. (2016). *Ernährung - Physiologische Grundlagen, Prävention, Therapie* (3. Aufl.). Stuttgart: Wissenschaftliche Verlagsgesellschaft Stuttgart, 174.

4 Gunville, C. F., Mourani, P. M. & Ginde, A. A. (2013). The Role of Vitamin D in Prevention and Treatment of Infection. *Inflamm Allergy Drug Targets*, 12(4), 239-245.

5 Roy, S., Sherman, A., Monari-Sparks, M. J., Schweiker, O. & Hunter, K. (2014). Correction of Low Vitamin D Improves Fatigue: Effect of Correction of Low Vitamin D in Fatigue Study (EViDiF Study). *N Am J Med Sci*, 6(8), 396-402.

6 Anglin, R. E., Samaan, Z., Walter, S. D. & McDonald, S. D. (2013). Vitamin D deficiency and depression in adults: systematic review and meta-analysis. *Br J Psychiatry*, 202, 100-107.

7 Lerchbaum, E. & Obermayer-Pietsch, B. (2012). Vitamin D and fertility: a systematic review. *Eur J Endocrinol*, 166(5), 765-778.

8 Richter, M., Boeing, H., Grünewald-Funk, D., Heseker, H., Kroke, A., Leschik-Bonnet, E., Oberritter, H., Strohm, D. & Watzl, B. for the German Nutrition Society. (2016). Vegan diet - Position of the German Nutrition Society (DGE). *Ernährungs Umschau* 63(04), 92- 102.

9 Max-Rubner-Institut. (2008). *Nationale Verzehrs Studie II Ergebnisbericht*, Teil 2. Zugriff am 1. Juni 2018. Verfügbar unter https://bit.ly/2C6k0It

10 Zittermann, A. (2010). The estimated benefits of vitamin D for Germany. *Mol Nutr Food Res*, 54(8), 1164-1171.

11 Ebd.

12 Chan, J., Jaceldo-Siegl, K. & Fraser, G. E. (2009). Serum 25-hydroxyvitamin D status of vegetarians, partial vegetarians, and nonvegetarians: the Adventist Health Study-2. *Am J Clin Nutr*, 89(5), 1686-1692.

13 Deutsche Gesellschaft für Ernährung, Österreichische Gesellschaft für Ernährung, Schweizerische Gesellschaft für Ernährung. (2015). *Referenzwerte für die Nährstoffzufuhr - Vitamin D.* (2. Aufl.), Bonn: Neuer Umschau Verlag.

14 Holick, M. F., MacLaughlin, J. A. & Doppelt, S. H. (1981). Regulation of cutaneous previtamin D3 photosynthesis in man: skin pigment is not an essential regulator. *Science*, 211(4482), 590-593.

15 D'Orazio, J., Jarrett, S., Amaro-Ortiz, A. & Scott, T. (2013). UV Radiation and the Skin. *Int J Mol Sci*, 14(6), 12222-12248.

16 Merz, B. (2015). *Want to get enough vitamin D? Try supplements — or sunshine.* Zugriff am 1. Juni 2018. Verfügbar unter https://bit.ly/2kd41BT

17 Gilchrest, B. A. (2008). Sun exposure and vitamin D sufficiency. *Am J Clin Nutr*, 88(2), 570-577.

18 Urbain, P., Singler, F., Ihorst, G., Biesalski, H. K. & Bertz, H. (2011). Bioavailability of vitamin D2 from UV-B-irradiated button mushrooms in healthy adults deficient in serum 25-hydroxyvitamin D: a randomized controlled trial. *Eur J Clin Nutr*, 65(8), 965-971.

19 Stephensen, C. B., Zerofsky, M., Burnett, D. J., Lin, Y. P., Hammock, B. D., Hall, L. M. et al. (2012). Ergocalciferol from Mushrooms or Supplements Consumed with a Standard Meal Increases 25-Hydroxyergocalciferol but Decreases 25-Hydroxycholecalciferol in the Serum of Healthy Adults. *J Nutr*, 142(7), 1246-1252.

20 Urbain, P., Singler, F., Ihorst, G., Biesalski, H. K. & Bertz, H. (2011). Bioavailability of vitamin D2 from UV-B-irradiated button mushrooms in healthy adults deficient in serum 25-hydroxyvitamin D: a randomized controlled trial. *Eur J Clin Nutr*, 65(8), 965-971.

21 Zittermann, A. (2010). The estimated benefits of vitamin D for Germany. *Mol Nutr Food Res*, 54(8), 1164-1171.

22 Wacker, M. & Holick, M. F. (2013). Sunlight and Vitamin D. *Dermatoendocrinol*, 5(1), 51-108.

23 Bundesamt für Strahlenschutz. (2018). *UV-Index weltweit.* Zugriff am 1. Juni 2018. Verfügbar unter https://bit.ly/2s0FFid

24 Ebd.

25 Wacker, M. & Holick, M. F. (2013). Sunlight and Vitamin D. *Dermatoendocrinol*, 5(1), 51-108.

26 Chaplin, G. & Jablonski, N. G. (2013). Vitamin D and the evolution of human depigmentation. *Am J Phys Anthropol*, 139(4), 451-461.

27 Holick, M. F. (1994). McCollum Award Lecture, 1994: vitamin D - new horizons for the 21st century. *Am J Clin Nutr*, 60(4), 619-630.

28 Nair, R. & Maseeh, A. (2012). Vitamin D: The »sunshine« vitamin. *J Pharmacol Pharmacother*, 3(2), 118-126.

29 Holick, M. F. (1994). McCollum Award Lecture, 1994: vitamin D - new horizons for the 21st century. *Am J Clin Nutr*, 60(4), 619-630.

30 Denio, A. (2012). *Vitamin D Deficiency: The Silent Epidemic of the Elderly.* Zugriff am 1. Juni 2018. Verfügbar unter https://bit.ly/2rZ7Uh1

31 Gallagher, C. J. (2013). Vitamin D and Aging. *Endocrinol Metab Clin North Am*, 42(2), 319-332.

32 Wortsman, J., Matsuoka, L. Y., Chen, T. C., Lu, Z. & Holick, M. F. (2000). Decreased bioavailability of vitamin D in obesity. *Am J Clin Nutr*, 72(3), 690-693.

33 Ekwaru, J. P., Zwicker, J. D., Holick, M. F., Giovannucci, E. & Veugelers, P. J. (2014). The importance of body weight for the dose response relationship of oral vitamin D supplementation and serum 25-hydroxyvitamin D in healthy volunteers. *PLoS One*, 9(11), e111265.

34 Binkley, N., Novotny, R., Krueger, D., Kawahara, T., Daida, Y. G., Lensmeyer, G., et al. (2007). Low vitamin D status despite abundant sun exposure. *J Clin Endocrinol Metab*, 92(6), 2130-2135.

35 Woo, D. K. & Eide, M. J. (2010). Tanning beds, skin cancer, and vitamin D: An examination of the scientific evidence and public health implications. *Dermatol Ther*, 23(1), 61-71.

36 Holick, M. F. (2011). *The Vitamin D Solution: A 3-step strategy to cure our most common health problems.* New York: First Plume Publishing, 213-220.

37 Holick, M. F. (2002). Sunlight and vitamin D: both good for cardiovascular health. *J Gen Intern Med*, 2002 Sep, 17(9), 733-5.

38 Heaney, R. P. & Armas, L. A. (2015). Screening for vitamin D deficiency: is the goal disease prevention or full nutrient repletion? *Ann Intern Med*, 162(10), 738-739.

39 Kennel, K. A., Drake, M. T. & Hurley, T. L. (2010). Vitamin D Deficiency in Adults: When to Test and How to Treat. *Mayo Clin Proc.* 85(8), 752-758.

40 Alshahrani, F. & Aljohani, N. (2013). Vitamin D: Deficiency, Sufficiency and Toxicity. *Nutrients*, 5(9), 3605-3616.

41 Gröber, U. & Holick, M. F. (2015). *Vitamin D - Die Heilkraft des Sonnenvitamins* (3. Aufl.). Stuttgart: Wissenschaftliche Verlagsgesellschaft Stuttgart, 261.

42 Vasquez, A., Manso, G. & Cannell, J. (2004). The clinical importance of vitamin D (cholecalciferol): a paradigm shift with implications for all healthcare providers. *Altern Ther Health Med*, 10(5), 28-36.

43 Deutsche Gesellschaft für Ernährung, Österreichische Gesellschaft für Ernährung, Schweizerische Gesellschaft für Ernährung. (2015). *Referenzwerte für die Nährstoffzufuhr - Vitamin D.* (2. Aufl.), Bonn: Neuer Umschau Verlag.

44 National Institutes of Health. (2018). *Vitamin D - Fact Sheet for Health Professionals.* Zugriff am 1. Juni 2018. Verfügbar unter https://bit.ly/1pSFfa3

45 Deutsche Gesellschaft für Ernährung, Österreichische Gesellschaft für Ernährung, Schweizerische Gesellschaft für Ernährung. (2015). *Referenzwerte für die Nährstoffzufuhr - Vitamin D.* (2. Aufl.), Bonn: Neuer Umschau Verlag.

46 Lucas, R. & Neale, R. (2014). What is the optimal level of vitamin D? - separating the evidence from the rhetoric. *Aust Fam Physician*, 43(3), 119-122.

47 Snellman, G., Melhus, H., Gedeborg, R., Byberg, L., Berglund, L., Wernroth, L. et al. (2010). Determining vitamin D status: a comparison between commercially available assays. *PLoS One*, 5(7), e11555.

48 Ebd.

49 Ameri, P., Bovio, M. & Murialdo, G. (2012). Treatment for vitamin D deficiency: here and there do not mean everywhere. *Eur J Nutr*, 51(2), 257-259.

50 Wabitsch, M., Koletzko, B. & Moß, A. (2011). Vitamin-D-Versorgung im Säuglings-, Kindes- und Jugendalter - Kurzfassung der Stellungnahme der Ernährungskommission der Deutschen Gesellschaft für Kinder- und Jugendmedizin (DGKJ) in Zusammenarbeit mit der Arbeitsgemeinschaft Pädiatrische Endokrinologie (APE). *Monatsschrift Kinderheilkunde*, 159(8), 766-774.

51 Gröber, U. & Holick, M. F. (2015). *Vitamin D - Die Heilkraft des Sonnenvitamins* (3. Aufl.). Stuttgart: Wissenschaftliche Verlagsgesellschaft Stuttgart, 261.

52 National Institutes of Health. (2018). *Vitamin D - Fact Sheet for Health Professionals*. Zugriff am 1. Juni 2018. Verfügbar unter https://bit.ly/1pSFfa3

53 Binkley, N., Novotny, R., Krueger, D., Kawahara, T., Daida, Y. G., Lensmeyer, G., et al. (2007). Low vitamin D status despite abundant sun exposure. *J Clin Endocrinol Metab*, 92(6), 2130-2135.

54 Luxwolda, M. F., Kuipers, R. S., Kema, I. P., Dijck-Brouwer, D. A. & Muskiet, F. A. (2012). Traditionally living populations in East Africa have a mean serum 25-hydroxy-vitamin D concentration of 115 nmol/l. *Br J Nutr*, 108(9), 1557-1561.

55 Heaney, R. P. & Armas, L. A. (2015). Screening for vitamin D deficiency: is the goal disease prevention or full nutrient repletion? *Ann Intern Med*, 162(10), 738-739.

56 Alshahrani, F. & Aljohani, N. (2013). Vitamin D: Deficiency, Sufficiency and Toxicity. *Nutrients*, 5(9), 3605-3616.

57 Ebd.

58 Ross, A. C., Taylor, C. L., Yaktine, A. L. & Del Valle, H. B. (2011). I*nstitute of Medicine - Dietary Reference Intakes for Calcium and Vitamin D*. Washington (DC): National Academies Press.

59 Deutsche Gesellschaft für Ernährung, Österreichische Gesellschaft für Ernährung, Schweizerische Gesellschaft für Ernährung. (2015). *Referenzwerte für die Nährstoffzufuhr - Vitamin D*. (2. Aufl.), Bonn: Neuer Umschau Verlag.

60 Gröber, U. & Holick, M. F. (2015). *Vitamin D - Die Heilkraft des Sonnenvitamins* (3. Aufl.). Stuttgart: Wissenschaftliche Verlagsgesellschaft Stuttgart, 261.

61 Heaney, R. P. & Holick, M. F. (2011). Why the IOM recommendations for vitamin D are deficient. *J Bone Miner Res*, 26(3), 455-457.

62 Bischoff-Ferrari, H. & Willett, W. (o. D.). *Comment on the IOM Vitamin D and Calcium Recommendations*. Zugriff am 1. Juni 2018. Verfügbar unter https://bit.ly/2IAGzc8

63 Deutsche Gesellschaft für Ernährung, Österreichische Gesellschaft für Ernährung, Schweizerische Gesellschaft für Ernährung. (2015). *Referenzwerte für die Nährstoffzufuhr - Vitamin D*. (2. Aufl.), Bonn: Neuer Umschau Verlag.

64 Ross, A. C., Taylor, C. L., Yaktine, A. L. & Del Valle, H. B. (2011). *Institute of Medicine - Dietary Reference Intakes for Calcium and Vitamin D*. Washington (DC): National Academies Press.

65 Deutsche Gesellschaft für Ernährung, Österreichische Gesellschaft für Ernährung, Schweizerische Gesellschaft für Ernährung. (2015). *Referenzwerte für die Nährstoffzufuhr - Vitamin D*. (2. Aufl.), Bonn: Neuer Umschau Verlag.

66 Heaney, R. P. (2005). The Vitamin D requirement in health and disease. *J Steroid Biochem Mol Biol*, 97(1-2), 13-19.

67 Hollis, B. W., Johnson, D., Hulsey, T. C., Ebeling, M. & Wagner, C. L. (2011). Vitamin D Supplementation during Pregnancy: Double Blind, Randomized Clinical Trial of Safety and Effectiveness. *J Bone Miner Res*, 26(10), 2341-2357.

68 Holick, M. F. (2007). Vitamin D deficiency. *N Engl J Med*, 357(3), 266-281.

69 Hollis, B. W., Wagner, C. L., Howard, C. R., Ebeling, M., Shary, J. R., Smith, P. G. et al. (2015). Maternal Versus Infant Vitamin D Supplementation During Lactation: A Randomized Controlled Trial. *Pediatrics*, 136(4), 625-634.

70 Bührer, C., Genzel-Boroviczény, O., Jochum, F., Kauth, T., Kersting, M., Koletzko, B. et al. (2014). Empfehlungen der Ernährungskommission der Deutschen Gesellschaft für Kinder- und Jugendmedizin - Ernährung gesunder Säuglinge. *Monatsschr Kinderheilkd*, 527-538.

71 Luxwolda, M. F., Kuipers, R. S., Kema, I. P., Dijck-Brouwer, D. A. & Muskiet, F. A. (2012). Traditionally living populations in East Africa have a mean serum 25-hydroxyvitamin D concentration of 115 nmol/l. *Br J Nutr*, 108(9), 1557-1561.

72 Heaney, R. P. & Armas, L. A. (2015). Screening for vitamin D deficiency: is the goal disease prevention or full nutrient repletion? *Ann Intern Med*, 162(10), 738-739.

73 Wagner, C. L., Hulsey, T. C., Fanning, D., Ebeling, M. & Hollis, B. W. (2006). High-dose vitamin D3 supplementation in a cohort of breastfeeding mothers and their infants: a 6-month follow-up pilot study. *Breastfeed Med*, 1(2), 59-70.

74 Heaney, R. P. & Armas, L. A. (2015). Screening for vitamin D deficiency: is the goal disease prevention or full nutrient repletion? *Ann Intern Med*, 162(10), 738-739.

75 Hollis, B. W., Wagner, C. L., Howard, C. R., Ebeling, M., Shary, J. R., Smith, P. G. et al. (2015). Maternal Versus Infant Vitamin D Supplementation During Lactation: A Randomized Controlled Trial. *Pediatrics,* 136(4), 625-634.

76 Hollis, B. W., Johnson, D., Hulsey, T. C., Ebeling, M. & Wagner, C. L. (2011). Vitamin D Supplementation during Pregnancy: Double Blind, Randomized Clinical Trial of Safety and Effectiveness. *J Bone Miner Res*, 26(10), 2341-2357.

77 Kennel, K. A., Drake, M. T. & Hurley, D. L. (2010). Vitamin D Deficiency in Adults: When to Test and How to Treat. *Mayo Clin Proc*, 85(8), 752-758.

78 Heaney, R. P. (2005). The Vitamin D requirement in health and disease. *J Steroid Biochem Mol Biol*, 97(1-2), 13-19.

79 Holick, M. F. (2011). Vitamin D: A D-lightful Solution for Health. *J Investig Med*, 59(6), 872-880.

80 Heaney, R. P. (2005). The Vitamin D requirement in health and disease. *J Steroid Biochem Mol Biol*, 97(1-2), 13-19.

81 Bischoff-Ferrari, H. A., Shao, A., Dawson-Hughes, B., Hathcock, J., Giovannucci, E. & Willett, W. C. (2010). Benefit-risk assessment of vitamin D supplementation. *Osteoporos Int*, 21(7), 1121-1132.

82 Heaney, R. P. (2005). The Vitamin D requirement in health and disease. *J Steroid Biochem Mol Biol*, 97(1-2), 13-19.

83 Gröber, U. & Holick, M. F. (2015). *Vitamin D - Die Heilkraft des Sonnenvitamins* (3. Aufl.). Stuttgart: Wissenschaftliche Verlagsgesellschaft Stuttgart, 269.

84 American Geriatrics Society Workgroup on Vitamin D Supplementation for Older Adults. (2014). Recommendations abstracted from the American Geriatrics Society Consensus Statement on vitamin D for Prevention of Falls and Their Consequences. *J Am Geriatr Soc*, 62(1), 147-152.

85 Ekwaru, J. P., Zwicker, J. D., Holick, M. F., Giovannucci, E. & Veugelers, P. J. (2014). The importance of body weight for the dose response relationship of oral vitamin D supplementation and serum 25-hydroxyvitamin D in healthy volunteers. *PLoS One*, 9(11), e111265.

86 Denio, A. (2012). *Vitamin D Deficiency: The Silent Epidemic*

of the Elderly. Zugriff am 1. Juni 2018. Verfügbar unter https://bit.ly/2rZ7Uh1

87 Dawson-Hughes, B., Harris, S. S., Lichtenstein, A. H., Dolnikowski, G., Palermo, N. J. & Rasmussen, H. (2015). Dietary fat increases vitamin D-3 absorption. *J Acad Nutr Diet*, 115(2), 225-230.

88 Gröber, U. & Holick, M. F. (2015). *Vitamin D - Die Heilkraft des Sonnenvitamins* (3. Aufl.). Stuttgart: Wissenschaftliche Verlagsgesellschaft Stuttgart, 268.

89 Ebd.

90 Haines, S. T. & Park, S. K. (2012). Vitamin D supplementation: what's known, what to do, and what's needed. *Pharmacotherapy*, 32(4), 354-382.

91 Holick, M. F., Binkley, N. C., Bischoff-Ferrari, H. A., Gordon, C. M., Hanley, D. A., Heaney, R. P. et al. (2011). Evaluation, Treatment, and Prevention of Vitamin D Deficiency: an Endocrine Society Clinical Practice Guideline. *J Clin Endocrinol Metab*, 96(7). 1911-1930.

92 Ross, A. C., Taylor, C. L., Yaktine, A. L. & Del Valle, H. B. (2011). *Institute of Medicine - Dietary Reference Intakes for Calcium and Vitamin D*. Washington (DC): National Academies Press.

93 Lips, P., Duong, T., Oleksik, A., Black, D., Cummings, S., Cox, D. et al. (2001). A global study of vitamin D status and parathyroid function in postmenopausal women with osteoporosis: baseline data from the multiple outcomes of raloxifene evaluation clinical trial. *J Clin Endocrinol Metab*, 86(3), 1212-1221.

94 Gröber, U. & Holick, M. F. (2015). *Vitamin D - Die Heilkraft des Sonnenvitamins* (3. Aufl.). Stuttgart: Wissenschaftliche Verlagsgesellschaft Stuttgart, 269.

95 Heaney, R. P. & Armas, L. A. (2015). Screening for vitamin D deficiency: is the goal disease prevention or full nutrient repletion? *Ann Intern Med*, 162(10), 738-739.

96 Gröber, U. (2018). *Arzneimittel und Mikronährstoffe - Medikationsorientierte Supplementierung* (4. Aufl.). Stuttgart: Wissenschaftlicher Verlagsgesellschaft Stuttgart.

97 Gröber, U. (2011). *Mikronährstoffe: Metabolic Tuning - Prävention - Therapie* (3. Aufl.). Stuttgart: Wissenschaftliche Verlagsgesellschaft Stuttgart, 138.

98 Alshahrani, F. & Aljohani, N. (2013). Vitamin D: Deficiency, Sufficiency and Toxicity. *Nutrients*, 5, 3605-3616.

99 Gröber, U. & Holick, M. F. (2015). *Vitamin D - Die Heilkraft des Sonnenvitamins* (3. Aufl.). Stuttgart: Wissenschaftliche Verlagsgesellschaft Stuttgart, 137.

100 European Food Safety Authority. (2012). Scientific Opinion on the Tolerable Upper Intake Level of vitamin D. *EFSA Journal*, 10(7), 2813.

101 Heaney, R. P. (2005). The Vitamin D requirement in health and disease. *J Steroid Biochem Mol Biol*, (1-2), 13-19.

102 American Geriatrics Society Workgroup on Vitamin D Supplementation for Older Adults. (2014). Recommendations abstracted from the American Geriatrics Society Consensus Statement on vitamin D for Prevention of Falls and Their Consequences. *J Am Geriatr Soc*, 62(1), 147-152.

103 Vieth, R. (2007). Vitamin D toxicity, policy, and science. *J Bone Miner Res*, 22(2), 64-68.

104 van Ballegooijen, A. J., Pilz, S., Tomaschitz, A., Grübler, M. R. & Verheyen, N. (2017). The Synergistic Interplay between Vitamins D and K for Bone and Cardiovascular Health: A Narrative Review. *Int J Endocrinol*, 2017, 7454376.

105 Masterjohn, C. (2007). Vitamin D toxicity redefined: vitamin K and the molecular mechanism. *Med Hypotheses*, 68(5), 1026-1034.

106 Heaney, R. P. (2005). The Vitamin D requirement in health and disease. *J Steroid Biochem Mol Biol*, 97(1-2), 13-19.

107 Heaney, R. P. & Holick, M. F. (2011). Why the IOM recommendations for vitamin D are deficient. *J Bone Miner Res*, 26(3), 455-457.

108 Heaney, R. P. (2005). The Vitamin D requirement in health and disease. *J Steroid Biochem Mol Biol*, 97(1-2), 13-19.

109 Hahn, A., Ströhle, A. & Wolters, M. (2016). *Ernährung - Physiologische Grundlagen, Prävention, Therapie* (3. Aufl.). Stuttgart: Wissenschaftliche Verlagsgesellschaft Stuttgart, 170.

110 Spiro, A. & Buttriss, J. L. (2014). Vitamin D: An overview of vitamin D status and intake in Europe. *Nutr Bull*, 39(4), 322-350.

111 Holick, M. F., Biancuzzo, R. M., Chen, T. C., Klein, E. K., Young, A., Bibuld, D. et al. (2008). Vitamin D2 is as effective as vitamin D3 in maintaining circulating concentrations of 25-hydroxyvitamin D. *J Clin Endocrinol Metab*, 93(3), 677-681.

112 Gordon, C. M., Williams, A. L., Feldman, H. A., May, J., Sinclair, L., Vasquez, A. & Cox, J. E. (2008). Treatment of hypovitaminosis D in infants and toddlers. *J Clin Endocrinol Metab*, 93(7), 2716-2721.

113 Armas, L. A., Hollis, B. W. & Heaney, R. P. (2004). Vitamin D2 is much less effective than vitamin D3 in humans. *J Clin Endocrinol Metab*, 89(11), 5387-5391.

114 Tripkovic, L., Wilson, L. R., Hart, K., Johnsen, S., de Lusignan, S., Smith, C. P. et al. (2017). Daily supplementation with 15 µg vitamin D2 compared with vitamin D3 to increase wintertime 25-hydroxyvitamin D status in healthy South Asian and white European women: a 12-wk randomized, placebo-controlled food-fortification trial. *Am J Clin Nutr*, 106(2), 481-490.

115 Hammami, M. M. & Yusuf, A. (2017). Differential effects of vitamin D2 and D3 supplements on 25-hydroxyvitamin D level are dose, sex, and time dependent: a randomized controlled trial. *BMC Endocr Disord*, 17(1), 12.

116 Tripkovic, L., Lambert, H., Hart, K., Smith, C. P., Bucca, G., Penson, S. et al. (2012). Comparison of vitamin D_2 and vitamin D_3 supplementation in raising serum 25-hydroxyvitamin D status: a systematic review and meta-analysis. *Am J Clin Nutr*, 95(6), 1357-1364.

117 Bjelakovic, G., Gluud, L. L., Nikolova, D., Whitfield, K., Wetterslev, J., Simonetti, R. G., et al. (2011). Vitamin D supplementation for prevention of mortality in adults. *Cochrane Database Syst Rev*, 6(7), CD007470.

118 Kennel, K. A., Drake, M. T. & Hurley, D. L. (2010). Vitamin D Deficiency in Adults: When to Test and How to Treat. *Mayo Clin Proc*, 85(8), 752-758.

119 Tripkovic, L., Lambert, H., Hart, K., Smith, C. P., Bucca, G., Penson, S. et al. (2012). Comparison of vitamin D_2 and vitamin D_3 supplementation in raising serum 25-hydroxyvitamin D status: a systematic review and meta-analysis. *Am J Clin Nutr*, 95(6), 1357-1364.

120 Urbain, P., Singler, F., Ihorst, G., Biesalski, H. K. & Bertz, H. (2011). Bioavailability of vitamin D_2 from UV-B-irradiated button mushrooms in healthy adults deficient in serum 25-hydroxyvitamin D: a randomized controlled trial. *Eur J Clin Nutr*, 65(8), 965-971.

121 Vossen, L. M., Schurgers, L. J., van Varik, B. J., Kietselaer, B. L., Vermeer, C. & Meeder, J. G. (2015). Menaquinone-7 Supplementation to Reduce Vascular Calcification in Patients with Coronary Artery Disease: Rationale and Study Protocol (VitaK-CAC Trial). Nutrients, 7(11), 8905-8915

122 Schwalfenberg, G. K. (2017). Vitamins K1 and K2: The

Emerging Group of Vitamins Required for Human Health. *Journal of Nutrition and Metabolism*, 6254836.

123 Iwamoto, J., Takeda, T. & Ichimura, S. (2000). Effect of combined administration of vitamin D3 and vitamin K2 on bone mineral density of the lumbar spine in postmenopausal women with osteoporosis. *J Orthop Sci,* 5(6), 546-551.

124 Katarzyna, M. (2015). Proper Calcium Use: Vitamin K as a Promoter of Bone and Cardiovascular Health. *Integr Med (Encinitas),* 14(1), 34-39.

125 Masterjohn, C. (2007). Vitamin D toxicity redefined: vitamin K and the molecular mechanism. *Med Hypotheses,* 68(5), 1026-1034.

126 Deutsche Gesellschaft für Ernährung, Österreichische Gesellschaft für Ernährung & Schweizerische Gesellschaft für Ernährung. (2015). *D-A-CH-Referenzwerte für die Nährstoffzufuhr - Magnesium.* Bonn: Neuer Umschau Buchverlag

127 Szterk, A., Zmysłowski, A. & Bus, K. (2018). Identification of cis/trans isomers of menaquinone-7 in food as exemplified by dietary supplements. *Food Chem*, 243, 403-409

128 Bresson, J. L., Flynn, A., Heinonen, M., Hulshof, K., Korhonen, H., Lagiou, P. et al. (2008). Vitamin K2 added for nutritional purpose in foods for particular nutritional uses, food supplements and foods intended for the general population and Vitamin K2 as a source of vitamin K added for nutritional purposes to foodstuffs, in the context of Regulation (EC) N° 258/97 - Scientific Opinion of the Panel on Dietetic Products, Nutrition and Allergies. *The EFSA Journal*, 822, 1-31.

129 Schwalfenberg, G.K. (2017). Vitamins K1 and K2: The Emerging Group of Vitamins Required for Human Health. *J Nutr Metab.* 2017, 6254836.

130 Szterk, A., Zmysłowski, A. & Bus, K. (2018). Identification of cis/trans isomers of menaquinone-7 in food as exemplified by dietary supplements. *Food Chem*, 243, 403-409

131 National Institute of Health. (2019). *Vitamin K - Fact Sheet for Health Professionals* (Updated: October 11, 2019.) Zugriff am 1. Januar 2020. Verfügbar unter https://bit.ly/2ufeNQf

132 Gröber, U., Reichrath, J., Holick, M. F. & Kisters, K. (2014). Vitamin K: an old vitamin in a new perspective. *Dermatoendocrinol*, 6(1), e968490.

133 Committee on Food & European Food Safety Authority Panel on Dietetic Products, Nutrition and Allergies. (2018). *Overview on Tolerable Upper Intake Levels as derived by the Scientific Committee on Food (SCF) and the EFSA Panel on Dietetic Products, Nutrition and Allergies (NDA).* Zugriff am 1. Januar 2020. Verfügbar unter https://bit.ly/39ACMtm

134 Sadowski, J. A., Hood, S. J., Dallal, G. E. & Garry, P. J. (1989). Phylloquinone in plasma from elderly and young adults: factors influencing its concentration. *Am J Clin Nutr*, 50(1), 100-108

135 Fusaro, M., Mereu, M.C., Aghi, A., Iervasi, G. & Gallieni, M. (2017). Vitamin K and bone. *Clin Cases Miner Bone Metab*, 14(2), 200-206.

136 Iguacel, I., Miguel-Berges, M.L., Gómez-Bruton, A., Moreno, L. A. & Julián, C. (2019). Veganism, vegetarianism, bone mineral density, and fracture risk: a systematic review and meta-analysis. *Nutr Rev*, 77(1), 1-18.

Eisen

1 Insel, P., Ross, D., McMahon, K. & Bernstein, M. (2017). *Nutrition* (6. Aufl.). Burlington: Jones & Barlett Learning, 506.

2 Beard, J. L. (2001). Iron biology in immune function, muscle metabolism and neuronal functioning. *J Nutr*, 131(2), 568-579.

3 Sheftel, A. D., Mason, A. B. & Ponkac, P. (2012). The Long History of Iron in the Universe and in Health and Disease. *Biochim Biophys Acta*, 1820(3), 161-187.

4 Eaton, S. B. & Konner, M. (1985). Paleolithic nutrition. A consideration of its nature and current implications. *N Engl J Med*, 312, 283-289.

5 Eaton, S. B., Eaton, SB 3rd & Konner, M. J. (1997). Paleolithic nutrition revisited: a twelve-year retrospective on its nature and implications. *Eur J Clin Nutr*, 51(4), 207-216.

6 United Nations Children's Fund, United Nations University & World Health Organization. (2001). *Iron Deficiency Anaemia. Assessment, Prevention, and Control - A guide for programme managers.* Zugriff am 1. Juni 2018. Verfügbar unter https://bit.ly/2oQ9jGT

7 World Health Organization. (2015). *The global prevalence of anaemia in 2011.* Zugriff am 1. Juni 2018. Verfügbar unter https://bit.ly/2Hm3n27

8 Deutsche Gesellschaft für Ernährung, Österreichische Gesellschaft für Ernährung, Schweizerische Gesellschaft für Ernährung. (2015). *Referenzwerte für die Nährstoffzufuhr - Eisen* (2. Aufl.). Bonn: Neuer Umschau Buchverlag.

9 Ebd.

10 Brannon, P. M. & Taylor, C. L. (2017). Iron Supplementation during Pregnancy and Infancy: Uncertainties and Implications for Research and Policy. *Nutrients*, 9, 1327.

11 Rioux, F. M. & LeBlanc, C. P. (2007). Iron supplementation during pregnancy: what are the risks and benefits of current practices? *Appl Physiol Nutr Metab*, 32(2), 282-288.

12 Herbert V. (1987). Recommended dietary intakes (RDI) of iron in humans. *Am J Clin Nutr*, 45(4), 679-686.

13 Alizadeh, L. & Salehi, L. (2016). Is Routine Iron Supplementation Necessary in Pregnant Women With High Hemoglobin? *Iran Red Crescent Med J*, 18(1), e22761.

14 Institute for Quality and Efficiency in Health Care. (2018). *Pregnancy and birth: Do all pregnant women need to take iron supplements?* Zugriff am 1. Juni 2018. Verfügbar unter https://bit.ly/2J14D83

15 Rioux, F. M. & LeBlanc, C. P. (2007). Iron supplementation during pregnancy: what are the risks and benefits of current practices? *Appl Physiol Nutr Metab*, 32(2), 282-288.

16 Herbert V. (1987). Recommended dietary intakes (RDI) of iron in humans. *Am J Clin Nutr,* 45(4), 679-686.

17 Weißenborn, A., Bakhiya, N., Demuth, I., Ehlers, A., Ewald, M., Niemann, B. et al. für das Bundesinstitut für Risikobewertung. (2018). Höchstmengen für Vitamine und Mineralstoffe in Nahrungsergänzungsmitteln. *J Consum Prot Food Saf*, 13, 25-39.

18 Institute for Quality and Efficiency in Health Care. (2018). *Pregnancy and birth: Do all pregnant women need to take iron supplements?* Zugriff am 1. Juni 2018. Verfügbar unter https://bit.ly/2J14D83

19 Bundesinstitut für Risikobewertung. (2013). *Verwendung von Eisen in Nahrungsergänzungsmitteln und zur Anreicherung von Lebensmitteln.* Zugriff am 1. Juni 2018. Verfügbar unter https://bit.ly/2qADVLH

20 Food and Nutrition Board & Institute of Medicine. (2001). *Dietary reference intakes for vitamin A, vitamin K, arsenic, boron, chromium, copper, iodine, iron, manganese, molybdenum, nickel, silicon, vanadium, and zinc.* Washington, DC: National Academy Press. Zugriff am 1. Juni 2018. Verfügbar unter https://bit.ly/2GSJSP9

21 Deutsche Gesellschaft für Ernährung, Österreichische Gesellschaft für Ernährung, Schweizerische Gesellschaft für Ernährung. (2015). *Referenzwerte für die Nährstoffzufuhr - Eisen* (2. Aufl.). Bonn: Neuer Umschau Buchverlag.

22 Domellöf, M., Braegger, C., Campoy, C., Colomb, V., Decsi, T., Fewtrell, M., Hojsak, I. et al. (2014). Iron requirements of infants and toddlers. *J Pediatr Gastroenterol Nutr*, 58(1), 119-129.

23 Griffin, I. J. & Abrams, S. A. (2001). Iron and breastfeeding. *Pediatr Clin North Am*, 48(2), 401-413.

24 Deutsche Gesellschaft für Ernährung, Österreichische Gesellschaft für Ernährung, Schweizerische Gesellschaft für Ernährung. (2015). *Referenzwerte für die Nährstoffzufuhr - Eisen* (2. Aufl.). Bonn: Neuer Umschau Buchverlag.

25 Insel, P., Ross, D., McMahon, K. & Bernstein, M. (2017). *Nutrition* (6. Aufl.). Burlington: Jones & Barlett Learning, 510.

26 Deutsche Gesellschaft für Ernährung, Österreichische Gesellschaft für Ernährung, Schweizerische Gesellschaft für Ernährung. (2015). *Referenzwerte für die Nährstoffzufuhr - Eisen* (2. Aufl.). Bonn: Neuer Umschau Buchverlag.

27 Food and Nutrition Board & Institute of Medicine. (2001). *Dietary reference intakes for vitamin A, vitamin K, arsenic, boron, chromium, copper, iodine, iron, manganese, molybdenum, nickel, silicon, vanadium, and zinc.* Washington, DC: National Academy Press. Zugriff am 1. Juni 2018. Verfügbar unter https://bit.ly/2GSJSP9

28 Ebd.

29 Biesalski, H. K., Bischoff, S. C., Pirlich, M. & Weimann, A. (2018). *Ernährungsmedizin - Nach dem Curriculum Ernährungsmedizin der Bundesärztekammer* (5. Aufl.). Stuttgart: Georg Thieme Verlag, 223.

30 Findeisen, P. (2013). *Laborwerte im Beratungsgespräch: Patienten fragen - Apotheker antworten.* Eschborn: Govi-Verlag, 61.

31 Gröber, U. (2011). *Mikronährstoffe: Metabolic Tuning - Prävention - Therapie* (3. Aufl.). Stuttgart: Wissenschaftliche Verlagsgesellschaft Stuttgart, 243.

32 Bermejo, F. & García-López, S. (2009). A guide to diagnosis of iron deficiency and iron deficiency anemia in digestive diseases. *World J Gastroenterol,* 15(37), 4638-4643.

33 Daru, J., Colman, K., Stanworth, S. J., De La Salle, B., Wood, E. M. & Pasricha, S. R. (2017). Serum ferritin as an indicator of iron status: what do we need to know? *Am J Clin Nutr*, 106(6), 1634-1639.

34 Baird-Gunning, J. & Bromley, J. (2016). Correcting iron deficiency. *Aust Prescr*, 39(6), 193-199.

35 Moretti, D. (2018). Plant-Based Diets and Iron Status. *In:* Mariotti, F. Hrsg: *Vegetarian and Plant-Based Diets in Health and Disease Prevention.* Cambridge: Academic Press, 715-724.

36 Baird-Gunning, J. & Bromley, J. (2016). Correcting iron deficiency. *Aust Prescr*, 39(6), 193-199.

37 Bermejo, F. & García-López, S. (2009). A guide to diagnosis of iron deficiency and iron deficiency anemia in digestive diseases. *World J Gastroenterol*, 15(37), 4638-4643.

38 Beard, J. L., Dawson, H. & Piñero, D. J. (1996). Iron metabolism: a comprehensive review. *Nutr Rev*, 54, 295-317.

39 Insel, P., Ross, D., McMahon, K. & Bernstein, M. (2017). *Nutrition* (6. Aufl.). Burlington: Jones & Barlett Learning, 507.

40 Deutsche Gesellschaft für Ernährung, Österreichische Gesellschaft für Ernährung, Schweizerische Gesellschaft für Ernährung. (2015). *Referenzwerte für die Nährstoffzufuhr - Eisen* (2. Aufl.). Bonn: Neuer Umschau Buchverlag.

41 Insel, P., Ross, D., McMahon, K. & Bernstein, M. (2017). *Nutrition* (6. Aufl.). Burlington: Jones & Barlett Learning, 507.

42 Turner-McGrievy, G. & Harris, M. (2014). Key elements of plant-based diets associated with reduced risk of metabolic syndrome. *Curr Diab Rep*, 14(9), 524.

43 Food and Nutrition Board & Institute of Medicine. (2001). *Dietary reference intakes for vitamin A, vitamin K, arsenic, boron, chromium, copper, iodine, iron, manganese, molybdenum, nickel, silicon, vanadium, and zinc.* Washington, DC: National Academy Press. Zugriff am 1. Juni 2018. Verfügbar unter https://bit.ly/2GSJSP9

44 National Institutes of Health. (2016). *Iron Fact Sheet for Consumers.* Zugriff am 1. Juni 2018. Verfügbar unter https://bit.ly/2HB7Pre

45 Saunders, A. V., Craig, W. J., Baines, S. K., Posen, J. S. (2013). Iron and vegetarian diets. *Med J Aust*, 199(4), 11-16.

46 Hunt, J. R. & Roughead, Z. K. (2000). Adaptation of iron absorption in men consuming diets with high or low iron bioavailability. *Am J Clin Nutr*, 71, 94-102.

47 Cook, J. D.(1990). Adaptation in iron metabolism. *Am J Clin Nutr*, 51, 301-308.

48 Hunt, J. R. & Roughead, Z. K. (1999). Nonheme-iron absorption, fecal ferritin excretion, and blood indexes of iron status in women consuming controlled lacto ovo vegetarian diets for 8 wk. *Am J Clin Nutr*, 69, 944-952.

49 Hunt, J. R. & Roughead, Z. K. (2000). Adaptation of iron absorption in men consuming diets with high or low iron bioavailability. *Am J Clin Nutr*, 71(1), 94-102.

50 Bezwoda, W. R., Bothwell, T. H., Charlton, R. W., Torrance, J. D., MacPhail, A. P. et al. (1983). The relative dietary importance of haem and non-haem iron. *S Afr Med J*, 64(14), 552-556.

51 Hunt, J. R. (2003). Bioavailability of iron, zinc, and other trace minerals from vegetarian diets. *Am J Clin Nutr*, 78(3), 633-639.

52 Schüpbach, R., Wegmüller, R., Berguerand, C., Bui, M. & Herter-Aeberli, I. (2017). Micronutrient status and intake in omnivores, vegetarians and vegans in Switzerland. *Eur J Nutr*, 56(1), 283-293.

53 Anderson, B. M., Gibson, R. S. & Sabry, J. H. (1981). The iron and zinc status of long-term vegetarian women. *Am J Clin Nutr*, 34(6), 1042-1048.

54 Waldmann, A., Koschizke, J. W., Leitzmann, C. & Hahn, A. (2004). Dietary iron intake and iron status of German female vegans: results of the German vegan study. *Ann Nutr Metab*, 48(2), 103-108.

55 Hurrell, R. & Egli, I. (2010). Iron bioavailability and dietary reference values. *Am J Clin Nutr*, 91, 1461-1467.

56 Hunt, J. R. (2003) Bioavailability of iron, zinc, and other trace minerals from vegetarian diets. *Am J Clin Nutr*, 78(3), 633-639.

57 Hurrell, R. & Egli, I. (2010). Iron bioavailability and dietary reference values. *Am J Clin Nutr*, 91, 1461-1467.

58 Kalasuramath, S., Kurpad, A. V. & Thankachan, P. (2013). Effect of iron status on iron absorption in different habitual meals in young south Indian women. *Indian J Med Res*, 137(2), 324-330.

59 Whittaker, P. G., Barrett, J. F. & Lind, T. (2001). The erythrocyte incorporation of absorbed non-haem iron in pregnant women. *Br J Nutr*, 86(3), 323-329.

60 Hunt, J. R. (2003). Bioavailability of iron, zinc, and other trace minerals from vegetarian diets. *Am J Clin Nutr*, 78(3), 633-639.

61 Hunt, J. R. & Roughead, Z. K. (2000). Adaptation of iron absorption in men consuming diets with high or low iron bioavailability. *Am J Clin Nutr*, 71, 94-102.

62 Cook, J. D., Dassenko, S. A. & Lynch, S. R. (1991). Assessment of the role of nonheme-iron availability in iron balance. *Am J Clin Nutr*, 54, 717-722.

63 Beard, J. L., Murray-Kolb, L. E., Haas, J. D. & Lawrence, F. (2007). Iron absorption prediction equations lack agreement and underestimate iron absorption. *J Nutr*, 137, 1741-1746.

64 Harvey, L. J., Armah, C. N., Dainty, J. R., Foxall, R. J., John-Lewis, D., Langford, N. J. & Fairweather-Tait, S. J. (2005). Impact of menstrual blood loss and diet on iron deficiency among women in the UK. *Br J Nutr*, 94(4), 557-564.

65 Whittaker, P. G., Barrett, J. F. & Lind, T. (2001). The erythrocyte incorporation of absorbed non-haem iron in pregnant women. *Br J Nutr*, 86(3), 323-329.

66 Souci, S. W., Fachmann, W. & Kraut, H. (2016). *Die Zusammensetzung der Lebensmittel Nährwerttabellen* (8. Aufl.). Stuttgart: Wissenschaftliche Verlagsgesellschaft Stuttgart.

67 Heseker, H. & Heseker, B. (2016). *Die Nährwerttabelle* (4. Aufl.). Neustadt a.d. Weinstraße: Neuer Umschau Buchverlag.

68 Elmadfa, I., Aign, W., Muskat, E. & Fritzsche, D. (2015). *Die große GU Nährwert-Kalorien-Tabelle* (Neuausgabe 2016/2017). München: Gräfe und Unzer Verlag.

69 Hurrell, R. F., Juillerat, M. A., Reddy, M. B., Lynch, S. R., Dassenko, S. A. & Cook, J. D. (1992). Soy protein, phytate, and iron absorption in humans. *Am J Clin Nutr*, 56, 573-578.

70 Murray-Kolb, L. E., Welch, R., Theil, E. C. & Beard, J. L. (2003). Women with low iron stores absorb iron from soybeans. *Am J Clin Nutr*, 77, 180-184.

71 Zhou, Y., Alekel, D. L., Dixon, P. M., Messina, M. & Reddy, M. B. (2011). The effect of soy food intake on mineral status in premenopausal women. *J Womens Health (Larchmt)*, 20, 771-780.

72 Bonsmann, S. S., Walczyk, T., Renggli, S. & Hurrell, R. F. (2008). Oxalic acid does not influence nonhaem iron absorption in humans: a comparison of kale and spinach meals. *Eur J Clin Nutr*, 62, 336-341.

73 Hurrell, R. & Egli, I. (2010). Iron bioavailability and dietary reference values. *Am J Clin Nutr*, 91, 1461-1467.

74 Hunt, J. R. (2003) Bioavailability of iron, zinc, and other trace minerals from vegetarian diets. *Am J Clin Nutr*, 78(3), 633-639.

75 Abbaspour, N., Hurrell, R. & Kelishadi, R. (2014). Review on iron and its importance for human health. *J Res Med Sci*, 19(2), 164-174.

76 Insel, P., Ross, D., McMahon, K. & Bernstein, M. (2017). *Nutrition* (6. Aufl.). Burlington: Jones & Barlett Learning, 507-508.

77 Gupta, R. K., Gangoliya, S. S. & Singh, N. K. (2015). Reduction of phytic acid and enhancement of bioavailable micronutrients in food grains. *J Food Sci Technol*, 52(2), 676-684.

78 Harland, B. F. & Morris, E. R. (1995). Phytate: a good or bad food component? *Nutr Res*, 15, 733-754.

79 Watzl, B. & Leitzmann, C. (2005). *Bioaktive Substanzen in Lebensmitteln* (3. Aufl.). Stuttgart: Hippokrates Verlag, 23.

80 Schlemmer, U., Frølich, W., Prieto, R. M. & Grases, F. (2009). Phytate in foods and significance for humans: food sources, intake, processing, bioavailability, protective role and analysis. *Mol Nutr Food Res*, 53(2), 330-375.

81 Gupta, R. K., Gangoliya, S. S. & Singh, N. K. (2013). Reduction of phytic acid and enhancement of bioavailable micronutrients in food grains. *J Food Sci Technol*, 52(2), 676-684.

82 Álvarez, R., Araya, H., Navarro-Lisboa, R. & Lopez de Dicastillo, C. (2016). Evaluation of Polyphenol Content and Antioxidant Capacity of Fruits and Vegetables Using a Modified Enzymatic Extraction. *Food Technol Biotechnol*, 54(4), 462-467.

83 Grosso, G., Stepaniak, U., Topor-Mądry, R., Szafraniec, K. & Pająk, A. (2014). Estimated dietary intake and major food sources of polyphenols in the Polish arm of the HAPIEE study. *Nutrition*, 30(11-12), 1398-1403.

84 Taguchi, C., Fukushima, Y., Kishimoto, Y., Suzuki-Sugihara, N., Saita, E., Takahashi, Y. & Kondo, K. (2015). Estimated Dietary Polyphenol Intake and Major Food and Beverage Sources among Elderly Japanese. *Nutrients*, 7(12), 10269-10281.

85 Miranda, A. M., Steluti, J., Fisberg, R. M. & Marchioni, D. M. (2016). Dietary intake and food contributors of polyphenols in adults and elderly adults of Sao Paulo: a population-based study. *Br J Nutr*, 115(6), 1061-1070.

86 Zijp, I. M., Korver, O. & Tijburg, L. B. (2000). Effect of tea and other dietary factors on iron absorption. *Crit Rev Food Sci Nutr*, 40(5), 371-398.

87 Hurrell, R. F., Reddy, M. & Cook, J. D. (1999). Inhibition of non-haem iron absorption in man by polyphenolic-containing beverages. *Br J Nutr*, 81, 289-295.

88 Williamson, G. (2017). The role of polyphenols in modern nutrition. *Nutr Bull*, 42(3), 226-235.

89 Habauzit, V. & Morand, C. (2012). Evidence for a protective effect of polyphenols-containing foods on cardiovascular health: an update for clinicians. *Ther Adv Chronic Dis*, 3(2), 87-106.

90 Pandey, K. B. & Rizvi, S. I. (2009). Plant polyphenols as dietary antioxidants in human health and disease. *Oxid Med Cell Longev*, 2(5), 270-278.

91 Morck, T. A., Lynch, S. R. & Cook, J. D. (1983). Inhibition of food iron absorption by coffee. *Am J Clin Nutr*, 37(3), 16-420.

92 Bonsmann, S. S., Walczyk, T., Renggli, S. & Hurrell, R. F. (2008). Oxalic acid does not influence nonhaem iron absorption in humans: a comparison of kale and spinach meals. *Eur J Clin Nutr*, 62, 336-341.

93 Harland, B. F. (1989). Dietary fibre and mineral bioavailability. *Nutr Res Rev*, 2(1), 133-147.

94 Fuller, S., Beck, E., Salman, H. & Tapsell, L. (2016). New Horizons for the Study of Dietary Fiber and Health: A Review. *Plant Foods Hum Nutr*, 71(1), 1-12.

95 Otles, S. & Ozgoz, S. (2014). Health effects of dietary fiber. *Acta Sci Pol Technol Aliment*, 13(2), 191-202.

96 Kaczmarczyk, M. M., Miller, M. J. & Freund, G. G. (2012). The health benefits of dietary fiber: beyond the usual suspects of type 2 diabetes, cardiovascular disease and colon cancer. *Metabolism*, 61(8), 1058-1066.

97 Harland, B. F. (1989). Dietary fibre and mineral bioavailability. *Nutr Res Rev*, 2(1), 133-147.

98 Gaitán, D., Flores, S., Saavedra, P., Miranda, C., Olivares, M., Arredondo, M. et al. (2011). Calcium does not inhibit the absorption of 5 milligrams of nonheme or heme iron at doses less than 800 milligrams in nonpregnant women. *J Nutr*, 141(9), 1652-1656.

99 Thompson, B. A., Sharp, P. A., Elliott, R. & Fairweather-Tait, S. J. (2010). Inhibitory effect of calcium on non-heme

iron absorption may be related to translocation of DMT-1 at the apical membrane of enterocytes. *J Agric Food Chem*, 58(14), 8414-8417.

100 Donangelo, C. M., Woodhouse, L. R., King, S. M., Viteri, F. E. & King, J. C. (2002). Supplemental zinc lowers measures of iron status in young women with low iron reserves. *J Nutr,* 132(7), 1860-1864.

101 de Brito, N. J., Rocha, É. D., de Araújo Silva, A., Costa, J. B., França, M. C., das Graças Almeida, M. & Brandão-Neto, J. (2014). Oral zinc supplementation decreases the serum iron concentration in healthy schoolchildren: a pilot study. *Nutrients*, 6(9), 3460-3473.

102 Troost, F. J., Brummer, R. J., Dainty, J. R., Hoogewerff, J. A., Bull, V. J. & Saris, W. H. (2003). Iron supplements inhibit zinc but not copper absorption in vivo in ileostomy subjects. *Am J Clin Nutr*, 78(5), 1018-1023.

103 Lönnerdal, B. (2010). Calcium and iron absorption-mechanisms and public health relevance. *Int J Vitam Nutr Res*, 80(4-5), 293-299.

104 Mølgaard, C., Kaestel, P. & Michaelsen, K. F. (2005). Long-term calcium supplementation does not affect the iron status of 12-14-y-old girls. *Am J Clin Nutr*, 82, 98-102.

105 Grinder-Pedersen, L., Bukhave, K., Jensen, M. & Højgaard, L. (2004). Calcium from milk or calcium-fortified foods does not inhibit nonheme-iron absorption from a whole diet consumed over a 4-d period. *Am J Clin Nutr*, 80(2), 404-409.

106 Cepeda-Lopez, A. C., Aeberli, I. & Zimmermann, M. B. (2010). Does obesity increase risk for iron deficiency? A review of the literature and the potential mechanisms. *Int J Vitam Nutr Res*, 80(4-5), 263-270.

107 Wright, N., Wilson, L., Smith, M., Duncan, B. & McHugh, P. (2017). The BROAD study: A randomised controlled trial using a whole food plant-based diet in the community for obesity, ischaemic heart disease or diabetes. *Nutrition & Diabetes*, 7, e256.

108 Turner-McGrievy, G. M., Davidson, C. R., Wingard, E. E., Wilcox, S. & Frongillo, E. A. (2015). Comparative effectiveness of plant-based diets for weight loss: a randomized controlled trial of five different diets. *Nutrition*, 31(2), 350-358.

109 Rosell, M., Appleby, P., Spencer, E. & Key, T. (2006). Weight gain over 5 years in 21,966 meat-eating, fish-eating, vegetarian, and vegan men and women in EPIC-Oxford. *Int J Obes (Lond)*, 30(9), 1389-1396.

110 Tonstad, S., Butler, T., Yan, R. & Fraser, G. E. (2009). Type of Vegetarian Diet, Body Weight, and Prevalence of Type 2 Diabetes. *Diabetes Care*, 32(5), 791-796.

111 Huang, R. Y., Huang, C. C., Hu, F. B. & Chavarro, J. E. (2016). Vegetarian Diets and Weight Reduction: a Meta-Analysis of Randomized Controlled Trials. *J Gen Intern Med*, 31(1), 109-116.

112 Turner-McGrievy, G., Mandes, T. & Crimarco, A. (2017). A plant-based diet for overweight and obesity prevention and treatment. *J Geriatr Cardiol*, 14(5), 369-374.

113 Turner-McGrievy, G. M., Barnard, N. D. & Scialli, A. R. (2007). A two-year randomized weight loss trial comparing a vegan diet to a more moderate low-fat diet. *Obesity (Silver Spring)*, 15(9), 2276-2281.

114 Watzl, B. (2008). Anti-inflammatory effects of plant-based foods and of their constituents. *Int J Vitam Nutr Res*, 78(6), 293-298.

115 Bellik, Y., Boukraâ, L., Alzahrani, H. A., Bakhotmah, B. A., Abdellah, F., Hammoudi, S. M. & Iguer-Ouada, M.

(2012). Molecular mechanism underlying anti-inflammatory and anti-allergic activities of phytochemicals: an update. *Molecules*, 18(1), 322-353.

116 Gröber, U. (2011). *Mikronährstoffe: Metabolic Tuning - Prävention - Therapie* (3. Aufl.). Stuttgart: Wissenschaftliche Verlagsgesellschaft Stuttgart, 244.

117 Gröber, U. (2018). *Arzneimittel und Mikronährstoffe - Medikationsorientierte Supplementierung* (4. Aufl.). Stuttgart: Wissenschaftliche Verlagsgesellschaft Stuttgart.

118 Gröber, U. (2011). *Mikronährstoffe: Metabolic Tuning - Prävention - Therapie* (3. Aufl.). Stuttgart: Wissenschaftliche Verlagsgesellschaft Stuttgart, 244.

119 Elmadfa, I. & Leitzmann, C. (2015). *Ernährung des Menschen* (5. Aufl.) Stuttgart: Eugen Ulmer Verlag, 315.

120 Davidsson, L. (2003). Approaches to improve iron bioavailability from complementary foods. *J Nutr*, 133(5), 1560-1562.

121 Hallberg, L. & Hulthén, L. (2000). Prediction of dietary iron absorption: an algorithm for calculating absorption and bioavailability of dietary iron. *Am J Clin Nutr*, 71, 1147-1160.

122 Teucher, B., Olivares, M. & Cori, H. (2004). Enhancers of iron absorption: ascorbic acid and other organic acids. *Int J Vitam Nutr Res*, 74(6), 403-419.

123 Seshadri, S., Shah, A. & Bhade, S. (1985). Haematologic response of anaemic preschool children to ascorbic acid supplementation. *Hum Nutr Appl Nutr*, 39(2), 151-154.

124 Deutsche Gesellschaft für Ernährung, Österreichische Gesellschaft für Ernährung, Schweizerische Gesellschaft für Ernährung. (2015). *Referenzwerte für die Nährstoffzufuhr - Eisen* (2. Aufl.). Bonn: Neuer Umschau Buchverlag.

125 Eaton, S. B., Eaton, SB 3rd & Konner, M. J. (1997). Paleolithic nutrition revisited: a twelve-year retrospective on its nature and implications. *Eur J Clin Nutr*, 51(4), 207-216.

126 Gröber, U. (2011). *Mikronährstoffe: Metabolic Tuning - Prävention - Therapie* (3. Aufl.). Stuttgart: Wissenschaftliche Verlagsgesellschaft Stuttgart, 111.

127 Souci, S. W., Fachmann, W. & Kraut, H. (2016). *Die Zusammensetzung der Lebensmittel Nährwerttabellen* (8. Aufl.). Stuttgart: Wissenschaftliche Verlagsgesellschaft Stuttgart.

128 Heseker, H. & Heseker, B. (2016). *Die Nährwerttabelle* (4. Aufl.). Neustadt an der Weinstraße: Neuer Umschau Buchverlag.

129 Elmadfa, I., Aign, W., Muskat, E. & Fritzsche, D. (2015). *Die große GU Nährwert-Kalorien-Tabelle* (Neuausgabe 2016/2017). München: Gräfe und Unzer Verlag.

130 Hallberg, L. (1981). Bioavailability of dietary iron in man. *Annu Rev Nutr*, 1, 123-147.

131 Cook, J. D. & Reddy, M. B. (2001). Effect of ascorbic acid intake on nonheme-iron absorption from a complete diet. *Am J Clin Nutr*, 73(1), 93-98.

132 Souci, S. W., Fachmann, W. & Kraut, H. (2016). *Die Zusammensetzung der Lebensmittel Nährwerttabellen* (8. Aufl.). Stuttgart: Wissenschaftliche Verlagsgesellschaft Stuttgart.

133 Ebd.

134 Gillooly, M., Bothwell, T. H., Torrance, J. D., MacPhail, A. P., Derman, D. P., Bezwoda, W. R. et al. (1983). The effects of organic acids, phytates and polyphenols on the absorption of iron from vegetables. *Br J Nutr*, 49(3), 331-342.

135 Baynes, R. D., Macfarlane, B. J., Bothwell, T. H., Siegenberg, D., Bezwoda, W. R., Schmidt, U., et al. (1990). The promotive effect of soy sauce on iron absorption in human subjects. *Eur J Clin Nutr*, 44(6), 419-424.

136 Kobayashi, M., Nagatani, Y., Magishi, N., Tokuriki, N., Nakata, Y., Tsukiyama, R. at al. (2006). Promotive effect of

Shoyu polysaccharides from soy sauce on iron absorption in animals and humans. *Int J Mol Med,* 18(6), 1159-1163.

137 García-Casal, M. N., Layrisse, M., Solano, L. & Tropper, E. (1998). Vitamin A and beta-carotene can improve nonheme iron absorption from rice, wheat and corn by humans. *J Nutr,* 128, 646-650.

138 Layrisse, M., García-Casal, M. N., Solano, L., Barón, M. A., Arguello, F., Llovera, D. et al. (2000). New property of vitamin A and beta-carotene on human iron absorption: effect on phytate and polyphenols as inhibitors of iron absorption. *Arch Latinoam Nutr,* 50(3), 243-248.

139 Souci S. W., Fachmann, W. & Kraut, H. (2016). Die Zusammensetzung der Lebensmittel Nährwerttabellen (8. Aufl.). Stuttgart: Wissenschaftliche Verlagsgesellschaft.

140 Gautam, S., Platel, K. & Srinivasan, K. (2010). Higher bioaccessibility of iron and zinc from food grains in the presence of garlic and onion. *J Agric Food Chem,* 58(14), 8426-8429.

141 Grandjean, P. (2016). Paracelsus Revisited: The Dose Concept in a Complex World. *Basic Clin Pharmacol Toxicol,* 119(2), 126-132.

142 Beard, J. L. (2001). Iron biology in immune function, muscle metabolism and neuronal functioning. *J Nutr,* 131(2), 568-579.

143 Institute of Medicine & Food and Nutrition Board. (1997). *Dietary Reference Intakes for Calcium, Phosphorus, Magnesium, Vitamin D, and Fluoride.* Washington, D. C.: National Academy Press, 51.

144 Institute of Medicine & Food and Nutrition Board. (2001). *Dietary Reference Intakes for Vitamin A, Vitamin K, Arsenic, Boron, Chromium, Copper, Iodine, Iron, Manganese, Molybdenum, Nickel, Silicon, Vanadium, and Zinc.* Washington, D. C.: National Academy Press, 290.

145 Bundesinstitut für Risikobewertung. (2013). *Verwendung von Eisen in Nahrungsergänzungsmitteln und zur Anreicherung von Lebensmitteln.* Zugriff am 1. Juni 2018. Verfügbar unter https://bit.ly/2qADVLH

146 Abbaspour, N., Hurrell, R. & Kelishadi, R. (2014). Review on iron and its importance for human health. *J Res Med Sci,* 19(2), 164-174.

147 Bundesinstitut für Risikobewertung. (2013). *Verwendung von Eisen in Nahrungsergänzungsmitteln und zur Anreicherung von Lebensmitteln.* Zugriff am 1. Juni 2018 Verfügbar unter https://bit.ly/2qADVLH

148 Eaton, S. B., Eaton, SB 3rd & Konner, M. J. (1997). Paleolithic nutrition revisited: a twelve-year retrospective on its nature and implications. *Eur J Clin Nutr,* 51(4), 207-216.

149 Heidemann, C. & Scheidt-Nave, C. (2017). Prävalenz, Inzidenz und Mortalität von Diabetes mellitus bei Erwachsenen in Deutschland - Bestandsaufnahme zur Diabetes-Surveillance. *Journal of Health Monitoring,* 2(3), 105-129.

150 Kähm, K., Laxy, M., Schneider, U., Rogowski, W. H., Lhachimi, S. K. & Holle, R. (2018). Health Care Costs Associated With Incident Complications in Patients With Type 2 Diabetes in Germany. *Diabetes Care,* pii: dc171763.

151 Pera, P. I. (2011). Living with diabetes: quality of care and quality of life. *Patient Prefer Adherence,* 5, 65-72.

152 Barnard, N., Levin, S. & Trapp, C. (2014). Meat Consumption as a Risk Factor for Type 2 Diabetes. *Nutrients.* 6(2), 897-910.

153 Orlich, M. J. & Fraser, G. E. (2014). Vegetarian diets in the Adventist Health Study 2: a review of initial published findings. *Am J Clin Nutr,* 100(1), 353-358.

154 Tonstad, S., Stewart, K., Oda, K., Batech, M., Herring,

RP. & Fraser, G. E. (2013). Vegetarian diets and incidence of diabetes in the Adventist Health Study-2. *Nutr Metab Cardiovasc Dis,* 23(4), 292-299.

155 Bao, W., Rong, Y., Rong, S. & Liu, L. (2012). Dietary iron intake, body iron stores, and the risk of type 2 diabetes: a systematic review and meta-analysis. *BMC Med,* 10, 119.

156 Zhao, Z., Li, S., Liu, G., Yan, F., Ma, X., Huang, Z. & Tian, H. (2012). Body iron stores and heme-iron intake in relation to risk of type 2 diabetes: a systematic review and meta-analysis. *PLoS One,* 7(7), e41641.

157 Bao, W., Rong, Y., Rong, S. & Liu, L. (2012). Dietary iron intake, body iron stores, and the risk of type 2 diabetes: a systematic review and meta-analysis. *BMC Med,* 10, 119.

158 Zhao, L., Lian, J., Tian, J., Shen, Y., Ping, Z., Fang, X., Min, J. & Wang, F. (2017). Dietary intake of heme iron and body iron status are associated with the risk of gestational diabetes mellitus: a systematic review and meta-analysis. *Asia Pac J Clin Nutr,* 26(6), 1092-1106.

159 Bundesinstitut für Risikobewertung. (2013). *Verwendung von Eisen in Nahrungsergänzungsmitteln und zur Anreicherung von Lebensmitteln.* Zugriff am 1. Juni 2018. Verfügbar unter https://bit.ly/2qADVLH

160 Meyers, D. G. (2000). The iron hypothesis: does iron play a role in atherosclerosis? *Transfusion,* 40(8), 1023-1029.

161 Meyers, D. G., Strickland, D., Maloley, P. A., Seburg, S. K., Wilson, J. E. & McManus, B. F. (1997). Possible association of a reduction in cardiovascular events with blood donation. *Heart,* 78(2), 188-193.

162 van Jaarsveld, H. & Pool, G. F. (2002). Beneficial effects of blood donation on high density lipoprotein concentration and the oxidative potential of low density lipoprotein. *Atherosclerosis,* 161(2), 395-402.

163 Salonen, J. T., Korpela, H., Nyyssönen, K., Porkkala, E., Tuomainen, T. P., Belcher, J. D. et al. (1995). Lowering of body iron stores by blood letting and oxidation resistance of serum lipoproteins: a randomized cross-over trial in male smokers. *J Intern Med,* 237(2), 161-168.

164 Yuan, X. M. & Li, W. (2003). The iron hypothesis of atherosclerosis and its clinical impact. *Ann Med,* 35(8), 578-591.

165 Mercuro, G., Deidda, M., Piras, A., Dessalvi, C. C., Maffei, S. & Rosano, G. M. (2010). Gender determinants of cardiovascular risk factors and diseases. *J Cardiovasc Med (Hagerstown),* 11(3), 207-220.

166 World Health Organization. (2017). *The top 10 causes of death.* Zugriff am 1. Juni 2018. Verfügbar unter https://bit.ly/1c9a3vO

167 Fang, X., An, P., Wang, H., Wang, X., Shen, X., Li, X., Min, J., Liu, S. & Wang, F. (2015). Dietary intake of heme iron and risk of cardiovascular disease: a dose-response meta-analysis of prospective cohort studies. *Nutr Metab Cardiovasc Dis,* 25(1), 24-35.

168 Yang, W., Li, B., Dong, X., Zhang, X. Q., Zeng, Y., Zhou, J. L., Tang, Y. H. & Xu, J. J. (2014). Is heme iron intake associated with risk of coronary heart disease? A meta-analysis of prospective studies. *Eur J Nutr,* 53(2), 395-400.

169 Ornish, D., Scherwitz, L. W., Billings, J. H., Brown, S. E., Gould, K. L., Merritt, T. A. et al. (1998). Intensive lifestyle changes for reversal of coronary heart disease. *JAMA,* 280(23), 2001-2007.

170 Ornish, D., Brown, S. E., Scherwitz, L. W., Billings, J. H., Armstrong, W. T., Ports, T. A. et al. (1990). Can lifestyle changes reverse coronary heart disease? The Lifestyle Heart Trial. *Lancet,* 336(8708), 129-133.

171 Esselstyn, C. B. (2017). A plant-based diet and coronary artery disease: a mandate for effective therapy. *J Geriatr Cardiol*, 14(5), 317-320.

172 Esselstyn, C. B. Jr., Gendy, G., Doyle, J., Golubic, M. & Roizen, M. F. (2014). A way to reverse CAD? *J Fam Pract*, 63(7), 356-364.

173 Esselstyn, C. B. Jr., Ellis, S. G., Medendorp, S. V. & Crowe, T. D. (1995). A strategy to arrest and reverse coronary artery disease: a 5-year longitudinal study of a single physician's practice. *J Fam Pract*, 41(6), 560-568.

174 Bastide, N. M., Pierre, F. H. & Corpet, D. E. (2011). Heme iron from meat and risk of colorectal cancer: a meta-analysis and a review of the mechanisms involved. *Cancer Prev Res (Phila)*, 4(2), 177-184.

175 Fonseca-Nunes, A., Jakszyn, P. & Agudo, A. (2014). Iron and cancer risk - a systematic review and meta-analysis of the epidemiological evidence. *Cancer Epidemiol Biomarkers Prev*, 23(1), 12-31.

176 Larsson, S. C. & Wolk, A. (2006). Meat consumption and risk of colorectal cancer: a meta-analysis of prospective studies. *Int J Cancer*, 119(11), 2657-2664.

177 Qiao, L. & Feng, Y. (2013). Intakes of heme iron and zinc and colorectal cancer incidence: a meta-analysis of prospective studies. *Cancer Causes Control*, 24(6), 1175-1183.

178 Siimes, M. A., Refino, C. & Dallman, P. R. (1980). Manifestation of iron deficiency at various levels of dietary iron intake. *Am J Clin Nutr*, 33, 570-574.

179 Bundesinstitut für Risikobewertung. (2013). *Verwendung von Eisen in Nahrungsergänzungsmitteln und zur Anreicherung von Lebensmitteln*. Zugriff am 1. Juni 2018. Verfügbar unter https://bit.ly/2qADVLH

Kalzium

1 Insel, P., Ross, D., McMahon, K. & Bernstein, M. (2017). *Nutrition* (6. Aufl.). Burlington: Jones & Bartlett Learning, 485.

2 Gröber, U. (2011). *Mikronährstoffe: Metabolic Tuning - Prävention - Therapie* (3. Aufl.). Stuttgart: Wissenschaftliche Verlagsgesellschaft Stuttgart, 209.

3 Keller, J. (2011). Laktoseintoleranz - Der aktuelle Kenntnisstand zu Diagnostik und Therapie. *Arzneiverordnung in der Praxis*, 38(4), 75-78.

4 Deutsche Gesellschaft für Ernährung. (2011). *Essen und Trinken bei Lactoseintoleranz*. Zugriff am 1. Juni 2018. Verfügbar unter https://bit.ly/1PzXzvf

5 Mörixbauer, A., Reiselhuber-Schmölzer, S. & Macho, B. (2017). *Nicht alles ist eine Allergie - Nahrungsmittelunverträglichkeiten*. Zugriff am 1. Juni 2018. Verfügbar unter https://bit.ly/2IvGd9S

6 Schweizerische Gesellschaft für Ernährung. (2013). *Ernährung bei einer Laktoseintoleranz (Milchzuckerunverträglichkeit)*. Zugriff am 1. Juni 2018. Verfügbar unter https://bit.ly/2KaaCYF

7 Wermuth, J., Braegger, C., Arndt, D. & Meier, R. (2008). Laktoseintoleranz. *Swiss Medical Forum*, 8(40), 746-750.

8 Deng, Y., Misselwitz, B., Dai, N. & Fox, M. (2015). Lactose Intolerance in Adults: Biological Mechanism and Dietary Management. *Nutrients*, 7(9), 8020-8035.

9 Ségurel, L. & Bon, C. (2017). On the Evolution of Lactase Persistence in Humans. *Annu Rev Genomics Hum Genet*, 18, 297-319.

10 Keller, J. (2011). Laktoseintoleranz - Der aktuelle Kennt-
stand zu Diagnostik und Therapie. *Arzneiverordnung in der Praxis*, 38(4), 75-78.

11 Deng, Y., Misselwitz, B., Dai, N. & Fox, M. (2015). Lactose Intolerance in Adults: Biological Mechanism and Dietary Management. *Nutrients*, 7(9), 8020-8035.

12 Hahn, A., Ströhle, A. & Wolters, M. (2016). *Ernährung - Physiologische Grundlagen, Prävention, Therapie* (3. Aufl.). Stuttgart: Wissenschaftliche Verlagsgesellschaft Stuttgart, 1084.

13 Deng, Y., Misselwitz, B., Dai, N. & Fox, M. (2015). Lactose Intolerance in Adults: Biological Mechanism and Dietary Management. *Nutrients*, 7(9), 8020-8035.

14 Schweizerische Gesellschaft für Ernährung. (2013). *Ernährung bei einer Laktoseintoleranz (Milchzuckerunverträglichkeit)*. Zugriff am 1. Juni 2018. Verfügbar unter https://bit.ly/2KaaCYF

15 Souci, S. W., Fachmann, W. & Kraut, H. (2016). *Die Zusammensetzung der Lebensmittel Nährwerttabellen* (8. Aufl.). Stuttgart: Wissenschaftliche Verlagsgesellschaft Stuttgart.

16 Li, B., Wang, Z., Li, S., Donelan, W., Wang, X., Cui, T. & Tang, D. (2013). Preparation of lactose-free pasteurized milk with a recombinant thermostable β-glucosidase from Pyrococcus furiosus. *BMC Biotechnol*, 13, 73.

17 Adámková, A., Kouřimská, L., Borkovcová, M., Mlček, J. & Bednářová, M. (2014). Calcium in edible insects and its use in human nutrition. *Potravinarstvo*, 8(1), 233-238.

18 Finke, M. D. (2015). Complete Nutrient Content of Four Species of Commercially Available Feeder Insects Fed Enhanced Diets During Growth. *Zoo Biology*, 34, 554-564.

19 Eaton, S. B. & Nelson, D. A. (1991). Calcium in evolutionary perspective. *Am J Clin Nutr*, 54(1), 281-287.

20 Azuma, K., Ifuku, S., Osaki, T., Okamoto, Y. & Minami, S. (2014). Preparation and biomedical applications of chitin and chitosan nanofibers. *J Biomed Nanotechnol*, 10(10), 2891-2920.

21 Eaton, S. B. & Nelson, D. A. (1991). Calcium in evolutionary perspective. *Am J Clin Nutr*, 54(1), 281-287.

22 Insel, P., Ross, D., McMahon, K. & Bernstein, M. (2017). *Nutrition* (6. Aufl.). Burlington: Jones & Bartlett Learning, 488.

23 Knopfler, M. (2016). How Compatible is Cow's Milk with the Human Immune System? *The Science Journal of the Lander College of Arts and Sciences*. 9(2), 182-190

24 Kitchin, B. & Morgan, S. L. (2007). Not just Calcium and vitamin D: other nutritional considerations in osteoporosis. *Curr Rheumatol Rep*, 9(1), 85-92.

25 Russo, C. R. (2009). The effects of exercise on bone. Basic concepts and implications for the prevention of fractures. *Clin Cases Miner Bone Metab*, 6(3), 223-228.

26 Hahn, A., Ströhle, A. & Wolters, M. (2016). *Ernährung - Physiologische Grundlagen, Prävention, Therapie* (3. Aufl.). Stuttgart: Wissenschaftliche Verlagsgesellschaft Stuttgart, 291.

27 Biesalski, H. K. (2016). *Vitamine - Indikation, Diagnostik, Therapie*. Stuttgart: Georg Thieme Verlag, 145.

28 Leitzmann, C. & Keller, M. (2013). *Vegetarische Ernährung* (3. Aufl.). Stuttgart: Eugen Ulmer Verlag, 172.

29 Castiglioni, S., Cazzaniga, A., Albisetti, W. & Maier, J.A.M. (2013). Magnesium and Osteoporosis: Current State of Knowledge and Future Research Directions. *Nutrients*, 5(8), 3022-3033.

30 Zhu, K., Devine, A. & Prince, R. L. (2009). The effects of high potassium consumption on bone mineral density in a prospective cohort study of elderly postmenopausal women. *Osteoporos Int*, 20(2), 335-340.

31 Berger, P. K., Pollock, N. K., Laing, E. M., Chertin, V.,

Bernard, P. J., Grider, A. et al. (2015). Zinc Supplementation Increases Procollagen Type 1 Amino-Terminal Propeptide in Premenarcheal Girls: A Randomized Controlled Trial. *Nutr,* 145(12), 2699-2704.

32 Toxqui, L. & Vaquero, M. P. (2015). Chronic Iron Deficiency as an Emerging Risk Factor for Osteoporosis: A Hypothesis. *Nutrients,* 7(4), 2324-2344.

33 Zeng, H., Cao, J. J. & Combs, G. F. (2013). Selenium in Bone Health: Roles in Antioxidant Protection and Cell Proliferation. *Nutrients,* 5(1), 97-110.

34 Della Pepa, G. & Brandi, M. L. (2016). Microelements for bone boost: the last but not the least. *Clin Cases Miner Bone Metab,* 13(3), 181-185.

35 Palacios, C. (2006). The role of nutrients in bone health, from A to Z. *Crit Rev Food Sci Nutr,* 46(8), 621-628.

36 Price, C. T., Langford, J. R. & Liporace, F. A. (2012). Essential Nutrients for Bone Health and a Review of their Availability in the Average North American Diet. *Open Orthop J,* 6, 143-149.

37 Jugdaosingh, R. (2007). Silicon and Bone Health. *J Nutr Health Aging,* 11(2), 99-110.

38 Turner, A. G., Anderson, P. H. & Morris, H. A. (2012). Vitamin D and bone health. *Scand J Clin Lab Invest Suppl,* 243, 65-72.

39 Elmadfa, I. & Leitzmann, C. (2015). *Ernährung des Menschen* (5. Aufl.). Stuttgart: Eugen Ulmer Verlag, 277.

40 Palermo, A., Tuccinardi, D., D'Onofrio, L., Watanabe, M., Maggi, D., Maurizi, A. R. et al. (2017). Vitamin K and osteoporosis: Myth or reality? *Metabolism,* 70, 57-71.

41 Aghajanian, P., Hall, S., Wongworawat, M. D. & Mohan, S. (2015). The Roles and Mechanisms of Actions of Vitamin C in Bone: New Developments. *J Bone Miner Res,* 30(11), 1945-1955.

42 Tucker, K. L., Hannan, M. T., Qiao, N., Jacques, P. F., Selhub, J., Cupples, L. A. & Kiel, D. P. (2005). Low plasma vitamin B12 is associated with lower BMD: the Framingham Osteoporosis Study. *J Bone Miner Res,* 20(1), 152-158.

43 Bailey, R. L. & van Wijngaarden, J. P. (2015). The Role of B-Vitamins in Bone Health and Disease in Older Adults. *Curr Osteoporos Rep,* 13(4), 256-261.

44 Mangano, K. M., Sahni, S., Kerstetter, J. E., Kenny, A. M. & Hannana, M. T. (2013). Polyunsaturated fatty acids and their relation with bone and muscle health in adults. *Curr Osteoporos Rep,* 11(3), 203-212.

45 Lappe, J., Kunz, I., Bendik, I., Prudence, K., Weber, P., Recker, R. & Heaney, R. P. (2013). Effect of a combination of genistein, polyunsaturated fatty acids and vitamins D3 and K1 on bone mineral density in postmenopausal women: a randomized, placebo-controlled, double-blind pilot study. *Eur J Nutr,* 52(1), 203-215.

46 Mangano, K. M., Sahni, S. & Kerstetter, J. E. (2014). Dietary protein is beneficial to bone health under conditions of adequate Kalzium intake: an update on clinical research. *Curr Opin Clin Nutr Metab Care,* 17(1), 69-74.

47 Jennings, A., MacGregor, A., Spector, T. & Cassidy, A. (2016). Amino Acid Intakes Are Associated With Bone Mineral Density and Prevalence of Low Bone Mass in Women: Evidence From Discordant Monozygotic Twins. *J Bone Miner Res,* 31(2), 326-335.

48 Dai, Z., Zhang, Y., Lu, N., Felson, D. T., Kiel, D. P. & Sahni, S. (2018). Association Between Dietary Fiber Intake and Bone Loss in the Framingham Offspring Study. *J Bone Miner Res,* (2), 241-249.

49 Sacco, S. M., Horcajada, M. N. & Offord, E. (2013). Phy-tonutrients for bone health during ageing. *Br J Clin Pharmacol,* 75(3), 697-707.

50 Parvaneh, K., Jamaluddin, R., Karimi, G. & Erfani, R. (2014). Effect of Probiotics Supplementation on Bone Mineral Content and Bone Mass Density. *Scientific World Journal,* 2014, 595962.

51 Heaney, R. P., Weaver, C. M. & Fitzsimmons, M. L. (1991). Soybean phytate content: effect on Calciumium absorption. *Am J Clin Nutr,* 53(3), 745-747.

52 Wei, P., Liu, M., Chen, Y. & Chen, D. C. (2012). Systematic review of soy isoflavone supplements on osteoporosis in women. *Asian Pac J Trop Med,* 5(3), 243-248.

53 Taku, K., Melby, M. K., Takebayashi, J., Mizuno, S., Ishimi, Y., Omori, T. & Watanabe, S. (2010). Effect of soy isoflavone extract supplements on bone mineral density in menopausal women: meta-analysis of randomized controlled trials. *Asia Pac J Clin Nutr,* 19(1), 33-42.

54 Ma, D. F., Qin, L. Q., Wang, P. Y. & Katoh, R. (2008). Soy isoflavone intake increases bone mineral density in the spine of menopausal women: meta-analysis of randomized controlled trials. *Clin Nutr,* 27(1), 57-64.

55 Hubert, P. A., Lee, S. G., Lee, S. K. & Chun, O. K. (2014). Dietary Polyphenols, Berries, and Age-Related Bone Loss: A Review Based on Human, Animal, and Cell Studies. *Antioxidants (Basel),* 144-158.

56 Sahni, S., Hannan, M. T., Blumberg, J., Cupples, L. A., Kiel, D. P. & Tucker, K. L. (2009). Inverse association of carotenoid intakes with 4-y change in bone mineral density in elderly men and women: the Framingham Osteoporosis Study. *Am J Clin Nutr,* 89(1), 416-424.

57 Lopez-Gonzalez, A. A., Grases, F., Perello, J., Tur, F., Costa-Bauza, A., Monroy, N. et al. (2010). Phytate levels and bone parameters: a retrospective pilot clinical trial. *Front Biosci (Elite Ed),* 2, 1093-1098.

58 Zhou, J. R. & Erdman, J. W. Jr. (1995). Phytic acid in health and disease. *Crit Rev Food Sci Nutr,* 35(6), 495-508.

59 López-González, A. A., Grases, F., Monroy, N., Marí, B., Vicente-Herrero, M. T. et al. (2013). Protective effect of myo-inositol hexaphosphate (phytate) on bone mass loss in postmenopausal women. *Eur J Nutr,* 52(2), 717-726.

60 López-González, A. A., Grases, F., Roca, P., Mari, B., Vicente-Herrero, M. T., Costa-Bauzá, A. (2008). Phytate (myo-inositol hexaphosphate) and risk factors for osteoporosis. *J Med Food,* 11(4), 747-752.

61 Parvaneh, K., Jamaluddin, R., Karimi, G. & Erfani, R. (2014). Effect of Probiotics Supplementation on Bone Mineral Content and Bone Mass Density. *Scientific World Journal,* 2014, 595962.

62 Teucher, B., Dainty, J. R., Spinks, C. A., Majsak-Newman, G., Berry, D. J., Hoogewerff, J. A. et al. (2008). Sodium and bone health: impact of moderately high and low salt intakes on Calcium metabolism in postmenopausal women. *J Bone Miner Res,* 23(9), 1477-1485.

63 Rapuri, P. B., Gallagher, J. C., Kinyamu, H. K. & Ryschon, K. L. (2001). Caffeine intake increases the rate of bone loss in elderly women and interacts with vitamin D receptor genotypes. *Am J Clin Nutr,* 74(5), 694-700.

64 Harrington, M. & Cashman, K. D. (2003). High salt intake appears to increase bone resorption in postmenopausal women but high potassium intake ameliorates this adverse effect. *Nutr Rev,* 61(5), 179-183.

65 Dew, T. P., Day, A. J. & Morgan, M. R. (2007). Bone mineral density, polyphenols and caffeine: a reassessment. *Nutr Res Rev,* 20(1), 89-105.

66 Heaney, R. P. (2002). Effects of caffeine on bone and the Calcium economy. *Food Chem Toxicol*, 40(9), 1263-1270.

67 Feskanich, D., Korrick, S. A., Greenspan, S. L., Rosen, H. N. & Colditz, G. A. (1999). Moderate alcohol consumption and bone density among postmenopausal women. *J Womens Health*, 8(1), 65-73.

68 Jang, H. D., Hong, J. Y. 2, Han, K., Lee, J. C., Shin, B. J., Choi, S. W. et al. (2017). Relationship between bone mineral density and alcohol intake: A nationwide health survey analysis of postmenopausal women. *PLoS One*, 12(6), e0180132.

69 Tucker, K. L., Jugdaohsingh, R., Powell, J. J., Qiao, N., Hannan, M. T., Sripanyakorn, S. et al. (2009). Effects of beer, wine, and liquor intakes on bone mineral density in older men and women. *Am J Clin Nutr*, 89(4), 1188-1196.

70 Marques, E. A., Mota, J. & Carvalho, J. (2012). Exercise effects on bone mineral density in older adults: a meta-analysis of randomized controlled trials. *Age (Dordr)*, 34(6), 1493-1515.

71 Wolff, I., van Croonenborg, J. J., Kemper, H. C., Kostense, P. J. & Twisk, J. W. (1999). The effect of exercise training programs on bone mass: a meta-analysis of published controlled trials in pre- and postmenopausal women. *Osteoporos Int*, 9(1), 1-12.

72 Swartz-Topor, L., Melvin, P., Giancaterino, C. & Gordon, C. M. (2013). Factors associated with low bone density in patients referred for assessment of bone health. *Int J Pediatr Endocrinol*, 2013(1), 4.

73 Ward, K. D. & Klesges, R. C. (2001). A Meta-Analysis of the Effects of Cigarette Smoking on Bone Mineral Density. *Calcif Tissue Int*, 68(5), 259-270.

74 WHO Scientific Group on the Prevention and Management of Osteoporosis (2000). *Prevention and management of osteoporosis*. Geneva: World Health Organization, 18.

75 Palermo, A., Tuccinardi, D., D'Onofrio, L., Watanabe, M., Maggi, D., Maurizi, A. R. et al. (2017). Vitamin K and osteoporosis: Myth or reality? *Metabolism*, 70, 57-71.

76 Sacco, S. M., Horcajada, M. N. & Offord, E. (2013). Phytonutrients for bone health during ageing. *Br J Clin Pharmacol*, 75(3), 697-707.

77 New, S. A. (2003). Intake of fruit and vegetables: implications for bone health. *Proc Nutr Soc*, 62(4), 889-899.

78 Max Rubner-Institut. (2008). *Nationale Verzehrs Studie II - Ergebnisbericht, Teil 2*. Zugriff am 1. Juni 2018. Verfügbar unter https://bit.ly/23d1feH

79 Deutsche Gesellschaft für Ernährung, Österreichische Gesellschaft für Ernährung, Schweizerische Gesellschaft für Ernährung. (2015). *Referenzwerte für die Nährstoffzufuhr - Calcium* (2. Aufl.). Bonn: Neuer Umschau Verlag.

80 Ebd.

81 Institute of Medicine. (2010). *Dietary Reference Intakes for Calcium and Vitamin D*. Zugriff am 1. Juni 2018. Verfügbar unter https://bit.ly/1rciDSx

82 Kovacs, C. S. (2005). Calcium and bone metabolism during pregnancy and lactation. *J Mammary Gland Biol Neoplasia*, 10(2), 105-118.

83 Hofmeyr, G. J., Lawrie, T. A., Atallah, A. N., Duley, L. & Torloni, M. R. (2014). Calcium supplementation during pregnancy for preventing hypertensive disorders and related problems. *Cochrane Database Syst Rev*, 24(6), CD001059.

84 Kalkwarf, H. J., Specker, B. L., Bianchi, D. C., Ranz, J. & Ho, M. (1997). The effect of Calcium supplementation on bone density during lactation and after weaning. *N Engl J Med*, 337(8), 523-528.

85 Chantry, C. J., Auinger, P. & Byrd, R. S. (2004). Lactation among adolescent mothers and subsequent bone mineral density. *Arch Pediatr Adolesc Med*, 158(7), 650-656.

86 Deutsche Gesellschaft für Ernährung, Österreichische Gesellschaft für Ernährung, Schweizerische Gesellschaft für Ernährung. (2015). *Referenzwerte für die Nährstoffzufuhr - Calcium* (2. Aufl.). Bonn: Neuer Umschau Verlag.

87 Kent, J. C., Arthur, P. G., Mitoulas, L. R. & Hartmann, P. E. (2009). Why calcium in breast milk is independent of maternal dietary Kalzium and vitamin D. *Breastfeed Rev*, 17(2), 5-11.

88 Golden, N. H., Abrams, S. A. & Committee on Nutrition. (2014). Optimizing Bone Health in Children and Adolescents. *Pediatrics*, 134(4), e1229-e1243.

89 Deutsche Gesellschaft für Ernährung, Österreichische Gesellschaft für Ernährung, Schweizerische Gesellschaft für Ernährung. (2015). *Referenzwerte für die Nährstoffzufuhr - Calcium* (2. Aufl.), Bonn: Neuer Umschau Verlag.

90 Souci, S. W., Fachmann, W. & Kraut, H. (2016). *Die Zusammensetzung der Lebensmittel Nährwerttabellen* (8. Aufl.). Stuttgart: Wissenschaftliche Verlagsgesellschaft Stuttgart.

91 Johnston, C. C. Jr., Miller, J. Z., Slemenda, C. W., Reister, T. K., Hui, S., Christian, J. C. & Peacock, M. (1992). Calcium supplementation and increases in bone mineral density in children. *N Engl J Med*, 327(2), 82-87.

92 Cameron, M. A., Paton, L. M., Nowson, C. A., Margerison, C., Frame, M. & Wark, J. D. (2004). The effect of Calcium supplementation on bone density in premenarcheal females: a co-twin approach. *J Clin Endocrinol Metab*, 89(10), 4916-4922.

93 Insel, P., Ross, D., McMahon, K. & Bernstein, M. (2017). *Nutrition* (6. Aufl.). Burlington: Jones & Bartlett Learning, 489.

94 Hahn, A., Ströhle, A. & Wolters, M. (2016). *Ernährung - Physiologische Grundlagen, Prävention, Therapie* (3. Aufl.). Stuttgart: Wissenschaftliche Verlagsgesellschaft Stuttgart, 285.

95 Hunt, C. D. & Johnson, L. K. (2007). Calcium requirements: new estimations for men and women by cross-sectional statistical analyses of Calcium balance data from metabolic studies. *Am J Clin Nutr*, 86(4), 1054-1063.

96 Biesalski, H. K. (2016). *Vitamine - Indikation, Diagnostik, Therapie*. Stuttgart: Georg Thieme Verlag, 144.

97 Hunt, C. D. & Johnson, L. K. (2007). Calcium requirements: new estimations for men and women by cross-sectional statistical analyses of Calcium balance data from metabolic studies. *Am J Clin Nutr*, 86(4), 1054-1063.

98 Deutsche Gesellschaft für Ernährung, Österreichische Gesellschaft für Ernährung, Schweizerische Gesellschaft für Ernährung. (2015). *Referenzwerte für die Nährstoffzufuhr - Calcium* (2. Aufl.), Bonn: Neuer Umschau Verlag.

99 Institute of Medicine. (2010). *Dietary Reference Intakes for Calcium and Vitamin D*. Zugriff am 1. Juni 2018. Verfügbar unter https://bit.ly/1rciDSx

100 The British Dietetic Association. (2017). *Food Fact Sheet - Calcium*. Zugriff am 1. Juni 2018. Verfügbar unter https://bit.ly/2f6YOqc

101 National Health Service. (2017). *Calcium*. Zugriff am 1. Juni 2018. Verfügbar unter https://bit.ly/2HUdHPM

102 Harvard Women's Health Watch. (2017). *How much Calcium do you really need?* Zugriff am 1. Juni 2018. Verfügbar unter https://bit.ly/2I3ZjVs

103 Tang, B. M., Eslick, G. D., Nowson, C., Smith, C. & Bensoussan, A. (2007). Use of Calcium or Calcium in

combination with vitamin D supplementation to prevent fractures and bone loss in people aged 50 years and older: a meta-analysis. *Lancet*, 370(9588), 657-666.

104 Weaver, C. M., Alexander, D. D., Boushey, C. J., Dawson-Hughes, B., Lappe, J. M., LeBoff, S. M. et al. (2016). Calcium plus vitamin D supplementation and risk of fractures: an updated meta-analysis from the National Osteoporosis Foundation. *Osteoporos Int*, 27, 367-376.

105 Wu, H. & Pang, Q. (2017). The effect of vitamin D and Calcium supplementation on falls in older adults: A systematic review and meta-analysis. *Orthopade*, 46(9), 729-736.

106 Tai, V., Leung, W., Grey, A., Reid, I. R. & Bolland, M. J. (2015). Calcium intake and bone mineral density: systematic review and meta-analysis. *BMJ*, 351, h4183.

107 Wang, D., Chen, X. H., Fu, G., Gu, L. Q., Zhu, Q. T., Liu, X. L., Qi, J. & Xiang, J. P. (2015). Calcium intake and hip fracture risk: a meta-analysis of prospective cohort studies. *Int J Clin Exp Med*, 8(8), 14424-14431.

108 Bischoff-Ferrari, H. A., Dawson-Hughes, B., Baron, J. A., Kanis, J. A., Orav, E. J., Staehelin, H. B. et al. (2011). Milk intake and risk of hip fracture in men and women: a meta-analysis of prospective cohort studies. *J Bone Miner Res*, 26(4), 833-839.

109 Warensjö, E., Byberg, L., Melhus, H., Gedeborg, R., Mallmin, H., Wolk, A. & Michaëlsson, K. (2011). Dietary Calcium intake and risk of fracture and osteoporosis: prospective longitudinal cohort study. *BMJ*, 342, d1473.

110 Heaney, R. P., Weaver, C. M. & Fitzsimmons, M. L. (1990). Influence of Calcium load on absorption fraction. *J Bone Miner Res*, 5(11), 1135-1138.

111 Elmadfa, I. & Leitzmann, C. (2015). *Ernährung des Menschen* (5. Aufl.). Stuttgart: Eugen Ulmer Verlag, 277.

112 Bolland, M. J., Avenell, A., Baron, J. A., Grey, A., MacLennan, G. S., Gamble, G. D. & Reid, I. R. (2010). Effect of Calcium supplements on risk of myocardial infarction and cardiovascular events: meta-analysis. *BMJ*, 341, c3691.

113 Bolland, M. J., Grey, A. & Reid, I. R. (2013). Calcium supplements and cardiovascular risk: 5 years on. *Ther Adv Drug Saf*, 4(5), 199-210.

114 Chiodini, I. & Bolland, M. J. (2018). Calcium supplementation in osteoporosis: useful or harmful? *Eur J Endocrinol*, 178(4), D13-D25.

115 European Food Safety Authority. (2012). Scientific Opinion on the Tolerable Upper Intake Level of calcium. *EFSA Journal*, 10(7), 2814.

116 Ross, C. A., Taylor, C. L., Yaktine, A. L. & Del Valle, H. B. (2011). *Institute of Medicine. - Dietary Reference Intakes for Calcium and Vitamin D.* Washington, DC: The National Academies Press, 419.

117 Gröber, U. (2011). *Mikronährstoffe: Metabolic Tuning - Prävention - Therapie* (3. Aufl.). Stuttgart: Wissenschaftliche Verlagsgesellschaft Stuttgart, 210.

118 Biesalski, H. K. (2016). *Vitamine - Indikation, Diagnostik, Therapie.* Stuttgart: Georg Thieme Verlag, 146.

119 Ebd.

120 Harvard Women's Health Watch. (2017). *How much Calcium do you really need?* Zugriff am 1. Juni 2018. Verfügbar unter https://bit.ly/2I3ZjVs

121 Maresz, K. (2015). Proper Calcium Use: Vitamin K2 as a Promoter of Bone and Cardiovascular Health. *Integr Med (Encinitas)*, 14(1), 34-39.

122 Clarys, P., Deliens, T., Huybrechts, I., Deriemaeker, P., Vanaelst, B., De Keyzer, W. et al. (2014). Comparison of Nutritional Quality of the Vegan, Vegetarian, Semi-Vegetarian, Pesco-Vegetarian and Omnivorous Diet. *Nutrients*, 6(3), 1318-1332.

123 Davey, G. K., Spencer, E. A., Appleby, P. N., Allen, N. E., Knox, K. H. & Key, T. J. (2003). EPIC-Oxford: lifestyle characteristics and nutrient intakes in a cohort of 33 883 meat-eaters and 31 546 non meat-eaters in the UK. *Public Health Nutr*, 6(3), 259-269.

124 Ho-Pham, L. T., Nguyen, N. D. & Nguyen, T. V. (2009). Effect of vegetarian diets on bone mineral density: a Bayesian meta-analysis. *Am J Clin Nutr*, 90(4), 943-950.

125 Appleby, P., Roddam, A., Allen, N. & Key, T. (2007). Comparative fracture risk in vegetarians and nonvegetarians in EPIC-Oxford. *Eur J Clin Nutr*, 61(12), 1400-1406.

126 Ho-Pham, L. T., Vu, B. Q., Lai, T. Q., Nguyen, N. D. & Nguyen, T. V. (2012). Vegetarianism, bone loss, fracture and vitamin D: a longitudinal study in Asian vegans and non-vegans. *Eur J Clin Nutr*, 66(1), 75-82.

127 Ho-Pham, L. T., Nguyen, P. L., Le, T. T., Doan, T. A., Tran, N. T., Le, T. A. & Nguyen, T. V. (2009). Veganism, bone mineral density, and body composition: a study in Buddhist nuns. *Osteoporos Int*, 20(12), 2087-2093.

128 Kohlenberg-Mueller, K. & Raschka, L. (2003). Calcium balance in young adults on a vegan and lacto vegetarian diet. *J Bone Miner Metab*, 21(1), 28-33.

129 Bischoff-Ferrari, H. A., Kiel, D. P., Dawson-Hughes, B., Orav, J. E., Li, R., Spiegelman, D., Dietrich, T. & Willett, W. C. (2009). Dietary Calcium and serum 25-hydroxyvitamin D status in relation to BMD among U. S. adults. *J Bone Miner Res*, 24(5), 935-942.

130 Souci, S. W., Fachmann, W. & Kraut, H. (2016). *Die Zusammensetzung der Lebensmittel Nährwerttabellen* (8. Aufl.). Stuttgart: Wissenschaftliche Verlagsgesellschaft Stuttgart.

131 Heseker, H. & Heseker, B. (2016). *Die Nährwerttabelle* (4. Aufl.). Neustadt an der Weinstraße: Neuer Umschau Buchverlag.

132 Elmadfa, I., Aign, W., Muskat, E. & Fritzsche, D. (2015). *Die große GU Nährwert-Kalorien-Tabelle* (Neuausgabe 2016/2017). München: Gräfe und Unzer Verlag.

133 Biesalski, H. K. (2016). *Vitamine - Indikation, Diagnostik, Therapie.* Stuttgart: Georg Thieme Verlag, 145.

134 Zhao, Y., Martin, B. R. & Weaver, C. M. (2005). Calcium bioavailability of Calcium carbonate fortified soymilk is equivalent to cow's milk in young women. *J Nutr*, 135(10), 2379-2382.

135 Ho, S. C., Guldan, G. S., Woo, J., Yu, R., Tse, M. M., Sham, A. & Cheng, J. (2005). A prospective study of the effects of 1-year calcium-fortified soy milk supplementation on dietary calcium intake and bone health in Chinese adolescent girls aged 14 to 16. *Osteoporos Int*, 16(12), 1907-1916.

136 Tang, A. L., Shah, N. P., Wilcox, G., Walker, K. Z. & Stojanovska, L. (2007). Fermentation of calcium-fortified soymilk with Lactobacillus: effects on calcium solubility, isoflavone conversion, and production of organic acids. *J Food Sci*, 72(9), 431-436.

137 Aslam, M. N., Kreider, J. M., Paruchuri, T., Bhagavathula, N., DaSilva, M., Zernicke, R. F. (2010). A Mineral-Rich Extract from the Red Marine Algae Lithothamnion calcareum Preserves Bone Structure and Function in Female Mice on a Western-Style Diet. *Calcif Tissue Int*, 86(4), 313-324.

138 Tseng, R. Y. L., Smith-Nury, E. & Chang, Y. S. (1977). Calcium and Phosphorus Contents and Ratios in Tofu

as Affected by the Coagulants Used. *Journal of Family and Consumer Sciences*, 6(2), 171-175.

139 Bohmer, H., Müller, H. & Resch, K. L. (2000). Calcium supplementation with calcium-rich mineral waters: a systematic review and meta-analysis of its bioavailability. *Osteoporos Int*, 11(11), 938-943.

140 Bacciottini, L., Tanini, A., Falchetti, A., Masi, L., France-schelli, F., Pampaloni, B. et al. (2004). Calcium bioavailability from a calcium-rich mineral water, with some observations on method. *J Clin Gastroenterol*, 38(9), 761-766.

141 Bohmer, H., Müller, H. & Resch, K. L. (2000). Calcium supplementation with calcium-rich mineral waters: a systematic review and meta-analysis of its bioavailability. *Osteoporos Int*, 11(11), 938-943.

142 Halpern, G. M., Van de Water, J., Delabroise, A. M., Keen, C. L. & Gershwin, M. E. (1991). Comparative uptake of calcium from milk and a calcium-rich mineral water in lactose intolerant adults: implications for treatment of osteoporosis. *Am J Prev Med*, 7(6), 379-383.

143 Heaney, R. P., Weaver, C. M. & Fitzsimmons, M. L. (1990). Influence of calcium load on absorption fraction. *J Bone Miner Res*, 5(11), 1135-1138.

144 Weaver, C. M. & Plawecki, K. L. (1994). Dietary calcium: adequacy of a vegetarian diet. *Am J Clin Nutr*, 59(5), 1238-1241.

145 Gupta, R. K., Gangoliya, S. S. & Singh, N. K. (2015). Reduction of phytic acid and enhancement of bioavailable micronutrients in food grains. *J Food Sci Technol*, 52(2), 676-684.

146 López-González, A. A., Grases, F., Roca, P., Mari, B., Vicente-Herrero, M. T., Costa-Bauzá, A. (2008). Phytate (myo-inositol hexaphosphate) and risk factors for osteoporosis. *J Med Food*, 11(4), 747-752.

147 Markiewicz, L. H., Honke, J., Haros, M., Świątecka, D. & Wróblewska, B. (2007). Diet shapes the ability of human intestinal microbiota to degrade phytate – in vitro studies. *J Appl Microbiol*, 115(1), 247-259.

148 Solberg, S. O., Yndgaard, F. & Axelsson, J. (2015). Nitrate and oxalate in germplasm collections of spinach and other leafy vegetables. *Emir J Food Agric*, 27(9), 698-705.

149 Murakami, K., Edamoto, M., Hata, N., Itami, Y. & Masuda, M. (2009). Low-oxalate Spinach Mutant Induced by Chemical Mutagenesis. *J. Japan. Soc. Hort. Sci*, 78(2), 180-184.

150 Mou, B. (2008). Evaluation of Oxalate Concentration in the U. S. Spinach Germplasm Collection. *Hortscience*, 43(6), 1690-1693.

151 Libert, B. & Creed, C. (1985). Oxalate content of seventy-eight rhubarb cultivars and its relation to some other characters. *Journal of Horticultural Science*, 60(2), 257-261.

152 Libert, B. (1987) Breeding a low-oxalate rhubarb (Rheum sp. L.). *Journal of Horticultural Science*, 62(4), 523-529.

153 Shiowatana, J., Purawatt, S., Sottimai, U., Taebunpakul, S. & Siripinyanond, A. (2006). Enhancement effect study of some organic acids on the calcium availability of vegetables: application of the dynamic in vitro simulated gastrointestinal digestion method with continuous-flow dialysis. *J Agric Food Chem*, 54(24), 9010-9016.

154 Elmadfa, I. & Leitzmann, C. (2015). *Ernährung des Menschen* (5. Aufl.). Stuttgart: Eugen Ulmer Verlag, 277-280.

155 Morcos, S. R., El-Shobaki, F. A., El-Hawary, Z. & Saleh, N. (1976). Effect of vitamin C and carotene on the absorption of calcium from the intestine. *Z Ernährungswiss*, 15(4), 387-390.

156 Sandström, B. & Cederblad, A. (1987). Effect of ascorbic acid on the absorption of zinc and calcium in man. Int J Vitam Nutr Res. 57(1), 87-90

Zink

1 Saper, R. B. & Rash, R. (2009). Zinc: An Essential Micronutrient. *Am Fam Physician*, 79(9), 768.

2 Elmadfa, I. & Leitzmann, C. (2015). *Ernährung des Menschen* (5. Aufl.). Stuttgart: Eugen Ulmer Verlag, 316.

3 Hunt, J. R. (2003). Bioavailability of iron, zinc, and other trace minerals from vegetarian diets. *Am J Clin Nutr*, 78(3), 633-639.

4 Sanna, A., Firinu, D., Zavattari, P. & Valera, P. (2018). Zinc Status and Autoimmunity: A Systematic Review and Meta-Analysis, *Nutrients*, 10, 68.

5 Gropper, S. S., Smith, J. L. & Carr, T. P. (2018). *Advanced Nutrition and Human Metabolism* (7. Aufl.). Boston: Cengage Learning, 504.

6 Hahn, A., Ströhle, A. & Wolters, M. (2016). *Ernährung – Physiologische Grundlagen, Prävention, Therapie* (3. Aufl.). Stuttgart: Wissenschaftliche Verlagsgesellschaft Stuttgart, 324.

7 Insel, P., Ross, D., McMahon, K. & Bernstein, M. (2017). *Nutrition* (6. Aufl.). Burlington: Jones & Bartlett Learning, 514-515.

8 Zhao, J., Dong, X., Hu, X., Long, Z., Wang, L., Liu, Q. et al. (2016). Zinc levels in seminal plasma and their correlation with male infertility: A systematic review and meta-analysis. *Sci Rep*, 6, 22386.

9 Melina, V., Craig, W. & Levin, S. (2016). Position of the Academy of Nutrition and Dietetics: Vegetarian Diets. *J Acad Nutr Diet*, 116(12), 1970-1980.

10 Elmadfa, I. & Leitzmann, C. (2015). *Ernährung des Menschen* (5. Aufl.). Stuttgart: Eugen Ulmer Verlag, 315.

11 Deutsche Gesellschaft für Ernährung, Österreichische Gesellschaft für Ernährung, Schweizerische Gesellschaft für Ernährung. (2015). *Referenzwerte für die Nährstoffzufuhr – Zink*. (2. Aufl.). Bonn: Neuer Umschau Verlag.

12 Ebd.

13 Ebd.

14 Foster, M. & Samman, S. (2017). Implications of a Plant-Based Diet on Zinc Requirements and Nutritional Status. *In:* Mariotti, F. Hrsg: *Vegetarian and Plant-Based Diets in Health and Disease Prevention*. Cambridge, MA: Academic Press, 705.

15 Krebs, N. F. & Westcott, J. (2005). Zinc and breastfed infants: if and when is there a risk of deficiency? *Adv Exp Med Biol*, 503, 69-75.

16 Elmadfa, I. & Leitzmann, C. (2015). *Ernährung des Menschen* (5. Aufl.). Stuttgart: Eugen Ulmer Verlag, 315.

17 Foster, M. & Samman, S. (2017). Implications of a Plant-Based Diet on Zinc Requirements and Nutritional Status. *In:* Mariotti, F. Hrsg: *Vegetarian and Plant-Based Diets in Health and Disease Prevention*. Cambridge, MA: Academic Press, 697.

18 Specker, B. L., Black, A., Allen, L. & Morrow, F. (1990). Vitamin B-12: low milk concentrations are related to low serum concentrations in vegetarian women and to methylmalonic aciduria in their infants. *Am J Clin Nutr*, 52(6), 1073-6.

19 Gomes-Silva, S. C., Pinho, J. P., Borges, C., Teixeira-

Santos, C., Santos, A. & Graça, P. (2015). *National Programme for the Promotion of a Healthy Diet - Guidelines for a healthy vegetarian diet.* Zugriff am 1. Juni 2018. Verfügbar unter https://bit.ly/2kTYn7P

20 Hahn, A., Ströhle, A. & Wolters, M. (2016). *Ernährung - Physiologische Grundlagen, Prävention, Therapie* (3. Aufl.). Stuttgart: Wissenschaftliche Verlagsgesellschaft Stuttgart, 324.

21 Food and Nutrition Board & Institute of Medicine. (2001). *Dietary reference intakes for vitamin A, vitamin K, arsenic, boron, chromium, copper, iodine, iron, manganese, molybdenum, nickel, silicon, vanadium, and zinc.* Washington, DC: National Academy Press. Zugriff am 1. Juni 2018. Verfügbar unter https://bit.ly/2GSJSP9

22 European Food Safety Authority. (2006). Scientific Committee on Food: *Tolerable Upper Intake Levels for Vitamins and Minerals.* Zugriff am 1. Juni 2018. Verfügbar unter https://bit.ly/2E8tsQI

23 Domke, A., Großklaus, R., Niemann, B., Przyrembel, H., Richter, K., Schmidt, E. (2004). *Verwendung von Mineralstoffen in Lebensmitteln: Toxikologische und ernährungsphysiologische Aspekte - Teil II.* Zugriff am 1. Juni 2018. Verfügbar unter https://bit.ly/1PcF0mj

24 European Food Safety Authority. (2006). *Scientific Committee on Food: Tolerable Upper Intake Levels for Vitamins and Minerals.* Zugriff am 1. Juni 2018. Verfügbar unter https://bit.ly/2E8tsQI

25 Weißenborn, A., Bakhiya, N., Demuth, I., Ehlers, A., Ewald, M., Niemann, B. et al. für das Bundesinstitut für Risikobewertung. (2018). Höchstmengen für Vitamine und Mineralstoffe in Nahrungsergänzungsmitteln. *J Consum Prot Food Saf*, 13, 25-39.

26 Hahn, A., Ströhle, A. & Wolters, M. (2016). *Ernährung - Physiologische Grundlagen, Prävention, Therapie* (3. Aufl.). Stuttgart: Wissenschaftliche Verlagsgesellschaft Stuttgart, 323.

27 Food and Nutrition Board & Institute of Medicine. (2001). *Dietary reference intakes for vitamin A, vitamin K, arsenic, boron, chromium, copper, iodine, iron, manganese, molybdenum, nickel, silicon, vanadium, and zinc.* Washington, DC: National Academy Press. Zugriff am 1. Juni 2018. Verfügbar unter https://bit.ly/2EZFJDq

28 Hunt, J. R., Beiseigel, J. M. & Johnson, L. K. (2008). Adaptation in human zinc absorption as influenced by dietary zinc and bioavailability. *Am J Clin Nutr*, 87(5), 1336-1345.

29 Srikumar, T. S., Johansson, G. K., Ockerman, P. A., Gustafsson, J. A. & Akesson, B. (1992). Trace element status in healthy subjects switching from a mixed to a lactovegetarian diet for 12 mo. *Am J Clin Nutr*, 55(4), 885-890.

30 Food and Nutrition Board & Institute of Medicine. (2001). *Dietary reference intakes for vitamin A, vitamin K, arsenic, boron, chromium, copper, iodine, iron, manganese, molybdenum, nickel, silicon, vanadium, and zinc.* Washington, DC: National Academy Press. Zugriff am 1. Juni 2018. Verfügbar unter https://bit.ly/2EZFJDq

31 Elmadfa, I. & Leitzmann, C. (2015). *Ernährung des Menschen* (5. Aufl.). Stuttgart: Eugen Ulmer Verlag, 315.

32 Foster, M., Chu, A., Petocz, P. & Samman, S. (2013). Effect of vegetarian diets on zinc status: a systematic review and meta-analysis of studies in humans. *J Sci Food Agric*, 93(10), 2362-2371.

33 Foster, M., Herulah, U. N., Prasad, A., Petocz, P. & Samman, S. (2015). Zinc Status of Vegetarians during Pregnancy: A Systematic Review of Observational Studies and Meta-Analysis of Zinc Intake. *Nutrients*, 7(6), 4512-4525.

34 Saunders, A. V., Craig, W. J. & Baines, S. K. (2013). Zinc and vegetarian diets. *Med J Aust*, 199(4), 17-21.

35 Schüpbach, R., Wegmüller, R., Berguerand, C., Bui, M. & Herter-Aeberli, I. (2017). Micronutrient status and intake in omnivores, vegetarians and vegans in Switzerland. *Eur J Nutr*, 56(1), 283-293.

36 Donangelo, C. M. & King, J. C. (2012). Maternal Zinc Intakes and Homeostatic Adjustments during Pregnancy and Lactation. *Nutrients*, 4(7), 782-798.

37 Hambidge, K. M., Miller, L. V., Mazariegos, M., Westcott, J., Solomons, N. W., Raboy, V. et al. (2017). Upregulation of Zinc Absorption Matches Increases in Physiologic Requirements for Zinc in Women Consuming High- or Moderate-Phytate Diets during Late Pregnancy and Early Lactation. *J Nutr*, 147(6), 1079-1085.

38 Elmadfa, I. & Leitzmann, C. (2015). *Ernährung des Menschen* (5. Aufl.). Stuttgart: Eugen Ulmer Verlag, 315.

39 Souci, S. W., Fachmann, W. & Kraut, H. (2016). *Die Zusammensetzung der Lebensmittel Nährwerttabellen* (8. Aufl.). Stuttgart: Wissenschaftliche Verlagsgesellschaft Stuttgart.

40 Heseker, H. & Heseker, B. (2016). *Die Nährwerttabelle* (4. Aufl.). Neustadt an der Weinstraße: Neuer Umschau Buchverlag.

41 Elmadfa, I., Aign, W., Muskat, E. & Fritzsche, D. (2015). *Die große GU Nährwert-Kalorien-Tabelle* (Neuausgabe 2016/2017). München: Gräfe und Unzer Verlag.

42 Dewell, A., Weidner, G., Sumner, M. D., Chi, C. S. & Ornish, D. (2008). A very-low-fat vegan diet increases intake of protective dietary factors and decreases intake of pathogenic dietary factors. *J Am Diet Assoc*, 108(2), 347-356.

43 Abdulla, M., Andersson I, Asp NG, Berthelsen K, Birkhed D, Dencker I. et al. (1981). Nutrient intake and health status of vegans. Chemical analyses of diets using the duplicate portion sampling technique. *Am J Clin Nutr*, 34(11), 2464-2477.

44 Adams, C. L., Hambidge, M., Raboy, V., Dorsch, J. A., Sian, L., Westcott, J. L. & Krebs N. F. (2002). Zinc absorption from a low-phytic acid maize. *Am J Clin Nutr*, 76(3), 556-559.

45 Sandström, B., Almgren, A., Kivistö, B. & Cederblad, A. (1987). Zinc absorption in humans from meals based on rye, barley, oatmeal, triticale and whole wheat. *J Nutr*, 117(11), 1898-1902.

46 Gropper, S. S., Smith, J. L. & Carr, T. P. (2018). *Advanced Nutrition and Human Metabolism* (7. Aufl.). Boston: Cengage Learning, 502.

47 Chiplonkar, S. A. & Agte, V. V. (2006). Predicting bioavailable zinc from lower phytate forms, folic Acid and their interactions with zinc in vegetarian meals. *J Am Coll Nutr*, 25(1), 26-33.

48 Gröber, U. (2018). *Arzneimittel und Mikronährstoffe - Medikationsorientierte Supplementierung* (4. Aufl.). Stuttgart: Wissenschaftliche Verlagsgesellschaft Stuttgart.

49 Gröber, U. (2011). *Mikronährstoffe: Metabolic Tuning - Prävention - Therapie* (3. Aufl.). Stuttgart: Wissenschaftliche Verlagsgesellschaft Stuttgart, 275.

50 Ebd.

51 Gröber, U. (2018). *Arzneimittel und Mikronährstoffe - Medikationsorientierte Supplementierung* (4. Aufl.). Stuttgart: Wissenschaftliche Verlagsgesellschaft Stuttgart.

52 Sandström, B. & Cederblad, A. (2009). Effect of ascorbic acid on the absorption of zinc and calcium in man. *Int J Vitam Nutr Res*, 57(1), 87-90.

53 Souci, S. W., Fachmann, W. & Kraut, H. (2016). *Die Zusammensetzung der Lebensmittel Nährwerttabellen* (8. Aufl.). Stuttgart: Wissenschaftliche Verlagsgesellschaft Stuttgart.
54 Ebd.
55 Lönnerdal, B. (2000). Dietary factors influencing zinc absorption. *J Nutr*, 130(5), 1378-1383.
56 Gautam, S., Platel, K. & Srinivasan, K. (2010). Higher bioaccessibility of iron and zinc from food grains in the presence of garlic and onion. *J Agric Food Chem*, 58(14), 8426-84269.
57 Lönnerdal, B. (2000). Dietary factors influencing zinc absorption. *J Nutr*, 130(5), 1378-1383.
58 Elmadfa, I. & Leitzmann, C. (2015). *Ernährung des Menschen* (5. Aufl.). Stuttgart: Eugen Ulmer Verlag, 315.
59 Schlemmer, U., Frølich, W., Prieto, R. M. & Grases, F. (2009). Phytate in foods and significance for humans: food sources, intake, processing, bioavailability, protective role and analysis. *Mol Nutr Food Res*, 53(2), 330-375.
60 Lönnerdal, B. (2000). Dietary factors influencing zinc absorption. *J Nutr*, 130(5), 1378-1383.
61 Lopez, H. W., Krespine, V., Guy, C., Messager, A., Demigne, C. & Remesy, C. (2001). Prolonged Fermentation of Whole Wheat Sourdough Reduces Phytate Level and Increases Soluble Magnesium. *J Agric Food Chem*, 2001, 49(5), 2657-2662.
62 Požrl, T., Kopjar, M., Kurent, I., Hribar, J., Janeš, A. & Simčič, M. (2009). Phytate Degradation during Breadmaking: The Influence of Flour Type and Breadmaking Procedures. *Czech J. Food Sci*, 27(1), 29-38.
63 Lopez, H. W., Krespine, V., Guy, C., Messager, A., Demigne, C. & Remesy, C. (2001). Prolonged Fermentation of Whole Wheat Sourdough Reduces Phytate Level and Increases Soluble Magnesium. *J Agric Food Chem*, 2001, 49(5), 2657-2662.
64 Türk, M., Carlsson, N. G. & Sandberg, A. S. (1996). Reduction in the Levels of Phytate During Wholemeal Bread Making; Effect of Yeast and Wheat Phytases, *J Cereal Sci*, 23(3), 257-264.
65 Sandström, B., Arvidsson, B., Cederblad, A. & Björn-Rasmussen, E. (1996). Zinc absorption from composite meals. I. The significance of whest extraction rate, zinc, calcium, and protein content in meals based on bread. *Am J Clin Nutr*, 33(4), 739-745.
66 Azeke, M. A., Egielewa, S. J., Eigbogbo, M. U. & Ihimire, I. G. (2011). Effect of germination on the phytase activity, phytate and total phosphorus contents of rice (Oryza sativa), maize (Zea mays), millet (Panicum miliaceum), sorghum (Sorghum bicolor) and wheat (Triticum aestivum). *J Food Sci Technol*, 48(6), 724-729.
67 Watzl, B. & Leitzmann, C. (2005). *Bioaktive Substanzen in Lebensmitteln* (3. Aufl.). Stuttgart: Hippokrates Verlag, 23.
68 Schlemmer, U., Frølich, W., Prieto, R. M. & Grases, F. (2009). Phytate in foods and significance for humans: food sources, intake, processing, bioavailability, protective role and analysis. *Mol Nutr Food Res*, 53(2), 330-375.
69 Joint FAO/WHO Expert Consultation on Human Vitamin and Mineral Requirements. (1998). *Vitamin and mineral requirements in human nutrition (2. edition)*. Zugriff am 1. Juni 2018. Verfügbar unter https://bit.ly/2qHnCwV
70 Gibson, R. S., Yeudall, F., Drost, N., Mtitimuni, B. & Cullinan, T. (1998). Dietary interventions to prevent zinc deficiency. *Am J Clin Nutr*, 68(2), 484-487.

Selen

1 Biesalski, H. K., Bischoff, S. C., Pirlich, M. & Weimann, A. (2018). *Ernährungsmedizin – Nach dem Curriculum Ernährungsmedizin der Bundesärztekammer* (5. Aufl.). Stuttgart: Georg Thieme Verlag, 234.
2 Hildbrand, T. (2014). *Validität der Abschätzung der Jod- und Selenzufuhr anhand eines Food-Frequency-Tables und der Versorgung mit diesen beiden Spurenelementen ermittelt durch die Jodurie und Plasmaselenwerte bei omnivoren, lactovegetarisch und vegan sich ernährenden Personen*. Dissertation. Medizinische Fakultät der Ludwig Maximilian Universität, München, 15.
3 Elmadfa, I. & Leitzmann, C. (2015). *Ernährung des Menschen* (5. Aufl.). Stuttgart: Eugen Ulmer Verlag, 329.
4 Thompson, J. N. & Scott, M. L. (1970). Impaired lipid and vitamin E absorption related to atrophy of the pancreas in selenium-deficient chicks. *J Nutr*, 100(7), 797-809.
5 Insel, P., Ross, D., McMahon, K. & Bernstein, M. (2017). *Nutrition (6. Aufl.)*. Burlington: Jones & Bartlett Learning, 521.
6 Deutsche Gesellschaft für Ernährung, Österreichische Gesellschaft für Ernährung, Schweizerische Gesellschaft für Ernährung. (2015). *Referenzwerte für die Nährstoffzufuhr – Selen*. (2. Aufl.), Bonn: Neuer Umschau Verlag.
7 Cai, X., Wang, C.,Yu, W., Fan, W., Wang, S., Shen, N., Wu, P., Li, X. & Wang, F. (2016). Selenium Exposure and Cancer Risk: an Updated Meta-analysis and Meta-regression. *Sci Rep*, 6, 19213.
8 Lee, E. H., Myung, S. K., Jeon, Y. J., Kim, Y., Chang, Y. J., Ju, W., Seo, H. G. & Huh, B. Y. (2011). Effects of selenium supplements on cancer prevention: meta-analysis of randomized controlled trials. *Nutr Cancer*, 63(8), 1185-1195.
9 Fritz, H., Kennedy, D., Fergusson, D., Fernandes, R., Cooley, K., Seely, A. et al. (2011). Selenium and Lung Cancer: A Systematic Review and Meta Analysis. *PLoS One*, 6(11), e26259.
10 Hurst, R., Hooper, L., Norat, T., Lau, R., Aune, D., Greenwood, D. C. et al. (2012). Selenium and prostate cancer: systematic review and meta-analysis. *Am J Clin Nutr*, 96(1), 111-122.
11 Zhang, X., Liu, C., Guo, J. & Song, Y. (2016). Selenium status and cardiovascular diseases: meta-analysis of prospective observational studies and randomized controlled trials. *Eur J Clin Nutr*, 70(2), 162-169.
12 Flores-Mateo, G., Navas-Acien, A., Pastor-Barriuso, R. & Guallar, E. (2006). Selenium and coronary heart disease: a meta-analysis. *Am J Clin Nutr*, 84(4), 762-773.
13 Lippman, S. M., Klein, E. A., Goodman, P. J., Lucia, M. S., Thompson, I. M., Ford, L. G. et al. (2009). Effect of selenium and vitamin E on risk of prostate cancer and other cancers: the Selenium and Vitamin E Cancer Prevention Trial (SELECT). *JAMA*, 301(1), 39-51.
14 Rees, K., Hartley, L., Day, C., Flowers, N., Clarke, A. & Stranges, S. (2013). Selenium supplementation for the primary prevention of cardiovascular disease. *Cochrane Database Syst Rev*, (1), CD009671.
15 Schomburg, L. (2018). Plant-Based Diets and Selenium Intake and Status. *In:* Mariotti, F. Hrsg: *Vegetarian and Plant-Based Diets in Health and Disease Prevention*. Cambridge, MA: Academic Press, 739.
16 Hahn, A., Ströhle, A. & Wolters, M. (2016). *Ernährung – Physiologische Grundlagen, Prävention, Therapie* (3. Aufl.). Stuttgart: Wissenschaftliche Verlagsgesellschaft Stuttgart, 359 f.

17 Wang, Y., Lin, M., Gao, X., Pedram, P., Du, J., Vikram, C. et al. (2017). High dietary selenium intake is associated with less insulin resistance in the Newfoundland population. *PLoS One*, 12(4), e0174149.

18 Wang, X.,Yang, T., Wei, J., Lei, G. & Zeng, C. (2016). Association between serum selenium level and type 2 diabetes mellitus: a non-linear dose-response meta-analysis of observational studies. *Nutr J*, 15, 48.

19 Steinbrenner, H., Speckmann, B., Pinto, A. & Sies, H. (2011). High selenium intake and increased diabetes risk: experimental evidence for interplay between selenium and carbohydrate metabolism. *J Clin Biochem Nutr*, 48(1), 40-45.

20 Hurwitz, B. E., Klaus, J. R., Llabre, M. M., Gonzalez, A., Lawrence, P. J., Maher, K. J. et al. (2007). Suppression of human immunodeficiency virus type 1 viral load with selenium supplementation: a randomized controlled trial. *Arch Intern Med*, 167(2), 148-154.

21 Burbano, X., Miguez-Burbano, M. J., McCollister, K., Zhang, G., Rodriguez, A., Ruiz, P. et al. (2002). Impact of a selenium chemoprevention clinical trial on hospital admissions of HIV-infected participants. *HIV Clin Trials*, 3(6), 483-491.

22 Ventura, M., Melo, M. & Carrilho, F. (2017). Selenium and Thyroid Disease: From Pathophysiology to Treatment. *Int J Endocrinol*, 2017, 1297658.

23 Toulis, K. A., Anastasilakis, A. D., Tzellos, T. G., Goulis, D. G. & Kouvelas, D. (2010). Selenium supplementation in the treatment of Hashimoto's thyroiditis: a systematic review and a meta-analysis. *Thyroid*, 20(10), 1163-1173.

24 Mirone, M., Giannetta, E. & Isidori, A. M. (2013). Selenium and reproductive function. A systematic review. *J Endocrinol Invest*, 36(10), 28-36.

25 Rayman, M. P., Wijnen, H., Vader, H., Kooistra, L. & Pop, V. (2011). Maternal selenium status during early gestation and risk for preterm birth. *CMAJ*, 183(5), 549-555.

26 Gröber, U. (2011). *Mikronährstoffe: Metabolic Tuning - Prävention - Therapie* (3. Aufl.). Stuttgart: Wissenschaftliche Verlagsgesellschaft Stuttgart, 269.

27 Contempre, B., Dumont, J. E., Ngo, B., Thilly, C. H., Diplock, A. T. & Vanderpas, J. (1991). Effect of selenium supplementation in hypothyroid subjects of an iodine and selenium deficient area: the possible danger of indiscriminate supplementation of iodine-deficient subjects with selenium. *J Clin Endocrinol Metab*. 73(1), 213-215.

28 Rayman, M. P. (2012). Selenium and human health. *Lancet*, 379(9822), 1256-1268.

29 Deutsche Gesellschaft für Ernährung, Österreichische Gesellschaft für Ernährung, Schweizerische Gesellschaft für Ernährung. (2015). *Referenzwerte für die Nährstoffzufuhr - Selen* (2. Aufl.), Bonn: Neuer Umschau Verlag.

30 Biesalski, H. K. (2016). *Vitamine und Minerale - Indikation, Diagnostik, Therapie*. Stuttgart: Georg Thieme Verlag, 140.

31 Hahn, A., Ströhle, A. & Wolters, M. (2016). *Ernährung - Physiologische Grundlagen, Prävention, Therapie* (3. Aufl.). Stuttgart: Wissenschaftliche Verlagsgesellschaft Stuttgart, 354.

32 Deutsche Gesellschaft für Ernährung, Österreichische Gesellschaft für Ernährung, Schweizerische Gesellschaft für Ernährung. (2015). *Referenzwerte für die Nährstoffzufuhr - Selen* (2. Aufl.). Bonn: Neuer Umschau Verlag.

33 MacFarquhar, J. K., Broussard, D. L., Melstrom, P., Hutchinson, R., Wolkin, A., MPH, Martin, C. et al. (2010). Acute Selenium Toxicity Associated With a Dietary Supplement. *Arch Intern Med*, 170(3), 256-261.

34 Deutsche Gesellschaft für Ernährung, Österreichische

Gesellschaft für Ernährung, Schweizerische Gesellschaft für Ernährung. (2015). *Referenzwerte für die Nährstoffzufuhr - Selen* (2. Aufl.). Bonn: Neuer Umschau Verlag.

35 Hurst, R., Armah, C. N., Dainty, J. R., Hart, D. J., Teucher, B., Goldson, A. J. (2010). Establishing optimal selenium status: results of a randomized, double-blind, placebo-controlled trial. *Am J Clin Nutr*, 91(4), 923-931.

36 Bleys, J., Navas-Acien, A. & Guallar, E. (2008). Serum selenium levels and all-cause, cancer, and cardiovascular mortality among US adults. *Arch Intern Med*, 168(4), 404-410.

37 Hahn, A., Ströhle, A. & Wolters, M. (2016). *Ernährung - Physiologische Grundlagen, Prävention, Therapie* (3. Aufl.). Stuttgart: Wissenschaftliche Verlagsgesellschaft Stuttgart, 357.

38 Ebd.

39 Bleys, J., Navas-Acien, A. & Guallar, E. (2008). Serum selenium levels and all-cause, cancer, and cardiovascular mortality among US adults. *Arch Intern Med*, 168(4), 404-410.

40 Xia, Y., Hill, K. E., Li, P., Xu, J., Zhou, D., Motley, A. K. et al. (2010). Optimization of selenoprotein P and other plasma selenium biomarkers for the assessment of the selenium nutritional requirement: a placebo-controlled, double-blind study of selenomethionine supplementation in selenium-deficient Chinese subjects. *Am J Clin Nutr*, 92(3), 525-531.

41 Deutsche Gesellschaft für Ernährung, Österreichische Gesellschaft für Ernährung, Schweizerische Gesellschaft für Ernährung. (2015). *Referenzwerte für die Nährstoffzufuhr - Selen* (2. Aufl.). Bonn: Neuer Umschau Verlag.

42 Hahn, A., Ströhle, A. & Wolters, M. (2016). *Ernährung - Physiologische Grundlagen, Prävention, Therapie* (3. Aufl.). Stuttgart: Wissenschaftliche Verlagsgesellschaft Stuttgart, 357.

43 Deutsche Gesellschaft für Ernährung, Österreichische Gesellschaft für Ernährung, Schweizerische Gesellschaft für Ernährung. (2015). *Referenzwerte für die Nährstoffzufuhr - Selen* (2. Aufl.). Bonn: Neuer Umschau Verlag.

44 Bührer, C., Genzel-Boroviczény, O., Jochum, F., Kauth, T., Kersting, M., Koletzko, B. et al. (2014). Ernährung gesunder Säuglinge. *Monatsschrift Kinderheilkunde*, 162(6), 527-538.

45 Biesalski, H. K., Bischoff, S. C., Pirlich, M. & Weimann, A. (2018). *Ernährungsmedizin - Nach dem Curriculum Ernährungsmedizin der Bundesärztekammer* (5. Aufl.). Stuttgart: Georg Thieme Verlag, 235.

46 Hahn, A., Ströhle, A. & Wolters, M. (2016). *Ernährung - Physiologische Grundlagen, Prävention, Therapie* (3. Aufl.). Stuttgart: Wissenschaftliche Verlagsgesellschaft Stuttgart, 358.

47 Roman Viñas, B., Ribas Barba, L., Ngo, J., Gurinovic, M., Novakovic, R., Cavelaars, A. et al. (2011). Projected prevalence of inadequate nutrient intakes in Europe. *Ann Nutr Metab*, 59(2-4), 84-95.

48 Aro, A., Alfthan, G. & Varo, P. (1995). Effects of supplementation of fertilizers on human selenium status in Finland. *Analyst*, 120(3), 841-843.

49 Fairweather-Tait, S. J., Bao, Y., Broadley, M. R., Collings, R., Ford, D., Hesketh, J. E. & Hurst, R. (2011). Selenium in human health and disease. *Antioxid Redox Signal*, 14(7), 1337-1383.

50 Gröber, U. (2011). *Mikronährstoffe: Metabolic Tuning - Prävention - Therapie* (3. Aufl.). Stuttgart: Wissenschaftliche Verlagsgesellschaft Stuttgart, 265.

51 Ebd.

52 Biesalski, H. K. (2016). *Vitamine - Indikation, Diagnostik, Therapie*. Stuttgart: Georg Thieme Verlag, 141.

53 Gröber, U. (2011). *Mikronährstoffe: Metabolic Tuning - Prävention - Therapie* (3. Aufl.). Stuttgart: Wissenschaftliche Verlagsgesellschaft Stuttgart, 265.

54 Institute of Medicine (US) Panel on Dietary Antioxidants and Related Compounds. (2000). *Dietary Reference Intakes for Vitamin C, Vitamin E, Selenium, and Carotenoids.* Washington (DC): National Academies Press.

55 European Food Safety Authority. (2006). *Tolerable Upper Intake Levels for Vitamins and Minerals.* Zugriff 1. Juni 2018. Verfügbar unter https://bit.ly/2E8tsQI

56 European Food Safety Authority. (2006). *Tolerable Upper Intake Levels for Vitamins and Minerals.* Zugriff am 1. Juni 2018. Verfügbar unter https://bit.ly/2E8tsQI

57 Elmadfa, I. & Leitzmann, C. (2015). *Ernährung des Menschen* (5. Aufl.). Stuttgart: Eugen Ulmer Verlag, 335.

58 Abdulla, M., Andersson, I., Asp, N. G., Berthelsen, K., Birkhed, D., Dencker, I. et al. (1981). Nutrient intake and health status of vegans. Chemical analyses of diets using the duplicate portion sampling technique. *Am J Clin Nutr*, 34(11), 2464-2477.

59 Elorinne, A. L., Alfthan, G., Erlund, I., Kivimäki, H., Paju, A. & Salminen, I. et al. (2016). Food and Nutrient Intake and Nutritional Status of Finnish Vegans and Non-Vegetarians. *PLoS ONE*, 11(2), e0148235.

60 Sobiecki, J. G., Appleby, P. N., Bradbury, K. E. & Key, T. J. (2016). High compliance with dietary recommendations in a cohort of meat eaters, fish eaters, vegetarians, and vegans: results from the European Prospective Investigation into Cancer and Nutrition-Oxford study. *Nutr Res,* 36(5), 464-477.

61 Larsson, C. L. & Johansson, G. K. (2002). Dietary intake and nutritional status of young vegans and omnivores in Sweden. *Am J Clin Nutr*, 76(1), 100-106.

62 Turner-McGrievy, G. M., Barnard, N. D., Scialli, A. R. & Lanou, A. J. (2004). Effects of a low-fat vegan diet and a Step II diet on macro- and micronutrient intakes in overweight postmenopausal women. *Nutrition*, 20(9), 738-746.

63 Deutsche Gesellschaft für Ernährung, Österreichische Gesellschaft für Ernährung, Schweizerische Gesellschaft für Ernährung. (2015). *Referenzwerte für die Nährstoffzufuhr - Selen.* (2. Aufl.). Bonn: Neuer Umschau Verlag.

64 Hahn, A., Ströhle, A. & Wolters, M. (2016). *Ernährung - Physiologische Grundlagen, Prävention, Therapie* (3. Aufl.). Stuttgart: Wissenschaftliche Verlagsgesellschaft Stuttgart, 357.

65 Schrauzer, G.N1. Selenomethionine: a review of its nutritional significance, metabolism and toxicity. *J Nutr*, 130(7), 1653-1656.

66 Gröber, U. (2011). *Mikronährstoffe: Metabolic Tuning - Prävention - Therapie* (3. Aufl.). Stuttgart: Wissenschaftliche Verlagsgesellschaft Stuttgart, 269.

67 Schweizer, U., Köhrle, J. & Schweizer, S. (2014). Supplementieren oder nicht? Das Spurenelement Selen. *Perspectives in Medicine*, 2, 72-78.

68 Gröber, U. (2011). *Mikronährstoffe: Metabolic Tuning - Prävention - Therapie* (3. Aufl.). Stuttgart: Wissenschaftliche Verlagsgesellschaft Stuttgart, 269.

69 White, P. J. (2016). Selenium accumulation by plants. *Ann Bot*, 117(2), 217-235.

70 Elmadfa, I. & Leitzmann, C. (2015). *Ernährung des Menschen* (5. Aufl.). Stuttgart: Eugen Ulmer Verlag, 330.

71 Mehdi, Y., Hornick, J. L., Istasse, L. & Dufrasne, I. (2013). Selenium in the Environment, Metabolism and Involvement in Body Functions. *Molecules*, 18(3), 3292-3311.

72 Ebd.

73 Souci, S. W., Fachmann, W. & Kraut, H. (2016). *Die Zusammensetzung der Lebensmittel Nährwerttabellen* (8. Aufl.). Stuttgart: Wissenschaftliche Verlagsgesellschaft Stuttgart.

74 Elmadfa, I., Aign, W., Muskat, E. & Fritzsche, D. (2015). *Die große GU Nährwert-Kalorien-Tabelle* (Neuausgabe 2016/2017). München: Gräfe und Unzer Verlag.

75 Heseker, H. & Heseker, B. (2016). *Die Nährwerttabelle* (4. Aufl.). Neustadt an der Weinstraße: Neuer Umschau Buchverlag.

76 Rayman, M. P., Infante, H. G. & Sargent, M. (2015). Food-chain selenium and human health: spotlight on speciation. *Br J Nutr*, 100(2), 238-253.

77 Cominetti, C., de Bortoli, M. C., Garrido, A. B. Jr & Cozzolino, S. M. (2012). Brazilian nut consumption improves selenium status and glutathione peroxidase activity and reduces atherogenic risk in obese women. *Nutr Res*, 32(6), 403-407.

78 Cardoso, R. B., Apolinário, D., da Silva Bandeira, V., Busse, A. L., Magaldi, R. M., Jacob-Filho, W. & Cozzolino, S. M. (2016). Effects of Brazil nut consumption on selenium status and cognitive performance in older adults with mild cognitive impairment: a randomized controlled pilot trial. *Eur J Nutr,* 55(1), 107-116.

79 Colpo, E., Vilanova, C. D., Brenner Reetz, L. G., Medeiros Frescura Duarte, M. M., Farias, I. L., Irineu Muller, E. et al. (2013). A Single Consumption of High Amounts of the Brazil Nuts Improves Lipid Profile of Healthy Volunteers. *J Nutr Metab*, 2013, 653185.

80 Barcza Stockler-Pinto, M., Carrero, J. J., De Carvalho Cardoso Weide, L., Franciscato Cozzolino, S. M. & Mafra, D. (2015). Effect of selenium supplementation via brazil nut (bertholletia excelsa, HBK) on thyroid hormones levels in hemodialysis patients: a pilot study. *Nutr Hosp*, 32(4), 1808-1812.

81 Thomson, C. D., Chisholm, A., McLachlan S. K. & Campbell, J. M. (2008). Brazil nuts: an effective way to improve selenium status. *Am J Clin Nutr*, 87(2), 379-384.

82 Parekha, P. P., Khana, A. R., Torresa, M. A. & Kittoa, M. E. (2008). Concentrations of selenium, barium, and radium in Brazil nuts. *J Food Compost Anal*, 21, 332-335.

83 Deutsche Gesellschaft für Ernährung. (2015). *Ausgewählte Fragen und Antworten zu Selen.* Zugriff am 1. Juni 2018. Verfügbar unter https://bit.ly/2IikwqA

84 Silva Junior, E. C., Wadt, L. H.O., Silva, K. E., Lima, R. M.B., Batista, K. D. & Guedes, M. C. (2017). Natural variation of selenium in Brazil nuts and soils from the Amazon region. *Chemosphere*, 188, 650-658.

85 Kosikova, D. (2016). *Brazil Nut Market - Globalization on the Brazil Nut Market.* Zugriff am 1. Juni 2018 2018. Verfügbar unter https://bit.ly/2IFvxpz

86 Silva Junior, E. C., Wadt, L. H.O., Silva, K. E., Lima, R. M.B., Batista, K. D. & Guedes, M. C. (2017). Natural variation of selenium in Brazil nuts and soils from the Amazon region. *Chemosphere*, 188, 650-658.

87 Kosikova, D. (2016). *Brazil Nut Market - Globalization on the Brazil Nut Market.* Zugriff am 1. Juni 2018. Verfügbar unter https://bit.ly/2IFvxpz

88 Parekha, P. P., Khana, A. R., Torresa, M. A. & Kittoa, M. E. (2008). Concentrations of selenium, barium, and radium in Brazil nuts. *J Food Compost Anal*, 21, 332-335.

89 Bundesamt für Strahlenschutz. (2016). *Die Kontamination von Lebensmitteln nach der Reaktorkatastrophe von Tschernobyl.* Zugriff am 1. Juni 2018. Verfügbar unter https://bit.ly/2Fedp0c

90 Kabai, E., Baginski, K. & Poppitz-Spuhler, A.; Bundesamt für Strahlenschutz. (2017). *Radioaktive Kontamination von Speisepilzen – Aktuelle Messwerte (Stand: 2016)*. Zugriff am 1. Juni 2018. Verfügbar unter https://bit.ly/2vE8rdD

91 Rayman, M. P. (2008). Food-chain selenium and human health: emphasis on intake. *Br J Nutr,* 100(2), 254–268.

92 Biesalski, H. K. (2016). *Vitamine und Minerale – Indikation, Diagnostik, Therapie*. Stuttgart: Georg Thieme Verlag, 140.

93 Thavarajah, D., Ruszkowski, J. & Vandenberg, A. (2008). High Potential for Selenium Biofortification of Lentils (Lens culinaris L.). *J Agric Food Chem*, 56(22), 10747–10753.

94 Souci, S. W., Fachmann, W. & Kraut, H. (2016). *Die Zusammensetzung der Lebensmittel Nährwerttabellen* (8. Aufl.). Stuttgart: Wissenschaftliche Verlagsgesellschaft Stuttgart, 888.

95 Deutsche Gesellschaft für Ernährung, Österreichische Gesellschaft für Ernährung, Schweizerische Gesellschaft für Ernährung. (2015). *Referenzwerte für die Nährstoffzufuhr – Selen* (2. Aufl.). Bonn: Neuer Umschau Verlag.

96 Yang, G. Q., Wang, S. Z., Zhou, R. H. & Sun, S. Z. (1983). Endemic selenium intoxication of humans in China. *Am J Clin Nutr*, 37(5), 872–881.

97 Elmadfa, I. & Leitzmann, C. (2015). *Ernährung des Menschen* (5. Aufl.). Stuttgart: Eugen Ulmer Verlag, 330.

98 Kompetenzzentrum für Ernährung. (2017). *Kompendium: Unser täglich Brot – Vielfältig. Wertvoll. Schmackhaft*. Zugriff am 1. Juni 2018. Verfügbar unter https://bit.ly/2JjldNW

99 Insel, P., Ross, D., McMahon, K. & Bernstein, M. (2017). *Nutrition* (6. Aufl.). Burlington: Jones & Bartlett Learning, 521.

100 Hahn, A., Ströhle, A. & Wolters, M. (2016). *Ernährung – Physiologische Grundlagen, Prävention, Therapie* (3. Aufl.). Stuttgart: Wissenschaftliche Verlagsgesellschaft Stuttgart, 352.

101 Gröber, U. (2011). *Mikronährstoffe: Metabolic Tuning – Prävention – Therapie* (3. Aufl.). Stuttgart: Wissenschaftliche Verlagsgesellschaft Stuttgart, 270.

102 Hahn, A., Ströhle, A. & Wolters, M. (2016). *Ernährung – Physiologische Grundlagen, Prävention, Therapie* (3. Aufl.). Stuttgart: Wissenschaftliche Verlagsgesellschaft Stuttgart, 351.

103 Europäische Kommission (2004). *Verzeichnis der zugelassenen Futtermittel-Zusatzstoffe*. Zugriff am 1. Juni 2018. Verfügbar unter https://bit.ly/2vIakG9

104 Biesalski, H. K., Bischoff, S. C., Pirlich, M. & Weimann, A. (2018*). Ernährungsmedizin – Nach dem Curriculum Ernährungsmedizin der Bundesärztekammer* (5. Aufl.). Stuttgart: Georg Thieme Verlag, 235.

Jod

1 Biesalski, H. K., Bischoff, S. C., Pirlich, M. & Weimann, A. (2018). *Ernährungsmedizin – Nach dem Curriculum Ernährungsmedizin der Bundesärztekammer* (5. Aufl.). Stuttgart: Georg Thieme Verlag, 225.

2 Kapil, U. (2007). Health Consequences of Iodine Deficiency. *Sultan Qaboos Univ Med J*, 7(3), 267–272.

3 Andersson, M., de Benoist, B., Darnton-Hill, I. & Delange, F. (2007). *Iodine Deficiency in Europe: A continuing public health problem*. Geneva: WHO Press, 8.

4 Ebd., VII.

5 Elmadfa, I. & Leitzmann, C. (2015). *Ernährung des Menschen* (5. Aufl.). Stuttgart: Eugen Ulmer Verlag, 310.

6 Max Rubner-Institut. (2008). *Nationale Verzehrs Studie II – Ergebnisbericht, Teil 2*. Zugriff am 1. Juni 2018. Verfügbar unter https://bit.ly/23d1feH

7 Hahn, A., Ströhle, A. & Wolters, M. (2016). *Ernährung – Physiologische Grundlagen, Prävention, Therapie* (3. Aufl.). Stuttgart: Wissenschaftliche Verlagsgesellschaft Stuttgart, 335.

8 Schüpbach, R., Wegmüller, R., Berguerand, C., Bui, M. & Herter-Aeberli, I. (2017). Micronutrient status and intake in omnivores, vegetarians and vegans in Switzerland. *Eur J Nutr*, 56(1), 283–293.

9 Kahaly, G. J. & Dietlein, M. (2002). Cost estimation of thyroid disorders in Germany. *Thyroid*, 12(10), 909–914.

10 Deutsche Gesellschaft für Ernährung, Österreichische Gesellschaft für Ernährung, Schweizerische Gesellschaft für Ernährung. (2015). *Referenzwerte für die Nährstoffzufuhr – Jod*. (2. Aufl.), Bonn: Neuer Umschau Verlag.

11 Jopke, P., Fleckenstein, J. Schnug, E. & Bahadir, M. (1997). *Spurenanalytik von Iod in Böden und Pflanzen*. In: Günzler, H. et al., Hrsg.: Analytikertaschenbuch 15. Berlin: Springer, 122.

12 Arbeitskreis Jodmangel. (2013). *Jod: Mangel und Versorgung in Deutschland – Aktuelles zum derzeitigen Versorgungsstand und Handlungsbedarf*. Zugriff am 1. Juni 2018. Verfügbar unter https://bit.ly/2vPqltT

13 Chung, H. R. (2014). Iodine and thyroid function. *Ann Pediatr Endocrinol Metab*, 19(1), 8–12.

14 Messina, M. & Redmond, G. (2006). Effects of soy protein and soybean isoflavones on thyroid function in healthy adults and hypothyroid patients: a review of the relevant literature. *Thyroid*, 16(3), 249–258.

15 Marini, H., Polito, F., Adamo, E. B., Bitto, A., Squadrito, F. & Benvenga, S. (2012). Update on genistein and thyroid: an overall message of safety. *Front Endocrinol (Lausanne)*, 3, 94.

16 Rizzo, G. & Baroni, L. (2018). Soy, Soy Foods and Their Role in Vegetarian Diets. *Nutrients*, 10(1), 43.

17 Institute of Medicine. (2001). *Dietary Reference Intakes for Vitamin A, Vitamin K, Arsenic, Boron, Chromium, Copper, Iodine, Iron, Manganese, Molybdenum, Nickel, Silicon, Vanadium, and Zinc*. Washington, DC: The National Academies Press.

18 Elmadfa, I. & Leitzmann, C. (2015). *Ernährung des Menschen* (5. Aufl.). Stuttgart: Eugen Ulmer Verlag, 307.

19 Leitzmann, C., Müller, C., Michel, P., Brehme, U., Triebel, T., Hahn, A. & Laube, H. (2009). *Ernährung in Prävention und Therapie: ein Lehrbuch* (3. Aufl.). Stuttgart: Hippokrates Verlag, 409.

20 Gröber, U. (2011). *Mikronährstoffe: Metabolic Tuning – Prävention – Therapie* (3. Aufl.). Stuttgart: Wissenschaftliche Verlagsgesellschaft Stuttgart, 253.

21 Wang, J., Lv, S., Chen, G., Gao, C., He, J., Zhong, H. & Xu, Y. (2015). Meta-analysis of the association between vitamin D and autoimmune thyroid disease. *Nutrients*, 7(4), 2485–2498.

22 Wang, S., Wu, Y., Zuo, Z., Zhao, Y. & Wang, K. (2018). The effect of vitamin D supplementation on thyroid autoantibody levels in the treatment of autoimmune thyroiditis: a systematic review and a meta-analysis. *Endocrine*, 59(3), 499–505.

23 Elmadfa, I. & Leitzmann, C. (2015). *Ernährung des Menschen* (5. Aufl.). Stuttgart: Eugen Ulmer Verlag, 307.

24 Deutsche Gesellschaft für Ernährung, Österreichische Gesellschaft für Ernährung, Schweizerische Gesellschaft für Ernährung. (2015). *Referenzwerte für die Nährstoffzufuhr – Jod*. (2. Aufl.), Bonn: Neuer Umschau Verlag.

25 Ebd.

26 Ebd.

27 Bührer, C., Genzel-Boroviczény, O., Jochum, F., Kauth,

T., Kersting, M., Koletzko, B. et al. (2014). Ernährung gesunder Säuglinge. *Monatsschrift Kinderheilkunde*, 162(6), 527-538.

28 Bundesinstitut für Risikobewertung. (2014). *Jod, Folat/Folsäure und Schwangerschaft.* Zugriff am 1. Juni 2018. Verfügbar unter https://bit.ly/1gF1f4n

29 Alex, S. (2009). *Ernährung in der Schwangerschaft - Ergebnisse einer Befragung von Schwangeren in Berlin zu Nahrungsergänzungsmitteln.* Dissertation. Medizinische Fakultät Charité - Universitätsmedizin, Berlin, 6 f.

30 Koletzko, B., Brönstrup, A., Cremer, M., Flothkötter, M., Hellmers, C., Kersting, M. et al. (2010). Säuglingsernährung und Ernährung der stillenden Mutter: Handlungsempfehlungen - Ein Konsenspapier im Auftrag des bundesweiten Netzwerk Junge Familie. *Monatsschr Kinderheilkd*, 1-10.

31 Marschalek, J. & Gess,l A. (2015). Jodsubstitution in der Schwangerschaft. *Speculum - Zeitschrift für Gynäkologie und Geburtshilfe (Ausgabe für Österreich),* 33(2), 15-16.

32 De Groot, L., Abalovich, M., Alexander, E. K., Amino, N., Barbour, L., Cobin, R. H. et al. (2012). Management of thyroid dysfunction during pregnancy and postpartum: an Endocrine Society clinical practice guideline. *J Clin Endocrinol Metab,* 97(8), 2543-2565.

33 Alexander, E. K., Pearce, E. N., Brent, G. A., Brown, R. S., Chen, H., Dosiou, C. et al. (2017). 2017 Guidelines of the American Thyroid Association for the Diagnosis and Management of Thyroid Disease During Pregnancy and the Postpartum. *Thyroid,* 27(3), 315-389.

34 Eidgenössische Ernährungskommission. (2013). *Jodbericht: Schlussfolgerungen und Empfehlungen.* Zugriff am 1. Juni 2018. Verfügbar unter https://bit.ly/2r90Lu8

35 Gröber, U. (2011). *Mikronährstoffe: Metabolic Tuning - Prävention - Therapie* (3. Aufl.). Stuttgart: Wissenschaftliche Verlagsgesellschaft Stuttgart, 253.

36 Ebd.

37 Institute of Medicine, Food and Nutrition Board, Panel on Micronutrients et al. (2000). *Dietary Reference Intakes for Vitamin A, Vitamin K, Arsenic, Boron, Chromium, Copper, Iodine, Iron, Manganese, Molybdenum, Nickel, Silicon, Vanadium, and Zinc.* Washington (DC): National Academies Press.

38 European Food Safety Authority. (2006). *Tolerable Upper Intake Levels for Vitamins and Minerals.* Zugriff am 1. Juni 2018. Verfügbar unter https://bit.ly/2E8tsQI

39 Bundesinstitut für Risikobewertung. (2004). *Nutzen und Risiken der Jodprophylaxe in Deutschland.* Zugriff am 1. Juni 2018. Verfügbar unter https://bit.ly/2jg0PVG

40 Teas, J., Pino, S., Critchley, A. & Braverman, LE. (2004). Variability of iodine content in common commercially available edible seaweeds. *Thyroid,* 14(10), 836-841.

41 European Commission. (2002). *Opinion of the Scientific Committee on Food on the Tolerable Upper Intake Level of Iodine.* Zugriff am 1. Juni 2018. Verfügbar unter https://bit.ly/2jgfHTC

42 European Food Safety Authority. (2006). *Tolerable Upper Intake Levels for Vitamins and Minerals.* Zugriff am 1. Juni 2018. Verfügbar unter https://bit.ly/2E8tsQI

43 Zhu, Y. G., Huang, Y. Z. Hu, Y. & Liu, Y. X. (2003). Iodine uptake by spinach (Spinacia oleracea L.) plants grown in solution culture: effects of iodine species and solution concentrations. *Environ Int,* 29(1), 33-37.

44 Deutsche Gesellschaft für Ernährung, Österreichische Gesellschaft für Ernährung, Schweizerische Gesellschaft für Ernährung. (2015). *Referenzwerte für die Nährstoffzufuhr - Jod.* (2. Aufl.), Bonn: Neuer Umschau Verlag.

45 Souci, S. W., Fachmann, W. & Kraut, H. (2016). *Die Zusammensetzung der Lebensmittel Nährwerttabellen* (8. Aufl.). Stuttgart: Wissenschaftliche Verlagsgesellschaft Stuttgart.

46 Kiferle, C., Gonzali, S., Holwerda, H. T., Ibaceta, R. R. & Perata, P. (2013). Tomato fruits: a good target for iodine biofortification. *Front Plant Sci,* 4, 205.

47 Zhu, Y. G., Huang, Y. Z. Hu, Y. & Liu, Y. X. (2003). Iodine uptake by spinach (Spinacia oleracea L.) plants grown in solution culture: effects of iodine species and solution concentrations. *Environ Int,* 29(1), 33-37.

48 Hong, C. L., Weng, H. X., Yan, A. L. & Xie, L. L. (2007). Characteristics of iodine uptake and accumulation by vegetables. *Ying Yong Sheng Tai Xue Bao,* 18(10), 2313-2318.

49 Ullmann, J. (2017). *Algen - Sonderdruck aus dem Handbuch Lebensmittelhygiene.* Hamburg: Behr's Verlag, 13.

50 Ebd., 21.

51 Teas, J., Pino, S., Critchley, A. & Braverman, LE. (2004). Variability of iodine content in common commercially available edible seaweeds. *Thyroid,* 14(10), 836-841.

52 Jahreis, G., Leiterer, M. & Fechner, A. (2007). Jodmangelprophylaxe durch richtige Ernährung - Der Beitrag von Milch, Seefisch und Jodsalz zur Jodversorgung in Deutschland. *Präv Gesundheitsf,* 2, 179-183.

53 Teas, J., Pino, S., Critchley, A. & Braverman, LE. (2004). Variability of iodine content in common commercially available edible seaweeds. *Thyroid,* 14(10), 836-841.

54 Ullmann, J. (2017). *Algen - Sonderdruck aus dem Handbuch Lebensmittelhygiene.* Hamburg: Behr's Verlag, 21.

55 Zava, T. T. & Zava, D. T. (2011). Assessment of Japanese iodine intake based on seaweed consumption in Japan: A literature-based analysis. *Thyroid Res,* 4, 14.

56 Ebd.

57 Ullmann, J. (2017). *Algen - Sonderdruck aus dem Handbuch Lebensmittelhygiene.* Hamburg: Behr's Verlag, 21.

58 Teas, J., Pino, S., Critchley, A. & Braverman, L. E. (2004). Variability of iodine content in common commercially available edible seaweeds. *Thyroid,* 14(10), 836-841.

59 Leung, A. M., Pearce, E. N. & Braverman, L. E. (2009). Iodine content of prenatal multivitamins in the United States. *N Engl J Med,* 360(9), 939-940.

60 Ullmann, J. (2017). *Algen - Sonderdruck aus dem Handbuch Lebensmittelhygiene.* Hamburg: Behr's Verlag, 21.

61 Aslam, M. N., Kreider, J. M., Paruchuri, T., Bhagavathula, N., DaSilva, M., Zernicke, R. F. et al. (2010). A Mineral-Rich Extract from the Red Marine Algae Lithothamnion calcareum Preserves Bone Structure and Function in Female Mice on a Western-Style Diet. *Calcif Tissue Int,* 86(4), 313-324.

62 Phaneuf, D., Côté, I., Dumas, P., Ferron, L. A. & LeBlanc, A. (1999). Evaluation of the contamination of marine algae (Seaweed) from the St. Lawrence River and likely to be consumed by humans. Environ Res, 80(2), 175-182.

63 Teas, J., Pino, S., Critchley, A. & Braverman, LE. (2004). Variability of iodine content in common commercially available edible seaweeds. *Thyroid,* 14(10), 836-841.

64 Bito, T., Teng, F. & Watanabe, F. (2017). Bioactive Compounds of Edible Purple Laver Porphyra sp. (Nori). *J Agric Food Chem,* 65(49), 10685-10692. *Environ Res,* 80(2 Pt 2), 175-182.

65 Dawczynski, C., Schäfer, U., Leiterer, M. & Jahreis, G. (2007). Nutritional and toxicological importance of macro, trace, and ultra-trace elements in algae food products. *J Agric Food Chem,* 55(25), 10470-10475.

66 Hou, X. & Yan, X. (1998). Study on the concentration and seasonal variation of inorganic elements in 35 species

of marine algae. *Science of The Total Environment*, 222, (3), 141-156.

67 Jahreis, G., Leiterer, M. & Fechner, A. (2007). Jodmangel-prophylaxe durch richtige Ernährung - Der Beitrag von Milch, Seefisch und Jodsalz zur Jodversorgung in Deutschland. *Präv Gesundheitsf*, 2, 179-183.

68 Phaneuf, D., Côté, I., Dumas, P., Ferron, L.A. & LeBlanc, A. (1999). Evaluation of the contamination of marine algae (Seaweed) from the St. Lawrence River and likely to be consumed by humans. Environ Res, 80(2), 175-182.

69 Aslam, M.N., Kreider, J.M., Paruchuri, T., Bhagavathula, N., DaSilva, M., Zernicke, R.F. et al. (2010). A Mineral-Rich Extract from the Red Marine Algae Lithothamnion calcareum Preserves Bone Structure and Function in Female Mice on a Western-Style Diet. *Calcif Tissue Int*, 86(4), 313-324.

70 Koeder, C. (2019). *Iodine content of soya milk with added Lithothamnium calcareum seaweed, and iodine content of other plant milks*. Zugriff am 1. August 2020. Verfügbar unter https://bit.ly/2FYIUkD

71 Aslam, M.N., Kreider, J.M., Paruchuri, T., Bhagavathula, N., DaSilva, M., Zernicke, R.F. et al. (2010). A Mineral-Rich Extract from the Red Marine Algae Lithothamnion calcareum Preserves Bone Structure and Function in Female Mice on a Western-Style Diet. *Calcif Tissue Int*, 86(4), 313-324.

72 Ullmann, J. (2017). *Algen - Sonderdruck aus dem Handbuch Lebensmittelhygiene*. Hamburg: Behr's Verlag, 25.

73 Bundesinstitut für Risikobewertung. (2004). *Gesundheitliche Risiken durch zu hohen Jodgehalt in getrockneten Algen*. Zugriff am 1. Juni 2018. Verfügbar unter https://bit.ly/2jiOu2E

74 Ullmann, J. (2017). *Algen - Sonderdruck aus dem Handbuch Lebensmittelhygiene*. Hamburg: Behr's Verlag, 20.

75 Desideri, D., Cantaluppi, C., Ceccotto, F., Meli, M.A., Roselli, C. & Feduzi, L. (2016). Essential and toxic elements in seaweeds for human consumption. *J Toxicol Environ Health A*. 79(3), 112-122.

76 van Netten, C., Hoption Cann, S.A., Morley, D.R. & van Netten, J.P. (2000). Elemental and radioactive analysis of commercially available seaweed. *Sci Total Environ*, 255(1-3), 169-175.

77 Flachowsky, G., Schöne, F. & Jahreis, G. (2006). Zur Jodanreicherung in Lebensmitteln tierischer Herkunft. *Ernährungs-Umschau*, 53(1), 17-21.

78 Bundesinstitut für Risikobewertung. (2004). *Nutzen und Risiken der Jodprophylaxe in Deutschland*. Zugriff am 1. Juni 2018. Verfügbar unter https://bit.ly/2jg0PVG

79 Bundesamt für Verbraucherschutz und Lebensmittelsicherheit (o.D.). *Liste der für Futtermittel zugelassenen Zusatzstoffe - Spurenelemente*. Zugriff am 1. Juni 2018. Verfügbar unter https://bit.ly/2LMI2NP

80 Europäische Kommission (2004). *Verzeichnis der zugelassenen Futtermittel-Zusatzstoffe*. Zugriff am 1. Juni 2018. Verfügbar unter https://bit.ly/2vIakG9

81 Schöne, F. & Leiterer, M. (2015). Selen und Jod im Futter unter Maßgabe der Tiergesundheit sowie Tierleistung und der Lebensmittelsicherheit bzw. des Verbraucherschutzes. *Perspectives in Science*. 3(1-4), 7-8.

82 Zimmermann, M.B. (2008). Research on iodine deficiency and goiter in the 19th and early 20th centuries. *J Nutr*, 138(11), 2060-2063.

83 Jahreis, G., Leiterer, M. & Fechner, A. (2007). Jodmangel-prophylaxe durch richtige Ernährung - Der Beitrag von Milch, Seefisch und Jodsalz zur Jodversorgung in Deutschland. *Präv Gesundheitsf*, 2, 179-183.

84 Meng, W. & Scriba, P.C. (2002). Jodversorgung in Deutschland: Probleme und erforderliche Maßnahmen - Update 2002. *Deutsches Ärzteblatt*, 99(39), A-2560 / B-2185 / C-2048.

85 Jahreis, G., Leiterer, M. & Fechner, A. (2007). Jodmangel-prophylaxe durch richtige Ernährung - Der Beitrag von Milch, Seefisch und Jodsalz zur Jodversorgung in Deutschland. *Präv Gesundheitsf*, 2, 179-183.

86 Bundesinstitut für Risikobewertung. (2004). *Nutzen und Risiken der Jodprophylaxe in Deutschland*. Zugriff am 1. Juni 2018. Verfügbar unter https://bit.ly/2jg0PVG

87 American Heart Association. (2017). *Why Should I Limit Sodium?* Zugriff am 1. Juni 2018. Verfügbar unter https://bit.ly/2ihd4yc

88 Deutsche Gesellschaft für Ernährung, Österreichische Gesellschaft für Ernährung, Schweizerische Gesellschaft für Ernährung. (2015). *Referenzwerte für die Nährstoffzufuhr - Jod*. (2. Aufl.), Bonn: Neuer Umschau Verlag.

89 Strazzullo, P., D'Elia, L., Kandala, N.B. & Cappuccio, F.P. (2009). Salt intake, stroke, and cardiovascular disease: meta-analysis of prospective studies. *BMJ*, 339, b4567.

90 Deutsche Gesellschaft für Ernährung. (2015). *DGE-Qualitätsstandard für die Betriebsverpflegung* (4. Aufl.). Bonn: DGE, 19.

91 World Health Organization. (2014). *Guideline: fortification of food-grade salt with iodine for the prevention and control of iodine deficiency disorders*. Geneva: World Health Organization, 14.

92 Zelman, K. (2015). *Iodine, a Critically Important Nutrient*. Zugriff am 1. Juni 2018. Verfügbar unter https://bit.ly/2I3SQZx

93 American Thyroid Association. (2014). *Iodine Deficiency FAQ*. Zugriff am 1. Juni 2018. Verfügbar unter https://bit.ly/2HG0RV8

94 Delange, F. & Lecomte, P. (2000). Iodine supplementation: benefits outweigh risks. *Drug Saf*, 22(2), 89-95.

95 Zimmermann, M.B. (2008). Iodine requirements and the risks and benefits of correcting iodine deficiency in populations. *J Trace Elem Med Biol*, 22(2), 81-92.

96 Prete, A., Paragliola, R.M. & Corsello, M.S. (2015). Iodine Supplementation: Usage »with a Grain of Salt«. *Int J Endocrinol*, 2015, 312305.

97 Bundesinstitut für Risikobewertung. (2004). *Nutzen und Risiken der Jodprophylaxe in Deutschland*. Zugriff am 1. Juni 2018. Verfügbar unter https://bit.ly/2jg0PVG

98 Dasgupta, P.K., Liu, Y. & Dyke, J.V. (2008). Iodine nutrition: iodine content of iodized salt in the United States. *Environ Sci Technol*, 42(4), 1315-1323.

99 Aquaron A. (2000). Iodine content of non iodized salts obtained from retail markets worldwide. In: Geertman R.M. (Hrsg.): *Iodized salt for sustaining IDD elimination*. 8th World Salt Symposium. Arnhem: Elsevier, 935-938.

100 Leung, A.M., Lamar, A., He, X., Braverman, L.E. & Pearce, E.N. (2011). Iodine status and thyroid function of Boston-area vegetarians and vegans. *J Clin Endocrinol Metab*, 96(8), 1303-1307.

101 Abdulla, M., Andersson, I., Asp, N.G., Berthelsen, K., Birkhed, D., Dencker, I. et al. (1981). Nutrient intake and health status of vegans. Chemical analyses of diets using the duplicate portion sampling technique. *Am J Clin Nutr*, 34(11), 2464-2477.

102 Waldmann, A., Koschizke, J.W., Leitzmann, C. & Hahn, A. (2003). Dietary intakes and lifestyle factors of a vegan population in Germany: results from the German Vegan Study. *Eur J Clin Nutr*, 57(8), 947-955.

103 Key, T.J.A., Thorogood, M., Keenan, J. & Long, A. (1992). Raised thyroid stimulating hormone associated with kelp intake in British vegan men. *J Hum Nutr Diet*, 5(5), 323-326.
104 Krajcovicová-Kudláčková, M., Bucková, K., Klimes, I. & Seboková, E. (2003). Iodine deficiency in vegetarians and vegans. *Ann Nutr Metab*, 47(5), 183-185.
105 Yeliosof, O. & Silverman, L. A. (2018). Veganism as a cause of iodine deficient hypothyroidism. *J Pediatr Endocrinol Metab*, 31(1), 91-94.
106 Becker, U. (2005). Jodprophylaxe überholt? Neue Zahlen – alte Empfehlungen. *UGB-FORUM*, 3, 152-153.
107 Ebd.
108 Bundesinstitut für Risikobewertung. (2012). *Fragen und Antworten zur Jodversorgung und zur Jodmangelvorsorge*. Zugriff am 1. Juni 2018. Verfügbar unter https://bit.ly/2reg2Kp
109 Grimminger, S. P. (2005). *Zum Iodbedarf und zur Iodversorgung der Haus- und Nutztiere und des Menschen. Dissertation*. Institut für Physiologie, Physiologische Chemie und Ernährungsphysiologie der Tiermedizinischen Fakultät der Ludwig Maximilian Universität, München, 87.
110 Bundesinstitut für Risikobewertung. (2004). *Nutzen und Risiken der Jodprophylaxe in Deutschland*. Zugriff am 1. Juni 2018. Verfügbar unter https://bit.ly/2jg0PVG
111 Biesalski, H. K., Bischoff, S. C., Pirlich, M. & Weimann, A. (2018). *Ernährungsmedizin – Nach dem Curriculum Ernährungsmedizin der Bundesärztekammer* (5. Aufl.). Stuttgart: Georg Thieme Verlag, 228.
112 Prete, A., Paragliola, R. M. & Corsello, S. M. (2015). Iodine Supplementation: Usage »with a Grain of Salt«. *Int J Endocrinol*, 2015, 312305.
113 Katagiri, R., Yuan, X., Kobayashi, S. & Sasaki, S. (2017). Effect of excess iodine intake on thyroid diseases in different populations: A systematic review and meta-analyses including observational studies. *PLoS One*, 12(3), e0173722.
114 Pedersen, K. M., Laurber, P., Nohr, S., Jorgensen, A. & Andersen, S. (1999). Iodine in drinking water varies by more than 100-fold in Denmark. Importance for iodine content of infant formulas. *Eur J Endocrinol*, 140(5), 400-403.
115 Hu, S. & Rayman, M. P. (2017). Multiple Nutritional Factors and the Risk of Hashimoto's Thyroiditis. *Thyroid*, 27(5), 597-610.
116 Deutsche Gesellschaft für Endokrinologie. (2014). *Stellungnahme der Deutschen Gesellschaft für Endokrinologie zum Jodmangel in Deutschland – Fehlinformationen zur Jodversorgung gefährden Gesundheit*. Zugriff am 1. Juni 2018. Verfügbar unter https://bit.ly/2I6W3rt
117 Bundesinstitut für gesundheitlichen Verbraucherschutz und Veterinärmedizin. (2001). *Jodanreicherung von Lebensmitteln in Deutschland*. Zugriff am 1. Juni 2018. Verfügbar unter https://bit.ly/2I3vdk6

DIE FÜNF WICHTIGSTEN LEBENSMITTELGRUPPEN DER VEGANEN ERNÄHRUNG

1 Oberritter, H. (2013). *Position der Deutschen Gesellschaft für Ernährung: Fleischkonsum – Gesundheit - Nachhaltigkeit*. Zugriff am 1. Juni 2018. Verfügbar unter http://bit.ly/2G1X9js
2 Messina, V. (2017). *Vegan for Her – der pflanzenbasierte Ernährungsratgeber für Frauen*. Kandern: Unimedica, 45.
3 World Health Organization. (2015). *Healthy Diet – Fact Sheet N°394*. Zugriff am 1. Juni 2018. Verfügbar unter http://bit.ly/2Fxuxzn
4 Dahl, W. J. & Stewart, M. L. (2015). Position of the Academy of Nutrition and Dietetics: Health Implications of Dietary Fiber. *J Acad Nutr Diet*, 115(11), 1861-1870.
5 Schwingshackl, L., Schwedhelm, C., Hoffmann, G., Lampousi, A. M., Knüppel, S., Iqbal, K., Bechthold, A., Schlesinger, S. & Boeing, H. (2017). Food groups and risk of all-cause mortality: a systematic review and meta-analysis of prospective studies. *Am J Clin Nutr*, 105(6), 1462-1473.

Vollkorngetreide

1 Von Koerber, K., Männle, T. & Leitzmann, C. (2012). *Vollwert-Ernährung – Konzeption einer zeitgemäßen und nachhaltigen Ernährung* (11. Aufl.). Stuttgart: Karl F. Haug Verlag, 239.
2 Ebd.
3 Yang, F, Basu, T. K. & Ooraikul, B. (2001). Studies on germination conditions and antioxidant contents of wheat grain. *Int J Food Sci Nutr*, 52(4), 319-330.
4 Chavan, J. K. & Kadam, S. S. (1989). Nutritional improvement of cereals by sprouting. *Crit Rev Food Sci Nutr*, 28(5), 401-437.
5 Klose, C. & Arendt, E. K. (2012). Proteins in oats; their synthesis and changes during germination: a review. *Crit Rev Food Sci Nutr*, 52(7), 629-39.
6 The Oldways Whole Grains Council. (2017). *Summary of Recent Research on Whole Grains and Health* (2017 edt.). Zugriff am 1. Juni 2018. Verfügbar unter http://bit.ly/2r1rFHC
7 Wu, H., Flint, A. J., Qi, Q., van Dam, R. M., Sampson, L. A., Rimm, E. B., Holmes, M. D., Willett, W. C., Hu, F. B. & Sun, Q. (2015). Whole Grain Intake and Mortality: Two Large Prospective Studies in U. S. Men and Women. *JAMA Intern Med*, 175(3), 373-384.
8 Aune, D., Keum, N., Giovannucci, E., Fadnes, L. T., Boffetta, P., Greenwood, D.C., Tonstad, S., Vatten, L. J., Riboli, E. & Norat, T. (2016). Whole grain consumption and risk of cardiovascular disease, cancer, and all cause and cause specific mortality: systematic review and dose-response meta-analysis of prospective studies. *BMJ*, 353, i2716.
9 Dahl, W. J. & Stewart, M. L. (2015). Position of the Academy of Nutrition and Dietetics: Health Implications of Dietary Fiber. *J Acad Nutr Diet*, 115(11), 1861-1870.
10 British Dietetic Association. (2016). *Fact Sheet – Whole Grains*. Zugriff am 1. Juni 2018. Verfügbar unter http://bit.ly/1pvL1cE
11 Deutsche Gesellschaft für Ernährung. (2011). *DGE-Position – Richtwerte für die Energiezufuhr aus Kohlenhydraten und Fett*. Zugriff am 1. Juni 2018. Verfügbar unter http://bit.ly/2pEgap4

12 Institute for Health Metrics and Evaluation. (2011). *GBD Profile: Germany*. Zugriff am 1. Juni 2018. Verfügbar unter https://bit.ly/2FbFIjF

13 Ebd.

14 Lim, S. S., Vos, T., Flaxman, A. D., Danaei, G., Adair-Rohani, H. et al. (2012). A comparative risk assessment of burden of disease and injury attributable to 67 risk factors and risk factor clusters in 21 regions, 1990-2010: a systematic analysis for the Global Burden of Disease Study 2010. *Lancet*, 380 (9859), 2224-2260.

15 Cancer Institute NSW. (o. D.). *Guidelines on diet, physical activity and weight for cancer prevention*. Zugriff am 1. Juni 2018. Verfügbar unter https://bit.ly/2lb3IYK

16 World Cancer Research Fund / American Institute for Cancer Research. (2007). *Food, Nutrition, Physical Activity, and the Prevention of Cancer: a Global Perspective*. Washington DC: AICR.

17 World Cancer Research Fund / American Institute for Cancer Research. (2018). *Diet, Nutrition, Physical Activity, and the Prevention of Cancer: a Global Perspective*. Continuous Update Project Expert Report 2018.

18 American Heart Association. (2016). *Eat 3 or More Whole-Grain Foods Every Day*. Zugriff am 1. Juni 2018. Verfügbar unter http://bit.ly/2ECFAFS

19 Food and Agriculture Organization of the United Nations. (2013). *A future sown thousands of year ago - 2013 Quinoa International Year*. Zugriff am 1. Juni 2018. Verfügbar unter http://bit.ly/19y3hsu

20 Rubner, M. (1904). *Nahrungsmittel und die Ernährungskunde*. Stuttgart: Moritz, 111 f.

21 Elmadfa, I. & Leitzmann, C. (2015). *Ernährungs des Menschen* (5. Aufl.). Stuttgart: Verlag Eugen Ulmer, 201.

22 Cummings, J. H. & Engineer, A. (2017). Denis Burkitt and the origins of the dietary fibre hypothesis. *Nutr Res Rev*, 6, 1-15.

23 Von Koerber, K., Männle, T. & Leitzmann, C. (2012). *Vollwert-Ernährung* (11. Aufl.) Stuttgart: Karl F. Haug Verlag, 245.

24 Hahn, A., Ströhle, A. & Wolters, M. (2016). *Ernährung - Physiologische Grundlagen, Prävention, Therapie* (3. Aufl.). Stuttgart: Wissenschaftliche Verlagsgesellschaft Stuttgart, 472.

25 Thies, F. (2017). Whole Grains and Disease Risk. *In:* Mariotti, F. Hrsg: *Vegetarian and Plant-Based Diets in Health and Disease Prevention*. London: Academic Press, 250.

26 Von Koerber, K., Männle, T. & Leitzmann, C. (2012). *Vollwert-Ernährung - Konzeption einer zeitgemäßen und nachhaltigen Ernährung* (11. Aufl.). Stuttgart: Karl F. Haug Verlag, 245.

27 Souci, S. W., Fachmann, W. & Kraut, H. (2016). *Die Zusammensetzung der Lebensmittel - Nährwerttabellen* (8. Aufl.) Stuttgart: Wissenschaftliche Verlagsgesellschaft Stuttgart, 618-635.

28 Thies, F. (2017). Whole Grains and Disease Risk. *In:* Mariotti, F. Hrsg: *Vegetarian and Plant-Based Diets in Health and Disease Prevention*. London: Academic Press, 250.

29 Von Koerber, K., Männle, T. & Leitzmann, C. (2012). *Vollwert-Ernährung - Konzeption einer zeitgemäßen und nachhaltigen Ernährung* (11. Aufl.). Stuttgart: Karl F. Haug Verlag, 239.

30 Deutsche Gesellschaft für Ernährung, Österreichische Gesellschaft für Ernährung, Schweizer Gesellschaft für Ernährung. (2015). *Referenzwerte für die Nähstoffzufuhr (2. Auflage)*. Bonn: Neuer Umschau Verlag.

31 Max Rubner-Institut - Bundesforschungsinstitut für Ernährung und Lebensmittel (2008). *Nationale Verzehrsstudie II: Die bundesweite Befragung zur Ernährung - Ergebnisbericht, Teil 2*. Zugriff am 1. Juni 2018. Verfügbar unter http://bit.ly/23d1feH

32 British Dietetic Association. (2016). *Fact Sheet - Whole Grains*. Zugriff am 1. Juni 2018. Verfügbar unter http://bit.ly/1pvLlcE

33 Von Koerber, K., Männle, T. & Leitzmann, C. (2012). *Vollwert-Ernährung - Konzeption einer zeitgemäßen und nachhaltigen Ernährung* (11. Aufl.). Stuttgart: Karl F. Haug Verlag, 33.

34 Verband für Unabhängige Gesundheitsberatung. (2012). *Foliensatz »Ernährung aktuell« - Für Kursleiter und Berater* (4. Aufl.). Wettenberg: UGB-Beratungs- und Verlags-GmbH.

35 Statista. (o. D.). *Pro-Kopf-Konsum von Getreide in Deutschland in den Jahren 1950/51 bis 2015/16 (in Kilogramm Mehlwert)*. Zugriff am 1. Juni 2018. Verfügbar unter https://bit.ly/2LUbpxG

36 Neumeister, U. (2016). *Veggiewahn - Eine Aufarbeitung der Irrtümer und Missverständnisse des Vegetarismus*. Linz: Freya, 118.

37 Cordain, L. (2002). *The Paleo Diet - Lose weight and get healthy by eating the foods you were designed to eat*. New York: Houghton Mifflin Harcourt Publishing Company, 44.

38 Zuk, M. (2013). *Paleofantasy - What evolution really tells us about sex, diet and how we live*. New York: W. W. Norton & Company, Inc, 109 ff.

39 Revedin, A., Aranguren, B., Becattini, R., Longo, L., Marconi, E., Lippi, M. M., Skakun, N., Sinitsyn, A., Spiridonova, E. & Svoboda, J. (2010). Thirty thousand-year-old evidence of plant food processing. *Proc Natl Acad Sci USA*, 107(44), 18815-18819.

40 Mariotti-Lippi, M., Foggi, B., Aranguren, B., Ronchitelli, A. & Revedin, A. (2015). Multistep food plant processing at Grotta Paglicci (Southern Italy) around 32,600 cal B. P. *Proc Natl Acad Sci USA*, 112(39), 12075-80.

41 Henry, A. G., Brooks, A. S. & Pipernob, D. R. (2011). Microfossils in calculus demonstrate consumption of plants and cooked foods in Neanderthal diets (Shanidar III, Iraq; Spy I and II, Belgium). *Proc Natl Acad Sci USA*, 108(2), 486-491.

42 Mercader, J. (2009). Mozambican grass seed consumption during the Middle Stone Age. *Science*, 326(5960), 1680-1683.

43 Asche, F. (2015). *Tiere essen dürfen - Ethik für Fleischfresser*. Melsungen: Verlag J. Neumann-Neudamm, 24.

44 Wrangham, R. (2009). *Feuer Fangen - Wie uns das Kochen zum Menschen machte - eine neue Theorie der menschlichen Evolution*. München: Deutsche Verlags-Anstalt, 13-14.

45 Ebd.

46 Ebd., 20.

47 Hardy, K., Brand-Miller, J., Brown, K. D., Thomas, M. G. & Copeland, L. (2015). The Importance of Dietary Carbohydrate in Human Evolution. *Q Rev Biol*, 90(3), 251-268.

48 Fonseca-Azevedo, K. & Herculano-Houzel, S. (2012). Metabolic constraint imposes tradeoff between body size and number of brain neurons in human evolution. *PNAS*, 109(45), 18571-18576.

49 Mergenthaler, P., Lindauer, U., Dienel, G. A. & Meisel, A. (2013). Sugar for the brain: the role of glucose in physiological and pathological brain function. *Trends Neurosci*, 36(10), 587-597.

50 Paoli, A., Rubini, A., Volek, J. S. & Grimaldi, K. A. (2013). Beyond weight loss: a review of the therapeutic uses of

very-low-carbohydrate (ketogenic) diets. *Eur J Clin Nutr*, 67(8), 789-796.

51 Hardy, K., Brand-Miller, J,. Brown, K. D., Thomas, M. G. & Copeland, L. (2015). The importance of dietary carbohydrate in human evolution. *Q Rev Biol*, 90(3), 251-68.

52 Ebd.

53 Butterworth, P. J., Warren, F. J. & Ellis, P. R. (2011). Human a-amylase and starch digestion: An interesting marriage. *Starch/Stärke*, 63, 395-405.

54 Perlmutter, D. (2014). *Dumm wie Brot - Wie Weizen schleichend Ihr Gehirn zerstört* (11. Aufl.). München: Mosaik Verlag, 28.

55 Zuk, M. (2013). *Paleofantasy - What evolution really tells us about sex, diet and how we live*. New York: W. W. Norton & Company, Inc, 13.

56 Ebd., 68 ff.

57 Wirgin, E., Roy,, N. K., Loftus, M., Chambers, R. C., Franks, D. G. & Hahn, M. E. (2011). Mechanistic Basis of Resistance to PCBs in Atlantic Tomcod from the Hudson River. *Science*, 331(6022), 1322-1325.

58 Hahn, A., Ströhle, A. & Wolters, M. (2016). *Ernährung - Physiologische Grundlagen, Prävention, Therapie* (3. Aufl.). Stuttgart: Wissenschaftliche Verlagsgesellschaft Stuttgart, 37.

59 Boehlke, C., Zierau, O. & Hannig, C. (2015). Salivary amylase - The enzyme of unspecialized euryphagous animals. *Arch Oral Biol*, 60(8), 1162-1176.

60 Perry, G. H., Dominy, N. J., Claw, K. G., Lee, A. S., Fiegler, H., Redon, R., Werner, J., Villanea, F. A., Mountain, F. L., Misra, R., Carter, N. P., Lee, C. & Stone, A. C. (2007). Diet and the evolution of human amylase gene copy number Variation, *Nat Genet*, 39(10), 1256-1260.

61 Kim, S., Cho, Y. S., Kim, H. M., Chung, O., Kim, H., Jho, S. et al. (2016). Comparison of carnivore, omnivore, and herbivore mammalian genomes with a new leopard assembly. *Genome Biology*, 17, 211.

62 Luca, F., Perry, G. H. & Di Rienzo, A. (2010). Evolutionary adaptations to dietary changes. *Annu Rev Nutr*, 30, 291-314.

63 Mandel, A. L., des Gachons, C. D., Plank, K. L., Alarcon, S. & Breslin, P. A. (2010). Individual Differences in AMY1 Gene Copy Number, Salivary α-Amylase Levels, and the Perception of Oral Starch. *PLoS One*, 5(10), e13352.

64 Perry, G. H., Dominy, N. J., Claw, K. G., Lee, A. S., Fiegler, H., Redon, R., Werner, J., Villanea, F. A., & Mountain, J. L., Misra, R., Carter, N. P., Lee, C. & Stone, A. C. (2007). Diet and the evolution of human amylase gene copy number variation. *Nat Genet*, 39(10), 1256-1260.

65 Cordain, L. (2002). *The Paleo Diet - Lose weight and get healthy by eating the foods you were designed to eat*. New York: Houghton Mifflin Harcourt Publishing Company, 44.

66 Patin, E. & Quintana-Murci, L. (2008). Demeter's legacy: rapid changes to our genome imposed by diet. *Trends Ecol Evol*, 23(2), 56-9.

67 Ebd.

68 Hermanussen, M. (2003). Stature of early Europeans. *Hormones (Athens)*. 2(3), 175-178.

69 Mummert, A., Esche, E., Robinson, J. & Armelagos, G. J. (2011). Stature and robusticity during the agricultural transition: Evidence from the bioarchaeological record. *Economics and Human Biology*, 9, 284-301.

70 Statista. (2018). *Mittelwerte von Körpergröße, -gewicht und BMI bei Männern in Deutschland nach Altersgruppe im Jahr 2011*. Zugriff am 1. Juni 2018. Verfügbar unter http://bit.ly/2hce3mp

71 Statista. (2018). *Mittelwerte von Körpergröße, -gewicht und

BMI bei Frauen in Deutschland nach Altersgruppe im Jahr 2011*. Zugriff am 1. Juni 2018. Verfügbar unter http://bit.ly/2ERG8Ij

72 Mummert, A., Esche, E., Robinson, J. & Armelagos, G. J. (2011). Stature and robusticity during the agricultural transition: evidence from the bioarchaeological record. *Econ Hum Biol*, 9(3), 284-301.

73 Zuckerman, M. K., Harper, K. N., Barrett, R. & Armelagos, G. J. (2014). The evolution of disease: anthropological perspectives on epidemiologic transitions. *Glob Health Action*, 7, 23303.

74 Greger, M. (2007). The human/animal interface: emergence and resurgence of zoonotic infectious diseases. *Crit Rev Microbiol*, 33(4), 243-99.

75 Luca, F., Bubba, G., Basile, M., Brdicka, R., Michalodimitrakis, E., Rickards, O., Vershubsky, G., Quintana-Murci, L., Kozlov, A. I. & Novelletto, A. (2008). Multiple Advantageous Amino Acid Variants in the NAT2 Gene in Human Populations. *PLoS ONE*, 3(9), e3136.

76 Wrangham, R. (2009). *Feuer Fangen - Wie uns das Kochen zum Menschen machte - eine neue Theorie der menschlichen Evolution*. München: Deutsche Verlags-Anstalt, 99.

77 Aune, D., Keum, N., Giovannucci, E., Fadnes, L. T., Boffetta, P., Greenwood, D. C., Tonstad, S., Vatten, L. J., Riboli, E. & Norat, T. (2016). Whole grain consumption and risk of cardiovascular disease, cancer, and all cause and cause specific mortality: systematic review and dose-response meta-analysis of prospective studies. *BMJ*, 353, i2716.

78 Wright, N., Wilson, L., Smith, M,, Duncan, B,, McHugh, P. (2017). The BROAD study: A randomised controlled trial using a whole food plant-based diet in the community for obesity, ischaemic heart disease or diabetes. *Nutr Diabetes*, 7 (3), e256.

79 Aune, D., Norat, T., Romundstad, P. & Vatten, L. J. (2013). Whole grain and refined grain consumption and the risk of type 2 diabetes: a systematic review and dose-response meta-analysis of cohort studies. *Eur J Epidemiol*, 28(11), 845-58.

80 Chanson-Rolle, A., Meynier, A., Aubin, F., Lappi, J., Poutanen, K., Vinoy, S. & Braesco, V. (2015). Systematic Review and Meta-Analysis of Human Studies to Support a Quantitative Recommendation for Whole Grain Intake in Relation to Type 2 Diabetes. *PLoS One*, 10(6), e0131377.

81 McMacken, M. & Shah, S. (2017). A plant-based diet for the prevention and treatment of type 2 diabetes. *J Geriatr Cardiol*, 14(5), 342-354.

82 Tonstad, S., Stewart, K., Oda, K., Batech, M., Herring, R.P,. & Fraser, G. E. (2013). Vegetarian diets and incidence of diabetes in the Adventist Health Study-2. *Nutr Metab Cardiovasc Dis*, 23(4), 292-299.

83 Singh, I. (1955). Low-fat diet and therapeutic doses of insulin in diabetes mellitus. *Lancet*, 268(6861), 422-425.

84 Bonuccelli, S., Muscelli, E., Gastaldelli, A., Barsotti, E., Astiarraga, B. D., Holst, J. J., Mari, A. & Ferrannini, E. (2009). Improved tolerance to sequential glucose loading (Staub-Traugott effect): size and mechanisms. *Am J Physiol Endocrinol Metab*, 297(2), 532-537.

85 Anderson, J. W. & Ward, K. (1979). High-carbohydrate, high-fiber diets for insulin-treated men with diabetes mellitus. *Am J Clin Nutr*, 32(11), 2312-2321.

86 Dyson, P. (2015). Low Carbohydrate Diets and Type 2 Diabetes: What is the Latest Evidence? *Diabetes Ther*, 6(4), 411-424.

87 Barnard, R. J., Lattimore, L., Holly, R. G., Cherny, S. & Pritikin, N. (1982). Response of non-insulin-dependent dia-

betic patients to an intensive program of diet and exercise. *Diabetes Care*, 5(4), 370-374.

88 Barnard, N. D., Cohen, J., Jenkins, D. J., Turner-McGrievy, G., Gloede, L., Green, A. & Ferdowsian, H. (2009). A low-fat vegan diet and a conventional diabetes diet in the treatment of type 2 diabetes: a randomized, controlled, 74-wk clinical trial. *Am J Clin Nutr*, 89(5), 1588-1596.

89 Perlmutter, D. (2014). *Dumm wie Brot - Wie Weizen schleichend Ihr Gehirn zerstört*. (11. Aufl.). München: Mosaik Verlag, 37.

90 Ebd.

91 Lerner, A., Ramesh, A. & Matthias, T. (2017). Are Non-Celiac Autoimmune Diseases Responsive to Gluten-Free Diet? *International Journal of Celiac Disease*, 5(4), 164-167.

92 Gujral, N., Freeman, H. J. & Thomson, A. B. (2012). Celiac disease: Prevalence, diagnosis, pathogenesis and treatment. *World J Gastroenterol*, 18(42), 6036-6059.

93 Laass, M. W., Schmitz, R., Uhlig, H. H., Zimmer, K. P., Thamm, M. & Koletzko, S. (2015). The Prevalence of Celiac Disease in Children and Adolescents in Germany - Results From the KiGGS Study. *Dtsch Arztebl Int*, 112(33-34), 553-560.

94 Husby, S., Koletzko, S., Korponay-Szabo, I. R. et al. (2012). European Society forPediatric Gastroenterology, Hepatology, and Nutrition Guidelines forthe Diagnosis of Coeliac Disease. *J Pediatr Gastroenterol Nutr*, 54, 136-160.

95 Sabatino, A. D. & Corazza, G. R. (2012). Nonceliac Gluten Sensitivity: Sense or Sensibility? *Ann Intern Med*, 156(4), 309-311.

96 Iwańczak, B., Matusiewicz, K. & Iwańczak, F. (2013). Clinical picture of classical, atypical and silent celiac disease in children and adolescents. *Adv Clin Exp Med*, 22(5), 667-673.

97 Tetzlaff, W. F., Meroño, T., Menafra, M., Martin, M., Botta, E., Matoso, M. D., Sorroche, P., De Paula, J. A., Boero, L. E. & Brites, F. (2017). Markers of inflammation and cardiovascular disease in recently diagnosed celiac disease patients. *World J Cardiol*, 9(5), 448-456.

98 Cooper, B. T., Holmes, G. K., Ferguson, R., Thompson, R. A., Allan, R. N., Cooke, W. T. (2017). Gluten-sensitive diarrhea without evidence of celiac disease. *Gastroenterology*, 79(5), 801-806.

99 Gluten Intolerance Group. (2017). *Celiac Disease, Non-Celiac Gluten, Sensitivity or Wheat Allergy:What is the Difference?* Zugriff am 1. Juni 2018. Verfügbar unter http://bit.ly/2DhR58W

100 Catassi, C. (2015). Gluten Sensitivity. *Ann Nutr Metab*, 67(2), 16-26.

101 Molina-Infante, J., Santolaria, S., Sanders, D. S. & Fernández-Bañares, F. (2015). Systematic review: noncoeliac gluten sensitivity. *Aliment Pharmacol Ther*, 41(9), 807-820.

102 Carroccio, A., Mansueto, P., Iacono, G., Soresi, M., D'Alcamo, A., Cavataio, F. et al. (2012). Non-celiac wheat sensitivity diagnosed by double-blind placebo-controlled challenge: exploring a new clinical entity. *Am J Gastroenterol*, 107(12), 1898-1906.

103 Biesiekierski, J. R., Peters, S. L., Newnham, E. D., Rosella, O., Muir, J. G. & Gibson, P. R. (2013). No effects of gluten in patients with self-reported non-celiac gluten sensitivity after dietary reduction of fermentable, poorly absorbed, short-chain carbohydrates. *Gastroenterology*, 145(2), 320-328.

104 Stepaniak, J. (2016). *Low-FODMAP and vegan - What to eat when you can't eat anything*. Summertown: Book Publishing Company.

105 Hill, P., Muir, J. G., & Gibson, P. R. (2017). Controversies and Recent Developments of the Low-FODMAP Diet. *Gastroenterol Hepatol*, 13(1), 36-45.

106 Matucci, A., Veneri, G., Pellegrina, C. D., Zoccatelli, G., Vincenzi, S., Chignola, R., Peruffo, A. D. & Rizzi, C. (2004). Temperature-dependent decay of wheat germ agglutinin activityand its implications for food processing and analysis. *Food Control*, 15, 391-395.

107 Mulimani, V. H. & Supriya, D. (1993). Effect of heat treatments on alpha-amylase inhibitor activity in sorghum (Sorghum bicolour L.). *Plant Foods Hum Nutr*, 44(2), 181-186.

108 Ertaş, N. & Türker, S. (2014). Bulgur processes increase nutrition value: possible role in in-vitro protein digestibility, phytic acid, trypsin inhibitor activity and mineral bioavailability. *J Food Sci Technol*, 51(7), 1401-1405.

109 Elli, L., Branchi, F., Tomba, C., Villalta, D., Norsa, L., Ferretti, F., Roncoroni, L. & Bardella, M. T. (2015). Diagnosis of gluten related disorders: Celiac disease, wheatallergy and non-celiac gluten sensitivity. *World J Gastroenterol*, 21(23), 7110-7119.

110 Cianferoni, A. (2016). Wheat allergy: diagnosis and management. *J Asthma Allergy*, 9, 13-25.

111 Soller, L., Fragapane, J., Ben-Shoshan, M., Harrington, D., Alizadehfar, R., Joseph, L., St Pierre, Y., Godefroy, S., Elliott, S. & Clarke, A. (2010). Estimating the prevalence of milk, egg, and wheat allergies in the Canadian population. *Asthma & Clinical Immunology*, 6(3), 37.

112 Cianferoni, A. (2016). Wheat allergy: diagnosis and management. *J Asthma Allergy*, 9, 13-25.

113 Soller, L., Fragapane, J., Ben-Shoshan, M., Harrington, D., Alizadehfar, R., Joseph, L., St Pierre, Y., Godefroy, S., Elliott, S. & Clarke, A. (2010). Estimating the prevalence of milk, egg, andwheat allergies in the Canadian population. *Asthma & Clinical Immunology*, 6(3), 37.

114 Nwaru, B. I., Hickstein, L., Panesar, S. S., Roberts, G., Muraro, A., Sheikh, A. (2014). Prevalence of common food allergies in Europe: a systematic review and meta-analysis. *Allergy*, 69(8), 992-1007.

115 Keet, C. A., Matsui, E. C., Dhillon, G., Lenehan, P., Paterakis, M. & Wood, R. A. (2009). The natural history of wheat allergy. *Ann Allergy Asthma Immunol*, 102(5), 410-415.

116 Masters, R. C., Liese, A. D., Haffner, S. M., Wagenknecht, L. E. & Hanley, A. J. (2010). Whole and Refined Grain Intakes Are Related to Inflammatory Protein Concentrations in Human Plasma. *J Nutr*, 140(3), 587-594.

117 Ebd.

118 Lefevre, M. & Jonnalagadda, S. (2012). Effect of whole grains on markers of subclinical inflammation. *Nutr Rev*, 70(7), 387-396.

119 Smith, P. J. & Blumenthal, J. A. (2016). Dietary Factors and Cognitive Decline. *J Prev Alzheimers Dis*, 3(1), 53-64.

120 Hu, N., Yu, J. T., Tan, L., Wang, Y. L., Sun, L. & Tan, L. (2013). Nutrition and the Risk of Alzheimer's Disease. *Biomed Res Int*, 2013, 524820.

121 Morris, M. C., Tangney, C. C., Wang, Y., Sacks, F. M., Bennett, D. A. & Aggarwal, N. T. (2015). MIND Diet Associated with Reduced Incidence of Alzheimer's Disease. *Alzheimers Dement*, 11(9), 1007-1014.

122 Chanson-Rolle, A., Meynier, A., Aubin, F., Lappi, J., Poutanen, K., Vinoy, S. & Braesco, V. (2015). Systematic Review and Meta-Analysis of Human Studies to Support a Quantitative Recommendation for Whole Grain Intake in Relation to Type 2 Diabetes. *PLoS One*, 10(6), e0131377.

123 Flint, A. J., Hu, F. B., Glynn, R. J., Jensen, M. K., Franz,

M., Sampson, L. & Rimm, E. B. (2009). Whole grains and incident hypertension in men. *Am J Clin Nutr*, 90(3), 493-498.

124 Schwingshackl, L., Schwedhelm, C., Hoffmann, G., Knüppel, S., Iqbal, K., Andriolo, V., Bechthold, A., Schlesinger, S. & Boeing, H. (2017). Food Groups and Risk of Hypertension: A Systematic Review and Dose-Response Meta-Analysis of Prospective Studies. *Adv Nutr*, 8(6), 793-803.

125 Hu, N., Yu, J. T., Tan, L., Wang, Y. L., Sun, L. & Tan, L. (2013). Nutrition and the Risk of Alzheimer's Disease. *Biomed Res Int*, 2013, 524820.

126 Gaesser, G. A. & Angadi, S. S. (2012). Gluten-free diet: imprudent dietary advice for the general population? *J Acad Nutr Diet*, 112(9), 1330-1333.

127 Lebwohl, B., Cao, Y., Zong, G., Hu, F. B., Green, P. H., Neugut, A. I., Rimm, E. B., Sampson, L., Dougherty, L. W., Giovannucci, E., Willett, W. C., Sun, Q. & Chan, A. T. (2017). Long term gluten consumption in adults without celiac disease and risk of coronary heart disease: prospective cohort study. *BMJ*, 357, 1892.

128 Ebd.

Hülsenfrüchte

1 Souci SW, Fachmann W & Kraut H. (2016). *Die Zusammensetzung der Lebensmittel - Nährwerttabellen* (8. Aufl.). Stuttgart: Wissenschaftliche Verlagsgesellschaft.

2 Deshpande, S. S. (1992). Food legumes in human nutrition: a personal perspective. *Crit Rev Food Sci Nutr*, 32(4), 333-363.

3 Polak, R., Phillips, E. M. & Campbell, A. (2015). Legumes: Health Benefits and Culinary Approaches to Increase Intake. *Clin Diabetes*, 33(4), 198-205.

4 The Food and Agriculture Organization of the United Nations (2016). *International Year of Pulses 2016 - Nutritious seeds for a sustainable future*. Zugriff am 1. Juni 2018. Verfügbar unter http://bit.ly/1aDzmWD

5 World Cancer Research Fund / American Institute for Cancer Research. (2007). *Food, Nutrition, Physical Activity, and the Prevention of Cancer: a Global Perspective*. Washington DC: AICR.

6 Schlemmer, U., Frølich, W., Prieto, R. M. & Grases, F. (2009). Phytate in foods and significance for humans: food sources, intake, processing, bioavailability, protective role and analysis. *Mol Nutr Food Res*, 53(2), 330-375.

7 Von Koerber, K., Männle, T. & Leitzmann, C. (2012). *Vollwert-Ernährung - Konzeption einer zeitgemäßen und nachhaltigen Ernährung* (11. Aufl.). Stuttgart: Karl F. Haug Verlag.

8 Davis, C., Bryan, J., Hodgson, J. & Murphy, K. (2015). Definition of the Mediterranean Diet: A Literature Review. *Nutrients*, 7(11), 9139-9153.

9 Ornish, D. (1996). *Dr. Dean Ornish's Program for Reversing Heart Disease: The Only System Scientifically Proven to Reverse Heart Disease Without Drugs or Surgery*. New York: Ivy Books.

10 Polak, R., Phillips, E. M. & Campbell, A. (2015). Legumes: Health Benefits and Culinary Approaches to Increase Intake. *Clin Diabetes*, 33(4), 198-205.

11 The U. S. Department of Agriculture & The U. S. Department of Health and Human. (2010). *Dietary Guidelines for Americans*. Zugriff am 1. Juni 2018. Verfügbar unter http://bit.ly/2mk86aj 35

12 Deutsche Gesellschaft für Ernährung. (2016). *Presseinfor-*

mation - Ein Hoch auf Hülsenfrüchte. Zugriff am 1. Juni 2018. Verfügbar unter http://bit.ly/2DZLpOL

13 Fuhrmann, J. (2016). *Das Ende aller Diäten - Nährstoffreich abnehmen ohne Hungern*. Kandern: Unimedica, 114.

14 Greger, M. (2016). *How not to die - Entdecken Sie Nahrungsmittel, die ihr Leben verlängern und bewiesenermaßen Krankheiten vorbeugen und heilen*. Kandern: Unimedica.

15 Rogers, D. (2017). Vegan diets: practical advice for athletes and exercisers. *J Int Soc Sports Nutr*, 14, 36.

16 Sabaté, J. (2001). Vegetarian Nutrition. Boca Raton: CRC Press, 422.

17 Von Koerber, K., Männle, T. & Leitzmann, C. (2012). *Vollwert-Ernährung - Konzeption einer zeitgemäßen und nachhaltigen Ernährung* (11. Aufl.). Stuttgart: Karl F. Haug Verlag, 265.

18 Statista. (o. D.). *Pro-Kopf-Konsum von Hülsenfrüchten in Deutschland in den Jahren 2008/09 bis 2015/2016 (in Kilogramm)*. Zugriff am 1. Juni 2018. Verfügbar unter https://bit.ly/2M2LpjB

19 Polak, R., Phillips, E. M. & Campbell. A. (2015). Legumes: Health Benefits and Culinary Approaches to Increase Intake. *Clin Diabetes*, 33(4), 198-205.

20 Zanovec, M, O'Neil, C. E. & Nicklas, T. A. (2011). Comparison of Nutrient Density and Nutrient-to-Cost between Cooked and Canned Beans. *Food and Nutrition Sciences*, 2, 66-73.

21 Duyff, R. L., Mount, J. R. & Jones, J. B. (2011). Sodium Reduction in Canned Beans After Draining, Journal of Culinary Science & Technology Rinsing. 9(2), 106-112.

22 Jenkins, D. J., Wolever, T. M., Taylor, R. H., Barker, H. M. & Fielden, H. (1980). Exceptionally low blood glucose response to dried beans: comparison with other carbohydrate foods. *Br Med J*, 281(6240), 578-580.

23 Wolever, T. M., Jenkins, D. J., Ocana, A. M., Rao, V. A. & Collier, G. R. (1988). Second-meal effect: low-glycemic-index foods eaten at dinner improve subsequent breakfast glycemic response. *Am J Clin Nutr*, 48(4), 1041-1047.

24 Fletcher, J. A., Perfield, J. W., Thyfault, J. P. & Rector, R. S. (2012). The Second Meal Effect and Its Influence on Glycemia. *J Nutr Disorders Ther*, 2, 108.

25 Wolever, T. M., Jenkins, D. J., Ocana, A. M., Rao, V. A. & Collier, G. R. (1988). Second-meal effect: low-glycemic-index foods eaten at dinner improve subsequent breakfast glycemic response. *Am J Clin Nutr*, 48(4), 1041-1047.

26 Ebd.

27 Fletcher, J. A., 1,4, Perfield, J. W., Thyfault, J. P. & Rector, R. S. (2012). The Second Meal Effect and Its Influence on Glycemia. *J Nutr Disorders Ther*, 2, 108.

28 Higgins, J. A. (2012). Whole Grains, Legumes, and the Subsequent Meal Effect: Implications for Blood Glucose Control and the Role of Fermentation. *J Nutr Metab*, 2012, 829238.

29 Marventano, S., Izquierdo-Pulido, M., Sánchez-González, C., Godos, J., Speciani, A., Galvano, F. & Grosso, G. (2017). Legume consumption and CVD risk: a systematic review and meta-analysis. *Public Health Nutr,* 20(2), 245-254.

30 Zhu, B., Sun, Y., Qi, L., Zhong R. & Miaoa,X. (2015). Dietary legume consumption reduces risk of colorectal cancer: evidence from a meta-analysis of cohort studies. *Sci Rep*, 5, 8797.

31 Li, J. & Mao, Q. Q. (2017). Legume intake and risk of prostate cancer: a meta-analysis of prospective cohort studies. *Oncotarget*, 8(27), 44776-44784.

32 Salehi-Abargouei, A., Saraf-Bank, S., Bellissimo, N & Azadbakht, L. (2015). Effects of non-soy legume consumption

on C-reactive protein: a systematic review and meta-analysis. *Nutrition*, 31(5), 631-639.

33 Bazzano, L. A., Thompson, A. M., Tees, M. T., Nguyen, C. H. & Winham, D. M. (2011). Non-soy legume consumption lowers cholesterol levels: a meta-analysis of randomized controlled trials. *Nutr Metab Cardiovasc Dis*, 21(2), 94-103.

34 Sievenpiper, J. L., Kendall, C. W., Esfahani, A., Wong, J. M., Carleton, A. J., Jiang, H. Y., Bazinet, R. P., Vidgen, E. & Jenkins, D. J. (2009). Effect of non-oil-seed pulses on glycaemic control: a systematic review and meta-analysis of randomised controlled experimental trials in people with and without diabetes. *Diabetologia*, 52(8), 1479-1495.

35 Neumeister, U. (2016). *Veggiewahn – Eine Aufarbeitung der Irrtümer und Missverständnisse des Vegetarismus*. Linz: Freya, 123.

36 Gemede, H. F. & Ratta, N. (2014). Antinutritional factors in plant foods: Potential health benefits and adverse effects. *International Journal of Nutrition and Food Science*, 3(4), 284-289.

37 Deshpande, S. S. (1992). Food legumes in human nutrition: a personal perspective. *Crit Rev Food Sci Nutr*, 32(4), 333-363.

38 Avilés-Gaxiola, S., Chuck-Hernández, C. & Serna Saldívar, S. O. (2018). Inactivation Methods of Trypsin Inhibitor in Legumes: A Review. Concise Reviews & Hypotheses in Food Science. *J Food Sci*, 83(1), 17-29.

39 Pedrosa, M. M., Cuadrado, C., Burbano, C., Muzquiz, M., Cabellos, B., Olmedilla-Alonso, B. & Asensio-Vegas, C. (2015). Effects of industrial canning on the proximate composition, bioactive compounds contents and nutritional profile of two Spanish common dry beans (Phaseolus vulgaris L.). *Food Chem*, 166, 68-75.

40 Rackis, J. J., McGee, J. E., Gumbmann, M. R. & Booth, A. N. (1979). Effects of soy proteins containing trypsin inhibitors in long term feeding studies in rats. *J Am Oil Chem Soc*, 56(3), 162-168.

41 Watzl, B. & Leitzmann, C. (2005*). Bioaktive Substanzen in Lebensmitteln* (3. Aufl.). Stuttgart: Hippokrates, 9.

42 Srikanth, S. & Chen, Z. (2016). Plant Protease Inhibitors in Therapeutics-Focus on Cancer Therapy. *Front Pharmacol*, 7, 470.

43 Lagarda-Diaz, I., Guzman-Partida, A. N. & Vazquez-Moreno, L. (2017). Legume Lectins: Proteins with Diverse Applications. *Int J Mol Sci*, 18(6), 1242.

44 Lajolo, F. M. & Genovese, M. I. (2002). Nutritional significance of lectins and enzyme inhibitors from legumes. *J Agric Food Chem*, 50(22), 6592-6598.

45 Noah, N. D., Bender, A. E., Reaidi, G. B. & Gilbert, R. J. (1980). Food poisoning from raw red kidney beans. *Br Med J*, 281(6234), 236-237.

46 Thompson, L. U., Rea, R. L. & Jenkins, D. J. A. (1983). Effect of Heat Processing on Hemagglutinin Activity in Red Kidney Beans. *J Food Sci*, 48(1), 235-236.

47 Deshpande, S. S. (1992). Food legumes in human nutrition: a personal perspective. *Crit Rev Food Sci Nutr*, 32(4), 333-363.

48 Venter, F. S. & Thiel, P. G. (1995). Red kidney beans-to eat or not to eat? *S Afr Med J*, 85(4), 250-252.

49 Pedrosa, M. M., Cuadrado, C., Burbano, C., Muzquiz, M., Cabellos, B., Olmedilla-Alonso, B. et al. (2015). Effects of industrial canning on the proximate composition, bioactive compounds contents and nutritional profile of two Spanish common dry beans (Phaseolus vulgaris L.). *Food Chem*, 166, 68-75.

50 Lajolo, F. M. & Genovese, M. I. (2002). Nutritional significance of lectins and enzyme inhibitors from legumes. *J Agric Food Chem*, 50(22), 6592-6598.

51 Deshpande, S. S. (1992). Food legumes in human nutrition: a personal perspective. *Crit Rev Food Sci Nutr*, 32(4), 333-363.

52 Freed, D. L. & Green, F. H. (1975). Letter: Do dietary lectins protect against colonic cancer? *Lancet*, 2(7947), 1261-1262.

53 Davidson, K. T., Zhu, Z. & Fang, Y. (2016). Phytochemicals in the Fight Against Cancer. *Pathol Oncol Res*, 22(4), 655-660.

54 Giacomet, J. (2015). Plant lectins in cancer prevention and Treatment. *Medicina Fluminensis*, 51(2), 211-229.

55 Schlemmer, U., Frølich, W., Prieto, R. M. & Grases, F. (2009). Phytate in foods and significance for humans: food sources, intake, processing, bioavailability, protective role and analysis. *Mol Nutr Food Res*, 53(2), 330-375.

56 Urbano, G., López-Jurado, M., Aranda, P., Vidal-Valverde, C., Tenorio, E. & Porres, J. (2000). The role of phytic acid in legumes: antinutrient or beneficial function? *J Physiol Biochem*, 56(3), 283-294.

57 Welch, R. M. & Graham, R. D. (2004). Breeding for micronutrients in staple food crops from a human nutrition perspective. *J Exp Bot*, 55(396), 353-364.

58 Markiewicz, L. H., Honke, J., Haros, M., Świątecka, D. & Wróblewska, B. (2013). Diet shapes the ability of human intestinal microbiota to degrade phytate – in vitro studies. *J Appl Microbiol*, 115(1), 247-259.

59 Schlemmer, U., Frølich, W., Prieto, R. M. & Grases, F. (2009). Phytate in foods and significance for humans: food sources, intake, processing, bioavailability, protective role and analysis. *Mol Nutr Food Res*, 53(2), 330-375.

60 Lopez, H. W., Duclos, V., Coudray, C., Krespine, V., Feillet-Coudray, C., Messager, A., Demigné, C. & Rémésy, C. (2003). Making bread with sourdough improves mineral bioavailability from reconstituted whole wheat flour in rats. *Nutrition*, 19(6), 524-530.

61 Ertaş, N. & Türker, S. (2012). Bulgur processes increase nutrition value: possible role in in-vitro protein digestibility, phytic acid, trypsin inhibitor activity and mineral bioavailability. *J Food Sci Technol*, 51(7), 1401-1405.

62 Helbig, E., de Oliveira, A. C., Queiroz Kda, S. & Reis, S. M. (2003). Effect of soaking prior to cooking on the levels of phytate and tannin of the common bean (Phaseolus vulgaris, L.) and the protein value. *J Nutr Sci Vitaminol (Tokyo)*, 49(2), 81-86.

63 Gupta, R. K., Gangoliya, S. S. & Singh, N. K. (2015). Reduction of phytic acid and enhancement of bioavailable micronutrients in food grains. *J Food Sci Technol*, 52(2), 676-684.

64 Chitra, U., Singh, U. & Rao, P. V., (1996). Phytic acid, in vitro protein digestibility, dietary fiber, and minerals of pulses as influenced by processing methods. *Plant Foods Hum Nutr*, 49, 307-316.

65 Schlemmer, U., Frølich, W., Prieto, R. M. & Grases, F. (2009). Phytate in foods and significance for humans: food sources, intake, processing, bioavailability, protective role and analysis. *Mol Nutr Food Res*, 53(2), 330-375.

66 Ebd.

67 Shamsuddin, A. M. (2002). Anti-cancer function of phytic acid. *Int J Food Sci Technol*, 37, 769-782.

68 Winham, D. M. & Hutchins, A. M. (2011). Perceptions of flatulence from bean consumption among adults in 3 feeding studies. *Nutr J*, 10, 128.

69 Ebd.

70 Queiroz Kda, S., de Oliveira, A. C., Helbig, E., Reis, S. M. & Carraro, F. (2002). Soaking the common bean in a domestic preparation reduced the contents of raffinose-type oligosaccharides but did not interfere with nutritive value. *J Nutr Sci Vitaminol (Tokyo)*, 48(4), 283-289.
71 Jood, S., Mehta, U., Singh, R. & Bhat, C. M. (1985). Effect of processing on flatus-producing factors in legumes. *J Agric Food Chem*, 33(2), 268-271.
72 El-Adawy, T. A., Rahma, E. H., El-Bedawy, A. A. & Sobihah, T. Y. (2000). Effect of soaking process on nutritional quality and protein solubility of some legume seeds. *Nahrung*, 44(5), 339-343.
73 Jood, S., Mehta, U., Singh, R. & Bhat, C. M. (1985). Effect of processing on flatus-producing factors in legumes. *J Agric Food Chem*, 33(2), 268-271.
74 Ebd.
75 Ibrahim, S. S., Habiba, R. A., Shatta, A. A. & Embaby, H. E. (2002). Effect of soaking, germination, cooking and fermentation on antinutritional factors in cowpeas. *Nahrung*, 46(2), 92-95.
76 Agah, S., Taleb, A. M., Moeini, R., Gorji, N. & Nikbakht, H. (2013). Cumin Extract for Symptom Control in Patients with Irritable Bowel Syndrome: A Case Series. *Middle East J Dig Dis*, 5(4), 217-222.
77 Hamidpour, R., Hamidpour, M., Hamidpour, S. & Shahlaria, M. (2015). Cinnamon from the selection of traditional applications to its novel effects on the inhibition of angiogenesis in cancer cells and prevention of Alzheimer's disease, and a series of functions such as antioxidant, anticholesterol, antidiabetes, antibacterial, antifungal, nematicidal, acaracidal, and repellent activities. *J Tradit Complement Med*, 5(2), 66-70.
78 Thavorn, K., Mamdani, M. M. & Straus, S. E. (2014). Efficacy of turmeric in the treatment of digestive disorders: a systematic review and meta-analysis protocol. *Syst Rev*, 3, 71.
79 Prasad, S. & Tyagi, A. K. (2015). Ginger and Its Constituents: Role in Prevention and Treatment of Gastrointestinal Cancer. *Gastroenterol Res Pract,* 2015, 142979.
80 Larijani, B., Esfahani, M.M., Moghimi, M., Ardakani, M.R.S., Keshavarz, M., Kordafshari, G., Nazem, E., Ranjbar, S. H., Kenari, H. M. & Zargaran, A. (2016). Prevention and Treatment of Flatulence From a Traditional Persian Medicine Perspective. *Iran Red Crescent Med J*, 18(4), e23664.

Gemüse

1 Skerrett, P. J. & Willett, W. C. (2010). Essentials of Healthy Eating: A Guide. *J Midwifery Womens Health*, 55(6), 492-501.
2 Food and Agriculture Organization of the United Nations & World Health Organization. (2017). *Fruit and vegetables for health initiative*. Zugriff am 1. Juni 2018. Verfügbar unter https://bit.ly/2q3u4xN
3 Boeing, H., Bechthold, A., Bub, A., Ellinger, S., Haller, D., Kroke, A. et al. (2012). *Deutsche Gesellschaft für Ernährung: Stellungnahme – Gemüse und Obst in der Prävention ausgewählter chronischer Krankheiten*. Zugriff am 1. Juni 2018. Verfügbar unter https://bit.ly/2H8GzAf
4 Deutsche Gesellschaft für Ernährung. (2012). *Ein hoher Gemüse- und Obstverzehr fördert die Gesundheit – DGE stellt wissenschaftliche Datenlage vor*. Zugriff am 26. Dezember 2017. Verfügbar unter https://bit.ly/2IqY8uQ
5 Wang, X., Ouyang, Y., Liu, J., Zhu, M., Zhao, G., Bao, W. & Hu, F. B. (2014). Fruit and vegetable consumption and mortality from all causes, cardiovascular disease, and cancer: systematic review and dose-response meta-analysis of prospective cohort studies. *BMJ*, 349, g4490.
6 Oyebode, O., Gordon-Dseagu, V., Walker, A. & Mindell, J. S. (2014). Fruit and vegetable consumption and all-cause, cancer and CVD mortality: analysis of Health Survey for England data. *J Epidemiol Community Health*, 68(9), 856-862.
7 Nguyen, B., Bauman, A., Gale, J., Banks, E., Kritharides, L. & Ding, D. (2016). Fruit and vegetable consumption and all-cause mortality: evidence from a large Australian cohort study. *Int J Behav Nutr Phys Act*, 13, 9.
8 Max Rubner-Institut. (2008). *Nationale Verzehrs Studie II – Ergebnisbericht, Teil 2*. Zugriff am 1 Juni 2018. Verfügbar unter https://bit.ly/2GThvzs
9 Lim, S. S., Vos, T., Flaxman, A. D., Danaei, G., Adair-Rohani, H. et al. (2012). A comparative risk assessment of burden of disease and injury attributable to 67 risk factors and risk factor clusters in 21 regions, 1990-2010: a systematic analysis for the Global Burden of Disease Study 2010. *Lancet*, 380 (9859), 2224-2260.
10 Boeing, H., Bechthold, A., Bub, A., Ellinger, S., Haller, D., Kroke, A. et al. (2012). *Deutsche Gesellschaft für Ernährung: Stellungnahme – Gemüse und Obst in der Prävention ausgewählter chronischer Krankheiten*. Zugriff am 1. Juni 2018. Verfügbar unter https://bit.ly/2H8GzAf
11 World Health Organization. (2017) *The top 10 causes of death*. Zugriff am 1. Juni 2018. Verfügbar unter https://bit.ly/1c9a3vO
12 Boeing, H., Bechthold, A., Bub, A., Ellinger, S., Haller, D., Kroke, A. et al. (2012). *Deutsche Gesellschaft für Ernährung: Stellungnahme – Gemüse und Obst in der Prävention ausgewählter chronischer Krankheiten*. Zugriff am 1. Juni 2018. Verfügbar unter https://bit.ly/2H8GzAf
13 Wright, M. E., Park, Y., Subar, A. F., Freedman, N. D., Albanes, D., Hollenbeck, A., Leitzmann, M. F. & Schatzkin, A. (2008). Intakes of Fruit, Vegetables, and Specific Botanical Groups in Relation to Lung Cancer Risk in the NIH-AARP Diet and Health Study. *Am J Epidemiol*, 168(9), 1024-1034.
14 Meng, H., Hu, W.,, Chen, Z. & Shen, Y. (2014). Fruit and vegetable intake and prostate cancer risk: a meta-analysis. *Asia Pac J Clin Oncol*, 10(2), 133-140.
15 Li, L. Y., Luo, Y., Lu, M. D., Xu, X. W., Lin, H. D. & Zheng, Z. Q. (2015). Cruciferous vegetable consumption and the risk of pancreatic cancer: a meta-analysis. *World J Surg Oncol*, 13, 44.
16 Liu, B., Mao, Q., Cao, M. & Xie, L. (2012). Cruciferous vegetables intake and risk of prostate cancer: a meta-analysis. *Int J Urol*, 19(2), 134-141.
17 Zhou, X. F., Ding, Z. S. & Liu, N. B. (2013). Allium vegetables and risk of prostate cancer: evidence from 132,192 subjects. *Asian Pac J Cancer Prev*, 14(7), 4131-4134.
18 Nicastro, H. L., Ross, S. A. & Milner, J. A. (2015). Garlic and onions: Their cancer prevention properties. *Cancer Prev Res (Phila)*, 8(3), 181-189.
19 Boivin, D., Lamy, S., Lord-Dufour, S., Jackson, J., Beaulieu, E., Côté, M. et al. (2009). Antiproliferative and antioxidant activities of common vegetables: A comparative study. *Food Chem*, 112(2), 374-380.
20 Ebd.
21 Zhou, X. F., Ding, Z. S. & Liu, N. B. (2013). Allium vegetables and risk of prostate cancer: evidence from 132,192 subjects. *Asian Pac J Cancer Prev*, 14(7), 4131-4134.

22 Wang, Q., Chen, Y., Wang, X., Gong, G., Li, G. & Li, C. (2014). Consumption of fruit, but not vegetables, may reduce risk of gastric cancer: results from a meta-analysis of cohort studies. *Eur J Cancer*, 50(8), 1498–1509.

23 Wu, Q. J., Yang, Y., Wang, J., Han, L. H. & Xiang, Y. B. (2013). Cruciferous vegetable consumption and gastric cancer risk: a meta-analysis of epidemiological studies. *Cancer Sci*, 104(8), 1067–1073.

24 Turati, F., Pelucchi, C., Guercio, V., La Vecchia, C. & Galeone, C. (2015). Allium vegetable intake and gastric cancer: a case-control study and meta-analysis. *Mol Nutr Food Res*, 59(1), 171–179.

25 Zhou, Y., Zhuang, W., Hu, W., Liu, G. J., Wu, T. X. & Wu, X. T. (2011). Consumption of large amounts of Allium vegetables reduces risk for gastric cancer in a meta-analysis. *Gastroenterology*, 141(1), 80–89.

26 Kodali, R. T. & Eslick, G. D. (2015). Meta-analysis: Does garlic intake reduce risk of gastric cancer? *Nutr Cancer*, 67(1), 1–11.

27 Kashino, I., Mizoue, T., Tanaka, K., Tsuji, I., Tamakoshi, A. & Matsuo, K. (2015). Vegetable consumption and colorectal cancer risk: an evaluation based on a systematic review and meta-analysis among the Japanese population. *Jpn J Clin Oncol*, 45(10), 973–979.

28 Zhu, B., Zou, L., Qi, L., Zhong, R. & Miao, X. (2014). Allium vegetables and garlic supplements do not reduce risk of colorectal cancer, based on meta-analysis of prospective studies. *Clin Gastroenterol Hepatol*, 12(12), 1991–2001.

29 Wu, Q. J., Yang, Y., Vogtmann, E., Wang, J., Han, L. H., Li, H. L. & Xiang, Y. B. (2013). Cruciferous vegetables intake and the risk of colorectal cancer: a meta-analysis of observational studies. *Ann Oncol*, 24(4), 1079–1087.

30 Wu, Q. J., Wu, L., Zheng, L. Q., Xu, X., Ji, C. & Gong, T. T. (2016). Consumption of fruit and vegetables reduces risk of pancreatic cancer: evidence from epidemiological studies. *Eur J Cancer Prev*, 25(3), 196–205.

31 Li, L. Y., Luo, Y., Lu, M. D., Xu, X. W., Lin, H. D. & Zheng, Z. Q. (2015). Cruciferous vegetable consumption and the risk of pancreatic cancer: a meta-analysis. *World J Surg Oncol*, 13, 44.

32 Darmon, N., Darmon, M., Maillot, M. & Drewnowski, A. (2005). A nutrient density standard for vegetables and fruits: nutrients per calorie and nutrients per unit cost. *J Am Diet Assoc*, 105(12), 1881–1887.

33 Di Noia, J. (2014). Defining Powerhouse Fruits and Vegetables: A Nutrient Density Approach. *Prev Chronic Dis*, 11, 130390.

34 Boivin, D., Lamy, S., Lord-Dufour, S., Jackson, J., Beaulieu, E., Côté, M. et al. (2009). Antiproliferative and antioxidant activities of common vegetables: A comparative study. *Food Chem*, 112(2), 374–380.

35 Furhman, J. (2015). *Eat to Live – Das Kochbuch. Über 200 nährstoffreiche Rezepte nach Dr. Fuhrmans bahnbrechendem Ernährungkonzept*. Kandern: Unimedica, 35.

36 Statista. (2018). *Die zehn meistgekauften Gemüsesorten in Deutschland im Jahr 2010 (in Kilogramm je Privathaushalt)*. Zugriff am 261. Juni 2018. Verfügbar unter https://bit.ly/2GCBlzL

37 Statista. (2018). *Einkaufsmenge von frischem Gemüse durch private Haushalte in Deutschland im Jahr 2017 nach Gemüsearten (in Kilogramm; Durchschnitt je Haushalt)*. Zugriff am 1. Juni 2018. Verfügbar unter https://bit.ly/2qbI6gJ

38 Statista. (2018). *Pro-Kopf-Konsum von Gemüse in Deutschland nach Art in den Jahren 2013/14 bis 2015/16 (in Kilogramm)*.

Zugriff am 1. Juni 2018. Verfügbar unter https://bit.ly/2uIY7R7

39 Kowitz, M. (2016). »Vegan bedeutet nicht Verzicht«. *Hallo München*, 43, 8.

40 Dewanto, V., Wu, X., Adom, K. K. & Liu, R. H. (2002). Thermal Processing Enhances the Nutritional Value of Tomatoes by Increasing Total Antioxidant Activity. *J Agric Food Chem*, 50(10), 3010–3014.

41 Livny, O., Reifen, R., Levy, I., Madar, Z., Faulks, R., Southon, S. & Schwartz, B. (2003). Beta-carotene bioavailability from differently processed carrot meals in human ileostomy volunteers. *Eur J Nutr*, 42(6), 338–345.

42 Reboul, E., Richelle, M., Perrot, E., Desmoulins-Malezet, C., Pirisi, V. & Borel, P. (2006). Bioaccessibility of carotenoids and vitamin E from their main dietary sources. *J Agric Food Chem*, 54(23), 8749–8755.

43 Van Het Hof, K. H., West, C. E., Weststrate, J. A. & Hautvast, J. G. (2000). Dietary factors that affect the bioavailability of carotenoids. *J Nutr*, 130(3), 503–506.

44 Jiménez-Monreal, A. M., García-Diz, L., Martínez-Tomé, M., Mariscal, M. & Murcia, M. A. (2009). Influence of cooking methods on antioxidant activity of vegetables. *J Food Sci*, 74(3), 97–103.

45 Ebd.

46 Severi, S., Bedogni, G., Manzieri, A. M., Poli, M. & Battistini, N. (1997). Effects of cooking and storage methods on the micronutrient content of foods. *Eur J Cancer Prev*, 6(1), 21–24.

47 Elmadfa, I. & Leitzmann, C. (2015). *Ernährung des Menschen* (5. Aufl.). Stuttgart: Eugen Ulmer, 528.

48 Bognar, A. (1995). Vitaminverluste bei der Lagerung und Zubereitung von Lebensmitteln. *Ernährung/Nutrition*, 19(9), 411–416.

49 Ebd.

50 Ebd.

51 Ebd.

52 Ebd.

53 Elmadfa, I. & Leitzmann, C. (2015). *Ernährung des Menschen* (5. Aufl.). Stuttgart: Eugen Ulmer, 528.

54 Bognar, A. (1995). Vitaminverluste bei der Lagerung und Zubereitung von Lebensmitteln. *Ernährung/Nutrition*, 19(10), 478–483.

55 Elmadfa, I. & Leitzmann, C. (2015). *Ernährung des Menschen* (5. Aufl.). Stuttgart: Eugen Ulmer, 528.

56 Bognar, A. (1995). Vitaminverluste bei der Lagerung und Zubereitung von Lebensmitteln. *Ernährung/Nutrition*, 19(11), 551–554.

57 Ebd.411–416, 19(10), 478–483, 19(10), 551–554.

58 Ebd.

59 Elmadfa, I. & Leitzmann, C. (2015). *Ernährung des Menschen* (5. Aufl.). Stuttgart: Eugen Ulmer, 531.

60 Zitat von Dr. Claus Leitzmann auf während seines Vortrags »Sekundäre Pflanzenstoffe: Vielseitig Wirksam« auf der VegMed in Berlin am Freitag, den 22. April 2016 um 14:00–15:00. Zugriff am 1. Juni 2018. Verfügbar unter https://bit.ly/2Jzti4p

61 Meyer, J. (1998). Vitamine hautnah. *Die Zeit*. Zugriff am 1. Juni 2018. Verfügbar unter https://bit.ly/1nDpE6z

62 Bognar, A. (1995). Vitaminverluste bei der Lagerung und Zubereitung von Lebensmitteln. *Ernährung/Nutrition*, 19(11), 551–554.

63 Aiello, L. C. & Wheeler, P. (1995). The Expensive-Tissue Hypothesis: The Brain and the Digestive System in Human and Primate Evolution. *Current Anthropology*, 36(2), 199–221.

64 Carmody, R. N. & Wrangham, R. W. (2009). Cooking and the human commitment to a high-quality diet. *Cold Spring Harb Symp Quant Biol*, 74, 427-434.

65 Aiello, L. C. & Wheeler, P. (1995). The Expensive-Tissue Hypothesis: The Brain and the Digestive System in Human and Primate Evolution. *Current Anthropology*, 36(2), 199-221.

66 Groopman, E. E., Carmody, R. N. & Wrangham, R. W. (2015). Cooking increases net energy gain from a lipid-rich food. *Am J Phys Anthropol*, 156(1), 11-18.

67 Carmody, R. N. & Wrangham, R. W. (2009). The energetic significance of cooking. *J Hum Evol*, 57(4), 379-391.

68 Carmody, R. N., Weintraub, G. S. & Wrangham, R. W. (2011). Energetic consequences of thermal and non-thermal food processing. *Proc Natl Acad Sci U S A*, 108(48), 19199-19203.

69 Wrangham, R. & Conklin-Brittain, N. (2003). ›Cooking as a biological trait‹. *Comp Biochem Physiol A Mol Integr Physiol*, 136(1), 35-46.

70 Stahl, A. B. (1984). Hominid Dietary Selection Before Fire. *Current Anthropology*, 25(2), 151-168.

71 Symons, M. (2004). *A History of Cooks and Cooking*. Illinois: University of Illinois Press, VII.

72 Darwin, C. (1882). *The Descent of Man, and Selection in Relation to Sex* (2. Aufl.). London: John Murray, 42. Zugriff am 1. Juni *2018*. Verfügbar unter https://bit.ly/2IpSbOS

73 Wrangham, R. (2009). *Feuer Fangen: Wie uns das Kochen zum Menschen machte – eine neue Theorie der menschlichen Evolution*. München: Deutsche Verlags-Anstalt, 21.

74 Carmody, R. N., Dannemann, M., Briggs, A. W., Nickel, B., Groopman, E. E., Wrangham, R. W. & Kelso, J. (2016). Genetic Evidence of Human Adaptation to a Cooked Diet. *Genome Biol Evol*, 8(4), 1091-1103.

75 Van Het Hof, K. H., West, C. E., Weststrate, J. A. & Hautvast, J. G. (2000). Dietary factors that affect the bioavailability of carotenoids. *J Nutr*, 130(3), 503-506.

76 Howell, E. (2014). *Food Enzymes for Health & Longevity: Revised and Enlarged* (3. Aufl.). Twin Lakes: Lotus Press.

77 Wigmore, A. (1983). *The Hippocrates Diet and Health Program: A Natural Diet and Health Program for Weight Control, Disease Prevention, and Life Extension*. New York: Avery.

78 Weiske, H. (1894). Beeinflussen die in Vegetabilien vorkommenden Fermente die Ausnützung der Nahrung im Organismus? *Biological Chemistry*, 9(3), 282-284.

79 Semler, E. (2006). *Rohkost – Historische, therapeutische und theoretische Aspekte einer alternativen Ernährungsform*. Diss, Institut für Ernährungswissenschaft der Justus-Liebig-Universität Gießen.

80 Davis, B. & Melina, V. (2010). *Becoming Raw – The Essential Guide to Raw Vegan Diets*. Summertown: Book Publishing Company.

81 Semler, E. (2006). *Rohkost – Historische, therapeutische und theoretische Aspekte einer alternativen Ernährungsform*. Diss, Institut für Ernährungswissenschaft der Justus-Liebig-Universität Gießen, 288-310.

82 Davis, B. & Melina, V. (2010). *Becoming Raw – The Essential Guide to Raw Vegan Diets*. Summertown: Book Publishing Company, 207-224.

83 Kiermeier, F. (1965). Über Einflüsse auf die Aktivität der Enzyme in Lebensmitteln. *Nahrung*, 9(6), 617-628.

84 Davis, B. & Melina, V. (2010). *Becoming Raw – The Essential Guide to Raw Vegan Diets*. Summertown: Book Publishing Company, 213-220.

85 Strassner, C. (1998). *Ernähren sich Rohköstler gesünder? Die Gießener Rohkoststudie*. Heidelberg: Verlag für Medizin und Gesundheit.

86 Von Koerber, K, Männle, T. & Leitzmann, C. (2012). *Vollwert-Ernährung - Konzeption einer zeitgemäßen und nachhaltigen Ernährung* (11. Aufl.) Stuttgart: Karl F. Haug Verlag, 121-122.

87 International Agency for Research on Cancer. (2004). *Cruciferous Vegetables, Isothiocyanates and Indoles - IARC Handbook of Cancer Prevention Volume 9*. Lyon: IARCPress. Zugriff am 1. Juni 2018. Verfügbar unter https://bit.ly/2IAOmqb

88 Zeng, Y., Li, Y., Yang, J., Pu, X., Du, J., Yang, X. et al. (2017).Therapeutic Role of Functional Components in Alliums for Preventive Chronic Disease in Human Being. *Evid Based Complement Alternat Med*, 2017: 9402849.

89 Sobolewska, D., Podolak, I. & Makowska-Wąs, J. (2015). Allium ursinum: botanical, phytochemical and pharmacological overview. *Phytochem Rev*, 14(1), 81-97.

90 Rossetto, M. R., Oliveira do Nascimento, J. R., Purgatto, E., Fabi, J. P., Lajolo, F. M. & Cordenunsi, B. R. (2008). Benzylglucosinolate, benzylisothiocyanate, and myrosinase activity in papaya fruit during development and ripening. *J Agric Food Chem*, 56(20), 9592-9599.

91 Slavin, J. L. & Lloyd, B. (2012). Health Benefits of Fruits and Vegetables. *Adv Nutr*, 3(4), 506-516.

92 Tang, L., Paonessa, J. D., Zhang, Y., Ambrosone, C. B. & McCann, S. E. (2013). Total isothiocyanate yield from raw cruciferous vegetables commonly consumed in the United States. *J Funct Foods*, 5(4), 1996-2001.

93 Abdull-Razis, A. F. & Noor, N. M. (2013). Cruciferous vegetables: dietary phytochemicals for cancer prevention. *Asian Pac J Cancer Prev*, 14(3), 1565-1570.

94 Higdon, J., Delage, B., Williams, D. E. & Dashwood, R. H. (2007). Cruciferous Vegetables and Human Cancer Risk: Epidemiologic Evidence and Mechanistic Basis. *Pharmacol Res*, 55(3), 224-236.

95 Talalay, P. & Fahey, J. W. (2001). Phytochemicals from cruciferous plants protect against cancer by modulating carcinogen metabolism. *J Nutr*, 131(11). 3027-3033.

96 Jia, X., Zhong, L., Song, Y., Hu, Y., Wang, G. & Sun, S. (2016). Consumption of citrus and cruciferous vegetables with incident type 2 diabetes mellitus based on a meta-analysis of prospective study. *Prim Care Diabetes*, 10(4), 272-280.

97 Pollock, R. L. (2016). The effect of green leafy and cruciferous vegetable intake on the incidence of cardiovascular disease: A meta-analysis. *JRSM Cardiovasc Dis*, 5, 2048004016661435.

98 Zhang, X., Shu, X. O., Xiang, Y. B., Yang, G., Li, H., Gao, J., Cai, H., Gao, Y. T. & Zheng, W. (2011). Cruciferous vegetable consumption is associated with a reduced risk of total and cardiovascular disease mortality. *Am J Clin Nutr*, 94(1), 240-246.

99 Royston, K. J. & Tollefsbol, T. O. (2015). The Epigenetic Impact of Cruciferous Vegetables on Cancer Prevention. *Curr Pharmacol Rep*, 1(1), 46-51.

100 Bones, A. M. & Rossiter, J. T. (1996). The myrosinase-glucosinolate system, its organisation and biochemistry. *Physiol Plant*, 97(1), 194-208.

101 Fuhrman, J. (2016). *Das Ende aller Diäten - Nährstoffreich abnehmen ohne Hungern*. Kandern: Unimedica, 110.

102 Jaganath, I. B. & Crozier, A. Overview of health-promoting compounds in fruit and vegetables. In: Tomás-Barberán, F. A. & Gil, M. I. (2008). *Improving the Health-Promoting Properties of Fruit and Vegetable Products*. Sawston: Woodhead Publishing, 20-21.

103 Kissen, R., Rossiter, J. T. & Bones, A. M. (2009). The ›mustard oil bomb‹: not so easy to assemble?! Localization, expression and distribution of the components of the myrosinase enzyme system. *Phytochem Rev*, 8, 69-86.

104 Matusheski, N. V., Juvik, J. A. & Jeffery, E. H. (2004). Heating decreases epithiospecifier protein activity and increases sulforaphane formation in broccoli. *Phytochemistry*, 65(9), 1273-1281.

105 Stahl, T., Haider, G., Mersch-Sundermann, V. & Gminski, R. (2009). Chemopräventiv wirksame Isothiocyanate (ITC) in Senf. *Ernährungs Umschau*, 2, 74-79.

106 Matusheski, N. V., Juvik, J. A. & Jeffery, E. H. (2004). Heating decreases epithiospecifier protein activity and increases sulforaphane formation in broccoli. *Phytochemistry*, 65(9), 1273-1281.

107 Greger, M. (2016). *How not to die - Entdecken Sie Nahrungsmittel, die ihr Leben verlängern und bewiesenermaßen Krankheiten vorbeugen und heilen.* Kandern: Unimedica, 282-283.

108 Barba, F. J., Nikmaram, N., Roohinejad, S., Khelfa, K., Zhu, Z. & Koubaa, M. (2016). Bioavailability of Glucosinolates and Their Breakdown Products: Impact of Processing. *Front Nutr*, 3, 24.

109 Ghawi, S. K., Methven, L. & Niranjan, K. (2013). The potential to intensify sulforaphane formation in cooked broccoli (Brassica oleracea var. italica) using mustard seeds (Sinapis alba). *Food Chem*, 138(2-3), 1734-1741.

110 Sarvan, I., Verkerk, R. & Dekker, M. (2012). Modelling the fate of glucosinolates during thermal processing of Brassica vegetables. *Food Science and Technology*, 49(2), 178-183.

111 Greger, M. (2016). *How not to die - Entdecken Sie Nahrungsmittel, die ihr Leben verlängern und bewiesenermaßen Krankheiten vorbeugen und heilen.* Kandern: Unimedica, 282-283.

112 Holst, B. & Williamson, G. (2004). A critical review of the bioavailability of the glucosinolates and related compounds. *Nat Prod Rep*, 21(3), 425-447.

113 Hanschen, F. S., Lamy, E., Schreiner, M. & Rohn, S. (2014). Reactivity and stability of glucosinolates and their breakdown products in foods. *Angew Chem Int Ed Engl*, 53(43), 11430-11450.

114 Sarvan, I., Verkerk, R., van Boekel, M. & Dekker, M. (2014). Comparison of the degradation and leaching kinetics of glucosinolates during processing of four Brassicaceae (broccoli, red cabbage, white cabbage, Brussels sprouts). *Innovative Food Science & Emerging Technologies*, 25, 58-66.

115 Wilson, E. A., Ennahar, S., Zhao, M., Bergaentzle, M., Marchioni, E. & Bindler, F. (2011). Simultaneous Determination of Various Isothiocyanates by RP-LC Following Precolumn Derivatization with Mercaptoethanol. *Chromatographia*, 73(1), 137-142.

116 Hanschen, F. S., Klopsch, R., Oliviero, T., Schreiner, M., Verkerk, R. & Dekker, M. (2017). Optimizing isothiocyanate formation during enzymatic glucosinolate breakdown by adjusting pH value, temperature and dilution in Brassica vegetables and Arabidopsis thaliana. *Sci Rep*, 7, 40807.

117 Bognar, A. (1995). Vitaminverluste bei der Lagerung und Zubereitung von Lebensmitteln. *Ernährung/Nutrition*, 9(10), 478-483.

118 Hanschen, F. S., Klopsch, R., Oliviero, T., Schreiner, M., Verkerk, R. & Dekker, M. (2017). Optimizing isothiocyanate formation during enzymatic glucosinolate breakdown by adjusting pH value, temperature and dilution in Brassica vegetables and Arabidopsis thaliana. *Sci Rep*, 7, 40807.

119 Shapiro, T. A., Fahey, J. W., Wade, K. L,. Stephenson, K. K. & Talalay, P. (1998). Human metabolism and excretion of cancer chemoprotective glucosinolates and isothiocyanates of cruciferous vegetables. *Cancer Epidemiol Biomarkers Prev*, 7(12), 1091-1100.

120 Verkerk, R., Schreiner, M., Krumbein, A., Ciska, E., Holst, B., Rowland, I. et al. (2009). Glucosinolates in Brassica vegetables: the influence of the food supply chain on intake, bioavailability and human health. *Mol Nutr Food Res*, 53(2), 219.

121 Ghawi, S. K., Methven, L. & Niranjan, K. (2013). The potential to intensify sulforaphane formation in cooked broccoli (Brassica oleracea var. italica) using mustard seeds (Sinapis alba). *Food Chem*, 138(2-3), 1734-1741.

122 Fahey, J. W., Zhang, Y. & Talalay, P. (1997). Broccoli sprouts: an exceptionally rich source of inducers of enzymes that protect against chemical carcinogens. *Proc Natl Acad Sci U S A*, 94(19), 10367-10372.

123 Dosz, E. B. & Jeffery, E. H. (2013). Modifying the processing and handling of frozen broccoli for increased sulforaphane formation. *J Food Sci*, 78(9), 1459-1463.

124 Fahey, J. W., Wehage, S. L., Holtzclaw, W. D., Kensler, T. W., Egner, P. A., Shapiro, T. A. & Talalay, P. (2012). Protection of humans by plant glucosinolates: efficiency of conversion of glucosinolates to isothiocyanates by the gastrointestinal microflora. *Cancer Prev Res (Phila)*, 5(4), 603-611.

125 Getahun, S. M. & Chung, F. L. (1999). Conversion of glucosinolates to isothiocyanates in humans after ingestion of cooked watercress. *Cancer Epidemiol Biomarkers Prev*, 8(5), 447-451.

126 Shapiro, T. A., Fahey, J. W., Wade, K. L., Stephenson, K. K. & Talalay, P. (1998). Human metabolism and excretion of cancer chemoprotective glucosinolates and isothiocyanates of cruciferous vegetables. *Cancer Epidemiol Biomarkers Prev*, 7(12), 1091-1100.

127 Li, F., Hullar, M. A.J, Schwarz, Y. & Lampe, J. W. (2009). Human Gut Bacterial Communities Are Altered by Addition of Cruciferous Vegetables to a Controlled Fruit- and Vegetable-Free Diet. *J Nutr*, 139(9), 1685-1691.

128 Angelino, D., Dosz, E. B., Sun, J., Hoeflinger, J. L., Van Tassell, M. L., Chen, P. et al. (2015). Myrosinase-dependent and -independent formation and control of isothiocyanate products of glucosinolate hydrolysis. *Front Plant Sci*, 6, 831.

129 Boivin, D., Lamy, S., Lord-Dufour, S., Jackson, J., Beaulieu, E., Côté, M. et al. (2009). Antiproliferative and antioxidant activities of common vegetables: A comparative study. *Food Chem*, 112(2), 374-380.

130 Wang, H. P., Yang, J., Qin, L. Q. & Yang, X. J. (2015). Effect of garlic on blood pressure: a meta-analysis. *J Clin Hypertens (Greenwich)*, 17(3), 223-231.

131 Ried, K., Frank, O. R., Stocks, N. P., Fakler, P. & Sullivan, T. (2008). Effect of garlic on blood pressure: A systematic review and meta-analysis. *BMC Cardiovasc Disord*, 8, 13.

132 Rohner, A., Ried, K., Sobenin, I. A., Bucher, H. C. & Nordmann, A. J. (2015). A Systematic Review and Meta-analysis on the Effects of Garlic Preparations on Blood Pressure in Individuals With Hypertension. *Am J Hypertens*, 28(3), 414-423.

133 Wang, J., Zhang, X., Lan, H. & Wang, W. (2017). Effect of garlic supplement in the management of type 2 diabetes mellitus (T2DM): a meta-analysis of randomized controlled trials. *Food Nutr Res*, 61(1), 1377571.

134 Ried, K., Toben, C. & Fakler, P. (2013). Effect of garlic on serum lipids: an updated meta-analysis. *Nutr Rev*, 71(5), 282-299.

135 Hou, L.Q, Liu, Y. H. & Zhang, Y. Y. (2015). Garlic intake lowers fasting blood glucose: meta-analysis of randomized controlled trials. *Asia Pac J Clin Nutr*, 24(4), 575-582.

136 Wang, J., Zhang, X., Lan, H. & Wang, W. (2017). Effect of garlic supplement in the management of type 2 diabetes mellitus (T2DM): a meta-analysis of randomized controlled trials. *Food Nutr Res*, 61(1), 1377571.

137 Jaganath, I. B. & Crozier, A. Overview of health-promoting compounds in fruit and vegetables. In: Tomás-Barberán, F. A. & Gil, M. I. (2008). *Improving the Health-Promoting Properties of Fruit and Vegetable Products*. Sawston: Woodhead Publishing, 20-21.

138 Ovesná, J., Mitrová, K. & Kučera, L. (2015). Garlic (A. sativum L.) alliinase gene family polymorphism reflects bolting types and cysteine sulphoxides content. *BMC Genet*, 16, 53.

139 Cavagnaro, P.,F., Camargo, A., Galmarini, C. R. & Simon, P. W. (2007). Effect of cooking on garlic (Allium sativum L.) antiplatelet activity and thiosulfinates content. *J Agric Food Chem*, 55(4), 1280-1288.

140 Jones, M.G., Collin, H.A., Tregova, A., Trueman, L., Brown, L., Cosstick, R. et al. (2007). The Biochemical and Physiological Genesis of Alliin in Garlic. *Med Aromat Plant Sci Biotechnol*, 1(1), 21-24.

141 Jaganath, I. B. & Crozier, A. Overview of health-promoting compounds in fruit and vegetables. In: Tomás-Barberán, F. A. & Gil, M. I. (2008). *Improving the Health-Promoting Properties of Fruit and Vegetable Products*. Sawston: Woodhead Publishing, 21.

142 Song, K. & Milner, J. A. (2001). The influence of heating on the anticancer properties of garlic. *J Nutr*, 131(3s), 1054-1057.

143 Cavagnaro, P. F., Camargo, A., Galmarini, C. R. & Simon. P. W. (2007). Effect of cooking on garlic (Allium sativum L.) antiplatelet activity and thiosulfinates content. *J Agric Food Chem*, 55(4), 1280-1288.

144 Rybak, M. E., Calvey, E. M. & Harnly, J. M. (2004). Quantitative determination of allicin in garlic: supercritical fluid extraction and standard addition of alliin. *J Agric Food Chem*, 52(4), 682-687.

145 Modem, S., Di Carlo, S. E. & Reddy, T. R. (2012). Fresh Garlic Extract Induces Growth Arrest and Morphological Differentiation of MCF7 Breast Cancer Cells. *Genes Cancer*, 3(2), 177-186.

146 Kimura, S., Tung, Y. C., Pan, M. H., Su, N. W., Lai, Y. J. & Cheng, K. C. (2017). Black garlic: A critical review of its production, bioactivity, and application. *J Food Drug Anal*, 25(1), 62-70.

147 Mirondo, R. & Barringer, S. (2016). Deodorization of Garlic Breath by Foods, and the Role of Polyphenol Oxidase and Phenolic Compounds. *J Food Sci*, 81(10), 2425-2430.

148 Butt, M. S., Sultan, M. T. & Iqbal, J. (2009). Garlic: nature's protection against physiological threats. *Crit Rev Food Sci Nutr*, 49(6), 538-551.

149 Kimura, S., Tung, Y. C., Pan, M. H., Su, N. W., Lai, Y. J. & Cheng, K. C. (2017). Black garlic: A critical review of its production, bioactivity, and application. *J Food Drug Anal*, 25(1), 62-70.

150 Ha, A. W., Ying, T. & Kim, W. K. (2015). The effects of black garlic (Allium satvium) extracts on lipid metabolism in rats fed a high fat diet. *Nutr Res Pract*, 9(1), 30-36.

151 Ryu, J. H. & Kang, D. (2017). Physicochemical Properties,

Biological Activity, Health Benefits, and General Limitations of Aged Black Garlic: A Review. *Molecules*, 22(6), pii: E919.

152 Dolan, L. C., Matulka, R. A. & Burdock, G. A. (2010). Naturally Occurring Food Toxins. *Toxins (Basel)*, 2(9), 2289-2332.

153 Chung, H. R. (2014). Iodine and thyroid function. *Ann Pediatr Endocrinol Metab*, 19(1), 8-12.

154 Fenwick, G. R., Heaney, R. K. & Mullin, W. J. (1983). Glucosinolates and their breakdown products in food and food plants. *Crit Rev Food Sci Nutr*, 18(2), 123-201.

155 Bajaj, J. K., Salwan, P. & Salwan, S. (2016). Various Possible Toxicants Involved in Thyroid Dysfunction: A Review. *J Clin Diagn Res*, 10(1), FE01-FE03.

156 Souci, S. W., Fachmann, W. & Kraut, H. (2016). *Die Zusammensetzung der Lebensmittel - Nährwerttabellen* (8. Aufl.). Stuttgart: Wissenschaftliche Verlagsgesellschaft Stuttgart.

157 Bajaj, J. K., Salwan, P. & Salwan, S. (2016). Various Possible Toxicants Involved in Thyroid Dysfunction: A Review. *J Clin Diagn Res*, 10(1), FE01-FE03.

158 Felker, P., Bunch, R. & Leung, A. M. (2016). Concentrations of thiocyanate and goitrin in human plasma, their precursor concentrations in brassica vegetables, and associated potential risk for hypothyroidism. *Nutr Rev*, 74(4), 248-258.

159 Bajaj, J. K., Salwan, P. & Salwan, S. (2016). Various Possible Toxicants Involved in Thyroid Dysfunction: A Review. *J Clin Diagn Res*, 10(1), FE01-FE03.

160 Felker, P., Bunch, R. & Leung, A. M. (2016). Concentrations of thiocyanate and goitrin in human plasma, their precursor concentrations in brassica vegetables, and associated potential risk for hypothyroidism. *Nutr Rev*, 74(4), 248-258.

161 Jeffrey, E. (2013). *Processing Crucifers to Retain Optimal Bioactivity*. Zugriff am 1. Juni 2018. Verfügbar unter https://bit.ly/2HskdKd

162 Felker, P., Bunch, R. & Leung, A. M. (2016). Concentrations of thiocyanate and goitrin in human plasma, their precursor concentrations in brassica vegetables, and associated potential risk for hypothyroidism. *Nutr Rev*, 74(4), 248-258.

163 McMillan, M., Spinks, E. A. & Fenwick, G. R. (1986). Preliminary observations on the effect of dietary brussels sprouts on thyroid function. *Hum Toxicol*, 5(1), 15-19.

164 Tonstad, S., Nathan, E., Oda, K. & Fraser, G. (2013). Vegan diets and hypothyroidism. *Nutrients*, 5(11), 4642-4652.

165 Felker, P., Bunch, R. & Leung, A. M. (2016). Concentrations of thiocyanate and goitrin in human plasma, their precursor concentrations in brassica vegetables, and associated potential risk for hypothyroidism. *Nutr Rev*, 74(4), 248-258.

166 Chu, M. & Seltzer, T. F. (2010). Myxedema coma induced by ingestion of raw bok choy. *N Engl J Med*, 362(20), 1945-1946.

167 Frank, H.; Müller, P. & Lohmann, T. (2015). *Endokrinologie für die Praxis - Diagnostik und Therapie von A-Z* (7. Aufl.). Stuttgart: Thieme, 162-164.

Obst

1 Dollé, R. (2015). *Früchtewampe - Warum Obst und Gemüse dick machen!* Lünen: Systemed Verlag, 48.

2 Lim, S. S., Vos, T., Flaxman, A. D., Danaei, G., Adair-Rohani, H. et al. (2012). A comparative risk assessment of burden of disease and injury attributable to 67 risk factors and risk

factor clusters in 21 regions, 1990-2010: a systematic analysis for the Global Burden of Disease Study 2010. *Lancet*, 380 (9859), 2224-2260.

3 World Cancer Research Fund / American Institute for Cancer Research. (2007). *Food, Nutrition, Physical Activity, and the Prevention of Cancer: a Global Perspective.* Washington DC: AICR. Zugriff am 1. Juni 2018. Verfügbar unter http://bit.ly/1UZwVOn

4 Muraki, I., Imamura, F., Manson, J. E., Hu, F. B., Willett, W. C., van Dam, R. M. & Sun, Q. (2013). Fruit consumption and risk of type 2 diabetes: results from three prospective longitudinal cohort studies. *BMJ*, 347, 5001.

5 Törrönen, R., Sarkkinen, E., Niskanen, T., Tapola, N., Kilpi, K. & Niskanen, L. (2012). Postprandial glucose, insulin and glucagon-like peptide 1 responses to sucrose ingested with berries in healthy subjects. *Br J Nutr*, 107(10), 1445-1451.

6 Ebd.

7 Törrönen, R., Kolehmainen, M., Sarkkinen, E., Mykkänen, H. & Niskanen L. (2012). Postprandial glucose, insulin, and free fatty acid responses to sucrose consumed with blackcurrants and lingonberries in healthy women. *Am J Clin Nutr*, 96(3), 527-533.

8 Törrönen, R., Kolehmainen, M., Sarkkinen, E., Poutanen, K., Mykkänen, H. & Niskanen, L. (2013). Berries reduce postprandial insulin responses to wheat and rye breads in healthy women. *J Nutr*, 143(4), 430-436.

9 Muraki, I., Imamura, F., Manson, J. E., Hu, F. B., Willett, W. C., van Dam, R. M. & Sun, Q. (2013). Fruit consumption and risk of type 2 diabetes: results from three prospective longitudinal cohort studies. *BMJ*, 347, 5001.

10 Christensen, A. S., Viggers, L., Hasselström, K. & Gregersen, S. (2013). Effect of fruit restriction on glycemic control in patients with type 2 diabetes - a randomized trial. *Nutr J*, 12, 29.

11 Borgi, L., Muraki, I., Satija, A., Willett, W. C., Rimm, E. B. & Forman, J. P. (2016). Fruit and vegetable consumption and the incidence of Hypertension in three prospective cohort studies. *Hypertension*, 67(2), 288-293.

12 Jalal, D.I, Smits, G., Johnson, R. J. & Chonchol, M. (2010). Increased Fructose Associates with Elevated Blood Pressure. *J Am Soc Nephrol*, 21(9), 1543-1549.

13 Kelishadi, R., Mansourian, M. & Heidari-Beni, M. (2014). Association of fructose consumption and components of metabolic syndrome in human studies: a systematic review and meta-analysis. *Nutrition*, 30(5), 503-510.

14 Tian, Y., Su, L., Wang, J., Duan, X. & Jiang, X. (2018). Fruit and vegetable consumption and risk of the metabolic syndrome: a meta-analysis. *Public Health Nutr.* 21(4), 756-765.

15 Vendrame, S., Del Bo', C., Ciappellano, S., Riso, P. & Klimis-Zacas, D. (2016). Berry Fruit Consumption and Metabolic Syndrome. *Antioxidants* (Basel), 5(4), 34.

16 Wang, X., Ouyang, Y., Liu, J., Zhu, M., Zhao, G., Bao, W., Hu, F. B. (2014). Fruit and vegetable consumption and mortality from all causes, cardiovascular disease, and cancer: systematic review and dose-response meta-analysis of prospective cohort studies. *BMJ*, 349, 4490.

17 Gan, Y., Tong, X., Li, L., Cao, S., Yin, X., Gao, C. et al. (2015). Consumption of fruit and vegetable and risk of coronary heart disease: a meta-analysis of prospective cohort studies. *Int J Cardiol*, 183, 129-137.

18 Hu, D., Huang, J., Wang, Y., Zhang, D., Qu, Y. (2014). Fruits and vegetables consumption and risk of stroke: a meta-analysis of prospective cohort studies. *Stroke*, 45(6), 1613-1619.

19 Aune, D., Chan, D. S., Vieira, A. R., Rosenblatt, D. A., Vieira, R., Greenwood, D. C. & Norat, T. (2012). Fruits, vegetables and breast cancer risk: a systematic review and meta-analysis of prospective studies. *Breast Cancer Res Treat*, 134(2), 479-493.

20 Wang, Q., Chen, Y., Wang, X., Gong, G., Li, G. & Li, C. (2014). Consumption of fruit, but not vegetables, may reduce risk of gastric cancer: results from a meta-analysis of cohort studies. *Eur J Cancer*, 50(8), 1498-1509.

21 Statista. (2018). *Pro-Kopf-Konsum von Obst in Deutschland nach Art in den Jahren 2012/13 bis 2015/16 (in Kilogramm).* Zugriff am 1. Juni 2018. Verfügbar unter http://bit.ly/2DRQs6c

22 Wolfe, K. L., Kang, X., He, X., Dong, M., Zhang, Q. & Liu, R. H. (2008). Cellular antioxidant activity of common fruits. *J Agric Food Chem*, 56(18), 8418-8426.

23 Lohachoompol, V., Srzednicki, G. & Craske, J. (2004). The Change of Total Anthocyanins in Blueberries and Their Antioxidant Effect After Drying and Freezing. *J Biomed Biotechnol*, 2004(5), 248-252.

24 Bouzari, A., Holstege, D. & Barrett, D. M. (2015). Vitamin retention in eight fruits and vegetables: a comparison of refrigerated and frozen storage. *J Agric Food Chem*, 63(3), 957-962.

25 Ng, M., Fleming, T., Robinson, M., Thomson, T., Graetz, N., Margono, C. et al. (2014). Global, regional and national prevalence of overweight and obesity in children and adults 1980-2013: A systematic analysis. *Lancet*, 384(9945), 766-781.

26 Kearns, K., Dee, A., Fitzgerald, A. P., Doherty, E. & Perry, I. J. (2014). Chronic disease burden associated with overweight and obesity in Ireland: the effects of a small BMI reduction at population level. *BMC Public Health*, 14, 143.

27 Madero, M., Arriaga, J. C., Jalal, D., Rivard, C., McFann, K., Pérez-Méndez, O. et al. (2011). The effect of two energy-restricted diets, a low-fructose diet versus a moderate natural fructose diet, on weight loss and metabolic syndrome parameters: a randomized controlled trial. *Metabolism*, 60(11), 1551-1559.

28 Sharma, S. P., Chung, H. J., Kim, H. J. & Hong, S. T. (2016). Paradoxical Effects of Fruit on Obesity. *Nutrients*, 8(10), 633.

29 Bertoia, M. L., Mukamal, K. J., Cahill, L. E., Hou, T., Ludwig, D. S., Mozaffarian, D. et al. (2015). Changes in Intake of Fruits and Vegetables and Weight Change in United States Men and Women Followed for Up to 24 Years: Analysis from Three Prospective Cohort Studies. *PLoS Med*, 12(9), e1001878.

30 Crujeiras, A. B., Parra, M. D., Rodríguez, M. C., Martínez de Morentin, B. E. & Martínez, J. A. (2006). A role for fruit content in energy-restricted diets in improving antioxidant status in obese women during weight loss. *Nutrition*, 22(6), 593-599.

31 Jegatheesan, P. & De Bandt, J. P. (2017). Fructose and NAFLD: The Multifaceted Aspects of Fructose Metabolism. *Nutrients*, 9(3), 230.

32 Cohen, J. C., Horton, J. D., Hobbs, H. H. (2011). Human fatty liver disease: old questions and new insights. *Science*, 332(6037), 1519-1523.

33 Lim, J. S., Mietus-Snyder, M., Valente, A., Schwarz, J. M. & Lustig, R. H. (2010). The role of fructose in the pathogenesis of NAFLD and the metabolic syndrome. *Nat Rev Gastroenterol Hepatol*, 7(5), 251-264.

34 Basaranoglu, M., Basaranoglu, G. & Bugianesi, E. (2015). Carbohydrate intake and nonalcoholic fatty liver disease: fructose as a weapon of mass destruction. *Hepatobiliary Surg Nutr*, 4(2), 109-116.

35 Wei, J. L., Leung, J. C., Loong, T. C., Wong, G. L., Yeung,

D. K., Chan, R. S. et al. (2015). Prevalence and Severity of Nonalcoholic Fatty Liver Disease in Non-Obese Patients: A Population Study Using Proton-Magnetic Resonance Spectroscopy. *Am J Gastroenterol*, 110(9), 1306-1314.

36 Chiu, S., Sievenpiper, J. L., de Souza, R. J., Cozma, A. I., Mirrahimi, A., Carleton, A. J. et al. (2014). Effect of fructose on markers of non-alcoholic fatty liver disease (NAFLD): a systematic review and meta-analysis of controlled feeding trials. *Eur J Clin Nutr*, 68(4), 416-423.

37 ScienceDaily. (2014). *St. Michael's Hospital - Fructose not responsible for increase in non-alcoholic fatty liver disease, research shows*. Zugriff am 1. Juni 2018. Verfügbar unter http://bit.ly/2rIAJl7

38 Van Buul, V. J., Tappy, L. & Brouns, F. J. (2014). Misconceptions about fructose-containing sugars and their role in the obesity epidemic. *Nutr Res Rev*, 27(1), 119-130.

39 Ray, K. (2013). NAFLD-the next global epidemic. *Nat Rev Gastroenterol Hepatol*, 10(11), 621.

40 Garlough, R. B. (2010). Modern Food Service Purchasing: Business Essentials to Procurement. Clifton Park: Delmar (Cengage Learning), 295.

41 Basaranoglu, M., Basaranoglu, G. & Bugianesi, E. (2015). Carbohydrate intake and nonalcoholic fatty liver disease: fructose as a weapon of mass destruction. *Hepatobiliary Surg Nutr*, 4(2), 109-116.

42 Petta, S., Marchesini, G., Caracausi, L., Macaluso, F. S., Cammà,. C, Ciminnisi, S. et al. (2013). Industrial, not fruit fructose intake is associated with the severity of liver fibrosis in genotype 1 chronic hepatitis C patients. *J Hepatol*, 59(6), 1169-1176.

43 Harvard Health Letter. (2011). *Abundance of fructose not good for the liver, heart*. Zugriff am 1. Juni 2018. Verfügbar unter http://bit.ly/2AiZdka

44 Mirmiran, P., Amirhamidi, Z., Ejtahed, H. S., Bahadoran, Z. & Azizi, F. (2017). Relationship between Diet and Non-alcoholic Fatty Liver Disease: A Review Article. *Iran J Public Health*, 46(8), 1007-1017.

45 Sofi, F. & Casini, A. (2014). Mediterranean diet and non-alcoholic fatty liver disease: New therapeutic option around the corner? *World J Gastroenterol*, 20(23), 7339-7346.

46 Harvard Health Letter. (2011). *Abundance of fructose not good for the liver, heart*. Zugriff am 1. Juni 2018. Verfügbar unter http://bit.ly/2AiZdka

47 Vogelreuter, A. (2012). *Nahrungsmittelunverträglichkeiten: Lactose - Fructose - Histamin - Gluten*. Stuttgart: Wissenschaftliche Verlagsgesellschaft Stuttgart, 68 ff.

48 Gibson, P. R., Newnham, E., Barrett, J. S., Shepherd, S. J., Muir, J. G. (2007). Review article: fructose malabsorption and the bigger picture. *Aliment Pharmacol Ther*, 25(4), 349-363.

49 Braden, B. (2009). Methods and functions: Breath tests. *Best Pract Res Clin Gastroenterol*, 23(3), 337-52.

50 Born, P. (2007). Carbohydrate malabsorption in patients with non-specific abdominal complaints. *World J Gastroenterol*, 13(43), 5687-5691.

51 Schäfer, K., Reese, I., Ballmer-Weber, B. K., Beyer, K., Erdmann, S., Fuchs, T. et al. (2010). Stellungnahme der AG Nahrungsmittelallergie in der Deutschen Gesellschaft für Allergologie und klinische Immunologie (DGAKI) - Fruktosemalabsorption. *Allergo J*, 19, 66-69.

52 Ebert, K. & Witt, H. (2016). Fructose malabsorption. *Mol Cell Pediatr*, 3, 10.

53 Ebd.

54 Gaby, A. R. (2005). Adverse effects of dietary fructose. *Altern Med Rev*, 10(4), 294-306.

55 Hallfrisch, J. (1990). Metabolic effects of dietary fructose. *FASEB J*, 4(9), 2652-2660.

56 Bundesinstitut für Risikobewertung. (2009). *Stellungnahme Nr. 041/2009 des BfR vom 06. März 2009: Erhöhte Aufnahme von Fruktose ist für Diabetiker nicht empfehlenswert*. Zugriff am 1. Juni 2018. Verfügbar unter http://bit.ly/1MrLo6J

57 Souci, S. W., Fachmann, W. & Kraut, H. (2016). *Die Zusammensetzung der Lebensmittel - Nährwerttabellen* (8. Aufl.). Stuttgart: Wissenschaftliche Verlagsgesellschaft Stuttgart.

58 Nahrungsmittel-Intoleranz Portal. (2018). *Fructoseliste: Alphabetisch*. Zugriff am 26. April 2018. Verfügbar unter https://bit.ly/2kzvduI

59 Ferraris, R. P. (2001). Dietary and developmental regulation of intestinal sugar transport. *Biochem J*, 360(Pt 2), 265-276.

60 Vogelreuter, A. (2012). *Nahrungsmittelunverträglichkeiten: Lactose - Fructose - Histamin - Gluten*. Stuttgart: Wissenschaftliche Verlagsgesellschaft Stuttgart, 65.

61 Fujisawa, T., Mulligan, K., Wada, L., Schumacher, L., Riby, J. & Kretchmer, N. (1993). The effect of exercise on fructose absorption. *Am J Clin Nutr*, 58(1), 75-79.

62 Schäfer, K., Reese, I., Ballmer-Weber, B. K., Beyer, K., Erdmann, S., Fuchs, T. et al. (2010). Stellungnahme der AG Nahrungsmittelallergie in der Deutschen Gesellschaft für Allergologie und klinische Immunologie (DGAKI) - Fruktosemalabsorption. *Allergo J*, 19, 66-69.

63 Rawexotic. (2015). *Ernährungsplan der Natur: 6 Vorteile der Monomahlzeiten*. Zugriff am 1. Juni 2018. Verfügbar unter http://bit.ly/2FLktSj

64 Berrie, N. (2017). *Food-Combining 101: How to eat for optimal digestion*. Zugriff am 1. Juni 2018. Verfügbar unter http://bit.ly/2EcGkVT

65 Rawexotic. (2015). *Ernährungsplan der Natur: 6 Vorteile der Monomahlzeiten*. Zugriff am 1. Juni 2018. Verfügbar unter http://bit.ly/2FLktSj

66 Whitney, E. N. & Rolfes, S. R. (2018). *Understanding Nutrition*. Boston: Cengage Learning, 78.

67 Ferraris, R. P. (2001). Dietary and developmental regulation of intestinal sugar transport. *Biochem J*, 360(Pt 2), 265-276.

68 Kamp, A. (2008). Fruktosemalabsorption und Sorbit-unverträglichkeit. *Ernährungs-Umschau*, 10, 627-629.

69 Muraki, I., Imamura, F., Manson, J. E., Hu, F. B., Willett, W. C., van Dam, R. M. & Sun, Q. (2013). Fruit consumption and risk of type 2 diabetes: results from three prospective longitudinal cohort studies. *BMJ*, 347, 5001.

70 Haber, G. B., Heaton, K. W., Murphy, D. & Burroughs, L. F. (1977). Depletion and disruption of dietary fibre. Effects on satiety, plasma-glucose, and serum-insulin. *Lancet*, 2(8040), 679-682.

71 Pyo, Y. H., Jin, Y. J. & Hwang, J. Y. (2014). Comparison of the Effects of Blending and Juicing on the Phytochemicals Contents and Antioxidant Capacity of Typical Korean Kernel Fruit Juices. *Prev Nutr Food Sci*, 19(2), 108-114.

72 De Graaf, C. (2011). Why liquid energy results in overconsumption. *Proc Nutr Soc*, 70(2), 162-170.

73 Martens, M. J. & Westerterp-Plantenga, M. S. (2012). Mode of consumption plays a role in alleviating hunger and thirst. *Obesity (Silver Spring)*, 20(3), 517-524.

74 Haber, G. B., Heaton, K. W., Murphy, D. & Burroughs LF. (1977). Depletion and disruption of dietary fibre. Effects on satiety, plasma-glucose, and serum-insulin. *Lancet*, 2(8040), 679-682.

75 Flood-Obbagy, J. E. & Rolls, B. J. (2008). The effect of fruit in different forms on energy intake and satiety at a meal. *Appetite*, 52(2), 416–422.

Nüsse und Samen

1 Barbour, J. A., Howe, P. R.C, Buckley, J. D., Bryan, J. & Coates, A. M. (2015). Effect of 12 Weeks High Oleic Peanut Consumption on Cardio-Metabolic Risk Factors and Body Composition. *Nutrients*, 7(9), 7381-7398.
2 Ros, E. (2010). Health Benefits of Nut Consumption. *Nutrients*, 2(7), 652-682.
3 Eaton, S. B. & Konner, M. (1985). Paleolithic nutrition. A consideration of its nature and current implications. *N Engl J Med*, 312(5), 283-289.
4 Sabaté, J., Ros, E. & Salas-Salvadó, J. (2006). Nuts: nutrition and health outcomes. *Br J Nutr*, 96(2), 1-2.
5 Willett, W. C. & Leibel, R. L. (2002). Dietary fat is not a major determinant of body fat. *Am J Med*, 113(9), 47-59.
6 Natoli, S. & McCoy P. (2007). A review of the evidence: nuts and body weight. *Asia Pac J Clin Nutr*, 16(4), 588-97.
7 Davidi, A., Reynolds, J., Njike, V. Y., Ma, Y., Doughty, K. & Katz, D. L. (2011). The effect of the addition of daily fruit and nut bars to diet on weight, and cardiac risk profile, in overweight adults. *J Hum Nutr Diet*, 24(6), 543-51.
8 Martínez-González, M. A. & Bes-Rastrollo, M. (2011). Nut consumption, weight gain and obesity: Epidemiological evidence. *Nutr Metab Cardiovasc Dis*, 21(1), 40-45.
9 Jackson, C. L. & Hu, F.B. (2014). Long-term associations of nut consumption with body weight and obesity. *Am J Clin Nutr*, 100(1), 408-411.
10 De Souza, R. G.M., Schincaglia, R. M., Pimentel, G. D. & Mota, J. F. (2017). Nuts and Human Health Outcomes: A Systematic Review. *Nutrients*, 9(12), 1311.
11 McKiernan, F., Lokko, P., Kuevi, A., Sales, R. L., Costa, N. M., Bressan, J., et al. (2010). Effects of peanut processing on body weight and fasting plasma lipids. *Br J Nutr*, 104(3), 418-426.
12 Mattes, R. D. (2008). The energetics of nut consumption. *Asia Pac J Clin Nutr*, 17(1), 337-339.
13 Martínez-González, M. A. & Bes-Rastrollo, M. (2011). Nut consumption, weight gain and obesity: Epidemiological evidence. *Nutr Metab Cardiovasc Dis*, 21(1), 40-45.
14 Mattes, R. D. (2008). The energetics of nut consumption. *Asia Pac J Clin Nutr*, 17(1), 337-339.
15 De Medeiros, A. F., Rocha, M. G.F., Serquiz, A. C., Araújo-Machado, R. J., Lima, V. C.O. et al. (2017). Characterization of Novel Trypsin Inhibitor in Raw and Toasted Peanuts Using a Simple Improved Isolation. *Acta Chromatographica*, [Epub ahead of print].
16 Serquiz, A. C., Machado, R. J., Serquiz, R. P., Lima, V. C., de Carvalho, F. M., Carneiro, M. A. et al. (2016). Supplementation with a new trypsin inhibitor from peanut is associated with reduced fasting glucose, weight control, and increased plasma CCK secretion in an animal model. *J Enzyme Inhib Med Chem*, 31(6), 1261-1269.
17 Brennan, A. M., Sweeney, L. L., Liu, X. & Mantzoros, C. S. (2010). Walnut consumption increases satiation but has no effect on insulin resistance or the metabolic profile over a 4-day period. *Obesity (Silver Spring)*, 18(6), 1176-1182.
18 Ebd.
19 Casas-Agustench, P., López-Uriarte, P., Bulló, M., Ros,

E., Gómez-Flores, A. & Salas-Salvadó, J. (2009). Acute effects of three high-fat meals with different fat saturations on energy expenditure, substrate oxidation and satiety. *Clin Nutr*, 28(1), 39-45.
20 Ebd.
21 Mattes, R. D. (2008). The energetics of nut consumption. *Asia Pac J Clin Nutr*, 17(1), 337-339.
22 Mattes, R. D. & Dreher, M. L. (2010). Nuts and healthy body weight maintenance mechanisms. *Asia Pac J Clin Nutr*, 19(1), 137-141.
23 Ellis, P. R., Kendall, C. W., Ren, Y., Parker, C., Pacy, J. F., Waldron, K. W. & Jenkins, D. J. (2004). Role of cell walls in the bioaccessibility of lipids in almond seeds. *Am J Clin Nutr*, 80(3), 604-613.
24 Berry, S. E., Tydeman, E. A., Lewis, H. B., Phalora, R., Rosborough, J., Picout, D. R. & Ellis PR. (2008). Manipulation of lipid bioaccessibility of almond seeds influences postprandial lipemia in healthy human subjects. *Am J Clin Nutr*, 88(4), 922-929.
25 Good, D., Lavie, C. J. & Ventura, H. O. (2009). Dietary Intake of Nuts and Cardiovascular Prognosis. *Ochsner J Spring*, 9(1), 32-36.
26 Bulló, M., Lamuela-Raventós, R. & Salas-Salvadó, J. (2011). Mediterranean diet and oxidation: nuts and olive oil as important sources of fat and antioxidants. *Curr Top Med Chem*, 11(14), 1797-1810.
27 Rosato, V., Temple, N. J., La Vecchia, C., Castellan, G., Tavani, A. & Guercio, V. (2017). Mediterranean diet and cardiovascular disease: a systematic review and meta-analysis of observational studies. *Eur J Nutr*, [Epub ahead of print].
28 Die »Daily Dozen« sind eine Liste mit zehn unterschiedlichen Lebensmittelgruppen sowie einem Punkt zu Flüssigkeit und einem zu Bewegung, die allesamt täglich verzehrt, getrunken bzw. praktiziert werden sollten. Zur leichteren Umsetzung gibt es dazu eine eigene App und Dr. Greger widmet die gesamte zweite Hälfte seines Buches »How not to die« seinen »Daily Dozen«.
29 Greger, M. (2016). *How not to die – Entdecken Sie Nahrungsmittel, die ihr Leben verlängern und bewiesenermaßen Krankheiten vorbeugen und heilen*. Kandern: Unimedica, 252-360.
30 Dr. Fuhrman's »G-BOMBS« stellen eine Liste an Lebensmittelgruppen dar, welche auf täglicher Basis gegessen werden sollen. Die sechs Lebensmittelgruppen lauten Greens, Beans, Onions, Mushrooms, Berries, Seeds.
31 Fuhrman, J. (2016). *Das Ende aller Diäten – Nährstoffreich abnehmen ohne Hungern*. Kandern: Unimedica, 114-125.
32 Keller, M. (2015). *Machen Nüsse dick?* Zugriff am 1. Juni 2018. Verfügbar unter https://bit.ly/2pMfJ90
33 Ornish, D., Brown, S. E., Scherwitz, L. W., Billings, J. H., Armstrong, W. T., Ports, T. A. et al. (1990). Can lifestyle changes reverse coronary heart disease? The Lifestyle Heart Trial. *Lancet*, 336(8708), 129-133.
34 Richling, C. (2016). *New Scientifically Validated Guidelines: Nuts and Seeds*. Zugriff am 1. Juni 2018. Verfügbar unter https://bit.ly/2DVzZtG
35 US Food and Drug Administration. (2003). *Qualified Health Claims: Letter of Enforcement Discretion – Nuts and Coronary Heart Disease (Docket No 02P-0505)*. Zugriff am 1. Juni 2018. Verfügbar unter https://bit.ly/2pI6Blu
36 Deutsche Gesellschaft für Ernährung. (2016). *13. DGE-Ernährungsbericht*. Bonn: DGE.
37 The Heart Foundation of New Zealand. (2012). *Evidence Paper – Nuts and Heart Health*. Zugriff am 1. Juni 2018. Verfügbar unter https://bit.ly/2uzDcj3

38 Rohrmann, S. & Faeh, D. (2013). Should we go nuts about nuts? *BMC Med*, 11, 165.

39 Appel, L. J. & Van Horn, L. (2013). Did the PREDIMED trial test a Mediterranean diet? *N Engl J Med*, 368(14), 1353-1354.

40 Guasch-Ferré, M., Bulló, M., Martínez-González, M. Á., Ros, E., Corella, D., Estruch, R. et al. (2013). Frequency of nut consumption and mortality risk in the PREDIMED nutrition intervention trial. *BMC Med*, 11, 164.

41 Fraser, G. E., Sabaté, J., Beeson, W. L. & Strahan, T. M. (1992). A possible protective effect of nut consumption on risk of coronary heart disease. The Adventist Health Study. *Arch Intern Med*, 152(7), 1416-2144.

42 Hu, F. B., Stampfer, M. J., Manson, J. E., Rimm, E. B., Colditz, G. A., Rosner, B. A. et al. (1998). Frequent nut consumption and risk of coronary heart disease in women: prospective cohort study. *BMJ*, 317(7169), 1341-1345.

43 Albert, C. M., Gaziano, J. M., Willett, W. C. & Manson, J. E. (2002). Nut consumption and decreased risk of sudden cardiac death in the Physicians' Health Study. *Arch Intern Med*, 162(12), 1382-1387.

44 Ellsworth, J. L., Kushi, L. H. & Folsom, A. R. (2001). Frequent nut intake and risk of death from coronary heart disease and all causes in postmenopausal women: the Iowa Women's Health Study. *Nutr Metab Cardiovasc Dis*, 11(6), 372-377.

45 Hu, F. B. & Stampfer, M. J. (1999). Nut consumption and risk of coronary heart disease: a review of epidemiologic evidence. *Curr Atheroscler Rep*, 1(3), 204-209.

46 Fraser, G. E. & Shavlik, D. J. (2001). Ten years of life: Is it a matter of choice? *Arch Intern Med*, 161(13), 1645-1652.

47 Toner, C. D. (2014). Communicating clinical research to reduce cancer risk through diet: Walnuts as a case example. *Nutr Res Pract*, 8(4), 347-351.

48 Lim, S. S., Vos, T., Flaxman, A. D., Danaei, G., Shibuya, K., et al (2012). A comparative risk assessment of burden of disease and injury attributable to 67 risk factors and risk factor clusters in 21 regions, 1990-2010: a systematic analysis for the Global Burden of Disease Study 2010. *Lancet*, 380(9859), 2224-2260.

49 Ros, E. (2010). Health Benefits of Nut Consumption. *Nutrients*, 2(7), 652-682.

50 von Koerber, K., Männle, T. & Leitzmann, C. (2012). *Vollwert-Ernährung: Konzeption einer zeitgemäßen und nachhaltigen Ernährung* (11. Aufl.). Stuttgart: Karl F. Haug Verlag, 74.

51 Fraser, G. E. & Shavlik, D. J. (2001). Ten years of life: Is it a matter of choice? *Arch Intern Med*, 161(13), 1645-1652.

52 Sabaté, J., Oda, K. & Ros, E. (2010). Nut consumption and blood lipid levels: a pooled analysis of 25 intervention trials. *Arch Intern Med*, 170(9), 821-827.

53 Del Gobbo, L. C., Falk, M. C., Feldman, R., Lewis, K. & Mozaffarian, D. (2015). Effects of tree nuts on blood lipids, apolipoproteins, and blood pressure: systematic review, meta-analysis, and dose-response of 61 controlled intervention trials. *Am J Clin Nutr*, 102(6), 1347-1356.

54 De Souza, R. G. M., Schincaglia, R. M., Pimentel, G. D. & Mota, J. F. (2017). Nuts and Human Health Outcomes: A Systematic Review. *Nutrients*, 9(12), 1311.

55 Ros, E. & Mataix, J. (2006). Fatty acid composition of nuts–implications for cardiovascular health. *Br J Nutr*. 96(2), 29-35.

56 Souci, S. W., Fachmann, W. & Kraut, H. (2016). *Die Zusammensetzung der Lebensmittel Nährwerttabellen* (8. Aufl.). Stuttgart: Wissenschaftliche Verlagsgesellschaft.

57 Kajla, P., Sharma, A. & Sood, D. R. (2015). Flaxseed -a potential functional food source. *J Food Sci Technol*, 52(4), 1857-1871.

58 Imran, M., Ahmad, N., Anjum, F. M., Khan, M. K., Mushtaq, Z., Nadeem, M. & Hussain, S. (2015). Potential protective properties of flax lignan secoisolariciresinol diglucoside. *Nutr J*, 14, 71.

59 Souci, S. W., Fachmann, W. & Kraut, H. (2016). *Die Zusammensetzung der Lebensmittel Nährwerttabellen* (8. Aufl.). Stuttgart: Wissenschaftliche Verlagsgesellschaft.

60 Rodriguez-Leyva, D., Weighell, W., Edel, A. L., LaVallee, R., Dibrov, E., Pinneker, R. et al. (2013). Potent antihypertensive action of dietary flaxseed in hypertensive patients. *Hypertension*, 62(6), 1081-1089.

61 Thompson, L. U., Chen, J. M., Li, T., Strasser-Weippl, K. & Goss, P. E. (2005). Dietary flaxseed alters tumor biological markers in postmenopausal breast cancer. *Clin Cancer Res*, 11(10), 3828-3835.

62 McCann, S. E., Thompson, L. U., Nie, J., Dorn, J., Trevisan, M. & Shields, P. G. (2010). Dietary lignan intakes in relation to survival among women with breast cancer: the Western New York Exposures and Breast Cancer (WEB) Study. *Breast Cancer Res Treat*, 122(1), 229-235.

63 Demark-Wahnefried, W., Polascik, T. J., George, S. L., Switzer, B. R., Madden, J. F., Ruffin, M. T. et al. (2008). Flaxseed Supplementation (not Dietary Fat Restriction) Reduces Prostate Cancer Proliferation Rates in Men Presurgery. *Cancer Epidemiol Biomarkers Prev*, 17(12), 3577-3587.

64 Singh, K. K., Mridula, D., Rehal, J. & Barnwal, P. (2011). Flaxseed: a potential source of food, feed and fiber. *Crit Rev Food Sci Nutr*, 51(3), 210-222.

65 Malcolmson, L. J., Przybylski, R. & Daun, J. K. (2000). Storage stability of milled flaxseed. *Journal of the American Oil Chemists' Society*, 77(3), 235-238.

66 Ganorkar, P. M. & Jain, R. K. (2013) Flaxseed - a nutritional punch. *International Food Research Journal*, 20(2), 519-525.

67 Pan, A., Yu, D., Demark-Wahnefried, W., Franco, O. H. & Lin, X. (2009). Meta-analysis of the effects of flaxseed interventions on blood lipids. *Am J Clin Nutr*, 90(2), 288-297.

68 Tańska, M., Roszkowska, B., Skrajda, M. & Dąbrowski, G. (2016). Commercial Cold Pressed Flaxseed Oils Quality and Oxidative Stability at the Beginning and the End of Their Shelf Life. *J Oleo Sci*, 65(2), 111-121.

69 Greger, M. (2016). *How not to die - Entdecken Sie Nahrungsmittel, die ihr Leben verlängern und bewiesenermaßen Krankheiten vorbeugen und heilen*. Kandern: Unimedica, 313.

70 Chen, Z. Y., Ratnayake, W. M. N. & Cunnane, S. C. (1994). Oxidative stability of flaxseed lipids during baking. *J Am Oil Chem Soc*, 71(6), 629-632.

71 Hyvärinen, H. K., Pihlava, J. M., Hiidenhovi, J. A., Hietaniemi, V., Korhonen, H. J. & Ryhänen, E. L. (2006). Effect of processing and storage on the stability of flaxseed lignan added to bakery products. *J Agric Food Chem*, 54(1), 48-53.

72 Ebd.

73 Wunderweib. (2017). *Wieso du Mandeln immer einweichen solltest*. Zugriff am 1. Juni 2018. Verfügbar unter https://bit.ly/2E6xGnN

74 Statista. (o. D.). *Bevölkerung in Deutschland nach Häufigkeit des Konsums von Erdnüssen oder Nüssen von 2014 bis 2017 (in Millionen)*. Zugriff am 1. Juni 2018. Verfügbar unter https://bit.ly/2E96DIl

75 Statistisches Bundesamt. (2018). *Bevölkerung in Deutschland zum Jahresende 2016 auf 82,5 Millionen Personen gewachsen - Schätzung für 2017: Bevölkerungsstand von mindestens*

82,8 Millionen Menschen. Zugriff am 1. Juni 2018. Verfügbar unter https://bit.ly/2E9nlsL

76 Statista. (o. D.). *Bevölkerung in Deutschland nach Häufigkeit des Konsums von Erdnüssen oder Nüssen von 2014 bis 2017 (in Millionen).* Zugriff am 1. Juni 2018. Verfügbar unter https://bit.ly/2E96DIl

77 Taylor, H., Webster, K., Gray, A. R., Tey, S. L., Chisholm, A., Bailey, K. et al. (2017). The effects of ›activating‹ almonds on consumer acceptance and gastrointestinal tolerance. *Eur J Nutr*, [Epub ahead of print].

78 Wunderweib. (2017). *Wieso du Mandeln immer einweichen solltest.* Zugriff am 1. Juni 2018. Verfügbar unter https://bit.ly/2E6xGnN

79 Schlemmer, U., Frølich, W., Prieto, R. M. & Grases, F. (2009). Phytate in foods and significance for humans: food sources, intake, processing, bioavailability, protective role and analysis. *Mol Nutr Food Res*, 53(2), 330-375.

80 Gilani, G. S., Cockell, K. A. & Sepehr, E. (2005). Effects of antinutritional factors on protein digestibility and amino acid availability in foods. *J AOAC Int*, 88(3), 967-987.

81 Taylor, H., Webster, K., Gray, A. R., Tey, S. L., Chisholm, A., Bailey, K. et al. (2017). The effects of ›activating‹ almonds on consumer acceptance and gastrointestinal tolerance. *Eur J Nutr*, [Epub ahead of print].

82 Taylor, H., Webster, K., Gray, A. R., Tey, S. L., Chisholm, A., Bailey, K. et al. (2017). The effects of ›activating‹ almonds on consumer acceptance and gastrointestinal tolerance. *Eur J Nutr*, [Epub ahead of print].

83 Schlemmer, U., Frølich, W., Prieto, R. M. & Grases, F. (2009). Phytate in foods and significance for humans: food sources, intake, processing, bioavailability, protective role and analysis. *Mol Nutr Food Res*, 53(2), 330-375.

84 Macfarlane, B. J., Bezwoda, W. R., Bothwell, T. H., Baynes, R. D., Bothwell, J. E., MacPhail, A. P. et al. (1988). Inhibitory effect of nuts on iron absorption. *Am J Clin Nutr*, 47(2), 270-274.

85 Siegenberg, D., Baynes, R. D., Bothwell, T. H., Macfarlane, B. J., Lamparelli, R. D., Car, N. G. et al. (1991). Ascorbic acid prevents the dose-dependent inhibitory effects of polyphenols and phytates on nonheme-iron absorption. *Am J Clin Nutr*, 53(2), 537-541.

86 Nissar, J., Ahad, T., Naik, H. R. & Hussain, S. Z. (2017). A review phytic acid: As antinutrient or nutraceutical. *Journal of Pharmacognosy and Phytochemistry*, 6(6), 1554-1560.

87 Schlemmer, U., Frølich, W., Prieto, R. M. & Grases, F. (2009). Phytate in foods and significance for humans: food sources, intake, processing, bioavailability, protective role and analysis. *Mol Nutr Food Res*, 53(2), 330-375.

88 Wunderweib. (2017). *Wieso du Mandeln immer einweichen solltest.* Zugriff am 1. Juni 2018. Verfügbar unter https://bit.ly/2E6xGnN

89 Shi, L., Mu, K., Arntfield, S. D. & Nickerson, M. T. (2017). Changes in levels of enzyme inhibitors during soaking and cooking for pulses available in Canada. *J Food Sci Technol*, 54(4), 1014-1022.

90 Kumar, S., Verma, A. K., Das, M., Jain, S. K. & Dwivedi, P. D. (2013). Clinical complications of kidney bean (Phaseolus vulgaris L.) consumption. *Nutrition*, 29(6), 821-827.

91 Tsujita, T., Shintani, T. & Sato, H. (2013). α-Amylase inhibitory activity from nut seed skin polyphenols. 1. Purification and characterization of almond seed skin polyphenols. *J Agric Food Chem*, 61(19), 4570-4576.

92 De Medeiros, A. F., Rocha, M. G. F., Serquiz, A. C., Araújo-Machado, R. J., Lima, V. C. O. et al. (2017). Characteriza-

tion of Novel Trypsin Inhibitor in Raw and Toasted Peanuts Using a Simple Improved Isolation. *Acta Chromatographica*, [Epub ahead of print].

93 Serquiz, A. C., Machado, R. J., Serquiz, R. P., Lima, V. C., de Carvalho, F. M., Carneiro, M. A. et al. (2016). Supplementation with a new trypsin inhibitor from peanut is associated with reduced fasting glucose, weight control, and increased plasma CCK secretion in an animal model. *J Enzyme Inhib Med Chem*, 31(6), 1261-1269.

94 Taylor, H., Webster, K., Gray, A. R., Tey, S. L., Chisholm, A., Bailey, K. et al. (2017). The effects of ›activating‹ almonds on consumer acceptance and gastrointestinal tolerance. *Eur J Nutr*, [Epub ahead of print].

95 Ebd.

96 Wunderweib. (2017). *Wieso du Mandeln immer einweichen solltest.* Zugriff am 1. Juni 2018. Verfügbar unter https://bit.ly/2E6xGnN

97 Taylor, H., Webster, K., Gray, A. R., Tey, S. L., Chisholm, A., Bailey, K. et al. (2017). The effects of ›activating‹ almonds on consumer acceptance and gastrointestinal tolerance. *Eur J Nutr*, [Epub ahead of print].

98 MacDonald, A. J., Peden, N. R., Hayton, R., Mallinson, C. N., Roberts, D. & Wormsley, K. G. (1981). Symptom relief and the placebo effect in the trial of an anti-peptic drug. *Gut*, 22(4), 323-326.

99 Patel, S. M., Stason, W. B., Legedza, A., Ock, S. M., Kaptchuk, T. J., Conboy, L., et al. (2005). The placebo effect in irritable bowel syndrome trials: a meta-analysis. *Neurogastroenterol Motil*, 17(3), 332-340.

100 Ilnyckyj, A., Shanahan, F., Anton, P. A., Cheang, M. & Bernstein, C. N. (1997). Quantification of the placebo response in ulcerative colitis. Gastroenterology, 112(6), 1854-1858.

101 Su, C., Lichtenstein, G. R., Krok, K., Brensinger, C. M. & Lewis, J. D. (2004). A meta-analysis of the placebo rates of remission and response in clinical trials of active Crohn's disease. Gastroenterology, 126(5), 1257-1269.

102 Klich, M. A. (2007). Aspergillus flavus: the major producer of aflatoxin. *Mol Plant Pathol*, 8(6), 713-722.

103 Bundesinstitut für Risikobewertung. (2013). *Fragen und Antworten zu Aflatoxinen in Lebensmitteln und Futtermitteln.* Zugriff am 1. Juni 2018. Verfügbar unter https://bit.ly/2E2jCeY

104 Ramesh, J., Sarathchandra, G. & Sureshkumar, V. (2013). Survey of market samples of food grains and grain flour for Aflatoxin B₁ contamination. *Int J Curr Microbiol App Sci*, 2(5), 184-188.

105 Kumar, P., Mahato, D. K., Kamle, M., Mohanta, T. K. & Kang, S. G. (2016). Aflatoxins: A Global Concern for Food Safety, Human Health and Their Management. *Front Microbiol*, 7, 2170.

106 Brunke, H., Alston, J. M., Gray, R. S. & Sumner, D. A. (2004). Industry-mandated testing to improve food safety: the new US marketing order for pistachios. *Agrarwirtschaft*, 53(8), 334-343.

107 Bayerisches Landesamt für Gesundheit und Lebensmittelsicherheit. (2008). *Aflatoxine in Erdnussbutter - Untersuchungsergebnisse 2008.* Zugriff am 1. Juni 2018. Verfügbar unter https://bit.ly/2IeRpnR

108 Bayerisches Landesamt für Gesundheit und Lebensmittelsicherheit. (2014). *Untersuchung von Erdnusscreme und Erdnussbutter auf Aflatoxine - Untersuchungsergebnisse 2014.* Zugriff am 1. Juni 2018. Verfügbar unter https://bit.ly/2uqK3eA

109 Bayerisches Landesamt für Gesundheit und Lebensmittelsicherheit. (2015). *Aflatoxine in Haselnüssen und Nussmassen - Untersuchungsergebnisse 2015.* Zugriff am 1. Juni 2018. Verfügbar unter https://bit.ly/2J4pUP5

110 Bayerisches Landesamt für Gesundheit und Lebensmittelsicherheit. (2016). *Aflatoxine in zerkleinerten Haselnüssen und Haselnussprodukten - Untersuchungsergebnisse 2016.* Zugriff am 1. Juni 2018. Verfügbar unter https://bit.ly/2IacfEw

111 Ebd.

112 Stiftung Warentest. (2009). Aflatoxine in Nüssen. *Test,* 10, 25-27.

113 Öko-Test. (2014). Nüsse und Ölsaaten. *ÖKO-TEST*, 9, 32-39.

114 Stiftung Warentest. (2017). Nüsse - Wie viel Schadstoffe stecken in Haselnüssen und Walnüssen? *Test*, 11, 10-14.

115 Bayerisches Landesamt für Gesundheit und Lebensmittelsicherheit. (2005). *Aflatoxine B/G und Ochratoxin A in Gewürzen und Würzmischungen - Untersuchungsergebnisse 2005.* Zugriff am 1. Juni 2018. Verfügbar unter https://bit.ly/2uzovge

116 Eneroth, H., Wallin, S., Leander, K., Nilsson-Sommar, J. & Åkesson, A. (2017). Risks and Benefits of Increased Nut Consumption: Cardiovascular Health Benefits Outweigh the Burden of Carcinogenic Effects Attributed to Aflatoxin B$_1$ Exposure. *Nutrients*, 9(12), pii: E1355.

117 Egner, P.A., Muñoz, A. & Kensler, T. W. (2003). Chemoprevention with chlorophyllin in individuals exposed to dietary aflatoxin. *Mutat Res*, 523-524, 209-216.

118 Simonich, M. T., Egner, P. A., Roebuck, B. D., Orner, G. A., Jubert, C., Pereira, C. et al. (2007). Natural chlorophyll inhibits aflatoxin B$_1$-induced multi-organ carcinogenesis in the rat. *Carcinogenesis*, 28(6), 1294-1302.

119 Jubert, C., Mata, J., Bench, G., Dashwood, R., Pereira, C., Tracewell, W. et al. (2009). Effects of chlorophyll and chlorophyllin on low-dose aflatoxin B$_1$ pharmacokinetics in human volunteers. *Cancer Prev Res (Phila)*. 2(12), 1015-1022.

120 Ebd.

121 Breinholt, V., Hendricks, J., Pereira, C., Arbogast, D. & Bailey, G. (1995). Dietary chlorophyllin is a potent inhibitor of aflatoxin B1 hepatocarcinogenesis in rainbow trout. *Cancer Res*, 55(1), 57-62.

122 Breinholt, V., Arbogast, D., Loveland, P., Pereira, C., Dashwood, R., Hendricks, J. & Bailey, G. (1999). Chlorophyllin chemoprevention in trout initiated by aflatoxin B(1) bath treatment: An evaluation of reduced bioavailability vs. target organ protective mechanisms. *Toxicol Appl Pharmacol*, 158(2), 141-151.

123 Brown, M. J., Ferruzzi, M. G., Nguyen, M. L., Cooper, D. A., Eldridge, A. L., Schwartz, S. J. & White, W. S. (2004). Carotenoid bioavailability is higher from salads ingested with full-fat than with fat-reduced salad dressings as measured with electrochemical detection. *Am J Clin Nutr*, 80(2), 396-403.

124 Ribaya-Mercado JD. (2002). Influence of dietary fat on beta-carotene absorption and bioconversion into vitamin A. *Nutr Rev.* 60 (4), 104-110.

DIE SOJAKONTROVERSE

1 Jargin, S. V. (2014). Soy and phytoestrogens: possible side effects. *Ger Med Sci.* 12, Doc18.

2 Thompson, L. U., Boucher, B. A., Liu, Z., Cotterchio, M. & Kreiger, N. (2006). Phytoestrogen content of foods consumed in Canada, including isoflavones, lignans, and coumestan. *Nutr Cancer*, 54(2), 184-201.

3 von Koerber, K., Männle, T. & Leitzmann, C. (2012). *Vollwert-Ernährung: Konzeption einer zeitgemäßen und nachhaltigen Ernährung* (11. Aufl.). Stuttgart: Karl F. Haug Verlag, 71-80.

4 Adler, S. A., Purup, S., Hansen-Møller, J., Thuen, E. & Steinshamn, H. (2015). Phytoestrogens and Their Metabolites in Bulk-Tank Milk: Effects of Farm Management and Season. *PLoS One.* 10(5), e0127187.

5 Franke, A. A., Custer, L. J. & Tanaka, Y. (1998). Isoflavones in human breast milk and other biological fluids. *Am J Clin Nutr*, 68(6), 1466-1473.

6 Daniel, K. T. (2016). *Soja: Die ganze Wahrheit. Die Schattenseiten der gesunden Ernährung.* Rottenburg: Kopp.

7 Neumeister, U. (2016). *Veggiewahn - Eine Aufarbeitung der Irrtümer und Missverständnisse des Vegetarismus.* Linz: Freya.

8 Barrett, J. R. (2006). The Science of Soy: What Do We Really Know?. *Environ Health Perspect*, 114(6), 352-358.

9 Ebd.

10 Izumi, T., Piskula, M. K., Osawa, S., Obata, A., Tobe, K., Saito, M., Kataoka, S., Kubota, Y. & Kikuchi, M. (2000). Soy isoflavone aglycones are absorbed faster and in higher amounts than their glucosides in humans. *J Nutr,* 130(7), 1695-1699.

11 Mercola, J. (o. D.). *Fermented vs. Unfermented Soy: Which Is Better?* Zugriff am 1. Juni 2018 Verfügbar unter http://bit.ly/2CSt48e

12 Ebd.

13 Barrett, J. R. (2006). The Science of Soy: What Do We Really Know? *Environ Health Perspect,* 114(6), 352-358.

14 Kulling, S. E. & Watzl, B. (2003). Phytoöstrogene. *Ernährungs-Umschau,* 50(6), 234-239.

15 Balk, E., Chung, M., Chew, P., Ip, S., Raman, G., Kupelnick, B. et al. (2005). *Effects of Soy on Health Outcomes. Evidence Report/Technology Assessment No. 126.* AHRQ Publication No. 05-E024-2. Rockville, MD: Agency for Healthcare Research and Quality.

16 Kulling, S. E. & Watzl, B. (2003). Phytoöstrogene. *Ernährungs-Umschau,* 50(6), 234-239.

17 Setchell, K. D. (2001). Soy isoflavones - benefits and risks from nature's selective estrogen receptor modulators (SERMs). *J Am Coll Nutr.* 20(5), 354-362.

18 Setchell, K. D., Brown, N. M., Zhao, X., Lindley, S. L., Heubi, J. E., King, E. C. & Messina, M. J. (2011). Soy isoflavone phase II metabolism differs between rodents and humans: implications for the effect on breast cancer risk. *Am J Clin Nutr,* 94(5), 1284-1294.

19 Williamson-Hughes, P. S., Flickinger, B. D., Messina, M. J. & Empie, M. W. (2006). Isoflavone supplements containing predominantly genistein reduce hot flash symptoms: a critical review of published studies. *Menopause,* 13(5), 831-839.

20 Adlercreutz, H. & Mazur, W. (1997). Phyto-oestrogens and Western diseases, *Ann Med*, 29(2), 95-120.

21 Korde, L. A., Wu, A. H., Fears, T., Nomura, A. M., West, D. W., Kolonel et al. (2009). Childhood soy intake and breast cancer risk in Asian American women. *Cancer Epidemiol Biomarkers Prev.* 18(4), 1050-1059.

22 Statista. (2017). *Erntemenge von Sojabohnen weltweit in den Jahren 2004/05 bis 2017/18*. Zugriff am 1. Juni 2018 Verfügbar unter http://bit.ly/2El4RVf

23 Ebd.

24 World Wide Fund for Nature. (2014). *The Growth of Soy Impacts and Solutions*. Gland, Switzerland: WWF International Report, 4.

25 Koneswaran, G. & Nierenberg, D. (2008). Global Farm Animal Production and Global Warming: Impacting and Mitigating Climate Change. *Environ Health Perspect.* 116(5), 578-582.

26 Goldsmith, P. (2008): Economics of Soybean Production, Marketing, and Utilization, S. 117.

27 Meretz, S. & Mannigel, E. (2017). Soja - Was unser Fleischkonsum mit dem Regenwald zu tun hat. Bonn: OroVerde, 7.

28 Kroes, H. & Kuepper, B. (2015). *Mapping the soy supply chain in Europe - A research paper prepared for WNF*. Zugriff am 1. Juni 2018. Verfügbar unter https://bit.ly/2lEvcGw

29 Küpper, B., Willem van Gelder, J. & Vrins, M. (2014). *Dutch Soy Coalition - Soy barometer 2014*. Zugriff am 1. Juni 2018. Verfügbar unter https://bit.ly/2IuJouE

30 Meretz, S. & Mannigel, E. (2017). *Soja - Was unser Fleischkonsum mit dem Regenwald zu tun hat*. Bonn: OroVerde, 7.

31 Gibbs, H. K., Rausch, L., Munger, J., Schelly, I., Morton, D. C., Noojipady, P., Soares-Filho, B., Barreto, P., Micol, L. & Walker, N. F. (2015). Environment and development - Brazil's Soy Moratorium. *Science*, 347(6220), 377-8.

32 Meretz, S. & Mannigel, E. (2017). *Soja - Was unser Fleischkonsum mit dem Regenwald zu tun hat*. Bonn: OroVerde, 9.

33 Taifun. (2017). *1987-2017: 30 Jahre Taifun*. Zugriff am 1. Juni 2018. Verfügbar unter http://bit.ly/2q4aFjo

34 Tofutown. (2014*). Tofutown Portrait*. Zugriff am 1. Juni 2018. Verfügbar unter http://bit.ly/2DCJIFm

35 Joya. (2016). *Joya Factsheet*. Zugriff am 1. Juni 2018. Verfügbar unter http://bit.ly/2CqCuYf

36 Dänzer, A. W. (2017). *Soyana - Herkunft der Bio-Soyabohnen und von anderen wichtigen Rohstoffen*. Zugriff am 26. Dezember 2017. Verfügbar unter http://bit.ly/2lAAF0e

37 Pichler. R. (2015). Tofu aus einheimischen Sojabohnen? *Veg-Info*, 2/2015, 18-19.

38 Verbraucherzentrale Hamburg. (2014). *Woher kommen die Sojabohnen in den Drinks?* Zugriff am 1. Juni 2018. Verfügbar unter http://bit.ly/2DE9DN8

39 A.S. Bawa, A. S. & Anilakumar, K. R. (2013). Genetically modified foods: safety, risks and public concerns—a review. *J Food Sci Technol.* 50(6), 1035-1046.

40 Bundesministerium für Ernährung und Landwirtschaft. *Gentechnik und Lebensmittel: Die wichtigsten Fakten Fragen und Antworten zum Einsatz von Gentechnik bei Lebensmitteln*. Zugriff am 1. Juni 2018. Verfügbar unter http://bit.ly/2q4AOi1

41 Ebd.

42 Ebd.

43 Ebd.

44 Neuerburg, W., Schenkel, C., Haccius, M., Hoffmann, U., Langerbein, R., Neuendorff, J., Reiners, E., Schmidt, H., Schumacher, U. & Winkel, S. (2013). *EU-Verordnung Ökologischer Landbau: Eine einführende Erläuterung mit Beispielen zu Erzeugung, Kontrolle, Kennzeichnung, Verarbeitung und Einfuhr von Öko-Produkten - Mit allen Gesetzes- und Verordnungstexten* (4. Aufl.). Ministerium für Klimaschutz, Umwelt, Landwirtschaft, Natur- und Verbraucherschutz des Landes Nordrhein-Westfalen, 10.

45 Al-Muhsen, S., Clarke, A. E. & Kagan, R. S. (2003). Peanut allergy: an overview. *CMAJ*, 168(10), 1279-1285.

46 Kattan, J. D., Cocco, R. R. & Järvinen, K. M. (2011). Milk and Soy Allergy. *Pediatr Clin North Am*, 58(2), 407-426.

47 Schmidt, S. & Linnemann, J. (2016). *Erdnussallergie: Häufigkeit und Prognose. Allum - Allergie, Umwelt und Gesundheit*. Zugriff am 1. Juni 2018. Verfügbar unter http://bit.ly/2C2azKV

48 Żukiewicz-Sobczak,W. A., Wróblewska,P., Adamczuk,P. & Kopczyński, P. (2013). Causes, symptoms and prevention of food allergy. *Postepy Dermatol Alergol*. 30(2), 113-116.

49 Schnadt, S. & Pfaff, S. (2015). *Allergene* (2. Aufl.). Hamburg: Behr's Verlag.

50 Smith, G. (2016). *Lessons from a Peanut Kiss Death: Boyfriend Didn't Know of Allergy*. Zugriff am 1. Juni 2018. Verfügbar unter http://bit.ly/2D7fknM

51 Cordle, C. T. (2004). Soy protein allergy: incidence and relative severity. *J Nutr*, 134(5), 1213-1219.

52 Daniel, K. T. (2016). *Soja: Die ganze Wahrheit. Die Schattenseiten der gesunden Ernährung*. Rottenburg: Kopp, 345.

53 Cordle, C. T. (2004). Soy protein allergy: incidence and relative severity. *J Nutr*, 134(5), 1213-1219.

54 Ebd.

55 Foucard, T. & Yman, M. I. (1999). A study on severe food reactions in Sweden - is soy protein an underestimated cause of food anaphylaxis? *Allergy*, 54(3), 261-265.

56 Butler, J. (2010). *Ignore the anti-soya scaremongers*. Zugriff am 1. Juni 2018. Verfügbar unter https://bit.ly/2yNExF9

57 Hall, H. (2015). *Science Based Medicine - Weston Price's Appalling Legacy*. Zugriff am 1. Juni 2018. Verfügbar unter https://bit.ly/2KmGhtL

58 Fallon, S. & Enig, M. G. (2000). Tragedy and Hype - The Third International Soy Symposium. *Nexus Magazine*, 7(3). Zugriff am 1. Juni 2018. Verfügbar unter http://bit.ly/2CG3LDX

59 Daniel, K. (2012). *The dark side of soy*. Zugriff a 26. Dezember 2017. Verfügbar unter http://bit.ly/2qhdTR1

60 Neumeister, U. (2016). *Veggie Wahn - Eine Aufarbeitung der Irrtümer und Missverständnisse des Vegetarismus*. Linz: Freya, 132.

61 Pollmer, U., Keckl, G. & Alfs, K. (2015). *Don't Go Veggie! 75 Fakten zum vegetarischen Wahn* (2. Aufl.). Stuttgart: S. Hirzel Verlag, 100.

62 Kahn, M. J. (2016). *Vegan Betrayal - Love, lies and hunger in a plants-only world*. Colorado: Little Boat Press, 180.

63 News top aktuell. (2015). *Soja = Sondergiftmüll*. Zugriff am 1. Juni 2018. Verfügbar unter http://bit.ly/2lCFp6n

64 Medtipp. (o. D.) *Krankheit, Siechtum, Krebs: Die Wahrheit über Soja*. Zugriff am 1. Juni 2018. Verfügbar unter http://bit.ly/2lCHyiL

65 Deutsche Gesellschaft für Ernährung. (2014). Sekundäre Pflanzenstoffe und ihre Wirkung auf die Gesundheit - Eine Aktualisierung anhand des Ernährungsberichts 2012. *DGEinfo*, 12/14, 178-186.

66 Melina, V., Craig, W. & Levin, S. (2016). Position of the Academy of Nutrition and Dietetics: Vegetarian Diets. *J Acad Nutr Diet*, 116(12), 1970-1980.

67 British Nutrition Foundation. (o. D.). *Women - Breast Cancer (7/10)*. Zugriff am 1. Juni 2018. Verfügbar unter http://bit.ly/2EDAslW

68 Direcção-Geral de Saúde. (2015). *National Programme for the Promotion of Healthy Eating - Guidelines for a Healthy Vegetarian Diet*. Zugriff am 1. Juni 2018. Verfügbar unter http://bit.ly/2gKyDbz

69 British Dietetic Association. (2017). *Food Fact Sheet: Soya, food and health*. Zugriff am 1. Juni 2018. Verfügbar unter http://bit.ly/2qgoEmC

70 British Dietetic Association. (2017). *Food Fact Sheet: Soya and health - the basics.* Zugriff am 1. Juni 2018. Verfügbar unter http://bit.ly/2DOH3sk

71 Dietitians of Canada. (2015). *What are the health benefits of soy?* Zugriff am 1. Juni 2018. Verfügbar unter https://bit.ly/2qsqP2C

72 The Israel Dietitians and Nutritionists Association & The Ministry of Health. (2005). *Updated Information on Soy Consumption and Health Effects.* Zugriff am 1. Juni 2018. Verfügbar unter http://bit.ly/2CrON7z

73 Bhatia,J. & Greer, F. (2008). Use of Soy Protein-Based Formulas in Infant Feeding. *Pediatrics,* 121(5), 1062-1068.

74 Leung, A. & Otley, A. (2009). Canadian Paediatric Society - Concerns for the use of soy-based formulas in infant nutrition. *Paediatr Child Health,* 14(3), 109-113.

75 Cancer Council Australia. (2017). *Position statement - Soy, phyto-oestrogens and cancer prevention.* Zugriff am 1. Juni 2018. Verfügbar unter http://bit.ly/2Ct34Rn

76 American Institute for Cancer Research. (2017). *AICR's foods that fight cancer - soy.* Zugriff am 1. Juni 2018. Verfügbar unter http://bit.ly/1kZ6Pk9

77 American Institute for Cancer Research. (2014). *Your Questions on Soy and Breast Cancer Answered.* Zugriff am 1. Juni 2018. Verfügbar unter http://bit.ly/ZsfErC

78 American Institute for Cancer Research. (2012). *Soy is Safe for Breast Cancer Survivors - New Review of the Research.* Zugriff am 1. Juni 2018. Verfügbar unter http://bit.ly/2CrUIcl

79 The American Cancer Society. (2016). *Common questions about diet and cancer - soy.* Zugriff am 1. Juni 2018. Verfügbar unter http://bit.ly/2jkNeK2

80 World Cancer Research Fund International. (2014). *Diet, nutrition, physical activity and breast cancer survivors.* Zugriff am 1. Juni 2018. Verfügbar unter http://bit.ly/1re3WHv

81 Bundesinstitut für Risikobewertung. (2008). *Fragen und Antworten zur Sicherheit von isoflavonhaltigen Nahrungsergänzungsmitteln und ergänzenden bilanzierten Diäten.* Zugriff am 1. Juni 2018. Verfügbar unter http://bit.ly/2Ex3BPv

82 Erdman, J. W. (2000). Soy Protein and Cardiovascular Disease - A Statement for Healthcare Professionals From the Nutrition Committee of the AHA. *Circulation,* 102(20), 2555-2559

83 U. S. National Center for Complementary and Integrative Health. (2016). *Soy.* Zugriff am 1. Juni 2018. Verfügbar unter http://bit.ly/2lGcDls

84 Yamashiro, M., Hasegawa, H., Matsuda, A., Kinoshita, M., Matsumura, O., Isoda, K. & Mitaraib, T. (2013). A Case of Water Intoxication with Prolonged Hyponatremia Caused by Excessive Water Drinking and Secondary SIADH. *Case Rep Nephrol Urol.* 3(2), 147-152

85 Carlberg, D. J., Borek, H. A., Syverud, S. A., Holstege, C. P. (2013). Survival of acute hypernatremia due to massive soy sauce ingestion. *J Emerg Med,* 45(2), 228-231.

86 The Weston A. Price Foundation. (2009). *Soy Alert! Brochure - Myths & Truths About Soy.* Zugriff am 1. Juni 2018. Verfügbar unter http://bit.ly/2CBkWcQ

87 Sugano, M. (2006). *Soy in Health and Disease Prevention.* Boca Raton: CRC Press, 44.

88 Ebd.

89 Hilakivi-Clarke, L., Andrade, J. E. & Helferich, W. (2010). Is soy consumption good or bad for the breast? *J Nutr,* 140(12), 2326-2334.

90 Setchell, K. D. R. & Clerici, C. (2010). Equol: History, Chemistry, and Formation. *J Nutr,* 140(7), 1355-1362.

91 Setchell, K. D. & Cole, S. J. (2006). Method of defining

92 Hilakivi-Clarke, L., Andrade, J. E. & Helferich, W. (2010). Is soy consumption good or bad for the breast? *J Nutr,* 140(12), 2326-2334.

93 Eakin, A., Kelsberg, G. & Safranek, S. (2015). Clinical Inquiries - Does high dietary soy intake affect a woman's risk of primary or recurrent breast cancer? *J Fam Pract,* 64(10), 660-662.

94 Ju, Y. H., Doerge, D. R., Allred, K. F., Allred, C. D. & Helferich, W. G. (2002). Dietary genistein negates the inhibitory effect of tamoxifen on growth of estrogen-dependent human breast cancer (MCF-7) cells implanted in athymic mice. *Cancer Res,* 62(9), 2474-2477.

95 Shu, X. O., Zheng, Y., Cai, H., Gu, K., Chen, Z. et al. (2009). Soy food intake and breast cancer survival. *JAMA,* 302(22), 2437-2443.

96 Lorizio, W., Wu, A. H., Beattie, M. S., Rugo, H., Tchu, S., Kerlikowske, K. et al. (2012). Clinical and biomarker predictors of side effects from tamoxifen. *Breast Cancer Res Treat,* 132(3), 1107-1118.

97 Guha, N., Kwan, M. L., Quesenberry, C. P., Weltzien, E. K., Castillo, A. L. & Caan, B. J. (2009). Soy isoflavones and risk of cancer recurrence in a cohort of breast cancer survivors: the Life After Cancer Epidemiology study. *Breast Cancer Res Treat,* 118(2), 395-405.

98 Magee, P. J. & Rowland, I.(2012). Soy products in the management of breast cancer. *Curr Opin Clin Nutr Metab Care,* 15(6), 586-591.

99 Kahn, M. J. (2016). *Vegan Betrayal - Love, lies and hunger in a plants-only world.* Colorado: Little Boat Press, 180.

100 Bennetts, H. W., Underwood, E. J. & Shier, F. L. (1946). A specific breeding problem of sheep on subterranean clover pastures in Western Australia. *Br Vet J,* 102(11), 348-352.

101 Gierus, M., Koch, M. & Schulz, H. (2012). Übertragung von Phytoöstrogenen aus Leguminosen in die Milch - Eine Betrachtung entlang der Wertschöpfungskette. *Berichte über Landwirtschaft,* 90(3), 331-508.

102 Tava, A., Stochmal, A. & Pecetti, L. (2016). Isoflavone Content in Subterranean Clover Germplasm from Sardinia. *Chem Biodivers,* 13(8), 1038-1045.

103 Adams, N. R. (1995). Detection of the effects of phytoestrogens on sheep and cattle. *J Anim Sci,* 73(5), 1509-1515.

104 Thompson, L. U., Boucher, B. A., Liu, Z., Cotterchio, M., Kreiger, N. (2006). Phytoestrogen content of foods consumed in Canada, including isoflavones, lignans, and coumestan. *Nutr Cancer,* 54(2), 184-201.

105 Setchell, K. D. R. & Clerici, C. (2010). Equol: History, Chemistry, and Formation. *J Nutr,* 140(7), 1355-1362.

106 Setchell, K. D., Gosselin, S. J., Welsh, M. B., Johnston, J. O., Balistreri, W. F., Kramer, L. W. et al. (1987). Dietary estrogens - a probable cause of infertility and liver disease in captive cheetahs. Gastroenterology, 93(2), 225-233

107 Shrestha, B., Reed, J. M., Starks, P. T., Kaufman, G. E., Goldstone, J. V., Roelke, M. E. et al. (2011). Evolution of a major drug metabolizing enzyme defect in the domestic cat and other felidae: phylogenetic timing and the role of hypercarnivory. *PLoS One,* 6(3), e18046.

108 Redmon, J. M., Shrestha, B., Cerunčolo, R. & Court, M. H. (2016). Soy isoflavone metabolism in cats compared with other species: Urinary metabolite concentrations and glucuronidation by liver microsomes. *Xenobiotica,* 46(5), 406-415.

109 Shrestha, B., Reed, J. M., Starks, P. T., Kaufman, G. E.,

Goldstone, J. V., Roelke, M. E. et al. (2011). Evolution of a Major Drug Metabolizing Enzyme Defect in the Domestic Cat and Other Felidae: Phylogenetic Timing and the Role of Hypercarnivory. *PLoS One*, 6(3), e18046.

110 Whitehouse-Tedd, K. M., Cave, N. J., Ugarte, C. E., Waldron, L. A., Prasain, J. K., Arabshahi, A. et al. (2011). Dietary isoflavone absorption, excretion, and metabolism in captive cheetahs (Acinonyx jubatus). *J Zoo Wildl Med*, 42(4), 658-670.

111 Perry, D. L., Spedick, J. M., McCoy, T. P., Adams, M. R., Franke, A. A., Cline, J. M. (2007). Dietary soy protein containing isoflavonoids does not adversely affect the reproductive tract of male cynomolgus macaques (Macaca fascicularis). *J Nutr*, 137(6), 1390-1394.

112 Chavarro, J. E., Toth, T. L., Sadio, S. M. & Hauser, R. (2008). Soy food and isoflavone intake in relation to semen quality parameters among men from an infertility clinic. *Hum Reprod*, 23(11), 2584-2590.

113 Basen-Engquist, K. & Chang, M. (2011). Obesity and Cancer Risk: Recent Review and Evidence. *Curr Oncol Rep*, 13(1), 71-76.

114 Abdullah, A., Peeters, A., de Courten, M. & Stoelwinder, J. (2010). The magnitude of association between overweight and obesity and the risk of diabetes: a meta-analysis of prospective cohort studies. *Diabetes Res Clin Pract*, 89(3), 309-319.

115 Guo, Y., Yue, X. J., Li, H. H., Song, Z. X., Yan, H. Q., Zhang, P. et al. (2016). Overweight and Obesity in Young Adulthood and the Risk of Stroke: a Meta-analysis. *J Stroke Cerebrovasc Dis*, 25(12), 2995-3004.

116 Mitchell, J. H., Cawood, E., Kinniburgh, D., Provan, A., Collins, A. R. & Irvine, D. S. (2001). Effect of a phytoestrogen food supplement on reproductive health in normal males. *Clin Sci (Lond)*, 100(6), 613-618.

117 Beaton, L. K., McVeigh, B. L., Dillingham, B. L., Lampe, J. W. & Duncan, A. M. (2010). Soy protein isolates of varying isoflavone content do not adversely affect semen quality in healthy young men. *Fertil Steril*, 94(5), 1717-1722.

118 Casini, M. L., Gerli, S. & Unfer, V. (2006). An infertile couple suffering from oligospermia by partial sperm maturation arrest: can phytoestrogens play a therapeutic role? A case report study. *Gynecol Endocrinol*, 22(7), 399-401.

119 Hamilton-Reeves, J. M., Vazquez, G., Duval, S. J., Phipps, W. R., Kurzer, M. S., Messina, M. J. (2010). Clinical studies show no effects of soy protein or isoflavones on reproductive hormones in men: results of a meta-analysis. *Fertil Steril*, 94(3), 997-1007.

120 Siepmann, T., Roofeh, J., Kiefer, F. W. & Edelson, D. G. (2011). Hypogonadism and erectile dysfunction associated with soy product consumption. *Nutrition*, 27(7-8), 859-862.

121 Bhagwat, S., Haytowitz, D. B. & Holden, J. M. (2008). *USDA Database for the Isoflavone Content of Selected Foods - Release 2.0. U. S. Department of Agriculture.* Zugriff am 1. Juni 2018. Verfügbar unter http://bit.ly/2CPbbqG

122 Kalorienberechnung anhand von Tofu Natur von Sojamilch Natural von Natumi (41 kcal/100 ml), Taifun Tofu Natur (122 kcal/100 g) und Rapunzel Edamame (100 kcal/100 g) = 1764 kcal gesamt.

123 Martinez, J. & Lewi, J. E. (2008). An unusual case of gynecomastia associated with soy product consumption. *Endocr Pract*, 14(4), 415-418.

124 Neumeister, U. (2016). *Veggie Wahn - Eine Aufarbeitung der Irrtümer und Missverständnisse des Vegetarismus.* Linz: Freya, 137.

125 Melina, V., Craig, W., Levin, S- (2016). Position of the Academy of Nutrition and Dietetics: Vegetarian Diets. *J Acad Nutr Diet*, 116(12), 1970-1980.

126 Divi, R. L., Chang, H. C. & Doerge, D. R. (1997). Anti-thyroid isoflavones from soybean: isolation, characterization, and mechanisms of action. *Biochem Pharmacol*, 54(10), 1087-1096.

127 Chang, H. C. & Doerge, D. R. (2000). Dietary genistein inactivates rat thyroid peroxidase in vivo without an apparent hypothyroid effect. *Toxicol Appl Pharmacol*, 168(3), 244-252.

128 Chen, A. & Rogan, W. J. (2004). Isoflavones in soy infant formula: A Review of Evidence for Endocrineand Other Activity in Infants. *Annu. Rev. Nutr*, 24, 33-54.

129 Hever, J. & Cronise, R. J. (2017). Plant-based nutrition for healthcare professionals: implementing diet as a primary modality in the prevention and treatment of chronic disease. *J Geriatr Cardiol*, 14(5), 355-368.

130 Bajaj, J. K., Salwan, P. & Salwan, S. (2016). Various Possible Toxicants Involved in Thyroid Dysfunction: A Review. *J Clin Diagn Res*, 10(1), FE01-FE03.

131 Messina, M. & Redmond, G. (2006). Effects of soy protein and soybean isoflavones on thyroid function in healthy adults and hypothyroid patients: a review of the relevant literature. *Thyroid*, 16(3), 249-258.

132 British Dietetic Association. (2017). *Food Fact Sheet: Soya, food and health.* Zugriff am 1. Juni 2018. Verfügbar unter http://bit.ly/2qgoEmC

133 Messina, V. (2012). *RD Resources for Consumers: Safety of Soyfoods.* Zugriff am 1. Juni 2018. Verfügbar unter http://bit.ly/2CYfpKf

134 Liel, Y., Harman-Boehm, I. & Shany, S. (1996). Evidence for a clinically important adverse effect of fiber-enriched diet on the bioavailability of levothyroxine in adult hypothyroid patients. *J Clin Endocrinol Metab*, 81(2), 857-859.

135 Deutsche Gesellschaft für Ernährung, Österreichische Gesellschaft für Ernährung, Schweizerische Gesellschaft für Ernährung. (2015). *Referenzwerte für die Nährstoffzufuhr - Ballaststoffe - Ballaststoffe (2. Auf.).* Bonn: DGE.

136 Zeitler, P. & Solberg, P. (2010). Food and levothyroxine administration in infants and children. *J Pediatr*, 157(1), 13-14.

137 Keith, L. (2015) *Ethisch essen mit Fleisch - Eine Streitschrift über nachhaltige und ethische Ernährung mit Fleisch und die Missverständnisse und Risiken einer rein vegetarischen und veganen Lebensweise.* Lünen: Systemed, 189.

138 Franke, A. A., Halm, B. M., Custer, L. J., Tatsumura, Y. & Hebshi, S. (2006). Isoflavones in breastfed infants after mothers consume soy. *Am J Clin Nutr*, 84(2), 406-413.

139 Sheehan, D. M. (1997). Isoflavone content of breast milk and soy formulas: benefits and risks. *Clin Chem*, 43(5), 850-852.

140 Souci SW, Fachmann W & Kraut H. (2016). *Die Zusammensetzung der Lebensmittel Nährwerttabellen* (8. Aufl.). Stuttgart: Wissenschaftliche Verlagsgesellschaft.

141 Leung, A. & Otley, A. (2009). Canadian Paediatric Society - Concerns for the use of soy-based formulas in infant nutrition. *Paediatr Child Health*, 14(3), 109-113.

142 Horta, B. L. & Victoria, C. G. (2013). *World Health Organization: Long-term effects of breastfeeding - a systematic review.* Zugriff am 1. Juni 2018. Verfügbar unter http://bit.ly/2DIxzyK

143 Gilchrist, J. M., Moore, M. B., Andres, A., Estroff, J. A. & Badger, T. M. (2010). Ultrasonographic patterns of reproductive organs in infants fed soy formula: comparisons to infants fed breast milk and milk formula. *J Pediatr*, 156(2), 215-220.

144 Andres, A., Cleves, M. A., Bellando, J. B., Pivik, R. T., Casey, P. H. & Badger, T. M. (2012). Developmental status of

1-year-old infants fed breast milk, cow's milk formula, or soy formula. *Pediatrics,* 129(6), 1134-1140.

145 Vandenplas, Y., Castrellon, P. G., Rivas, R., Gutiérrez, C. J., Garcia, L. D., Jimenez, J. E. et al. (2014). Safety of soya-based infant formulas in children. *Br J Nutr,* 111(8), 1340-1360.

146 Segovia-Siapco, G., Pribis, P., Messina, M., Oda, K. & Sabaté, J. (2014). Is soy intake related to age at onset of menarche? A cross-sectional study among adolescents with a wide range of soy food consumption. *Nutr J,* 13, 54.

147 Strom, B. L., Schinnar, R., Ziegler, E. E., Barnhart, K. T., Sammel, M. D., Macones, G. A. et al. (2001). Exposure to soy-based formula in infancy and endocrinological and reproductive outcomes in young adulthood. *JAMA,* 286(7), 807-814.

148 Nienhiser, J. C. (2009). *Soy Alert! Brochure.* Zugriff am 1. Juni 2018. Verfügbar unter https://bit.ly/2rJsfb2

149 Burrell, S. A. & Exley C. (2010). There is (still) too much aluminium in infant formulas. *BMC Pediatr,* 10, 63.

150 Chuchu, N., Bhavini, P., Blaise, S. & Exley, C. (2013). The aluminium content of infant formulas remains too high. *BMC Pediatr,* 13, 162.

151 Shaw, C. A. & Marler, T. E. (2013). Aluminum and the human diet revisited. *Commun Integr Biol,* 6(6), e26369.

152 Bundesinstitut für Risikobewertung. (2012). *Aluminium-gehalte in Säuglingsanfangs- und Folgenahrung.* Zugriff am 1. Juni 2018. Verfügbar unter http://bit.ly/1omZ9mh

153 Bundesinstitut für Risikobewertung. (2014). *Aluminium-haltige Antitranspirantien tragen zur Aufnahme von Aluminium bei.* Zugriff am 1. Juni 2018. Verfügbar unter https://bit.ly/2Kvj6x8

154 Sojafreie Anfangsnahrung in Bioqualität gibt es beispielsweise von der Firma Prémibio unter der Marke »Prémiriz« oder von der Firma La Mandorle unter der Marke »Mandorle Bébé« in Onlineshops zu kaufen.

155 Neumeister, U. (2016). *Veggie Wahn – Eine Aufarbeitung der Irrtümer und Missverständnisse des Vegetarismus.* Linz: Freya, 135-136.

156 White, L. R., Petrovitch, H., Ross, G. W., Masaki, K., Hardman, J., Nelson, J. et al. (2000). Brain aging and midlife tofu consumption. *J Am Coll Nutr,* 19(2), 242-255.

157 Cheng, P. F., Chen, J. J., Zhou, X. Y., Ren, Y. F., Huang, W., Zhou, J. J. et al. (2015). Do soy isoflavones improve cognitive function in postmenopausal women? A meta-analysis. *Menopause,* 22(2), 198-206.

158 Harris, W. (1999). *Too much tofu induces brain aging, study shows.* Zugriff am 1. Juni 2018. Verfügbar unter http://bit.ly/2F7RuIS

159 Tomljenovic, L. (2011). Aluminum and Alzheimer's disease: after a century of controversy, is there a plausible link? *J Alzheimers Dis,* 23(4), 567-598.

160 Munoz, D. G. & Feldman, H. (2000). Causes of Alzheimer's disease. *CMAJ,* 162(1), 65-72.

161 Lidsky, T. I. (2014). Is the Aluminum Hypothesis Dead? *J Occup Environ Med,* 56(5), 73-79.

162 Willhite, C. C., Karyakina, N. A., Yokel, R. A., Yenugadhati, N., Wisniewski, T. M., Arnold, I. M. et al. (2014). Systematic review of potential health risks posed by pharmaceutical, occupational and consumer exposures to metallic and nanoscale aluminum, aluminum oxides, aluminum hydroxide and its soluble salts. *Crit Rev Toxicol,* 44(4), 1-80.

163 Virk, S. A. & Eslick, G. D. (2015). Aluminum Levels in Brain, Serum, and Cerebrospinal Fluid are Higher in Alzheimer's Disease Cases than in Controls: A Series of Meta-Analyses. *J Alzheimers Dis,* 47(3), 629-638.

164 Wang, Z., Wei, X., Yang, J., Suo, J., Chen, J., Liu, X. & Zhao, X. (2016). Chronic exposure to aluminum and risk of Alzheimer's disease: A meta-analysis. *Neurosci Lett.* 610, 200-206.

165 Cao, L., Tan, L., Wang, H. F., Jiang, T., Zhu, X. C., Lu, H., Tan, M. S. & Yu, J. T. (2016). Dietary Patterns and Risk of Dementia: a Systematic Review and Meta-Analysis of Cohort Studies. *Mol Neurobiol,* 53(9), 6144-6154.

166 Greßler, S. & Fries, R. (2014). *Aluminium – Toxikologie und gesundheitliche Aspekte körpernaher Anwendungen.* Zugriff am 1. Juni 2018. Verfügbar unter https://bit.ly/2s6eXEV

167 Hogervorst, E., Sadjimim, T., Yesufu, A., Kreager, P. & Rahardjo, T. B. (2008). High tofu intake is associated with worse memory in elderly Indonesian men and women. *Dement Geriatr Cogn Disord,* 26(1), 50-57.

168 Okabe, Y., Shimazu, T. & Tanimoto, H. (2011). Higher bioavailability of isoflavones after a single ingestion of aglycone-rich fermented soybeans compared with glucoside-rich non-fermented soybeans in Japanese postmenopausal women. *J Sci Food Agric,* 91(4), 658-663.

169 Schüpbach, R., Wegmüller, R., Berguerand, C., Bui, M & Herter-Aeberli, I. (2015). Micronutrient status and intake in omnivores, vegetarians and vegans in Switzerland. *Eur J Nutr,* 56 (1), 283-293.

170 Tong, Z., Wang, W., Luo, W., Lv, J., Li, H., Luo, H., Jia, J. & He, R. (2017). Urine Formaldehyde Predicts Cognitive Impairment in Post-Stroke Dementia and Alzheimer's Disease. *J Alzheimers Dis,* 55(3), 1031-1038.

171 Tulpule, K. & Dringen, R. (2013). Formaldehyde in brain: an overlooked player in neurodegeneration? *J Neurochem,* 127(1), 7-21.

172 The Sydney Morning Herald. (2006). *Formaldehyde food scare in Indonesia.* Zugriff am 1. Juni 2018. Verfügbar unter http://bit.ly/2mbUf4r

173 The Jakarta Post. (2008). *Formaldehyde-laced tofu still selling despite raids.* Zugriff am 1. Juni 2018. Verfügbar unter http://bit.ly/2D2owcQ

174 Jakarta Globe. (2009). *Police Shake Down Another Factory Producing Formaldehyde-Laced Tofu.* Zugriff am 1. Juni 2018. Verfügbar unter http://bit.ly/2qyy0dr

175 Antara News. (2001). *Formaldehyde-laced foods reemerge in Indonesian markets.* Zugriff am 1. Juni 2018. Verfügbar unter https://bit.ly/2KnFCrL

176 Tempo.Co. (2016). *Authorities Found Formaldehyde-laced Tofu and Vegetables in West.* Zugriff am 1. Juni 2018. Verfügbar unter http://bit.ly/2EhE24e

177 Meng, X. & D'Arcy, C. (2012). Education and Dementia in the Context of the Cognitive Reserve Hypothesis: A Systematic Review with Meta-Analyses and Qualitative Analyses. *PLoS One,* 7(6), e38268.

178 Hogervorst, E., Mursjid, F., Priandini, D., Setyawan, H., Ismael, R. I., Bandelow, S. et al. (2011). Borobudur revisited: soy consumption may be associated with better recall in younger, but not in older, rural Indonesian elderly. *Brain Res,* 1379, 206-212.

179 Zhao, L. & Brinton, R. D. (2007). WHI and WHIMS follow-up and human studies of soy isoflavones on cognition. *Expert Rev Neurother,* 7(11), 1549-1564.

180 Cheng, P. F., Chen, J. J., Zhou, X. Y., Ren, Y. F., Huang, W., Zhou, J. J. & Xie, P. (2015). Do soy isoflavones improve cognitive function in postmenopausal women? A meta-analysis. *Menopause,* 22(2), 198-206.

181 American Institute for Cancer Research. (o. D.). *The Cancer Research*. Zugriff am 1. Juni 2018. Verfügbar unter http://bit.ly/2EiKeJ8

182 Bhagwat, S., Haytowitz, D. B. & Holden, J. M. (2008). *USDA Database for the Isoflavone Content of Selected Foods – Release 2.0. U. S. Department of Agriculture*. Zugriff am 1. Juni 2018. Verfügbar unter http://bit.ly/2CPbbqG

183 Harland, J. I. & Haffner, T. A. (2008). Systematic review, meta-analysis and regression of randomised controlled trials reporting an association between an intake of circa 25 g soya protein per day and blood cholesterol. *Atherosclerosis*, 200(1), 13-27.

184 Anderson, J. W. & Bush, H. M. (2011). Soy protein effects on serum lipoproteins: a quality assessment and meta-analysis of randomized, controlled studies. *J Am Coll Nutr*, 30(2), 79-91.

185 Liu, X. X., Li, S. H., Chen, J. Z., Sun, K., Wang, X. J., Wang, X. G. & Hui, R. T. (2012). Effect of soy isoflavones on blood pressure: a meta-analysis of randomized controlled trials. *Nutr Metab Cardiovasc Dis*, 22(6), 463-470.

186 Bolca, S., Bracke, M. & Depypere, D. (2012). Soy consumption during menopause. *Facts Views Vis Obgyn*, 4(1), 30-37.

187 Taku, K., Melby, M. K., Kronenberg, F., Kurzer, M. S. & Messina, M. (2012). Extracted or synthesized soybean isoflavones reduce menopausal hot flash frequency and severity: systematic review and meta-analysis of randomized controlled trials. *Menopause*, 19(7), 776-790.

188 Chen, M., Rao, Y., Zheng, Y., Wei, S., Li, Y. & Guo, T. (2014). Association between soy isoflavone intake and breast cancer risk for pre- and post-menopausal women: a meta-analysis of epidemiological studies. *PLoS One*, 9(2), e89288.

189 Trock, B. J., Hilakivi-Clarke, L. & Clarke, R, (2006). Meta-analysis of soy intake and breast cancer risk. *J Natl Cancer Inst*, 98(7), 459-471.

190 Applegate, C. C., Rowles, J. L., Ranard, K. M., Jeon S. & Erdman, J. W. (2018). Soy Consumption and the Risk of Prostate Cancer: An Updated Systematic Review and Meta-Analysis. *Nutrients*, 10(1), E40.

191 van Die, M. D., Bone, K. M., Williams, S. G. & Pirotta, M. V. (2014). Soy and soy isoflavones in prostate cancer: a systematic review and meta-analysis of randomized controlled trials. *BJU Int*, 113(5b), 119-130.

192 Ko, K. P., Park, S. K., Yang, J. J., Ma, S. H., Gwack, J., Shin, A. et al. (2013). Intake of soy products and other foods and gastric cancer risk: a prospective study. *J Epidemiol*, 23(5), 337-343.

193 Wenig, K. G. & Yuan, Y. L. (2017). Soy food intake and risk of gastric cancer: A dose-response meta-analysis of prospective studies. *Medicine (Baltimore)*, 96(33), e7802.

194 Wu, S. H. & Liu, Z. (2013). Soy food consumption and lung cancer risk: a meta-analysis using a common measure across studies. *Nutr Cancer*, 65(5), 625-632.

195 Yang, W. S., Va, P., Wong, M. Y., Zhang, H. L. & Xiang, Y. B. (2011). Soy intake is associated with lower lung cancer risk: results from a meta-analysis of epidemiologic studies. *Am J Clin Nutr*, 94(6), 1575-1583.

196 Wu, A. H., Yang, D. & Pike, M. C. (2000). A meta-analysis of soyfoods and risk of stomach cancer: the problem of potential confounders. *Cancer Epidemiol Biomarkers Prev*, 9(10), 1051-1058.

TIPPS ZUR UMSETZUNG EINER VEGANEN ERNÄHRUNG IM ALLTAG

1 Deutsche Gesellschaft für Ernährung (2017). *Vollwertig essen und trinken nach den 10 Regeln der DGE*. Zugriff am 14. Dezember 2019. Verfügbar unter https://bit.ly/2PE69lm

2 Deutsche Gesellschaft für Ernährung (o. D.). *Dreidimensionale DGE-Lebensmittelpyramide*. Zugriff am 14. Dezember 2019. Verfügbar unter https://bit.ly/2EdnV9K

3 Deutsche Gesellschaft für Ernährung (o. D.). *DGE-Ernährungskreis – Beispiel für eine vollwertige Lebensmittelauswahl.* Zugriff am 14. Dezember 2019. Verfügbar unter https://bit.ly/2RREq3g

4 Deutsche Gesellschaft für Ernährung e. V. (o. D.). DGE-Ernährungskreis – Beispiel für eine vollwertige Lebensmittel-auswahl. Zugriff am 1. Januar 2020. Verfügbar unter https://bit.ly/2FxIlLm

5 Deutsche Gesellschaft für Ernährung e. V. (o. D.). Dreidimensionale DGE-Lebensmittelpyramide. Zugriff am 1. Januar 2020. Verfügbar unter https://bit.ly/2N6Jiya

6 Deutsche Gesellschaft für Ernährung (2017). *Vollwertig essen und trinken nach den 10 Regeln der DGE*. Zugriff am 14. Dezember 2019. Verfügbar unter https://bit.ly/2PE69lm

7 Aro, A., Alfthan, G. & Varo, P. (1995). Effects of supplementation of fertilizers on human selenium status in Finland. *Analyst*, 120(3), 841-843.

8 Deutsche Gesellschaft für Ernährung (2017). *Vollwertig essen und trinken nach den 10 Regeln der DGE*. Zugriff am 14. Dezember 2019. Verfügbar unter https://bit.ly/2PE69lm

9 Nguyen, B., Bauman, A., Gale, J., Banks, E., Kritharides, L. & Ding, D. (2016). Fruit and vegetable consumption and all-cause mortality: evidence from a large Australian cohort study. *Int J Behav Nutr Phys Act*, 13, 9.

10 U.S. Department of Agriculture, Agricultural Research Service (2010). *USDA Database for the Oxygen Radical Absorbance Capacity (ORAC) of Selected Foods, Release 2*. Zugriff am 10. Mai 2019. Verfügbar unter https://bit.ly/30fkGZe

11 Deutsche Gesellschaft für Ernährung (2017). *Vollwertig essen und trinken nach den 10 Regeln der DGE*. Zugriff am 14. Dezember 2019. Verfügbar unter https://bit.ly/2PE69lm

12 Max Rubner-Institut – Bundesforschungsinstitut für Ernährung und Lebensmittel (2008). *Nationale Verzehrsstudie II: Die bundesweite Befragung zur Ernährung – Ergebnisbericht, Teil 2*. Zugriff am 1. Juni 2018. Verfügbar unter http://bit.ly/23dlfeH

13 American Heart Association (2016). *The Greatness of Whole Grains*. Zugriff am 14. Dezember 2019. Verfügbar unter https://bit.ly/2YLFKWK

14 Deutsche Gesellschaft für Ernährung e.V. (2012). *Mehr Ballaststoffe bitte! Ballaststoffzufuhr lässt sich im Alltag leicht steigern*. Zugriff am 14. Dezember 2019. Verfügbar unter https://bit.ly/34IP9A0

15 Deutsche Gesellschaft für Ernährung (2017). *Vollwertig essen und trinken nach den 10 Regeln der DGE – 4. Vollkorn wählen*. Zugriff am 14. Dezember 2019. Verfügbar unter https://bit.ly/2PE69lm

16 Clarys, P., Deliens, T., Huybrechts, I., Deriemaeker, P., Vanaelst, B., De Keyzer, W. et al. (2014). Comparison of nutritional quality of the vegan, vegetarian, semi-vegetarian, pesco-vegetarian and omnivorous diet. *Nutrients*, 6(3), 1318-1332.

17 Davies, G. J., Crowder, M. & Dickerson, J. W. (1985). Dietary fibre intakes of individuals with different eating patterns. *Hum Nutr Appl Nutr*, 39(2), 139-148.

18 Wolever, T. M., Jenkins, D. J., Ocana, A. M., Rao, V. A. & Collier, G. R. (1988). Second-meal effect: low-glycemic-index foods eaten at dinner improve subsequent breakfast glycemic response. *Am J Clin Nutr*, 48(4), 1041-1047.

19 Törrönen, R., Kolehmainen, M., Sarkkinen, E., Poutanen, K., Mykkänen, H. & Niskanen, L. (2013). Berries reduce postprandial insulin responses to wheat and rye breads in healthy women. *J Nutr*, 143(4), 430-436.

20 Imai, S., Fukui, M. & Kajiyama, S. (2013). Effect of eating vegetables before carbohydrates on glucose excursions in patients with type 2 diabetes. *J Clin Biochem Nutr*, 54(1), 7-11.

21 Sugiyama, M., Tang, A. C., Wakaki, Y. & Koyama, W. (2003). Glycemic index of single and mixed meal foods among common Japanese foods with white rice as a reference food. *Eur J Clin Nutr*, 57(6), 743-752.

22 Johnston, C. S. & Buller, A. J. (2005). Vinegar and peanut products as complementary foods to reduce postprandial glycemia. J Am Diet Assoc, 105(12), 1939-1942.

23 Deutsche Gesellschaft für Ernährung (2017). *Vollwertig essen und trinken nach den 10 Regeln der DGE*. Zugriff am 14. Dezember 2019. Verfügbar unter https://bit.ly/2PE69lm

24 Statista (2019). *Fleischkonsum pro Kopf in Deutschland in den Jahren 1991 bis 2018*. Zugriff am 14. Dezember 2019. Verfügbar unter https://bit.ly/2rJfMHv

25 Teucher, B., Olivares, M. & Cori, H. (2004). Enhancers of iron absorption: ascorbic acid and other organic acids. *Int J Vitam Nutr Res*, 74(6), 403-419.

26 Layrisse, M., García-Casal, M. N., Solano, L., Barón, M. A., Arguello, F., Llovera, D. et al. (2000). New property of vitamin A and beta-carotene on human iron absorption: effect on phytate and polyphenols as inhibitors of iron absorption. *Arch Latinoam Nutr*, 50(3), 243-248.

27 Gillooly, M., Bothwell, T. H., Torrance, J. D., MacPhail, A. P., Derman, D. P., Bezwoda, W. R. et al. (1983). The effects of organic acids, phytates and polyphenols on the absorption of iron from vegetables. *Br J Nutr*, 49(3), 331-342.

28 Gautam, S., Platel, K. & Srinivasan, K. (2010). Higher bioaccessibility of iron and zinc from food grains in the presence of garlic and onion. *J Agric Food Chem*, 58(14), 8426-8429.

29 Deutsche Gesellschaft für Ernährung, Österreichische Gesellschaft für Ernährung, Schweizerische Gesellschaft für Ernährung (2015). *Referenzwerte für die Nährstoffzufuhr - Selen* (2. Aufl.). Bonn: Neuer Umschau Verlag.

30 Silva Junior, E. C., Wadt, L. H. O., Silva, K. E., Lima, R. M. B., Batista, K. D. & Guedes, M. C. (2017). Natural variation of selenium in Brazil nuts and soils from the Amazon region. *Chemosphere*, 188, 650-658.

31 Aro, A., Alfthan, G. & Varo, P. (1995). Effects of supplementation of fertilizers on human selenium status in Finland. *Analyst*, 120(3), 841-843.

32 Deutsche Gesellschaft für Ernährung (2017). *Vollwertig essen und trinken nach den 10 Regeln der DGE*. Zugriff am 14. Dezember 2019. Verfügbar unter https://bit.ly/2PE69lm

33 Jungvogel, A., Wendt, I., Schäbethal, K., Leschik-Bonnet, E. & Oberritter, H. (2013). Überarbeitet: Die 10 Regeln der DGE. *Ernährungs Umschau*, 11, 644-645.

34 Willett, W. C. & Leibel, R. L. (2002). Dietary fat is not a major determinant of body fat. *Am J Med*, 113(9), 47-59.

35 Peri, C. (2014). *The Extra-Virgin Olive Oil Handbook*. Chichester: Wiley.

36 The Vegetarian Health Institute (2012). *Smoke Point of Oils*. Zugriff am 1. Juni 2019. Verfügbar unter https://bit.ly/2yGD2qQ

37 Deutsche Gesellschaft für Ernährung (2017). *Vollwertig essen und trinken nach den 10 Regeln der DGE - 5. Gesundheitsförderliche Fette nutzen*. Zugriff am 14. Dezember 2019. Verfügbar unter https://bit.ly/2PE69lm

38 Ebd.

39 Ebd.

40 Sacks, F. M., Lichtenstein, A. H., Wu, J. H. Y., Appel, L. J., Creager, M. A., Kris-Etherton, P. M. et al. (2017). Dietary Fats and Cardiovascular Disease: A Presidential Advisory From the American Heart Association. *Circulation*, 136(3), e1-e23.

41 Teng, M., Zhao, Y. J., Khoo, A. L., Yeo, T. C., Yong, Q. W. & Lim, B. P. (2019). Impact of coconut oil consumption on cardiovascular health: a systematic review and meta-analysis. *Nutr Rev*, 0(0), 1-11 [Epub ahead of print].

42 Khaw, K. T., Sharp, S. J., Finikarides, L., Afzal, I., Lentjes, M., Luben, R. & Forouhi, N. G. (2018). Randomised trial of coconut oil, olive oil or butter on blood lipids and other cardiovascular risk factors in healthy men and women. *BMJ Open*, 8(3), e020167.

43 Wallace, T. C. (2018). Health Effects of Coconut Oil—A Narrative Review of Current Evidence. *J Am Coll Nutr*, 38(2), 97-107, Received 19 Mar 2018, Accepted 03 Jul 2018, Published online 05 Nov 2018.

44 Deutsche Gesellschaft für Ernährung (2017). *Vollwertig essen und trinken nach den 10 Regeln der DGE*. Zugriff am 14. Dezember 2019. Verfügbar unter https://bit.ly/2PE69lm

45 Deutsche Gesellschaft für Ernährung (2017). *Vollwertig essen und trinken nach den 10 Regeln der DGE - 6. Zucker und Salz einsparen*. Zugriff am 14. Dezember 2019. Verfügbar unter https://bit.ly/2PE69lm

46 Petta, S., Marchesini, G., Caracausi, L., Macaluso, F. S., Cammà, C., Ciminnisi, S. et al. (2013). Industrial, not fruit fructose intake is associated with the severity of liver fibrosis in genotype 1 chronic hepatitis C patients. *J Hepatol*, 59(6), 1169-1176.

47 Basu, S., McKee, M., Galea, G. & Stuckler, D. (2013). Relationship of Soft Drink Consumption to Global Overweight, Obesity, and Diabetes: A Cross-National Analysis of 75 Countries. *Am J Public Health*, 103(11), 2071-2077.

48 Gardener, H., Moon, Y. P., Rundek, T., Elkind, M. S. V. & Sacco, R. L. (2018). Diet Soda and Sugar-Sweetened Soda Consumption in Relation to Incident Diabetes in the Northern Manhattan Study. Curr Dev Nutr, 2(5), nzy008.

49 Mishra, M. B. & Mishra, S. (2011). Sugar-Sweetened Beverages: General and Oral Health Hazards in Children and Adolescents. *Int J Clin Pediatr Dent*, 4(2), 119-123.

50 He, F. J., Li, J. & Macgregor, G. A. (2013). Effect of longer term modest salt reduction on blood pressure: Cochrane systematic review and meta-analysis of randomised trials. *BMJ*, 346, 1325.

51 Cook, N. R., Appel, L. J. & Whelton, P. K. (2014). Lower levels of sodium intake and reduced cardiovascular risk. *Circulation*. 129(9), 981-989.

52 D'Elia, L., Rossi, G., Ippolito, R., Cappuccio, F. P. & Strazzullo, P. (2012). Habitual salt intake and risk of gastric cancer: a meta-analysis of prospective studies. *Clin Nutr,* 31(4), 489-498.

53 Statista (2018). *Anteil der deutschen Bevölkerung, die den empfohlenen täglichen Bedarf an Salz über- bzw. unterschreiten*. Zugriff am 14. Dezember 2019. Verfügbar unter https://bit.ly/31Gen1p

54 Bundesministerium für Ernährung und Landwirtschaft (o. D.) *Ergebnisse der DEGS-Studie.* Zugriff am 14. Dezember 2019. Verfügbar unter https://bit.ly/2QzMcLM

55 Salzfreie Gemüse-Kräutermischungen werden in Deutschland unter anderem von Sonnentor oder VeggiePur® vertrieben.

56 Blais, C. A., Pangborn, R. M., Borhani, N. O., Ferrell, M. F., Prineas, R. J. & Laing, B. (1986). Effect of dietary sodium restriction on taste responses to sodium chloride: a longitudinal study. *Am J Clin Nutr,* 44(2), 232-243.

57 Deutsche Gesellschaft für Ernährung (2017). *Vollwertig essen und trinken nach den 10 Regeln der DGE.* Zugriff am 14. Dezember 2019. Verfügbar unter https://bit.ly/2PE69lm

58 Eine große Auswahl an kostenlosen Inspirationen für unterschiedliches »Infused Water« gibt Amy Pogue unter www.infusedwaters.com

59 Deutsche Gesellschaft für Ernährung (2017). *Vollwertig essen und trinken nach den 10 Regeln der DGE - 7. Am besten Wasser trinken.* Zugriff am 14. Dezember 2019. Verfügbar unter https://bit.ly/2PE69lm

60 Swissveg (2013). *Tierische Inhaltsstoffe in Lebensmitteln.* Winterthur: Swissveg.

61 Pross, N., Demazières, A., Girard, N., Barnouin, R., Santoro, F., Chevillotte, E., Klein, A. & Le Bellego, L. (2013). Influence of progressive fluid restriction on mood and physiological markers of dehydration in women. *Br J Nutr,* 109(2), 313-321.

62 Chan, J., Knutsen, S. F., Blix, G. G., Lee, J. W., Fraser, G. E. (2002). Water, other fluids, and fatal coronary heart disease: the Adventist Health Study. *Am J Epidemiol,* 155(9), 827-833.

63 Hahn, A., Ströhle, A. & Wolters, M. (2016). *Ernährung - Physiologische Grundlagen, Prävention, Therapie* (3. Aufl.). Stuttgart: Wissenschaftliche Verlagsgesellschaft, 146.

64 Popkin, B. M., D'Anci, K. E. & Rosenberg, I. H. (2010). Water, Hydration and Health. *Nutr Rev,* 68(8), 439-458.

65 Deutsche Gesellschaft für Ernährung, Österreichische Gesellschaft für Ernährung, Schweizerische Gesellschaft für Ernährung (Hrsg.) (2015). *Referenzwerte für die Nährstoffzufuhr - Wasser* (2. Aufl.). Bonn: Neuer Umschau Buchverlag.

66 Deutsche Gesellschaft für Ernährung (2017). *Vollwertig essen und trinken nach den 10 Regeln der DGE - 7. Am besten Wasser trinken.* Zugriff am 14. Dezember 2019. Verfügbar unter https://bit.ly/2PE69lm

67 Ebd.

68 Ebd.

69 Ebd.

70 Bintsis, T. (2017). Foodborne pathogens. *AIMS Microbiol,* 3(3), 529-563.

71 Park, S., Navratil, S., Gregory, A., Bauer, A., Srinath, I., Szonyi, B. et al. (2015). Multifactorial Effects of Ambient Temperature, Precipitation, Farm Management, and Environmental Factors Determine the Level of Generic Escherichia coli Contamination on Preharvested Spinach. *Appl Environ Microbiol,* 81(7), 2635-2650.

72 Bognar, A. (1995). Vitaminverluste bei der Lagerung und Zubereitung von Lebensmitteln. *Ernährung/Nutrition,* 19(9), 411-416.

73 Wrangham, R. (2009). *Feuer fangen: Wie uns das Kochen zum Menschen machte - eine neue Theorie der menschlichen Evolution.* München: Deutsche Verlags-Anstalt.

74 Deutsche Gesellschaft für Ernährung (2017). *Vollwertig essen und trinken nach den 10 Regeln der DGE.* Zugriff am 14. Dezember 2019. Verfügbar unter https://bit.ly/2PE69lm

75 Miquel-Kergoat, S., Azais-Braesco, V., Burton-Freeman, B. & Hetherington, M. M. (2015). Effects of chewing on appetite, food intake and gut hormones: A systematic review and meta-analysis. *Physiol Behav,* 151, 88-96.

76 Chaplin, K. & Smith, A. P. (2011). Breakfast and snacks: associations with cognitive failures, minor injuries, accidents and stress. *Nutrients,* 3(5), 515-528.

77 Daubenmier, J., Kristeller, J., Hecht, F. M., Maninger, N., Kuwata, M. & Jhaveri, K. (2011). Mindfulness Intervention for Stress Eating to Reduce Cortisol and Abdominal Fat among Overweight and Obese Women: An Exploratory Randomized Controlled Study. *J Obes,* 2011, 651936.

78 Rosmond, R., Dallman, M. F. & Bjorntorp, P. (1998). Stress-related cortisol secretion in men: relationships with abdominal obesity and endocrine, metabolic and hemodynamic abnormalities. *J Clin Endocrinol Metab,* 83, 1853-1859.

79 Xenaki, N., Bacopoulou, F., Kokkinos, A., Nicolaides, N. C., Chrousos, G. P. & Darviri, C. (2018). Impact of a stress management program on weight loss, mental health and lifestyle in adults with obesity: a randomized controlled trial. *J Mol Biochem,* 7(2), 78-84.

80 Rush, S. & Sharma, M. (2017). Mindfulness-Based Stress Reduction as a Stress Management Intervention for Cancer Care - A Systematic Review. *J Evid Based Complementary Altern Med,* 22(2), 348-360.

81 Nasiri, S., Akbari, H., Tagharrobi, L. & Tabatabaee, A. S. (2018). The effect of progressive muscle relaxation and guided imagery on stress, anxiety, and depression of pregnant women referred to health centers. *J Educ Health Promot,* 7, 41.

82 Deutsche Gesellschaft für Ernährung (2017). *Vollwertig essen und trinken nach den 10 Regeln der DGE.* Zugriff am 14. Dezember 2019. Verfügbar unter https://bit.ly/2PE69lm

83 Centers for Disease Control and Prevention (o. D.). Body Mass Index: Considerations for Practitioners. Zugriff am 14. Dezember 2019. Verfügbar unter https://bit.ly/372zVYe

84 Deutsche Gesellschaft für Ernährung (2017). *Vollwertig essen und trinken nach den 10 Regeln der DGE - 10. Auf das Gewicht achten und in Bewegung bleiben.* Zugriff am 14. Dezember 2019. Verfügbar unter https://bit.ly/2PE69lm

85 Pi-Sunyer, X. (2009). The Medical Risks of Obesity. *Postgrad Med,* 121(6), 21-33.

86 Deutsche Gesellschaft für Ernährung (2017). *Vollwertig essen und trinken nach den 10 Regeln der DGE - 10. Auf das Gewicht achten und in Bewegung bleiben.* Zugriff am 14. Dezember 2019. Verfügbar unter https://bit.ly/2PE69lm

87 Statista (2018). Bevölkerungsanteil mit Übergewicht und Fettleibigkeit in Deutschland nach Familienstand im Jahr 2017. Zugriff am 14. Dezember 2019. Verfügbar unter https://bit.ly/2LU31AR

88 Population Reference Bureau (o. D.). 2016 world population data sheet - with a special focus on human needs and sustainable resources. Zugriff am 14. Dezember 2019. Verfügbar unter https://bit.ly/2Pn29XC

89 World Health Organization (2018). Obesity and overweight. Zugriff am 14. Dezember 2019. Verfügbar unter https://bit.ly/2YQ55ig

90 Turner-McGrievy, G., Mandes, T. & Crimarco, A. (2017). A plant-based diet for overweight and obesity prevention and treatment. *J Geriatr Cardiol,* 14(5), 369-374.

91 Wright, N., Wilson, L., Smith, M., Duncan, B. & McHugh, P. (2017). The BROAD study: A randomised controlled trial using a whole food plant-based diet in the community for obesity, ischaemic heart disease or diabetes. *Nutr Diabetes,* 7(3), e256.

92 Deutsche Gesellschaft für Ernährung (2017). *Vollwertig essen und trinken nach den 10 Regeln der DGE - 10. Auf das Gewicht achten und in Bewegung bleiben*. Zugriff am 14. Dezember 2019. Verfügbar unter https://bit.ly/2PE69lm

93 Baddeley, B., Sornalingam, S. & Cooper, M. (2016). Sitting is the new smoking: where do we stand? *Br J Gen Pract*, 66(646), 258.

94 Patel, A. V., Bernstein, L., Deka, A., Feigelson, H. S., Campbell, P. T., Gapstur, S. M. et al. (2010). Leisure Time Spent Sitting in Relation to Total Mortality in a Prospective Cohort of US Adults. *Am J Epidemiol*, 172(4), 419-429.

95 Choi, B. C., Pak, A. W., Choi, J. C. & Choi, E. C. (2007). Daily step goal of 10,000 steps: a literature review. *Clin Invest Med*, 30(3), 146-151.

96 Deutsche Gesellschaft für Ernährung e. V. (o. D.). Arbeitsblätter zur Fachinformation - Die Dreidimensionale DGE-Lebensmittelpyramide. Zugriff am 14. Dezember 2019. Verfügbar unter https://bit.ly/2Qe42Vw

97 Simopoulos, A. P. (2002). The importance of the ratio of omega-6/omega-3 essential fatty acids. *Biomed Pharmacother*, 56(8), 365-379.

98 European Food Safety Authority (2017). Dietary Reference Values for nutrients Summary report. Zugriff am 14. Dezember. Verfügbar unter https://bit.ly/34IC5dF

99 Gröber, U. (2011). *Mikronährstoffe: Metabolic Tuning - Prävention - Therapie* (3. Aufl.). Stuttgart: Wissenschaftliche Verlagsgesellschaft Stuttgart.

100 Deutsche Gesellschaft für Ernährung, Österreichische Gesellschaft für Ernährung, Schweizerische Gesellschaft für Ernährung (2018). Referenzwerte für die Nährstoffzufuhr (2. Aufl. - 4. Akt. Ausg.), Bonn: Neuer Umschau Verlag.

101 Global Organization for EPA & DHA (2014). Global Recommendations for EPA and DHA Intake. Zugriff am 14. Dezember 2019. Verfügbar unter https://bit.ly/2QafW2U

102 Gröber, U. & Holick, M. F. (2015). Vitamin D - Die Heilkraft des Sonnenvitamins (3. Aufl.). Stuttgart: Wissenschaftliche Verlagsgesellschaft Stuttgart.

103 Biesalski, H. K. (2019). Vitamine, Spurenelemente und Minerale: Indikation, Diagnostik, Therapie (2. Auf.). Stuttgart: Thieme Verlag.

104 Ross CA. Vitamin A. In: Coates PM, Betz JM, Blackman MR, et al. (2010). *Encyclopedia of Dietary Supplements (2. Aufl.)* London/New York: Informa Healthcare, 778-791.

105 Brossaud, J., Pallet, V. & Corcuff, J. B. (2017). Vitamin A, endocrine tissues and hormones: interplay and interactions. *Endocr Connect*, 6(7), 121-130.

106 Institute of Medicine & Food and Nutrition Board. (2001). *Dietary Reference Intakes for Vitamin A, Vitamin K, Arsenic, Boron, Chromium, Copper, Iodine, Iron, Manganese, Molybdenum, Nickel, Silicon, Vanadium, and Zinc*. Washington, DC: National Academy Press.

107 Grune, T., Lietz, G., Palou, A., Ross,8 C., Stahl, W., Tang, G. et al. (2010). β-Carotene Is an Important Vitamin A Source for Humans. *J Nutr*, 140(12), 2268-2285.

108 National Institute of Health. (2019). *Vitamin A - Fact Sheet for Health Professionals* (Updated: October 11, 2019.) Zugriff am 1. Januar 2020. Verfügbar unter https://bit.ly/2ufeNQf

109 Higdon, J. et al. (2000). *Linus Pauling Institute's Micronutrient Information Center - Vitamin A*. Zugriff am 1. Januar 2020. Verfügbar unter https://bit.ly/2uftxP5

110 National Institute of Health. (2019). *Vitamin A - Fact Sheet for Health Professionals* (Updated: October 11, 2019.)

Zugriff am 1. Januar 2020. Verfügbar unter https://bit.ly/2ufeNQf

111 Schlenker, E. D. & Long-Roth, S. (2013). *Williams' Essentials of Nutrition and Diet Therapy*. (10. Aufl.). St. Louis Missouri: Mosby, 95.

112 O'Byrne, S. M. & Blaner, W. S. (2013). Retinol and retinyl esters: biochemistry and physiology. *J Lipid Res*, 54(7), 1731-1743.

113 Institute of Medicine & Food and Nutrition Board. (2001). *Dietary Reference Intakes for Vitamin A, Vitamin K, Arsenic, Boron, Chromium, Copper, Iodine, Iron, Manganese, Molybdenum, Nickel, Silicon, Vanadium, and Zinc*. Washington, DC: National Academy Press.

114 Deutsche Gesellschaft für Ernährung, Österreichische Gesellschaft für Ernährung, Schweizerische Gesellschaft für Ernährung. (2019). *Referenzwerte für die Nährstoffzufuhr - Vitamin A*. (2. Aufl., 5. Aktual. Ausg.), Bonn: Neuer Umschau Verlag.

115 Max Rubner-Institut. (2008). *Nationale Verzehrs Studie II Ergebnisbericht, Teil 2*. Zugriff am 1. Januar 2020. Verfügbar unter https://bit.ly/2C6k0It

116 Hedrén, E., Diaz, V. & Svanberg, U. (2002). Estimation of carotenoid accessibility from carrots determined by an in vitro digestion method. *Eur J Clin Nutr*, 56(5), 425-430.

117 Hickenbottom, S. J., Follett, J. R., Lin, Y., Dueker, S. R., Burri, B. J., Neidlinger, T. R. & Clifford, A. J. (2002). Variability in conversion of beta-carotene to vitamin A in men as measured by using a double-tracer study design. *Am J Clin Nutr*, 75(5), 900-907.

118 Leung, W. C., Hessel, S., Méplan, C., Flint, J., Oberhauser, V., Tourniaire, F. et al. (2009). Two common single nucleotide polymorphisms in the gene encoding beta-carotene 15,15'-monoxygenase alter beta-carotene metabolism in female volunteers. *FASEB J*, 23(4), 1041-1053.

119 Tang, G. (2010). Bioconversion of dietary provitamin A carotenoids to vitamin A in humans. *Am J Clin Nutr*, 91(5), 1468-1473.

120 Lin, Y., Dueker, S. R., Burri, B. J., Neidlinger, T. R. & Clifford, A. J. (2000). Variability of the conversion of beta-carotene to vitamin A in women measured by using a double-tracer study design. *Am J Clin Nutr*, 71(6), 1545-1554.

121 Leung, W. C., Hessel, S., Méplan, C., Flint, J., Oberhauser, V., Tourniaire, F. et al. (2009). Two common single nucleotide polymorphisms in the gene encoding beta-carotene 15,15'-monoxygenase alter beta-carotene metabolism in female volunteers. *FASEB J*, 23(4), 1041-1053.

122 Ebd.

123 Lindqvist, A., Sharvill, J., Sharvill, D. E. & Andersson, S. (2007). Loss-of-function mutation in carotenoid 15,15'-monooxygenase identified in a patient with hypercarotenemia and hypovitaminosis A. *J Nutr*, 137(11), 2346-2350.

124 Lemke, S. L., Dueker, S. R., Follett, J. R. et al. (2003). Absorption and retinol equivalence of β-carotene in humans is influenced by dietary vitamin A intake. *J Lipid Res*, 44, 1591-1600.

125 Brown, M. J., Ferruzzi, M. G., Nguyen, M. L., Cooper, D. A., Eldridge, A. L., Schwartz, S. J. & White, W. S. (2004). Carotenoid bioavailability is higher from salads ingested with full-fat than with fat-reduced salad dressings as measured with electrochemical detection. *Am J Clin Nutr*, 80(2), 396-403

126 Penniston, K. L. & Tanumihardjo, S. A. (2006). The acute and chronic toxic effects of vitamin A. *Am J Clin Nutr*. 83(2), 191-201

127 Higdon, J. et al. (2000). *Linus Pauling Institute's Micro-nutrient Information Center – Vitamin A.* Zugriff am 1. Januar 2020. Verfügbar unter https://bit.ly/2uftxP5

128 Parker, G. L., Smith, L. K., & Baxendale, I. R. (2016). Development of the industrial synthesis of vitamin A. *Tetrahedron, 72*(13), 1645–1652.

129 American Chemical Society. (2018). *The ACS Student Member Magazine: Why Do Leaves Change Color in the Fall?* Zugriff am 1. Januar 2020. Verfügbar unter https://bit.ly/2QRwwVq

130 Tang, G. (2010). Bioconversion of dietary provitamin A carotenoids to vitamin A in humans. *Am J Clin Nutr, 91*(5), 1468–1473.

131 Tang, G., Qin, J., Dolnikowski, G. G., Russell, R. M. & Grusak, M. A. (2009). Golden Rice is an effective source of vitamin A. *Am J Clin Nutr, 89*(6), 1776–1783.

132 Tang, G. (2010). Bioconversion of dietary provitamin A carotenoids to vitamin A in humans. *Am J Clin Nutr, 91*(5), 1468–1473.

133 Allen, L. H. & Haskell, M. (2001). Vitamin A require-ments of infants under six months of age. *Food and Nutrition Bulletin, 22*(3), 214–234.

134 Tang, G., Hu, Y., Yin, S. A., Wang, Y., Dallal, G. E., Grusak, M. A. & Russell, M. R. (2012). β-Carotene in Golden Rice is as good as β-carotene in oil at providing vitamin A to children. *Am J Clin Nutr, 96*(3), 658–664.

135 Schüpbach, R., Wegmüller, R., Berguerand, C., Bui, M. & Herter-Aeberli, I. (2017). Micronutrient status and intake in omnivores, vegetarians and vegans in Switzerland. *Eur J Nutr, 56*(1), 283–293.

136 Tanumihardjo, S. A. (2012). *Biomarkers of vitamin A status: what do they mean?* In: World Health Organization. Report: Priorities in the assessment of vitamin A and iron status in populations, Panama City, Panama. Geneva: World Health Organization, 2012.

137 Gröber, U. (2011). *Mikronährstoffe: Metabolic Tuning – Prävention – Therapie* (3. Aufl.). Stuttgart: Wissenschaftliche Verlagsgesellschaft Stuttgart, 122.

138 National Institute of Health. (2019). *Vitamin A – Fact Sheet for Health Professionals* (Updated: October 11, 2019.) Zugriff am 1. Januar 2020. Verfügbar unter https://bit.ly/2ufeNQf

139 Institute of Medicine & Food and Nutrition Board. (2001). *Dietary Reference Intakes for Vitamin A, Vitamin K, Arsenic, Boron, Chromium, Copper, Iodine, Iron, Manganese, Molybdenum, Nickel, Silicon, Vanadium, and Zinc.* Washington, DC: National Academy Press.

140 Rittenau, N. & Copien, S. (2020). Vegan-Klischee ade! Das Kochbuch: Kompaktes Wissen, leckere Rezepte. Abwechslungsreiche Ernährung mit dem Baukastensystem. München: Dorling Kindersley Verlag.

141 Deutsche Gesellschaft für Ernährung, Österreichische Gesellschaft für Ernährung, Schweizerische Gesellschaft für Ernährung (2015). *Referenzwerte für die Nährstoffzufuhr – Calcium* (2. Aufl.), Bonn: Neuer Umschau Verlag.

142 Wang, D., Chen, X. H., Fu, G., Gu, L. Q., Zhu, Q. T., Liu, X. L., Qi, J. & Xiang, J. P. (2015). Calcium intake and hip fracture risk: a meta-analysis of prospective cohort studies. *Int J Clin Exp Med, 8*(8), 14424–14431.

143 British Dietetic Association (2017). *Food Fact Sheet – Calcium.* Zugriff am 14. Dezember 2019. Verfügbar unter https://bit.ly/2Eos9LH

144 Hahn, A., Ströhle, A., Wolters, M. (2015). *Ernährung: Physiologische Grundlagen, Prävention, Therapie.* Wissenschaft-liche Verlagsgesellschaft, 351.

145 Deutschland is(s)t vegan. (o. D.) Interview mit Björn Moschinski: »Veganismus ist keine Nerd-Brille!«. Zugriff am 1. Januar 2020. Verfügbar unter https://bit.ly/35QHnEQ

146 Cheeke, R. (o. D.). Robert Cheeke, Author and Speaker. Zugriff am 1. Januar 2020. Verfügbar unter https://bit.ly/2tUsp2Z

147 Shapiro, P. (2018). *Clean Meat: How Growing Meat Without Animals Will Revolutionize Dinner and the World.* New York: Gallery Books.

148 Rittenau, N. (2019). *Gene Baur: Meine wichtigsten Erkenntnisse aus 30 Jahren veganem Aktivismus.* Zugriff am 30. Dezember 2019. Verfügbar unter https://bit.ly/2ZBpubn.

149 Rittenau, N. (2019). *Dr. Michael Klaper: Why I am vegan* (Min. 00:20). Zugriff am 19. Dezember 2019 Verfügbar unter https://bit.ly/2ZfYUVi

150 Veggie Channel (2013). *Dr. Ellsworth Wareham – 98 years old vegan* (Min. 01:07). Zugriff am 14. Dezember 2019. Verfüg-bar unter https://bit.ly/391BG9J

151 Great Vegan Athletes (o. D.). *Jehina Malik, vegan bodybuilder.* Zugriff am 14. Dezember 2019. Verfügbar unter https://bit.ly/2QbQycW

152 Joy, M. (2017). *Beyond Beliefs: A Guide to Improving Relationships and Communication for Vegans, Vegetarians, and Meat Eaters.* Brooklyn: Lantern Books.

153 Weder, S., Hoffmann, M., Becker, K., Alexy, U. & Keller, M. (2019). Energy, Macronutrient Intake, and Anthropomet-rics of Vegetarian, Vegan, and Omnivorous Children (1-3 Years) in Germany (VeChi Diet Study). *Nutrients, 11*(4). pii: E832.

Bildnachweise

Ernährungswissenschaft trifft Kulinarik

Der Nachfolger des Bestsellers

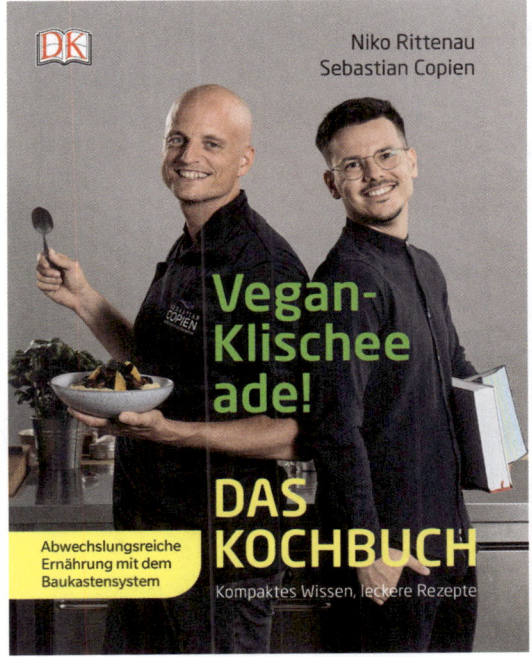

Niko Rittenau
Sebastian Copien

Vegan-Klischee ade!

DAS KOCHBUCH

Kompaktes Wissen, leckere Rezepte

Abwechslungsreiche Ernährung mit dem Baukastensystem

978-3-8310-3885-5   24,95 € [D] / 25,70 € [A]

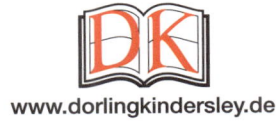

www.dorlingkindersley.de

Vegan-Klischee ade!
Das Hörbuch

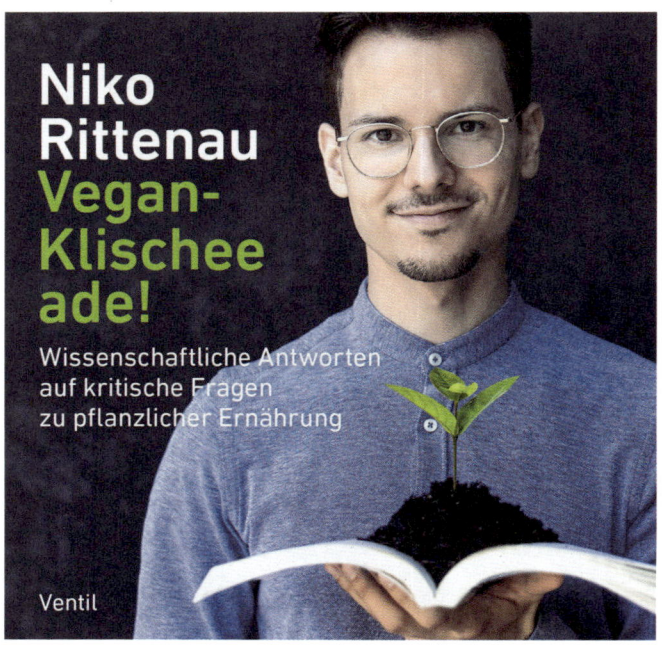

Gelesen von Lars Walther,
Sprecher des VeggieWorld-Podcasts

Erhältlich als Audible-Hörbuch
(ISBN 978-3-95575-138-8)

oder auf MP3-CDs
(ISBN 978-3-95575-122-7)

MP3-CDs mit exklusivem Bonusmaterial:
Aufzeichnung des Vortrags
»So erstellt man einen veganen Speiseplan,
der einfach alle Nährstoffe deckt«.

Vegane Kochbücher und Ratgeber im Ventil Verlag

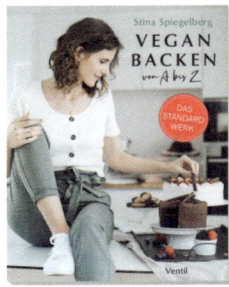 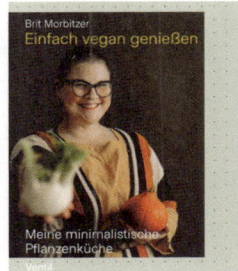 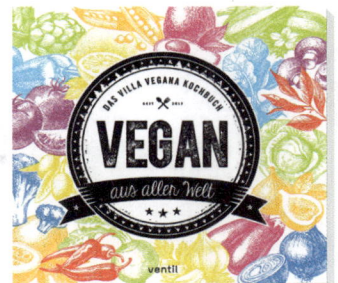

Stina Spiegelberg: **Vegan Backen** von A bis Z
Brit Morbitzer: **Einfach vegan genießen.** Meine minimalistische Pflanzenküche
Miriam Spann / Jens Schmitt: **Vegan aus aller Welt.** Das Villa Vegana Kochbuch

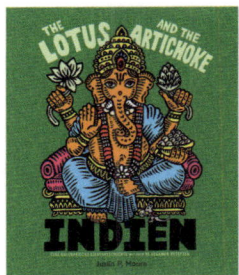 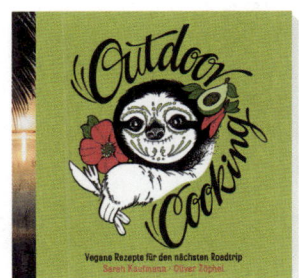 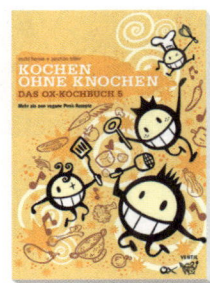

Justin P. Moore: **The Lotus And The Artichoke.** Vegane Rezepte eines Weltreisenden. Bisher erschienen
in dieser Reihe: **Indien, Mexico, Äthiopien, Sri Lanka** und **Malaysia**
Sarah Kaufmann / Oliver Zöphel: **Outdoor Cooking.** Vegane Rezepte für den nächsten Roadtrip
Uschi Herzer / Joachim Hiller: **Das Ox-Kochbuch 5.** Kochen ohne Knochen –
Mehr als 200 vegane Punk-Rezepte

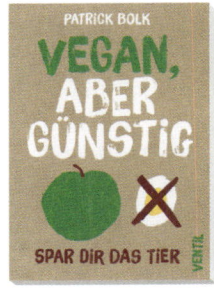 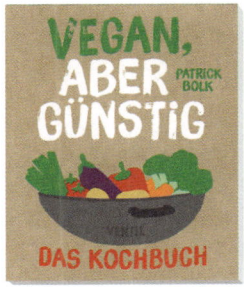 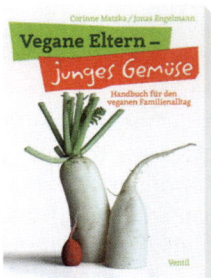

Patrick Bolk: **Vegan, aber günstig.** Spar Dir das Tier
Patrick Bolk: **Vegan, aber günstig.** Das Kochbuch
Engelmann/Matzka: **Vegane Eltern – junges Gemüse.** Handbuch für den veganen Familienalltag

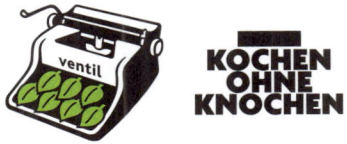

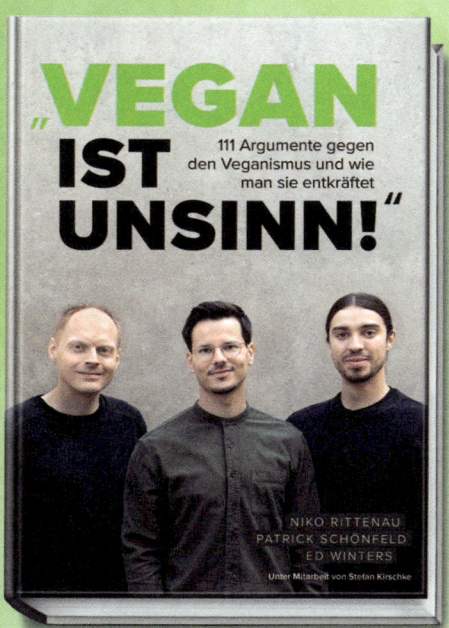

„VEGAN IST UNSINN!"
111 Argumente gegen den Veganismus
und wie man sie entkräftet
Text Niko Rittenau, Ed Winters,
Patrick Schönfeld, Stefan Kirschke
ca. 450 Seiten, Format 17 × 24 cm,
gebunden

26,50 EUR (D), 27,30 EUR (A)
ISBN 978-3-95453-194-3
ET April 2021

„VEGAN IST UNSINN!"

Aussagen wie diese hört und liest man immer wieder. Die hinter dem Veganismus stehende Philosophie stellt jedoch Antworten auf Fragen bereit, die zunehmend an gesellschaftlicher Bedeutung gewinnen: Was schulden wir den Tieren? Wie gehen wir verantwortungsvoll mit unseren Ressourcen um? Und wie ernähren wir die wachsende Weltbevölkerung nachhaltig?

In seinem Bestseller „Vegan-Klischee ade!" hat Niko Rittenau anhand Hunderter wissenschaftlicher Publikationen gezeigt, dass eine vegane Ernährung – vorausgesetzt, sie ist gut geplant und umgesetzt – in jeder Lebensphase den Nährstoffbedarf decken kann und was es dabei zu beachten gilt. Mit überwältigendem Erfolg. Was Rittenau in seinem Erstlingswerk in Bezug auf die Ernährungswissenschaft vorgelegt hat, erweitert er zusammen mit dem international bekannten Influencer Ed Winters („Earthling Ed") sowie dem Social-Media-Aktivisten Patrick Schönfeld („Der Artgenosse") und dem Philosophen Stefan Kirschke nun um den Aspekt „Ethik" und die damit verbundenen Themenfelder. Anhand der typischen Vorurteile gegenüber dem Veganismus zeigen die Autoren, welche Fehlschlüsse und Irrtümer diesen Einwänden zugrunde liegen und wie man diesen ohne erhobenen moralischen Zeigefinger begegnen kann.

**BECKER
JOEST
VOLK
VERLAG**

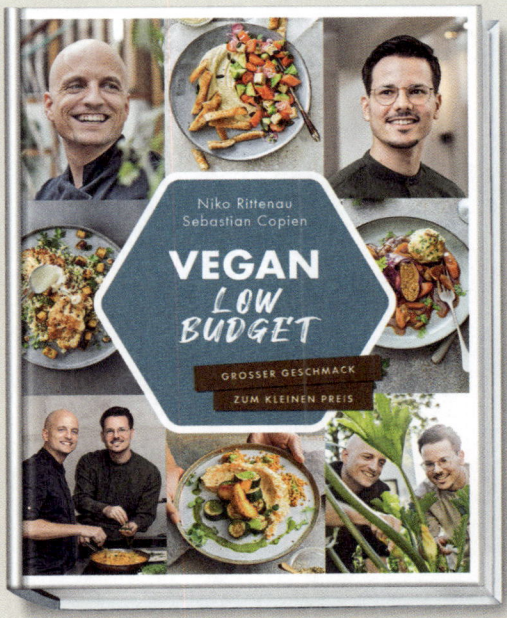

**VEGAN LOW BUDGET
Großer Geschmack
zum kleinen Preis**
Text Niko Rittenau,
Sebastian Copien
Fotografie Matthias Hoffmann,
Hansi Heckmair
256 Seiten, ca. 100 Fotos,
Format 19 × 24 cm, gebunden

19,95 EUR (D), 20,60 EUR (A)
ISBN 978-3-95453-202-5
ET November 2020

VEGAN LOW BUDGET

Veganismus ist ein Luxusproblem und ohnehin nur für Besserverdiener leistbar? Mitnichten! Die Bestsellerautoren Niko Rittenau und Sebastian Copien zeigen in „Vegan Low Budget", dass eine vegane Ernährung das genaue Gegenteil eines Erste-Welt-Problems ist und nicht nur ein effektiver Lösungsansatz für viele der drängendsten Probleme unserer Zeit sein kann, sondern darüber hinaus bei richtiger Umsetzung auch für jeden Geldbeutel bezahlbar ist.

Der Titel ist dabei Programm: großer Genuss zum kleinen Preis – nährstoffreich, alltagstauglich und natürlich rein pflanzlich. Dabei werden keine Kompromisse gemacht und trotz des günstigen Preises aller Gerichte bleiben Geschmack und Gesundheitsbewusstsein nicht auf der Strecke.

Wie auch in ihrem ersten gemeinsamen Kochbuch ergänzen sich die beiden Autoren hierbei perfekt: Niko Rittenau liefert das theoretische Fundament, um ernährungswissenschaftlich optimierte vegane Ernährungskonzepte zu kreieren, und Sebastian Copien kombiniert dieses Wissen mit Handwerk und Küchentechnik, um schmackhafte und kreative Gerichte zu entwickeln. Diese Kombination zeigt, dass gesunde Küche viel Freude machen kann und dass es viele Wege gibt, um Klassiker auch rein pflanzlich großartig umzusetzen.